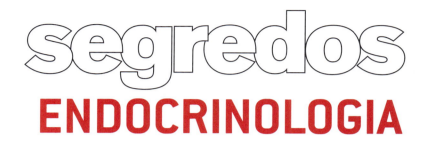

ENDOCRINOLOGIA

Michael T. Mcdermott, M.D.
Professor of Medicine and Clinical Pharmacy
University of Colorado, Denver Health Sciences Center
Director, Endocrinology and Diabetes Practice
University of Colorado Hospital
Aurora, Colorado

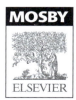

Do original: Endocrine Secrets, fifth edition

© 2009, 2005, 2002, 1998, 1994 por Mosby, Inc.
Tradução autorizada do idioma inglês da edição publicada por Mosby, Inc. – um selo editorial Elsevier Inc.
ISBN: 978-0-323-05885-8

© 2010 Elsevier Editora Ltda.
Todos os direitos reservados e protegidos pela Lei 9.610 de 19/02/1998.
Nenhuma parte deste livro, sem autorização prévia por escrito da editora, poderá ser reproduzida ou transmitida sejam quais forem os meios empregados: eletrônicos, mecânicos, fotográficos, gravação ou quaisquer outros.
ISBN: 978-85-352-3798-6

Capa
Folio Design

Editoração Eletrônica
WM Design

Elsevier Editora Ltda.
Conhecimento sem Fronteiras

Rua Sete de Setembro, nº 111 – 16º andar
20050-006 – Centro – Rio de Janeiro – RJ

Rua Quintana, nº 753 – 8º andar
04569-011 – Brooklin – São Paulo – SP

Serviço de Atendimento ao Cliente
0800 026 53 40
sac@elsevier.com.br

Preencha a ficha de cadastro no final deste livro e receba gratuitamente informações sobre os lançamentos e promoções da Elsevier.
Consulte também nosso catálogo completo, os últimos lançamentos e os serviços exclusivos no site www.elsevier.com.br.

NOTA

O conhecimento médico está em permanente mudança. Os cuidados normais de segurança devem ser seguidos, mas, como as novas pesquisas e a experiência clínica ampliam nosso conhecimento, alterações no tratamento e terapia à base de fármacos podem ser necessárias ou apropriadas. Os leitores são aconselhados a checar informações mais atuais dos produtos, fornecidas pelos fabricantes de cada fármaco a ser administrado, para verificar a dose recomendada, o método e a duração da administração e as contraindicações. É responsabilidade do médico, com base na experiência e contando com o conhecimento do paciente, determinar as dosagens e o melhor tratamento para cada um individualmente. Nem o editor nem o autor assumem qualquer responsabilidade por eventual dano ou perda a pessoas ou a propriedade originada por esta publicação.

O Editor

CIP-BRASIL. CATALOGAÇÃO-NA-FONTE
SINDICATO NACIONAL DOS EDITORES DE LIVROS, RJ

M429s

McDermott, Michael T., 1952-
    Segredos Endocrinologia / Michael T. McDermott ; [tradução Alexandre Vianna Aldighieri Soares... et al.]. - Rio de Janeiro : Elsevier, 2010.
    il. - (Segredos)

    Tradução de: Endocrine secrets, 5th ed.
    Inclui bibliografia
    ISBN 978-85-352-3798-6

    1. Endocrinologia - Problemas, questões, exercícios. 2. Glândulas endócrinas - Doenças - Problemas, questões, exercícios. I. Título. II. Série.

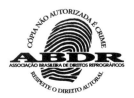

10-0552.
CDD: 616.4
CDU: 616.4

REVISÃO CIENTÍFICA E TRADUÇÃO

REVISÃO CIENTÍFICA

Gilberto Paz-Filho
Professor Assistente (Research Fellow) do Departamento de Medicina Translacional (The John Curtin School of Medical Research – The Australian National University)
Postdoctoral Research Associate do Center on Pharmacogenomics da University of Miami, Estados Unidos
Mestre em Medicina Interna pela Universidade Federal do Paraná (UFPR)

Hans Graf
Presidente da Latin American Thyroid Society (LATS)
Chefe da Unidade de Tireoide do Serviço de Endocrinologia da Universidade Federal do Paraná (SEMPR)
Professor Adjunto de Endocrinologia da Universidade Federal do Paraná (UFPR)

TRADUÇÃO

Adriana Paulino do Nascimento (Caps. 24, 26 e 56)
Doutoranda em Biologia Humana e Experimental pela Universidade do Estado do Rio de Janeiro (UERJ)
Mestre em Morfologia pela UERJ

Alexandre Aldighieri Soares (Caps. 42 a 44, 57, 59 e 61)
Médico pela Universidade Federal do Rio de Janeiro (UFRJ)
Residência em Clínica Médica pelo Hospital Naval Marcílio Dias, RJ
Endocrinologia pelo Instituto Estadual de Diabetes e Endocrinologia Luiz Capriglione (IEDE), RJ

Bruna Romana de Souza (Caps. 30 e 31)
Professora Adjunta do Centro de Ciências Naturais e Humanas da Fundação Universidade Federal do ABC (UFABC)
Doutora em Ciências (Biologia Humana e Experimental) pela UERJ
Mestre em Morfologia pela UERJ

Denise Costa Rodrigues (Caps. 48, 49, 58 e 60)
Tradutora pela Universidade de Brasília (UnB)
Licenciada em Língua e Literatura Inglesas pela UnB
Pós-graduada em Tradução pela Universidade de Franca (UNIFRAN), SP

REVISÃO CIENTÍFICA E TRADUÇÃO

Douglas Futuro (Caps. 51 a 55)
Médico, RJ

Edianez Chimello (Cap. 25)
Tradutora, SP

Eliseanne Nopper (Caps. 32 a 36)
Médica Psiquiatra pela Faculdade de Medicina de Santo Amaro (Unisa)
Especialização em Psiquiatria no Complexo Hospitalar do Mandaqui, SP

Eneida Ritsuko Ono Kageyama (Caps. 14 a 16, 45 a 47 e 50)
Mestre em Ciências pela Faculdade de Medicina da Universidade de São Paulo (FMUSP)

Fernando Diniz Mundim (Caps. 9 a 13)
Professor Adjunto do Instituto de Psiquiatria da UFRJ

Jeanine Salles dos Santos (Caps. 62 e 63)
Doutoranda e Mestre em Biologia Humana e Experimental do Instituto de Biologia Roberto Alcântara Gomes da UERJ

Kalan Bastos Violin (Caps. 17, 27 a 29)
Patologista Veterinário
Mestre em Ciências pelo Departamento de Patologia da Faculdade de Medicina Veterinária e Zootecnia da USP (FMVZ-USP)
Médico Veterinário pela FMVZ-USP
Colaborador do Grupo de Pesquisa em Biomateriais do Centro de Ciência e Tecnologia de Materiais do Instituto de Pesquisas Energéticas e Nucleares (CCTM-IPEN)

Karina Penedo Carvalho (Caps. 6 a 8)
Doutora em Biologia Humana e Experimental pela UERJ
Mestre em Morfologia pela UERJ
Bacharel em Ciências Biológicas pela UERJ

Maria Inês Corrêa Nascimento (Caps. 1 e 2)
Tradutora Bilíngue pela Pontifícia Universidade Católica do Rio de Janeiro (PUC-Rio)

Patricia Dias Fernandes (Caps. 18 a 23 e Índice)
Professora Associada do Programa de Desenvolvimento de Fármacos do Instituto de Ciências Biomédicas da UFRJ
Pós-doutorado em Imunologia pelo Departamento de Imunologia da USP
Doutoura e Mestre em Bioquímica pelo Instituto de Bioquímica Médica da UFRJ

Renata Scavone de Oliveira (Caps. 37 a 41)
Médica Veterinária e Doutora em Imunologia pela USP

Silvia M. Spada (Caps. 3 a 5)
Formada em Letras pela Faculdade de Filosofia, Letras e Ciências Humanas da USP (FFLCH/USP)
Curso Extracurricular de Tradução do Departamento de Letras Modernas da FFLCH/USP

COLABORADORES

Brian T. Allenbrand, M.D.
Endocrinology and Metabolism, Wilford Hall Medical Center, San Antonio, Texas

Arnold A. Asp, M.D.
Chief, Endocrinology Service, Gundersen Lutheran, La Crosse, Wisconsin

Jeannie A. Baquero, M.D.
Endocrinology and Metabolism, Wilford Hall Medical Center, San Antonio, Texas

Linda A. Barbour, M.D.
Professor of Medicine and Obstetrics and Gynecology, Divisions of Endocrinology, Metabolism and Diabetes and Maternal-Fetal Medicine, University of Colorado at Denver and Health Sciences Center, Aurora, Colorado

Amanda M. Bell, M.D.
Staff Endocrinologist, Keesler Air Force Base, Biloxi, Mississippi

Brenda K. Bell, M.D.
Lincoln, Nebraska

Daniel H. Bessessen, M.D.
Professor or Medicine, University of Colorado at Denver, School of Medicine, Denver, Colorado; Chief of Endocrinology, Denver Health Medical Center, Denver, Colorado

Tamis M. Bright, M.D.
Associate Professor of Medicine, Texas Tech University Health Sciences Center, El Paso, Texas; Internal Medicine Faculty, R.E. Thomason General Hospital, El Paso, Texas

Heather E. Brooks, M.D.
Instructor/Fellow, Division of Endocrinology, Metabolism and Diabetes, University of Colorado at Denver, Aurora, Colorado

Sarah V. Bull, M.D.
Staff Endocrinologist, Presbyterian/St. Lukes Hospital, Denver, Colorado; Assistant Clinical Professor of Medicine, Division of Endocrinology, Metabolism and Diabetes, University of Colorado at Denver, Aurora, Colorado

Henry B. Burch
Walter Reed Army Medical Center, Washington, D.C.

Reed S. Christensen, M.D.
Assistant Professor of Clinical Medicine, Uniformed Services University, Bethesda, Maryland; Endocrinologist, Assistant Chief for Outcomes, Department of Medicine, Madigan Army Medical Center, Tacoma, Washington

COLABORADORES

William E. Duncan, M.D., Ph.D., MACP
Associate Deputy Under Secretary for Health for Quality and Safety, Department of Veterans Affairs, Veterans Health Administration, Washington, D.C.; Professor of Medicine, Uniformed Services, University of the Health Sciences, Washington, D.C.

William C. Frey, M.D., FACP, FCCP, DABSM
Program Director, SAUSHEC Sleep Medicine Program, Brooke Army Medical Center, San Antonio, Texas

James E. Fitzpatrick, M.D.
Professor, Vice Chair, Department of Dermatology, University of Colorado at Denver, Aurora, Colorado

Christina M. Gerhardt, M.D.
Fellow, Pediatric Endocrinology, University of Colorado Health Science Center, Aurora, Colorado

William J. Georgitis, M.D.
Chief and Regional Director, Endocrinology and Diabetes, Colorado Permanante Medical Group, P.C., Denver, Colorado; Endocrine Department Section Chair, Exempla Saint Joseph Hospital, Denver, Colorado; Clinical Professor, University of Colorado Health Sciences Center, Denver, Colorado

Gary Goldenberg, M.D.
Assistant Professor of Dermatology, Director, Dermatopathology Laboratory, University of Maryland School of Medicine, College Park, Maryland

Marissa Grotzke, M.D.
Fellow, Division of Endocrinology, Metabolism, and Diabetes, University of Utah, Salt Lake City, Utah

Kristin A. Harmon, M.D.
Fellow, Division of Endocrinology, Metabolism, and Diabetes, University of Colorado at Denver, Aurora, Colorado

Bryan R. Haugen, M.D.
Professor of Medicine and Pathology, University of Colorado at Denver, School of Medicine; Head, Division of Endocrinology, Metabolism and Diabetes, Aurora, Colorado

James V. Hennessey, M.D.
Associate Professor of Medicine, Harvard Medical School, Boston, Massachusetts; Director of Clinical Endocrinology, Beth Israel Deaconess Medical Center, Boston, Massachusetts

Robert E. Jones, M.D., FACP
Professor of Medicine, University of Utah School of Medicine, Salt Lake City, Utah; Medical Director, Utah Diabetes Center, University of Utah, Salt Lake City, Utah

Wendy M. Kohrt, Ph.D.
Professor of Medicine, Division of Geriatric Medicine, University of Colorado at Denver, Aurora, Colorado

Homer J. LeMar, Jr., M.D.
Assistant Professor of Medicine, Uniformed University of the Health Sciences, School of Medicine, Bethesda, Maryland; Deputy Commander for Clinical Services, William Beaumont Army Medical Center, El Paso, Texas

Elliot Levy, M.D.
Aventura, Florida

Michael T. McDermott, M.D.
Professor of Medicine and Clinical Pharmacy, University of Colorado Denver Health Sciences Center, Director, Endocrinology and Diabetes Practice, University of Colorado Hospital, Aurora, Colorado

Robert C. McIntyre Jr., M.D.
Professor of Surgery, University of Colorado School of Medicine, Aurora, Colorado; Professor of Surgery, University of Colorado Hospital, Aurora, Colorado

Roger A. Piepenbrink, DO, MPH, FACP
Fellow, Endocrinology and Metabolism, Wilford Hall Medical Center, San Antonio, Texas

Christopher D. Raeburn, M.D.
Assistant Professor of Surgery, University of Colorado School of Medicine, Aurora, Colorado; Assistant Professor of Surgery, University of Colorado Hospital, Aurora, Colorado

Kurt J. Reyes, M.D.
Resident, William Beaumont Army Medical Center, El Paso, Texas

Micol S. Rothman, M.D.
Assistant Professor of Medicine, Department of Medicine, Division of Endocrinology, Diabetes and Metabolism, University of Colorado at Denver, Aurora, Colorado

Jenny L. Ryan, M.D.
Internal Medicine Resident, Madigan Army Medical Center, Tacoma, Washington

Terri Ryan, RD, CDE
Diabetes and Nutrition Consultant, Kailua-Kona, Hawaii

Mary H. Samuels, M.D.
Professor of Medicine, Division of Endocrinology, Diabetes and Clinical Nutrition, Oregon Health and Sciences University, Portland, Oregon

Leonard R. Sanders, M.D.
Outpatient and Dialysis Medical Director, HuHuKam Memorial Hospital, Sacaton, Arizona

Virginia Sarapura, M.D.
Associate Professor of Medicine, University of Colorado at Denver, Anschutz Medical Campus, Aurora, Colorado

Jonathan A. Schoen M.D.
Assistant Professor of Surgery, Director, Surgical Weight Loss Center, University of Colorado Hospital, Denver, Colorado

Robert S. Schwartz, M.D.
University of Colorado at Denver, Aurora, Colorado; Goodstein Professor of Medicine/Geriatrics, Director, Center on Aging, University of Colorado Hospital, Aurora, Colorado

Kenneth J. Simcic, M.D.[†]
San Antonio, Texas

Robert H. Slover, M.D.
Barbara Davis Center for Childhood Diabetes, Aurora, Colorado

Robert C. Smallridge, M.D.
Chair, Division of Endocrinology and Metabolism, Professor of Medicine, Mayo Clinic College of Medicine, Jacksonville, Florida

Elizabeth A. Stephens, M.D.
Endocrinology Faculty, Providence Portland Medical Center, Portland, Oregon

[†] *In memoriam.*

COLABORADORES

Derek J. Stocker, M.D., FACE
Nuclear Medicine and Endocrinology Services, Walter Reed Army Medical Center, Washington, D.C.

Raul E. Storey, M.D.
Internal Medicine Department, Texas Tech University Health Sciences Center, El Paso, Texas

Craig E. Taplin, MBBS, FRACP
Henry Silver Pediatric Endocrine and Growth Center, The Children's Hospital, University of Colorado, Denver, Denver, Colorado

Sharon H. Travers, M.D.
Department of Endocrinology, The Children's Hospital, Aurora, Colorado

Robert A. Vigersky, B.A., M.D.
Professor of Medicine, Uniformed Services University of the Health Sciences, Bethesda, Maryland; Director, Diabetes Institute, Walter Reed Health Care System, Washington, D.C.

Cecilia C. L. Wang, M.D.
Assistant Professor of Medicine, Division of Endocrinology, Metabolism and Diabetes, University of Colorado at Denver School of Medicine, Aurora, Colorado; Staff Physician, Denver VA Medical Center, Denver, Colorado

Katherine Weber, M.D.
Division of Endocrinology, Kaiser Permanente, Denver, Colorado

Margaret E. Wierman, M.D.
University of Colorado at Denver Health Sciences Center, Division of Endocrinology, Metabolism and Diabetes, Aurora, Colorado

Philip S. Zeitler, M.D.
Professor of Pediatrics, Division of Endocrinology, School of Medicine, University of Colorado at Denver, Aurora, Colorado; Pediatric Endocrinologist, Division of Endocrinology, The Children's Hospital, Aurora, Colorado

DEDICATÓRIA

Dedico este livro a Emily e Jennifer Cohen, que, com sua coragem e força, inspiram a todos nós.

APRESENTAÇÃO

Completar a quinta edição de *Segredos Endocrinologia* me traz imensa satisfação. Nesta edição, muitos dos autores são os mesmos que participaram da primeira, em 1995. Sua experiência clínica e excelência educacional, além de seus sábios conselhos, tornaram-se, nesses anos, ainda mais ricos, e isso se reflete, muito claramente, na profundidade e na qualidade dos capítulos aqui presentes. Estou profundamente grato a eles, por dedicarem tanto tempo, energia e talento aos muitos estudantes, membros de equipes médicas, bolsistas e eternos aprendizes que foram beneficiados, durante esses anos, por seus esforços. Também fiz jus à oportunidade de dar as boas-vindas a novos autores a cada edição, garantindo que a tradição da excelência educacional seja passada às novas gerações de profissionais igualmente talentosos e dedicados. Com eles, tenho uma dívida similar, por seus esforços generosos e contribuições valiosas. Espero, mais uma vez, que este livro não apenas nos instrua e ajude a cuidar melhor de nossos pacientes, mas também enalteça o privilégio que é poder tratá-los, a honra que é ensinar a nossos colegas em treinamento e a aventura que é descobrir novos achados que podem melhorar a vida de todos nós.

Michael T. McDermott

SUMÁRIO

Colaboradores v

Apresentação xi

100 Principais Segredos 1

I. METABOLISMO ENERGÉTICO

1. Diabetes melito 9
   Marissa Grotzke e Robert E. Jones

2. Complicações Agudas e Crônicas do Diabetes 17
   Marissa Grotzke e Robert E. Jones

3. Terapia Insulínica Intensiva 31
   Elizabeth A. Stevens e Terri Ryan

4. Tratamento do Diabetes e da Hiperglicemia do Paciente Hospitalizado 41
   Sarah V. Bull

5. Diabetes na Gestação 47
   Linda A. Barbour

6. Desordens Lipídicas 65
   Michael T. McDermott

7. Obesidade 76
   Kristin A. Harmon e Daniel H. Bessesen

II. DESORDENS ÓSSEAS E MINERAIS

8. Osteoporose 89
   Michael T. McDermott

9. Osteoporose Induzida por Glicocorticoides 99
   Michael T. McDermott

10. Aferição da Massa Óssea 102
    William E. Duncan

11. Osteomalácia e Raquitismo 110
    William E. Duncan

12. Doença de Paget Óssea 117
William E. Duncan

13. Hipercalcemia 124
Leonard R. Sanders

14. Hiperparatireoidismo 136
Leonard R. Sanders

15. Hipercalcemia da Malignidade 145
Michael T. McDermott

16. Hipocalcemia 148
Reed S. Christensen e Jenny L. Ryan

17. Nefrolitíase 154
Leonard R. Sanders

III. DESORDENS HIPOTALÂMICAS E DA HIPÓFISE

18. Insuficiência da Hipófise 167
William J. Georgitis

19. Tumores Não Funcionantes da Hipófise 174
Michael T. McDermott

20. Tumores Hipofisários Secretores de Prolactina 179
Virginia Sarapura

21. Tumores Hipofisários Secretores do Hormônio de Crescimento 185
Mary H. Samuels

22. Tumores Hipofisários Secretores de Glicoproteína 191
Robert C. Smallridge

23. Síndrome de Cushing 197
Mary H. Samuels

24. Metabolismo da Água 205
Leonard R. Sanders

25. Doenças do Crescimento 227
Philip S. Zeitler

26. Distúrbios do Uso e Abuso de Hormônio do Crescimento e da Insulina 239
Kurt J. Reyes e Homer J. LeMar, Jr.

IV. DESORDENS ADRENAIS

27. Aldosteronismo Primário 245
Arnold A. Asp

28. Feocromocitoma 251
Arnold A. Asp

29. Malignidades Adrenais 257
Michael T. McDermott

30. Insuficiência da Glândula Suprarrenal 261
Cecilia C. L. Wang, Marissa Grotzke e Robert E. Jones

31. Hiperplasia Congênita da Glândula Suprarrenal 270
Jeannie A. Baquero e Robert A. Vigersky

V. DISTÚRBIOS DA TIREOIDE

32. Testes da Tireoide 279
Michael T. McDermott

33. Hipertireoidismo 283
Amanda M. Bell e Henry B. Burch

34. Hipotireoidismo 290
Katherine Weber e Bryan R. Haugen

35. Tireoidite 296
Robert C. Smallridge

36. Nódulos de Tireoide e Bócio 302
William J. Georgitis

37. Câncer de Tireoide 308
Arnold A. Asp

38. Emergências Tireoidianas 320
Michael T. McDermott

39. Síndrome do Eutireoidiano Doente 325
Michael T. McDermott

40. Doença Tireoidiana na Gestação 328
Linda A. Barbour

41. Doenças Psiquiátricas e Doença Tireoidiana 342
James V. Hennessey

VI. ENDOCRINOLOGIA REPRODUTIVA

42. Distúrbios da Diferenciação Sexual 351
Craig E. Taplin e Robert H. Slover

43. Distúrbios da Puberdade 362
Christina M. Gerhardt, Sharon H. Travers e Robert H. Slover

44. Hipogonadismo Masculino...376
Derek J. Stocker e Robert A. Vigersky

45. Impotência..385
Robert A. Vigersky

46. Ginecomastia...394
Brenda K. Bell e Micol S. Rothman

47. Amenorreia...399
Margaret E. Wierman e Micol S. Rothman

48. Galactorreia...406
William J. Georgitis

49. Hirsutismo e Virilização..414
Tamis M. Bright e Raul E. Storey

50. Menopausa..423
William J. Georgitis

51. Uso e Abuso de Esteroides Androgênicos Anabolizantes e Precursores Androgênicos
....429
Kurt J. Reyes e Homer J. LeMar, Jr.

VII. TÓPICOS DIVERSOS

52. Neoplasia Endócrina Múltipla..437
Arnold A. Asp

53. Síndromes Poliendócrinas Autoimunes.....................................445
Arnold A. Asp

54. Tumores Endócrinos do Pâncreas..449
Michael T. McDermott

55. Síndrome Carcinoide...454
Michael T. McDermott

56. Manifestações Cutâneas de Diabetes Melito e das Doenças da Glândula Tireoide ... 459
Gary Goldenberg e James E. Fitzpatrick

57. Envelhecimento e Endocrinologia...468
Heather E. Brooks, Wendy M. Kohrt e Robert S. Schwartz

58. Cirurgia Endócrina..479
Christopher D. Raeburn, Jonathan A. Schoen e Robert C. McIntyre, Jr.

59. Endocrinologia em Convênios Médicos.....................................501
Elliot G. Levy

60. Sono e Endocrinologia...508
Roger A. Piepenbrink, Brian T. Allenbrand e William C. Fey

SUMÁRIO **xvii**

61. Estudos de Casos Endócrinos 520
   Michael T. McDermott

62. Pessoas Famosas com Doenças Endócrinas 529
   Kenneth J. Simcic e Michael T. McDermott

63. Curiosidades Endócrinas 534
   Michael T. McDermott

Índice **537**

100 PRINCIPAIS SEGREDOS

Estes segredos são os 100 alertas principais. Resumem os conceitos, os princípios e os detalhes mais importantes em patologia.

1. O diabetes do tipo 1 é causado pela destruição autoimune das células beta do pâncreas, causando uma deficiência absoluta de insulina; a doença do tipo 2 é consequência da combinação entre a resistência à insulina e a progressiva insuficiência das células beta.

2. Pacientes diabéticos devem ser tratados de forma a atingir os padrões determinados pela evidência científica: hemoglobina A_{1c} <7%, colesterol LDL <100 mg/dL, pressão arterial <130/80 mm Hg.

3. As complicações microvasculares do diabetes melito são diretamente relacionadas à hiperglicemia e resultantes da formação de produtos finais da glicação avançada, do acúmulo de poliol, da ativação da proteína quinase C, do aumento da concentração intracelular de glicosamina e do estresse oxidativo.

4. A propensão ao desenvolvimento de doença vascular no diabetes tipo 2 é, provavelmente, relacionada à resistência à insulina e à ocorrência patológica simultânea de dislipidemia e hipertensão, inerente a essa doença.

5. A terapia intensiva ou basal/*bolus* com insulina mimetiza a secreção pancreática normal desta molécula; a insulina basal corresponde à quantidade da molécula requerida na regulação da produção hepática de glicose entre as refeições, enquanto o *bolus* é administrado de forma a equilibrar a quantidade de carboidrato ingerida durante a refeição, usando uma relação entre carboidrato e insulina e um fator de correção hiperglicêmico a cada refeição.

6. A insulina é a melhor medicação para o manejo da hiperglicemia em pacientes hospitalizados; em pacientes internados em unidades de terapia intensiva (UTI), a administração de infusões de insulina por via intravenosa é superior à subcutânea na obtenção do controle glicêmico rápido e adequado.

7. Em pacientes hospitalizados, a administração de insulina em esquemas terapêuticos do tipo escalado (*sliding scale*) causa mais hiperglicemia e hipoglicemia do que aqueles que utilizam esquemas baseados em alvos glicêmicos, com insulina basal e análogos de ação curta da molécula; os esquemas regulares do tipo *sliding scale* devem ser abandonados.

8. Mulheres que desenvolvem diabetes gestacional apresentam um risco de aproximadamente 50% de desenvolvimento de diabetes melito do tipo 2 em 5-10 anos.

9. Em mulheres diabéticas, a normalização da concentração de A_{1c} antes da gestação e nas 10 primeiras semanas da organogênese pode reduzir a taxa de malformações fetais maiores de 25% para 2-3%.

10. O colesterol LDL elevado acompanhado por HDL baixo é o maior fator de risco para o desenvolvimento de doença arterial coronariana (DAC); níveis séricos de triglicérides acima de 150 mg/dL também promovem DAC, enquanto valores acima de 1.000 mg/dL aumentam o risco de desenvolvimento de pancreatite aguda.

11. A síndrome metabólica é um grande fator de risco complexo para o desenvolvimento de DAC, sendo composta por três dos seguintes achados: obesidade abdominal, hipertensão, hiperlipidemia, baixo colesterol HDL e hiperglicemia.

12. A obesidade, definida como índice de massa corporal (IMC) >30 kg/m^2, está associada a um aumento no risco de desenvolvimento de enfermidades relacionadas, incluindo diabetes melito, hipertensão, DAC, embolia pulmonar, apneia do sono e osteoartrite.

13. Dieta e exercício, para alterar o balanço energético, são os pilares do manejo da obesidade, mas a sibutramina, o *orlistat* e a fentermina são as medicações atualmente aprovadas pela Food and Drug Administration (FDA) que podem ser usadas para auxiliar o emagrecimento de pacientes com sobrepeso e obesos.

14. A ingestão adequada de cálcio (1.000-1.500 mg/dia) e de vitamina D (800-1.200 unidades/dia), a realização regular de exercícios, a interrupção do tabagismo e a limitação do consumo de álcool e cafeína devem ser recomendados a todas as pessoas que desejam prevenir a osteoporose e a todos os pacientes sendo submetidos ao tratamento dessa doença.

15. O tratamento medicamentoso da osteoporose deve ser administrado a todos os pacientes que apresentaram fratura por fragilidade ou cujo risco de ocorrência de fratura em quadril ou qualquer fratura maior seja, respectivamente, ≥30% e ≥20% de acordo com a ferramenta de determinação do risco de fratura (FRAX) da Organização Mundial da Saúde (OMS).

16. Os medicamentos que, comprovadamente, reduzem de forma significativa o risco de ocorrência de fraturas osteoporóticas pertencem a duas categorias: os agentes antirreabsortivos e os agentes anabólicos.

17. A osteoporose induzida por glicocorticoides é causada pela supressão da formação de osso e pela maior reabsorção óssea. Esses dois fenômenos são responsáveis pela rápida perda óssea observada em pacientes submetidos ao tratamento com tais drogas.

18. O tratamento da osteoporose é recomendado a todas as mulheres no período pós-menopausa, independentemente da densidade mineral óssea (DMO) inicial e em homens ou mulheres cujo score T da DMO é ≤−1,0 e recebem ou receberão ≥5 mg/dia de prednisona (ou equivalente) por ≥3 meses.

19. O antebraço é o local mais importante de mensuração da massa óssea em pacientes com hiperparatireoidismo.

20. A osteomalácia e o raquitismo são causados pela mineralização óssea inadequada ou tardia.

21. As causas de osteomalácia e raquitismo podem pertencer a três categorias: (1) suprimento, metabolismo ou ação anormal de vitamina D; (2) suprimento ou metabolismo anormal de fosfato; e (3) um pequeno grupo de doenças em que o metabolismo mineral e de vitamina D é normal.

22. A doença de Paget é caracterizada pela arquitetura óssea anormal, resultante do desequilíbrio entre a reabsorção óssea osteoclástica e a formação óssea osteoblástica.

23. Os bisfosfonatos são as drogas mais eficazes no tratamento da doença de Paget do osso.

24. Embora existam mais de 30 causas importantes de hipercalcemia, o hiperparatireoidismo e a hipercalcemia relacionada ao câncer são responsáveis por mais de 90% deles; a mensuração do nível sérico de paratormônio (PTH) diferencia, com confiança, essas duas enfermidades.

25. Os calcimiméticos são medicamentos que se ligam a receptores sensores de cálcio e suprimem a secreção de PTH; o cinacalcet é aprovado pela FDA para o tratamento do hiperparatireoidismo secundário e do carcinoma paratireoidiano e, embora não aprovado na forma primária da doença, foi demonstrado que reduz, de maneira significativa, os níveis séricos de cálcio e PTH em pacientes com essa doença.

100 PRINCIPAIS SEGREDOS 3

26. O hiperparatireoidismo primário está associado à hipercalcemia, à osteoporose, à nefrolitíase e a sintomas relacionados a essas situações.

27. As recomendações para cirurgia em pacientes com hiperparatireoidismo assintomático são as seguintes: cálcio sérico >1 mg/dL acima do limite superior da normalidade, hipercalciúria >400 mg a cada 24 horas, diminuição da depuração de creatinina <70% de indivíduos normais de idade pareada, redução da densidade óssea com valor de T <−2,5, idade <50 anos e nefrolitíase por cálcio.

28. A hipercalcemia associada ao câncer é, com frequência, devida à produção tumoral de peptídeo relacionado ao paratormônio (PTHrp), que se liga a receptores de PTH/PTHrp e estimula a reabsorção óssea e inibe a excreção renal de cálcio.

29. A hipocalcemia é um problema frequente em pacientes internados em unidades de terapia intensiva, sendo geralmente resultante da administração de medicamentos e/ou transfusões por via intravenosa.

30. O calcitriol (1,25-di-hidroxivitamina D) é o tratamento de escolha da hipocalcemia em pacientes com hipoparatireoidismo ou insuficiência renal.

31. Os cálculos renais se formam devido à supersaturação de seus precursores urinários (como cálcio e oxalato), à presença insuficiente de seus inibidores (como o citrato), ao pH urinário anormal ou ao volume urinário insuficiente.

32. O tratamento dos cálculos renais inclui a ingestão diária de dois litros de fluido, a maior ingestão de bebidas contendo citrato, 1.000-2.000 mg de cálcio e não mais do que 2.300 mg de sódio e 1 g de proteína por quilo de peso corpóreo ideal; a ingestão excessiva de cálcio, oxalato, vitamina D e suco de *grapefruit* (toranja) também deve ser evitada.

33. A reposição de hormônio tireoidiano, isoladamente, em paciente hipotireoidiano com deficiência adrenal primária ou secundária coexistente pode precipitar uma crise adrenal aguda.

34. A deficiência de aldosterona geralmente não ocorre em pacientes com hipopituitarismo, já que o principal regulador da secreção de aldosterona é o sistema renina-angiotensina, não o ACTH do sistema hipotálamo-hipofisário.

35. Tumores hipofisários não funcionantes produzem sintomas, primariamente, por efeito de massa, causando a compressão do quiasma ótico, a invasão dos seios cavernosos, a erosão da sela túrcica óssea e a compressão ou a destruição do infundíbulo hipofisário ou da própria glândula, provocando hipopituitarismo.

36. O tratamento de tumores hipofisários não funcionantes de tamanho ≥1 cm é a cirurgia transesfenoidal, com subsequente monitoramento cuidadoso de recidiva ou novo crescimento; a radioterapia pode ser um adjuvante útil em tumores cuja ressecção foi incompleta.

37. O nível de prolactina superior a 200 ng/mL quase sempre indica a existência de tumor secretor dessa molécula, exceto quando encontrado durante a fase final da gestação.

38. A elevação da concentração de prolactina frequentemente provoca galactorreia e amenorreia em mulheres e hipogonadismo em homens; outra consequência importante dos altos níveis do hormônio é a diminuição da densidade mineral óssea, que nem sempre é completamente reversível.

4 100 PRINCIPAIS SEGREDOS

39. A acromegalia é causada por um tumor hipofisário que secreta hormônio do crescimento em excesso, danificando ossos, articulações, o coração e outros órgãos, e está associada a morbidade considerável e mortalidade excessiva.

40. O melhor exame para detecção da acromegalia é a mensuração do nível sérico de IGF-1.

41. Os tumores hipofisários secretores de glicoproteínas dividem-se em gonadotropinomas (secretores de LH ou FSH) e TSHomas (secretores de TSH). Tais neoplasias costumam ser bastante extensas.

42. Pacientes hipertireoidianos que apresentam níveis séricos detectáveis de TSH devem sempre ser avaliados quanto à secreção inadequada de TSH (causada por TSHoma ou pela resistência ao hormônio tireoidiano).

43. Os resultados dos exames para detecção da síndrome de Cushing (cortisol urinário e salivar, teste noturno de supressão com 1 mg de dexametasona) podem ser confusos. A repetição dos exames ou a realização de outros testes confirmatórios é, frequentemente, necessária.

44. A maioria dos pacientes com síndrome de Cushing apresenta um pequeno tumor hipofisário produtor de ACTH.

45. Alterações rápidas no volume ou na distribuição da água corpórea podem causar grave disfunção neurológica e, clinicamente, refletem-se como hiponatremia ou hipernatremia. Seu tratamento requer o conhecimento claro das alterações da concentração plasmática de sódio, da osmolalidade plasmática e do volume circulante efetivo.

46. A identificação de anomalias do crescimento em crianças requer a mensuração precisa da altura e sua comparação com os padrões adequados.

47. Em crianças, as anomalias do crescimento são, mais comumente, devidas a variantes normais ou problemas médicos crônicos; as alterações hormonais são causas menos frequentes.

48. O abuso crônico de hormônio de crescimento suprafisiológico pode provocar características acromegálicas: osteoartrite, deformidades ósseas e articulares irreversíveis, aumento da ocorrência de anomalias vasculares, respiratórias e cardíacas, hipogonadismo, diabetes melito e anomalias do metabolismo de lipídios.

49. Em pacientes hipertensos, a hipocalemia espontânea ou de provocação fácil deve sugerir a possibilidade de hiperaldosteronismo primário.

50. O melhor exame para a detecção de hiperaldosteronismo primário é a relação entre a aldosterona plasmática e a atividade da renina plasmática (PA/PRA) >20; a maioria dos casos de hiperaldosteronismo primário se deve à hiperplasia bilateral do órgão (hiperaldosteronismo idiopático).

51. Em pacientes hipertensos, episódios de cefaleia, diaforese e palpitações sugerem a presença de feocromocitoma.

52. Os feocromocitomas são 10% bilaterais, 10% extra-adrenais, 10% familiares e 10% malignos.

53. As características que sugerem que um tumor adrenal é maligno são o tamanho >6 cm, a presença de evidências de invasão local ou metástase para o fígado ou o pulmão e a elevação dos níveis de 17-cetoesteroides urinários, ácido homovanílico ou dopamina plasmática.

100 PRINCIPAIS SEGREDOS 5

54. Massas adrenais descobertas incidentalmente devem ser avaliadas quanto a evidências de malignidade (tamanho >6 cm ou crescimento progressivo) e secreção hormonal excessiva (cortisol, aldosterona, andrógenos, catecolaminas).

55. A insuficiência adrenal deve ser suspeitada em pacientes ambulatoriais que receberam doses suprafisiológicas de glicocorticoides por >1 mês, pacientes internados em UTI que apresentam instabilidade hemodinâmica apesar da ressuscitação fluida agressiva ou choque séptico ou, ainda, em qualquer paciente que apresente sinais e sintomas sugestivos da doença.

56. A crise adrenal deve ser tratada de maneira agressiva, com administração de solução salina normal acrescida de 5% de dextrose, glicocorticoides por via intravenosa (dexametasona se a mensuração de cortisol e ACTH ainda não tiverem sido feitas, depois hidrocortisona), outras medidas de suporte e pesquisa da enfermidade precipitante.

57. A hiperplasia adrenal congênita (HAC), a doença hereditária mais comum, é um grupo de enfermidades autossômicas recessivas, sendo a mais frequente a deficiência de 21-hidroxilase; as consequências mais sérias da HAC são a genitália ambígua em meninas ao nascimento, perda de sal neonatal, puberdade prematura e baixa estatura quando adulto.

58. A captação de iodo radioativo (RAIU) é usada, primariamente, para determinar se pacientes com tireotoxicose têm doença com alta ou baixa RAIU.

59. O escaneamento da tireoide é usado para diferenciar os três tipos de tireotoxicose com alta RAIU (doença de Graves, bócio multinodular tóxico e nódulo tóxico) e determinar se os nódulos tireoidianos são não funcionantes (frios), normofuncionantes (mornos) ou hiperfuncionantes (quentes).

60. Idosos com tireotoxicose podem não apresentar os sinais e sintomas hiperadrenérgicos clássicos, mas podem apresentar perda de peso, depressão ou cardiopatia (piora da angina *pectoris*, fibrilação atrial, insuficiência cardíaca congestiva); esse quadro é muitas vezes denominado tireotoxicose apática.

61. O tratamento com radioiodo pode piorar a doença oftálmica em pacientes com proptose significativa ou inflamação periorbital devida à oftalmopatia de Graves; quando o radioiodo é utilizado, os pacientes devem parar de fumar e ser submetidos a um tratamento oral com corticosteroides imediatamente após sua administração.

62. A levotiroxina é o tratamento inicial preferido do hipotireoidismo; pacientes jovens saudáveis podem começar recebendo uma dose de 1,6 µg/kg/dia, mas, em pacientes com mais de 60 anos de idade e nos acometidos por doença arterial coronariana, uma dose inicial de 25 µg por dia é preferida.

63. O nível de TSH a ser atingido durante o tratamento do hipotireoidismo primário varia entre 0,5-2,0 mU/L.

64. A doença tireoidiana induzida por amiodarona (DTIA) pode ser devida ao hipertireoidismo induzido por iodo (DTIA do tipo 1) ou à tireoidite induzida por destruição (DTIA do tipo 2).

65. Mulheres com diabetes melito do tipo 1 apresentam risco três vezes maior de desenvolvimento de doenças tireoidianas pós-parto do que mulheres não diabéticas que são positivas para anticorpos TPO.

66. A aspiração com agulha fina dos nódulos tireoidianos é um procedimento ambulatorial seguro, cuja precisão na detecção de tumores malignos varia entre 90-95%.

67. Os adenomas tireoidianos tóxicos quase nunca são cancerosos.

100 PRINCIPAIS SEGREDOS

68. A tireoglobulina é o melhor marcador tumoral para o monitoramento do câncer de tireoide diferenciado.

69. A supressão do TSH, um fator de crescimento para o câncer de tireoide, através da administração de levotiroxina, é uma importante intervenção terapêutica em pacientes com a forma diferenciada da doença.

70. A tempestade tireoidiana é tratada com drogas antitireoidianas, iodo frio (não radioativo), betabloqueadores, doses de glicocorticoides usadas em situações de estresse e manejo de quaisquer fatores precipitantes.

71. O coma mixedematoso é tratado através da rápida repleção do déficit de hormônio tireoidiano com levotiroxina +/− liotironina e glicocorticoides, além do manejo de quaisquer causas precipitantes.

72. A síndrome do eutireoidiano doente não é uma doença tireoidiana, mas sim um conjunto de alterações nos níveis séricos de hormônio tireoidiano e TSH que levam à produção de citocinas e mediadores inflamatórios em pacientes com enfermidades não relacionadas ao órgão.

73. A síndrome do eutireoidiano doente parece ser uma resposta adaptativa para reduzir o metabolismo tecidual e preservar energia durante enfermidades sistêmicas e, portanto, o tratamento com hormônio tireoidiano não é, atualmente, recomendado para essa doença.

74. A tireoidite pós-parto ocorre em ~5% das mulheres normais e ~25% das acometidas por diabetes melito do tipo 1.

75. Em média, a dose de reposição de hormônio tireoidiano em mulheres hipotireoidianas aumenta em 25-50 μg por dia durante a gestação, geralmente no primeiro trimestre.

76. Os sintomas do hipotireoidismo muitas vezes mimetizam os da depressão, enquanto os do hipertireoidismo podem ser confundidos com mania ou depressão.

77. Cerca de 20% dos pacientes admitidos em hospitais com quadros psiquiátricos agudos, incluindo esquizofrenia e transtornos graves da afetividade, mas raramente demência ou alcoolismo, apresentam pequenas elevações dos níveis séricos de T_4 e, com menor frequência, de T_3.

78. A puberdade precoce central é mais frequente em meninas do que em meninos. A doença geralmente é idiopática nas garotas; nos garotos com puberdade precoce central, porém, a incidência de patologias subjacentes no SNC é muito maior.

79. O hipogonadismo deve ser caracterizado como primário (doença testicular) ou secundário (doença na unidade hipotálamo-hipofisária); a redução do volume testicular (<20 mL) é a manifestação mais comum do hipogonadismo, sendo observada em quase todos os casos de doença prolongada.

80. O diagnóstico do hipogonadismo é confirmado pelo nível sérico de testosterona (corretamente obtido) ou pela análise do sêmen; a mensuração das concentrações séricas de LH e FSH ajuda então a determinar se o hipogonadismo é primário (testicular) ou secundário (hipofisário ou hipotalâmico).

81. A causa específica da impotência pode ser diagnosticada em 85% dos homens.

82. Os medicamentos anti-hipertensivos com menor probabilidade de causar impotência são os inibidores da ECA, os bloqueadores dos receptores de angiotensina e os bloqueadores de canais de cálcio.

83. O achado de cistos ovarianos à ultrassonografia nem sempre implica diagnóstico de síndrome do ovário policístico.

84. Uma concentração sérica de testosterona >200 ng/dL ou de DHEAS >1.000 ng/mL em uma paciente com hirsutismo sugere a presença de tumor ovariano ou adrenal produtor de andrógeno.

85. O hipotireoidismo primário pode causar amenorreia, galactorreia, aumento de volume da hipófise e elevação branda dos níveis séricos de prolactina e, assim, mimetizar um prolactinoma.

86. Muitas medicações, além de lesões torácicas dolorosas, podem causar galactorreia.

87. As causas comuns de hirsutismo são a síndrome do ovário policístico, a HAC, a doença idiopática/familiar e o uso de certos medicamentos.

88. As causas comuns de virilização são tumores ovarianos ou adrenais secretores de andrógenos e a HAC.

89. Dentre os efeitos colaterais do abuso de esteroides anabolizantes androgênicos estão retenção de fluido, atrofia testicular, oligospermia, azoospermia, ginecomastia, hepatite colestática, peliose hepática, tumores hepáticos benignos e malignos, assim como níveis reduzidos de colesterol HDL e altos de colesterol LDL.

90. A neoplasia endócrina múltipla (NEM) 1, composta por hiperplasia e/ou tumores hipofisários, ilhotas pancreáticas e paratireoides, é causada por uma mutação que inativa o gene menina de supressão tumoral, localizado no cromossomo 11.

91. As síndromes NEM 2, compostas por feocromocitomas e carcinoma tireoidiano medular associado ao hiperparatireoidismo (NEM 2A) ou neuromas mucosos (NEM 2B), resultam de mutações no gene de supressão tumoral Ret; atualmente, o teste genético para detecção dessas doenças está clinicamente disponível.

92. A síndrome poliendócrina autoimune do tipo 1 (SPA-1) é caracterizada por hipoparatireoidismo, insuficiência adrenal e candidíase mucocutânea.

93. A síndrome poliendócrina autoimune do tipo 2 (SPA-2) é formada por insuficiência adrenal, disfunção tireoidiana e diabetes melito do tipo 1.

94. A hipoglicemia por jejum geralmente produz sintomas neuroglicopênicos e frequentemente se deve a uma doença orgânica ou uso clandestino de insulina ou medicamentos hipoglicemiantes orais.

95. Os insulinomas frequentemente causam hipoglicemia em jejum com sintomas neuroglicopênicos.

96. Muitos pacientes com síndrome carcinoide apresentam metástases hepáticas extensas que prejudicam a depuração metabólica de mediadores secretados pelo tumor primário ou que secretam mediadores diretamente na veia hepática.

97. Uma crise carcinoide pode ser precipitada quando medicações adrenérgicas ou inibidores da monoamino oxidase são administradas a pacientes com tumor carcinoide; existem tratamentos eficazes.

98. A mucormicose é mais comum durante a cetoacidose diabética, já que os fungos são termotolerantes, crescem bem em pH ácido e desenvolvem-se rapidamente na presença de altas concentrações de glicose. Além disso, esses micro-organismos são uns dos poucos fungos que podem utilizar cetonas como substrato alimentar.

99. A causa mais comum de acantose *nigricans* é o diabetes melito associado à resistência à insulina e à obesidade.

100. O envelhecimento está associado a perdas de massa muscular e massa óssea e a aumento da massa adiposa, que podem estar relacionados a declínios, paralelos à idade, na produção de hormônio do crescimento e hormônios esteroides sexuais e à maior secreção de cortisol.

I. METABOLISMO ENERGÉTICO

DIABETES MELITO

Marissa Grotzke e Robert E. Jones

CAPÍTULO 1

1. O que é diabetes melito?

É um grupo de desordens metabólicas crônicas caracterizadas por anormalidades na secreção ou na ação da insulina (ou ambas). A hiperglicemia resultante está associada a desordens do metabolismo de carboidratos, gorduras e proteínas, e pode levar à disfunção de órgãos em longo prazo. Os tipos de diabetes estão resumidos na Tabela 1-1.

TABELA 1-1. TIPOS DE DIABETES MELITO	
Classes Clínicas	**Características Diferenciadoras**
Diabetes melito tipo 1	Deficiência absoluta da secreção de insulina em virtude da destruição das células beta. A perda de células beta é imunomediada (90%) ou idiopática (10%). Todos os pacientes necessitam de insulina, são tipicamente não obesos e vulneráveis à cetoacidose.
Diabetes melito tipo 2	Combinação de resistência à insulina e deficiência relativa de insulina. Com frequência precedida por um período de metabolismo anormal de carboidratos suficiente para causar mudanças patológicas nos tecidos-alvo. Os pacientes são tipicamente obesos, podem não necessitar imediatamente de insulina e não são vulneráveis à cetoacidose.
Diabetes gestacional	Intolerância à glicose reconhecida pela primeira vez na gravidez.
Secundária a outras desordens	Metabolismo anormal de carboidratos causado por outras condições (*i.e.*, acromegalia, hemacromatose, pancreatite crônica) ou suas medicações (*i.e.*, glicorticoides, antipsicóticos, antirretrovirais)

2. Qual a prevalência do diabetes?

De acordo com estatísticas de 2005, 20,8 milhões de crianças e adultos, ou 7% da população, têm diabetes. Desses, 14,6 milhões receberam tal diagnóstico e 6,2 milhões de americanos têm diabetes sem saber. Em indivíduos acima de 20 anos de idade, 20,6 milhões (9,6%) têm diabetes. Além disso, estima-se que 54 milhões estejam classificados como pré-diabéticos.

3. Recomenda-se a triagem para o diabetes tipo 1?

Não. Em virtude do surgimento agudo dos sintomas, a maioria dos casos é detectada assim que o paciente torna-se sintomático. Não se recomenda a triagem de pacientes assintomáticos porque os valores de corte de muitos ensaios de marcadores imunes ainda não foram completamente estabelecidos e não há um consenso sobre o que se deva fazer com resultados positivos. Além disso, à medida que a incidência de diabetes tipos 1 é baixa, apenas uns poucos pacientes (<0,5%) seriam identificados com a triagem assintomática.

4. Quem deverá fazer a triagem de diabetes tipo 2?

O risco de desenvolver diabetes tipo 2 aumenta com a idade e com fatores como obesidade e estilo de vida sedentário. Há um risco maior com história familiar de diabetes, em alguns grupos étnicos e em mulheres com história de diabetes gestacional. As recomendações atuais são fazer a triagem da população geral a intervalos de três anos começando aos 45 anos de idade. Triagens mais precoces ou mais frequentes devem ser feitas em indivíduos portadores dos principais fatores de risco (Tabela 1-2).

TABELA 1-2. FATORES DE RISCO PARA DESENVOLVER DIABETES MELITO TIPO 2

- História familiar de diabetes
- Sobrepeso (IMC $\geq$25 kg/m^2)
- Inatividade física habitual
- Etnia (afro-americanos, hispânicos, ameríndios norte-americanos, americanos asiáticos ou das ilhas do Pacífico)
- História de intolerância à glicose em jejum ou tolerância comprometida à glicose
- História de hipertensão ($\geq$140/90)
- História de hiperlipidemia (HDL $\leq$35 mg/dL e/ou triglicerídeos $\geq$250 mg/dL)
- História de diabetes gestacional ou parto de bebê pesando mais de 4 kg
- História de síndrome do ovário policístico

IMC, índice de massa corporal; HDL, lipoproteína de alta densidade.

5. Como o diabetes é diagnosticado?

Tanto a glicose plasmática em jejum (FPG) quanto o teste de tolerância oral a 75 g de glicose (OGTT) são aceitáveis no diagnóstico, mas a FPG é mais conveniente e menos dispendiosa e, portanto, preferível. Um teste positivo deverá ser repetido em dia diferente para confirmar o diagnóstico. A Tabela 1-3 descreve os critérios diagnósticos.

TABELA 1-3. CRITÉRIOS PARA O DIAGNÓSTICO DE DIABETES MELITO

	Normoglicemia	"Pré-diabetes"	Diabetes
FPG*	110 mg/dL	$\geq$100 mg/dL mas <126 mg/dL	<126 mg/dL
OGTT§	PG 2 h <140 mg/dL	PG 2 h $\geq$140, mas <200 mg/dL (IGT)	PG 2 h $\geq$200 mg/dL
Glicose plasmática casual†			$\geq$200 mg/dL e sintomas‡

FPG, glicose plasmática em jejum; IFG, glicose em jejum comprometida; IGT, comprometimento da tolerância à glicose; OGTT, teste de tolerância à glicose oral; PG, glicose plasmática.
* Jejum definido como nenhuma ingestão calórica por $\geq$8 horas.
§ Em não gestantes, o OGTT deve ser feito usando 75 g de glicose anidra dissolvida em água.
† Casual definido como a qualquer hora do dia sem relação com o horário da refeição.
‡ Sintomas clássicos são poliúria, polidpsia e perda de peso inexplicável.

6. Qual é a genética do diabetes tipo 1?

Não se sabe qual o papel exato da genética em comparação com o ambiente no desenvolvimento do diabetes tipo 1. Gêmeos monozigóticos têm concordância de 20-50% para diabetes tipo 1. O risco acumulado para irmãos de pacientes diabéticos é de 6-10%, comparado a 0,6% para a população em geral. Com relação ao efeito de genes dos pais, os filhos de mães portadoras de diabetes tipo 1 têm risco menor de desenvolver a doença (2,1%) do que os filhos de pais portadores de diabetes tipo 1 (6,1%). Não se sabe qual a razão de tal disparidade. A suscetibilidade para o diabetes tipo 1 está associada à expressão genética de determinadas proteínas codificadas pela região do antígeno leucocitário humano (HLA) do complexo de histocompatibilidade principal. Essas proteínas estão presentes na superfície de linfócitos e macrófagos, e são consideradas essenciais ao desencadeamento da destruição das células beta. Muito embora não se conheçam todos os marcadores genéticos (HLA e outros) do diabetes tipo 1, o progresso futuro nesse campo permitirá a triagem populacional da suscetibilidade genética.

7. Qual é a genética do diabetes tipo 2?

Assim como o diabetes tipo 1, a exata interação da genética e do ambiente no desenvolvimento do diabetes tipo 2 não está clara. Entretanto, a tendência de agregação familiar do diabetes tipo 2 sugere forte componente genético. Gêmeos monozigóticos têm concordância de 60-90% para diabetes tipo 2. O risco acumulado de desenvolver diabates tipo 2 em irmãos de pacientes diabéticos é de 10-33% comparado a 5% para a população em geral. Os filhos de mulheres portadoras de diabetes tipo 2 têm risco duas a três vezes maior de desenvolver diabetes do que filhos de homens portadores da doença. Não se sabe qual o modo exato da hereditariedade do diabetes tipo 2, mas supõe-se que seja poligênico. Mutações específicas associadas ao risco de desenvolver diabetes tipo 2 já foram identificadas, porém muitos desses genes são extensivamente encontrados na população como um todo. À medida que o diabetes tipo 2 está tão comumente associado à obesidade, muitos investigadores suspeitam que genes que predispõem à obesidade estejam associados também ao diabetes tipo 2. Parece haver forte interação entre influências genéticas e ambientais na causa do diabetes tipo 2, o que fica ilustrado na demonstração de níveis elevados de insulina em jejum para cada categoria de peso na prole de pai e mãe portadores de diabetes tipo 2, comparada a indivíduos de controle. Níveis elevados de insulina são um marcador de resistência à insulina e preditivos da progressão ao diabetes tipo 2.

8. Descreva a patogênese do diabetes tipo 1.

O diabetes tipo 1 resulta da destruição das células beta no pâncreas pelas células T do hospedeiro, causando deficiência absoluta de insulina. Os marcadores desse processo autoimune incluem anticorpos contra as células das ilhotas, a insulina e a descarboxilase do ácido glutâmico. Acredita-se que a destruição autoimune esteja relacionada a predisposições genéticas (alelos HLA-DR/DQ) em combinação com fatores ambientais mal definidos. Esses pacientes apresentam tendência a outras doenças autoimunes (doenças tireoidianas de Graves e de Hashimoto, doença celíaca etc.)

9. Descreva a patogênese do diabetes tipo 2.

A patogênese do diabetes tipo 2 é multifatorial, embora as etiologias específicas sejam desconhecidas. A destruição autoimune das células beta não ocorre nessa forma de diabetes, que responde por 90-95% dos casos de diabetes. Em vez disso, o diabetes tipo 2 caracteriza-se tanto por um defeito na ação da insulina (conhecido como resistência à insulina) quanto por uma deficiência relativa de insulina. Anos de hiperglicemia com frequência precedem o diagnóstico, que ocorre tipicamente só quando a falência das células beta se manifesta. A perda da primeira fase de secreção de insulina é o defeito inicial, manifestado por níveis elevados de glicose pós-prandial. Posteriormente, a morte das células beta acelera-se, e os níveis de insulina em jejum aumentam. Estima-se que, até o diagnóstico do diabetes, os pacientes já tenham perdido quase 50% de sua massa de células beta.

Com a perda da massa de células beta, a secreção de insulina não é mais suficiente para compensar a resistência à insulina, definida como resposta insuficiente a determinada concentração de glicose. Níveis de insulina em jejum ou pós-prandiais elevados são um marco da resistência à insulina, com frequência associada à obesidade; a redução do peso pode melhorar a sensibilidade à insulina.

10. É possível prevenir o diabetes?

Diversos estudos recentes envolvendo indivíduos em alto risco de desenvolver diabetes tipo 2 documentaram os efeitos benéficos potenciais das tiazolidinedionas (estudo TRIPOD), da metformina (Diabetes Prevention Program

[DPP]), dos inibidores da alfa-glicosidase (estudo STOP-NIDDM) e dos inibidores da lipase intestinal (estudo XENDOS) em reduzir a progressão para diabetes manifesto. Indivíduos no braço de modificação do estilo de vida (dieta e exercício) do estudo DPP mostraram os melhores resultados, com redução de 60% no risco de desenvolver diabetes. Análises *post hoc* dos ensaios HOPE e WOSCOPS documentaram redução de aproximadamente 30% no risco de diabetes com o uso de ramipril e pravastatina. Entretanto, a American Diabetes Association (ADA) não recomenda atualmente a farmacoterapia como prevenção do diabetes tipo 2 em virtude da falta de dados em longo prazo.

A menor prevalência de diabetes tipo 1 tem dificultado a determinação de indivíduos em risco. Identificar pessoas na fase pré-diabética do diabetes tipo 1 requer medidas seriais da função das células beta e monitoração atenta de marcadores imunológicos, o que dificulta a seleção de uma coorte apropriada. Dois estudos, o Diabetes Prevention Trial – Type 1 (DPT-1) e o European Nicotinamide Diabetes Intervention Trial (ENDIT), superaram tal dificuldade e examinaram o uso de insulina e nicotinamida, respectivamente, em parentes de alto risco de portadores de diabetes tipo 1. No entanto, os dois estudos não conseguiram demonstrar a prevenção eficaz da progressão ao diabetes tipo 1.

11. Quais as técnicas disponíveis para avaliar a resistência à insulina?

A falta de padronização de ensaios insulínicos impede o uso de uma concentração específica de insulina para definir a resistência à insulina. Os padrões ouro da definição da resistência à insulina são o teste de tolerância à glicose intravenosa, o teste de supressão de insulina ou o *clamp* euglicêmico hiperinsulinêmico. Entretanto, trata-se de instrumentos de pesquisa, e são impraticáveis em um contexto clínico. Uma ferramenta mais clinicamente aplicável é a avaliação do modelo de homeostase da resistência à insulina (HOMA-IR), definido como o produto das concentrações plasmáticas de insulina em jejum e glicose em jejum dividido por uma constante (22,5).

12. Descreva a síndrome metabólica.

A síndrome metabólica é também conhecida como síndrome X ou síndrome de resistência à insulina. Em 2001, o National Cholesterol Education Program Adult Treatment Panel III (NCEP ATP III) definiu a síndrome metabólica como a presença de três dos cinco critérios a seguir:

- Aumento da circunferência abdominal (>102 cm nos homens, >88 cm nas mulheres)
- Triglicerídeos plasmáticos iguais ou superiores a 150 mg/dL
- Colesterol de lipoproteína de alta densidade plasmático inferior a 40 mg/dL em homens e inferior a 50 mg/dL em mulheres
- Pressão arterial igual ou superior a 130/85 mm Hg
- Glicose plasmática em jejum igual ou superior a 100 mg/dL

Em 2004, a American Heart Association modificou essa definição de maneira a incluir o uso de medicações para hipertensão ou hiperglicemia aos critérios de pressão arterial e níveis plasmáticos de glicose em jejum, respectivamente.

13. O que causa a falência das células beta no diabetes tipo 2?

Estima-se que, no momento do diagnóstico, pacientes portadores de diabetes tipo 2 tenham perdido quase 50% de suas células produtoras de insulina. O sistema de morte (apoptose) programada das células beta ocorre progressivamente no curso do diabetes tipo 2 e tem diversos deflagradores potenciais, muito embora duas possibilidades específicas tenham sido caracterizadas. Níveis elevados de glicose e ácidos graxos livres, coletivamente denominados glicolipotoxicidade, e aumentos crônicos em certas citocinas, notadamente o fator alfa de necrose tumoral (TNF-α) e interleucina 1-beta (IL-1β), foram documentados como ativadores de genes da "morte" (caspases) nas células beta. Essas duas condições têm sido amplamente descritas em indivíduos pré-diabéticos ou diabéticos manifestos, e claramente contribuem para a gênese do diabetes tipo 2 ao reduzir a quantidade de células beta funcionais. Entretanto, há uma excitação considerável em relação ao conceito de preservação das células beta e quanto à possibilidade de que a história natural do diabetes tipo 2 possa ser alterada. Há cada vez mais dados indicando que o peptídeo 1 semelhante ao glucagon (GLP-1) possa prover mecanismos diretos ou indiretos à melhoria da sobrevida das células beta.

CAPÍTULO 1 DIABETES MELITO **13**

14. Quais são os padrões de cuidados no manejo do diabetes melito?

Tanto a ADA quanto a American Association of Clinical Endocrinology (AACE) publicaram padrões mínimos de cuidados do diabetes com base em evidências. Ambas recomendam a obtenção da história completa e a realização do exame físico do paciente na consulta inicial. Os exames laboratoriais devem incluir um perfil lipídico em jejum e hemoglobina A_{1c}. A supervisão anual de complicações deve incluir exame físico anual, exame oftalmológico e triagem de microalbuminúria. O controle glicêmico geral (hemoglobina A_{1c}) deve ser avaliado pelo menos a cada seis meses em todos os pacientes e a cada três meses em pacientes tratados com insulina e pacientes com diabetes tipo 2 mal controlado. As metas publicadas incluem nível de hemoglobina A_{1c} inferior a 7,0% (ADA) ou 6,5% (AACE), colesterol de lipoproteína de baixa densidade inferior a 100 mg/dL (<70 mg/dL em pacientes de alto risco) e pressão arterial abaixo de 130/80 mm Hg.

15. Descreva a abordagem do manejo atual ao diabetes tipo 1 e o papel da terapia intensiva modelada pelo Diabetes Control and Complications Trial (DCCT).

O diabetes é uma afecção de automanejo e requer que o paciente seja instruído na automonitoração da glicose, em terapia nutricional, na prática de exercícios e no uso correto de medicações. Além disso, é preciso ensinar o paciente a reconhecer e tratar a hipoglicemia. À medida que pacientes com diabetes tipo 1 têm deficiência completa de insulina, o esquema médico é direto e centrado na reposição de insulina. O esquema de reposição mais fisiológico é conhecido como técnica basal-*bolus*, e pode ser feito com o uso de insulina de ação prolongada (basal) em combinação com uma insulina de ação rápida (*bolus*) ou com infusão subcutânea contínua com uma bomba de insulina.

O DCCT mostrou redução de 34-76% nas complicações microvasculares diabéticas clinicamente significativas (retinopatia, neuropatia e nefropatia) em indivíduos randomizados à terapia intensiva do diabetes comparados a indivíduos designados para a conduta padrão do diabetes. O único efeito adverso importante do controle intensificado foi um risco três vezes maior de hipoglicemia grave. Um esquema de terapia intensiva requer a monitoração da glicemia sanguínea quatro a oito vezes ao dia com múltiplas injeções diárias ou bomba de insulina, um esquema que é conduzido melhor por uma equipe que reúna um médico, um educador especializado em diabetes, um enfermeiro e um nutricionista.

16. A terapia intensiva do diabetes tem boa relação custo-benefício?

A redução potencial no custo de tratar as complicações diabéticas (fotocoagulação a laser, diálise, hospitalizações e reabilitação pós-amputação) mostrou justificar o custo de profissionais e material da terapia intensiva. A razão risco-benefício da terapia intensiva pode ser menos favorável no caso de crianças na pré-puberdade, pacientes com complicações avançadas e pacientes com doença coronariana ou cerebrovascular.

17. O que é o United Kingdom Prospective Diabetes Study (UKPDS)?

O UKPDS é o maior e mais prolongado estudo sobre diabetes tipo 2 já feito. Os investigadores recrutaram 5.102 pacientes com diabetes tipo 2 recém-diagnosticado em 23 centros no Reino Unido entre 1977 e 1991. Os pacientes foram acompanhados em média por 10 anos para determinar o impacto da terapia intensiva usando agentes farmacológicos em comparação com a terapia dietética apenas. O estudo testou também a eficácia do controle da pressão arterial em comparação com "um controle da pressão arterial menos rígido". Os resultados do estudo mostraram redução significativa nas complicações microvasculares em pacientes randomizados à ramificação de terapia intensiva. O controle rígido da pressão arterial estava associado a uma redução nos eventos microvasculares e macrovasculares. Quando a coorte inteira de pacientes foi estudada em conjunto, o nível médio de hemoglobina A_{1c} para a duração do estudo foi um fator preditivo positivo de todos os desfechos finais relacionados ao diabetes, incluindo óbito, amputação, infarto do miocárdio e acidente cerebrovascular.

18. Qual é a atual conduta de manejo do diabetes tipo 2?

À medida que o diabetes tipo 2 é uma desordem heterogênea e os pacientes podem apresentar outras afecções comórbidas, o tratamento deve ser individualizado. O erro mais comum na conduta é rotular o diabetes tipo 2 como "limítrofe" ou negligenciar totalmente seu tratamento. Pacientes com níveis de glicose em jejum iguais ou superiores a 126 mg/dL ou níveis de glicose pós-prandial acima de 200 mg/dL, mesmo que assintomáticos, estão em risco de sofrer complicações diabéticas.

14 CAPÍTULO 1 DIABETES MELITO

19. Com base no UKPDS e outros estudos, descreva o tratamento ideal do diabetes tipo 2.

A estratégia de tratamento ideal do diabetes tipo 2 é normalizar os níveis sanguíneos de glicose, a pressão arterial e o perfil lipídico em relação às metas citadas anteriormente. As intervenções no estilo de vida relacionadas à dieta e aos exercícios podem melhorar consideravelmente a sensibilidade à insulina e devem ser incluídas em qualquer programa de tratamento.

Em termos farmacológicos, em virtude dos efeitos duplos (resistência à insulina e deficiência de insulina) e da natureza progressiva da falência das células beta no diabetes tipo 2, o manejo é diferente da conduta para o diabetes tipo 1. Diversos fatores podem influenciar o tratamento inicial. Pacientes que apresentam hiperglicemia severa (glicose >300 mg/dL) responderão prontamente à insulinoterapia e, depois de os efeitos da glicotoxicidade aguda terem sido resolvidos, eles podem com frequência ser controlados só com agentes orais. A metformina é o fármaco inicial de escolha para pacientes obesos, enquanto os pacientes magros podem beneficiar-se mais das sulfonilureias. Em virtude da natureza progressiva do diabetes tipo 2, esses pacientes acabarão por não se beneficiar da terapia inicial e precisarão adotar um segundo agente. Se o paciente estiver sob tratamento com sensibilizador de insulina, como a metformina ou uma tiazolidinediona, deve-se adotar um secretagogo de insulina. Por outro lado, se o paciente não tiver obtido benefício com um secretagogo, é apropriado acrescentar um sensibilizador de insulina. Há medicações combinadas em doses fixas disponíveis; entretanto, seu uso como terapia inicial pode impedir a titulação dos componentes individuais. A maioria dos pacientes acabará por não obter benefícios da terapia dupla e precisará da adição de um terceiro agente ou começar a usar insulina.

20. O que são análogos de insulina?

Análogos de insulina são proteínas recombinantes com base na estrutura da insulina, mas submetidas a substituições ou adições de aminoácidos selecionados. Essas alterações de aminoácidos têm o objetivo de melhorar ou prolongar a absorção subcutânea da molécula sem alterar suas propriedades biológicas. A insulina nativa humana (regular) existe como um hexâmero molecular que precisa ser progressivamente decomposto em dímeros e depois em monômeros antes da absorção. Substituições de aminoácidos na região carboxiterminal da cadeia beta da insulina tendem a desestabilizar a formação do hexâmero e acelerar a taxa de absorção. Exemplos desses análogos são as insulinas lispro (Humalog®), aspart (NovoLog®) e glulisina (Apidra®). Essas insulinas são excelentes para uso antes das refeições e, como também podem ter uma duração mais curta de ação em comparação com a insulina nativa humana (regular), podem proporcionar cobertura melhor às refeições com risco menor de hipoglicemia pós-prandial.

Por outro lado, a insulina basal deve ter um perfil de ação sem pico e duração de ação prolongada, o que pode ser conseguido pelas adições de aminoácidos que desviem o ponto isoelétrico a fim de promover a formação do hexâmero. Depois de serem injetadas, essas insulinas são tamponadas a um pH fisiológico e formam um microprecipitado, que é então absorvido lentamente. A insulina glargina (Lantus®), que emprega duas adições de arginina no carboxiterminal da cadeia beta para baixar o ponto isoelátrico para 4, é usada geralmente como injeção uma vez ao dia em portadores de diabetes tipo 1 ou 2. Ocasionalmente, pode ser preciso dividir a dose de glargina em duas injeções em portadores de diabetes tipo 1 extremamente sensíveis à insulina. A prolongação da ação da insulina detemir (Levemir®) deve-se à acilação graxa da molécula de insulina, resultando em ligação à albumina. A detemir pode ser usada em injeções diárias, uma ou duas vezes ao dia, em portadores de diabetes tipo 2, enquanto a maioria dos diabéticos tipo 1 precisa de duas doses diárias.

21. O que é insulina inalada?

Uma nova formulação de insulina inalada é uma insulina humana recombinante liberada por um inalador e absorvida pelos pulmões. A única formulação disponível, Exubera®, é usada como insulina prandial e ainda requer insulina basal injetada. O uso da insulina inalada é contraindicado a fumantes. Entretanto, a produção dessa formulação de insulina foi suspensa, e a disponibilidade no momento é limitada.

22. O que é amilina?

Amilina é um hormônio das células beta cossecretado em conjunto com a insulina, mas estruturalmente distinto dela. Sob circunstâncias normais, a amilina atua na redução das excursões de glicose pós-prandiais ao retardar a taxa de esvaziamento gástrico e suprimindo a produção de glucagon, reduzindo, assim, a produção hepática de glicose

CAPÍTULO 1 DIABETES MELITO **15**

pós-prandial. Acredita-se também que a amilina iniba o hormônio gástrico grelina, resultando em supressão do apetite. Além de deficiência completa de insulina, pacientes com diabetes tipo 1 também apresentam deficiência completa de amilina, e os portadores de diabetes tipo 2 que usam insulina têm respostas de amilina às refeições nitidamente reduzidas. A reposição de amilina às refeições em indivíduos que precisam de insulina mostrou reduzir um pouco os níveis de hemoglobina A_{1c} ao mesmo tempo produzindo perda de peso. Atualmente disponível como o análogo sintético pramlintide, a amilina está aprovada para uso em diabéticos tipos 1 e 2 na forma de injeção antes das refeições.

23. O que são incretinas?

O efeito da incretina refere-se a uma resposta melhor da secreção de insulina observada depois de carga oral de glicose comparada a uma carga de glicose intravenosa ou parenteral. Depois de uma refeição, as células do intestino delgado distal liberam incretinas como GLP-1 no sangue. A secreção de GLP-1 é controlada neurogenicamente. Ela atua aumentando a secreção de insulina dependente de glicose, suprime a liberação de glucagon, retarda o esvaziamento gástrico, aumenta a saciedade por meio de um efeito direto no sistema nervoso central e, possivelmente, estimula o crescimento da ilhota pancreática.

24. Como as incretinas são usadas para tratar o diabetes tipo 2?

Existem hoje dois tipos de fármacos compostos de incretina. O mimético da incretina, exenatide, imita as ações do GLP-1 endógeno e está disponível atualmente só em formulação injetável. Seu uso foi associado a uma perda moderada de peso, além de redução modesta na hemoglobina A_{1c}. O segundo tipo de fármaco, os inibidores (sitagliptina) de dipeptidil peptidase IV (DPP-IV), bloqueiam a enzima que decompõe o GLP-1. Não é visto o mesmo grau de perda de peso com o uso da sitagliptina; entretanto, o agente é administrado na forma de comprimidos. Os dois tipos de incretina podem ser usados como monoterapia ou em combinação com outros agentes anti-hiperglicêmicos disponíveis.

25. Quais são as classes de medicações antidiabéticas orais? Como funcionam?

Além dos inibidores de DPP-IV mencionados anteriormente, diversas classes de medicações antidiabéticas estão disponíveis para otimizar o controle glicêmico em portadores de diabetes tipo 2. As sulfonilureias (gliburida, glizipida e glimepirida) e as meglitinidas (repaglinida e nateglinida) aumentam a secreção de insulina endógena por meio de receptores associados à membrana. A metformina, a única biguanida disponível, reduz a gliconeogênese hepática, indiretamente aumentando a sensibilidade periférica à insulina. Os inibidores de alfaglicosidade (miglitol e acarbose) retardam a absorção de carboidratos dietéticos ao inibir as enzimas da borda em escova intestinal (Tabela 1-4) que decompõem os polissacarídeos em monossacarídeos absorvíveis. As tiazolidinedionas (pioglitazona e rosiglitazona) agem ligando-se ao receptor gama ativado pelo proliferador de peroxissomo nuclear, aumentando a sensibilidade à insulina e diretamente intensificando a ação da insulina nas células musculares e de gordura. Surgiram recentemente algumas controvérsias a respeito dos efeitos cardiovasculares potencialmente negativos desses agentes (particularmente da rosiglitazona), e seu papel no tratamento do diabetes tipo 2 está sob investigação atualmente.

TABELA 1-4. LOCAL DE AÇÃO DE MEDICAÇÕES ANTIDIABÉTICAS ORAIS

Agente	Pâncreas	Fígado	Músculo/Gordura	Trato GI
Sulfonilureias	X			
Meglitinidas	X			
Metformina		X		
Tiazolidinedionas		X	X	
Inibidores da alfaglicosidade				X
Inibidores de dipeptidil peptidase IV	X			X

GI, gastrointestinal.

BIBLIOGRAFIA

1. American Diabetes Association: Diagnosis and classification of diabetes mellitus. Diabetes Care 31:S12–54, 2008.
2. American Diabetes Association: Screening for diabetes. Diabetes Care 25:S21–24, 2002.
3. Chandra J, Zhivotovsky B, Zaitsev S, et al: Role of apoptosis in pancreatic β-cell death in diabetes. Diabetes 50(Suppl 1):S44–S47, 2000.
4. DeFronzo RA: Pharmacologic therapy for type 2 diabetes mellitus. Ann Intern Med 131:281–303, 1999.
5. Diabetes Control and Complications Trial Research Group: The effect of intensive treatment of diabeteson the development and progression of long-term complications in insulin-dependent diabetes mellitus. N Engl J Med 329:977–986, 1993.
6. Diabetes Prevention Trial—Type 1 Diabetes Study group: Effects of insulin in relatives of patients with type 1 diabetes mellitus. N Engl J Med 346:1685–1691, 2002.
7. Edelman SV, Weyer C: Unresolved challenges with insulin therapy in type 1 diabetes: potential benefit of replacing amylin, a second b-cell hormone. Diabetes Technol Therapeut 4:175–189, 2002.
8. Egan JM, Bulotta A, Hui H, Perfetti R: GLP-1 receptor agonists are growth and differentiation factors for pancreatic islet beta cells. Diabetes Metab Res Rev 19:114–123, 2003.
9. Expert Committee on the Diagnosis and Classification of Diabetes Mellitus: Report of the expert committee on the diagnosis and classification of diabetes mellitus. Diabetes Care 20:1183–1196, 1997.
10. Gale EA. European Nicotinamide Diabetes Intervention Trial (ENDIT): a randomized controlled trial of intervention before the onset of type 1 diabetes. Lancet 363:925–931, 2004.
11. Garber AJ: Benefits of combination therapy of insulin and oral hypoglycemic agents. Arch Intern Med 163:1781–1782, 2003.
12. Grundy SM, Brewer HB, Cleeman JI, et al, for the Conference Participants: Definition of metabolic syndrome: report of the National Heart, Lung, and Blood Institute/American Heart Association conference on scientific issues related to definition. Circulation 109:433–438, 2004.
13. Knowler WC, Barrett-Conner E, Fowler SE, et al: Reduction in the incidence of type 2 diabetes with lifestyle intervention or metformin. N Engl J Med 346:393–403, 2002.
14. Molitch ME: Diabetes and incretin-based therapy. J Clin Endocrinol Metab 92;15A–16A, 2007.
15. Nissen SE: Effect of rosiglitazone on the risk of myocardial infarction and death from cardiovascular causes. N Engl J Med 356:2457–2471, 2007.
16. Pimenta W, Korytkowski M, Mitrakou A, et al: Pancreatic beta-cell dysfunction as the primary genetic lesion in NIDDM: evidence from studies in normal glucose-tolerant individuals with a first-degree NIDDM relative. JAMA 273:1855–1861, 1995.
17. Reaven G: Role of insulin resistance in human disease. Diabetes 37:1595–1607, 1988.
18. Riddle MC: Timely initiation of basal insulin. Am J Med 116:3S–9S, 2004.
19. Saydah SH, Fradkin J, Cowie CC: Poor control of risk factors for vascular disease among adults with previously diagnosed diabetes. JAMA 291:335–342, 2004.
20. Tuomilehto J, Lindstrom J, Eriksson JG, et al: Prevention of type 2 diabetes by changes in lifestyle among subjects with impaired glucose tolerance. N Engl J Med 344:1343–1350, 2001.
21. UK Prospective Diabetes Study (UKPDS) Group: Intensive blood-glucose control with sulphonylureas or insulin compared with conventional treatment and risk of complications in patients with type 2 diabetes (UKPDS 33). Lancet 352:857–858, 1998.
22. Uwaifo GI: Novel pharmacologic agents for type 2 diabetes. Endocrinol Metab Clin North Am 34:155–197, 2005.
23. Vajo Z, Fawcett J, Duckworth WC: Recombinant DNA technology in the treatment of diabetes: insulin analogs. Endocr Rev 22:706–717, 2001.

COMPLICAÇÕES AGUDAS E CRÔNICAS DO DIABETES

Marissa Grotzke e Robert E. Jones

CAPÍTULO 2

1. Quais são as complicações agudas do diabetes?

Hiperglicemia ou hipoglicemia, ambas decorrentes do desequilíbrio entre medicações (insulina ou agentes antidiabéticos orais) e ingestão alimentar e prática de exercícios do paciente.

2. Descreva os sintomas da hiperglicemia.

Os sintomas iniciais são muita sede (polidipsia), micção mais frequente (poliúria), fadiga e visão turva. Se não corrigida, a hiperglicemia pode acabar levando à cetoacidose diabética (DKA) ou à síndrome hiperglicêmica hiperosmolar (HHS). Em vez de entidades distintas, a DKA e a HHS representam um espectro de um processo patológico caracterizado por graus variáveis de deficiência de insulina, superprodução de hormônios contrarre- guladores e desidratação. Em algumas situações, aspectos da DKA e da HHS podem ocorrer simultaneamente.

3. O que é DKA?

DKA é um estado de catabolismo descontrolado, desencadeado por uma deficiência relativa ou absoluta da insulina circulante. A tríade da DKA é acidose metabólica (pH <7,35), hiperglicemia (glicose sanguínea geralmente >250 mg/dL) e cetonúria. A deficiência de insulina é acompanhada por elevação recíproca nos hormônios contrarreguladores (glucagon, epinefrina, hormônio do crescimento e cortisol), causando aumento na produção de glicose pelo fígado (gliconeogênese) e no catabolismo das gorduras (lipólise). A lipólise proporciona o substrato (ácidos graxos livres) para a produção descontrolada de cetonas pelo fígado. A produção de cetonas leva então a uma acidose metabólica.

4. O que causa a DKA?

Qualquer transtorno que altere o equilíbrio entre a insulina e os hormônios contrarreguladores pode precipitar DKA. Uma minoria dos casos ocorre em pessoas sem diagnóstico prévio de diabetes, mas a maioria (até 80%) ocorre em pessoas com diagnóstico já estabelecido da doença. A DKA está com mais frequência associada ao diabetes tipo 1; entretanto, pode ocorrer também em pacientes mais velhos com diabetes tipo 2, particularmente quando associada a uma afecção intercorrente importante.

5. Que doenças podem desencadear a DKA?

Infecções e infarto do miocárdio são as afecções mais comumente associadas ao desencadeamento da DKA. Até mesmo infecções localizadas, como infecções do trato urinário ou prostatite, podem precipitar DKA. Outras causas incluem estresse emocional intenso, trauma, medicações (*i.e.*, corticosteroides) ou mudanças hormonais (*i.e.*, pré-ovulação) nas mulheres.

6. Como as deficiências na educação podem desencadear DKA?

Muitos pacientes que sofrem episódios recorrentes de DKA têm pouco conhecimento a respeito de seu esquema insulínico ou não foram ensinados a testar sua urina quanto à presença de cetonas ou como lidar com o diabetes quando estão doentes.

7. Quais são os sinais e sintomas da DKA?

Náuseas e vômitos, dor abdominal generalizada, desidratação, respiração rápida (Kussmaul) e hálito adocicado (acetona). Outros aspectos importantes são o padrão de uso de insulina e sintomas de infecção, síndrome coro- nariana aguda ou outras possíveis afecções precipitadoras.

18 CAPÍTULO 2 COMPLICAÇÕES AGUDAS E CRÔNICAS DO DIABETES

8. Como a DKA é diagnosticada?

Deve-se perguntar a todos os pacientes desidratados a respeito de sintomas de diabetes e fazer uma checagem sérica de eletrólitos e glicose antes de iniciar a hidratação intravenosa.

Deve-se suspeitar de DKA se o paciente apresentar hiperglicemia marcante (glicose >300 mg/dL) e acidose metabólica. Ânion gap elevado (>13 mEq/L) geralmente, mas nem sempre, está presente. O achado de cetonas elevadas no sangue ou na urina confirma o diagnóstico.

9. O teste da cetona é sempre positivo na DKA?

Não. Se o teste sanguíneo ou urinário for negativo para cetona e houver forte suspeita de DKA, deve-se ainda assim iniciar o tratamento hídrico e insulínico. Durante o curso do tratamento, os testes sanguíneos e urinários para cetona se tornarão positivos. Esse "atraso" na positividade das cetonas mensuradas deve-se à limitação do teste laboratorial para cetonas, que detecta apenas acetoacetato. A cetona predominante na DKA não tratada é beta-hidroxibutirato. À medida que a DKA é tratada, o acetoacetato torna-se a cetona predominante, fazendo com que o teste para cetonas torne-se positivo.

10. Que testes laboratoriais são recomendados na primeira hora de tratamento da DKA?

- Níveis basais de eletrólitos, ureia nitrogenada (BUN), creatinina, glicose, ânion gap, urinálise, cetonas urinárias e sanguíneas e eletrocardiograma (ECG).
- Deve-se obter gasometria do sangue arterial (ABG) se o paciente parecer mal ou taquipneico ou se o bicarbonato sérico estiver baixo (<10 mEq/L).
- Ingestão de líquidos, débito urinário e progressão das mudanças laboratoriais devem ser registrados.
- Outros exames laboratoriais deverão ser feitos com base nos achados de desencadeadores suspeitos (*i.e.*, infecção, infarto do miocárdio).

11. Resuma a estratégia de administração de fluidos e potássio na primeira hora.

- Fluidos: a solução salina normal deve estar em 15 mL/kg/h (~1 L/h por 70 kg).
- Potássio: se as ondas T no ECG estiverem em pico ou normais, não se recomenda reposição de potássio inicialmente. Se as ondas T estiverem deprimidas ou se houver ondas U presentes, deve-se acrescentar 40 mEq de cloreto de potássio (KCl) a cada litro de fluidos intravenosos (IV).

12. Como se deve iniciar a insulinoterapia na presença de DKA?

Um *bolus* IV inicial de 10-20 unidades de insulina regular deve ser seguido por uma infusão contínua de 0,5 unidade/mL de insulina regular misturada em solução salina normal a uma taxa de 5-10 unidades por hora (0,1 unidade/kg/h).

13. Que avaliações devem ser feitas na segunda hora de tratamento?

- Sinais vitais (incluindo frequência respiratória), nível de consciência, estado de hidratação e débito urinário.
- Repetir medidas dos níveis de eletrólitos, glicose sanguínea e cetonas urinárias e sanguíneas. Calcular o ânion gap.

14. Resuma a estratégia de administração de fluidos e potássio na segunda hora de tratamento.

- Fluidos: continue a infusão de solução salina normal a aproximadamente 1 L/h.
- Potássio: ajuste ou acrescente KCl aos fluidos IV para manter o potássio sérico entre 4-5 mEq/L.

15. Como se deve ajustar a insulina durante o tratamento?

Se a glicose sérica cair a menos de 250 mEq/dL, deve-se mudar os fluidos para dextrose a 5-10% na solução salina. A taxa de infusão de insulina pode ser duplicada se a glicose sérica não cair depois da primeira hora. A taxa ideal de declínio da glicose é de 100 mg/dL/h. Não se deve deixar que o nível de glicose caia a <250 mg/dL durante as primeiras 4-5 horas de tratamento.

CAPÍTULO 2 COMPLICAÇÕES AGUDAS E CRÔNICAS DO DIABETES | 19

16. Resuma a estratégia básica depois da segunda hora de tratamento.

- Avalie o paciente e repita os testes laboratoriais previamente discutidos de hora em hora.
- Fluidos: ajuste a taxa de infusão com base no nível de hidratação. Considere mudar para solução salina normal a 0,45% se o paciente estiver euvolêmico e hipernatrêmico.
- Potássio: continue a ajustar até um valor sérico-alvo de 4-5 mEq/L.
- Insulina: continue a infusão IV enquanto houver acidose; suplemente com dextrose conforme necessário.

17. Quando se pode descontinuar a infusão de insulina?

Quando o ânion gap for corrigido e normalizar-se, o pH estiver igual ou superior a 7,3, ou o bicarbonato sérico estiver igual ou superior a 18 mEq/L, o paciente pode receber uma dose subcutânea de insulina regular ou um análogo de insulina de ação rápida (lispro, aspart, glulisina) para cobrir uma refeição. A infusão deve ser interrompida 30 minutos depois da administração da insulina subcutânea. Se o paciente não for capaz de alimentar-se, administre cinco unidades de análogo de insulina regular ou de ação rápida, mantenha a solução de dextrose IV e administre insulina de ação rápida suplementar a cada quatro horas com base no nível de glicose.

18. Que outras intervenções podem ser necessárias no tratamento da DKA?

Se o fósforo sérico inicial estiver abaixo de 1,0 mg/dL, considere administrar 10-20 mEq/h de fosfato de potássio nos fluidos IV.

Não se recomenda a reposição de bicarbonato (na forma de bicarbonato de sódio) a menos que outras causas de acidose grave estejam presentes (p. ex., sepse, acidose láctica) ou se o pH arterial for inferior a 6,9. Se usado, o bicarbonato de sódio deverá ser diluído nos fluidos IV e administrado por uma hora.

19. Qual é uma das possíveis complicações da DKA? Como deverá ser tratada?

O edema cerebral pode ser uma complicação da DKA em si ou da reposição rápida de fluidos durante o tratamento. Pacientes diabéticos jovens ou pediátricos estão particularmente em risco. Se o paciente desenvolver subitamente cefaleia ou mostrar-se confuso durante a terapia, administre manitol, 1 mg/kg, imediatamente.

20. O que é síndrome hiperglicêmica hiperosmolar?

Antigamente conhecida como síndrome ou coma não cetótica hiperglicêmica hiperosmolar e descrita pela primeira vez em 1957 por Sument e Schwarts, a síndrome hiperglicêmica hiperosmolar (HHS) é um quadro composto de hiperglicemia, hiperosmolaridade e alteração do nível de consciência, mais tipicamente na ausência de acidose.

21. Quem está em risco de sofrer HHS e por quê?

Pacientes idosos, com ou sem história de diabetes tipo 2, estão particularmente em risco de sofrer HHS em virtude da alta incidência, nessa idade, de percepção menor da sede e da prevalência maior de função renal comprometida. Possíveis fatores precipitantes, como infecção, infarto do miocárdio, eventos cerebrovasculares, pancreatite, hemorragia gastrointestinal ou uso de medicações exógenas, também podem estar presentes.

22. Quais são os sinais de HHS?

- Hiperglicemia marcante (glicose sérica >600 mg/dL)
- Hiperosmolaridade (Osm sérico >320 mOsm/L)
- pH arterial acima de 7,3
- A hiperglicemia, uma vez desencadeada, leva a glicosúria, diurese osmótica, hiperosmolaridade, desidratação celular, hipovolemia, choque, coma e, se não tratada, óbito.

23. Por que a acidose metabólica tipicamente não é vista na HHS?

Muito embora as concentrações de glicose sejam geralmente maiores do que na cetoacidose diabética, é provável que a capacidade secretória de insulina residual do diabetes tipo 2 previna acidose e cetose graves. A presença de insulina circulante ou baixos níveis de hormônios contrarreguladores (ou ambos) previne a lipólise e a produção significativa de cetona.

CAPÍTULO 2 COMPLICAÇÕES AGUDAS E CRÔNICAS DO DIABETES

24. Quais são os sintomas de HHS?

Poliúria e polidipsia ocorrem, com frequência, dias a semanas antes da apresentação da síndrome. Os pacientes não ingerem líquido suficiente para compensar uma diurese osmótica rápida, exacerbando a hiperglicemia. O desequilíbrio entre ingestão e débito hídrico acaba por resultar em comprometimento da função renal, diminuindo a excreção de glicose e, assim, piorando ainda mais a hiperglicemia. A desidratação profunda é típica. A febre não faz parte da síndrome e, se presente, sugere um componente infeccioso.

25. Qual é o sintoma de apresentação mais comum da HHS?

Estado mental alterado ocorre em aproximadamente 90% dos casos e é a razão mais comum para os pacientes serem levados ao hospital. Osmolaridade efetiva acima de 340 mOsm/L é um evento necessário para o coma ser atribuído à HHS e manifesta-se em 10% dos pacientes na apresentação. Osmolaridade efetiva refere-se à osmolaridade verdadeira vista pelas células e é calculada por meio da seguinte equação:

$$\text{Osmolaridade efetiva (mOsm/L)} = 2[\text{Na mensurado} + (\text{mEq/L})] + [\text{glicose(mg/dL)}/18]$$

26. Cite outras possíveis causas de comprometimento do estado mental.

Se o grau de mudanças no estado mental estiver fora de proporção com a osmolaridade efetiva, é preciso considerar outras etiologias. O mnemônico AEIOU TIPSS (em inglês) é útil para lembrar o diferencial das mudanças no estado mental:

A = Álcool	T = Trauma/Tumor
E = Encefalopatia	I = Insulina
I = Infecção	P = Psicose
O = Overdose	S = Síncope
U = Uremia	S = Convulsões (*seizures*)

27. Que outros sinais neurológicos podem estar associados à HHS?

Hiporreflexia ou hiper-reflexia bilateral ou unilateral, convulsões, hemiparesia, afasia, sinal de Babinski positivo, hemianopsia, nistagmo, alucinações visuais, quadriplegia aguda e disfagia.

28. Qual é o achado laboratorial definitivo em pacientes com HHS?

- Hiperglicemia marcante (>600 mg/dL e muitas vezes >1.000 mg/dL); sódio sérico com frequência artificialmente baixo. Para corrigir a hiperglicemia, a seguinte fórmula é usada:

$$\text{Na}^+ \text{ corrigido} = \text{Na}^{++} \text{ sérico } [1,6(\text{glicose sérica} - 100/100)]$$

- Outras anormalidades laboratoriais incluem BUN e creatinina elevados, hipertrigliceridemia e leucocitose.

29. Qual é o primeiro passo ao tratar HHS?

A reanimação agressiva do volume é imperativa e deve ser abordada antes da administração de insulina para evitar desvios de fluidos intracelulares (pela queda dos níveis de glicose), que podem piorar a perfusão sistêmica. O déficit hídrico é tipicamente grave — da ordem de 9-12 L. Em pacientes com insuficiência renal ou doença cardíaca, o acesso venoso central pode ser necessário para monitorar a resposta à terapia, e pacientes com estado mental alterado podem precisar de cateter urinário de demora.

30. Deve-se usar fluidos isotônicos ou hipotônicos?

Há controvérsias com relação a esse assunto; entretanto, a solução salina isotônica (0,9%) a uma vazão em torno de 1-2 L durante a primeira hora geralmente é recomendada. Depois da primeira hora, os fluidos devem ser revistos com base na concentração sérica de sódio: se estiver entre 145-165 mEq/L, uma troca para solução

CAPÍTULO 2 COMPLICAÇÕES AGUDAS E CRÔNICAS DO DIABETES 21

salina a 0,45% pode ser considerada; se inferior a 145 mEq/L, a solução salina isotônica deverá ser mantida. Recomenda-se a reposição da metade do déficit de fluidos calculada durante as 5-12 horas iniciais, com o balanço do déficit reposto nas 12 horas subsequentes.

31. Resuma o manejo de eletrólitos na HHS.

A reposição de eletrólitos além do sódio é idêntica ao protocolo descrito anteriormente para DKA.

32. Qual o papel da insulina no tratamento da HHS?

A infusão IV contínua de insulina, conforme descrito anteriormente na DKA, é útil para reduzir os níveis de glicose a uma taxa previsível. Devido à ausência de acidose significativa, não há necessidade de infusão de dextrose, como na DKA. Os pacientes podem ser transferidos diretamente de insulina IV para subcutânea, conforme descrito para a DKA. Como a presença de HHS sugere deficiência de insulina significativa, a maioria dos pacientes terá alta com um esquema de insulina instiuído, e a pertinência de agentes orais será determinada em contexto ambulatorial.

33. Descreva os sinais e sintomas de hipoglicemia.

Para ser definido como portador de sintomas induzidos por hipoglicemia, é preciso que o paciente apresente a tríade de Whipple (glicose sanguínea baixa, sintomas compatíveis com hipoglicemia e resolução dos sintomas ao se aumentar a glicose sanguínea). Os sintomas podem ser divididos em adrenérgicos e neuroglicopênicos (Tabela 2-1), com diferentes sintomas apresentando-se em níveis de glicose sanguínea progressivamente menores. Os sintomas adrenérgicos advêm do sistema nervoso autônomo e incluem palpitações mediadas por norepinefrina, tremor, ansiedade e sudorese mediadas por acetilcolina, fome e parestesias. Sintomas neuroglicopênicos podem incluir fraqueza, alterações visuais, mudanças de comportamento, confusão, convulsões, perda de consciência e, se a hipoglicemia não for tratada, óbito; esses sintomas representam os efeitos dos baixos níveis de glicose no sistema nervoso central. Sinais típicos são palidez, diaforese e tremor.

TABELA 2-1. MANIFESTAÇÕES CLÍNICAS DE HIPOGLICEMIA	
Adrenérgicas	**Neuroglicopênicas**
Diaforese	Comprometimento cognitivo
Palpitações	Fadiga
Tremor	Tontura/fraqueza
Excitação/ansiedade	Alterações visuais
Palidez	Parestesias
Hipertensão	Fome
	Comportamento inadequado
	Déficits neurológicos focais
	Convulsões
	Perda de consciência
	Óbito

Adaptada de Cryer PE, Gerich JE: Hypoglycemia in insulin-dependent diabetes mellitus: insulin excess and defective glucose counterregulation. In Rifkin H, Porte E, editores: *Ellenberg and Rifkin's diabetes mellitus: theory and practice*, ed. 4. New York, Elsevier, 1990, pp. 526-546.

34. Discuta as causas de hipoglicemia no diabetes relacionadas à terapia.

É impossível simular picos e depressões de um padrão secretório normal de insulina com injeções de insulina subcutâneas; até mesmo um esquema de insulina perfeitamente planejado pode levar à hipoglicemia quando o

CAPÍTULO 2 COMPLICAÇÕES AGUDAS E CRÔNICAS DO DIABETES

paciente reduz sua ingestão alimentar, retarda uma refeição ou se exercita um pouco mais do que o usual. Durante a menstruação, as mulheres podem sofrer hipoglicemia em virtude de queda rápida nos níveis de estrogênio e progesterona. Pacientes idosos que recebem sulfonilureia podem responder com hipoglicemia grave.

35. Que outros fatores podem contribuir para o desenvolvimento da hipoglicemia?
Além de fatores relacionados à terapia, os transtornos enumerados na Tabela 2-2 podem precipitar hipoglicemia.

TABELA 2-2. CAUSAS DA HIPOGLICEMIA DE JEJUM (PÓS-ABSORTIVA)

1. Fármacos: insulina, sulfonilureias, álcool

2. Falência crítica de órgão: insuficiência renal, hepática, cardíaca; sepse; inanição

3. Deficiências hormonais: cortisol e/ou hormônio do crescimento; glucagon + epinefrina

4. Tumor de células não beta

5. Hiperinsulinismo endógeno: tumor de células beta (insulinoma); hipersecreção de células beta funcionais; hipoglicemia autoimune; ? secreção de insulina ectópica

6. Hipoglicemias da primeira e segunda infância

De Cryer PE, Gerich JE: Hypoglycemia in insulin-dependent diabetes mellitus: insulin excess and defective glucose counterregulation. In Rifkin H, Porte E editores: *Ellenberg e Rifkin's diabetes mellitus theory and practice*, ed 4. Nova York, Elsevier, 1990, pp. 526-546.

36. Há pacientes diabéticos mais propensos à hipoglicemia do que outros?
Sim. Alguns portadores de diabetes tipo 1 têm um defeito na contrarregulação da glicose que impede a liberação normal de hormônios contrarreguladores em resposta à hipoglicemia. Esses hormônios (epinefrina, glucagon, cortisol e hormônio do crescimento) estimulam a glicogenólise e a gliconeogênese pelo fígado, resultando em reversão da hipoglicemia. Impedir sua liberação normal leva à hipoglicemia grave ou à recuperação mais demorada da hipoglicemia.

37. O que é "falta de percepção da hipoglicemia"?
A contrarregulação defeituosa está com frequência associada à falta de percepção da hipoglicemia, na qual o paciente relata ausência dos sintomas de advertência adrenérgicos normais da hipoglicemia. Por outro lado, os sinais e sintomas predominantes devem-se ao menor aporte de glicose ao cérebro (sintomas neuroglicopênicos). O comprometimento cognitivo associado à neuroglicopenia pode impedir que o paciente responda apropriadamente de maneira a tratar a hipoglicemia. O resultado pode ser um acidente automobilístico traumático, convulsões, coma ou óbito.

38. É possível prevenir a falta de percepção da hipoglicemia?
Estudos sugerem que essa desordem pode decorrer da má adaptação do corpo a episódios anteriores de hipoglicemia. Um único episódio de hipoglicemia já mostrou reduzir as respostas autônomas e sintomáticas à hipoglicemia no dia seguinte em indivíduos normais e em pacientes com diabetes tipo 1. Por outro lado, já se mostrou que a prevenção meticulosa da hipoglicemia reverte a contrarregulação deficiente e reestabelece os sintomas adrenérgicos depois de três meses. Assim, a atenção meticulosa para prevenir a hipoglicemia em pacientes sem neuropatia autônoma estabelecida pode ser benéfica em revertê-la.

39. Como é tratada a hipoglicemia?
A hipoglicemia branda (glicose sanguínea de 50-60 mg/dL) deve ser tratada com 15 g de carboidrato simples, como 120 mL de suco de fruta sem açúcar ou refrigerante não dietético. Para a hipoglicemia mais profunda, deve-se ingerir rapidamente 15-20 g de carboidrato simples, seguidos de 15-20 g de carboidrato complexo,

CAPÍTULO 2 COMPLICAÇÕES AGUDAS E CRÔNICAS DO DIABETES 23

como bolacha salgada ou pão. Todos os pacientes diabéticos devem aprender como autotratar apropriadamente a hipoglicemia.

40. O que fazer se o paciente estiver inconsciente?
Pacientes inconscientes não devem receber líquidos. Fontes mais viscosas de açúcar (p. ex., mel, géis de glicose, cobertura de bolo cremosa) podem ser colocadas cuidadosamente na parte interna da bochecha ou debaixo da língua. Outra opção é injetar 1 mg de glucagon via intramuscular. O glucagon indiretamente faz com que o nível de glicose sanguínea suba por causa do seu efeito no fígado. Em contexto hospitalar, a dextrose IV (D-50) provavelmente é mais acessível do que o glucagon e resulta em retorno rápido da consiência.

41. Discuta o papel da educação no tratamento da hipoglicemia.
A instrução no uso de géis de glicose e glucagon deve ser uma parte essencial do treinamento de todos os indivíduos que vivem com pacientes diabéticos tratados com insulina. Os pacientes e os familiares devem ser instruídos a não supertratar a hipoglicemia, particularmente se for branda. O supertratamento leva a hiperglicemia subsequente. Os pacientes devem ser instruídos também a testar o nível de glicose sanguínea quando ocorrerem os sintomas para confirmar hipoglicemia sempre que possível. Se o teste não for possível, é melhor tratar primeiro. Pacientes sob medicação devem ser instruídos a testar seu nível de glicose antes de dirigir um veículo. Se o nível de glicose estiver inferior a um nível prefixado (p. ex., <125 mg/dL), o paciente deverá ser instruído a ingerir uma pequena quantidade de carboidrato antes de dirigir.

42. Resuma as complicações em longo prazo do diabetes melito.
As complicações do diabetes podem ser divididas em duas grandes categorias: complicações microvasculares e complicações macrovasculares. As complicações microvasculares são consideradas relativamente específicas do diabetes; estão associadas a mudanças endoteliais patológicas, como espessamento da membrana de base e aumento da permeabilidade vascular; podem envolver dano aos olhos (retinopatia), aos rins (nefropatia) e a nervos periféricos (neuropatia). A categoria de complicações macrovasculares reune uma suscetibilidade maior a danos aos vasos sanguíneos (aterosclerose) e suas complicações resultantes.

43. Que mecanismo está subjacente ao desenvolvimento de complicações em longo prazo do diabetes?
A hiperglicemia é a principal força subjacente às complicações microvasculares do diabetes e está implicada no risco excessivo de aterosclerose visto em pacientes com resistência à insulina. Entretanto, é difícil atribuir todas essas observações apenas à glicotoxicidade.

44. Que outros mecanismos podem estar envolvidos?
- Glicação não enzimática das proteínas: essas proteínas acabam por formar produtos finais de glicosilação avançada (AGE), que estão associados a proteínas de função alterada. Os AGE têm sido encontrados no tecido conjuntivo de vasos sanguíneos e na matriz glomerular renal, e já provaram modificar a composição da lipoproteína de baixa densidade (LDL).
- Conversão enzimática de glicose em sorbitol pela enzima aldose redutase nos nervos oculares e periféricos: à medida que o *clearance* do sorbitol é extremamente baixo, ele se acumula como uma molécula osmoticamente ativa. Tal acúmulo também está associado à depleção de mioinositol neuronal.
- Excesso de glicosamina intracelular: outro produto da glicose, a glicosamina intracelular tem sido ligada à disfunção endotelial e ao comprometimento da ação da insulina.
- Ativação da proteína cinase C (PKC) pela glicose: considerada como o produto da produção deprimida de óxido nítrico e da atividade mais intensa da endotelina-1, a ativação da PKC mostrou mediar anormalidade do fluxo retiniano e renal e aumento da permeabilidade das células endoteliais.
- Estresse oxidativo mediado por hiperglicemia: a ativação resultante da poli (ADP-ribose) polimerase (PARP) tem sido ligada à doença glicêmica e pode servir, em parte, para aumentar o fluxo de substrato em glicosamina, poliol e formação de AGE, além de promover a ativação de PKC.

CAPÍTULO 2 COMPLICAÇÕES AGUDAS E CRÔNICAS DO DIABETES

45. Descreva as características da retinopatia diabética não proliferativa.

A retinopatia diabética significativa pode progredir sem sintomas. As lesões visíveis iniciais são microaneurismas que se formam nos capilares terminais da retina. A maior permeabilidade dos capilares manifesta-se pelo vazamento de fluido proteináceo, causando exsudatos firmes. Hemorragias em pontos e manchas resultam do vazamento de hemácias sanguíneas. Esses achados por si só não levam à perda visual e são categorizados como retinopatia não proliferativa (Tabela 2-3).

TABELA 2-3. MANIFESTAÇÕES CLÍNICAS DE DOENÇA OCULAR DIABÉTICA

Retinopatia diabética não proliferativa

- Microaneurismas retinianos
- Hemorragias em manchas ocasionais
- Exsudatos firmes
- Um ou dois exsudatos moles

Retinopatia diabética pré-proliferativa

- Presença de tortuosidade venosa
- Áreas significativas de grandes hemorragias retinianas em manchas
- Múltiplos pontos algodonosos (infartos de fibras nervosas)
- Múltiplas anormalidades microvasculares intrarretinianas

Retinopatia diabética proliferativa

- Novos vasos no disco óptico (NVD)
- Novos vasos em outros locais na retina (NVE)
- Hemorragia pré-retiniana ou vítrea
- Proliferação de tecido fibroso

Retinopatia diabética proliferativa de alto risco

- NVD com ou sem hemorragia pré-retiniana ou vítrea
- NVE com hemorragia pré-retiniana ou vítrea

Edema macular diabético

- Qualquer espessamento da retina <2 discos de diâmetro do centro da mácula
- Qualquer exsudato firme <2 discos de diâmetro do centro da mácula com espessamento associado da retina
- Qualquer área da retina não perfundida dentro das arcadas dos vasos temporais
- Qualquer combinação dos fatores acima

De Centers for Disease Control: *The prevention and treatment of complications of diabetes mellitus.* Division of Diabetes Translation, Department of Health and Human Services, Atlanta, 1991.

---

46. Descreva as características da retinopatia proliferativa.

A retinopatia proliferativa (Tabela 2-3) desenvolve-se quando os vasos retinianos sofrem ainda mais dano, causando isquemia da retina. A isquemia leva ao desenvovimento de vasos novos e frágeis, um processo deno-

CAPÍTULO 2 COMPLICAÇÕES AGUDAS E CRÔNICAS DO DIABETES **25**

minado neovascularização. Esses vasos podem crescer na cavidade vítrea e sangrar para áreas pré-retinianas ou vítreas, causando perda de visão significativa. A perda de visão também pode resultar do descolamento da retina secundário à contração do tecido fibroso, que muitas vezes acompanha a neovascularização. O edema macular diabético ocorre quando o fluido de vasos anormais vaza na mácula. É detectado com fundoscopia indireta pelo achado de retina mais espessa próximo da mácula e está comumente associado à presença de exsudatos firmes.

47. Qual é a incidência da retinopatia diabética?

Até 70% dos portadores de diabetes tipo 1 podem desenvolver retinopatia proliferativa ao longo da vida. Entre os portadores de diabetes tipo 2; 2% dos pacientes podem sofrer retinopatia não proliferativa significativa e até mesmo apresentar retinopatia proliferativa ou edema macular no momento do diagnóstico, o que pode dever-se ao período prolongado sem diagnóstico de hiperglicemia que muitas vezes ocorre no diabetes tipo 2.

48. Quais são os fatores de risco ao desenvolvimento de retinopatia diabética?

- Duração do diabetes
- Nível de controle glicêmico
- Presença de hipertensão
- Nefropatia diabética está fortemente associada à retinopatia diabética no diabetes tipo 1 e no diabetes tipo 2 tratado com insulina.

49. Enumere outras complicações oftalmológicas do diabetes.

Catarata e glaucoma de ângulo aberto.

50. Qual a gravidade da nefropatia diabética?

A nefropatia diabética é a principal causa de doença renal terminal nos Estados Unidos. Sua progressão segue um padrão previsível caracterizado por estágios I a IV (Tabela 2-4).

TABELA 2-4. ESTAGIAMENTO DA DOENÇA RENAL CRÔNICA		
Estágio	**GFR estimado (mL/min)**	**Achados**
1	≥90	Assintomático, ± HTN, hipertrofia renal, possível aumento na GFR (GFR >125 mL/min confere alto risco de progressão)
2	60-89	± Edema, ± HTN, mudanças histológicas glomerulares
3	30-59	Edema, HTN, anemia, microalbuminúria (excreção urinária de albumina 30-300 mg/dia)
4	15-29	Edema, fadiga, dispneia, HTN, anormalidades eletrolíticas, proteinúria (excreção urinária de albumina >300 mg/dia ou excreção de proteínas totais >500 mg/dia)
5	<15	Anorexia, dispneia, HTN, encefalopatia, doença renal terminal

GFR, taxa de filtração glomerular; HTN, hipertensão.

51. Qual o risco de uma pessoa diabética desenvolver nefropatia?

Os diabéticos tipo 1 têm o maior risco de sofrer nefropatia, que afeta 30% desses pacientes. O risco de nefropatia é cerca de 10 vezes menor para portadores de diabetes tipo 2, porém, devido à prevalência de diabetes tipo 2, esse grupo supera atualmente os diabéticos tipo 1 com doença renal terminal.

CAPÍTULO 2 COMPLICAÇÕES AGUDAS E CRÔNICAS DO DIABETES

52. Que fatores afetam o desenvolvimento da nefropatia diabética?

Além do controle glicêmico, fatores genéticos têm um papel central na determinação do risco de nefropatia diabética. Genes que codificam a hipertensão essencial parecem aumentar o risco. Os fatores de risco conhecidos
da nefropatia diabética são os seguintes:

- História familiar de hipertensão (risco relativo [RR] $\geq$3,7).
- Irmãos acometidos por nefropatia diabética (RR >4,0).
- Raça negra (RR $\geq$2,6 em comparação à raça branca).
- História de tabagismo (RR $\geq$2,0)
- História de controle glicêmico deficiente (RR $\geq$1,3-2,0).

53. Qual o tipo mais comum de neuropatia diabética?

Polineuropatia simétrica distal.

54. Resuma os sintomas da polineuropatia simétrica distal.

O transtorno geralmente é descoberto no exame físico de rotina pelo achado de déficit de sensação vibratória nos
dedos dos pés e perda dos reflexos do tornozelo. A sensação ao toque leve e a alfinetadas é perdida subsequentemente. Sintomas comuns associados são dormência e parestesias nos pés, especialmente à noite. As
parestesias podem envolver dor aguda em queimação intensa, podendo ser incapacitantes.

55. Explique a fisiopatologia básica da polineuropatia simétrica distal.

Em termos patológicos, os nervos exibem degeneração axonal. Déficit sensorial ou dor nas mãos também podem
estar presentes, porém o mais comum é uma manifestação de neuropatia compressiva, como a síndrome do
túnel do carpo. As neuropatias compressivas são comuns em pacientes diabéticos e podem decorrer da maior
suscetibilidade desses nervos à pressão externa.

56. O que causa problemas nos pés em pacientes diabéticos?

A perda de fibras nervosas de propriocepção pode resultar em marcha anormal, levando a "pontos de pressão"
nos pés, sinalizados por calo grosso. Se não tratado, o calo pode ulcerar-se e infectar. Neuropatia, doença vascular
e predisposição à infecção são os componentes patogênicos primários da maior incidência de lesões nos pés e
amputação em pacientes com diabetes.

57. Como são tratados cirurgicamente os problemas nos pés?

A revascularização dos pés usando enxerto de *bypass* safenoso colocado *in situ* muitas vezes resulta na cura de
infecções ou gangrena que ameaçam o pé.

**58. Qual é a incidência de neuropatia autônoma diabética? Como ela afeta as taxas de
sobrevida?**

Dependendo da sofisticação do teste usado, até 90% dos portadores de diabetes têm algum grau de disfunção
autônoma. Entretanto, menos de 50% dos diabéticos afetados são sintomáticos. Pacientes com neuropatia
autônoma clinicamente significativa têm taxa de sobrevida, em 10 anos, 50% menor. Os sistemas nervosos
simpático e parassimpático podem ser acometidos pela neuropatia diabética e, à medida que essas neuropatias
inicialmente acometem nervos com os axônios mais longos, pacientes com neuropatia autônoma diabética
também manifestam neuropatia periférica facilmente aparente.

59. Descreva os sinais clássicos da neuropatia autônoma diabética.

Taquicardia em repouso inexplicada e hipotensão postural (na ausência de febre, hipoglicemia, hipertiroidismo
etc.). Os sintomas gastrointestinais devem-se à ausência de peristalse no estômago (gastroparesia) ou no
intestino e incluem saciedade precoce, inchaço abdominal, náuseas, eructação, distensão abdominal, constipação ou diarreia. Retenção urinária ou incontinência por hiperfluxo podem indicar neuropatia autonômica
envolvendo a bexiga. A disfunção erétil também é um sintoma frequente da neuropatia autônoma em homem
diabético.

CAPÍTULO 2 COMPLICAÇÕES AGUDAS E CRÔNICAS DO DIABETES **27**

60. Como é diagnosticada a neuropatia autônoma diabética?

Ausência de variação de R-R no eletrocardiograma durante respiração profunda ou manobra de Valsalva é um critério que pode ser usado para confirmar o diagnóstico. A hipotensão postural pode ser diagnosticada pela documentação de queda na pressão sanguínea com o paciente de pé, sem aumento correspondente na frequência do pulso. A gastroparesia é diagnosticada pelo registro de esvaziamento gástrico prolongado usando refeições radiomarcadas; entretanto, mesmo a hiperglicemia branda (glicose sanguínea >150 mg/dL) no momento do teste pode funcionalmente retardar o esvaziamento gástrico. Problemas urinários e eréteis são diagnosticados pela obtenção da história do paciente.

61. Descreva o tratamento da retinopatia diabética.

A detecção precoce é essencial para o sucesso do tratamento das complicações diabéticas. No caso da retinopatia, é preciso fazer exames anuais com dilatação fundoscópica por oftalmologista. Na presença de retinopatia pré-proliferativa ou proliferativa ou edema macular significativo, a terapia com laser pode ser indicada para prevenir perda de visão significativa. Vitrectomia ou cirurgia retiniana estão entre os procedimentos que podem ser necessários para restaurar a visão perdida em virtude de hemorragia do vítreo ou descolamento da retina.

62. Como é tratada a nefropatia diabética?

A progressão pode ser retardada pelo tratamento agressivo da hipertensão. Inibidores da enzima de conversão da angiotensina (ECA) ou bloqueadores do receptor de angiotensina (ARB) são os agentes de escolha, uma vez que mostram efeitos benéficos independentes do controle da pressão arterial. Outros agentes anti-hipertensivos também são benéficos, mas seus efeitos parecem ser intimamente mediados pelo grau de controle pressórico. A meta recomendada é o tratamento para atingir pressão arterial inferior a 130/80 mm Hg. Os inibidores de ECA e os ARB também mostraram atenuar o declínio na função renal em diabéticos tipo 2 normotensos e normoalbuminêmicos. A pesquisa atual corrobora tal conduta como uma estratégia de tratamento custo-efetiva. Além disso, estudos como o Modification of Diet in Renal Disease Study sugerem que a adoção de dieta pobre em proteínas (<0,6 g/kg/dia) pode reduzir a progressão da doença em pacientes com nefropatia estabelecida.

63. Discuta o manejo da hipotensão postural.

A hipotensão postural em decorrência de neuropatia diabética melhora com o uso de meias de compressão que evitam o acúmulo de sangue nas pernas. A fludrocortisona é eficaz, mas deve ser usada com cautela para não piorar a hipertensão ou o edema. Outros fármacos com benefício comprovado incluem clonidina, octreotide e midodrina.

64. Que tratamentos são eficazes na perda sensorial decorrente da neuropatia diabética?

Não há tratamento conhecido para a perda sensorial em decorrência de neuropatia diabética. Programas educacionais tratando do cuidado correto dos pés e da prevenção de lesões nos pés têm mostrado reduzir a incidência de lesões graves nas extremidades inferiores. O exame de rotina desses membros e o encaminhamento precoce a um podólogo ou a um cirurgião vascular para pacientes com lesões nos pés são considerados essenciais para prevenir a perda dos membros.

65. Como é tratada a neuropatia diabética dolorosa?

Múltiplas medicações já foram tentadas com resultados diversos, incluindo agentes anti-inflamatórios não esteroides, antidepressivos tricíclicos, anticonvulsivantes, opioides e inibidores da recaptação de serotonina-noradrenalina (SNRI). As medicações mais eficazes entre as disponíveis atualmente parecem ser a pregabalina (Lyrica®; dose inicial de 50 mg três vezes ao dia [TID] com titulação para 100 mg TID, se tolerado), gabapentina (Neurotin®; dose inicial 300 mg duas vezes ao dia com titulação a 600 mg TID, se necessário) e SNRI duloxetina (Cymbalta®; dose de 60 mg diários).

66. Como são tratados os sintomas de gastroparesia?

Reduzir o consumo de fibras e gorduras dietéticas, diminuir o tamanho das refeições e aumentar a prática de exercícios podem melhorar os sintomas. Os fármacos procinéticos como metoclopramida e eritromicina mostraram

CAPÍTULO 2 COMPLICAÇÕES AGUDAS E CRÔNICAS DO DIABETES

reduzir os sintomas em pacientes com gastroparesia diabética; entretanto, podem ocorrer efeitos colaterais graves com ambos os agentes, que deverão ser discutidos com o paciente antes de iniciar o uso.

67. Quais são os riscos associados à doença macrovascular no diabetes?

Pacientes diabéticos têm um risco duas a quatro vezes maior, tanto de sofrer doença cardiovascular (DCV) quanto doença vascular periférica, comparados à população não-diabética. Mulheres diabéticass têm um risco tão alto de sofrer DCV quanto os homens. Os fatores de risco comumente identificados para DCV — tabagismo, hipercolesterolemia e hipertensão — também afetam adversamente o risco de DCV em indivíduos diabéticos.

68. Que fatores específicos do diabetes aumentam o risco de DCV?

Descobriu-se que o sangue dos diabéticos apresenta mais agregação plaquetária, menos deformabilidade das hemácias e menos atividade fibrinolítica. A glicação das lipoproteínas pode levar a um *clearance* hepático menor e a mais aterosclerose. Os próprios vasos sanguíneos apresentam anormalidades distintas. O diabetes prolongado predispõe as artérias à calcificação.

69. Como é possível prevenir a doença macrovascular na população diabética?

A redução dos fatores de risco deve ser iniciada na primeira consulta e adotada tão agressivamente em pacientes diabéticos quanto em pacientes com doença coronariana conhecida. O controle agressivo da pressão arterial é fortemente apoiado por recentes ensaios controlados e randomizados, com uma meta de pressão arterial inferior a 130/80 mm Hg. Relatos afirmam que os inibidores de ECA são mais eficazes do que outros agentes anti-hipertensivos em prevenir eventos DCV e são atualmente os agentes anti-hipertensivos de escolha. O controle da hiperlipidemia deve ser adotado de maneira igualmente agressiva; o nível de colesterol LDL recomendado como meta é inferior a 100 mg/dL (<70 mg/dL em pacientes de alto risco). A melhora do controle glicêmico causa tipicamente redução significativa nos níveis de triglicerídeos e redução modesta no colesterol LDL. Se as metas lipídicas não forem atingidas por meio do controle glicêmico, dieta e exercícios, deve-se considerar a terapia com agentes anti-hiperlipidêmicos. Os inibidores de HMG-CoA redutase (estatinas) são a classe de fármacos de escolha para tanto. É preciso recomendar fortemente que o paciente pare de fumar, adote a prática de exercícios regulares e reduza o peso (se houver sobrepeso). A terapia com baixa dose de aspirina também é recomendada.

70. A terapia agressiva de redução lipídica melhora os desfechos cardíacos em pacientes diabéticos?

Sim. O Scandinavian Simvastatin Survival Study comparou os resultados de 4.242 pacientes com história de infarto do miocárdio ou angina *pectoris* e colesterol total elevado. Os pacientes foram randomizados à terapia agressiva de redução dos lipídios com sinvastatina ou placebo. Uma análise de subgrupo *post hoc* dos 202 participantes diabéticos mostrou redução de 55% nos eventos coronarianos maiores, incluindo infarto do miocárdio, no grupo tratado com sinvastatina. Em 5,4 anos, a mortalidade total foi reduzida em 43%. Resultados benéficos estatisticamente significantes também foram relatados com a pravastatina no estudo *Cholesterol and Recurrente Events* (CARE) e no ensaio *Long-term Intervention with Pravastatin in Ischemic Disease* (LIPID). Com base nesses relatos, a terapia agressiva para reduzir os lipídios deve ser defendida em todos os pacientes diabéticos, particularmente naqueles acometidos por doença coronariana conhecida.

71. Qual a importância do controle glicêmico em prevenir as complicações crônicas do diabetes melito?

Conforme discutido no Capítulo 1, o Diabetes Control and Complications Trial, o estudo de Kumatomo e o United Kingdom Prospective Diabetes Study (UKPDS) estabeleceram que melhorar o controle glicêmico reduz efetivamente o risco de desenvolver complicações microvasculares (retinopatia, nefropatia e neuropatia) em pacientes portadores de diabetes tipos 1 e 2. O UKPDS também demonstrou que o controle glicêmico com metformina reduziu o risco de doença macrovascular (doença coronariana e doença cerebrovascular) e que tal controle, seja com sulfonilureias ou insulina, produziu uma tendência semelhante, embora não estatisticamente significante, na redução da doença coronariana. Com base nesses dados, a American Diabetes Association

CAPÍTULO 2 COMPLICAÇÕES AGUDAS E CRÔNICAS DO DIABETES **29**

recomenda que o controle glicêmico seja suficiente para manter a glicemia de jejum abaixo de 120 mg/dL e a hemoglobina A_{1c} inferior a 7% (a American Association of Clinical Endocrinologists recomenda um nível de hemoglobina A_{1c} inferior a 6,5%).

72. A melhora do controle glicêmico em pacientes hospitalizados afeta o resultado?

Adultos com diabetes são seis vezes mais passíveis de ser hospitalizados do que os não diabéticos e têm uma estada hospitalar 30% mais prolongada. Em qualquer circunstância, o diabetes mal controlado é uma condição catabólica, e, em pacientes diabéticos hospitalizados que estão sob estresse fisiológico, o catabolismo é certamente prejudicial. Além disso, as funções leucocitária e imune são comprometidas pela hiperglicemia. Um recente estudo prospectivo randomizado avaliou a redução dos níveis de glicose no sangue a 80-110 mg/dL em pacientes admitidos em uma unidade de tratamento intensivo (UTI) usando insulina influenciava os resultados. A mortalidade hospitalar foi reduzida em 34%, a ocorrência de sepse foi reduzida em 46%, a taxa de hemodiálise foi reduzida em 44%, as transfusões foram reduzidas a 50% e a polineuropatia relacionada à doença crítica foi reduzida em 44%. Um estudo distinto demonstrou a relação custo-benefício do manejo glicêmico intensivo no contexto da UTI. Outro estudo mostrou redução na taxa de infecções esternais profundas em diabéticos submetidos à cirurgia cardíaca aberta, e o estudo Diabetes and Insulin-Glucose Infusion in Acude Myocardial Infarction (DIGAMI) demonstrou reduções significativas na mortalidade em pacientes diabéticos tratados com insulina durante e depois da hospitalização por infarto agudo do miocárdio.

BIBLIOGRAFIA

1. American Diabetes Association: Dyslipidemia management in adults with diabetes. Diabetes Care 27(Suppl 1):S68–S71, 2004.

2. American Diabetes Association: Hyperglycemic crises in diabetes. Diabetes Care 27(Suppl 1):S94–S102, 2004.

3. American Diabetes Association: Hypertension management in adults with diabetes. Diabetes Care 27(Suppl 1):S65–S67, 2004.

4. American Diabetes Association: Nephropathy in diabetes. Diabetes Care 27(Suppl 1):S79–S83, 2004.

5. American Diabetes Association: Retinopathy in diabetes. Diabetes Care 27(Suppl 1):S84–S87, 2004.

6. CDC Cost-effectiveness Group: Cost-effectiveness of intensive glycemic control, intensified hypertension control, and serum cholesterol level reduction from type 2 diabetes. JAMA 287:2542–2551, 2002.

7. Chong MS, Hester J: Diabetic painful neuropathy: current and future treatment options. Drugs 67:569–585, 2007.

8. Chrysant SG: The ALLHAT study: results and clinical implications. Q J Med 96:771–772, 2003.

9. Clement S, Braithwaite SS, Magee MG, et al: Management of diabetes and hyperglycemia in hospitals. Diabetes Care 27:553–591, 2004.

10. Collins R, Armitage J, Parish S, et al: MRC/BHF heart protection study of cholesterol-lowering with simvastatin in 5963 people with diabetes: a randomized placebo-controlled trial. Lancet 361:2005–2016, 2003.

11. Folwaczny C, Wawarta R, Otto B, et al: Gastric emptying of solid and liquid meals in healthy controls compared with long-term type-1 diabetes mellitus under optimal glucose control. Exp Clin Endocrinol Diabetes 111:223–229, 2003.

12. Fritsche A, Stefan N, Haʻring H, et al: Avoidance of hypoglycemia restores hypoglycemia awareness by increasing β-adrenergic sensitivity in type 1 diabetes. Ann Intern Med 134:729–736, 2001.

13. Haffner SM, Lehto S, Ronnemaa T, et al: Mortality from coronary heart disease in subjects with type 2 diabetes and in nondiabetic subjects with and without prior myocardial infarction. N Engl J Med 339:229–234, 1998.

14. Hasler WL: Gastroparesis: symptoms, evaluation, and treatment. Gastroenterol Clin North Am 36:619–647, 2007.

15. Hollenberg NK: Treatment of the patient with diabetes mellitus and risk of nephropathy. Arch Intern Med 164:125–130, 2004.

16. Kitabchi A, Wall BM: Management of diabetic ketoacidosis. Diabetic ketoacidosis and hyperglycemic hyperosmolar syndrome. Crit Care Clin 17:75–106, 2001.

17. Krinsley JS: Cost analysis of intensive glycemic control in critically ill adult patients. Chest 129:644–650, 2006.

18. Pyörä lå K, Pederson TR, Kjekshus J, et al: Cholesterol lowering with simvastatin improves prognosis of diabetic patients with coronary heart disease: a subgroup analysis of the Scandinavian Simvastatin Survival Study (4S). Diabetes Care 20:614–620, 1997.

19. Reusch JEB: Diabetes, microvascular complications, and cardiovascular complications: what is it about glucose? J Clin Invest 112:986–988, 2003.
20. Ritz E, Orth SR: Nephropathy in patients with type 2 diabetes mellitus. N Engl J Med 341:1127–1133, 1999.
21. Sarafidis PA: Antihypertensive therapy in the presence of proteinuria. Am J Kidney Dis 49:12–26, 2007.
22. Van den Berghe G, Wouters P, Weekers F, et al: Intensive insulin therapy in the surgical intensive care unit. N Engl J Med 342:1301–1308, 2000.
23. Vinik AI, Mehrabyan A: Diagnosis and management of diabetic autonomic neuropathy. Compr Ther 29:130–145, 2003

TERAPIA INSULÍNICA INTENSIVA

Elizabeth A. Stephens e Terri Ryan

CAPÍTULO 3

1. O que é terapia insulínica intensiva?

A terapia insulínica intensiva (TII), ou terapia basal-*bolus*, é o uso de uma bomba de insulina ou múltiplas injeções diárias (MID) de insulina (tanto das formulações de ação rápida como longa), na tentativa de imitar a secreção pancreática normal de insulina. A TII é complexa porque muitas vezes requer 3-6 injeções por dia, mas é somente um aspecto da terapia intensiva.

2. Liste os outros componentes críticos da terapia intensiva.

- Frequente automonitoração glicêmica (AMG).
- Estabelecimento de metas dos níveis de glicose sanguínea (GS).
- Compreensão da composição dietética, especificamente o conteúdo de carboidratos.
- Uso de proporções de carboidrato:insulina de acordo com a ingestão alimentar.
- Uso de fatores de correção (FC) para o ajuste de insulina, de acordo com os níveis de glicose.

3. Resuma estudos que confirmam o controle ótimo do diabetes para diminuir as complicações crônicas do diabetes melito.

O Diabetes Control and Complications Trial (DCCT), que avalia pacientes com diabetes tipo 1, e o United Kingdom Prospective Diabetes Study (UKPDS), que avalia pacientes com diabetes tipo 2, documentaram que o controle glicêmico intensivo conduz a taxas significativamente reduzidas de complicações, incluindo a progressão de retinopatia, nefropatia e neuropatia. O estudo UKPDS também avaliou o controle da pressão arterial utilizando inibidores da enzima de conversão de angiotensina (ECA) e betabloqueadores, em pacientes com diabetes tipo 2, e verificou que ambos os agentes melhoram efetivamente os resultados cardiovasculares.

4. Quais pacientes são candidatos à TII?

Todas as pessoas com diabetes devem ser consideradas como candidatos em potencial para a TII. Contudo, o grau de intensificação deve se basear em cada situação e em capacidades pessoais. As características do paciente que predizem maior sucesso com a TII incluem motivação, disposição para realizar AMG frequente (até 6-10 vezes/dia) e registrar os resultados, o período a passar com o educador em diabetes, a capacidade de reconhecer e tratar a hipoglicemia, os dias de licença médica e uma rede de apoio familiar e de amigos. Além disso, a implementação de TII requer uma equipe de diabetes coesa que esteja disponível para interação e discussão frequentes sobre os resultados da monitoração, ajustes de insulina e outras questões.

5. Explique a diferença entre cobertura insulínica basal e *bolus*.

A cobertura com insulina basal é a insulina necessária para controlar as flutuações da GS decorrentes da produção noturna de glicose hepática ou entre as refeições. A cobertura basal geralmente é realizada com injeções de preparações de insulina de longa ação ou com a função de infusão basal da bomba de insulina. A cobertura de insulina em *bolus* é a insulina necessária para controlar as oscilações da glicose após as refeições, realizada por meio de injeções de preparações de insulina de ação rápida ou curta ou com o uso da função *bolus* da bomba de insulina. As doses de insulina em *bolus* são estimadas para cada refeição com base na quantidade de insulina necessária para cobrir o carboidrato na refeição, assim como alto FC da GS.

32 CAPÍTULO 3 TERAPIA INSULÍNICA INTENSIVA

6. Quais são as insulinas de ação longa atualmente disponíveis?
- Análogos de ação longa: insulina glargina (Lantus®) e insulina detemir (Levemir®).
- Insulina de ação intermediária: insulina protamina neutra Hagedorn (NPH).
- Análogos bifásicos pré-misturados: Humalog® Mix 75/25, Humalog® Mix 50/50 e NovoLog® Mix 70/30.
- Insulinas humanas bifásicas pré-misturadas: Humulin® 70/30, Novolin® 70/30 e Humulin® 50/50.

7. Como são usadas as insulinas de ação longa com o esquema MID?
Idealmente, a insulina basal deve cobrir somente as necessidades básicas de insulina, independentemente da ingestão alimentar e do exercício. A insulina basal é de aproximadamente 40-60% da dose total diária (DTD) de insulina de um paciente. As preparações de insulina "bifásicas" pré-misturadas combinam um análogo insulínico de ação rápida ou a insulina humana regular com uma forma protaminada cristalina da insulina análoga ou regular humana, na tentativa de imitar a terapia basal e em *bolus* com menos injeções.

8. Quais são as insulinas em *bolus* atualmente disponíveis?
- Análogos de ação rápida: insulina lispro (Humalog®), insulina aspart (NovoLog®) e insulina glulisina (Apidra®).
- Insulina humana de ação curta: insulina humana regular (Humulin® R ou Novolin® R).

9. Descreva a farmacodinâmica das insulinas em *bolus* e basal.
Veja a Tabela 3.1.

TABELA 3-1.   A FARMACODINÂMICA DAS INSULINAS EM *BOLUS* E BASAL

	Início da Insulina	Pico	Duração*
Humalog®, NovoLog®, Apidra®	5-30 min	1-2 horas	4-6 horas
Regular	30-60 min	2-3 horas	8-10 horas
Lantus® ou Levemir®	2-4 horas	6-16 horas	18-24 horas
NPH®	2-4 horas	4-12 horas	12-20 horas

NPH®, protamina neutra Hagedorn®.
*O pico e a duração da ação da insulina são variáveis, dependendo do local da injeção, da duração do diabetes, da função renal, do estado de tabagismo e de outros fatores.

10. Quando deve ser tomada a insulina em *bolus*?
- Cinco a dez minutos antes de refeições e lanches, quando a glicose está na variação normal (90-130 mg/dL).
- Quinze a trinta minutos antes das refeições, se a GS pré-prandial estiver acima de 130 mg/dL (adiciona-se a insulina em *bolus* suplementar [FC] à insulina da refeição quando a GS está elevada).
- Imediatamente após se alimentar, caso esteja presente gastroparesia ou uma doença intercorrente.
- À chegada do alimento, se o tamanho da porção, o conteúdo ou o horário da refeição (*i. e.*, em restaurante ou hospital) não forem familiares.

11. Quando deve ser tomada a insulina basal?
- A insulina glargina ou detemir deve ser tomada à hora de dormir, se estiver presente o fenômeno do alvorecer, ou em horários regulares, aproximadamente a cada 24 horas. (Insulina glargina ou detemir não podem ser misturadas com outras insulinas.)
- Se resultar hipoglicemia noturna ao tomar uma dose total de glargina ou detemir à hora de dormir, uma opção será dividir a dose de modo que 50% sejam tomados de manhã e os outros 50% sejam tomados à tarde, com um intervalo de aproximadamente 12 horas.
- A insulina NPH® é administrada de manhã e à hora de dormir para evitar a hipoglicemia noturna.

CAPÍTULO 3 TERAPIA INSULÍNICA INTENSIVA 33

12. O que é pramlintide (Symlin)?

Pramlintide é um análogo injetável de amilina, que reduz os níveis de glicose pós-prandial mediante supressão da secreção de glucagon e retardo do esvaziamento gástrico, diminuindo assim a taxa de absorção de glicose do trato gastrointestinal. Estudos em pacientes com diabetes tipo 1 sugerem que a adição de pramlintide à insulina pode enfraquecer as excursões glicêmicas pós-prandiais, reduzir a hemoglobina A1C, melhorar a saciedade e controlar o peso. Ao iniciar o pramlintide, as doses insulínicas da hora da refeição são inicialmente diminuídas em 30-50% para evitar a hipoglicemia. O pramlintide deve ser tomado como injeção separada com as doses tituladas, dependendo de ter o paciente diabetes tipo 1 ou tipo 2. Os efeitos colaterais, incluindo náusea, vômito e anorexia, podem ser esperados, mas geralmente se resolvem dentro das primeiras semanas de tratamento.

13. O que é uma bomba de insulina?

Uma bomba de insulina é um aparelho com funcionamento à bateria, composto por um reservatório (que contém a insulina) conectado a um conjunto de infusão, que termina em uma cânula que é inserida na pele e trocada a cada 2-3 dias para prevenir infecção. A insulina é liberada continuamente por meio desse sistema, em quantidades em microlitros, durante 24 horas. O usuário é responsável pelos ajustes de taxas basais e por determinar as doses dos *bolus*, dependendo da refeição ingerida e dos resultados da AMG. Atualmente, cinco empresas oferecem bombas nos Estados Unidos. Cada bomba possui características e funções especiais exclusivas e que auxiliam na flexibilidade de seu uso. Para saber mais sobre cada uma dessas bombas, contate as empresas listadas na Tabela 3.2.

TABELA 3-2. EMPRESAS QUE OFERECEM BOMBAS DE INSULINA

Nome da Empresa	Telefone	Site
Animas	1-877-937-7867	www.animascorp.com
Dana-Diabecare	1-866-342-2322	www.theinsulinpump.com
Deltec/Smith Medical	1-800-826-9703	www.cozmore.com
Disetronic	1-800-280-7801	www.disetronic-usa.com
Insulet Corporation	1-800-591-3455	www.insulet.com
Medtronic/Minimed	1-800-646-4633	www.minimed.com

14. Quais são as responsabilidades do paciente antes de ser iniciada a terapia com bomba de insulina?

- O compromisso de se dedicar pelo menos 2-3 meses à iniciação ao uso da bomba, incluindo múltiplas reuniões com a equipe de diabetes antes, durante e depois de iniciada a bomba.
- Monitoração dos valores de AMG pelo menos 4-10 vezes ao dia, mantendo registros das leituras, doses de insulina e alimento consumido, bem como enviando as informações, por fax ou correio, à equipe.
- Assistir a vídeo de treinamento da bomba e praticar suas funções pelo menos 2-3 vezes antes de seu uso.
- Concordância em realizar as verificações para assegurar que as taxas basais foram ajustadas de maneira apropriada.

15. Descreva os benefícios da terapia com bomba de insulina.

Os benefícios incluem a redução na frequência da hipoglicemia em vista da absorção mais previsível de insulina, capacidade de compensar o fenômeno do alvorecer por meio de ajuste da taxa basal, melhora na flexibilidade do estilo de vida, capacidade de administrar pequenas quantidades de insulina (de apenas 0,05 unidade), melhor acurácia na dosagem com o *software* atual em bombas e risco reduzido de sobreposição de efeitos da insulina administrada com a insulina ainda circulante.

34 CAPÍTULO 3 TERAPIA INSULÍNICA INTENSIVA

16. Quais são os riscos associados ao uso da bomba?

O risco associado ao uso da bomba, incluindo ganho de peso e hipoglicemia, é semelhante ao de qualquer terapia que resulta em diminuição geral dos valores de GS. Um risco exclusivo da terapia com bomba é o da cetoacidose diabética. Isso pode ocorrer com a interrupção da liberação de insulina, uma vez que as bombas só fornecem insulina de ação rápida.

17. O que é sensor de glicose?

Atualmente existem, à venda, aparelhos com sensor de glicose, o Sistema de Monitoração Contínua de Glicose ou Guardian RealTime independente, da Medtronic MiniMed, o sensor Dextron e o Abott Navigator. O sistema de sensores consiste em um monitor que coleta os dados e um sensor que é colocado temporariamente sob a pele, gerando um sinal elétrico proporcional à quantidade de glicose presente no fluido intersticial. Os valores intersticiais são calibrados com leituras por punção na ponta do dedo que devem dar entrada no sistema pelo menos três vezes ao dia. Esses aparelhos fornecem os valores a cada cinco minutos em uma variação de 40-400 mg/dL, que são disponibilizados ao usuário e com funções de alarmes que soarão caso os valores saiam das variações estabelecidas que são programadas. Como os sistemas medem a glicose do fluido intersticial *versus* a glicose sanguínea (com base nas leituras da punção na ponta do dedo) e retarda os valores de glicose em aproximadamente 20 minutos, os valores do sensor não podem ser usados para determinar quantidades de *bolus*. Contudo, as informações do sensor podem ser úteis para acompanhar tendências e padrões da glicose sanguínea, assim como para descobrir a hipoglicemia inesperada, especialmente os episódios noturnos. Atualmente, existe limitada cobertura de seguro para esses aparelhos.

18. Defina a contagem de carboidrato. Como ela é usada com a TII?

A contagem de carboidrato é um instrumento usado para combinar as doses de insulina em *bolus* com a ingestão alimentar, uma vez que os carboidratos têm maior efeito sobre os níveis de GS. O pico dos análogos insulínicos em *bolus* deve coincidir com o pico de GS após a digestão e absorção de carboidrato (~1-3 horas, dependendo do conteúdo de gordura e fibra da refeição).

19. Liste alimentos comuns que contêm carboidratos dietéticos.

- Amido: cereais, grãos, feijões, arroz, massa e vegetais amiláceos.
- Açúcar: lactose (leite e iogurte), frutose (fruta, suco e mel) e sucrose (açúcar de mesa e sobremesas).
- Fibra: celulose e hemicelulose, ligninas, gomas ou pectinas encontradas em frutas, vegetais, legumes e grãos integrais.

20. Como são contados os carboidratos?

Para calcular o número de carboidratos, pode ser necessário inicialmente medir e pesar os alimentos ingeridos com mais frequência. Os rótulos de nutrição na embalagem (Tabela 3.3) especificam o número de gramas de carboidratos com base no tamanho da porção. Os livros de referência em nutrição são disponibilizados em livrarias ou por meio da American Dietetic Association (http://www.eatright.org) ou American Diabetes Association (ADA; http://www.watright.org). *Softwares* de programas estão disponíveis para Assistentes Pessoais Digitais (PDA, *Personal Digital Assistants*) ou *on-line*. Muitas cadeias de restaurantes fornecem folhetos sobre nutrição.

21. Explique a proporção de carboidrato para insulina (C:I).

A proporção C:I é usada para estimar quantos gramas de carboidrato cada unidade de insulina de ação rápida cobrirá (p. ex., 20:1 = 20 g de carboidrato requer uma unidade de insulina à refeição).

TABELA 3-3. INFORMAÇÕES NUTRICIONAIS NOS RÓTULOS	
Tamanho da porção: 10 bolachas	Fibra alimentar: 1 g
Porções por recipiente: 8	Açúcares: 3 g
Calorias: 140	Proteína: 2 g

TABELA 3-3. INFORMAÇÕES NUTRICIONAIS NOS RÓTULOS (*CONT.*)	
Gordura total: 6 g	Vitamina A: 0%
Gordura saturada: 1 g	Vitamina C: 0%
Colesterol: 0 mg	Cálcio: 2%
Sódio: 260 mg	Ferro: 6%
Carboidrato total: 20 g	

22. Como você determina uma proporção C:I inicial?

As proporções são baseadas no peso do paciente e na dose diária total (DDT) de insulina. Um regime de MID de insulina basal e injeções pré-prandiais de insulina de ação rápida devem ser previamente (ou concomitantemente) implementados antes de estabelecer uma proporção C:I. A paciente deve ser instruída a contar carboidratos antes de usar com segurança a proporção C:I.

1. Determine a DDT de insulina do paciente na terapia atual.
2. Considere valor de hemoglobina AC1 (a meta da ADA é <7%), frequência de hipoglicemia e comorbidades.
3. Divida a DDT de insulina por 500. Exemplo 500 ÷ 25 unidades = 20:1 proporção C:I.

É importante declarar que todas as proporções de carboidrato são pontos de partida e devem ter individualmente um ajuste ótimo com base nos registros de glicose sanguínea do paciente.

23. Dê exemplo de uma proporção C:I inicial quando mudando para as insulinas basal e em *bolus*.

- 35 unidades de insulina Humulin® pré-misturada 70/30 de manhã
- 15 unidades de insulina pré-misturada 70/30 Humulin® antes da refeição da noite
- DDT = 50 unidades (hemoglobina A1C de 8,5% com 2-3 episódios hipoglicêmicos noturnos por semana)
- 500/50 = 10
- C:I = 10:1

Nesse exemplo, uma unidade de insulina de ação rápida será administrada para cada 10 g de carboidratos consumidos.

24. Como você ajusta a proporção C:I depois de já estabelecida a proporção inicial?

O ajuste ótimo de uma proporção C:I se baseia nos registros de GS antes das refeições e duas horas após as refeições. A GS pré-prandial é de 90-130 mg/dL para a maioria dos pacientes que usam a TII. Uma proporção C:I é correta se a GS aumentar em aproximadamente 30-50 mg/dL acima do valor pré-prandial na leitura de duas horas pós-prandiais, retornando à faixa de 90-130 mg por volta de cinco horas após a administração da insulina em *bolus* (Fig. 3.1).

25. Quais são as causas comuns de GS elevada?

- Omissão de uma injeção de insulina
- Ciclo menstrual
- Diminuição da atividade
- Estresse, doença ou infecção
- Subestimar os carboidratos
- Esteroides ou outros medicamentos

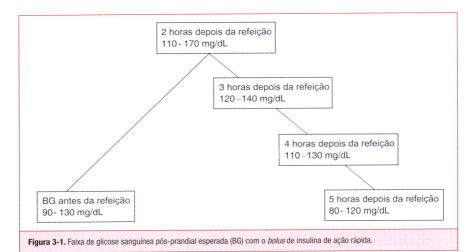

Figura 3-1. Faixa de glicose sanguínea pós-prandial esperada (BG) com o *bolus* de insulina de ação rápida.

26. Quais são as causas misteriosas ou aleatórias de leituras elevadas de GS?

- Fenômeno do alvorecer: ocorre elevação da GS nas horas que precedem o alvorecer em razão do aumento da produção do hormônio do crescimento e do cortisol.
- Fenômeno do chuveiro ou do cochilo: ocorre elevação inexplicada na GS quando testada antes e após um banho de chuveiro ou de um cochilo.
- Fenômeno da má insulina: ocorre elevação da GS quando a insulina desnatura-se, se exposta a temperaturas moderadas a extremas ou a agitação (*i. e.*, utilizando uma farmácia que atende por reembolso postal, viajar com insulina, deixando-a em um veículo quente).
- Fenômeno das bolhas na tubulação do conjunto de infusão: as bolhas de ar na tubulação de um conjunto de bomba de infusão devem ser removidas por desconexão, deslocando-se o ar para fora. Além disso, quando o conjunto de infusão é desconectado para banho de chuveiro ou outros fins, a gravidade pode fazer com que a insulina volte para dentro da tubulação, deixando uma bolha. Segurar a bomba acima do local da infusão, ao se reconectar ou reiniciar a tubulação, evitará o aparecimento dessas bolhas.

27. O que faz com que as leituras de GS pós-prandiais sejam difíceis de explicar?

- Fenômeno do café (cafeína): a elevação da GS após beber café (incluindo bebê-lo puro, sem creme ou açúcar) é observada em muitos registros de pacientes e provavelmente decorre de elevações da epinefrina ou da mobilização de ácido graxo livre e subsequente piora da resistência à insulina.
- Fenômeno do cereal: uma elevação na GS é observada em pacientes que consomem cereais, o que requer uma C:I mais baixa (mais insulina) e pode estar relacionada ao índice glicêmico da maioria dos cereais combinada com índice glicêmico mais alto de manhã.
- Fenômeno de alimentos nos dedos: ocorre GS elevada em razão de resíduos alimentares ou de dextrose nos dedos quando se faz um teste (o paciente deve lavar as mãos ou desprezar a primeira gota de sangue).
- Fenômeno da refeição em restaurante: comida chinesa, comida mexicana, pizza e alimentos fritos têm alto teor de gordura, podendo requerer mais insulina em razão da resistência à insulina. A demora na digestão após uma refeição com alto teor de gordura pode requerer a administração de insulina em doses divididas.

CAPÍTULO 3 TERAPIA INSULÍNICA INTENSIVA **37**

28. Como a insulina suplementar é adicionada no caso de GS elevada antes das refeições?

A insulina suplementar (fator de correção de GS elevado ou FC) é usada para reduzir a GS elevada detectada antes das refeições. Um FC de glicose sanguínea elevado é uma fórmula baseada na sensibilidade à insulina da pessoa. Um FC estima a diminuição "esperada" na GS por unidade de insulina administrada em circunstâncias normais. Davidson *et al.* introduziram um sistema dedutivo para auxiliar no cálculo do FC de GS elevada, derivado do uso de dados de mais de 1.800 pacientes sob uso de bomba com níveis bem controlados de glicose. O FC inicial pode ser estimado dividindo-se 1.700 pela DDT. O FC deve ser ajustado, então, com base nos registros de cada paciente e, portanto, é o único ponto de partida.

29. Dê um exemplo de determinação de FC inicial.

- Quatorze unidades de insulina glargina ao meio-dia e cinco unidades de Humalog® antes de cada refeição
- DDT = 29 unidades (hemoglobina A1C de 7,2% com 1-2 episódios hipoglicêmicos por semana)
- 1.700/29 = 59
- Comece com FC de 60:1

Nesse exemplo, uma unidade de insulina de ação rápida diminuirá a GS em torno de 60 mg/dL; portanto, uma unidade extra será tomada (além da dose de insulina da refeição) para cada 60 mg/dL de GS que esteja acima da meta pré-prandial de 100 mg/dL.

30. Dê um exemplo de uso de FC.

Para determinar a quantidade de insulina extra necessária, caso a GS esteja fora da variação-alvo antes de uma refeição, subtraia a GS-alvo (100 mg/dL) da GS real e divida pelo FC.

- FC é 60:1
- GS pré-prandial é 220 mg/dL
- Cálculo: 220 – 100 mg/dL = 120 mg/dL acima da meta
- Cálculo: 120 (mg/dL)/60 = 2 unidades de insulina

Nesse exemplo, duas unidades de insulina de ação rápida serão adicionadas ao *bolus* de refeição para retornar a GS à variação-alvo.

31. Quando é usado o FC?

- Recomenda-se que as correções da GS elevada sejam tomadas antes das refeições ou pelo menos cinco horas após o último *bolus* em razão da duração da ação dos análogos de insulina em *bolus*.
- Pode ocorrer hipoglicemia decorrente do acúmulo da insulina ativa, caso as correções de GS sejam realizadas com muita frequência.
- Um FC é mais eficaz se for tomado 15-30 minutos antes de se alimentar. Esse período de tempo permite que a insulina comece a atuar antes que a GS se eleve mais por causa da refeição.

32. O que pode ser feito para uma leitura pós-prandial de GS?

- Se a GS pós-prandial estiver perigosamente alta (*i. e.*, >300 mg/dL) ou o paciente insistir em fazer correções de GS elevada em menos de cinco horas desde o último *bolus* ou durante a noite, ele deverá ser instruído sobre como fazer uma correção parcial para segurança.
- Usar metade do FC pré-prandial usual para diminuir a GS até o nível-alvo é mais seguro entre as refeições.
- Nível-alvo de 150 mg/dL (nível de GS esperado em duas horas pós-prandiais) em vez de GS-alvo de 100 mg/dL é usado na correção do cálculo entre as refeições.

33. Dê um exemplo do uso de ½ FC.

- GS antes do jantar = 100 mg/dL
- GS duas horas após o jantar = 300 mg/dL
- GS "esperada" em duas horas após o jantar = ~130-150 mg/dL
- Cálculo: 300-150 mg/dL = 150 mg/dL acima da meta
- FC é 60:1

- Cálculo: 150/60 = 2,5 unidades (FC total)
- A insulina pré-prandial ainda está ativa por cerca de mais três horas; portanto, use metade do FC
- Cálculo de metade do FC: 2,5 (unidades)/2 = 1,3 unidade

Nesse exemplo, 1,3 unidade com uma bomba de insulina ou uma unidade com uma seringa ou caneta de insulina deve ser administrada duas horas após a refeição para levar a GS pós-prandial à variação-alvo. A GS deve ser verificada novamente dentro de duas horas para evitar uma grave queda de glicose.

PONTOS-CHAVE: TERAPIA INSULÍNICA INTENSIVA

1. Estudos demonstraram claramente que o controle ótimo do diabetes diminui as complicações crônicas.
2. A terapia insulínica intensiva ou a terapia basal-*bolus* é necessária para imitar a secreção pancreática normal de insulina.
3. A insulina basal é a insulina fisiológica necessária para controlar as flutuações da glicose sanguínea (GS) devido à produção hepática de glicose.
4. A dose de insulina em *bolus* é equivalente à quantidade de carboidratos ingerida usando-se uma proporção de carboidrato para insulina.
5. A dose de insulina em *bolus* é equivalente à quantidade de carboidratos ingerida usando-se uma proporção de carboidrato para insulina.

34. Calcule uma taxa basal inicial para a terapia com bomba de insulina.
- Uma proporção C:I e o FC estabelecidos na MID são críticos para uma transição sem dificuldades para a terapia com bomba.
- Para calcular uma taxa basal inicial, tome a DDT atual de insulina na MID e reduza-a em 25% (ou outra redução apropriada, dependendo da hemoglobina A1C atual e do número de episódios hipoglicêmicos).
- Use 50% da dose reduzida como a dose basal total a ser administrada durante 24 horas.
- Comece com uma taxa basal por 24 horas (divida a dose basal total por 24). [Taxa basal inicial por hora = (DDT × 0,75)/(2 × 24).]
- Os 50% restantes serão usados como doses em *bolus* para refeições com base na contagem de carboidratos.

35. Calcule um exemplo de taxa basal inicial para terapia com bomba de insulina.
1. DDT atual de insulina: 50 unidades
   redução de 25% da DDT = 37,5 ou
   redução de 10% de DDT = _____ ou
   _____ redução da DDT = _____
2. Dose reduzida = 37,5/2 = 18,5 unidades como basal total
3. Insulina basal total = 18,75/24 = 0,78 U/h

Nesse exemplo, a taxa basal inicial será de 0,8 U/h. Os ajustes da taxa basal serão então feitos com base nos testes e nos perfis de GS registrados ao longo do dia.

36. Quando são feitos os ajustes da taxa basal noturna?
As taxas basais noturnas devem ser ajustadas antes de serem verificadas as taxas basais diurnas. Os testes são normalmente realizados durante a primeira semana da terapia com bomba de insulina. Note que os pacientes que fazem a transição de Lantus® ou Levemir® podem apresentar sobreposição de insulina, causando hipoglicemia durante a primeira semana. Os testes são então repetidos, caso ocorra alteração significativa no peso, se for iniciada ou alterada uma rotina de exercícios, após alterações hormonais (*i. e.*, puberdade, menopausa) ou quando necessário.

CAPÍTULO 3 TERAPIA INSULÍNICA INTENSIVA

37. Liste as recomendações a serem seguidas durante o processo de verificação da taxa basal noturna.
- Avalie a acurácia da taxa basal em três noites.
- Consuma cedo a refeição da noite, de preferência antes das 19 horas (ou inicie o período de testes ~5 horas após alimentar-se).
- Para pacientes que normalmente consomem refeições com alto teor de gordura ou não estão seguros de suas habilidades para a contagem de carboidratos, escolha uma refeição que eles comam com frequência ou da qual estejam confiantes sobre a quantidade de carboidratos.
- Evite refeições com mais de 15-20 g de gordura, 10 g de fibras e álcool nas noites de teste.
- Evite qualquer alimento ou *bolus* de insulina após a refeição da noite.
- Evite outros exercícios além da atividade realizada normalmente.
- Monitore a GS antes e duas horas depois da refeição noturna, à meia-noite, às três e às seis da manhã.
- Pare o teste caso a GS esteja abaixo de 70 mg/dL ou acima de 250 mg/dL durante o teste basal e trate a GS anormal.

38. Como são efetuados os ajustes de taxa basal noturna?
- Se os níveis de GS se alterarem mais de 20-30 mg/dL durante a monitoração à noite, ajuste a taxa basal para a noite seguinte em 0,1 U/h, iniciando 1-3 horas antes de ser observada a alteração na GS.
- As alterações são feitas até a GS de jejum estar dentro da variação-alvo (90-130 mg/dL).
- As taxas basais diurnas são verificadas em seguida, em geral 1-2 semanas após iniciar com a bomba ou conforme necessário.

39. Descreva o procedimento para fazer os ajustes da taxa basal diurna.
- Peça aos pacientes para omitir o café da manhã e verifique seus níveis de GS a cada hora, das sete horas ao meio-dia, para checar sua taxa basal matutina.
- Se os níveis de GS se alterarem em mais de 20-30 mg/dL durante esse período, ajuste a taxa basal para o dia seguinte em 0,1 U/h, 1-3 horas antes de ser observada a alteração na glicose.
- Depois de determinada a taxa basal matutina, faça com que os pacientes omitam outras refeições (em dias diferentes) e siga a mesma monitoração e procedimentos de ajuste para confirmar a(s) taxa(s) da tarde e da noite.

40. Qual é o carboidrato recomendado para o tratamento da hipoglicemia?
Dextrose deve ser tomada para uma GS inferior a 70 mg/dL. A dextrose é o principal ingrediente nos seguintes produtos: pastilhas de glicose e gel, e balas (SweetTarts®, Smarties®, Sprees®, Pixie Stix® e Runts®).

41. Como o uso de insulina de ação rápida causa impacto no tratamento da hipoglicemia com MID e na terapia com bomba?
Com duração mais curta do efeito, os análogos de insulina de ação rápida requerem menos dextrose para elevar a GS do que o anteriormente necessário com a insulina regular.
- Se a última dose de insulina de ação rápida foi 1-3 horas antes, deverão ser ingeridos 15 g de dextrose.
- Se a última dose de insulina de ação rápida foi há mais de quatro horas, podem ser necessários somente 5-10 g de dextrose.
- Após 15-20 minutos, os pacientes devem lavar as mãos e testar a GS novamente.
- Se a GS for repetidamente inferior a 70 mg/dL, dextrose adicional deverá ser tomada.

42. Por que a hiperglicemia de rebote ocorre após a hipoglicemia?
- Pode ocorrer supertratamento com uma quantidade inadequada de carboidrato.
- O não tratamento (*i. e.*, dormir durante um episódio de nível baixo de glicose) pode resultar em liberação hormonal contrarregulatória e aumento da glicogenólise hepática.
- O tratamento com alimento que contenha gordura retardará a digestão e a absorção, prolongando, assim, a hipoglicemia e causando liberação hormonal contrarregulatória com subsequente glicogenólise hepática.

CAPÍTULO 3 TERAPIA INSULÍNICA INTENSIVA

43. Discuta o uso de glucagon para tratar a hipoglicemia grave.

Todos os pacientes em uso de terapia MID ou com bomba deverão receber prescrição de um *kit* de emergência de glucagon e uma demonstração. O glucagon é usado para elevar a GS quando uma pessoa é incapaz de engolir. Isso pode ocorrer em consequência de convulsão ou de inconsciência. Os membros da família devem receber instrução, e o paciente deverá ser capaz de demonstrar o procedimento a outra pessoa (colega de trabalho ou vizinho).

BIBLIOGRAFIA

1. American Diabetes Association: Implications of the United Kingdom Prospective Diabetes Study. Diabetes Care 23(Suppl 1):S28–S32, 2003.
2. Diabetes Control and Complications Trial Research Group: The effect of intensive treatment of diabetes on the development and progression of long-term complications in insulin-dependent diabetes mellitus. N Engl J Med 329:977–986, 1993.
3. Hirsch IB: Intensive treatment of type 1 diabetes. Med Clin North Am 82:689, 1998.
4. Shichiri M, Kishikawa H: Long-term results of the Kumamoto study of optimal diabetes control in type 2 diabetic patients. Diabetes Care 23(Suppl 2):B21, 2000.

LEITURA RECOMENDADA AO PACIENTE

1. Walsh J, Roberts R: Pumping Insulin. San Diego, Torrey Pines Press, 2006.
2. Walsh J, Roberts R: Using Insulin. San Diego, Torrey Pines Press, 2003.

TRATAMENTO DO DIABETES E DA HIPOGLICEMIA DO PACIENTE HOSPITALIZADO

Sarah V. Bull

CAPÍTULO 4

1. A evidência apoia o controle intensivo da glicose sanguínea no ambiente hospitalar?

A correlação entre hiperglicemia e resultados adversos em pacientes internados em hospitais é bem demonstrada. Embora um tanto controversos, os dados sugerem que os níveis de glicose sanguínea (GS) elevados em clínica geral e em pacientes cirúrgicos, cardíacos e em estado grave induzem a um aumento na mortalidade e na morbidade. As hospitalizações e permanências prolongadas em unidade de terapia intensiva (UTI), sepse, aumento das taxas de infecção e de reinfarto são exemplos da morbidade observada.

2. Quais são as metas glicêmicas para a população de pacientes em estado grave? Até que nível "baixo" se pode chegar?

Em pacientes em estado grave, existe evidência bastante forte de que uma GS-alvo abaixo de 110 mg/dL leva a melhores resultados; contudo, é válida a preocupação com o risco de hipoglicemia no caso de um controle rigoroso. O estudo MICU de 2006, de Van den Berghe, demonstrou taxa bem mais elevada de hipoglicemia (18,7%), comparada com a de seu estudo anterior SICU (5,1%), e a hipoglicemia foi identificada como um fator de risco independente para a morte. Assim sendo, a variação de 80-110 mg/dL só deveria ser a meta se pudesse ser atingida com segurança.

3. Quais são as metas glicêmicas para os pacientes cirúrgicos?

Existe evidência menos definitiva para essa população, devendo-se levar em consideração vários fatores, como ingestão nutricional imprevisível, hiperglicemia do estresse, e assim por diante; em geral, porém, os níveis baixos de GS estão associados a melhores resultados. As recomendações atuais da American Diabetes Association são: manter a GS em jejum abaixo de 126 mg/dL e todos os valores aleatórios de glicose abaixo de 180-200 mg/dL.

4. Quais são as metas glicêmicas para as pacientes grávidas?

Os objetivos para o controle da GS durante a gravidez são até mais estritos porque a hiperglicemia está associada a macrossomia, anomalias congênitas, aborto, morbidade neonatal e óbito fetal. O American College of Obstetricians recomenda glicose de jejum inferior a 95 mg/dL e a glicose pós-prandial em 2 horas inferior a 120 mg/dL.

5. Por que é tão comum um precário controle glicêmico em pacientes hospitalizados?

Muitos fatores do paciente, como infecção, febre, esteroides, estresse e inatividade exacerbam a hiperglicemia no ambiente hospitalar. Além disso, três importantes problemas do médico devem ser reconhecidos: (1) medo da hipoglicemia, (2) falta de compreensão sobre como usar a insulina de maneira apropriada e (3) subestimação da importância do controle glicêmico.

6. O que podemos fazer para ajudar a prevenir a hipoglicemia no ambiente hospitalar?

- Use regimes de insulina fisiológica (basal-*bolus*).
- Evite o uso de insulina regular em escalas flutuantes. Isso leva à sobreposição dos efeitos da insulina administrada com a insulina ainda circulante e a hipoglicemia subsequente.
- Evite usar agentes hipoglicêmicos, especialmente metformina e sulfonilureias.
- Reveja o prontuário diariamente quanto a alterações, como o estado nutricional e a dose de medicamento. (Estado de nada por via oral [NPO, *nil per os*] ou diminuição na dose de prednisona pode ter efeito na glicemia.)

CAPÍTULO 4 TRATAMENTO DO DIABETES E DA HIPOGLICEMIA DO PACIENTE HOSPITALIZADO

7. Qual é o melhor agente disponível para o controle do diabetes do paciente hospitalizado?

A insulina, administrada fisiologicamente com infusão intravenosa ou por via subcutânea com coberturas basal e nutricional, é evidentemente a medicação melhor e mais apropriada. Muitos protocolos de infusão insulínica foram publicados.

8. Os agentes orais são apropriados para o uso em pacientes hospitalizados?

Raramente. Na situação de hospitalização, os agentes orais devem ser limitados aos pacientes que os tomam antes da internação, os quais estão se alimentando de forma consistente e não têm contraindicações. Se os níveis glicêmicos de jejum estiverem acima de 180 mg/dL, os agentes orais provavelmente não controlarão a hiperglicemia.

9. Discuta o uso dos vários agentes orais no ambiente hospitalar.

- Sulfonilureias: essas drogas são medicamentos de ação longa, metabolizados pelo rim e pelo fígado, que apresentam potencial significativo para causar hipoglicemia em pacientes hospitalizados e que estão se alimentando irregularmente. Digno de nota é que a glipizida está associada a menos hipoglicemia do que a gliburida em pacientes com insuficiência renal.
- Metformina: há risco de acidose láctica quando esse agente é usado em pacientes com hipoperfusão, insuficiência renal, insuficiência cardíaca congestiva, hipoxemia ou doenças pulmonares crônicas. Esse medicamento deve também ser descontinuado antes de um procedimento que requeira contraste intravenoso (IV) e suspenso por até 48 horas ou até que a função renal seja considerada normal.
- Tiazolidinedionas: esses medicamentos têm ação lenta e não são apropriados para o controle glicêmico agudo. Além disso, o efeito colateral conhecido da retenção de fluidos é inadequado para pacientes hospitalizados com insuficiência cardíaca, insuficiência hepática e insuficiência renal de base.

10. Liste as indicações para terapia insulínica intravenosa.

- Cetoacidose diabética (CAD)
- Estado hiperosmolar não cetótico
- Doença crônica
- Estado NPO prolongado
- Período perioperatório
- Infarto agudo do miocárdio
- Cirurgia de revascularização coronariana
- Acidente vascular encefálico
- Trabalho de parto e parto
- Nutrição parenteral total
- Hiperglicemia não controlada exacerbada por doença ou esteroides
- Qualquer doença que requeira o imediato controle da glicose
- Estratégia para encontrar a dose

11. Por que a via intravenosa é superior à via subcutânea para insulina?

Embora seja frequente a resistência ao uso de insulina IV em vez do uso de insulina subcutânea (SC), essa via de liberação é mais segura em condições sob monitoração apropriada. A insulina IV tem início mais rápido, maior flexibilidade, sendo mais eficiente para atingir o controle glicêmico.

PONTOS-CHAVE: NÍVEIS-ALVO DE GLICOSE PARA PACIENTES HOSPITALIZADOS ✓

1. Unidade de terapia intensiva: 80-110 mg/dL

2. Unidades de clínica geral e cirúrgicas: 90-126 mg/dL pré-prandial; 180 mg/dL pós-prandial

3. Gravidez: <95 mg/dL pré-prandial; <120 mg/dL em duas horas pós-prandiais

CAPÍTULO 4 TRATAMENTO DO DIABETES E DA HIPOGLICEMIA DO PACIENTE HOSPITALIZADO

12. Qual é a taxa em que se deve iniciar a infusão insulínica?

No caso de adulto normoglicêmico, não estressado, com índice de massa corporal (IMC) médio, uma infusão insulínica que utiliza a insulina regular é iniciada geralmente a 1-2 U/h e ajustada conforme necessário. De forma alternativa, pode ser calculada uma dose baseada no peso, utilizando-se 0,02 U/kg/h como taxa de início ou calcular uma taxa prevista usando aproximadamente 50% da dose diária total (DDT) do dia anterior dividida por 24 horas. Certas condições, como CAD e hiperglicemia induzida por esteroides, podem necessitar de taxas de infusão mais altas.

13. Como se deve ajustar a taxa da infusão insulínica IV?

Os ajustes devem ser feitos com base no nível da GS, assim como na taxa de alteração. Uma taxa de alteração apropriada é 80-100 mg/dL/h. Se a GS não se alterar em pelo menos 60 mg/dL após uma hora, a taxa deverá ser aumentada. Por outro lado, se a GS cair mais de 100 mg/dL, a taxa deverá ser diminuída. A ação insulínica dura aproximadamente uma hora. Em muitos hospitais, os protocolos de infusão insulínica existentes estão vigorando; quando não for esse o caso, vários algoritmos já foram publicados e são de fácil acesso. É essencial o teste frequente de glicose ao lado do leito.

14. Discuta o tratamento da hipoglicemia (GS <60 mg/dL).

- Descontinue o gotejamento da insulina
- Administre soro glicosado a 50% (DW50) IV:
  - 25 mL ({1/2} ampola) para paciente que está desperto
  - 50 mL (uma ampola) para paciente que não está desperto
- Verifique novamente a GS a cada 20 minutos e repita 25 mL de DW50 IV se a GS for inferior a 60 mg/dL
- Reinicie o gotejamento a uma taxa inferior, depois que a GS estiver acima de 70 mg/dL durante duas checagens

15. Quando o médico deve ser notificado?

- Para qualquer alteração na GS acima de 100 mg/dL dentro de uma hora
- Para qualquer GS acima de 360 mg/dL
- Para hipoglicemia que não se resolveu dentro de 20 minutos de administração IV de D50W e descontinuação da infusão insulínica

16. Como fazer a transição de um paciente fora do gotejamento de insulina?

Para manter o controle glicêmico, é imperativo administrar insulina de ação longa ou intermediária SC 2-3 horas antes ou insulina de ação rápida 1-2 horas antes de parar a infusão. Uma combinação de insulina de ações longa e rápida é preferível. Uma estratégia de dosagem SC pode ser calculada, estimando-se a dose diária total como sendo quatro vezes a da insulina IV necessária durante as seis horas anteriores. Essa dose deverá ser dividida em um regime 50% basal e 50% em *bolus*.

17. O que é uma "escala flutuante" e qual é a diferença entre ela e a insulina com dose de correção?

A escala flutuante refere-se a uma quantidade estabelecida de insulina administrada para a hiperglicemia sem relação com o horário da alimentação, dosagem preexistente ou sensibilidade individual à insulina. Essas escalas normalmente não são modificadas ao longo da hospitalização nem são usadas na prevenção da hiperglicemia, uma vez que a insulina é administrada em resposta à glicose elevada. A hipoglicemia devida à sobreposição dos efeitos da insulina administrada com a insulina ainda circulante (*insulin stacking*) é um problema comum, especialmente no caso da insulina regular. Contudo, a insulina como dose de correção ou "suplementar" deve ser administrada ao mesmo tempo. A dosagem é variável e depende do nível da resistência à insulina e do nível de glicose do indivíduo.

CAPÍTULO 4 TRATAMENTO DO DIABETES E DA HIPOGLICEMIA DO PACIENTE HOSPITALIZADO

PONTOS-CHAVE: CONTROLE DO DIABETES E HIPERGLICEMIA DO PACIENTE HOSPITALIZADO

1. A evidência mostra que o controle glicêmico em pacientes hospitalizados melhora os resultados.

2. A insulina é o melhor agente para o controle da hiperglicemia em pacientes hospitalizados.

3. A dosagem fisiológica (basal-*bolus*) é a abordagem preferida nessa população.

4. O uso de insulina em escala flutuante isoladamente para controlar a glicemia deve ser evitado.

18. Como faço pedidos de internação se não sei se o paciente necessitará de insulina?

Como a prevalência da hiperglicemia é referida como superior a 25% em adultos hospitalizados, todos os pacientes devem ter uma determinação da GS plasmática ou capilar como parte de sua avaliação inicial. Se a GS for alta, verificação programada de GS deve ser pedida. Se o paciente estiver gravemente enfermo, a infusão insulínica poderá ser iniciada caso duas verificações da GS estejam acima de 110 mg/dL. Se o paciente estiver em enfermaria de clínica geral, a insulina SC deverá ser iniciada se duas verificações estiverem acima de 170 mg/dL ou uma única GS acima de 300 mg/dL for documentada.

19. Qual é a terapia insulínica considerada eficaz no hospital?

A terapia insulínica eficaz deve fornecer tanto cobertura basal como nutricional, assim como a dose de correção insulínica. A revisão diária dos valores de GS, bem como das doses de correção necessárias, é essencial quando se modifica o regime de insulina. Aqueles pacientes que estão sob bomba de insulina ou estavam tomando insulina antes da internação podem autocontrolar-se, desde que tenham ingestão oral adequada e estejam íntegros cognitivamente.

20. Como se deve selecionar uma dose de insulina basal?

A insulina de ação longa (glargina, detemir), administrada uma ou duas vezes ao dia, ou a insulina de ação intermediária (protamina neutra Hagedorn®; NPH), administrada duas vezes ao dia, normalmente fornecerá a cobertura basal adequada. A NPH provoca maior variabilidade da glicose e mais hipoglicemia devido a picos insulínicos imprevisíveis e, portanto, a maioria dos médicos prefere usar glargina ou detemir. A dose basal deve ser de aproximadamente 50% da dose diária total de insulina necessária.

21. Como se deve selecionar uma dose prandial para pacientes sob insulina?

A insulina prandial é mais bem fornecida administrando-se um análogo insulínico de ação rápida 0-15 minutos antes de uma refeição ou insulina regular 30-60 minutos antes de uma refeição. As insulinas de ação rápida (Lispro, Aspart, glulisina) permitem dosagem mais flexível e têm menor probabilidade de causar hipoglicemia porque a duração da ação é mais curta (4-5 horas) que a da insulina regular (5-8 horas). Na situação de paciente ambulatorial, a dose diária total prandial é calculada como sendo de aproximadamente 50% da dose diária total de insulina; contudo, como a ingestão é mais irregular no hospital, pode-se desejar iniciar com 20-40% da dose diária total dividida entre as refeições.

22. Como se deve escolher a dose de correção de insulina?

Idealmente, a dose de correção insulínica deve ser administrada utilizando-se insulina de ação rápida e em conjunto com a dose insulínica da hora da refeição. O objetivo é determinar a quantidade de insulina suplementar que foi utilizada, de modo que a titulação das doses programadas possa ser aumentada. Para a maioria dos pacientes sensíveis à insulina com diabetes tipo 1, um ponto de partida seguro é corrigir administrando-se uma unidade de insulina para reduzir a GS em 50 mg/dL, caso ela esteja acima de 150 mg/dL. No caso de pacientes

CAPÍTULO 4 TRATAMENTO DO DIABETES E DA HIPOGLICEMIA DO PACIENTE HOSPITALIZADO **45**

com diabetes tipo 2 mais resistentes à insulina, pode-se estimar que uma unidade de insulina diminua a GS em aproximadamente 25 mg/dL.

23. Como se deve lidar com os pacientes diabéticos que vão se submeter a cirurgia ou a procedimentos hospitalares?

Existe significativo risco, tanto para hipo como para hiperglicemia, uma vez que os pacientes geralmente ficam em NPO antes de seus procedimentos; os pedidos de medicação são ajustados e o período de recuperação é variável. Em geral, a insulina de rotina e os agentes orais podem ser tomados até a noite anterior ao procedimento (exceto a metformina, que deve ser descontinuada ~48 horas antes). É essencial determinar o nível de deficiência de insulina do paciente e planejar em conformidade. Um diabético tipo 1 ou com deficiência de insulina precisará sempre de insulina basal, e somente a insulina da hora da refeição deverá ser suspensa. Os pacientes tipo 1, que utilizam bombas ou insulina de ação longa, podem continuar com suas doses regulares. Para os pacientes sob insulina de ação intermediária (NPH) com algum efeito pós-prandial, a dose deverá ser reduzida em um terço à metade. A dose de correção insulínica pode ser usada a cada 4-6 horas quando necessário, e uma infusão insulínica é recomendada, se for previsto estado NPO prolongado.

24. Caracterize a hiperglicemia induzida por esteroide e descreva como melhor é tratada.

Os glicocorticoides exageram as excursões glicêmicas e aumentam a resistência à insulina. Muitas vezes, os pacientes podem ser tratados somente com insulina prandial suplementar; contudo, se a insulina basal for necessária, insulina com NPH de 12 h (~70% prandial, 30% basal) administrada de manhã tem boa ação. Os pacientes não controlados, sob altas doses de esteroides, podem necessitar de infusão insulínica. Muitos desses pacientes recebem alta sob redução gradual de esteroides e, portanto, é crítico o cuidadoso acompanhamento para ajuste das doses e prevenção da hipoglicemia.

25. Como devem ser tratados os pacientes hiperglicêmicos sob nutrição parenteral total ou alimentações enterais?

Uma infusão insulínica com taxa variável é a maneira mais rápida de atingir a estabilização da GS. Depois que a infusão da nutrição parenteral total (NPT) estiver constante, 70-100% das unidades de insulina total infundidas durantes as 24 horas precedentes podem ser acrescentadas à bolsa de NPT subsequente. Pode-se também considerar a insulina basal SC para equiparar-se à infusão de NPT. Verificamos que insulina 70/30 administrada duas vezes ao dia é particularmente útil em pacientes sob sondas de alimentação contínua ou intermitente.

26. Como devem ser ajustadas as doses diárias de insulina?

Avaliar as tendências diárias da GS e ajustar as doses insulínicas programadas são fundamentais para o melhor controle glicêmico. A GS de jejum é afetada principalmente pela insulina basal, ao passo que as GS pré-almoço e pré-jantar são afetadas tanto pela insulina prandial como pela basal. Para avaliar as doses de insulina prandial, verifique a GS duas horas após a alimentação; os valores de GS pós-prandial devem estar 30-50 mg/dL acima dos valores da GS pré-prandial e inferiores a 180 mg/dL.

27. Como decido o que pedir quando o paciente é enviado para casa?

Conforme comentado anteriormente, é mais eficaz controlar o paciente internado com terapia basal-*bolus*. Depois que o paciente estiver estável para a alta, o médico, com o auxílio de um educador em diabetes, pode reavaliar o regime. Fatores como custo dos medicamentos, capacidade do paciente para monitorar e autocontrolar-se, controle anterior do diabetes e contraindicações para as medicações devem ser avaliados. Pode-se também usar a DDT calculada para o paciente hospitalizado a fim de alterar a insulina voltando a uma mistura de insulina administrada em doses divididas se necessário, mas regimes insulínicos de uma e duas vezes ao dia não são mais adequados para pacientes tipo 1. Os pacientes tipo 2 com necessidades de DDT abaixo de 0,3 U/kg ao dia podem ser considerados para transição para um regime oral.

28. Como o sistema hospitalar trabalha para melhorar os resultados glicêmicos?

Uma abordagem de equipe, incluindo médicos, enfermeiros, farmacêuticos e educadores em diabetes, demonstrou diminuir o tempo de hospitalização e os custos dos cuidados. No sistema hospitalar, os pacientes com diabetes de início recente ou com resistência à insulina podem ser identificados para acompanhamento e educação apropriados. Em um estudo descobriu-se que 60% dos pacientes com GS aleatória superior a 126 mg/dL durante a hospitalização tinham diabetes em testes de acompanhamento. Durante a permanência hospitalar, regimes domiciliares podem ser reavaliados e aperfeiçoados. Os pacientes estão observando como os médicos controlam seu açúcar sanguíneo. É extremamente importante para os pacientes verem que o médico pode controlar o açúcar sanguíneo e que ele considera o controle importante.

BIBLIOGRAFIA

1. American College of Obstetricians: Pregestational diabetes mellitus. Obstet Gynecol 105:675, 2005.
2. American Diabetes Association: Standards of medical care in diabetes—2008. Diabetes Care S36–40, 2008.
3. American Diabetes Association: Summary and recommendations of the fifth international workshop-conference on gestational diabetes mellitus. Diabetes Care 30:S251–260, 2007.
4. McCulloch D, Inzucchi SE, et al: Management of diabetes in the acute care setting. UptoDate ONLINE 16.1.
5. Schmeltz LR, DeSantis AJ, et al: Conversion of intravenous insulin infusions to subcutaneously administered insulin glargine in patients with hyperglycemia. Endocr Pract 12:641–650, 2006.
6. Van den Berghe G, Wilmer A, et al: Intensive insulin therapy in the medical ICU. N Engl J Med: 354:449–446, 2006.
7. Wilson M, Weinreb J, Hoo GW. Intensive insulin therapy in critical care: a review of 12 protocols. Diabetes Care 30:1005–1011, 2007.

DIABETES NA GRAVIDEZ

Linda A. Barbour

1. Como a gravidez afeta o metabolismo de energia?

A gravidez é um estado metabólico complexo que envolve alterações drásticas no meio hormonal (aumentos de estrógeno, progesterona, prolactina, cortisol, gonadotropina coriônica humana, hormônio do crescimento placentário e lactogênio placentário humano), citocinas inflamatórias (fator de necrose tumoral alfa [TNF-α], proteína C reativa) e adipocinas (leptina e adiponectina) para aumentar a resistência à insulina materna de modo que a mãe forneça os nutrientes necessários para a unidade de crescimento fetal-placentária.

2. Resuma as alterações no primeiro trimestre de gravidez.

A gravidez é caracterizada por alterações profundas no metabolismo, as quais promovem o crescimento de tecido adiposo no início da gestação, e muitas mulheres mostram aumento na sensibilidade à insulina no primeiro trimestre. Os níveis insulínicos de jejum e de glicose são menores e as mulheres ficam propensas à hipoglicemia noturna e à cetogênese, especialmente se sofrerem de náusea e vômitos durante a gravidez.

Metabolicamente, o primeiro trimestre é caracterizado pela maior sensibilidade à insulina e à inanição acelerada com maior renovação das energias metabólicas maternas e transição precoce da utilização de carboidrato para gordura no estado de jejum. As gestantes esgotam suas reservas de glicogênese rapidamente e mudam do metabolismo de carboidrato para o de gordura em 12 horas, muitas vezes tornando-se cetonêmicas.

3. Resuma as alterações no segundo e terceiro trimestres, bem como no período pós-parto imediato.

O segundo e o terceiro trimestres, em contrapartida, são caracterizados por resistência à insulina, com diminuição de quase 50% na eliminação de glicose mediada por insulina (avaliada pela técnica de *clamp* hiperinsulinêmico euglicêmico) e aumento de 200-300% na secreção de insulina no final da gravidez. Essas alterações desviam as energias necessárias para atender às demandas metabólicas da placenta e do feto em crescimento, que requer 80% de sua energia como glicose, ao mesmo tempo mantendo a euglicemia na mãe. As mulheres geralmente têm níveis inferiores de jejum de glicose plasmática e hipoinsulinemia de jejum em razão do desvio contínuo de carboidrato para a unidade placentária-fetal no estado de jejum. Isso resulta em aumento nos ácidos graxos livres (AGL) e cetonas maternos. Em razão das demandas crescentes de glicose placentária-fetal, as reservas de glicogênio se esgotam rapidamente, e as gestantes devem fazer a transição do metabolismo de carboidrato para o de gordura precocemente no estado de jejum, um fenômeno chamado de "inanição acelerada". Há uma drástica resistência à insulina no músculo esquelético, assim como no nível do fígado, o que resulta em aumento da gliconeogênese hepática para assegurar o adequado substrato ao feto. A capacidade da insulina para suprimir a lipólise corporal total também está reduzida durante a fase avançada da gravidez, e os níveis de AGL aumentam. Entretanto, devido ao aumento da resistência à insulina mediada por hormônio placentário no estado alimentado, as gestantes mostram excursões glicêmicas pós-prandiais modestamente elevadas associadas à hiperinsulinemia materna. Imediatamente após o parto, a sensibilidade à insulina retorna, quando as mulheres diabéticas devem receber metade de suas doses de insulina. O período pós-parto imediato muitas vezes é de extrema sensibilidade à insulina, especialmente se as mães estiverem amamentando, e um subgrupo de mulheres quase não precisa de insulina durante vários dias.

CAPÍTULO 5 DIABETES NA GRAVIDEZ

4. A glicose é a única energia alterada na gravidez normal?
Não. Aminoácidos, triglicérides, colesterol e AGL também estão aumentados; o aumento nos AGL pode acentuar mais a resistência à insulina da gravidez.

5. Explique o efeito das alterações metabólicas na gravidez sobre o controle do diabetes no primeiro trimestre.
O diabetes deve estar, da melhor forma, sob rigoroso controle antes da concepção. Durante o primeiro trimestre, náusea, "inanição acelerada" e maior sensibilidade à insulina podem pôr a mãe em risco de hipoglicemia. Esse risco é especialmente alto à noite por causa do jejum prolongado e contínua utilização de glicose pela placenta e pelo feto. As mulheres com diabetes melito tipo 1 devem fazer uma refeição leve à hora de dormir e geralmente precisam diminuir sua dose de insulina basal ou de insulina protamina neutra Hagedorn (NPH) da noite, mudando-a da hora do jantar para a hora de dormir para evitar a hipoglicemia do início da manhã. Ocorre hipoglicemia grave em 30-40% das gestantes com diabetes tipo 1 nas primeiras 20 semanas de gravidez, com mais frequência entre a meia-noite e as oito horas. As mulheres diabéticas que têm gastroparesia ou hiperêmese da gravidez estão em risco maior de hipoglicemia diurna. Durante o primeiro trimestre, o controle glicêmico logo acima da faixa anormal A_{1c} [HbA_{1c}] <7,0%] pode ser mais seguro do que o "normal" e diminuir o risco de hipoglicemia materna e fetal.

6. Como as alterações metabólicas na gravidez afetam o controle do diabetes no segundo e terceiro trimestres?
Após 20 semanas, a resistência à insulina periférica aumenta as necessidades insulínicas. Não raro, a gestante necessita 2-3 vezes mais insulina do que antes da gravidez. A hiperglicemia pós-prandial é o fator de risco mais forte para macrossomia. Portanto, o rigoroso controle da glicose em mulheres com diabetes preexistente, em geral, requer insulina de ação curta a cada refeição com frequente monitoração para permitir os ajustes apropriados na dosagem de insulina.

7. Qual é a recomendação pré-concepção mais importante no aconselhamento à mulher diabética que deseja engravidar?
A recomendação mais importante no aconselhamento pré-concepção é a necessidade de controle glicêmico ótimo antes da concepção. As gravidezes não planejadas ocorrem em cerca de dois terços das mulheres com diabetes, tornando crítico que o clínico geral, o endocrinologista ou ginecologista-obstetra aborde os cuidados pré-concepção em mulheres em idade reprodutiva. Em um estudo retrospectivo, somente 25% de mulheres em idade reprodutiva com diabetes preexistente receberam algum tipo de aconselhamento pré-concepção. Ocorreram até quatro vezes mais óbitos fetais e neonatais, bem como anormalidades congênitas em um grupo de mulheres que não receberam aconselhamento pré-natal, comparadas com aquelas que receberam. Em todas as séries, o aconselhamento pré-concepção melhorou significativamente o controle glicêmico, diminuiu as malformações importantes e os principais resultados adversos da gravidez, incluindo parto prematuro, natimortos e óbito neonatal.

8. Por que a manutenção do controle da glicose é essencial ao bem-estar do feto?
A manutenção do controle da glicose é a chave para a prevenção de complicações, como malformações no primeiro trimestre, macrossomia no segundo e terceiro trimestres e anormalidades metabólicas neonatais. A hiperglicemia modula a expressão de um gene regulador da apoptose, já no estágio de pré-implantação do blastócito em camundongos, resultando em perda fetal que pode ser prevenida com o tratamento insulínico. Essa descoberta pode ser responsável pelo alto risco de perda do primeiro trimestre de gestantes com precário controle glicêmico.

9. Descreva a relação entre HbA_{1c}, os efeitos teratogênicos da hiperglicemia e o crescimento fetal anormal.
Estudos epidemiológicos e prospectivos demonstraram que o nível de hemoglobina glicosilada (HbA_{1c}) nos seis meses anteriores à concepção e durante o primeiro trimestre correlaciona-se à incidência de malformações

importantes, como defeitos do tubo neural e cardíacos. O tubo neural está completamente formado em quatro semanas e o coração em seis semanas após a concepção. Isso ressalta a necessidade do aconselhamento pré-concepção para se atingir esses objetivos, visto que muitas mulheres não sabem nem sequer que estão grávidas nessas ocasiões. Demonstrou-se que as mulheres com HbA_{1c} normal à concepção e durante o primeiro trimestre não tiveram risco aumentado, ao passo que aquelas com HbA_{1c} acima de 12% tiveram risco até 25% maior de malformações. O crescimento fetal excessivo foi associado a uma A_{1c} anormal no primeiro trimestre, mas provavelmente associado de maneira mais acentuada a uma A_{1c} elevada no segundo e terceiro trimestres em mulheres com diabetes preexistente. A hiperglicemia pós-prandial parece ser o fator de risco mais importante.

10. De que maneira a incidência de anormalidades congênitas se alterou nos filhos de mães diabéticas na última década?

A incidência de malformações congênitas nos filhos de mães diabéticas no início da era do uso de insulina era de 33%. Desde meados dos anos 1990, com o advento da monitoração domiciliar da glicose e objetivos mais rígidos, essa porcentagem caiu para menos de 10% dos filhos. O estudo prospectivo randomizado Diabetes Control and Complications Trial demonstrou que a instituição no momento correto de terapia intensiva para glicose sanguínea estava associada a taxas de aborto espontâneo e malformações congênitas semelhantes às da população não diabética.

11. Quais são os riscos se uma mulher conceber enquanto está tomando um agente hipoglicêmico oral?

Os agentes hipoglicêmicos orais, como as sulfonilureias, aparentemente não são teratogênicos. Uma série retrospectiva de 332 mulheres com diabetes tipo 2 tratadas com dieta, insulina ou sulfonilureias orais, durante as primeiras oito semanas de gestação, não constatou efeitos adversos significativos. As mulheres que estão tentando ativamente engravidar devem mudar para insulina durante o período pré-concepção, pois pode levar algum tempo para se determinar a dose ideal de insulina antes do momento crítico de embriogênese. Existem poucos dados sobre o risco das tiazolidinedionas no primeiro trimestre, e esses agentes, definitivamente, devem ser interrompidos antes de uma mulher tentar ativamente engravidar.

12. Qual é a diferença entre a gliburida e as outras sulfonilureias?

A gliburida é a única sulfonilureia que demonstrou não atravessar a placenta ou afetar significativamente os níveis insulínicos fetais. No único estudo prospectivo randomizado, contudo, ela só foi administrado depois de 24 semanas a mulheres com diabetes gestacional. Desde então, outros cinco estudos não randomizados demonstraram sua relativa segurança no tratamento de mulheres com diabetes gestacional, para as quais a terapia em geral iniciou no final do segundo ou terceiro trimestre. O Fifth International Workshop aprovou o uso de gliburida como tratamento alternativo em um subgrupo de mulheres com diabetes melito gestacional (DMG).

13. Os agentes hipoglicêmicos orais podem ser continuados na gravidez?

Recomenda-se que os agentes hipoglicêmicos orais sejam evitados durante a gravidez, com a possível exceção de gliburida e metformina, que têm sido utilizadas para tratar DMG no final do segundo e terceiro trimestres. Nesse momento, existe considerável quantidade de dados sobre o uso de metformina ao longo do primeiro trimestre de gravidez em mulheres com doença do ovário policístico (DOP) e um único estudo recente no qual ela foi utilizada para tratar DMG (Rowan *et al.*). A metformina, ao contrário da gliburida, atravessa a placenta. Os resultados de um grande estudo controlado randomizado, comparando a metformina à insulina, foram publicados recentemente e demonstraram a relativa segurança da metformina na gravidez para tratar o DMG, embora 46% das mulheres necessitassem da adição da insulina à metformina para atingir um controle glicêmico adequado (estudo Metformin in Gestation ou MIG).

14. Resuma a evidência relacionada ao papel da metformina durante a gravidez.

A metformina tem sido continuada durante o primeiro trimestre em estudos não randomizados de mulheres com síndrome do ovário policístico (SOP) e perda fetal espontânea. Ela pode diminuir a perda no primeiro trimestre em pacientes com SOP. Em um pequeno estudo, que continuou seu uso ao longo da gravidez, ela mostrou diminuir a incidência do diabetes gestacional. Entretanto, em uma série retrospectiva em que 50 gestantes foram tratadas com metformina, 68 mulheres com sulfonilureia e 42 com insulina, houve maior incidência de pré-eclâmpsia no grupo da metformina, assim como um aumento na mortalidade perinatal.

15. Como devem ser aconselhadas, no período pré-concepção, as mulheres hipertensas que tomam inibidores da enzima de conversão da angiotensina ou têm fatores de risco para doença arterial coronariana?

As mulheres devem ser aconselhadas de que os inibidores da enzima de conversão da angiotensina são contraindicados no segundo e terceiro trimestres da gravidez devido ao risco de anúria fetal. Um relatório recente descreveu o aumento de malformações cardíacas e do sistema nervoso central em fetos expostos no primeiro semestre. Portanto, agora se recomenda que as mulheres que estão tentando ativamente a concepção e sem histórico de infertilidade mudem para um agente mais seguro antes da gravidez (bloqueador de canal de cálcio, metildopa, hidralazina). Deve-se dizer a uma mulher que recebe tratamento com inibidor da ECA para nefropatia diabética significativa, e não está tentando ativamente a concepção, que realize testes domiciliares para gravidez caso omita um período menstrual e interrompa imediatamente seu inibidor da ECA, se houver qualquer suspeita de gravidez. Nesse momento, ela poderá mudar com segurança para um agente alternativo.

16. Como a gravidez afeta a morbidade e a mortalidade da doença arterial coronariana em mulheres diabéticas?

As taxas de morbidade e mortalidade de doença arterial coronariana são altas em gestantes com diabetes. O estado cardíaco deve ser avaliado com testes funcionais antes da concepção em mulheres que têm quaisquer fatores de risco adicionais, como hiperlipidemia, hipertensão, tabagismo, idade materna avançada (>35 anos) ou histórico familiar forte. A gravidez causa aumento de 25% no débito cardíaco, significativa diminuição na resistência vascular sistêmica (que pode desviar o sangue para longe das artérias coronárias) e aumento de consumo de oxigênio, todos eles diminuindo a capacidade do fluxo de sangue coronariano materno de atender às demandas do miocárdio. As demandas miocárdicas são ainda mais altas no trabalho de parto e no parto, e a ativação de catecolaminas pode causar isquemia miocárdica.

17. As estatinas devem ser descontinuadas antes da concepção?

Sim. Os dados sobre sua segurança durante a gravidez humana são inadequados, e os dados com animais são preocupantes. Entretanto, se uma mulher apresentar grave hipertrigliceridemia, que a põe em alto risco para a pancreatite, poderá ser necessário continuar a terapia com fibratos, que não foram associados a malformações, se uma dieta com baixo teor de gordura e óleos de peixe não for eficaz ou não for tolerada.

18. As mulheres diabéticas devem tomar suplementos de ácido fólico antes da concepção?

Todas as mulheres devem tomar suplementos de ácido fólico (1 mg/dia) antes da concepção.

19. Resuma o efeito de fumar durante a gravidez.

O fumo continua a ser a principal causa de bebês com baixo peso ao nascimento em pacientes com e sem diabetes, e põe o bebê em risco aumentado para infecções respiratórias, doença reativa das vias aéreas e síndrome da morte súbita. Os esforços para cessação do fumo precisam ser intensificados antes da concepção porque agentes como o adesivo de nicotina e o Wellbutrin® (bupropiona) não são aprovados para uso durante a gravidez.

20. Como a gravidez afeta a nefropatia diabética?

A proteinúria aumenta na gravidez, e as mulheres com proteinúria muitas vezes se tornam nefróticas em razão do aumento de sua taxa de filtração glomerular (TFG) de proteína durante a gravidez. Em algumas pacientes, a proteinúria pode se tornar maciça e resultar em edema significativo, hipoalbuminemia e estado de hipercoagulação. Embora as mulheres com insuficiência renal leve não estejam em risco apreciável de progressão irreversível de sua nefropatia, aquelas com insuficiência renal mais grave (creatinina >2,5 mg/dL) têm risco de 30-50% de declínio permanente na TFG relacionada à gravidez.

CAPÍTULO 5 DIABETES NA GRAVIDEZ 51

21. A nefropatia aumenta o risco de pré-eclâmpsia?

A pré-eclâmpsia complica aproximadamente 20% das gravidezes em mulheres com diabetes preexistente e o risco é muito maior em mulheres com hipertensão ou doença renal. O risco de desenvolver pré-eclâmpsia em mulheres com nefropatia é superior a 50%. A pré-eclâmpsia pode ser grave, especialmente em mulheres hipertensas e com função renal diminuída. As mulheres com nefropatia significativa também estão em risco mais alto de ter bebês pré-termo e com baixo peso ao nascimento. Portanto, as mulheres com nefropatia diabética devem ser aconselhadas a ter filhos quando seu diabetes estiver sob controle ótimo e, de preferência, no início do curso de sua nefropatia.

22. Como o transplante renal afeta o resultado na gestante?

As mulheres que receberam transplante renal bem-sucedido pelo menos 1-2 anos antes da gravidez e têm boa função renal, controle adequado da pressão arterial e baixa necessidade de medicações contra rejeição têm um resultado mais favorável do que as mulheres com doença renal grave que não receberam transplante.

23. Resuma os efeitos da gravidez sobre a retinopatia diabética.

A retinopatia proliferativa pode progredir durante a gravidez devido à instituição do controle rigoroso ou por causa dos aumentos dos fatores de crescimento, débito cardíaco, estado hipercoagulável da gravidez e anemia. As mulheres com retinopatia proliferativa estão em risco mais alto de progressão e, em uma série, a retinopatia piorou em mais de 50% das mulheres. É, portanto, imperativo que a retinopatia seja tratada de maneira ótima com laser antes da gravidez, embora o laser possa ser instituído na gravidez. É menos provável para as mulheres com retinopatia leve que a retinopatia progrida significativamente durante a gravidez, embora haja relatos de que em até 20% das mulheres possa progredir. São recomendados exames basais e acompanhamento oftalmológico para todas as mulheres diabéticas grávidas em risco de retinopatia.

24. Qual é a classificação de White do diabetes na gravidez?

Priscilla White observou que a idade do paciente no início do diabetes, a duração do diabetes e a gravidade das complicações, incluindo doença vascular, nefropatia e retinopatia, influenciavam significativamente os resultados maternos e perinatais. Em 1949, ela desenvolveu um esquema de classificação com base nesses parâmetros. O esquema inicial foi desenvolvido para mulheres com diabetes tipo 1; não há uma classificação separada para o diabetes tipo 2.

25. Por que a classificação de White é usada pelos obstetras?

Seu valor preditivo permite a identificação de pacientes em alto risco para complicações obstétricas durante a gravidez, de modo que os médicos possam intensificar o controle e a vigilância fetal. Na classificação atualizada (Tabela 5.1), as mulheres com diabetes gestacional são designadas por letras B, C, D, F, R, T e H, de acordo com a duração do diabetes e complicações.

TABELA 5-1.	**CLASSIFICAÇÃO DE WHITE MODIFICADA DE GESTANTES DIABÉTICAS**			
Classe	**Idade de Início (Anos)**	**Duração (Anos)**	**Tipo de Doença Vascular**	**Medicação**
Diabetes Gestacional				
A1	Qualquer	Gravidez	Nenhum	Nenhuma
A2	Qualquer	Gravidez	Nenhum	Nenhuma
Diabetes Pré-gestacional				
B	≥20	<10	Nenhum	Sim
C	10-19 ou	10-19	Nenhum	Sim

Continua

CAPÍTULO 5 DIABETES NA GRAVIDEZ

TABELA 5-1. CLASSIFICAÇÃO DE WHITE MODIFICADA DE GESTANTES DIABÉTICAS (*CONT.*)				
Classe	Idade de Início (Anos)	Duração (Anos)	Tipo de Doença Vascular	Medicação
D	<10 ou	>20	Retinopatia benigna	Sim
F	Qualquer	Qualquer	Nefropatia	Sim
R	Qualquer	Qualquer	Retinopatia proliferativa	Sim
T	Qualquer	Qualquer	Transplante renal	Sim
H	Qualquer	Qualquer	Doença arterial coronariana	Sim

26. Quais são as metas de controle da glicose para as gestantes com diabetes?

As metas de controle da glicose durante a gravidez são rigorosas. De maneira ótima, a glicose sanguínea total pré-prandial deve ser inferior a 95 mg/dL, a glicose pós-prandial em uma hora inferior a 140 mg/dL e a glicose pós-prandial em duas horas inferior a 120 mg/dL. Contudo, novos dados sugerem que pode ser necessário intensificar mais essas metas. Os dados de sistema de monitoração contínua da glicose sugerem que a glicose média de jejum na gravidez normal é de apenas aproximadamente 75 mg/dL e os valores de pico pós-prandiais podem estar mais próximos a 110 mg/dL em 70-90 minutos após a alimentação. Os resultados do estudo HAPO multicêntrico (Hyperglycemia and Adverse Pregnancy Outcomes), que estudou 25 mil gestantes em nove países, sugerem que ocorre crescimento fetal anormal continuamente e em valores mais baixos de glicose do que os anteriormente reconhecidos, e um risco de 2,7 vezes de bebês GIG (grandes para a idade gestacional) em GSJ (glicose sanguínea de jejum) ≥90. Como a macrossomia está mais fortemente relacionada tanto às excursões glicêmicas de jejum como às pós-prandiais, as mulheres diabéticas grávidas precisam monitorizar regularmente os valores de glicose pré e pós-prandial. Pacientes com diabetes tipos 1 e 2 geralmente necessitam de 3-4 injeções por dia ou uma bomba de insulina para atingir o controle adequado durante a gravidez. As insulinas de ação curta, como Lispro ou Aspart, podem ser especialmente úteis em mulheres com hiperêmese ou gastroparesia, pois elas podem ser administradas após refeição bem-sucedida e ainda ser eficazes.

27. Qual é o papel do sistema de monitoração contínua da glicose na gravidez?

Um sistema de monitoração contínua da glicose (CGMS) pode ser útil, especialmente em pacientes com diabetes tipo 1 que estão apresentando episódios hipoglicêmicos frequentes e não percebem as crises hipoglicêmicas, permitindo melhor delineação dos padrões de glicose, de modo que a insulina basal ou em *bolus* seja ajustada de maneira apropriada. Demonstrou-se também que revela a hiperglicemia pós-prandial que, de outra forma, pode não ser identificada e que está fortemente associada a excessivo crescimento fetal. Em uma série, a mãe teve de checar sua glicose no mínimo 10 vezes ao dia para dar uma indicação dos padrões de glicose obtidos durante um CGMS.

28. Discuta o papel da bomba de insulina durante a gravidez.

A experiência com o uso da bomba de insulina no tratamento do diabetes tipo 1 na gravidez aumenta cada vez mais. A maioria dos estudos descobriu que a infusão contínua de insulina subcutânea é equivalente a múltiplas injeções diárias utilizando insulina basal e em *bolus*. Pode ser vantajoso para as mulheres com hipoglicemia recorrente, especialmente à noite, porque podem ser programadas diferentes taxas basais. Contudo, existem relatos de mulheres que começaram usando a bomba na gravidez e desenvolveram cetoacidose decorrente de

CAPÍTULO 5 DIABETES NA GRAVIDEZ **53**

falha da bomba. Portanto, pode ser ótimo começar a terapia com bomba antes da gravidez, em vista do processo de aprendizagem envolvido em seu uso e das contínuas alterações que devem ser feitas nas dosagens das insulinas basal e em *bolus* devido à mutável resistência à insulina ao longo da gravidez.

29. Discuta o papel da glargina durante a gravidez.

A experiência com insulina glargina (Lantus®) está crescendo na gravidez com várias séries de casos referindo o uso em quase 200 pacientes. Contudo, ainda existem algumas preocupações sobre seus potenciais efeitos mitogênicos e maior afinidade pelo receptor do fator de crescimento semelhante à insulina 1 (IGF-1), especialmente em mulheres com retinopatia proliferativa. Ele não atravessa a placenta e não há evidência indicando toxicidade reprodutiva ou embriotoxicidade. Resultados semelhantes na gravidez foram relatados em mulheres que receberam glargina, comparadas a mulheres que receberam NPH. Se uma paciente sem retinopatia proliferativa estiver indo bem sob insulina glargina, provavelmente não será necessário mudá-la para outra insulina durante a gravidez. Pode também ser útil em mulheres com hipoglicemia recidivante sob NPH. Contudo, a ausência do pico com glargina algumas vezes pode resultar em controle inadequado da glicose de jejum na gravidez, podendo ser necessário adicionar uma pequena dose de NPH antes de dormir.

30. Qual é o papel dos análogos da insulina de curta ação na gravidez?

Tanto a Humalog® (Lispro) quanto a Novolog® (Aspart) têm sido utilizadas na gravidez e demonstraram que são seguras e eficazes. O maior estudo controlado e randomizado de 322 mulheres confirmou que Aspart reduz a hiperglicemia pós-prandial e o risco de hipoglicemia em comparação com a insulina regular em pacientes do tipo 1. Pode ser especialmente útil em mulheres do tipo 1 com gastroparesia, uma vez que pode ser dosada 20 minutos após a alimentação para assegurar que o alimento não seja vomitado imediatamente após a administração de um *bolus*. Ambas as insulinas de curta ação foram utilizadas em mulheres com DMG e parecem ser superiores à insulina regular, reduzindo as excursões glicêmicas pós-prandiais.

31. Qual é a frequência de hipoglicemia em gestantes com diabetes tipo 1?

A hipoglicemia materna é comum e, muitas vezes, grave em gestantes com diabetes tipo 1. Em uma série, a hipoglicemia com necessidade de assistência ocorreu em 71% das pacientes, com incidência de pico de 10-15 semanas. Um terço das mulheres teve pelo menos um episódio que resultou em convulsões, perda de consciência ou lesão, tendo qualquer um desses efeitos em longo prazo sobre os filhos, incluindo defeitos neuropsicológicos. Dados atuais sugerem que a resposta hormonal contrarregulatória é diminuída na gravidez. O médico deve ter um limiar baixo para levar a mãe gestante ao hospital a fim de otimizar a educação e o controle glicêmico. A monitoração ocasional no meio da noite é recomendada em mulheres com diabetes tipo 1 em vista do risco aumentado de hipoglicemia noturna, especialmente se a mulher não tiver consciência da hipoglicemia.

32. Discuta as principais preocupações em gestantes com diabetes tipo 2, comparadas com as de diabetes tipo 1.

As mulheres com diabetes tipo 2 têm, no mínimo, um risco tão alto de complicações da gravidez quanto as mulheres com diabetes tipo 1, especialmente se tiverem hipertensão, obesidade ou estiverem sob controle glicêmico precário. Muitas séries, de fato, demonstram que o resultado da gravidez pode ser menos favorável em mulheres com diabetes tipo 2, comparadas com as de tipo 1, incluindo taxa mais alta de perinatalidade. As razões para isso podem ser idade avançada, taxa menor de aconselhamento pré-concepção, maior incidência de precário controle glicêmico no primeiro trimestre e coexistência da síndrome metabólica (hipertensão e obesidade), sendo todos eles fatores de risco significativos para complicações da gravidez. A falha na obtenção de um controle ótimo no início da gravidez em mulheres com qualquer tipo de diabetes preexistente pode ter efeitos teratogênicos ou levar à perda fetal precoce. O controle precário em fase mais adiantada da gravidez aumenta o risco de morte fetal intrauterina, macrossomia e complicações metabólicas no recém-nascido. Como no caso do diabetes tipo 1, a datação precoce de um ultrassom é necessária para determinar a idade gestacional do feto, e obtenção de um mapeamento formal da anatomia em 18-20 semanas deverá ser realizado para avaliar a existência de anomalias fetais. Um ecocardiograma fetal deverá ser oferecido em 20-22 semanas se a HbA_{1c} estiver elevada durante o primeiro trimestre com qualquer tipo de diabetes preexistente. Mulheres com DM tipo 1 ou tipo 2 deverão realizar a vigilância fetal com início em aproximadamente 32 semanas de gestação com monitoração do movimento fetal e TSE (testes sem estresse) duas vezes por semana. Um ultrassom fetal para o crescimento deverá ser considerado em 28-32 semanas e antes do termo. Parto precoce deverá ser proposto a mulheres com diabetes preexistente de duração mais prolongada, especialmente se o controle glicêmico não for ótimo, depois de confirmada a maturidade do pulmão fetal por amniocentese.

33. Qual é o risco de cetoacidose diabética na gravidez?
A gravidez predispõe à "inanição acelerada", que pode resultar em cetonúria após jejum na noite precedente. A cetoacidose diabética (CAD) pode ocorrer, portanto, em níveis mais baixos de glicose (geralmente referida como "CAD euglicêmica") em razão do aumento de filtração de glicose glomerular, utilização contínua da glicose pela unidade fetal-placentária e aumento do volume de distribuição de glicose decorrente de 30-40% de expansão do volume plasmático. As mulheres também têm menor capacidade de tamponamento devido à alcalose respiratória induzida pela progesterona, que resulta em acidose metabólica compensatória. Ocorre rápida mudança do metabolismo de carboidrato para a lipólise em gestantes que esgotaram suas reservas de glicogênio, após jejum de 12 horas, resultando em cetoacidose da inanição.

34. Como se pode controlar o risco de CAD?
Qualquer gestante com diabetes tipo 1, incapaz de manter alimentos ou líquidos no estômago devido a vômitos, deve fazer a checagem domiciliar das cetonas urinárias; se os resultados forem positivos, um painel bioquímico deverá ser pedido para descartar um *gap* aniônico, mesmo que a glicose materna seja inferior a 200 mg/dL. Muitas vezes, os únicos precipitantes da CAD na gravidez são a náusea e o vômito, mas a possibilidade de infecção, particularmente do trato urinário, deve ser agressivamente investigada. Mulheres com diabetes tipo 2 e até aquelas com diabetes gestacional podem desenvolver CAD, especialmente no contexto de jejum prolongado, infecções, uso de beta-agonistas para parto pré-termo ou esteroides para promover a maturidade do pulmão fetal.

35. Como a CAD materna pode afetar o feto?
Em um estudo de 20 casos consecutivos de CAD somente 65% dos fetos sobreviveram à internação hospitalar. Os fatores de risco para perda fetal incluíram CAD que se apresentou na fase avançada da gravidez (32 semanas *versus* 24 semanas), grande necessidade de insulina e maior duração da CAD. Distúrbios eletrolíticos e hipoxemia fetal são os fatores de risco adicionais para a morte fetal. A frequência cardíaca fetal deve, portanto, ser continuamente monitorada até que a acidose tenha se resolvido.

36. O que o médico deve se lembrar sobre CAD nas gestantes?
As gestantes incapazes de tomar nutrientes orais necessitam de um adicional de 100-150 g/dia de glicose intravenosa para atender às demandas metabólicas da unidade fetal-placentária. Sem carboidrato adequado (geralmente é necessária uma solução de glicose D10), a gordura será queimada como energia e a paciente em CAD permanecerá cetótica.

PONTOS-CHAVE: DIABETES NA GRAVIDEZ

1. Embora a hiperglicemia seja um teratógeno importante, a taxa de malformação fetal pode ser diminuída em 25% até o risco basal normal, com o ótimo controle glicêmico antes da gravidez e durante as primeiras 10 semanas de gestação.

2. A cetoacidose diabética pode ocorrer em níveis de glicose inferiores a 200 mg/dL na gravidez e também em mulheres com diabetes gestacional.

3. O diabetes controlado inadequadamente pode pôr o feto em risco de desenvolver obesidade da infância e intolerância à glicose.

CAPÍTULO 5 DIABETES NA GRAVIDEZ 55

4. Mulheres que desenvolvem diabetes gestacional têm um risco de aproximadamente 50% de desenvolver diabetes tipo 2 dentro de 5-10 anos.

5. A gravidez geralmente não acelera a progressão da nefropatia diabética, a menos que seja grave; contudo, proteinúria, retinopatia diabética e neuropatia autonômica podem piorar.

6. As necessidades de insulina muitas vezes diminuem no primeiro trimestre, pondo a mãe em alto risco de hipoglicemia grave, mas as necessidades podem dobrar ou triplicar no final do segundo e terceiro trimestres devido à resistência à insulina da gravidez.

37. O que é diabetes melito gestacional?

O DMG é um estado de intolerância à glicose com início ou primeiro reconhecimento durante a gravidez. A incidência do DMG varia de 3-14% das gravidezes em todo o mundo, sendo maior em grupos étnicos que têm maior incidência do diabetes tipo 2 (hispano-americanos, afro-americanos, nativos americanos e ilhéus do Pacífico). A prevalência dobrou nos últimos 10 anos, em grande parte secundária à obesidade epidêmica, podendo chegar a ser tão alta quanto 1:10 nas populações de alto risco.

38. Como o DMG é diagnosticado?

Os critérios para diagnóstico nos Estados Unidos mudaram recentemente. Os critérios de Carpenter e Coustan foram adotados pela American Diabetes Association (ADA) e Fourth International Workshop-Conference on Gestational Diabetes. Os critérios podem ser ainda modificados em um futuro próximo devido aos dados provenientes do estudo HAPO, sugerindo que as metas diagnósticas e terapêuticas de glicose sejam reduzidas para prevenir o supercrescimento fetal. De fato, o estudo HAPO demonstrou que GSJ $\geq$90 ou valor em uma hora $\geq$172 ou de $\geq$140 em duas horas, após uma carga de 75 g de glicose, aumenta em mais de duas vezes o risco de um bebê GIG. As recomendações de triagem foram estratificadas de acordo com os estados de riscos baixo, médio e alto de DMG. A maioria dos obstetras emprega a triagem universal de todas as mulheres em 24-28 semanas, que é uma abordagem razoável, especialmente em população que contém grupos étnicos com maior prevalência de DMG. Um número crescente de mulheres atende aos critérios para triagem precoce. Descobriu-se que algumas dessas mulheres, que atendem aos critérios diagnósticos no primeiro trimestre, terão A_{1Cs} elevada, sugerindo diabetes preexistente ou hiperglicemia durante a embriogênese, que pode resultar em risco aumentado e malformações importantes.

39. Resuma as recomendações para o estado de baixo risco.

O estado de baixo risco não requer testes de glicose, mas essa categoria está limitada a mulheres que atendem a TODOS os critérios seguintes: idade inferior a 25 anos, peso normal antes da gravidez, membro de grupo étnico com baixa prevalência de DMG, sem diabetes conhecido em parentes de primeiro grau, sem história de tolerância anormal à glicose e sem histórico de mau resultado obstétrico ou bebê macrossômico.

40. Quais são as recomendações para um estado de alto risco?

O estado de alto risco requer teste de glicose logo que a gravidez for diagnosticada e novamente em 24-28 semanas, se o teste inicial for normal. As mulheres que atendem a QUALQUER dos critérios seguintes devem ser testadas precocemente: obesidade, história pessoal de DMG ou bebê macrossômico anterior, glicosúria, história familiar de diabetes em parente de primeiro grau ou síndrome do ovário policístico (SOP). Mulheres com glicose sanguínea de jejum acima de 125 mg/dL ou glicose aleatória ou pós-prandial superior a 200 mg/dL atendem aos critérios para diabetes e esse diagnóstico exclui a necessidade de qualquer desafio com glicose. Para todas as outras mulheres em alto risco deve ser administrado um desafio com glicose com 50 g (teste com glucola), ou se proceder diretamente a um teste de tolerância oral à glicose (OGTT) com 100 g logo que se estabeleçam os cuidados pré-natais. Se o teste inicial for normal, a repetição dos testes deverá ser realizada em 24-28 semanas de gestação.

56 CAPÍTULO 5 DIABETES NA GRAVIDEZ

41. Como deve ser a abordagem das mulheres com risco médio?

As mulheres que não se enquadram nas categorias de baixo ou alto risco devem receber um desafio de 50 g de glicose em 24-28 semanas. Se os resultados forem positivos, elas devem se submeter a testes diagnósticos com OGTT de 100 g em três horas.

42. Descreva o desafio com 50 g de glicose.

O tempo todo, o desafio com 50 g de glicose é a triagem aceita para a presença de DMG nos Estados Unidos, mas um resultado positivo deve ser seguido por OGTT diagnóstico com 100 g em três horas. Uma triagem positiva está na variação de 130-140 mg/dL. A sensibilidade e a especificidade do teste dependem da escolha de um valor de limiar, e o ponto de corte pode ser selecionado de acordo com a prevalência do DMG na população sob triagem. O teste não precisa ser realizado durante estado de jejum, mas uma amostra de soro deve ser retirada exatamente uma hora após a administração de glicose oral.

43. Descreva o OGTT com 100 g em três horas.

O teste com 100 g em três horas deve ser realizado após três dias de uma dieta irrestrita com carboidrato e enquanto a paciente está em jejum. Um teste positivo requer que dois valores sejam atendidos ou excedidos. Um valor anormal deve ser seguido por um teste de três horas um mês depois porque um único valor elevado aumenta o risco de macrossomia e um terço das pacientes essencialmente atende aos critérios diagnósticos para a DMG (Tabela 5.2). Uma redução nesses critérios diagnósticos pode ser prevista no futuro em razão das descobertas do estudo HAPO de que o supercrescimento está associado a níveis mais baixos de glicose do que aqueles anteriormente reconhecidos. Além disso, o estudo HAPO utilizou OGTT com 75 g, e não 100 g, em duas horas e, pela primeira vez, demonstrou que o supercrescimento fetal e os altos níveis de insulina no sangue do cordão estavam associados a valores mais baixos que os atualmente definidos como anormais no OGTT com 100 g.

TABELA 5-2. CRITÉRIOS PARA TESTE ORAL DE TOLERÂNCIA À GLICOSE	
Glicose de jejum	95 mg/dL
Glicose em 1 hora	180 mg/dL
Glicose em 2 horas	155 mg/dL
Glicose em 3 horas	140 mg/dL

44. Resuma os riscos para a mãe com DMG.

Os riscos imediatos para a mãe com DMG são: maior incidência de seção cesariana (~30%), pré-eclâmpsia (~20-30%) e poli-hidrâmnio (~20%), o que resulta em parto pré-termo. Os riscos em longo prazo para a mãe estão relacionados a futuras gravidezes com DMG e ao risco substancial de desenvolvimento de diabetes melito tipo 2.

45. Quais fatores aumentam o risco de desenvolvimento subsequente de diabetes tipo 2?

Mulheres com DMG têm um risco extremamente alto (~50%) de desenvolver diabetes tipo 2 nos 5-10 anos subsequentes. Os fatores de risco incluem hiperglicemia de jejum, necessidade de insulina, DMG diagnosticada antes das 24 semanas de gestação (intolerância à glicose preexistente), obesidade, pertencer a grupo étnico com alta prevalência de diabetes tipo 2 e tolerância prejudicada à glicose (TPG) em seis semanas pós-parto. As mulheres multíparas com DMG também têm risco maior de desenvolver diabetes tipo 2.

46. Quais fatores podem reduzir o risco de desenvolver diabetes tipo 2?

O aconselhamento referente à dieta, à perda de peso e aos exercício é essencial, melhorando provavelmente a sensibilidade à insulina, devido aos achados do Diabetes Prevention Program (DPP) Trial. No DPP, a análise de um subgrupo de mulheres com histórico de DMG mostrou que elas tinham risco mais elevado de desenvolver DM tipo 2 (17% ao ano), comparadas com mulheres com TPG, mas sem histórico de DMG. Esse risco pode ser diminuído pela metade em aproximadamente 8% ao ano com dieta e exercício ou metformina. Tais modificações dietéticas devem ser adotadas pela família, uma vez que o bebê também está em risco de desenvolver obesidade e síndrome metabólica. Um estudo também demonstrou que o uso de tiazolidinediona *versus* placebo pós-parto diminuiu de 12,1% para 5,4% a taxa de desenvolvimento de diabetes tipo 2 em 30 mulheres dentre as 133 mulheres randomizadas, aparentementemente pela diminuição da secreção de insulina e preservação da função da célula beta. Nesse momento, recomenda-se que sejam feitos esforços intensificados por meio de dieta e exercício para ajudar as mulheres a retornarem ao seu peso pré-gravidez e a perderem peso adicional caso seu índice de massa corporal (IMC) ainda esteja elevado. Se dieta e exercício não forem bem-sucedidos ou não normalizarem a tolerância à glicose, a metformina pode ser considerada.

47. Qual é a incidência de complicações no bebê de mãe com DMG?
Mesmo com o advento da triagem e do controle agressivo da DMG, a incidência de complicações neonatais está na faixa de 12-28%.

48. Resuma os mecanismos básicos por trás das complicações relacionadas ao DMG.
A excessiva transferência de glicose, aminoácidos, ácidos graxos livres (AGL) e triglicérides da mãe para o feto induz hiperglicemia fetal, que resulta em hipertrofia das ilhotas pancreáticas fetais e hiperplasia da célula beta com consequente hiperinsulinemia fetal. A insulina fetal é um potente hormônio do crescimento.

49. Qual é a complicação mais comum do DMG?
A complicação mais comum é a macrossomia (Fig. 5.1). O aumento da síntese de gordura pelo feto leva à adiposidade e visceromegalia (especialmente coração, fígado e pâncreas), pondo a mãe em maior risco de necessitar de seção cesariana e o bebê em risco de distocia do ombro. O suprimento excessivo de nutrientes causa aumento na cintura abdominal fetal desproporcional a outras medidas corporais, resultando em parto difícil.

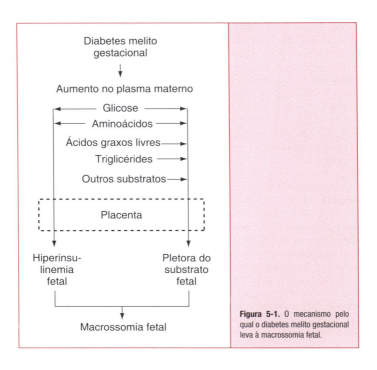

Figura 5-1. O mecanismo pelo qual o diabetes melito gestacional leva à macrossomia fetal.

58 CAPÍTULO 5 DIABETES NA GRAVIDEZ

50. Quais são as outras complicações que podem resultar de DMG ou diabetes preexistente?

- Quando não identificado, distocia do ombro pode resultar na paralisia de Erb, fraturas claviculares, sofrimento fetal, baixos escores APGAR, assim como asfixia ao nascimento.
- Se a mãe tiver precário controle glicêmico, pode ocorrer síndrome da angústia respiratória em até 30% dos bebês devido à diminuição da síntese de surfactante pulmonar.
- Hipertrofia do septo cardíaco pode ser observada em 35-40%.
- Com controle extremamente precário da glicose, também há um risco maior de mortalidade fetal em consequência de acidemia e hipoxia fetais.
- Anormalidades metabólicas comuns no bebê e na mãe com DM incluem hipoglicemia neonatal decorrente de hiperinsulinemia contínua, assim como hipocalcemia, policitemia e hiperbilirrubinemia.
- O excesso de AGL e de triglicérides liberados ao feto também pode contribuir para o crescimento fetal excessivo, e atualmente é tema de mais pesquisas para discernir se esses substratos precisam ser considerados como metas para diminuição, juntamente com a glicose.

51. Explique o fenômeno do roubo da glicose fetoplacentária.

A hiperinsulinemia fetal pode causar exagerado desvio fetal de glicose da mãe, enfraquecendo os picos de glicose materna pós-carga. Esse fenômeno de roubo de glicose fetoplacentária pode realmente diminuir as concentrações de glicose materna no OGTT, provocando a ilusão de que houve melhora no controle da glicose materna. A monitoração da glicose materna pode não refletir de forma precisa a situação metabólica quando a hiperinsulinemia fetal está presente.

52. Descreva a estratégia com base fetal para o controle do DMG.

Cinco estudos randomizados controlados demonstraram ser benéfico o uso do supercrescimento fetal como indicador de ótimo controle do diabetes. Tendo em vista que as medidas de glicose materna podem ser enganosas e que outros nutrientes, como excesso de lipídios, também podem contribuir para o crescimento da gordura fetal, atualmente recomenda-se a avaliação do crescimento fetal como medidor da adequação do tratamento. Os níveis amnióticos de insulina fetal, um marcador da hiperinsulinemia fetal (visto que a insulina materna não a atravessa em quantidades apreciáveis) correlaciona-se fortemente à circunferência abdominal fetal em 28-32 semanas. Esses estudos randomizados controlados apoiam a intensificação da terapia médica materna para os fetos cuja circunferência abdominal estejam acima do percentil 70, o qual está associado a aumento abdominal e crescimento da gordura visceral. Mulheres com DMG necessitam de terapia médica ou, com controle glicêmico subótimo, deverão se submeter à vigilância fetal em ~32 semanas de gestação. O parto deve ser considerado em torno de 39 semanas se a mulher tiver bons critérios de datação e cérvice favorável. Peso fetal estimado superior a 4.500 g acarreta alto risco de distocia do ombro tão grande, que geralmente é recomendada uma seção cesariana eletiva em mulheres com DMG ou diabetes preexistente.

53. Discuta as sequelas em longo prazo do DMG ou do diabetes preexistente nos filhos de mães afetadas.

As sequelas em longo prazo do DM para os filhos são preocupantes. A proliferação de adipócitos fetais e células beta pancreáticas pode ser responsável pela "programação fetal" do desenvolvimento posterior de obesidade e síndrome metabólica. Os relatos de aumento do risco de obesidade em adolescentes e de diabetes tipo 2 são convincentes. A incidência do diabetes tipo 2 na infância foi aproximadamente 10 vezes maior nos filhos dos índios Pima nascidos de mães com diabetes, comparados com os filhos daquelas mães que não desenvolveram diabetes até após a gravidez. Além disso, apesar de incidência semelhante de obesidade aos 20 anos de idade entre os dois grupos de descendentes, a incidência do diabetes tipo 2 foi aproximadamente 70% nas idades de 25-29 anos nos filhos de mães diabéticas, comparados com aproximadamente 10% dos filhos de mães pré-diabéticas (mães que não desenvolveram diabetes até depois da gravidez).

CAPÍTULO 5 DIABETES NA GRAVIDEZ 59

54. Como a hiperglicemia *in utero* afeta as sequelas em longo prazo dos bebês nascidos de mães diabéticas?

A hiperglicemia *in utero* parece ser um fator de risco independente para o desenvolvimento de intolerância à glicose da infância. Os níveis insulínicos elevados no líquido amniótico (devido à hiperinsulinemia fetal em consequência de hiperglicemia materna) prognosticou obesidade na adolescência em um estudo, independentemente do peso fetal, e aproximadamente 30% desses filhos tiveram tolerância prejudicada à glicose aos 17 anos de idade. Parece ocorrer programação fetal ou influências epigenéticas nesse ambiente intrauterino de excesso de nutrientes, podendo contribuir para a incidência do crescimento do diabetes tipo 2 quando as crianças com tolerância prejudicada à glicose por sua vez se tornarem mães, perpetuando o ciclo.

55. O que causa DMG em mulheres?

A DMG é causada por anormalidades em, pelo menos, três aspectos do metabolismo de energia: resistência à insulina, aumento da produção hepática de glicose, bem como secreção prejudicada de insulina. O aumento da resistência da insulina da gravidez não pode ser compensado em razão da função comprometida da célula beta, resultando em secreção inadequada de insulina. Acredita-se que a resistência à insulina seja decorrente principalmente dos efeitos da produção aumentada de lactogênio placentário humano, hormônio do crescimento placentário, TNF-α e citocinas inflamatórias. Mulheres que desenvolvem DMG apresentam menor sensibilidade à insulina pré-gravidez, comparadas com grupos-controle semelhantes, e algumas anormalidades podem persistir após o parto. A grande maioria dessas mulheres está com sobrepeso, e muitas têm características de síndrome metabólica antes da gravidez. Mulheres magras ou com peso normal que desenvolvem DMG são a minoria e podem revelar um gene MODY ou, com mais frequência, estão em risco de desenvolver diabetes autoimune latente. Descobriu-se que muitos desses casos incomuns são positivos para o anticorpo GAD (descarboxilase do ácido glutâmico) e têm níveis baixos do peptídeo C, o que as põe em risco aumentado para manifestarem DM tipo 1.

56. O que causa produção de glicose hepática aumentada?

O aumento da produção de glicose hepática resulta da supressão inadequada pela insulina da gliconeogênese hepática excessiva. A percepção da glicose pela célula beta também está anormal e se manifesta como resposta inadequada à insulina para determinado grau de hiperglicemia.

57. Resuma o papel da secreção prejudicada de insulina.

A secreção prejudicada de insulina torna a mulher incapaz de atender à necessidade de maior produção de insulina em vista de resistência à insulina e aumento da produção da glicose hepática. Esses mesmos distúrbios fisiopatológicos, que em grande parte são determinados geneticamente, tornam a paciente com DMG com maior probabilidade de desenvolver diabetes melito tipo 2 na fase avançada da vida, quando o ganho de peso e o envelhecimento geralmente podem contribuir ainda mais para a resistência à insulina e secreção insulínica prejudicada. A gravidez pode ser considerada como um "teste de estresse" para o desenvolvimento do diabetes tipo 2, uma vez que a resistência acentuada da gravidez requer um aumento de duas a três vezes na secreção da insulina que a célula beta pode não ser capaz de atingir, resultando em uma anormalidade clinicamente evidente no metabolismo da glicose.

58. Qual é a melhor terapia para mulheres com DMG?

Mulheres com DMG devem ser orientadas a monitorar a glicose em casa para assegurar que as metas glicêmicas sejam atingidas durante a gravidez. A melhor terapia para a DMG depende inteiramente da extensão da intolerância à glicose e da resposta da mãe. Em pelo menos metade dos casos, somente a dieta mantém os valores de glicose sanguínea pós-prandial dentro da faixa normal, porém é mais provável que falhe se existir hiperglicemia de jejum. Como os níveis de glicose pós-prandial estão fortemente associados ao risco de macrossomia, a restrição de carboidratos simples pode ser útil para moderar as excursões glicêmicas pós-prandiais, e as gorduras saturadas devem ser limitadas devido ao seu efeito na piora da resistência à insulina. Mulheres com IMC superior a 30 kg/mg^2 podem se beneficiar de restrição calórica de 30-33% para aproximadamente 20-25 kcal/kg ou aproximadamente 1.800 calorias por dia, o que mostrou reduzir a hiperglicemia e os triglicérides plasmáticos sem aumento da cetonúria.

CAPÍTULO 5 DIABETES NA GRAVIDEZ

59. Discuta o papel da medicação oral para o diabetes no controle do DMG.

Os únicos fármacos hipoglicêmicos orais aprovados para uso em mulheres com DMG pelo Fifth International Workshop on Gestational Diabetes são a gliburida e a acarbose, mas a última geralmente é problemática em razão dos efeitos colaterais gastrointestinais. Nenhum dos outros secretagogos insulínicos é aprovado, nem a metformina ou as tiazolidinedionas. Em um estudo multicêntrico de referência, 400 mulheres com DMG foram randomizadas para receber insulina ou gliburida após 24 semanas de gestação. Controle glicêmico materno, macrossomia, hipoglicemia neonatal e resultados neonatais não foram diferentes entre os grupos. As concentrações de insulina sérica do cordão foram semelhantes entre os dois grupos, e a gliburida não foi detectada no soro do cordão de qualquer bebê testado. Entretanto, estudos subsequentes sugerem que aproximadamente 20% das mulheres com DMG falharão com a gliburida e necessitarão de tratamento com insulina para atingir o adequado controle glicêmico. Os fatores de risco associados à falha da gliburida incluem diagnóstico de DMG antes de 24 semanas, hiperglicemia de jejum, gravidezes repetidas e hiperglicemia mais grave. O estudo MIG, publicado recentemente, foi um ERC (estudo randomizado controlado) de 751 mulheres com DMG randomizadas para metformina ou insulina. Em vista das preocupações sobre o possível risco de acidose láctica fetal, foram excluídas mulheres com contraindicação para metformina, anomalias fetais, hipertensão gestacional, pré-eclâmpsia, restrição do crescimento fetal e ruptura das membranas. Mulheres com diabetes preexistente também foram excluídas. A metformina não parece aumentar quaisquer resultados adversos, embora esteja associada a ligeiro aumento no nascimento pré-termo, e 46% das mulheres no grupo da metformina necessitaram de insulina suplementar. Os filhos estão sendo acompanhados quanto à evidência de quaisquer efeitos em longo prazo. Como esse único ERC é muito recente, a metformina ainda não foi aprovada na gravidez para o tratamento do DMG e parece ter uma taxa mais alta de falha do que a gliburida. Não há estudos publicados até o momento explorando a combinação de gliburida em metformina para tratar DMG.

60. Quando a insulina deve ser usada para tratar a DMG?

Mulheres com níveis de glicose sanguínea de jejum maiores que 95 mg/dL, níveis de glicose pós-prandial em uma hora superiores a 140 mg/dL ou níveis de glicose pós-prandial em duas horas acima de 120 mg/dL devem iniciar a terapia insulínica. Aquelas que não desejam começar com a insulina e exibem leve hiperglicemia sem significativa elevação na glicose sanguínea de jejum e que não foram diagnosticadas antes de 24 semanas de gestação podem ser candidatas à terapia com gliburida ou possivelmente metformina, embora essa última ainda não esteja aprovada. Mulheres com feto grande para a idade gestacional, demonstrado por ultrassom, também são candidatas a tratamento farmacológico. Com frequência, a DMG pode ser tratada com duas injeções diárias de NPH e insulina regular, mas ocasionalmente excursões glicêmicas pós-prandiais são tão excessivas que são necessárias injeções na hora da refeição de um análogo insulínico de curta ação. A hipoglicemia grave tende a ser uma ocorrência infrequente em tais pacientes em razão da resistência à insulina de base e da percepção sintomática de hipoglicemia.

61. Qual é o papel do exercício em pacientes com DMG ou diabetes preexistente?

O exercício moderado é bem tolerado na gravidez, e o Fifth International Workshop on Gestational Diabetes recomenda que gestantes adotem as diretrizes nacionais de exercitarem-se durante 30 minutos por dia enquanto não houver contraindicação obstétrica. O exercício também melhora a sensibilidade à insulina em mulheres com diabetes tipo 2 e pode limitar o ganho de peso excessivo. A segurança fetal estabeleceu que a frequência cardíaca materna é mantida abaixo de 140 batimentos/min, em mulheres que não estão bem condicionadas, ou <160 batimentos/min em mulheres com capacidade elevada para os exercícios com duração de 30 minutos e se a mãe está bem hidratada e não se tornou hipertérmica. De três estudos sobre as gravidezes com DMG, dois demonstraram que exercícios três vezes por semana podem atingir o controle glicêmico, bem como o peso do bebê ao nascimento, semelhantes àqueles observados em mulheres tratadas com insulina. Estabelecer uma rotina regular de exercício modesto durante a gravidez pode também ter benefícios em longo prazo para a mãe com DMG, a qual claramente apresenta risco apreciável de desenvolver diabetes tipo 2 no futuro. A monitoração domiciliar de glicose deve ser continuada ao longo da gravidez para determinar se é necessária a terapia insulínica.

CAPÍTULO 5 DIABETES NA GRAVIDEZ **61**

62. Quando é contraindicado um programa de exercício controlado?
Mulheres em risco para o parto pré-termo, sangramento vaginal ou condições predisponentes para a restrição do crescimento não são candidatas para um programa de exercício controlado. Mulheres com hipertensão mal controlada e pré-eclâmpsia geralmente são aconselhadas a fazer repouso no leito. Algumas mulheres, especialmente com DM tipo 1 de longa duração, podem estar em risco para insuficiência placentária ou restrição do crescimento e podem não ser candidatas.

63. Quais são as questões importantes de controle pós-parto que devem ser abordadas em mulheres com diabetes pré-gestacional ou gestacional?
As questões críticas no período pós-parto incluem manutenção de controle glicêmico, dieta, exercício, perda de peso, pressão arterial e controle da proteção renal, amamentação e contracepção. A amamentação demonstrou ser vantajosa para mães com diabetes tipo 2 e DMG facilitando a perda de peso. As mulheres com diabetes tipo 1 devem ser verificadas quanto a anticorpos TPO (tireoperoxidase) e, se positivas, podem ter um risco de até 50% de tireoidite pós-parto. A maioria das mulheres com diabetes pré-gestacional, mesmo aquelas que foram extremamente aquiescentes e tiveram excelente controle glicêmico durante a gravidez, sofrem piora drástica do controle da glicose após o parto. Além disso, muitas podem abandonar os cuidados médicos para seu diabetes. O período pós-parto é relativamente negligenciado, pois tanto a mãe como o médico relaxam a vigilância. Entretanto, esse período oferece uma oportunidade única para instituir hábitos saudáveis que possam ter efeitos altamente benéficos sobre a qualidade de vida da mãe e do bebê. A importância da contracepção eficaz não pode ser superestimada, visto que 50% das gravidezes não são planejadas e cada gravidez subsequente em mulher com DMG aumenta seu risco para o desenvolvimento do diabetes tipo 2.

64. Explique o valor da dieta e do exercício no período pós-parto.
Um programa de perda de peso, que consiste em dieta e exercício, deve ser instituído para as mulheres com DMG para melhorar a sensibilidade à insulina e prevenir o desenvolvimento do diabetes tipo 2. Demonstrou-se que mulheres com DMG ou diabetes tipo 2 não perdem seu ganho de peso da gravidez e muitas vezes entram em uma segunda gravidez até com peso maior. Dieta e exercício reduziram o desenvolvimento do diabetes tipo 2 em aproximadamente 50% no subgrupo de mulheres com DMG no estudo DPP, e todo esforço deve ser envidado para tentar intervir nessa população de risco excessivamente alto.

65. Discuta a importância de monitoração durante o período pós-parto.
A monitoração de glicose domiciliar deve ser continuada no período pós-parto em mulheres com diabetes pré-gestacional, pois as necessidades de insulina caem quase de imediato e muitas vezes drasticamente nesse momento, aumentando o risco de hipoglicemia. Em mulheres com histórico de DMG, o estado glicêmico deve ser reavaliado seis semanas após o parto. A hiperglicemia geralmente resolve-se na maioria das pacientes com DMG durante esse intervalo, mas pode persistir em até 10%. No mínimo, um teste de glicose sanguínea de jejum deve ser realizado para determinar se a mulher tem diabetes persistente (glicose >125 mg/dL) ou glicose de jejum alterada (glicose de pelo menos 100 mg/dL). Um teste de tolerância à glicose com 75 g em duas horas é recomendado pela ADA, ACOG e Fifth International Workshop on Gestational Diabetes, pois o valor em duas horas de pelo menos 200 mg/dL estabelece o diagnóstico de diabetes e um valor em duas horas de pelo menos entre 140 mg/dL e 200 mg/dL faz o diagnóstico de tolerância à glicose prejudicada. Omite-se a maioria das mulheres com tolerância à glicose prejudicada persistente caso seja verificado apenas o nível de glicose sanguínea de jejum.

66. Por que o diagnóstico de tolerância prejudicada à glicose ou "pré-diabetes" é de importância crítica?
A importância de diagnosticar a intolerância à glicose ou pré-diabetes está em seu valor preditivo para desenvolvimento futuro do diabetes tipo 2. Em uma série, um diagnóstico de tolerância prejudicada à glicose foi o fator preditivo mais importante de desenvolvimento de diabetes tipo 2 em mulheres latino-americanas com histórico

CAPÍTULO 5 DIABETES NA GRAVIDEZ

de DMG; 80% de tais mulheres desenvolveram diabetes nos 5-7 anos subsequentes. Esforços intensificados promovendo dieta, exercício e perda de peso, e possivelmente a metformina, se fracassarem as mudanças no estilo de vida, devem ser instituídos nesse grupo de mulheres com risco extraordinariamente alto.

67. Resuma o papel dos inibidores da ECA no período pós-parto.

Mulheres que são candidatas a um inibidor da ECA podem iniciar o enalapril, que não demonstrou aparecer no leite materno em concentrações apreciáveis.

68. As mulheres com DMG devem amamentar seus bebês?

As mulheres devem ser incentivadas a amamentar, a menos que surjam dificuldades no controle glicêmico. Existem pequenos relatórios sugerindo que doses modestas de gliburida e metformina possam ser usadas em mães em amamentação, mas os tamanhos da amostra são pequenos e o pediatra deve ser notificado. A insulina ainda é preferida em mulheres lactantes devido aos dados de segurança em longo prazo em bebês lactentes. Mulheres com histórico de DMG em aleitamento parecem ter menor incidência no desenvolvimento de diabetes tipo 2, em parte devido à perda de peso, visto que a amamentação requer aproximadamente 300-400 calorias por dia. Amamentar também parece diminuir o risco de obesidade na infância e de tolerância prejudicada à glicose em filhos de mulheres com DMG. A mãe deve também assegurar que sua ingestão de cálcio seja de pelo menos 1.500 mg/dia.

69. Qual é a frequência da tireoidite pós-parto em mulheres com diabetes tipo 1? Quando ela aparece?

Há relatos de que as mulheres com diabetes tipo 1 têm incidência de 2-25% de tireoidite pós-parto, sendo o risco mais elevado em mulheres positivas para anticorpos TPO. O hipertireoidismo pode ocorrer no período de 2-4 meses pós-parto, podendo apresentar-se no período subsequente de 4-8 meses. Em vista do significado desse distúrbio, a medição do hormônio estimulador da tireoide (TSH) é recomendada nas pacientes tipo 1 positivas para anticorpos TPO em 3-6 meses após o parto ou com quaisquer sintomas sugestivos.

70. Resuma o acompanhamento em longo prazo de mulheres não diabéticas com histórico de DMG.

Mulheres com histórico de DMG devem submeter-se a OGTT com 75 g em aproximadamente seis semanas pós-parto para fazer o diagnóstico de tolerância à glicose normal *versus* prejudicada ("pré-diabetes" ou diabetes). O Fifth International Workshop recomenda um segundo OGTT com 75 g um ano pós-parto, glicoses sanguíneas de jejum anualmente e depois OGTT com 75 g a cada três anos.

71. Quais agentes contraceptivos podem ser usados por mulheres com diabetes ou histórico de DMG?

Deve-se documentar, a cada visita, aquelas mulheres em uso ou às quais se propôs um método eficaz de controle da natalidade. A grande maioria dos métodos contraceptivos é relativamente segura em mulheres com diabetes, incluindo os contraceptivos orais combinados, a menos que as mulheres tenham hipertensão mal controlada, hipertrigliceridemia ou em risco para doença tromboembólica. Os triglicérides devem ser medidos após o início dos contraceptivos orais em todas as mulheres com diabetes ou histórico de DMG em razão da significativa incidência de hipertrigliceridemia e risco associado de pancreatite com o uso de estrogênio oral.

72. Resuma o papel dos contraceptivos orais combinados em baixa dose.

Os contraceptivos orais combinados em baixa dose demonstram ser eficazes, tendo efeitos metabólicos mínimos em mulheres com diabetes. Os adesivos transdérmicos Ortho Evra® e Nuva Ring® também são opções, mas não foram estudados para determinar se apresentam menos efeitos colaterais metabólicos. Em um grupo retrospectivo de 904 mulheres com DMG, os contraceptivos orais combinados não influenciaram o desenvolvimento do diabetes tipo 2.

CAPÍTULO 5 DIABETES NA GRAVIDEZ 63

73. Quais são as outras opções apropriadas de contraceptivos?

Os agentes progestacionais, com o Depo-Provera® ou noretindrona, também são alternativas, embora possam afetar ligeiramente a tolerância ao carboidrato e o Depo-Provera® tenha sido associado a risco aumentado de diabetes tipo 2 em mães lactantes com histórico de DMG, principalmente devido ao ganho de peso. Não há aumento na doença inflamatória pélvica com o uso de dispositivos intrauterinos em mulheres com diabetes tipo 1 ou tipo 2 bem controlado após o período pós-inserção. Portanto, essa pode ser uma escolha atraente para mulheres mais velhas que não desejam futuras gravidezes. O Nuva Ring® também não parece estar associado a qualquer aumento de risco. Quase qualquer método contraceptivo é superior a uma gravidez indesejada em vista dos riscos para a mãe com diabetes pré-gestacional e aumento do risco de desenvolver DM tipo 2 em mães com histórico de DMG.

BIBLIOGRAFIA

1. Pregestational diabetes mellitus. ACOG Practice Bull 60:675–85, 2005.
2. American Diabetes Association: Preconception care of women with diabetes (Position Statement). Diabetes Care 30(Suppl 1):S26, 2007.
3. Barbour LA: Gestational diabetes. In Rosene Montella K, Keely E, Barbour L, Lee RV, editors: *Medical care of the pregnant patient*, Philadelphia, 2007, American College of Physicians.
4. Barbour LA: New concepts in insulin resistance of pregnancy and gestational diabetes: long-term implications for mother and offspring. J Obstet Gynaecol 24:545–549, 2003.
5. Barbour LA, McCundy CE, Hernandez TL, et al: Cellular mechanisms in gestational diabetes. Diabetes Care 30 (Suppl 2):S112–119, 2007.
6. Buchanan TA, Xiang A, Kjos SL, Watanabe R: What is gestational diabetes? Diabetes Care 30(Suppl 2):S105–111, 2007.
7. Catalano PM, Thomas A, Huston-Presley L, Amini SB: Phenotype of infants of mothers with gestational diabetes. Diabetes Care 30(Suppl 2):S156–160, 2007.
8. Clausen TD, Mathiesen E, Ekbom P, et al: Poor pregnancy outcome in women with type 2 diabetes. Diabetes Care 28:323–328, 2005.
9. Conway DL, Obstetric management in gestational diabetes. Diabetes Care 30(Suppl 2):S175–179, 2007.
10. Cooper WO, Hernandez-Diaz S, Arbogast PG, et al: Major congenital malformations after first-trimester exposure to ACE Inhibitors. N Engl J Med 354:2443–2451, 2006.
11. Coustan DR: Pharmacologic management of gestational diabetes. Diabetes Care 30(Suppl 2):S206–208, 2007.
12. Crowther CA, Hiller JE, Moses JR, et al: for the Australian Carbohydrate Intolerance Study in Pregnant Women (ACHOIS) Trial Group: Effect of treatment of gestational diabetes mellitus on pregnancy outcomes. N Engl J Med 352:2477–2486, 2005.
13. Dabelea D: The predisposition to obesity and diabetes in offspring of diabetic mothers. Diabetes Care 30 (Suppl 2):S169–S174.
14. Dabelea D, Knowler WC, Pettett DJ: Effect of diabetes in pregnancy on offspring: follow-up research in the Pima Indians. J Mat Fet Med 9:83–88, 2000.
15. Damm P, Mathiesen ER: Contraception after gestational diabetes. Diabetes Care 30(Suppl 2):S236–241, 2007.
16. DeViciana M, Major CA, Morgan MA, et al: Postprandial versus preprandial blood glucose monitoring in women gestational diabetes requiring insulin therapy. N Engl J Med 333:1237–1241, 1995.
17. Diabetes Control and Complications Research Group: Pregnancy outcomes in the diabetes control and complications trial. Am J Obstet Gynecol 177:1165–1171, 1996.
18. Diabetes Prevention Program Research Group: Reduction in the incidence of type 2 diabetes with lifestyle intervention or metformin. N Engl J Med 346:393–403, 2002.
19. Gimenez M, Conget I, Nicolau J, et al: Outcome of pregnancy in women with type 1 diabetes intensively treated with continuous sub-cutaneous insulin infusion or conventional therapy. A case-control study. Acta Diabetologica 44:34–37, 2007.
20. Glueck CJ, Wang P, Goldenberg N, Sieve-Smith L: Pregnancy outcomes among women with polycystic ovary syndrome treated with metformin. Human Reprod 17:2858–2864, 2002.
21. The HAPO Study Cooperative Research Group: Hyperglycemia and adverse pregnancy outcmoes. New Engl J Med 358:1991–2002, 2008.
22. Hellmuth E, Damm P, Molsted-Pederson L: Oral hypoglycemic agents in 118 diabetic pregnancies. Diabetic Med 17:507–511, 2000.
23. Hod M, Yogev Y: Goals of metabolic management of gestational diabetes. Diabetes Care 30(Suppl 2):S180–187, 2007.

CAPÍTULO 5 DIABETES NA GRAVIDEZ

24. Jakubowicz DJ, Iuorno MJ, Jakubowicz S, et al: Effects of metformin on early pregnancy loss in the polycystic ovary syndrome. J Clin Endocrinol Metab 87:524–529, 2002.

25. Kahn B, Davies JK, Lynch AM, et al: Predictors of glyburide failure in women with gestational diabetes. Obstet Gynecol 107:1306–1309, 2006.

26. Kerssen A, deValk HW, Visser GHA: Increased second trimester maternal glucose levels are related to extremely large for gestational age infants in women with type 1 diabetes. Diabetes Care 30:1069–1074, 2007.

27. Kitzmiller JL, Dang-Kilduff, Taslimi MM: Gestational diabetes after delivery. Diabetes Care 30(Suppl 2):S225–235, 2007.

28. Kjos SL, Peters RJ, Xiang A, et al: Predicting future diabetes in Latino women with gestational diabetes. Diabetes 44:586–591, 1995.

29. Kjos SL, Schaeffer-Graf UM: Modified therapy for gestational diabetes using high-risk and low-risk fetal abdominal circumference growth to select strict versus relaxed maternal glycemic targets. Diabetes Care 30 (Suppl 2):S200–205, 2007.

30. Langer O, Conway DL, Berkus MD, et al: A comparison of glyburide and insulin in women with gestational diabetes. N Engl J Med 343:1134–1138, 2000.

31. Mathiesen E, Kinsley B, Amiel SA, et al: The Insulin Aspart Pregnancy Study Group: Maternal glycemic control and hypoglycemia in type 1 diabetes pregnancy: a randomized trial of insulin aspart versus human insulin in 322 pregnant women. Diabetes Care 30:771–776, 2007.

32. Metzger BE, Buchanan TA, Coustan DR, et al: Summary and recommendations of the Fifth International Workshop-Conference on Gestational Diabetes Mellitus. Diabetes Care 30 (Suppl 2):S251–260, 2007.

33. Nielsen GL, Moller M, Sorenson HT, HbA_{1c} in early diabetic pregnancy and pregnancy outcomes: a Danish population-based cohort study of 573 pregnancies in women with type 1 diabetes. Diabetes Care 29:2612–2616, 2006.

34. Price N, Bartlett C, Gillmer M: Use of insulin glargine during pregnancy: a case-control study. BJOG 114:453–457, 2007.

35. Ratner RE: Prevention of type 2 diabetes in women with previous gestational diabetes. Diabetes Care 30 (Suppl 2):S242–245.

36. Reader DM: Medical nutrition therapy and lifestyle interventions. Diabetes Care 30(Suppl 2):S188–913, 2007.

37. Reece EA, Homko CJ: Why do diabetic women deliver malformed infants? Clin Obstet Gynecol 43:32–45, 2000.

38. Roland JM, Murphy HR, Northcote-Wright J, Temple RC: The pregnancies of women with type 2 diabetes: poor outcomes but opportunities for improvement. Diabetes Med 22:1774–1777, 2005.

39. Rossing K, Jacobsen P, Hommel E, et al: Pregnancy and progression of diabetic nephropathy. Diabetologia 45:36–41, 2002.

40. Rowan JA, Hague WM, Gao W, et al: Metformin versus insulin for the treatment of gestational diabetes. New Engl J Med 358:2003–2015, 2008.

41. Sabai BM, Caritis S, Hauth J, et al: Risks of preeclampsia and adverse neonatal outcomes among women with pregestational diabetes mellitus. Am J Obstet Gynecol 182:364–369, 2000.

42. Temple RC, Aldridge VJ, Murphy HR: Prepregnancy care and pregnancy outcomes in women with type 1 diabetes. Diabetes Care 29:1744–1749, 2007.

43. Temple RC, Aldridge VA, Sampson MJ, et al: Impact of pregnancy on the progression of diabetic retinopathy in type 1 diabetes. Diabetic Med 18:573–577, 2001.

44. Xiang AH, Peters RK, Kjos S, et al: Effect of pioglitazone on pancreatic β-cell function and diabetes risk in hispanic women with prior gestational diabetes. Diabetes 55:517–522, 2006.

DESORDENS LIPÍDICAS

Michael T. McDermott

CAPÍTULO 6

1. Quais são os principais lipídios existentes na corrente sanguínea?

O colesterol e os triglicerídeos (TG) são os principais lipídios circulantes. O colesterol é usado por todas as células para a síntese e o reparo das membranas e das organelas intracelulares e pelas glândulas adrenais e gônadas como substrato para a síntese dos hormônios esteroides adrenais e gonadais. Os TG são uma fonte de energia que pode ser armazenada como gordura ou utilizada como combustível por músculos e outros tecidos.

2. O que são as lipoproteínas?

O colesterol e os TG não são solúveis em água e, portanto, não podem ser transportados através da circulação como moléculas individuais. As lipoproteínas são partículas grandes e esféricas que empacotam esses lipídios em um núcleo cercado por uma concha de proteínas solúveis em água e fosfolipídios. As lipoproteínas atuam como veículos que transportam o colesterol e os TG de um lugar para outro no corpo.

3. Quais são as principais lipoproteínas na corrente sanguínea?

Os quilomícrons, as lipoproteínas de densidade muito baixa (VLDL), as lipoproteínas de baixa densidade (LDL) e as lipoproteínas de alta densidade (HDL) são as principais lipoproteínas circulantes. Suas funções são as seguintes:

Lipoproteína	Função
Quilomícron	Transporte exógeno de TG do intestino para tecido adiposo e músculos
VLDL	Transporte endógeno de TG do fígado para tecido adiposo e músculos
LDL	Transporte do colesterol do fígado para os tecidos periféricos
HDL	Transporte do colesterol dos tecidos periféricos para o fígado

4. O que são apoproteínas?

As apoproteínas estão localizadas na superfície das lipoproteínas. Elas funcionam como ligantes na interação com os receptores das lipoproteínas e como cofatores para as enzimas metabólicas. Suas funções são as seguintes:

Apoproteína	Função
Apoproteína A	Ligante para os receptores periféricos de HDL
Apoproteína B	Ligante para os receptores periféricos de LDL
Apoproteína E	Ligante para os receptores hepáticos para as partículas remanescentes
Apoproteína C-II	Cofator para a lipase lipoproteica (LPL)

5. Cite outras enzimas e proteínas de transporte que são importantes no metabolismo das lipoproteínas.

Veja a Tabela 6-1 e a Figura 6-1.

TABELA 6-1. ENZIMAS E PROTEÍNAS DE TRANSPORTE IMPORTANTES NO METABOLISMO DAS LIPOPROTEÍNAS

Enzima/Proteína	Função
HMG CoA redutase	Enzima limitante da taxa de síntese hepática de colesterol
Lipase lipoproteica	Remove o TG dos quilomícrons e da VLDL no tecido adiposo, deixando as partículas remanescentes
Lipase hepática	Remove o TG adicional das partículas remanescentes no fígado, convertendo-as em LDL
Lecitina colesterol acil transferase	Esterifica as moléculas de colesterol na superfície da HDL, puxando-as para o núcleo da HDL
Proteína de transferência de colesterol esterificado	Transporta o colesterol esterificado entre a HDL e a LDL

HDL, lipoproteína de alta densidade; LDL, lipoproteína de baixa densidade; TG, triglicerídios; VLDL, lipoproteína de densidade muito baixa.

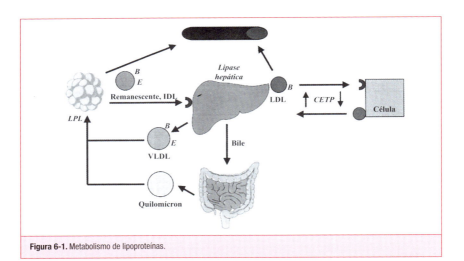

Figura 6-1. Metabolismo de lipoproteínas.

6. Explique a função e o metabolismo dos TG.

Os alimentos e a síntese hepática são as maiores fontes de TG. Eles são transportados pelos quilomícrons (TG da dieta) e pelas VLDL (TG endógenos) para o tecido adiposo e os músculos, onde a LPL e o cofator apoproteína C-II quebram os TG em ácidos graxos (AG) e monoglicerídeos. Os AG entram nas células adiposas para serem armazenados como gordura ou nas células musculares para serem usados como combustível. O quilomícron e as partículas remanescentes de VLDL retornam ao fígado, onde a LH converte o remanescente de VLDL em LDL.

CAPÍTULO 6 DESORDENS LIPÍDICAS

7. Descreva a função e o metabolismo do LDL.

O LDL transporta o colesterol do fígado para os tecidos periféricos, onde a apoproteína B-100 de superfície se liga aos receptores celulares de LDL (LDLR). O agrupamento dos LDLR em invaginações cobertas de clatrina na membrana da célula, promovido pela proteína adaptadora do LDLR-1 (LDLRAP-1), é necessário para captação eficiente de LDL. Após o LDL ser internalizado, ele é degradado a colesterol livre (CL) para uso intracelular. O excesso de LDL é eliminado da circulação pelos macrófagos de "limpeza".

8. Qual é a função do HDL?

O HDL remove o excesso de colesterol das células por meio de dois mecanismos. O pré-βHDL nascente é feito no fígado e no intestino. A Apo A1 de superfície no pré-βHDL adquire colesterol livre (CL) por meio de transportadores cassetes ligantes de ATP A1 (ABCA1) nos macrófagos da parede arterial. A lecitina colesterol acil transferase plasmática (LCAT) então esterifica o CL a éster de colesterol (CE), formando uma partícula madura de βHDL. A βHDL madura aceita o CL adicional dos macrófagos arteriais por intermédio do transportador ABCG1 e do receptor *scavenger*, classe B, tipo 1 (SR-B1). A proteína de transferência de colesterol esterificado (CETP) transfere um pouco do CL de volta para as partículas de LDL, e o HDL maduro transporta o CL remanescente para o fígado, onde a transferência ocorre por meio dos receptores SR-B1 hepáticos. Além do transporte reverso do colesterol, o HDL também reduz a oxidação do LDL, inibe a inflamação vascular e melhora a função endotelial. Todas essas funções tornam o HDL uma potente lipoproteína antiaterogênica.

9. Descreva a patogênese das placas ateroscleróticas e da trombose arterial.

O LDL pode ser modificado pela oxidação. Os macrófagos de "limpeza" localizados abaixo da superfície íntima das artérias englobam o LDL oxidado, transformando-se em células espumosas carregadas de lipídios, que secretam fatores de crescimento que estimulam a proliferação de células musculares lisas. Essas placas em desenvolvimento também secretam citocinas que atraem as células inflamatórias, as quais secretam enzimas proteolíticas que erodem a capa de placa fibromuscular, tornando-a suscetível à ruptura. Quando a ruptura ocorre, as plaquetas se agregam e liberam substâncias químicas que promovem a vasoconstrição e iniciam a formação de trombos, o que pode, por fim, obstruir a artéria.

10. Os níveis séricos elevados de TG são perigosos?

Os níveis séricos de TG que excedem 200 mg/dL estão associados com a aterosclerose. O mecanismo, contudo, não está claro. Os altos níveis de TG são frequentemente acompanhados por níveis baixos de colesterol HDL e por pequenas partículas densas de LDL que são mais facilmente oxidadas e, portanto, mais aterogênicas. Os níveis elevados de TG também estão frequentemente associados com a hipertensão e a resistência à insulina. Não está claro se a aterosclerose resulta diretamente dos TG elevados ou das alterações metabólicas associadas que acompanham a hipertrigliceridemia. Valores de TG maiores que 1.000 mg/dL aumentam significativamente o risco de desenvolver pancreatite aguda.

11. O que é a síndrome metabólica?

A síndrome metabólica (SM) é uma condição diagnosticada quando o paciente tem três dos seguintes estados: elevada glicose de jejum (>100 mg/dL), TG elevados (>150 mg/dL), baixo HDL (<40 mg/dL), hipertensão (>140/90) e obesidade abdominal (cintura >102 cm no homem, >88 cm nas mulheres). A ameaça comum dentre os distúrbios que compreendem a SM parece ser a resistência à insulina. A SM carrega alto risco para a doença vascular aterosclerótica.

12. O que é lipoproteína(a)?

A apoproteína(a) tem aproximadamente 85% de homologia na sequência de aminoácidos com o plasminogênio. Quando a molécula de apoproteína(a) adere à apoproteína B na superfície de uma partícula de LDL, a nova partícula é conhecida como lipoproteína(a). Excesso de lipoproteínas promove aterosclerose, possivelmente porque elas são facilmente oxidadas e englobadas pelos macrófagos, porque elas inibem a trombólise, ou ambos.

68 CAPÍTULO 6 DESORDENS LIPÍDICAS

13. O que são as dislipidemias primárias?

As dislipidemias primárias são distúrbios hereditários do metabolismo de lipoproteínas. As principais dislipidemias primárias e seus fenótipos lipídicos são os seguintes:

Dislipidemia Primária	Fenótipo
Hipercolesterolemia familiar (HF)	↑↑Colesterol
Hipercolesterolemia poligênica	↑Colesterol
Hiperlipidemia familiar combinada (HFC)	↑Colesterol e ↑TG
Disbetalipoproteinemia familiar (DLF)	↑Colesterol e ↑TG
Hipertrigliceridemia familiar (HTF)	↑TG
Hiperquilomicronemia familiar (HQF)	↑↑↑TG

14. O que é hipercolesterolemia familiar?

A HF é uma doença hereditária caracterizada por elevações extremas do colesterol sérico, mas com níveis séricos normais de TG. Essa desordem tem uma frequência na população de 1:500 para heterozigotos, que geralmente têm níveis de colesterol sérico de 300-800 mg/dL, e 1:1.000.000 para homozigotos, que têm níveis séricos de colesterol de 800-1.200 mg/dL. A maioria dos pacientes tem mutações genéticas que resultam em receptores de LDL (LDLR) deficientes ou não funcionais. Outras desordens hipercolesterolêmicas monogênicas menos comuns incluem as mutações na apoproteína B que produzem apo B defeituosa que não consegue se ligar ao LDLR, as mutações na pró-proteína *convertase* subtilisina-símile *kexina* tipo 9 (PCSK9), que causam degradação acelerada dos LDLR; as mutações na proteína adaptadora do LDLR-1 (LDLRAP-1), que previnem o agrupamento normal dos LDLR nas invaginações cobertas de clatrina na superfície celular; e as mutações no cassete ligante de ATP G5 ou G8 (ABCG5/8), que causam transporte celular anormal de colesterol e de esteróis vegetais (sitoesterolemia). Essas desordens são caracterizadas por doença prematura da artéria coronária (DAC), frequentemente antes dos 20 anos de idade na HF homozigótica, e xantomas tendíneos.

15. O que é hiperlipidemia familiar combinada?

A HFC é uma desordem hereditária caracterizada por elevações variáveis, tanto dos níveis séricos de colesterol quanto de TG. Os pacientes afetados têm síntese excessiva de apoproteína B hepática, com número elevado de partículas de VLDL e LDL contendo apoproteína B. A base genética para a desordem ainda não foi determinada, mas ela pode estar relacionada com mutações do gene para o fator regulatório *upstream* 1 no cromossomo 1q21-23. Esses pacientes são suscetíveis de desenvolverem DAC prematura.

16. O que é a disbetalipoproteinemia familiar?

A disbetalipoproteinemia familiar (DLF) é uma condição hereditária caracterizada por elevações significativas e relativamente balanceadas, tanto no colesterol quanto nos TG séricos. Ela também é conhecida como hiperlipidemia tipo III. Essa desordem resulta de um fenótipo anormal da apoproteína E (E2/E2), que se liga fracamente aos receptores hepáticos, resultando em eliminação ineficiente dos remanescentes de VLDL circulantes pelo fígado. Os pacientes afetados frequentemente desenvolvem DAC prematura. Os xantomas planares nas linhas das palmas e das solas do pés são um achado característico nos pacientes com DLF.

17. O que é a hipercolesterolemia poligênica?

A hipercolesterolemia poligênica, que é caracterizada por elevações brandas a moderadas, somente do colesterol sérico, é o tipo mais comum de hipercolesterolemia hereditária. Essa condição geralmente ocorre quando um ou mais defeitos leves do metabolismo de colesterol se combinam para elevar o nível do colesterol sérico. Os pacientes afetados têm risco elevado de desenvolver DAC.

CAPÍTULO 6 DESORDENS LIPÍDICAS

18. O que são a hipertrigliceridemia familiar e a hiperquilomicronemia familiar?
A hipertrigliceridemia familiar (HTF) é uma condição hereditária caracterizada por elevações moderadas a graves dos TG séricos com níveis séricos normais de colesterol. A hiperquilomicronemia familiar (HQF) é caracterizada por níveis séricos de TG e quilomícrons extremamente altos. A base genética para a HTF não está clara, mas ela pode ser poligênica ou decorrente de formas mais brandas das mutações que causam a HQF. A HQF é decorrente de mutações inativadoras no gene para a lipase lipoproteica (LPL) ou Apo CII. Alguns casos também foram relacionados com mutações no gene da apoliproteína AV (APOA5). A hipertrigliceridemia grave com quilomicronemia pode predispor ao desenvolvimento dos xantomas eruptivos, da lipemia *retinalis*, da hepatoesplenomegalia e da pancreatite aguda.

19. Como se distingue a hiperlipidemia familiar combinada da disbetalipoproteinemia familiar?
Como a HFC e a DLF são caracterizadas por elevações combinadas, tanto no colesterol quanto nos TG, testes adicionais podem ser necessários para se fazer a distinção. Os pacientes com HFC apresentam níveis séricos elevados de apoproteína B, enquanto os pacientes com DLF têm um fenótipo E2/E2 da apoproteína E e uma banda beta ampla na eletroforese de lipoproteínas. Estudos familiares também são úteis.

20. O que causa HDL baixo familiar?
A hipoalfalipoproteinemia familiar (HDL baixo familiar), caracterizada por níveis séricos extremamente baixos de HDL e DAC prematura, é causada por mutações inativadoras nos genes que codificam a apolipoproteína A1 (APOA1), ABCA1 ou LCAT.

21. Cite as dislipidemias secundárias.
As dislipidemias secundárias são as elevações lipídicas séricas que resultam de doenças sistêmicas, como o diabetes melito, o hipotireoidismo, a síndrome nefrótica, a doença renal, a doença obstrutiva do fígado e as disproteinemias. Os lipídios também podem ser aumentados por medicamentos, como betabloqueadores, diuréticos, estrogênios, progestinas, androgênios, retinoides, corticosteroides, ciclosporina A, fenotiazinas, anticonvulsivantes e certos agentes antivirais usados no tratamento da infecção pelo vírus da imunodeficiência humana (HIV). Esses distúrbios geralmente melhoram quando a condição primária é tratada ou as drogas ofensivas são descontinuadas.

PONTOS-CHAVE: CAUSAS DAS DESORDENS LIPÍDICAS

1. O colesterol de lipoproteína de baixa densidade elevado é o principal fator de risco para a doença da artéria coronária (DAC).

2. O colesterol de lipoproteína de alta densidade reduzido também é um fator de risco significativo para a DAC.

3. Os triglicerídeos (TG) séricos elevados podem não causar diretamente a aterosclerose, mas estão frequentemente associados com um perfil aterosclerótico, consistindo em baixo HDL, pequenas partículas densas de LDL, resistência à insulina, hipertensão e obesidade abdominal.

4. Níveis de TG séricos maiores que 1.000 mg/dL aumentam significativamente o risco de desenvolver pancreatite aguda.

5. Inflamação dentro das placas ateroscleróticas desempenha um papel importante na ruptura da placa e na ocorrência de eventos coronarianos agudos.

CAPÍTULO 6 DESORDENS LIPÍDICAS

22. Qual é a causa das elevações graves nos TG séricos?

Os níveis de TG acima de 1.000 mg/dL propõem um risco muito alto de pancreatite aguda, uma condição com taxa de mortalidade de mais de 10%. A maioria dos pacientes com tais elevações graves dos TG tem uma desordem prévia dos TG, como HTF, HFC ou DLF, combinada com uma desordem secundária, geralmente diabetes melito pouco controlado, abuso de álcool, uso de estrogênio ou de medicamentos para HIV.

23. Resuma a estratificação de risco revisada para DAC (2004) do Painel de Tratamento de Adulto III (ATP III) do Programa Nacional de Educação sobre o Colesterol (NCEP).

ALTO RISCO

1. DAC conhecida
2. Equivalentes de risco da DAC
   a. Doença arterial periférica
   b. Doença arterial cerebral
   c. Aneurisma aórtico abdominal
   d. Diabetes melito
   e. Dois ou mais fatores de risco com risco de DAC em 10 anos >20%

RISCO MODERADAMENTE ELEVADO

Dois ou mais fatores de risco com risco de DAC em 10 anos = 10-20%

RISCO MODERADO

Dois ou mais fatores de risco com risco de DAC em 10 anos <10%

BAIXO RISCO

0-1 fator de risco com risco de DAC em 10 anos <10%
Fatores de risco: fumo; hipertensão ($\geq$140/90); HDL <40 mg/dL; idade $\geq$45 anos (homem), >55 anos (mulher); DAC em parentes de primeiro grau (<55 anos [homem], <65 anos [mulher])
Cálculo do risco de DAC em 10 anos: http://www.nhlbi.nih.gov/guidelines/cholesterol

24. Quais são os níveis de referência revisados do tratamento das lipoproteínas do ATP III?

Risco do Paciente	Colesterol LDL	Não HDL
Alto risco	<70 mg/dL	<100 mg/dL
Risco moderadamente elevado	<100 mg/dL	<130 mg/dL
Risco moderado	<130 mg/dL	<160 mg/dL
Baixo risco	<160 mg/dL	< 190 mg/dL

CAPÍTULO 6 DESORDENS LIPÍDICAS 71

25. Quais abordagens de tratamento são recomendadas para níveis de lipoproteínas acima desses níveis de referência?

- Colesterol LDL <30 mg/dL acima do objetivo de risco estratificado; mudança terapêutica no estilo de vida (MTEV)
- Colesterol LDL >30 mg/dL acima do objetivo de risco estratificado; medicações para reduzir os lipídios
- Resumo da MTEV como recomendado pela ATP III:

Componente	Níveis de Referência
Gordura total	25-35% das calorias totais
Gordura saturada	<7% das calorias totais
Gordura poli-insaturada	<10% das calorias totais
Gordura monoinsaturada	<20% das calorias totais
Carboidrato	50-60% das calorias totais
Proteína	15% das calorias totais
Calorias totais	Ajuste para atingir e manter o peso corporal ideal
Fibras da dieta	20-30 g/dia
Atividade física	Gaste pelo menos 200 kcal/dia

26. Quais medicamentos reduzem mais eficientemente o colesterol LDL sérico?

Medicamento	Redução do LDL (%)
Estatinas	20-60
Ezetimiba	20-25
Resinas de ácidos biliares	15-25
Niacina	15-25

27. Qual a diferença entre os medicamentos de estatina atualmente disponíveis?

As estatinas inibem a 3-hidroxi-3-metil-glutaril-CoA redutase, a enzima limitadora da taxa de síntese do colesterol. Algumas estatinas são "naturais" (sinvastatina, pravastatina; derivadas de fungos) e outras são sintéticas. Algumas são mais hidrofílicas (pravastatina, rosuvastatina), enquanto outras são mais lipofílicas. As principais diferenças de interesse clínico, no entanto, são seus potências para reduzir o LDL. Um estudo randômico controlado envolvendo 2.240 pacientes (STELLAR; Ref. 14) relatou os seguintes resultados para os quatro agentes mais comumente utilizados:

Medicamento	Doses (mg)	Redução do LDL (%)	Aumento do HDL (%)
Pravastatina	10-40	20-30	3-6
Sinvastatina	10-80	28-46	5-7
Atorvastatina	10-80	37-51	2-6
Rosuvastatina	10-40	46-55	8-10

CAPÍTULO 6 DESORDENS LIPÍDICAS

28. Quais medicamentos reduzem significativamente os TG?

Medicamento	Diminuição de TG (%)
Fibratos	30-50
Niacina	20-30
Estatinas	10-20
Óleos de peixe	Até 45%

29. Quais medicamentos aumentam mais efetivamente os níveis séricos do colesterol HDL?

Medicamento	Diminuição de TG (%)
Niacina	10-25
Fibratos	10-20
Estatinas	5-10
Óleos de peixe	5-10
Inibidores da CETP	>50

30. Uma vez que uma estatina esteja sendo utilizada, quão eficiente são os acréscimos nas doses subsequentes?

A dose inicial de estatina produzirá a maior redução no colesterol LDL. Cada duplicação subsequente da dose de estatina, normalmente, resultará somente em uma redução adicional de 6% no colesterol LDL sérico. Essa "regra dos 6%" é derivada de vários estudos prospectivos.

31. Quão efetivas e seguras são as combinações das medicações de redução de lipídios?

Para elevações graves do colesterol, a adição de ezetimiba, niacina ou uma resina de ácido biliar a uma estatina frequentemente reduz o colesterol LDL sérico em 20% adicionais, comparado com somente 6% quando a dose de estatina é dobrada. Essas combinações geralmente são seguras para o uso, mas os efeitos colaterais podem ser aditivos. Para elevações simultâneas do colesterol e dos TG, a adição de um fibrato à estatina pode reduzir o nível sérico de TG em mais de 50%. Entretanto, o risco de miosite e de rabdomiólise franca aumenta. O fenofi-brato parece ser significativamente mais seguro do que o genfibrozil quando a combinação com uma estatina é considerada necessária.

32. Uma terapia agressiva de redução do colesterol reduz eficiente e seguramente o risco de doença da artéria coronária?

Os estudos clínicos demonstraram repetidamente a eficácia da redução agressiva do colesterol na diminuição de marcadores de desfechos clínicos finais, como a proteína C reativa (PROVE IT [Ref. 6], REVERSAL [Ref. 23]) e espessamento de placas da artéria coronária, como avaliado por ultrassom intravascular (REVERSAL) ou por angiografia coronária (FATS [Ref. 4], Estudo pós-CABG [Ref. 25]), e desfechos cardiovasculares graves, tais como infarto do miocárdio, derrames e mortalidade cardiovascular em pacientes com histórico prévio de DAC (4S [Ref. 29], CARE [Ref. 28], LIPID [Ref. 20], HPS [Ref. 13], TNT [Ref. 19], PROVE IT, AVERT [Ref. 24], ALLIANCE [Ref. 16]) e sem esse histórico (WOSCOPS [Ref. 32], AFCAPS [Ref. 8], HPS, ASCOT-LLA [Ref. 3], CARDS [Ref. 7]). As maiores preocupações de segurança com a terapia de estatina são a hepatotoxicidade e a miopatia. Ambas são relativa-mente raras nos estudos clínicos, mas ocorrem mais comumente na prática clínica em pacientes que necessitam de altas doses ou as tomam combinadas com outros medicamentos que podem interferir com o metabolismo da estatina.

33. **As intervenções para elevar o colesterol HDL sérico ou reduzir os TG séricos têm efeito significativo nos eventos coronarianos?**
Os níveis de HDL predizem independentemente eventos cardiovasculares em pacientes tratados com atorvastatina no estudo TNT. Um estudo de genfibrozil, niacina e colestiramina aumentou o HDL em 36% e diminuiu o LDL em 26% e os TG em 50%, e preveniu uma progressão angiográfica da estenose coronariana, embora os benefícios do HDL crescente não possam ser distinguidos dos benefícios da redução do LDL e dos TG. Dois grandes estudos randomizados controlados examinaram os efeitos do genfibrozil nos pacientes dislipidêmicos com DAC conhecida (VA-HIT [Ref. 27]) e sem ela (HHS [Ref. 21]). O HDL aumentou em 6-8%, os TG diminuíram em 30-40% e houve redução significativa dos eventos de DAC em ambos os estudos. O estudo FIELD (Ref. 15) do fenofibrato em pacientes com diabetes do tipo 2, ao contrário, relatou redução não significativa de 11% nos eventos cardiovasculares. Um grande estudo examinou o torcetrapibe, que aumenta o HDL em mais de 50% pela inibição da enzima CETP, e foi encerrado por causa de aumento dos eventos coronarianos e da mortalidade nos pacientes tratados. As razões para o aumento desses eventos e da mortalidade ainda estão sendo investigadas. Outros inibidores da CETP estão atualmente em desenvolvimento.

PONTOS-CHAVE: TRATAMENTO DAS DESORDENS LIPÍDICAS

1. As estatinas são os agentes mais efetivos de redução do colesterol de lipoproteínas de baixa densidade (LDL), mas uma redução adicional do LDL pode ser alcançada pela adição de ezetimiba, niacina e resinas de ácidos biliares.

2. Os fibratos são os agentes mais efetivos na redução dos TG, mas reduções adicionais podem ser alcançadas pela adição de niacina, óleos de peixe e altas doses de estatina.

3. A terapia combinada de estatina e fibrato pode ser necessária quanto o colesterol e os TG estão significativamente elevados; em tais pacientes, é aconselhável usar fenofibrato e doses baixas de estatina. Os níveis de creatina quinase (CK) devem ser monitorados cuidadosamente.

4. O Painel de Tratamento de Adultos III (ATP III) recomenda níveis de referência de LDL de menos de 100 mg/dL para pacientes com doença da artéria coronária (DAC) ou equivalentes de DAC, menos de 130 mg/dL para pacientes com dois ou mais fatores de risco para DAC e menos de 160 mg/dL para pacientes com ou sem fator de risco para DAC. Um nível opcional de LDL de menos de 70 mg/dL pode ser apropriado para os pacientes com os maiores riscos.

5. O ATP III recomenda níveis de colesterol não HDL 30 mg/dL acima dos níveis de referência para colesterol LDL em pacientes cujos níveis séricos de TG são maiores do que 200 mg/dL após o nível-alvo para LDL ter sido atingido.

34. **Todos os pacientes sob alto risco devem ser tratados com a terapia de redução lipídica, a despeito do nível de colesterol LDL?**
Dois grandes estudos randômicos controlados, o HPS (sinvastatina) e o ASCOT (atorvastatina) mostraram que pacientes sob alto risco de eventos de DAC em virtude de histórico passado de DAC, doença vascular não DAC, diabetes melito ou hipertensão têm redução significativa nos eventos de DAC em resposta à terapia com estatina, mesmo quando seus níveis iniciais de colesterol LDL não estavam elevados. No HPS, os pacientes cujo nível sérico inicial de colesterol LDL eram menores que 100 mg/dL tiveram redução significativa de 24% nos eventos. Atualmente, ainda está sob discussão se a terapia de redução lipídica deve ser rotineiramente recomendada em todos esses pacientes.

CAPÍTULO 6 DESORDENS LIPÍDICAS

35. A medição dos marcadores inflamatórios é uma ferramenta útil na avaliação do risco de DAC?

A inflamação nas placas ateroscleróticas torna a placa mais suscetível à ruptura, precipitando um evento isquêmico agudo. A proteína C reativa altamente sensível (hsCRP), um marcador de inflamação não específico, parece predizer o risco de DAC, assim como os níveis de colesterol LDL. A medição dos níveis de colesterol LDL e da hsCRP em conjunto tem valor preditivo ainda maior. Essa informação pode ser útil para os provedores ao tomarem decisões sobre quais pacientes tratar mais agressivamente, mas não precisam ser realizadas em todos os pacientes rotineiramente. Outros marcadores, como a mieloperoxidase (MPO) e a glutationa peroxidase 1 (GTX-1) atualmente estão sob investigação.

36. Deve-se utilizar as medições do tamanho e do número de lipoproteínas?

O tamanho e o número de lipoproteínas agora pode ser avaliado por uma variedade de técnicas disponíveis co-mercialmente. Essas análises fornecem informações adicionais sobre a aterogenicidade de um perfil lipoproteico. O custo-benefício de se obter essa informação adicional ainda não foi demonstrado. As decisões relacionadas com a necessidade de tratamento e a escolha dos agentes podem ser tomadas com base no perfil clínico de fatores de risco e no perfil padrão de lipídios na maioria dos pacientes. Então, esses testes adicionais devem ser limitados a situações nas quais são prováveis de ter um impacto claro na escolha e na agressividade da terapia.

37. Como o paciente com hipertrigliceridemia grave deve ser tratado?

Os níveis séricos de TG acima de 1.000 mg/dL devem ser reduzidos rapidamente por causa do alto risco de pan-creatite aguda precipitante. Os medicamentos sozinhos não são efetivos quando os níveis de TG estão tão altos. Os pacientes devem ser colocados imediatamente em dieta com pouquíssima gordura (menos de 5% de gordura) até que o nível de TG esteja abaixo de 1.000 mg/dL. Essa dieta reduz os TG séricos em aproximadamente 20% a cada dia. Os fatores contribuintes, mais comumente o diabetes melito não controlado, o abuso de álcool, o uso de estrogênio e os medicamento de HIV, devem ser simultaneamente tratados. Após os níveis de TG séricos caírem para menos de 1.000 mg/dL, os medicamentos mais efetivos para reduzir os TG séricos são os fibratos. Se esses medicamentos não reduzirem suficientemente o TG sérico, a niacina, os óleos de peixe ou uma estatina podem ser adicionados ao sistema.

BIBLIOGRAFIA

1. Ashen MD, Blumenthal RS: Low HDL cholesterol levels. N Engl J Med 353:1252–1260, 2005.
2. Barter PJ, Caulfield M, Erikssen M, et al: Effects of torcetrapib in patients at high risk for coronary events. N Engl J Med 357:2109–2122, 2007.
3. Barter P, Gotto AM, LaRosa JC, et al: HDL cholesterol, very low levels of LDL cholesterol, and cardiovascular events. N Engl J Med 357:1301–1310, 2007.
4. Brown G, Albers JJ, Fisher LD, et al: Regression of coronary artery disease as a result of lipid-lowering therapy in men with high levels of apolipoprotein B. N Engl J Med 323:1289–1296, 1990. (FATS)
5. Brunzell JD: Hypertriglyceridemia. N Engl J Med 357:1009–1017, 2007.
6. Cannon CP et al: Intensive versus moderate lipid lowering with statins after acute coronary syndromes (Prove It Trial). N Engl J Med 350:1495–1504, 2004. (PROVE IT)
7. Colhoun HM, Betteridge DJ, Durrington PN, et al: Primary prevention of cardiovascular disease with atorvastatin in type 2 diabetes in the Collaborative Atorvastatin Diabetes Study (CARDS): multicentre randomised placebocontrolled trial. Lancet 364:685–696, 2004. (CARDS)
8. Downs JR, Clearfield M, Weis S, et al: Primary prevention of acute coronary events with lovastatin in men and women with average cholesterol levels: Results of AFCAPS/TexCAPS. Air Force/Texas Coronary Atherosclerosis Prevention Study. JAMA 279:1615–1622, 1995. (AFCAPS)
9. Executive Summary of the Third Report of the National Education Program (NCEP) Expert Panel on Detection, Evaluation, and Treatment of High Blood Cholesterol in Adults (Adult Treatment Panel III). JAMA 285: 2486–2497, 2001.

10. Ford I, Murray H, Packard CJ, et al. Long-term follow-up of the West of Scotland Coronary Prevention Study. N Engl J Med 357:1477–1486, 2007.

11. Garg A, Simha V: Update on dyslipidemia. J Clin Endocrinol Metab 92:1581–1589, 2007.

12. Grundy SM, Cleeman JI, Merz CN, et al: Implications of recent clinical trials for the National Cholesterol Education Program Adult Treatment Panel III Guidelines. Circulation 110:227–239, 2004.

13. Heart Protection Collaborative Group: MRC/BHF Heart Protection Study of cholesterol lowering with simvastatin in 20,536 high-risk individuals: a randomized placebo-controlled trial. Lancet 360: 7–22, 2002 (HPS).

14. Jones PH, Davidson MH, Stein EA, et al: Comparison of the efficacy and safety of rosuvastatin versus atorvastatin, simvastatin, and pravastatin across doses. Am J Cardiol 93:152–160, 2003. (STELLAR)

15. Keech A, Simes RJ, Barter P, et al: Effects of long-term fenofibrate therapy on cardiovascular events in 9795 people with type 2 diabetes mellitus (the Field Study): randomised controlled trial. Lancet 366:1849–1861, 2005. (FIELD Study)

16. Koren MJ, Hunninghake DB, et al: Clinical outcomes in managed care patients with coronary heart disease treated aggressively in lipid lowering disease management clinics. J Am Coll Cardiol 44:1772–1779, 2004. (ALLIANCE)

17. Kreisberg RA, Oberman A: Medical management of hyperlipidemia/dyslipidemia. J Clin Endocrinol Metab 88:2445–2461, 2003.

18. Laine C, Goldmann D, Kopin LA, Pearson TA. In the clinic: dyslipidemia. Ann Intern Med Sep 4 : ITC9-1–ITC9-14, 2007.

19. LaRosa J, Grundy SM, Waters DD, et al: Intensive lipid lowering with atorvastatin in patients with stable coronary disease. N Engl J Med 352:1425–1435, 2005. (TNT)

20. Lipid Study Group: Prevention of cardiovascular events and death with pravastatin in patients with coronary heart disease and a broad range of initial cholesterol levels. N Engl J Med 339:1349–1357, 1998. (LIPID)

21. Manninen V, Elo MO, Frick MH, et al. Lipid alteration and decline in the incidence of coronary heart disease in the Helsinki Heart Study. JAMA 260:641–651, 1988. (HHS)

22. Navab M, Anantharamaiah GM, Reddy ST, et al: Mechanisms of disease: proatherogenic HDL—an evolving field. Nat Clin Pract Endocrinol Metab 2: 504–511, 2006.

23. Nissen SE et al: Effect of intensive compared with moderate lipid-lowering therapy on progression of coronary atherosclerosis (reversal trial). JAMA 291:1071–1080, 2004. (REVERSAL)

24. Pitt B, Waters D, Brown WV, et al: Aggressive lipid-lowering therapy compared with angioplasty in stable coronary artery disease. N Engl J Med 341:70–76, 1999. (AVERT)

25. Post Coronary Artery Bypass Graft Trial Investigators: The effect of aggressive lowering of low-density lipoprotein cholesterol levels and low-dose anticoagulation on obstructive changes in saphenous-vein coronaryartery bypass grafts. N Engl J Med 336:153–162, 1997.

26. Ridker PM, Hennekens CH, Buring JE, Rifai N: C-reactive protein and other markers of inflammation in the prediction of cardiovascular disease in women. N Engl J Med 342:836–843, 2000.

27. Rubins HB, Robins SJ, Collins D, et al: Gemfibrozil for the secondary prevention of coronary heart disease in men with low levels of high-density lipoprotein cholesterol. N Engl J Med 341:410–418, 1999. (VA-HIT)

28. Sacks FM, Pfeffer MA, Moye LA, et al: The effect of pravastatin on coronary events after myocardial infarction in patients with average cholesterol levels. N Engl J Med 335:1001–1009, 1996. (CARE)

29. Scandinavian Simvastatin Survival Study Group: Randomized trial of cholesterol lowering in 4444 patients with coronary heart disease: The Scandinavian Simvastatin Survival Study (4S). Lancet 344:1383–1389, 1994. (4S)

30. Scanu AM: Lipoprotein(a) and atherosclerosis. Ann Intern Med 115:209–218, 1991.

31. Sever PS, Dahlof B, Poulter NR, et al: Prevention of coronary and stroke events with atorvastatin in hypertensive patients who have average or lower than average cholesterol concentrations, in the Anglo-22. Scandinavian Cardiac Outcomes Trial-Lipid Lowering Arm (ASCOT-LLA): A multicenter randomized controlled trial.Lancet 361:1149–1158, 2003. (ASCOT-LLA)

32. Shepherd J, Cobbe SM, Ford I, et al: Prevention of coronary heart disease with pravastatin in men with hypercholesterolemia. N Engl J Med 333:1301–1307, 1995. (WOSCOPS)

33. Third Report of the National Education Program (NCEP) Expert Panel on Detection, Evaluation, and Treatment of High Blood Cholesterol in Adults (Adult Treatment Panel III) final report. Circulation 106:3143–3421, 2002.

34. Tirosh A, Rudich A, Shochat T, et al: Changes in triglyceride levels and risk for coronary heart disease in young men. Ann Intern Med 147:377–385, 2007.

35. Whitney EJ, Krasuski RA, Personius BE, et al: A randomized trial of a strategy for increasing high density lipoprotein cholesterol levels: effects on progression of coronary heart disease. Ann Intern Med 142:95–104, 2005.

CAPÍTULO 7

OBESIDADE

Kristin A. Harmon e Daniel H. Bessesen

1. Defina os termos "sobrepeso" e "obesidade".

O sobrepeso e a obesidade são definidos como graus de excesso de peso que estão associados com aumentos na morbidade e na mortalidade. Em 1998, o National Heart, Lung, and Blood Institute do National Institutes of Health (NIH) publicou orientações para o diagnóstico e o tratamento do sobrepeso e da obesidade. O painel especializado defende o uso de valores críticos específicos do índice de massa corporal (IMC) para diagnosticar ambas as condições. O IMC é calculado pela divisão do peso do indivíduo em quilogramas por sua altura em metros quadrados. Um IMC (kg/m^2) de 25 ou menos é normal; de 25-29,9, sobrepeso; de 30-34,9, obesidade leve; de 35-39,9, obesidade moderada; acima de 40, obesidade grave ou mórbida.

2. A distribuição de gordura afeta a avaliação do risco em paciente com sobrepeso ou obeso?

Sim. O acúmulo de tecido adiposo em excesso com distribuição corporal central ou superior (androide ou padrão masculino) está associado com maior risco de consequências metabólicas de saúde adversas do que com obesidade corporal inferior (ginoide ou padrão feminino). A adiposidade abdominal é um preditor independente do risco de diabetes, hipertensão, doença da artéria coronária e dislipidemia. Aparentemente, a quantidade absoluta de gordura intra-abdominal ou visceral está mais intimamente associada com esses riscos de saúde adversos.

3. Explique o papel da circunferência da cintura na estratificação do risco.

Por essa razão, a circunferência da cintura é agora a medida preferida para a estratificação do risco com base na distribuição de gordura. Homens com circunferência de cintura maior do que 102 cm e mulheres cuja circunferência de cintura é maior do que 88 cm têm risco elevado. A circunferência da cintura é mais útil para a estratificação do risco em pessoas com IMC entre 25-30 kg/m^2. Nesse grupo de risco intermediário, aqueles com circunferência de cintura elevada devem se esforçar ao máximo para evitar ganho de peso adicional, enquanto aqueles com circunferência menor podem estar seguros de que seu peso não apresenta grande ameaça à sua saúde.

4. Como a circunferência da cintura é medida?

A circunferência da cintura deve ser medida com fita métrica paralela ao chão no nível da crista ilíaca ao final de uma expiração relaxada.

5. Quais consequências de saúde adversas estão associadas com a obesidade?

A obesidade está claramente associada com diabetes, hipertensão, hiperlipidemia, doença da artéria coronária, artrite degenerativa, doença da vesícula e câncer do endométrio, mama, próstata e cólon. Ela também está associada com incontinência urinária, refluxo gastroesofágico, infertilidade, insuficiência cardíaca congestiva e apneia do sono. A incidência dessas condições aumenta constantemente junto com o aumento do peso corporal (Figs. 7-1 e 7-2). Os riscos aumentam até mesmo com ganhos de peso modestos. Os riscos à saúde são aumentados com o avançar da idade e histórico familiar positivo de doenças relacionadas com a obesidade.

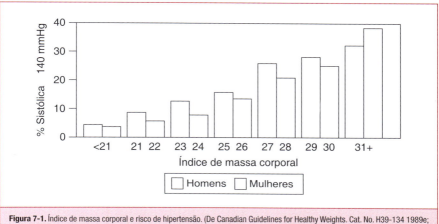

Figura 7-1. Índice de massa corporal e risco de hipertensão. (De Canadian Guidelines for Healthy Weights. Cat. No. H39-134 1989e; 1989:69.)

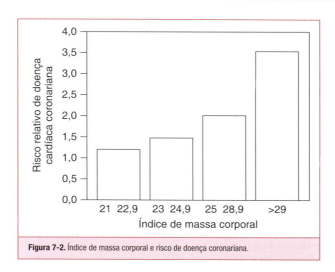

Figura 7-2. Índice de massa corporal e risco de doença coronariana.

6. Resuma as consequências econômicas da obesidade.

Os custos dos cuidados médicos diretos e indiretos totais associados com a obesidade foram estimados em 117 bilhões de dólares para 2001. Esses custos representam 9,1% de todas as despesas médicas nos Estados Unidos. Os custos associados com o cuidado para um adulto obeso são 37% maiores do que aqueles para um indivíduo com peso normal. Além disso, o NIH estima que os americanos paguem 44 bilhões de dólares em produtos e serviços para a perda de peso.

7. Quais são as complicações psicológicas da obesidade?

A depressão situacional e a ansiedade relacionadas com a obesidade são comuns. A pessoa obesa pode sofrer discriminação que contribui ainda mais para a dificuldade com a autoestima e o isolamento social. Pessoas gravemente obesas podem evitar sair de casa por medo do ridículo. Pode ser difícil, em alguns pacientes, determinar se a depressão está acelerando o ganho de peso ou se o ganho de peso está exacerbando uma depressão subjacente, mas tratar ambas as condições pode melhorar a qualidade de vida. Pode ser difícil ou impossível para o profissional de saúde que nunca sofreu discriminação com base na obesidade entender o escopo desses efeitos.

8. Quão comum é a obesidade?

A obesidade alcançou proporções epidêmicas nos Estados Unidos. O National Health and Nutrition Examination Survey (NHANES) conduzido pelo governo federal usa medidas diretas da altura e do peso em uma amostra representativa de americanos para estimar a prevalência da obesidade. Os dados mais recentemente publicados pelo NHANES mostraram que, de 2003 a 2004, 32,2% dos adultos eram obesos como definido pelo IMC maior do que 30 kg/m². A prevalência de sobrepeso encontrada foi de 66,3%. A prevalência da obesidade extrema (IMC >40 kg/m²) foi de 4,8%. A prevalência de sobrepeso em crianças e adolescentes nos Estados Unidos com idade entre 2 e 19 anos foi de 17,1%. A prevalência de sobrepeso entre crianças e adolescentes e de obesidade entre homens aumentou significativamente entre 1999 e 2004. Entretanto, entre as mulheres adultas, nenhum aumento significativo na prevalência de obesidade foi observado.

9. O que causou o aumento drástico na prevalência da obesidade entre 1980 e 2004?

A prevalência de obesidade de fato aumentou ao longo de um período curto; parece que o réu primário é uma mudança ambiental que promove ingestão de alimentos elevada e redução na atividade física. Contudo, com base nessa afirmação não se deve deduzir que o peso corporal não está sujeito à regulação fisiológica. O controle do peso corporal é complexo, com múltiplos sistemas inter-relacionados controlando a ingestão calórica, o conteúdo de macronutrientes da dieta, o gasto de energia e o metabolismo do combustível.

10. Descreva o modelo atual para a obesidade como doença crônica.

Os profissionais estão crescentemente vendo a obesidade como uma doença metabólica crônica e frequentemente progressiva, assim como o diabetes ou a hipertensão. Esse modelo requer uma mudança conceitual da crença prévia de que a obesidade é simplesmente um problema estético ou comportamental. O desenvolvimento da obesidade requer um período de balanço de energia positivo durante o qual a ingestão de energia excede o gasto energético. A manutenção do balanço de energia é um dos trabalhos mais importantes de qualquer organismo. Entre as idades de 20 e 60 anos, a metade dos humanos come mais do que 32 toneladas de comida. Um desequilíbrio negativo sustentado entre a ingestão de energia e o gasto é potencialmente ameaçador à saúde dentro de um curto espaço de tempo. Para manter o equilíbrio de energia, o organismo deve avaliar os estoques de energia dentro do corpo, avaliar o conteúdo nutricional da dieta, determinar se o corpo está com balanço negativo de energia ou de nutrientes e ajustar os níveis hormonais, o gasto de energia, o movimento de nutrientes e o comportamento de ingestão em resposta a essas avaliações.

11. Genes anormais causam obesidade?

A obesidade é claramente mais comum nas pessoas que têm membros na família que também são obesos. O problema da obesidade humana envolve uma interação entre a suscetibilidade genética e os desencadeantes ambientais. Os genes que possuímos para regular o peso corporal evoluíram em torno de 200.000 a um milhão de anos atrás. Os fatores ambientais que controlam a aquisição de nutrientes e a atividade física habitual eram drasticamente diferentes naquela época. Embora tenham sido encontrados alguns poucos casos de obesidade humana causada por mutações genéticas únicas, a maior parte da obesidade humana parece ser poligênica, envolvendo provavelmente 10-30 genes em qualquer indivíduo. A genética parece ser responsável por 20-40% da variância no peso da maioria das populações.

12. O que é leptina?

A leptina é um hormônio secretado pelo tecido adiposo. Ele foi descoberto em 1994. Seu nome vem da palavra grega *leptos*, que significa "magro". A leptina foi clonada de um modelo murino de obesidade ob/ob que tinha uma mutação genética que resultava em deficiência de leptina. Nos camundongos ob/ob, a administração de leptina recombinante

CAPÍTULO 7 OBESIDADE **79**

produziu perda de peso sustentada por meio da diminuição na ingestão de alimentos e do aumento do gasto de energia. A perda de peso ocorre abundantemente na massa gordurosa com pouca perda na massa corporal magra.

13. A deficiência de leptina causa obesidade humana?

Embora a leptina seja produzida em humanos, existem somente poucos casos nos quais a deficiência de leptina foi identificada como causa da obesidade humana. De fato, os níveis de leptina são tipicamente elevados nos obesos quando comparados com os humanos magros proporcionalmente às suas massas gordurosas elevadas. Estudos nos quais a leptina humana recombinante foi administrada a obesos humanos produziram perda de peso mínima. Esses achados sugerem que as formas comuns de obesidade humana estão associadas com a resistência à leptina, não com a deficiência de leptina.

14. Explique como o sistema da melanocortina está envolvido na regulação do peso.

A melanocortina alfa (MSH) é um dos produtos hormonais do gene POMC. Esse neuropeptídeo atua no hipotálamo, nos receptores de melanocortina, particularmente o subtipo MC4-R, para regular o peso corporal. Por meio da estimulação do MC4-R, a MSH-alfa inibe a ingestão de alimento, enquanto o antagonismo natural do peptídeo relacionado ao agouti (AGRP), também feito no hipotálamo, estimula a ingestão de alimento. Diversas empresas possuem agora drogas que interagem com o MC4-R como agonistas. Essas drogas diminuem a ingestão de alimentos em ratos e reduzem o peso corporal. Há esperança de que elas possam ser úteis no tratamento da obesidade humana no futuro.

15. O que é grelina?

A grelina é um hormônio produzido pelo estômago e pelo intestino delgado proximal que parece regular o apetite. Os níveis de grelina aumentam antes das refeições e caem imediatamente após a ingestão de alimentos. A fome autorrelatada espelha os níveis séricos de grelina. Os níveis de grelina de 24 horas aumentam quando os indivíduos estão sob dieta com restrição de energia e ficam seriamente reduzidos após cirurgia de *bypass* gástrico. A grelina foi descrita como o "hormônio da fome" e é outro alvo possível das drogas para perda de peso.

16. A diminuição no gasto de energia desempenha papel importante no desenvolvimento da obesidade?

O desenvolvimento da obesidade requer um desequilíbrio entre a ingestão calórica e o gasto calórico. Para que a massa gordurosa aumente deve haver desequilíbrio entre a quantidade de gordura depositada em comparação com a quantidade de gordura oxidada. Uma possibilidade é que o indivíduo se torne obeso por causa de redução no seu gasto de energia. A despeito da ideia comum de que "baixa taxa metabólica" predisponha à obesidade, há pouca evidência de que isso seja verdade.

17. Quais são os componentes do gasto de energia?

1. Taxa metabólica basal (TMB): a quantidade de energia necessária para manter o sódio e o potássio nos lugares aos quais pertencem, para manter o corpo aquecido, para bombear o sangue, para respirar e para realizar outras funções básicas do corpo.
2. Gasto energético pela atividade física (GEAF): esse é o componente mais variável. Ele pode ser responsável por apenas 10-20% do gasto total de energia em pessoas acamadas ou até 60-80% do gasto total de energia nos atletas em treino. O GEAF aumenta com atividade física planejada ou com atividades do dia a dia, como subir escadas ou mesmo a irritação. O componente inconsciente da atividade física foi chamado de termogênese por atividade de não exercício e pode ser um parâmetro regulado.
3. O efeito térmico do alimento: um componente relativamente pequeno (5-10%) que representa o aumento no gasto de energia que ocorre após a ingestão de uma refeição.

18. Explique o conceito de balanço de energia.

Quando um indivíduo tem peso estável, o gasto diário total de energia se iguala à ingestão diária total de energia. O gasto total de energia está linearmente relacionado com a massa corporal magra. Estudos que usam a calorimetria indireta mostraram que pessoas obesas consomem claramente mais calorias do que as pessoas magras. A pessoa obesa que diz que come somente uma pequena salada pode estar dizendo a verdade em curto prazo, mas em períodos longos a alta ingestão calórica é necessária para manter o estado obeso. Embora os níveis reduzidos de GEAF possam predispor à obesidade, a TMB não está reduzida nas pessoas obesas. A causa central da obesidade é a incapacidade de acoplar apropriadamente a ingestão de energia com o gasto de energia ao longo do tempo.

19. Quais as opções disponíveis para o tratamento do paciente obeso?

As opções de tratamento para um paciente com sobrepeso ou obeso incluem dieta, exercício, farmacoterapia, cirurgia e combinações dessas modalidades. A modalidade específica deve ser baseada no IMC do indivíduo e nos problemas de saúde associados. Uma abordagem de tratamento mais agressiva é justificada naqueles cujo IMC é maior e naqueles com consequências adversas de saúde. As abordagens comportamentais podem ser defendidas para todos os pacientes com sobrepeso e obesos. O tratamento farmacológico deve ser considerado naqueles cujo IMC seja maior do que 27 kg/m^2 na presença de complicações médicas ou 30 kg/m^2 na ausência de complicações médicas. O tratamento cirúrgico deve ser reservado para aqueles com IMC maior do que 40 kg/m^2 ou IMC maior do que 35 com comorbidades.

20. Qual é o objetivo do programa de perda de peso?

Antes de discutir as opções de tratamento com um paciente, é importante decidir o objetivo do programa de tratamento. Muitos dos pacientes obesos têm expectativas irreais sobre a quantidade de peso que podem perder por meio do programa de perda de peso. A maioria gostaria de atingir o peso corporal ideal, e fica desapontada se perde somente 5-10% de seu peso inicial. Esses desejos se colocam em contraste completo com a grandeza da perda de peso que tem sido vista em todas as modalidades de tratamento com cirurgia bariátrica. Os programas mais efetivos de dieta, exercício ou tratamento com drogas atualmente disponíveis resultam em, no máximo, 10% de perda de peso na maioria das pessoas.

21. Uma redução de 5-10% é útil em termos de melhora na saúde?

Esse grau de redução de peso tem sido associado com melhoras nas medidas relacionadas à saúde, como diminuição da pressão sanguínea, reduções nos níveis do colesterol de lipoproteína de baixa densidade (LDL), capacidade funcional melhorada e risco significativamente reduzido de desenvolver diabetes. A maioria dos especialistas acredita agora que uma perda de peso sustentada de 5-10% (p. ex., uma perda de peso de 4-5 quilos para alguém que pesava inicialmente 100 kg) é um objetivo realista com prováveis benefícios médicos. Alternativamente, a prevenção de ganho de peso posterior pode ser um objetivo razoável e atingível, ou o profissional de saúde pode encorajar o paciente a focar nos hábitos alimentares e na atividade e não no objetivo de peso.

22. Como a disponibilidade do paciente em mudar sua dieta ou atividade física pode ser avaliada?

Os estágios da teoria de mudança podem ajudar os clínicos a focar nas atividades de aconselhamento dentro do contexto de uma breve visita ao consultório. Prochazka hipotetizou seis estágios predizíveis pelos quais a pessoa passa antes de estar apta a mudar comportamentos duradouros, como dieta, padrões de atividade física ou fumo: pré-contemplativo, contemplativo, planejamento, ação, manutenção e reincidência. Identificar o estágio em que o paciente está e direcionar os esforços de aconselhamento para esse estágio pode melhorar a efetividade das atividades de aconselhamento.

23. Defina o estágio pré-contemplativo.

Nesse estágio, as pessoas ainda não estão nem pensando em mudar seu comportamento. O problema é geralmente a falta de benefícios visíveis de mudar de comportamento. Para tais pessoas, talvez uma simples afirmação sobre a associação entre a obesidade e as consequências adversas de saúde possa ser apropriada, semelhante ao que seria dito sobre parar de fumar.

24. O que é o estágio contemplativo?

As pessoas nesse estágio conhecem os benefícios potenciais da mudança de comportamento, mas ainda não decidiram o que vão fazer. Elas estão "pensando sobre isso". Os problemas importantes para discutir durante

CAPÍTULO 7 OBESIDADE **81**

esse estágio são as barreiras visíveis à mudança de comportamento. Falta de tempo, falta de dinheiro ou falta de sensação de controle podem estar evitando o progresso.

25. O que acontece no estágio de reincidência?

As pessoas nesse estágio voltaram a um padrão prévio de comportamento. Elas podem sentir como se fossem sempre fracassar. Podem dizer: "Eu tentei as dietas. Elas nunca funcionaram para mim." As pessoas no estágio de reincidência se sentem frustradas e podem fazer com que o profissional de saúde se sinta frustrado também. O tempo de aconselhamento deve reconhecer e recompensar os sucessos anteriores. A discussão também deve explorar o que aconteceu nas tentativas anteriores. O paciente pode aprender com as tentativas passadas? Por que o paciente falhou? As expectativas eram muito altas? As mudanças foram muito grandes? Onde o paciente teve sucesso? Quais seriam os novos objetivos razoáveis?

26. O que é a "entrevista motivacional" e como ela é usada no aconselhamento de um paciente obeso?

A entrevista motivacional é um estilo de aconselhamento que foi desenvolvido para o uso com alcoólatras. Ela é baseada na ideia de que a mudança de comportamento ocorre somente quando os indivíduos superam sua ambivalência. O método é útil quando estiver interagindo com pacientes que são ambivalentes sobre a mudança em seu comportamento alimentar e de atividade física. As estratégias usadas focam em resolver essa ambivalência, fazendo com que os pacientes explorem as razões pelas quais querem mudar e as razões por que acham seu comportamento atual mais confortável.

27. Discuta o papel da dieta no tratamento de um paciente obeso.

A base da modificação da dieta na terapia de perda de peso tem sido dietas com baixo teor de gordura e calorias reduzidas. Evidências convincentes em favor dessa abordagem vêm do Diabetes Prevention Project e do Finnish Diabetes Prevention Trial. Qualquer mudança assumida pelo indivíduo deve ser sustentada para ser benéfica. O clínico deve avaliar a dieta atual com um bom histórico nutricional, o que pode envolver rememoração verbal da dieta das últimas 24 ou 72 horas. Alternativamente, o paciente pode manter um diário alimentar escrito de 5-7 dias. A avaliação do padrão de refeição é importante porque muitas pessoas pulam o café da manhã e almoçam erraticamente. Deve-se prestar atenção na frequência com que o indivíduo come fora de casa, especialmente *fast food*. Mudanças pequenas e graduais podem ser mais bem-sucedidas do que as drásticas.

28. Os pacientes devem ser encorajados a aderir a um programa comercial de perda de peso?

Sim. A maioria das pessoas sabe o que deve comer. O problema é que elas não prestam atenção ao que comem ou não acham a "boa dieta" palatável. Muitas das condições em que o cuidado é fornecido não permitem o ensino de técnicas sofisticadas de modificação comportamental. O uso de programas comerciais, como os Vigilantes do Peso, pode fornecer aconselhamento nutricional adequado juntamente com o suporte social. Muitos pacientes ficam surpresos com o custo desses programas, que pode ser um dissuasor de seu uso contínuo. Contudo, esse tipo de programa não envolve nenhum risco e pode ser mais barato em longo prazo do que o tratamento farmacológico. A literatura científica sustenta a ideia de que para muitas pessoas os programas comerciais de perda de peso são uma opção razoável.

29. Os substitutos de refeição são úteis em um programa de perda de peso?

Para algumas pessoas, é difícil controlar as calorias por meio de refeições autosselecionadas. Frequentemente, não há tempo disponível para o preparo do alimento, e a conveniência se sobrepõe à preocupação com a saúde. Para tais pessoas, os substitutos de refeição, que são refeições nutricionalmente completas e com calorias reduzidas, são uma opção razoável, com efetividade cientificamente comprovada se for usada uma estratégia em longo prazo. De fato, essa abordagem é atualmente utilizada no estudo Look Ahead (*Action for Health in Diabetes* — ação pela saúde no diabetes*)* financiado pelo NIH, que está examinando os benefícios para a saúde da perda de peso em longo prazo.

30. O que é uma dieta com teor calórico muito baixo? Quando seu uso deve ser considerado?

Uma dieta com teor calórico muito baixo (VLCD, do inglês *very low-caloric diet*) é uma dieta nutricionalmente completa de 800 kcal/dia que produz perda de peso rápida. Os produtos disponíveis comercialmente consistem geralmente em refeições líquidas suplementadas com aminoácidos essenciais, ácidos graxos essenciais, vitaminas e micronutrientes, tomadas 3-4 vezes ao dia. As equipes médicas especializadas devem administrar as VLCD e, quando usadas dessa maneira, as complicações são raras. A perda de peso em longo prazo com as VLCD não é melhor do que com outros programas de dieta. Por essa razão, sua utilidade é limitada. Elas podem ser úteis para o paciente que precisa da perda de peso em curto prazo para um procedimento diagnóstico ou cirúrgico.

31. O que é a dieta de Atkins? Ela funciona?

A dieta de Atkins é uma dieta com teor de carboidratos fortemente restrito (<20 g/dia durante a fase de indução). A restrição rígida ao carboidratos produz o que o Dr. Robert Atkins chama de "cetose benigna da dieta", argumentando que suprime o apetite. A dieta tem algumas outras restrições. Alguns estudos sustentam a ideia de que a dieta de Atkins produz mais perda de peso do que uma dieta com baixo teor de gordura ao longo de seis meses, mas em longo prazo a perda de peso não é melhor. A dieta pode ser difícil para pessoas que aderem em longo prazo. Esses estudos não mostraram efeitos adversos nos níveis sanguíneos de lipídios.

PONTOS-CHAVE: OBESIDADE

1. A obesidade é definida como o índice de massa corporal maior do que 30 kg/m^2.

2. Perda de peso de 5-10% é um bom objetivo com benefícios conhecidos para a saúde.

3. Três estudos clínicos randomizados controlados mostram que, ao longo de 6-12 meses, não existem efeitos adversos nos lipídios a partir do plano da dieta de Atkins.

4. A sibutramina, o orlistat e a fentermina são medicamentos aprovados pela Food and Drug Administration (FDA) (FDA, do inglês Food and Drug Administration) para ajudar os pacientes com sobrepeso ou obesos a perderem peso.

5. A perda de peso média após cirurgia de *bypass* gástrico é de 30%.

32. Descreva a dieta da zona.

A dieta da zona contêm 30% de proteína, 30% de gordura e 40% de carboidrato. O objetivo não é a perda de peso em si, mas "otimizar" a saúde. A tese do Dr. Barry Sears é de que os alimentos são como drogas, já que elas têm curvas dose-resposta. Portanto, pode-se otimizar o metabolismo alimentando-se de uma dieta que tem razões ótimas de gordura, carboidrato e proteína. Assim como Atkins, Sears acredita que a ênfase excessiva nas dietas de baixa gordura e ricas em carboidratos seja parcialmente responsável pela prevalência elevada da obesidade.

33. Discuta a dieta de Ornish.

A Dr. Dean Ornish estava procurando uma alternativa à cirurgia de *bypass* para pacientes com doença da artéria coronária, que se baseava na mudança da alimentação e do estilo de vida. Seu público-alvo não é os pacientes obesos, mas aqueles com doença da artéria coronária. A dieta de Ornish não é uma dieta de perda de peso. Ela é uma dieta que incorpora um "programa de mudança no estilo de vida" (especificamente uma dieta vegetariana com teor muito baixo de gordura [10% de gordura, 10% de proteína]) com atividades em grupo definidas para aumentar a atividade física e diminuir os comportamentos do "tipo A". Suporte psicológico em grupo, interrupção do fumo, atividades físicas com base na ioga e meditação são parte desse programa. Como praticado atualmente, é um programa de trabalho intensivo para o profissional de saúde e os participantes.

CAPÍTULO 7 OBESIDADE **83**

34. O que é a dieta de South Beach?

Esse programa de alimentação foi desenvolvido por um cardiologista da Flórida, que defende uma dieta com certa restrição de carboidratos, especialmente os carboidratos refinados, mas acredita que fontes de carboidratos com índice glicêmico baixo são benéficas. Defende um consumo elevado de gordura monoinsaturada, ácidos graxos ômega-3 e nozes. Ele forneceu esses princípios a diversos grandes *chefs* de restaurantes da moda em South Beach. Os princípios da dieta são razoáveis, as receitas parecem apetitosas e o programa está claramente definido.

35. Qual livro popular de dieta é o "melhor"?

Diversos estudos recentes têm comparado vários livros de dieta populares com programas comerciais e manuais antigos de dieta. Os resultados desses estudos sugerem que não há uma dieta que seja melhor. Parece que o fator mais importante no sucesso de uma dieta é a capacidade da pessoa de aderir a ela. Aqueles que conseguem seguir uma dieta, não importa qual, terão maior perda de peso. Isso significa que os profissionais de saúde provavelmente não devem ter uma visão rígida do que constitui a "melhor dieta". Em vez disso, o importante é explorar o que os pacientes toleram melhor — o que eles sentem que funcionará melhor para eles. Bons textos incluem *The LEARN Manual for Weight Control*, da Dra. Kelly Brownell. Esse livro representa o melhor de seu programa comportamental de perda de peso. Contudo, muitos pacientes o consideram maçante. Dois outros livros direcionados para problemas de comportamento na dieta (*The Personality Type Diet*, do Dr. Robert Kushner, e *The Ultimate Weight Solution*, do Dr. Phil McGraw) discutem esses problemas de modo mais amigável. Ambos os livros dão conselhos razoáveis e legíveis sobre uma variedade de tópicos comportamentais importantes relacionados com a dieta e o exercício e podem ser recomendados aos pacientes.

36. Quais as drogas disponíveis para tratar a obesidade?

- Fentermina (Adipex-P®, Fastina®, Ionamina®)
- Orlistat (Xenical®, Alli®)
- Sibutramina (Meridia®)

37. A fentermina e a anfetamina são relacionadas?

Sim, a fentermina é quimicamente relacionada com a anfetamina e funciona predominantemente no neurotransmissor norepinefrina para reduzir o apetite. Os efeitos aditivos da anfetamina se devem a suas ações no neurotransmissor dopamina. A fentermina tem, substancialmente, menos efeitos dopaminérgicos do que a anfetamina e, portanto, um potencial mínimo para o vício.

38. A fentermina é eficiente? Quanto custa?

Comparada com o placebo, ela produz no máximo 5-8% de perda de peso em 50-60% daqueles que a tomam. O custo médio é de cerca de 35 dólares por mês. A dose usada varia entre 15-37,5 mg/dia. Ela é o medicamento de perda de peso mais amplamente prescrito.

39. Discuta os efeitos colaterais da fentermina.

A fentermina é um estimulante central e pode causar hipertensão, taquicardia, nervosismo, dor de cabeça, dificuldade para dormir e tremores em algumas pessoas. Não deve ser usada em pessoas com hipertensão pouco controlada. A pressão sanguínea deve ser monitorada de perto após o início da administração desse medicamento. Não há evidência de que, quando usada sozinha (ao contrário da combinação da fentermina com a fenfluramina), esteja associada com toxicidade valvar cardíaca ou valvar pulmonar. A fentermina só é aprovada pelo FDA para o uso por três meses. Não existem estudos de longa duração sobre sua segurança e eficácia. Contudo, ela tem sido mais amplamente prescrita do que qualquer outro agente de perda de peso e não há evidência de efeitos colaterais graves.

40. Como o orlistat funciona? Qual é a dose geral? Quanto ele custa?

O orlistat é um inibidor da lipase pancreática. Com prescrição de 120 mg três vezes ao dia às refeições, ele reduz a absorção de gordura da dieta em aproximadamente 30% pela inibição da enzima responsável pela digestão da gordura. A perda média de peso observada é de 7-8%. Esse medicamento pode ser preferido por pessoas que

84 CAPÍTULO 7 OBESIDADE

estão sob uso de inibidor da recaptação específica de serotonina (SSRI). Na primavera de 2007, uma dose de 60 mg foi aprovada pelo FDA para venda sem receita. Essa dose é menos efetiva do que a dose de prescrição, dando no máximo 2-4% de perda de peso. O preço médio para a venda da dose de prescrição é de 120 dólares/mês. A dose da venda sem receita custa, no máximo, a metade desse valor.

41. Quais são os efeitos colaterais do orlistat?

Os principais efeitos colaterais são decorrentes da má absorção de gordura. Os pacientes que comem uma refeição rica em gordura apresentam fezes oleosas e podem ter problemas de incontinência de fezes. Se o paciente decidir não tomar o medicamento, ele pode comer uma refeição rica em gordura sem os efeitos colaterais e sem o benefício que o medicamento forneceria. O FDA aprovou o orlistat para uso em longo prazo e não há menção específica na embalagem sobre quando seu uso deve ser interrompido. Por causa do potencial de causar deficiência de vitaminas lipossolúveis, os pacientes devem ser instruídos a tomar multivitamímicos diariamente. O orlistat deve ser usado com cuidado por aqueles que tomam coumadina (warfarina®) e é contraindicado para aqueles que tomam ciclosporina.

42. Como a sibutramina funciona?

A sibutramina é um bloqueador de recaptação combinado de norepinefrina e serotonina. O efeito é aumentar a saciedade, ajudando o paciente a "sentir o final da refeição". Diferentemente da fenfluramina e da dexfenfluramina, ela não tem ação liberadora de serotonina e, portanto, é farmacologicamente mais parecida com os SSRI, que são amplamente prescritos para o tratamento de depressão.

43. Quão efetiva é a sibutramina? Quanto ela custa?

Quando tomada em doses que variam de 10-15 mg/dia, a sibutramina produz perda de peso de 5-8%. A sibutramina está atualmente disponível por, no máximo, 100 dólares/mês.

44. Discuta os efeitos colaterais da sibutramina.

A sibutramina tem sido associada com aumento na pressão sanguínea em algumas pessoas, particularmente em altas doses. Ela não deve ser usada em pessoas com hipertensão pouco controlada. A pressão sanguínea deve ser monitorada de perto após o início da administração do medicamento. Os efeitos colaterais mais comuns são boca seca, dor de cabeça, nervosismo e dificuldade de pegar no sono. Contudo, esses efeitos colaterais geralmente são bem tolerados. A sibutramina tem sido amplamente utilizada e não há evidência que indique que seu uso está associado com efeitos colaterais graves, como doença cardíaca vascular ou hipertensão pulmonar. O FDA aprovou seu uso para um ano de tratamento, com o uso mais prolongado devendo ser decidido pelo médico e pelo paciente. Foram publicados dados mostrando a eficácia e a segurança por dois anos.

45. Discuta o papel da bupropiona no tratamento da obesidade.

Vários estudos demonstram que a bupropiona pode produzir perda de peso gradual ao longo de um ano em muitas pessoas. Esse medicamento não é aprovado pelo FDA para a perda de peso. A bupropiona pode ser útil em pacientes obesos com depressão grave o suficiente para justificar farmacoterapia.

46. O topiramato tem um papel no tratamento da obesidade?

O topiramato é aprovado pelo FDA para o tratamento de desordens convulsivas e enxaquecas. Ele está associado com perda de peso na faixa de 8-12%. Estudos feitos para mostrar os benefícios da perda de peso foram interrompidos por causa dos efeitos colaterais neurológicos (enfraquecimento, esquecimento, dificuldade para pensar). Se a pessoa tem um distúrbio convulsivo ou enxaquecas que requerem medicamentos e também está obesa, essa pode ser uma boa alternativa. Ele não deve ser prescrito somente para a perda de peso.

47. Por quanto tempo um medicamento para perda de peso precisa ser tomado?

Os medicamentos usados para promover a perda de peso funcionarão enquanto forem tomados. Se o paciente perde peso enquanto está tomando o medicamento e então para de usá-lo, pode voltar a ganhar o peso perdido.

CAPÍTULO 7 OBESIDADE 85

Se um médico e um paciente decidirem tentar um medicamento para perda de peso, ele deve ser tomado por no mínimo três meses para determinar se o paciente irá perder pelo menos 5-8% de seu peso. Então, alguma forma de uso crônico deve ser considerada, dadas as informações disponíveis sobre os riscos e os potenciais benefícios do medicamento. Também existem dados que suportam o uso intermitente de medicamentos para perda de peso.

48. Discuta o papel do exercício no programa de perda de peso.

A atividade física aumentada parece ser parte central de um programa de perda de peso bem-sucedido. Embora o exercício não produza grande perda de peso adicional à da dieta somente em curto prazo, parece ser extremamente importante na manutenção do peso perdido. O National Weight Control Registry é um grupo de três mil pessoas que foram identificadas porque perderam com sucesso 13 kg e mantiveram o peso por pelo menos um ano. Elas apresentaram atividade física planejada com gasto de 2.000 calorias/semana (60-80 min/dia na maioria dos dias da semana). Uma discussão da atividade física deve começar com o histórico de atividade física. Pergunte sobre a frequência de engajamento em uma atividade física planejada. Pergunte então sobre quantas horas por dia o indivíduo assiste à televisão, seu tempo no computador e outras atividades sedentárias. Finalmente, discuta as atividade do dia a dia, incluindo as atividades relacionadas ao trabalho. Avalie a disponibilidade do paciente em mudar sua atividade física.

49. Quanta atividade física é necessária para perder peso e manter o peso reduzido?

A American Heart Association e a American College of Sports Medicine recomendam que todos os americanos saudáveis acumulem pelo menos 30 minutos de atividade física de intensidade moderada, cinco dias por semana. Essa recomendação não é para a perda de peso, mas sim para manter a saúde e reduzir os riscos de doenças crônicas. Evidências crescentes sugerem que sejam necessários 60-90 minutos por dia de exercícios de intensidade moderada para promover e manter a perda de peso.

50. O que são os pedômetros? Como eles são usados?

Os pedômetros são pequenos dispositivos que se prendem no cinto da roupa. Eles podem ser usados tanto para avaliar a atividade física geral quanto para fazer e monitorar os objetivos da atividade física. O número médio de passos dados por uma pessoa normal é de 6.000/dia. O número de passos recomendados para evitar o ganho de peso é de 10.000/dia. As pessoas no National Weight Control Registry que usam atividade física para manter ou reduzir o estado obeso dão cerca de 12.000 passos/dia.

51. Quais são as duas categorias das cirurgias para perda de peso?

Restritiva e restritiva-mal absortiva. As cirurgias restritivas limitam a quantidade de alimento que o estômago pode aguentar e lentificam a taxa de esvaziamento gástrico. A operação restritiva mais realizada é a banda gástrica ajustável de silicone laparoscópica (Lap-Band). Os procedimentos de *bypass* restritivos-mal absortivos combinam os elementos da restrição gástrica e da má absorção seletiva. O *bypass* gástrico em Y de Roux (BGYR) é o procedimento de *bypass* mais comumente realizado e aceito, e pode ser realizado com uma incisão aberta ou laparoscopicamente. As abordagens mal absortivas produzem perda de peso mais rápida e mais profunda, mas também colocam o paciente sob maior risco de complicações, como deficiências de vitaminas e desnutrição energético-proteica. Os procedimentos restritivos são considerados mais simples e mais seguros, mas podem resultar em perda de peso menor em longo prazo.

52. Quem são os candidatos para o tratamento cirúrgico da obesidade?

Os pacientes com IMC maior do que 35 kg/m^2 com comorbidades ou IMC maior do que 40 kg/m^2 sem comorbidades; pacientes com idade entre 20-60 anos; pacientes com comorbidades como diabetes, apneia do sono, refluxo, hipertensão ou doença degenerativa articular (DDA); pacientes com histórico familiar de comorbidades; pacientes que não foram bem-sucedidos em outras formas de terapias; pacientes sem doença cardíaca, pulmonar ou psiquiátrica grave.

53. Quais são os resultados esperados e os benefícios à saúde da cirurgia para perda de peso?

A cirurgia bariátrica é o tratamento para perda de peso mais eficiente, disponível para aqueles que são clínica e gravemente obesos. Em uma metanálise de Buchwald e colaboradores, a porcentagem total de

86 CAPÍTULO 7 OBESIDADE

perda do excesso de peso para todos os tipos de cirurgias foi de 61,2%. Isso se traduz, aproximadamente, em perda de 30% comparada com o peso pré-operatório. A perda de peso é maior após os procedimentos restritivos mal absortivos comparados com os procedimentos restritivos. Na metanálise de Buchwald e colaboradores, o diabetes se resolveu completamente em 77% dos pacientes e se resolveu ou melhorou em 86% dos pacientes após cirurgia bariátrica. Duas outras séries publicadas recentemente por Schauer e colaboradores e por Sugerman e colaboradores relataram a resolução do diabetes em 83% e 86%, respectivamente. Na metanálise de Buchwald e colaboradores, a hiperlipidemia melhorou em 70% ou mais dos pacientes, a hipertensão se resolveu em 62% e se resolveu ou melhorou em 79% dos pacientes, e a apneia obstrutiva do sono se resolveu em 86% dos pacientes. A hipertensão melhora em muitos pacientes, porém é mais resistente à melhora do que o diabetes ou a apneia do sono.

54. Qual a taxa de mortalidade associada com a cirurgia bariátrica?

A taxa de mortalidade associada com a cirurgia bariátrica é de 0,1-2%. Na metanálise de Buchwald e colaboradores, a mortalidade aos 30 ou menos dias foi de 0,1% para os procedimentos puramente restritivos, 0,5% nos pacientes que sofrem procedimentos de *bypass* gástrico e 1,1% em pacientes que passam por procedimentos de diversão biliopancreática ou *switch* duodenal. As causas comuns de morte entre pacientes que passam por cirurgia bariátrica incluem embolismo pulmonar e extravasamentos anastomóticos. Os fatores conhecidos por contribuir para aumentar a mortalidade incluem a falta de experiência por parte do cirurgião ou do programa, a idade avançada do paciente, o sexo masculino, a obesidade grave (IMC ≥50) e as condições coexistentes. O risco é mais alto em programas de baixo volume.

55. Quais são as complicações mais comuns da cirurgia bariátrica?

As complicações perioperatórias não fatais incluem tromboembolismo, extravasamentos anastomóticos, infecções de feridas, sangramentos, esplenectomia incidental, hérnias incisionais e internas e obstruções precoces do intestino delgado. A estenose do estoma ou as úlceras marginais (que ocorrem em 5-15% dos pacientes) se apresentam com náusea e vômitos prolongados após a alimentação ou incapacidade de avançar na dieta para os alimentos sólidos. Essas complicações são tratadas por dilatação de balão endoscópico e terapia de supressão de ácidos, respectivamente. As hérnias abdominais e incisionais ocorrem em aproximadamente 30% dos pacientes após a BGYR. A síndrome do esvaziamento rápido (*dumping*) causada pela simples ingestão de açúcar, especialmente de alimentos adoçados, foi relatada em até 76% dos pacientes de BGYR. Para evitar a síndrome do esvaziamento rápido, os pacientes devem ser encorajados a consumir refeições pequenas e frequentes e evitar sucos de frutas e alimentos adoçados.

56. Qual é a causa rara de hipoglicemia após o BGYR?

A nesidioblastose, ou hiperplasia de células beta, foi observada como uma complicação tardia após operações de *bypass* gástrico. Alguns investigadores hipotetizaram que mudanças nos hormônios intestinais após o *bypass* gástrico podem promover a hiperplasia das células beta e predispor a essa condição.

57. Os pacientes que sofreram cirurgia bariátrica estão sob risco de quais deficiências de vitaminas e micronutrientes?

Ao fazer o *bypass* do estômago, do duodeno e de várias porções do jejuno e íleo, a má absorção de tiamina, ferro, folato, vitamina B12, cálcio e vitamina D pode ocorrer. Geralmente, quanto maior a má absorção, maior o risco de deficiências nutricionais. Para evitar a deficiência, os pacientes devem ser rotineiramente liberados do hospital com suplementação diária de vitaminas e minerais que contenha 1,5-1,8 mg de tiamina, 28-40 mg de ferro elementar, 500 μg de B12 oral, 400 μg de folato, 1.200-1.500 mg de cálcio e 800-1.200 IU de vitamina D.

58. Quais testes de laboratório devem ser realizados quando se está acompanhando um paciente que passou por cirurgia para perda de peso?

Os seguintes testes de laboratório devem ser realizados pré-operatoriamente e a intervalos de seis meses para os primeiros dois anos, seguidos por avaliações posteriores: hemograma completo, painel metabólico abrangente, painel lipídico, hemoglobina A_{1C} (para pacientes diabéticos), ferritina, folato, vitamina B12, 25-hidroxi vitamina D e PTH. Com procedimentos mais extensos, como diversão biliopancreática, desnutrição proteica e deficiências de vitaminas lipossolúveis (A, D, E e K) podem ocorrer. Alguns pacientes que desenvolvem anemia por deficiência de ferro após cirurgia para perda de peso requerem tratamento com ferro parenteral. Com monitoramento judicioso e suplementação adequada, todas essas deficiências são totalmente evitáveis e tratáveis.

SITES

http://www.win.niddk.nih.gov/statistics/index.htm

http://www.acsm.org

http://www.motivationalinterview.org

http://www.niddk.nih.gov/health/nutrit/nutrit.htm

BIBLIOGRAFIA

1. Agastston A: *The South Beach Diet*. New York, 2003, Random House.
2. Brownell KD: *The LEARN Program for Weight Control*, ed 7, Dallas, 1997, American Health.
3. Buchwald H, Avidor Y, Braunwald E, et al: Bariatric surgery: a systematic review and meta-analysis. JAMA 292:1724–1728, 2004.
4. Dansinger ML, Gleason JA, Griffith JL, et al: Comparison of the Atkins, Ornish, Weight Watchers, and Zone diets for weight loss and heart disease risk reduction: a randomized trial. JAMA 293:43–53, 2005.
5. Foster GD, Wyatt HR, Hill JO, et al: A randomized trial of a low-carbohydrate diet for obesity. N Engl J Med 348:2082–2090, 2003.
6. Heymsfield SB, Van Mierlo CA, Van Der Knapp HC, et al: Weight management using a meal replacement strategy: meta and pooling analysis. Int J Obesity Relat Metab Disord 27:537–549, 2003.
7. Knowler WC, Barrett-Conner E, Fowler SE, et al: Reduction in the incidence of type 2 diabetes with lifestyle intervention or metformin. N Engl J Med 393–403, 2002.
8. Kral JG, Naslund E: Surgical treatment of obesity. Nat Clin Pract Endocrinol Metab 3:574–583, 2007.
9. Kushner RF: Obesity management. Gastroenterol Clin North Am 36:191–210, 2007.
10. Kushner RF, Bessesen DH. *Treatment of the obese patient*. Totowa, NJ, 2007, Humana Press.
11. Kushner RF, Kushner N: Dr. *Kushner's Personality Type Diet*. New York, 2003, St. Martin's Press.
12. Li Z, Maglione M, Tu W, et al: Meta-analysis: pharmacologic treatment of obesity. Ann Intern Med 142:532–546, 2005.
13. Maggard MA, Shugarman LR, Suttorp M, et al: Meta-analysis: surgical treatment of obesity. Ann Intern Med 142:547–559, 2005.
14. Maria EJ: Bariatric surgery for morbid obesity. N Engl J M 356:2176–2183, 2007.
15. McGraw P: *The ultimate weight solution*. New York, 2003, Simon & Schuster.
16. McTigue KM, Harris R, Hemphill B, et al: Screening and interventions for obesity in adults: summary of the evidence for the U.S. Preventive Services Task Force. Ann Intern Med 139:933–1049, 2003.
17. National Institutes of Health: The practical guide to the identification, evaluation and treatment of overweight and obesity in adults. Obesity Res 6(Suppl 12), 1998.
18. Ogden CL, Carroll MD, Curtin LR, et al: Prevalence of overweight and obesity in the United States, 1999–2004. JAMA 295:1549–1555, 2006.
19. Ogden CL, Carroll MD, McDowell MA, Flegal KM. Obesity among adults in the United States—no change since 2003–2004. NCHS Data Brief No 1. Hyattsville, MD, 2007, National Center for Health Statistics.
20. Samaha FF, Iqbal N, Seshadri P, et al: A low-carbohydrate as compared with a low-fat diet in severe obesity. N Engl J Med 348:2074–2081, 2003.
21. Service GJ, Thompson GB, Service FJ, et al: Hyperinsulinemic hypoglycemia with nesidioblastosis after gastric-bypass surgery. N Engl J Med 353:249–254, 2005.
22. Shah M, Simha V, Garg A: Review: long-term impact of bariatric surgery on body weight, comorbidities, and nutritional status. J Clin Endocrinol Metab 91:4223–4231, 2006.

23. Snow V, Barry P, Fitterman N, et al: Pharmacologic and surgical management of obesity in primary care: a clinical practice guideline from the American College of Physicians. Ann Intern Med 142:525–531, 2005.

24. Tsai AG, Wadden TA: Systematic review: an evaluation of major commercial weight loss programs in the United States. Ann Intern Med 142:56–66, 2005.

25. Tuomilehto J, Lindstrom J, Eriksson JG, et al: Prevention of type 2 diabetes mellitus by changes in lifestyle among subjects with impaired glucose tolerance. N Engl J Med 344:1343–1350, 2001.

26. Wadden TA, Berkowitz RI, Womble LG, et al: Randomized trial of lifestyle modification and pharmacotherapy for obesity. N Engl J Med 353:2111–2120, 2005.

II. DESORDENS ÓSSEAS E MINERAIS

OSTEOPOROSE

Michael T. McDermott

CAPÍTULO 8

1. O que é osteoporose?
A osteoporose é um distúrbio esquelético caracterizado pelo comprometimento da força óssea, predispondo a risco elevado para o desenvolvimento de fraturas por fragilidade. A definição enfatiza o papel crítico da força óssea, que é determinada tanto pela massa óssea como pela qualidade óssea, e a importância das fraturas, que causam as principais morbidades e mortalidades dessa condição.

2. O que é fratura por fragilidade?
A fratura por fragilidade é aquela que ocorre espontaneamente ou após um trauma mínimo, definido como uma queda da própria altura ou menos. As fraturas de vértebras, quadris e rádio distal (fratura de Colles) são características, mas qualquer fratura pode ocorrer. A osteoporose é responsável por aproximadamente 1,5 milhão de fraturas nos Estados Unidos a cada ano.

3. Quais são as complicações das fraturas osteoporóticas?
As fraturas das vértebras causam perda de altura, cifose anterior ("corcova de viúva"), função pulmonar reduzida e taxa de mortalidade elevada. Aproximadamente um terço de todas as fraturas de vértebras é dolorosa, mas dois terços são assintomáticos. As fraturas de quadril estão associadas com incapacidade permanente em aproximadamente 50% dos pacientes e com excesso de mortalidade de 20% comparados com a população não fraturada da mesma idade.

4. Quais os fatores que contribuem mais para os riscos de desenvolver fratura osteoporótica?
- Massa óssea reduzida (aumento dobrado do risco para cada desvio padrão de massa óssea)
- Idade (risco dobrado para cada década acima dos 60 anos de idade no mesmo nível de massa óssea)
- Fratura por fragilidade anterior (risco cinco vezes maior se houver fratura prévia)
- Propensão a quedas

5. Quais são as indicações atualmente aceitas para a medição da massa óssea?
- Idade acima de 65 anos
- Deficiência de estrogênio mais um fator de risco para a osteoporose
- Deformidade vertebral, fratura ou osteopenia por raios X
- Hiperparatireoidismo primário
- Terapia com glicocorticoides, maior do que 5 mg/dia de prednisona por mais de três meses
- Monitoramento da resposta a medicamentos para osteoporose aprovadas pela Food and Drug Administration (FDA)

6. Como a massa óssea é medida atualmente?
Os métodos mais precisos e amplamente utilizados na prática atual são a absorciometria de raios X de energia dupla (DXA), tomografia computadorizada (TC) e ultrassom (US). Na minha opinião, a DXA oferece a melhor acurácia e precisão com a menor exposição à radiação na maioria dos pacientes.
As medidas da densitometria central (espinha e quadril) são os melhores preditores do risco de fratura e têm a melhor precisão para o monitoramento longitudinal. As medidas da densitometria periférica (calcanhar, rádio e mãos), entretanto, estão mais amplamente disponíveis e são menos dispendiosas.

CAPÍTULO 8 OSTEOPOROSE

7. Como se lê um relatório de densitometria óssea?

- *Escore T:* o número de desvios padrão (DP) do paciente está abaixo ou acima do valor médio para sujeitos jovens normais (pico de massa óssea). O escore T é um bom preditor do risco de fratura.
- *Escore Z:* O número de DP do paciente que está abaixo ou acima do valor médio para sujeitos normais da mesma idade. O escore Z indica se a massa óssea do paciente é apropriada para a idade ou se outros fatores são provavelmente responsáveis pela perda excessiva de massa óssea.
- *Densidade mineral óssea absoluta (DMO):* O valor da densidade óssea real é expresso em g/cm^2. Esse é o valor que se deve usar para calcular o percentual de mudança na densidade óssea durante o acompanhamento longitudinal.

8. Como é feito o diagnóstico da osteoporose?

A osteoporose deve ser diagnosticada ou suspeitada em qualquer paciente que tenha fratura por fragilidade. No paciente pré-fatura, a Organização Mundial da Saúde recomenda atualmente fazer o diagnóstico com base no valor da DMO de menor valor, usando os seguintes critérios:

- Escore T maior ou igual a -1 = Normal
- Escore T entre -1 e $-2,5$ = Osteopenia
- Escore T menor ou igual a $-2,5$ = Osteoporose

9. Quais são os maiores fatores de risco para o desenvolvimento da massa óssea reduzida?

Não modificável	Modificável
Idade	Baixa ingestão de cálcio
Raça (caucasiana, asiática)	Baixa ingestão de vitamina D
Gênero feminino	Deficiência de estrogênio
Menopausa precoce	Estilo de vida sedentário
Constituição fraca	Tabagismo
Histórico familiar positivo	Excesso de álcool (>2 doses/dia)
Excesso de cafeína (>2 porções/dia)	
Medicamentos (glicocorticoides, excesso de tiroxina)	

10. Quais são as outras condições que devem ser consideradas como causas na massa óssea reduzida?

- Osteomalácia
- Doença celíaca
- Osteogênese imperfeita
- Hipercalciúria idiopática
- Hiperparatireoidismo
- Mieloma múltiplo
- Hipertireoidismo
- Artrite reumatoide
- Hipogonadismo
- Falência renal
- Síndrome de Cushing
- Mastocitose

CAPÍTULO 8 OSTEOPOROSE **91**

11. Esboce uma avaliação custo-efetiva para descartar outras possibilidades.

Histórico e exame físico completos devem sempre ser realizados. Posteriormente, os seguintes testes seriam adequados na maioria dos pacientes:

- Hemograma completo com taxa de sedimentação de eritrócitos
- Cálcio, fosfato, fosfatase alcalina e creatinina séricos
- 25 (OH) vitamina D sérica
- Testosterona sérica (homens)
- Cálcio e creatinina da urina por 24 horas

12. Qual é o melhor caminho para determinar se o paciente teve fratura vertebral prévia?

Dor nas costas ou hipersensibilidade pode estar ausente porque dois terços das fraturas vertebrais são assinto-máticas. A perda de 5 cm ou mais na altura ou a cifose dorsal no exame são achados altamente sugestivos. Con-tudo, os filmes laterais da espinha ou a absorciometria morfométrica com raios X (avaliação de fratura vertebral) são os modos mais precisos para detectar fraturas vertebrais existentes.

13. Quais são os fatores de risco mais significativos para queda quando um indivíduo está de pé?

- Uso de sedativos
- Problemas visuais
- Problemas cognitivos
- Incapacidade das extremidades inferiores
- Obstáculos ao caminhar em casa

14. Quais medidas não farmacológicas são úteis para prevenir e tratar a osteoporose?

1. Ingestão adequada de cálcio (dieta mais suplementos)
   - 1.000 mg/dia, homens e mulheres na pré-menopausa
   - 1.500 mg/dia mulheres pós-menopausa e homens com 65 anos ou mais
2. Ingestão adequada de vitamina D: 800-1.200 U/dia (preferência para D3)
3. Exercícios regulares: aeróbico e de resistência
4. Limitação do consumo de álcool para menos de duas doses/dia
5. Limitação do consumo de cafeína para menos de duas porções/dia
6. Interrupção do fumo
7. Prevenção de queda

15. Como você avalia clinicamente a ingestão de cálcio na dieta de uma paciente?

As principais fontes biodisponíveis são os laticínios e os sucos de frutas enriquecidos com cálcio. Pergunte sobre sua ingestão diária desses produtos e determine os seguintes conteúdos aproximados de cálcio para suas respostas:

- Leite: 300 mg/copo
- Queijo: 300 mg/fatia de 30g
- Iogurte: 300 mg/copo
- Suco de fruta com cálcio: 300 mg/copo
- Adicione 300 mg para a dieta geral (cálcio proveniente de não laticínios) para uma estimativa razoável da ingestão diária

16. Como você assegura uma ingestão adequada de cálcio?

O consumo de laticínios com baixo teor de gordura deve ser encorajado. Os suplementos de cálcio devem ser adicionados quando a ingestão de cálcio na dieta não alcança os níveis desejados. O carbonato de cálcio e o citrato de cálcio são bem absorvidos quando ingeridos com as refeições. Como o ácido gástrico é necessário para a absorção normal de cálcio, a absorção do carbonato de cálcio pode ser diminuída em mais de 60% pelo uso concomitante de inibidores da bomba de prótons (IBP). Sendo mais acídico, o citrato de cálcio é menos provavelmente afetado pelo uso dos IBP. Quando existe dúvida sobre a adequação da ingestão de cálcio ou da absorção, a excreção de cálcio na urina por 24 horas pode ser mensurada e a ingestão de cálcio titulada para uma excreção urinária de cálcio de 100-300 mg/dia.

17. Como se consegue uma ingestão apropriada de vitamina D?
O corpo adquire a vitamina D por meio da ingestão de alimentos e da exposição ao sol. Devido à exposição ao sol reduzida e às quantidades reduzidas de 7-de-hidrocolesterol cutâneo, o precursor da vitamina D, os pacientes idosos devem frequentemente contar mais fortemente com as fontes da dieta. As melhores fontes alimentares são os peixes oleosos, os laticínios fortificados com vitamina D e os cereais. Quando essas fontes não são adequadas, a suplementação com vitamina D3 (colecalciferol) é preferida em vez da vitamina D2 (ergocalciferol). A ingestão atualmente recomendada é de 800-1.200 unidades/dia, mas uma ingestão de até 2.000 unidades/dia é segura na maioria dos pacientes. O nível sérico desejado de 25 (OH) vitamina D é de 30-100 ng/mL.

18. Quando a terapia médica deve ser iniciada para a prevenção e o tratamento da osteoporose?
As medidas não farmacológicas são apropriadas para todos os indivíduos que desejam reduzir seu risco de desenvolver osteoporose. A National Osteoporosis Foundation recomenda ainda que a terapia farmacológica seja considerada em pacientes que apresentam escore T de −2,5 ou menos e em pacientes com escore T de −1,0 a −2,5 se seus riscos de fratura forem de 3% para fraturas de quadril ou ≥20% para outras grandes fraturas como avaliado pela ferramenta de avaliação FRAX, disponível em http://www.shef.ac.uk/FRAX. Os pacientes que tiveram fraturas vertebrais, de quadril ou nos rádios distais devem ser considerados para a terapia farmacológica independentemente da densidade óssea.

19. Descreva o remodelamento ósseo.
O remodelamento ósseo é o processo pelo qual o osso velho é removido e o osso novo é formado (Fig. 8-1). Os osteoclastos são células gigantes multinucleadas que aderem às superfícies ósseas onde elas secretam ácidos e enzimas proteolíticas que dissolvem o osso subjacente, deixando uma cavidade de reabsorção. Os osteoblastos então se movem para lá e secretam o osteoide, que é subsequentemente mineralizado com cristais de cálcio e fosfato (hidroxiapatita), preenchendo novamente a cavidade de reabsorção com osso novo. O remodelamento ósseo ocorre ao longo do esqueleto como adaptação ao estresse mecânico no osso.

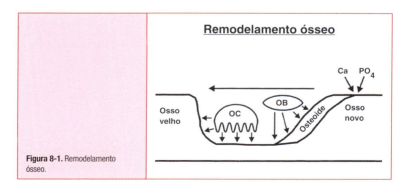

Figura 8-1. Remodelamento ósseo.

20. Explique os papéis do receptor ativador do fator nuclear K (RANK) e do ligante de RANK e da osteoprotegerina na fisiologia do osso normal.
O receptor ativador do fator nuclear K (RANK) ativa a reabsorção óssea osteoclástica. O ligante de RANK (RANK-L) é um ligante normal que se liga com o RANK, ativando-o. A osteoprotegerina é um receptor chamariz que se liga

CAPÍTULO 8 OSTEOPOROSE **93**

ao RANK-L e evita que ele se ligue ao RANK. O RANK-L é, portanto, um estimulador endógeno normal da reabsorção óssea osteoclástica, e a osteoprotegerina é um inibidor endógeno normal da reabsorção óssea.

21. Como funcionam os agentes farmacológicos para prevenir e tratar a osteoporose?

Os medicamentos para a osteoporose se dividem em duas categorias: agentes antirreabsorção (inibem a reabsorção óssea) e agentes anabólicos (estimulam a formação óssea).

Agentes Antirreabsortivos	Agentes Anabólicos
Bisfosfonatos	Hormônio paratireoidiano (PTH)
Raloxifeno	Hormônio do crescimento/fatores de crescimento
Calcitonina	Fluoreto de sódio
Estrogênios	Estrôncio

22. Quais bisfosfonatos estão disponíveis para o tratamento da osteoporose e como eles são usados?

- Alendronato (Fosamax®): comprimido de 10 mg diariamente ou comprimido de 70 mg semanalmente (sem ou com 2.800 ou 5.600 unidades de D3)
- Risedronato (Actonel®): comprimido de 5 mg diariamente, comprimido de 35 mg semanalmente ou comprimido de 150 mg mensalmente
- Ibandronato (Boniva®): comprimido de 150 mg mensalmente
- Ibandronato (Boniva®): *bolus* intravenoso (IV) de 3 mg pressionado durante 15 segundos a cada três meses
- Pamidronato (Aredia®): 30 mg IV em 250 ml SSI por 2-4 horas a cada três meses
- Ácido zoledrônico (Reclast®): 5 mg IV durante 15-30 minutos uma vez ao ano

  Fosamax®, Actone®I, Boniva® e Reclast® são aprovados pela FDA para o tratamento da osteoporose; o pamidronato, não. Os medicamentos orais devem ser tomados pela manhã, com o estômago vazio e um copo cheio de água, e o paciente deve permanecer de pé e não ingerir nada oralmente pelos próximos 30 minutos. A função renal deve ser avaliada com a creatinina sérica antes de cada dose de bisfosfonato intravenoso.

23. Quão efetivos são os bisfosfonatos na redução do risco das fraturas por fragilidade?

Todos os bisfosfonatos aprovados pela FDA (Fosamax®, Actonel®, Boniva®, Reclast®) mostraram em grandes estudos randômicos controlados (ERC) ser capazes de reduzir as fraturas vertebrais em 50-70% em mulheres com osteoporose pós-menopausa (OPM). O Fosamax®, o Actonel® e o Reclast® também foram capazes de reduzir as fraturas de quadril em 40-50% e as fraturas periféricas em quantidades variáveis. Não houve dados significativos de redução de fraturas pelo pamidronato; essa é a razão pela qual ele não recebeu a aprovação da FDA para o tratamento da osteoporose.

24. Discuta o uso do raloxifeno no controle da osteoporose.

O raloxifeno (Evista®), um modulador seletivo do receptor de estrogênio (SERM), é um agonista do estrogênio no osso e um antagonista nas mamas e no útero. Em um grande ERC, ele mostrou redução nas fraturas vertebrais de 50% em mulheres com OPM, mas sem nenhuma fratura vertebral prévia e de 30% naquelas com fraturas vertebrais anteriores. A dose era de 60 mg, uma vez ao dia. Os efeitos colaterais podem incluir ondas de calor, cãibras nas pernas e risco dobrado de trombose venosa. O raloxifeno também mostrou reduzir o risco de câncer de mama invasivo e não teve efeitos (adversos ou benéficos) no risco de desenvolvimento da doença da artéria coronária (DAC).

25. A calcitonina também reduz as fraturas osteoporóticas?

O *spray* nasal de calcitonina (Miacalcina®) reduziu as fraturas vertebrais em 33% em mulheres com OPM em um grande ERC. A dose efetiva era de 200 unidades intranasalmente a cada dia. Os efeitos colaterais são incomuns,

CAPÍTULO 8 OSTEOPOROSE

consistindo principalmente em congestão nasal e erupções cutâneas. A calcitonina também pode ter efeitos analgésicos modestos em alguns pacientes com fraturas vertebrais recentes.

26. Discuta brevemente os problemas em relação à terapia de reposição hormonal.
A (Women's Health Initiative, WHI) é um ERC que investiga os efeitos da terapia de reposição hormonal (TRH; Premarin®, Provera®) e a terapia de reposição de estrogênio (TER; somente Premarina®) em mulheres que têm útero intacto (TRH) ou histerectomia prévia (TER). O braço da TRH foi interrompido após cinco anos por causa de leves aumentos na ocorrência de eventos de DAC (29%), câncer de mama invasivo (26%), derrames (41%) e eventos tromboembólicos venosos (110%). Entretanto, as fraturas vertebrais e as fraturas de quadril foram reduzidas em 34%. Como resultado desse e de outros estudos, a TRH não é mais recomendada para a prevenção ou o tratamento da osteoporose. A TRH ainda pode ser útil para o tratamento nos primeiros anos da menopausa.

27. Quais são os outros medicamentos antirreabsortivos que estão sendo desenvolvidos?
Diversos estão sendo investigados, mas o mais promissor neste momento é o desonumab. Ele é um anticorpo monoclonal que se liga ao RANK-L, inativando-o com alta afinidade e especificidade. Dado como injeção subcutânea (SC) a cada seis meses, o desonumab mostrou aumento na massa óssea e redução das fraturas vertebrais em 68% e das fraturas de quadril em 40% após 3-4 anos de uso. Trabalhando no mesmo caminho, a administração de osteoprotegerina também está sendo ativamente investigada.

28. O que é a osteonecrose da mandíbula e o quão comum ela é em pacientes que usam medicamentos antirreabsortivos?
A osteonecrose da mandíbula (ONM) se apresenta como osso exposto persistentemente devido à incapacidade das gengivas de se curar sobre o osso necrótico após procedimento cirúrgico. A ONM ocorre mais comumente em pacientes com câncer que estão recebendo altas doses frequentes de bisfosfonatos IV para tratar as metástases ósseas ou a hipercalcemia da malignidade; muitos pacientes afetados também recebem radiação, esteroides ou quimioterapia. Ela ocorre raramente em pacientes com osteoporose que tomam baixas doses de bisfosfonatos orais ou IV. A boa higiene oral e o cuidado dentário regular são as melhores medidas preventivas. Não há evidência de que a interrupção da terapia com bisfosfonatos antes de procedimentos dentários previna a ONM, mas não há grande problema em interromper a terapia com bisfosfonatos por três meses se o cirurgião oral expressar preocupação significativa.

29. Como o PTH poderia ser um agente anabólico para o tratamento da osteoporose?
Os níveis séricos de PTH persistentemente elevados, como ocorre no hiperparatireoidismo primário, promovem reabsorção óssea osteoclástica e perda óssea. Contudo, pulsos diários intermitentes de PTH exógeno, na verdade, estimulam nova formação óssea osteoblástica com aumento resultante tanto da massa óssea cortical quanto da trabecular. O PTH intacto é um peptídeo de 84 aminoácidos. Como somente os 13 primeiros aminoácidos são necessários para a ligação aos receptores de PTH, fragmentos menores, como a teriparatida (1-34 PTH), podem ser injetados diariamente para produzir esse efeito.

30. A teriparatida reduz efetiva e seguramente as fraturas nos pacientes osteoporóticos?
A teriparatida (Forteo®), dada como 20 mcg SC, diariamente por 18 meses para mulheres com OPM, aumentou a massa óssea vertebral em 10% e reduziu as fraturas vertebrais em 65% e as fraturas não vertebrais em 53% em um grande ECR multicêntrico. Hipercalcemia significativa não ocorreu e os efeitos colaterais eram incomuns. Hipotensão ortostática transitória se desenvolveu algumas vezes, mas pode ser minimizada pela administração da dose ao deitar em indivíduos afetados.

31. Outros agentes anabólicos estão sendo desenvolvidos para o tratamento da osteoporose?
O ranelato de estrôncio se mostrou capaz de aumentar a massa óssea em 14% na coluna e em 8% no quadril e de reduzir novas fraturas vertebrais em 49% após um ano e em 41% após três anos, em um ERC de 1.649 mulheres com OPM. O fluoreto de sódio em baixa dose e de liberação lenta também aumentou a massa óssea e reduziu as

fraturas. Nem o estrôncio nem o fluoreto são atualmente aprovados pela FDA para uso em osteoporose. O hormônio do crescimento e o fator de crescimento semelhante à insulina-1(IGF-1) são agentes com potenciais efeitos ósseos anabólicos, mas nenhum deles foi adequadamente testado para a eficácia antifratura ou a segurança em humanos.

32. As combinações de medicamentos para osteoporose são mais eficientes do que os agentes sozinhos?

As combinações de agentes antirreabsortivos aumentam a massa óssea mais do que os agentes simples usados sozinhos. Contudo, os dados das fraturas ainda não estão disponíveis para tais regimes. Embora possa ser intuitivo que maiores ganhos de massa óssea possam resultar em menos fraturas, os especialistas mostraram a preocupação de que a supressão excessiva da reabsorção óssea possa prejudicar a remoção do osso velho de tal maneira que a força óssea possa, no final das contas, ser reduzida. As combinações de agentes anabólicos e antirreabsortivos usados concorrentemente têm mostrado desapontadamente nenhum efeito maior na DMO do que os agentes sozinhos. Estudos adicionais que investigam o uso sequencial de vários agentes estão atualmente em progresso.

33. Como os profissionais devem interpretar as mudanças seriais da DMO ao monitorarem pacientes em terapia para osteoporose?

O monitoramento da DMO é útil, mas os profissionais devem estar cientes da variação mínima significativa (*least significant change*, LCS) para a DMO e as mudanças na DMO que indicam a eficácia do tratamento. A LCS é a alteração da DMO que deve ocorrer para exceder o erro de precisão do instrumento de DMO. A LCS em grandes ERC foi de 2,7% na coluna e 5,7% no quadril, mas a LCS deve ser calculada para cada máquina. As equações para o cálculo da LCS estão disponíveis na página da internet da International Society for Clinical Densitometry (http://www.ISCD.org). A DMO tende a aumentar nos primeiros dois anos do uso de medicação e então estabiliza; essa estabilização indica uma eficiência contínua porque a proteção contra fraturas persiste.

34. Quais os marcadores disponíveis para avaliar o remodelamento ósseo e como eles são utilizados?

Formação Óssea	Reabsorção Óssea
Fosfatase alcalina sérica	Urina ou telopeptídeos N séricos
Osteocalcina	Telopeptídeos C séricos
P1NP sérico	Urina ou ligações cruzadas de piridinolina sérica

A elevação de um ou mais biomarcadores basais prevê risco aumentado de perda óssea futura e o desenvolvimento de fraturas por fragilidade. Uma redução de 30% dos biomarcadores 3-6 meses após a terapia ser iniciada confirma a adesão ao tratamento, prevê aumento na massa óssea e redução no risco de fratura. Contudo, a variabilidade marcante na medição dos biomarcadores limita a utilidade dessa ferramenta.

PONTOS-CHAVE: PREVENÇÃO E TRATAMENTO DA OSTEOPOROSE

1. Medidas não farmacológicas que são importantes tanto para a prevenção quanto para o tratamento da osteoporose incluem nutrição adequada de cálcio e vitamina D, exercícios regulares, prevenção de quedas, interrupção do fumo e limitação da ingestão de álcool e cafeína.

2. As intervenções farmacológicas para a osteoporose seguem duas categorias principais: agentes antirreabsortivos e agentes anabólicos.

3. Os agentes antirreabsortivos aprovados pela Food and Drug Administration (FDA) aumentam a densidade mineral óssea e diminuem o risco de fraturas vertebrais. Três dos bisfosfonatos também mostraram-se capazes de reduzir as fraturas de quadril.

4. A teriparatida, um agente anabólico aprovado pela FDA, aumenta a DMO e reduz o risco tanto de fraturas vertebrais quanto de quadril.

5. A terapia com a combinação de dois agentes antirreabsortivos aumenta a DMO um pouco mais do que a monoterapia. Contudo, não existe nenhum dado sobre fraturas para verificar a eficiência geral de tais regimes.

6. A terapia de combinação de agentes antirreabsotivos com agentes anabólicos não parece aumentar a DMO mais do que qualquer um dos dois tipos de agentes sozinhos, mas os regimes sequenciais estão sob investigação e parecem promissores.

35. Qual é o papel da vertebroplastia e da cifoplastia após fraturas vertebrais?

A vertebroplastia é um procedimento no qual uma cânula é introduzida na vértebra colapsada e um cimento (metil metacrilato) é infundido sob pressão para reexpandir o corpo vertebral. A cifoplastia é diferente porque a vértebra é reexpandida primeiro com um balão e o cimento é infundido sob baixa pressão para evitar a extrusão extravertebral do cimento. Esses procedimentos são úteis para aliviar a dor crônica das fraturas vertebrais e podem ajudar a reduzir o desenvolvimento da cifose progressiva.

36. A osteoporose é comum em homens?

Aproximadamente 1-2 milhões de homens nos Estados Unidos têm osteoporose pelo critério da densitometria óssea. No mundo, aproximadamente 30% das fraturas de quadril ocorrem em homens. Os homens têm risco substancialmente maior de ter fratura de quadril do que de ter câncer de próstata e taxa de mortalidade mais alta após a fratura de quadril do que as mulheres. Os homens idosos têm risco de 25% durante a vida de ter qualquer tipo de fratura por fragilidade. A avaliação da DMO é recomendada para todos os homens saudáveis ao 70 anos de idade ou mais.

37. Como é feito o diagnóstico de osteoporose nos homens?

A presença de fratura por fragilidade estabelece o diagnóstico, desde que nenhuma outra doença óssea metabólica possa ser identificada como culpada. Entretanto, os critérios da densitometria óssea para o diagnóstico da osteoporose nos homens sem fraturas por fragilidade ainda não foram bem estabelecidos. A maioria dos especialistas propõe que se usem os mesmos critérios empregados para as mulheres (escore T <-2,5) e que o banco de dados de referência de homens normais seja usado para calcular os escores T. Dados melhores comparando o risco de fratura para os vários níveis de DMO e as relações de custo-benefício do tratamento para cada nível são claramente necessários.

38. Quais são as causas da osteoporose nos homens?

A osteoporose nos homens ocorre mais frequentemente como consequência de outra condição ou distúrbio. As condições subjacentes mais comuns incluem hipogonadismo, abuso de álcool, uso de glicocorticoides e hipercalciúria idiopática. O uso de análogos do hormônio liberador de gonadotropina (GnRH) para reduzir os níveis séricos de testosterona para o tratamento do câncer de próstata também causa frequentemente perda óssea significativa e aumenta o risco de fraturas nos homens.

39. Quão efetiva é a terapia farmacológica em homens com osteoporose?

Os bisfosfonatos e a teriparatida melhoram a DMO nos homens, assim como nas mulheres. A reposição de testosterona aumenta a DMO nos homens com níveis séricos baixos de testosterona, mas não naqueles com valores normais e é, portanto, recomendada somente em homens hipogonádicos. Os diuréticos tiazídicos melhoram a

DMO em homens com hipercalciúria idiopática. A terapia com bisfosfonatos também previne a perda óssea em homens que tomam análogos de GnRH para o câncer de próstata.

40. Como as quedas podem ser evitadas?
- Os sedativos devem ser minimizados ou descontinuados
- Os problemas visuais devem ser corrigidos
- Deve-se usar dispositivos de apoio para caminhar quando for apropriado
- Tornar a casa "à prova de quedas": iluminação adequada, corrimões, superfícies antiderrapantes nos banheiros e remoção de objetos e outros obstáculos para a caminhada

PONTOS-CHAVE: PREVALÊNCIA E FATORES DE RISCO PARA A OSTEOPOROSE

1. Aproximadamente 10 milhões de americanos têm osteoporose e estão, portanto, sob alto risco de desenvolver fraturas por fragilidade; essa condição afeta tanto os homens quanto as mulheres.

2. Os principais fatores de risco para as fraturas por fragilidade são baixa massa óssea, idade avançada, fraturas por fragilidade prévias e propensão à queda.

3. As desordens secundárias que causam perda óssea estão presentes em aproximadamente 30% das mulheres e 64% dos homens que têm osteoporose.

4. Os pacientes que têm fratura por fragilidade ou baixa massa óssea devem passar por histórico e exame físico completos, e um número limitado de testes laboratoriais essenciais e custo-efetivos para identificar qualquer desordem subjacente responsável.

BIBLIOGRAFIA

1. Adams JS, Song CF, Kantorovich V: Rapid recovery of bone mass in hypercalciuric, osteoporotic men treated with hydrochlorothiazide. Ann Intern Med 130(8):658–660, 1999.
2. Barrett-Connor E, Mosca L, Collins P, et al: Effects of raloxifene on cardiovascular events and breast cancer in postmenopausal women. N Engl J Med 355:125–37, 2006.
3. Black DM, Cummings SR, Karpf DB, et al: Randomized trial of effect of alendronate on risk of fracture in women with existing vertebral fractures. Lancet 348:1535–1541, 1996. (FIT 1)
4. Black DM, Delmas PD, Eastell R, et al: Once yearly zoledronic acid for treatment of postmenopausal osteoporosis. N Engl J Med 356:1809–22, 2007.
5. Black DM, Greenspan SL, Ensrud KE, et al: The effects of parathyroid hormone and alendronate alone or in combination in postmenopausal osteoporosis. N Engl J Med 349:1207–1215, 2003.
6. Black DM, Schwartz AV, Ensrud KE, et al: Effects of continuing or stopping alendronate after 5 years of treatment: the Fracture Intervention Trial Long Term Extension (FLEX), a randomized trial. JAMA 296:2927–2938, 2006.
7. Bonnick S, Johnston CC, Kleerekoper M, et al: Importance of precision in bone density measurements. J Clin Densitom 4:1–6, 2001.
8. Canalis E, Giustina A, Bilezikian JP: Mechanisms of anabolic therapies for osteoporosis. N Engl J Med 357:905–916, 2007.
9. Chesnut CH, Silverman S, Andriano K, et al: A randomized trial of nasal spray salmon calcitonin in postmenopausal women with established osteoporosis: the Prevent Recurrence of Osteoporotic Fractures Study. Am J Med 109:267–276, 2000. (PROOF)
10. Cummings SR, Palermo L, Browner W, et al: Monitoring osteoporosis therapy with bone densitometry. JAMA 283:1318–1321, 2000.
11. Delmas PD, Recker RR, Chesnut CH, et al: Daily and intermittent oral ibandronate normalize bone turnover and provide significant reduction in vertebral fracture risk: results from the BONE study. Osteoporosis Int 15:792–298, 2004.
12. Ettinger B, Black DM, Mitlak BH, et al: Reduction of vertebral fracture risk in postmenopausal women with osteoporosis treated with raloxifene. JAMA 282:637–645, 1999.

CAPÍTULO 8 OSTEOPOROSE

13. Faulkner KG, Orwoll E: Implications in the use of T-scores for the diagnosis of osteoporosis in men. J Clin Densitom 5:87–93, 2002.
14. Finkelstein JS, Hayes A, Hunzelman JL, et al: The effects of parathyroid hormone, alendronate or both in men with osteoporosis. N Engl J Med 349:1216–1226, 2003.
15. Garnero P, Hausherr E, Chapuy MC, et al: Markers of bone resorption predict hip fracture in elderly women: the EPIDOS prospective study. J Bone Miner Res 11:1531–1538, 1996.
16. Greenspan SL, Nelson JB, Trump DL: Effect of once-weekly oral alendronate on bone loss in men receiving androgen deprivation therapy for prostate cancer: a randomized trial. Ann Intern Med 146:416–424, 2007.
17. Harris ST, Watts NB, Genant HK, et al: Effects of risedronate treatment on vertebral and nonvertebral fractures in women with postmenopausal osteoporosis. A randomized controlled trial. JAMA 282:1344–1352, 1999. (VERT-NA)
18. Khosla S, Melton LJ: Osteopenia. N Engl J Med 356:2293–2300, 2007.
19. Lindsay R, Cosman F, Lobo RA, et al: Addition of alendronate to ongoing hormone replacement therapy in the treatment of osteoporosis: A randomized, controlled clinical trial. J Clin Endocrinol Metab 84:3076–3081, 1999.
20. Lindsay R, Silverman SL, Cooper C, et al: Risk of new vertebral fracture in the year following a fracture. JAMA 285:320–23, 2001.
21. Lyles KW, Colon-Emeric CS, Magaziner JS, et al: Zoledronic acid and clinical fractures and mortality after hip fracture. N Engl J Med 357:1799–1809, 2007.
22. McClung MR, Geusens P, Miller PD, et al: Effect of risedronate on the risk of hip fracture in elderly women. N Engl J Med 344:333–340, 2001. (HIP)
23. McClung MR, Lewiecki EM, Cohen SB, et al: Denosumab in postmenopausal women with low bone mineral density. N Engl J Med 354:821–831, 2006.
24. Melton LJ III, Orwoll ES, Wasnich RD: Does bone density predict fractures comparably in men and women? Osteoporos Int 12:707–709, 2001.
25. Meunier PJ, Roux C, et al: The effects of strontium ranelate on the risk of vertebral fracture in women with postmenopausal osteoporosis. N Engl J Med 350:459–468, 2004.
26. Neer RM, Arnaud CD, Zanchetta JR, et al: Effect of parathyroid hormone (1–34) on fractures and bone mineral density in postmenopausal women with osteoporosis. N Engl J Med 344:1434–1441, 2001.
27. Orwoll E, Ettinger M, Weiss S, et al: Alendronate for the treatment of osteoporosis in men. N Engl J Med 343:604–610, 2000.
28. Orwoll E, Scheele WH, Paul S, et al: The effect of teriparatide [human parathyroid hormone (1–34)] therapy on bone density in men with osteoporosis. J Bone Miner Res 18:9–17, 2003.
29. Orwoll ES: Osteoporosis in men. Osteoporosis 27:349–367, 1998.
30. Rea JA, Li J, Blake GM, et al: Visual assessment of vertebral deformity by x-ray absorptiometry: a highly predictive method to exclude vertebral deformity. Osteoporos Int 11:660–668, 2000.
31. Rittmaster RS, Bolognese M, Ettinger MP, et al: Enhancement of bone mass in osteoporotic women with parathyroid hormone followed by alendronate. J Clin Endocrinol Metab 85:2129–2134, 2000.
32. Rosen CJ, Rackoff RJ: Emerging anabolic treatments for osteoporosis. Rheum Dis Clin North Am 27:215–233, 2001.
33. Shoback D: Update in osteoporosis and metabolic bone disorders. J Clin Endocrinol Metab 92:747–53, 2007.
34. Snyder PJ, Peachey H, Hannoush P, et al: Effect of testosterone treatment on bone mineral density in men over 65 years of age. J Clin Endocrinol Metab 84:1966–1972, 1999.
35. Tinetti ME, Speechley M, Ginter SF: Risk factors for falls among elderly persons living in the community. N Engl J Med 19:1701–1707, 1998.
36. Vogel VG, Costantino JP, Wickerham DG, et al: Effects of tamoxifen vs raloxifene on the risk of developing invasive breast cancer and other disease outcomes: the NSABP Study of Tamoxifen and Raloxifene (STAR) P-2 trial. JAMA 295:2727–2741, 2006.
37. Writing Group for the Women's Health Initiative Investigators: Risk and benefits of estrogen plus progestin in healthy postmenopausal women. Principle results from the women's health initiative randomized controlled trial. JAMA 288:321–333, 2002. (WHI)

OSTEOPOROSE INDUZIDA POR GLICOCORTICOIDES

Michael T. McDermott

1. Quão comum é a osteoporose induzida por glicocorticoides (OPIG)?

A osteoporose induzida por glicocorticoides é atualmente a causa mais comum de osteoporose induzida por drogas. Perda óssea significativa e fraturas de ossos podem ocorrer dentro de seis meses de início da terapia com glicocorticoide e até 50% das pessoas em tratamento crônico à base de glicocorticoides vêm a apresentar fraturas osteoporóticas.

2. Quais são os determinantes importantes da perda óssea à terapia glicocorticoide?

A perda óssea está relacionada principalmente à dose e à duração da terapia com glicocorticoide. Doses de glicocorticoides de 7,5 mg ou mais de prednisona (ou equivalente) se associam a maior risco. Entretanto, um grande estudo populacional mostrou risco significativamente aumentado de fratura até mesmo naqueles cuja dose mediana de prednisona havia sido baixa, de até 2,5 mg por dia. Diminuição da massa óssea e risco aumentado de fraturas foram demonstrados em pacientes usando até mesmo apenas glicocorticoides por inalação.

3. Explique a patogênese da OPIG.

Os glicocorticoides afetam adversamente ambas as fases da remodelagem óssea. Eles alteram a formação óssea pela promoção da morte celular (apoptose) dos osteoblastos existentes e pela redução do recrutamento de novos osteoblastos, em parte por efeitos inibitórios sobre fatores de crescimento locais, como o IGF-1. Ao mesmo tempo, eles aumentam a reabsorção óssea por vários mecanismos, como a diminuição da produção dos esteroides sexuais e da osteoprotegerina, um inibidor endógeno da reabsorção óssea (Fig. 9-1).

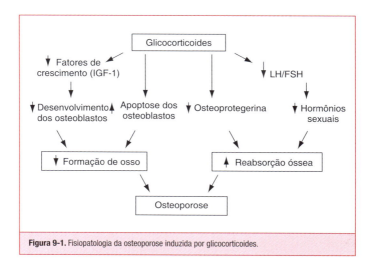

Figura 9-1. Fisiopatologia da osteoporose induzida por glicocorticoides.

4. Quais são os novos critérios DMO para o diagnóstico de OPIG?
Os critérios DMO ideais para o diagnóstico da OPIG ainda estão sendo discutidos, mas as melhores evidências existentes sugerem que o risco de fraturas por diminuição da DMO é maior na OPIG que na osteoporose primária. Estão sendo usados atualmente para o diagnóstico da osteoporose nesses pacientes os mesmos critérios DMO usados naqueles que não estão fazendo uso de glicocorticoides, mas o tratamento ativo deve ser considerado em estágio anterior (escore T ≤− 1,0) devido à rapidez da perda óssea na OPIG.

5. Em que pacientes em uso de gliocorticoides se deve testar a DMO?
Pacientes iniciando terapia glicocorticoide (dose de prednisona ≥5 mg/dia ou equivalente), com duração de tratamento planejada para três meses ou mais ou já em tratamento há três meses ou mais.

6. Quando se deve testar a DMO?
- A DMO (coluna vertebral e quadril) deve ser medida ao início da terapia com glicocorticoide ou o mais cedo possível depois disso.
- A DMO deve ser repetida a cada 6-12 meses enquanto a terapia glicocorticoide for mantida.

7. Que medidas devem ser instituídas em todos os pacientes em uso de glicocorticoides?
Todos os pacientes tratados com glicocorticoides devem ser aconselhados a consumir níveis adequados de cálcio (1.500 mg/dia; combinação de ingestão alimentar mais suplementação) e de vitamina D (800-1.200 U/dia), a se exercitar regularmente (exercícios aeróbicos e de resistência), parar de fumar e limitar o consumo de álcool e cafeína.

8. Que medicações são eficazes na prevenção e no tratamento da OPIG?
Bisfosfonatos e teriparatida mostraram aumentar significativamente a massa óssea e prevenir fraturas em pacientes com OPIG. Os regimes de dose dessas drogas são discutidos no capítulo sobre osteoporose (Cap. 8). Essas são atualmente as drogas mais eficazes para essa condição.

9. Quais pacientes em tratamento com glicocorticoides devem receber intervenção ativa?
- Mulheres pós-menopausa (todas)
- Homens e mulheres pré-menopausa com escore T ≤− 1,0

10. Quando devem ser considerados os esteroides gonadais?
Os esteroides gonadais podem ser considerados geralmente em combinação a outras drogas, em mulheres pós-menopausa e em homens hipogonádicos (homens com baixa testosterona sérica).

11. Citar as indicações dos diuréticos tiazídicos.
- Quando o cálcio urinário >300 mg/dia em homens.
- Quando o cálcio urinário >250 mg/dia em mulheres.

PONTOS-CHAVE: PREVALÊNCIA E FISIOPATOLOGIA DA OPIG

1. A osteoporose induzida por glicocorticoides é o tipo mais comum de osteoporose induzida por drogas.

2. Doses altas e uso prolongado de glicocorticoides produzem o maior risco, mas todas as doses de glicocorticoides orais e até mesmo esteroides inalados parecem aumentar o risco de fraturas osteoporóticas.

3. A fisiopatologia da osteoporose induzida por glicocorticoides envolve tanto a supressão da formação de osso como o estímulo à reabsorção óssea, que são responsáveis pela rápida perda óssea vista frequentemente em pacientes tratados com glicocorticoides.

PONTOS-CHAVE: PREVENÇÃO E TRATAMENTO DA OPIG

1. A aferição da densidade mineral óssea (DMO) é recomendada antes do início da terapia com glicocorticoide em pacientes que vão receber ≥5 mg/dia de prednisona (ou equivalente) por um período ≥3 meses e a cada 6-12 meses daí em diante, enquanto for mantida a terapia com glicocorticoide.

2. O tratamento é recomendado para todas as mulheres pós-menopausa, independentemente da DMO inicial, e para homens ou mulheres pré-menopausa com escore T DMO de ≤– 1,0 que estejam em tratamento ou vão receber tratamento com ≥5 mg/dia de prednisona (ou equivalente) por três meses ou mais.

3. Tanto drogas antirreabsortivas como anabólicas melhoram a DMO em pacientes apresentando osteoporose induzida por glicocorticoides; alendronato, risedronato e teriparatida também mostraram reduzir a oorrência de fraturas por fragilidade.

BIBLIOGRAFIA

1. Adachi JD, Olszynski WP, Hanley DA, et al: Management of corticosteroid-induced osteoporosis. Semin Arthritis Rheum 29:228–251, 2000.
2. American College of Rheumatology Ad Hoc Committee on Glucocorticoid-induced Osteoporosis: Recommendations for the prevention and treatment of glucocorticoid-induced osteoporosis. 2001 update. Arthritis Rheum 44:1496–1503, 2001.
3. Amin S, LaValley MP, Simms RW, Felson DT: The comparative efficacy of drug therapies used for the management of corticosteroid-induced osteoporosis: A meta-regression. J Bone Miner Res 17:1512–1526, 2002.
4. Canalis E: Glucocorticoid-induced osteoporosis. Curr Opin Endocrinol Diabetes 7:320–324, 2000.
5. Devogelaer JP: Glucocorticoid-induced osteoporosis: mechanisms and therapeutic approach. Rheum Dis Clin North Am 32:733–756, 2006.
6. Gourlay M, Franceschini N, Sheyn Y: Prevention and treatment strategies for glucocorticoid induced osteoporotic fractures. Clin Rheumatol 26:144–153, 2007.
7. Isreal E, Banerjee TR, Fitzmaurice GM, et al: Effects of inhaled glucocorticoids on bone density in premenopausal women. N Engl J Med 345:941–947, 2001.
8. Lane NE, Sanchez S, Modin GW, et al: Parathyroid hormone treatment can reverse corticosteroid-induced osteoporosis. Results of a randomized controlled clinical trial. J Clin Invest 102:1627–1633, 1998.
9. Manolagas SC, Weinstein RS: New developments in the pathogenesis and treatment of steroid-induced osteoporosis. J Bone Miner Res 14:1061–1066, 1999.
10. Reid DM, Hughes RA, Laan RF, et al: Efficacy and safety of daily risedronate in the treatment of corticosteroidinduced osteoporosis in men and women: a randomized trial. European corticosteroid-induced osteoporosis treatment study. J Bone Miner Res 15:1006–1103, 2000.
11. Rubin MR, Bilezikian JP: The role of parathyroid hormone in the pathogenesis of glucocorticoid-induced osteoporosis: a re-examination of the evidence. J Clin Endocrinol Metab 87: 4033–4041, 2002.
12. Saag KG, Emkey R, Schnitzer TJ, et al: Alendronate for the prevention and treatment of glucocorticoid-induced osteoporosis. N Engl J Med 339:292–299, 1998.
13. Sambrook PN: How to prevent steroid induced osteoporosis. Ann Rheum Dis 64:176–178, 2007.
14. Van Staa TP, Leufkens HGM, Abenhaim L, et al: Use of oral corticosteroids and risk of fractures. J Bone Miner Res 15:993–1000, 2000.
15. Van Staa TP, Leufkens HGM, Cooper C: Use of inhaled corticosteroids and risk of fractures. J Bone Miner Res 16:581–588, 2001.

CAPÍTULO 10

AFERIÇÃO DA MASSA ÓSSEA

William M. Duncan

1. Por que medir a massa óssea?

A massa óssea é medida por densitometria mineral óssea para estabelecer o diagnóstico de osteoporose, predizer o risco de fraturas subsequentes e monitorar alterações na massa óssea durante a terapia da osteoporose. Não há nenhum achado clínico, teste laboratorial ou outro exame radiográfico que possa identificar de maneira confiável indivíduos portadores de osteoporose. As técnicas radiográficas convencionais não são indicadores sensíveis da perda óssea, por não apontarem de maneira fidedigna a osteoporose senão depois da perda de 30-40% do mineral ósseo. Embora possa determinar baixa massa óssea, a densitometria não pode determinar sua causa. Por essa razão, a densitometria óssea deve ser usada em conjunção a uma avaliação clínica completa, testes laboratoriais e outros estudos diagnósticos para determinar a causa da osteoporose e o tratamento mais apropriado para ela.

2. É a massa óssea o único fator que determina se um osso vai se fraturar?

Embora uma diminuição da massa óssea seja o determinante primordial da ocorrência ou não de fratura óssea, a arquitetura e a geometria ósseas também são fatores importantes contribuindo para a resistência óssea. A relação entre a massa óssea e o risco de fraturas é mais forte que a relação entre a concentração sérica de colesterol e a doença arterial coronária. Uma diminuição na massa óssea de 1 DP dobra o risco de fratura. Em comparação, um aumento na concentração de colesterol de 1 DP aumenta o risco de doença arterial coronária em apenas 20-30%.

3. Como a densitometria óssea mede a massa óssea?

Todas as técnicas de densitometria óssea usam uma fonte de radiação ionizante (seja por radionuclídeo, seja por raios X) e um detector de radiação para medir a quantidade de cálcio presente nos ossos. A densitometria óssea se baseia no princípio de que o osso vai absorver radiação na proporção de seu conteúdo mineral ósseo. Divide-se então pela área medida o conteúdo mineral ósseo (ou de uma região de interesse dentro do osso). O resultado é a densidade mineral óssea, em gramas por unidade de área (g/cm^2). Essa densidade mineral óssea não é uma efetiva densidade volumétrica (g/cm^3), mas uma densidade de área. Neste capítulo são usados como sinônimos os termos massa óssea e densidade óssea.

4. Que técnicas estão disponíveis para a medida da massa óssea?

As técnicas disponíveis para a medida da massa óssea incluem a absorciometria de fóton único (SPA), a absorciometria de raios X de energia única, a absorciometria de fótons duplos (DPA), a absorciometria de raios X de dupla energia (DXA), a tomografia computadorizada quantitativa (QCT) e a absorciometria radiográfica (RA). Outra técnica, a ultrassonografia quantitativa (QUS), transmite ondas ultrassonográficas através do osso. Quanto mais complexa e densa for a estrutura óssea, maior vai ser a atenuação da onda ultrassonográfica. Assim, a QUS pode determinar tanto a densidade como a estrutura do osso. A Tabela 10-1 compara algumas dessas técnicas para a medida da massa óssea.

5. Qual é o método preferido para a medida da massa óssea?

A DXA é o método preferido para a medida da massa óssea nos Estados Unidos. A DXA mede a massa óssea na coluna vertebral, no quadril ou no punho, os locais mais comuns de fraturas osteoporóticas.

CAPÍTULO 10 AFERIÇÃO DA MASSA ÓSSEA 103

TABELA 10-1. COMPARAÇÃO DE TÉCNICAS DE MEDIDA DA MASSA ÓSSEA

Método	Locais Medidos	Erro de Precisão* (%)	Erro de Acurácia† (%)	Dose de Radiação
Absorciometria por fóton individual	Antebraço, calcâneo	1-2	2-5	<1
Absorciometria radiográfica de dupla energia	Coluna vertebral PA	1	5-8	1
	Fêmur proximal	1-2	5-8	1
	Corporal total	1	1-2	3
Tomografia computadorizada quantitativa	Energia única (coluna)	2-4	5-10	60
	Energia dupla (coluna)	4-6	3-6	90
	Periférica (rádio)	0,5-1,0	0,5	<2
Ultrassonografia quantitativa	Calcâneo	0,3-3,8	—	0
	Patela	<2	—	0

*Erro em torno de medidas repetidas (reprodutibilidade ou coeficiente de variação).
† Medida da concordância entre o resultado do teste e o valo efetivo (acurácia).

6. Discuta as vantagens e as desvantagens da DXA.

A DXA tem a melhor correlação com o risco de fratura, requer tempos de exame relativamente curtos (<5 minutos), determina a massa óssea em todas as áreas do esqueleto com elevada correção e reprodutibilidade (precisão) e se associa com baixa exposição à radiação. A DXA não requer a substituição da fonte de radiação. Uma desvantagem da DXA é o custo inicial do equipamento.

7. Quais são as indicações para a medida da massa óssea?

A avaliação generalizada da densidade óssea quanto à osteoporose não é recomendada nesse momento. Indivíduos em alto risco de osteoporose, porém, devem ser considerados para o teste da densidade mineral óssea. A National Osteoporosis Foundation recomenda o teste da densidade mineral óssea em:

■ Mulheres com idade de 65 anos ou mais (independentemente dos fatores de risco)
■ Mulheres pós-menopausa com idade inferior a 65 anos que apresentem pelo menos um fator de risco para osteoporose (além de serem caucasianas, estarem na pós-menopausa e serem do sexo feminino)
■ Mulheres pós-menopausa que apresentem fraturas

Outras indicações para a medida da massa óssea incluem achados radiográficos sugestivos de osteoporose ou deformidade vertebral, terapia com glicocorticoide por mais de três meses, hiperparatireoidismo primário e monitoramento da resposta ou da eficácia da farmacoterapia para osteoporose. A DXA também está sendo cada vez mais usada na população pediátrica e para a avaliação de fraturas vertebrais (AFV).

8. O que significam os resultados da densitometria óssea?

O relatório da densitometria óssea apresenta as medidas absolutas da massa óssea (em g/cm^2), que não fornecem informações clinicamente úteis, a não ser que esses valores sejam comparados àqueles de populações de referência. Para fazer isso, o relatório da densidade mineral óssea apresenta comumente dois escores: um escore T e um escore Z (Fig. 10-1).

CAPÍTULO 10 AFERIÇÃO DA MASSA ÓSSEA

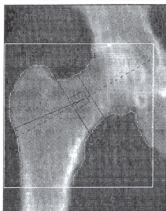

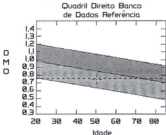

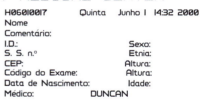

Figura 10-1. Impressão de um exame de absorciometria radiográfica de dupla energia do quadril (dados pessoais retirados).

CAPÍTULO 10 AFERIÇÃO DA MASSA ÓSSEA 105

9. O que é o escore T?

O escore T é o número de desvios padrão acima ou abaixo da massa óssea média de uma população adulta jovem normal comparável quanto ao sexo. Essa população constitui a massa óssea ótima ou máxima para o paciente. Um paciente cuja massa óssea esteja 1 DP abaixo daquele da população jovem de referência tem escore T de −1,0. Na coluna vertebral, 1 DP representa cerca de 10% da massa óssea. Assim, alguém com escore T de −1,0 perdeu cerca de 10% de sua massa óssea. Por ser uma medida da perda óssea, o escore T é usado para o diagnóstico da osteoporose.

10. O que o escore Z nos diz sobre o paciente?

O escore Z é o número de desvios padrão acima ou abaixo da massa óssea média de uma população de referência comparável quanto à idade e ao sexo. O escore Z compara a massa óssea de um paciente com a de outros indivíduos da mesma idade. Escore Z abaixo do esperado para determinado indivíduo (abaixo de −2,0, por exemplo) indica que ele perdeu mais massa óssea do que é normal para sua idade. Esse achado deveria ocasionar uma busca por condições médicas ou do estilo de vida associadas (atualmente ou em épocas anteriores) que possam ter acelerado a perda óssea ou impedido o paciente de atingir a massa óssea máxima no início da idade adulta.

11. Como se classifica a massa óssea?

Em 1994, a Organização Mundial da Saúde (OMS) elaborou critérios para o diagnóstico da osteoporose e da osteopenia em mulheres brancas pós-menopausa, usando escores T de qualquer ponto do esqueleto. Escore T acima de −1,0 é definido como massa óssea normal, escore T entre −1,0 e −2,5 é definido como massa óssea baixa (ou osteopenia) e escore inferior a −2,5 é definido como osteoporose. A osteoporose estabelecida (ou grave) é definida como escore T abaixo de −2,5 na presença de uma ou mais fraturas osteoporóticas.

12. Como se deve usar a classificação da OMS?

Os critérios classificatórios da OMS foram elaborados a partir de dados de mulheres brancas pós-menopausa. A aplicação desses critérios a outros grupos étnicos ou a homens, portanto, deve ser feita com cautela. Os critérios da OMS não se destinavam à aplicação a mulheres pré-menopausa. Além disso, esses critérios foram elaborados a partir de estudos utilizando a DXA. Por essa razão, a aplicação dos critérios da OMS a medidas da massa óssea obtidas com outras tecnologias (como a QUS) pode gerar confusões. Finalmente, as definições de osteopenia e osteoporose da OMS foram elaboradas como orientações gerais para o diagnóstico e não se destinavam a requerer ou restringir a terapia em pacientes individuais.

13. Como são interpretadas as medidas da densidade óssea em homens e em não caucasianos?

Os critérios pelos quais um diagnóstico densitométrico da osteoporose pode ser feito em indivíduos masculinos e em não caucasianos são extremamente controvertidos porque não ficou claro se as fraturas ocorrem à mesma densidade mineral óssea em homens e em não caucasianos como ocorrem em mulheres caucasianas. Na falta de estudos adicionais, a International Society for Clinical Densitometry recomendou que a osteoporose nesses grupos seja diagnosticada a um escore T de −2,5 ou abaixo disso, usando-se um banco de dados normativos ajustados quanto ao sexo, porém não quanto à raça.

14. Discuta como as medidas da massa óssea são usadas para se determinar a necessidade de tratamento da osteoporose.

O profissional de saúde deve usar informações de testes da massa óssea em conjunção ao conhecimento da história médica e pessoal específica do paciente para determinar o tratamento mais apropriado. Não se deve usar os resultados da densidade mineral óssea como os únicos determinantes de decisões quanto ao tratamento. A National Osteoporosis Foundation propôs que deveriam ser tratadas de osteoporose mulheres com escores T abaixo de −2,0 por DXA do quadril na ausência de fatores de risco de osteoporose, mulheres com escores T abaixo de −0,5 por DXA do quadril com um ou mais fatores de risco ou mulheres com fratura anterior de uma vértebra ou do quadril. A OMS lançou recentemente o FRAX Fracture Risk Assessment Tool para avaliar o risco de fraturas em pacientes, utilizando tanto fatores clínicos quanto a densidade mineral óssea no colo femoral (http://www.shef.ac.uk/FRAX). Antes de se registrar o escore T de um paciente no FRAX é preciso convertê-lo em escore T

CAPÍTULO 10 AFERIÇÃO DA MASSA ÓSSEA

com base em valores de referência usados pelo FRAX, empregando o programa FRAX Patch (disponível em www. NOF.org). Pode-se usar então as probabilidade do risco de fratura para orientar as decisões terapêuticas (veja as orientações no site da NOF).

15. Que osso ou ossos devem ser selecionados para a medida da massa óssea?

É possível medir a massa óssea em vários locais (Fig. 10-2). A medida da massa óssea em qualquer ponto do esqueleto é útil para a predição do risco de fraturas. Entretanto, a densidade óssea do quadril é o melhor fator de predição de fraturas do quadril (a fratura osteoporótica com maior mortalidade e morbidade). A massa óssea do quadril também prediz fraturas em outros locais, assim como a medida da massa óssea nesses locais. Por essas razões, o quadril é o local preferido para a medida da massa óssea. Embora haja concordância significativa entre os locais ósseos na predição da massa óssea, ainda há discordância suficiente quanto à massa óssea para não se tomar como base medidas da massa de um único osso para o diagnóstico da osteoporose. Assim, a massa óssea deve ser medida tanto no quadril como na coluna vertebral posteroanterior (PA) e o diagnóstico da osteoporose deve se basear no escore T mais baixo.

16. Qual é o papel das medidas da massa óssea do antebraço?

A medida da massa óssea periférica (do antebraço, por exemplo) em geral acrescenta pouco à avaliação de mulheres com osteoporose pós-menopausa. Todavia, o antebraço parece ser o melhor local para se avaliarem os efeitos do excesso de hormônio da paratireoide associado ao hiperparatireoidismo primário. Além disso, a medida da massa óssea no antebraço deve ser realizada quando não for possível medir com precisão o quadril e a coluna ou quando o paciente estiver acima do limite de peso para a mesa de DXA. As medidas da massa óssea periférica ainda não foram demonstradas como sendo úteis para o monitoramento dos efeitos da terapia da osteoporose, pois as alterações na densidade óssea nesses locais ocorrem muito lentamente.

17. Com que frequência devem ser repetidas as medidas da massa óssea?

A frequência das medidas da massa óssea é determinada, em parte, pelo erro de precisão (ou a reprodutibilidade) da técnica. A precisão das medidas da massa óssea por DXA é de aproximadamente 1% para a coluna vertebral e de 1-2% para o colo do fêmur. Isso significa que a menor diferença entre duas medidas da massa óssea significativa é uma alteração de 2,83% na coluna e de 5,66% no colo femoral. Em contraste, a quantidade média de perda óssea pela coluna vertebral no período pós-menopausa imediato é de 1-2% por ano. Portanto, para obter resultados estatisticamente significativos da densidade óssea, as mulheres pós-menopausa não devem se submeter a medidas de DXA de rotina da coluna vertebral em frequência maior do que uma vez a cada 1,4 anos, a não ser que se suspeite de perda óssea acelerada. A medida da massa óssea a cada seis meses é recomendada em pacientes nas quais a terapia com glicocorticoides esteja sendo iniciada por essa razão.

18. Que condições limitam a precisão das medidas da massa óssea?

Vários fatores podem limitar a precisão das medidas da massa da coluna vertebral PA: alterações degenerativas, contraste oral tomado para outros estudos radiográficos e osteófitos elevam artificialmente a densidade óssea medida. Distorções anatômicas que afetam a precisão dessas medidas podem ocorrer também em consequência de patologias de discos lombares, fraturas compressivas, escoliose, intervenção cirúrgica anterior ou calcificações vasculares na aorta sobrejacente, que são comuns nas pessoas idosas. Assim também, cirurgia anterior no quadril pode alterar a massa óssea.

19. Interprete os resultados da densidade mineral óssea dos quatro pacientes a seguir.

Cada paciente é uma mulher branca pós-menopausa. A massa óssea foi medida em um ponto qualquer do esqueleto.

Paciente 1	Escore T = −0,9	Escore Z = +0,2
Paciente 2	Escore T = −2,0	Escore Z = −0,9
Paciente 3	Escore T = −3,0	Escore Z = −1,4
Paciente 4	Escore T = −3,0	Escore Z = −2,5

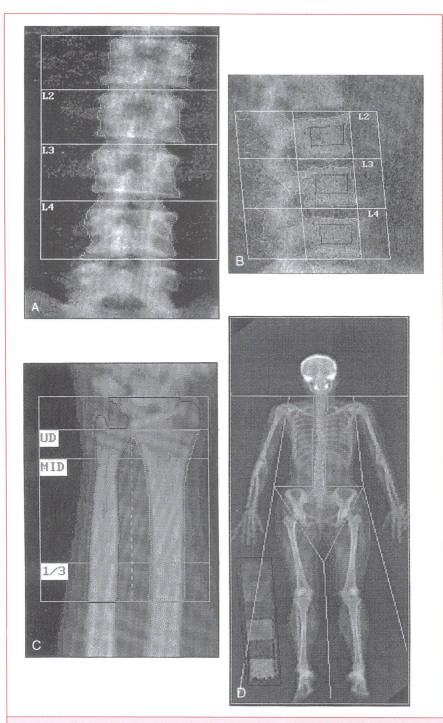

Figura 10-2. Imagens de diversos locais do esqueleto examinados por densitômetro ósseo por absorciometria radiográfica de energia dupla. **A,** coluna vertebral anteroposterior; **B,** coluna vertebral lateral; **C,** antebraço; **D,** corpo total.

Interpretação:
Paciente 1: Essa mulher apresenta massa óssea normal.
Paciente 2: Essa mulher apresenta baixa massa óssea (osteopenia), que é apropriada para sua idade (o escore Z está acima de –2,0).
Paciente 3: Essa mulher apresenta osteoporose que é apropriada para sua idade.
Paciente 4: Essa mulher apresenta osteoporose com perda óssea que é maior do que a esperada para a idade. Esse achado da densidade óssea deve ocasionar uma avaliação exaustiva para se afastar causas secundárias de osteoporose (como hipertireoidismo, má absorção, síndrome de Cushing, hipogonadismo, deficiência de vitamina D, consumo excessivo de álcool, doença celíaca e uso de algumas drogas).

PONTOS-CHAVE: MEDIDA DA MASSA ÓSSEA

1. A medida direta da massa óssea é o único método para o diagnóstico da osteoporose. Não há nenhum achado clínico, teste laboratorial ou outro exame radiográfico que possa identificar de maneira confiável pessoas com baixa massa óssea.

2. A técnica preferida para o diagnóstico da osteoporose é a absorciometria radiográfica com dupla energia da coluna vertebral e do quadril.

3. O diagnóstico de osteoporose é feito usando-se os critérios da Organização Mundial da Saúde de escore T inferior ou igual a –2,5.

4. A medida da massa óssea do antebraço é o estudo de escolha em pacientes portadores de hiperparatireoidismo.

SITES

1. National Osteoporosis Foundation (NOF): http://www.nof.org
2. International Society for Clinical Densitometry: http://www.iscd.org

BIBLIOGRAFIA

1. Binkley N, Schmeer P, Wasnich R, Lenchik L: What are the criteria by which a densitometric diagnosis of osteoporosis can be made in males and noncaucasians? J Clin Densitom 5(Suppl):S19–S27, 2002.
2. Binkovitz LA, Sparke P, Henwood MJ: Pediatric DXA: clinical applications. Pediatr Radiol 37:625–635, 2007.
3. Blake G, Fogelman I: Dual energy x-ray absorptiometry and its clinical applications. Semin Musculoskelet Radiol 6:207–218, 2002.
4. Cummings SR, Bates D, Black D: Clinical use of bone densitometry. Scientific review. JAMA 288:1889–1897, 2002.
5. Hamdy R, Petak S, Lenchik L: Which central dual x-ray absorptiometry skeletal sites and regions of interest should be used to determine the diagnosis of osteoporosis? J Clin Densitrom 5(Suppl):S11–S18, 2002.
6. Lenchik L, Kiebzak G, Blunt B: What is the role of serial bone mineral density measurements in patient management? J Clin Densitrom 5(Suppl):S29–S38, 2002.
7. Lewiecki EM, Laster AJ: Clinical applications of vertebral fracture assessment by dual-energy x-ray absorptiometry. J Clin Endocrinol Metab 91:4215–4222, 2006.
8. Miller P: Bone mineral density-clinical use and application. Endocrinol Metab Clin North Am 32:159–179, 2003.

CAPÍTULO 10 AFERIÇÃO DA MASSA ÓSSEA

9. Miller PD, Leonard MB: Clinical use of bone mass measurements in adults for the assessment and management of osteoporosis. In Favus MJ, editor, *Primer on the metabolic bone diseases and disorders of mineral metabolism*, ed 6, New York, 2006, Raven Press, p. 150.

10. Miller PD, Zapalowski C, Kulak CA, Bilezikian JP: Bone densitometry: the best way to detect osteoporosis and to monitor therapy. J Clin Endocrinol Metab 84:1867, 1999.

11. Shagam J: Bone densitometry: an update. Radiol Technol 74:321–338, 2003.

12. WHO Study Group: Assessment of fracture risk and its application to screening for postmenopausal osteoporosis. WHO Tech Rep Ser 843. Geneva, 1994, World Health Organization.

CAPÍTULO 11

OSTEOMALÁCIA E RAQUITISMO

William E. Duncan

1. O que são osteomalácia e raquitismo?

Osteomalácia e raquitismo são termos que descrevem as anormalidades clínicas, histológicas e radiológicas dos ossos que se associam a mais de 50 doenças e condições. A osteomalácia é um transtorno do osso maduro (adulto), enquanto o raquitismo ocorre em ossos em crescimento. Em ambas as condições a mineralização do osteoide (a matriz proteica dos ossos) recém-formado é inadequada ou retardada. Em indivíduos portadores de raquitismo, portanto, há mineralização deficiente, tanto nos ossos como na cartilagem das placas de crescimento epifisárias, e se associa a retardo do crescimento e a deformidades ósseas que não são tipicamente vistas em adultos com osteomalácia. Embora o raquitismo e a osteomalácia fossem considerados inicialmente como entidades clínicas distintas, os mesmos processos patológicos podem ocasionar um ou outro transtorno, dependendo de estar envolvido esqueleto em crescimento ou não.

2. Por que é importante se informar a respeito da osteomalácia e do raquitismo?

Nos Estados Unidos, no início do século XX, o raquitismo era causado por deficiência de vitamina D, comum em áreas urbanas. Na década de 1920 ele foi praticamente eliminado pelo reconhecimento das propriedades antirraquíticas da luz solar e pelo uso do óleo de fígado de bacalhau (que contém vitamina D). Entretanto, com o desenvolvimento de tratamentos eficazes para doenças até então fatais que afetam o metabolismo da vitamina D (como a insuficiência renal crônica) e com maior conhecimento do metabolismo, tanto da vitamina D como dos sais minerais, surgiram muitas outras síndromes que têm como característica osteomalácia ou raquitismo. Muitos estudos recentes demonstraram que a deficiência de vitamina D não diagnosticada não é rara e, em uma proporção significativa das mulheres com osteoporose, a insuficiência de vitamina D pode ser um componente não suspeitado de sua perda óssea.

3. Cite as causas de osteomalácia e raquitismo.

A anormalidade óssea primária em pacientes apresentando osteomalácia ou raquitismo é a mineralização defeituosa da matriz óssea. O principal elemento mineral dos ossos é a hidroxiapatita $[Ca_{10}(PO_4)_6(OH)_2]$. Portanto, qualquer transtorno que acarrete menor disponibilidade aos ossos, seja de cálcio seja de fósforo, pode ocasionar osteomalácia ou raquitismo (Tabela 11-1). As causas da osteomalácia e do raquitismo se distribuem por três categorias: (1) transtornos associados a anormalidades do metabolismo ou da ação da vitamina D, que limitam a disponibilidade de cálcio para a mineralização dos ossos, (2) transtornos associados a anormalidades do metabolismo do fósforo e (3) pequeno grupo de transtornos em que há metabolismo normal da vitamina D e dos elementos minerais.

4. Descreva como é metabolizada a vitamina D.

A vitamina D sérica vem de duas fontes: a ingestão alimentar e a conversão pela irradiação ultravioleta (UV) de 7-de-hidrocolesterol na pele. A vitamina D é então transportada pela corrente sanguínea até o fígado, onde é convertida a 25-hidroxivitamina D pela enzima hepática 25-hidroxilase. A 25-hidroxivitamina é então convertida no rim ao hormônio ativo vitamina D, 1,25-di-hidroxivitamina D, pela 1-α-hidroxilase renal. O hormônio ativo vitamina D tem efeitos em muitos tecidos, incluindo o intestino (aumenta a absorção de cálcio), o rim (aumenta a reabsorção de cálcio) e os ossos (estimula a maturação dos osteoblastos e a síntese da matriz óssea) (Fig. 11-1). A partir de uma compreensão da maneira pela qual a vitamina D é metabolizada fica evidente que, mesmo

CAPÍTULO 11 OSTEOMALÁCIA E RAQUITISMO — 111

TABELA 11-1. CONDIÇÕES ASSOCIADAS À OSTEOMALÁCIA E AO RAQUITISMO	
Condição	**Mecanismo Primário***
Metabolismo ou Ação Anormal da Vitamina D	
Deficiência nutricional	Deficiência de vitamina D
Má absorção	Deficiência de vitamina D
Cirrose biliar primária	Má absorção de vitamina D
Doenças renais crônicas	Alteração da 1α-hidroxilação da 25 hidroxivitamina D
Patologias hepáticas crônicas	Alteração da 25-hidroxilação da vitamina D
VDDR tipo I	Deficiência de 1α-hidroxilase
VDDR tipo II	Produção exessiva de proteínas de ligação do elemento de resposta ao hormônio
Drogas (fenitoína, barbitúricos, colestiramina)	Aumento do catabolismo e/ou da excreção da vitamina D
Deficiência de Fosfato ou Perda Renal de Fosfato	
Ingestão de fosfato diminuída	Deficiência de fosfato
Ingestão excessiva de hidróxido de alumínio	Aumento da ligação do fosfato intestinal
Raquitismo hipofosfatêmico ligado ao sexo	Defeito no transporte renal de fosfato
Osteomalácia induzida por tumores	Defeito no transporte renal de fosfato
Defeitos tubulares renais diversos (ATR, SF)	Defeito no transporte renal de fosfato
Metabolismo Normal da Vitamina D e do Fosfato	
Hipofosfatasia	Deficiência de fosfatase alcalina
Drogas (flúor, alumínio, doses altas de etidronato)	Inibição da mineralização ou estimulação da síntese da matriz
Osteogênese imperfeita	Colágeno ósseo anormal
Fibrogênese óssea imperfeita	Matriz óssea defeituosa

ATR, acidose tubular renal; SF, síndrome de Fanconi; VDDR, raquitismo dependente da vitamina D.
*Embora seja apresentado apenas um mecanismo para a osteomalácia ou o raquitismo, outros mecanismos também podem contribuir para a doença óssea.

quando a ingestão alimentar e a síntese de vitamina D mediada pela radiação UV são adequadas, doenças de má absorção, renais e hepáticas podem se associar à deficiência de vitamina D.

5. Discuta os processos mórbidos que interferem no metabolismo da vitamina D.

A deficiência de vitamina D clinicamente evidente raramente é vista nos Estados Unidos, exceto quando é limitada a exposição à luz solar ou a ingestão de leite enriquecido com vitamina D ou outros laticínios. No entanto, os norte-americanos idosos estão particularmente em risco de deficiência oculta de vitamina D devido à diminuição relacionada à idade na síntese dérmica de vitamina D, à alteração da hidroxilação hepática e renal da vitamina D e à diminuição da capacidade de resposta intestinal à 1,25-di-hidroxivitamina D. Doença celíaca ou espru, enterite regional, cirurgias de *bypass* intestinal, gastrectomias parciais, hepatopatias crônicas, cirrose biliar primária, insuficiência pancreática e insuficiência renal crônica foram associadas ao desenvolvimento de osteomalácia. As drogas anticonvulsivantes (p. ex., fenitoína, fenobarbital)

CAPÍTULO 11 OSTEOMALÁCIA E RAQUITISMO

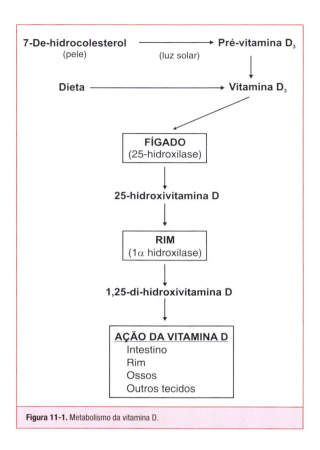

Figura 11-1. Metabolismo da vitamina D.

podem interferir na ação da 1,25-di-hidroxivitamina D nos tecidos periféricos e acelerar o metabolismo hepático desse hormônio esteroide.

6. Cite transtornos genéticos que interferem na síntese ou na ação da vitamina D.
Três síndromes genéticas extremamente raras se associam também ao raquitismo. O raquitismo dependente de vitamina D (VDDR) tipo I (também designado como raquitismo com pseudodeficiência de vitamina D) se associa à ausência praticamente total da atividade da 25-hidroxivitamina D-1α-hidroxilase renal. O VDDR tipo II decorre de mutação do gene do receptor para vitamina D, e o VDDR tipo III, de produção excessiva da proteína de ligação do elemento de resposta ao hormônio. Tanto o VDDR tipo II como o tipo III causam resistência dos órgãos terminais à 1,25-di-hidroxivitamina D e ausência de ação da vitamina D.

7. Que condições associadas a anormalidades do metabolismo do fosfato ocasionam osteomalácia e raquitismo?
A deficiência nutricional de fosfato, a diminuição da absorção intestinal de fosfato devido à ingestão de substâncias que ligam fosfato (como hidróxido de alumínio) ou a perda renal de fosfato podem ocasionar osteomalácia ou raquitismo. O raquitismo hipofosfatêmico (também designado como raquitismo resistente à vitamina D) é uma síndrome de perda renal de fosfato e diminuição da síntese renal de 1,25-di-hidroxivitamina D. O raquitismo hipofosfatêmico é a

CAPÍTULO 11 OSTEOMALÁCIA E RAQUITISMO **113**

mais comum forma hereditária de raquitismo. Essa condição é transmitida como traço dominante ligado ao cromossomo X. O gene anormal para esse transtorno foi localizado no braço curto do cromossomo X. Outra síndrome, a osteomalácia induzida por tumores, é observada quando neoplasias de origem mesenquimal, geralmente benignas, produzem osteomalácia pela secreção do fator de crescimento de fibroblastos 23 ou outras fosfatoninas.

8. A insuficiência renal crônica ocasiona osteomalácia e raquitismo?

A insuficiência renal crônica se associa a várias doenças ósseas: osteomalácia e raquitismo, ossos adinâmicos, osteíte fibrosa cística (devida ao hiperparatireoidismo secundário de evolução longa) e uma combinação de osteomalácia e de osteíte fibrosa cística (designada como osteodistrofia renal mista). O raquitismo ou a osteomalácia é geralmente um achado tardio na evolução do acometimento renal e raramente é visto antes de os pacientes começarem a diálise. O raquitismo ou a osteomalácia que ocorre em associação à insuficiência renal crônica é causado pela diminuição da concentração circulante de 1,25-di-hidroxivitamina D, pela intoxicação por alumínio devida a antiácidos contendo alumínio, usados como substâncias para a ligação de fosfato, ou a um dialisado contaminado por alumínio e possivelmente pela acidose metabólica crônica associada à insuficiência renal.

9. Que sintomas e achados clínicos se associam à osteomalácia?

Em adultos, a osteomalácia pode ser assintomática. Quando sintomática, a osteomalácia pode se manifestar por dores ósseas difusas (frequentemente agravadas pela atividade física ou palpação), fraqueza muscular proximal e, por vezes, perda muscular. A fraqueza muscular envolve frequentemente os músculos proximais das extremidades inferiores e pode ocasionar marcha anserina e dificuldade de se levantar de uma cadeira ou de subir escadas. A dor óssea é descrita como surda e vaga, e se localiza habitualmente nas costas, nos quadris, joelhos, pernas e locais de fraturas, podendo ocorrer até em consequência de traumatismos de menor gravidade.

10. Descrever os achados clínicos em crianças portadoras de raquitismo.

Devido ao distúrbio da calcificação da cartilagem nas placas de crescimento em crianças portadoras de raquitismo, as manifestações clínicas do raquitismo são significativamente diferentes daquelas da osteomalácia. O alargamento das metáfises (as zonas de crescimento entre a epífise e a diáfise), o crescimento lento e deformidades ósseas diversas são proeminentes nessa condição. Os efeitos do raquitismo são maiores nos locais em que o crescimento do osso é mais rápido. Como a razão de crescimento ósseo varia com a idade, as manifestações do raquitismo vão igualmente variar com a idade. Um dos primeiros sinais do raquitismo em lactentes é o craniotabes (amolecimento anormal do crânio). Em lactentes maiores e em crianças pequenas pode estar presente um espessamento do antebraço no punho e nas junções costocondrais (também designado como rosário raquítico) e no sulco de Harrison, indentação lateral da parede torácica no ponto de fixação do diafragma. Em crianças maiores pode ser observado o arqueamento da tíbia e da fíbula. Em qualquer idade, no caso de associação de raquitismo (ou osteomalácia) à hipocalcemia, podem se evidenciar parestesias nas mãos e em torno da boca, cãibras musculares, sinais de Chvostek e de Trousseau positivos, tetania e crises convulsivas.

11. Quais são as anormalidades bioquímicas associadas à osteomalácia e ao raquitismo causadas pela deficiência de vitamina D?

As anormalidades laboratoriais associadas à osteomalácia ou ao raquitismo dependem do defeito ou do processo subjacente causando a doença óssea. Para compreender as anormalidades bioquímicas observadas em condições associadas ao metabolismo anormal da vitamina D, torna-se necessário um conhecimento da resposta corporal à hipocalcemia e da via metabólica da vitamina D. Assim, em pacientes apresentando deficiência nutricional ou má absorção de vitamina D, as concentrações baixas de vitamina D acarretam concentração sérica de cálcio baixa a normal baixa, que serve como estímulo para a secreção aumentada de hormônio da paratireoide (hiperparatireoidismo secundário). Esse estado hiperparatireoidiano, por sua vez, causa excreção renal aumentada de fosfato, diminuição do fosfato sérico, elevação da concentração de fosfatase alcalina e redução da excreção urinária de cálcio.

12. Quais são as concentrações dos metabólitos da vitamina D associadas às doenças que interferem no metabolismo ou na ação da vitamina D?

Dependendo da anormalidade do metabolismo da vitamina D, diferentes padrões de metabólitos da vitamina D podem ser observados. Na deficiência nutricional de vitamina D as concentrações de 25-hidroxivitamina D estão baixas. No VDDR tipo I, há deficiência da enzima 25-hidroxivitamina D-1α-hidroxilase, concentrações séricas normais ou aumentadas da 25-hidroxivitamina D e concentrações séricas baixas ou não detectáveis da 1,25-di-hidroxivitamina D. Em contraste, no VDDR tipos II e III, que causam resistência dos órgãos-alvo à 1,25-di-hidroxi-vitamina D, as concentrações de 25-hidroxivitamina D e de 1,25-hidroxivitamina D estão elevadas.

13. Descreva o achado laboratorial nos transtornos associados às síndromes de osteomalácia hipofosfatêmicas.

As características típicas das síndromes de osteomalácia hipofosfatêmicas são hipofosfatemia em jejum e perda renal de fosfato (conforme avaliado por diminuição na reabsorção tubular máxima de fosfato/razão de filtração glomerular [TmP/RFG]). As concentrações séricas de cálcio e de hormônio da paratireoide geralmente estão normais. Inexplicavelmente, as concentrações séricas de 1,25-di-hidroxivitamina D estão inadequadamente baixas para o grau de hipofosfatemia, que é normalmente um estímulo para a 1α-hidroxilação renal da 25-hidroxivitamina D.

14. Que achados radiográficos se associam à osteomalácia e ao raquitismo?

As anormalidades bioquímicas associadas ao raquitismo e à osteomalácia se evidenciam habitualmente antes que sejam observadas anormalidades radiográficas. A alteração radiográfica mais comum em pacientes com osteomalácia é uma redução na densidade óssea (osteopenia ou osteoporose generalizada). Pseudofraturas (também designadas como zonas de Looser ou fraturas de Milkman) ou fraturas completas também podem ser observadas. As pseudofraturas são faixas transversas radiotransparentes, cujo comprimento varia de alguns milímetros a vários centímetros, geralmente perpendiculares à superfície dos ossos. Elas são mais frequentemente bilaterais e particularmente comuns no fêmur, na pelve e nos pequenos ossos das mãos e dos pés.

Algumas anormalidades radiográficas são observadas, principalmente em crianças. Essas anormalidades incluem metáfises dos ossos longos esgarçadas, alargamento das placas de crescimento epifisárias não mineralizadas e arqueamento das pernas. As deformidades ósseas observadas em crianças portadoras de raquitismo podem persistir até a idade adulta. Os pacientes com osteomalácia podem ter outros achados radiográficos, devido ao hiperparatireoidismo secundário. Esses achados podem incluir a reabsorção subperióstea das falanges, a perda da lâmina dura dos dentes, o alargamento dos espaços na sínfise pubiana e nas articulações sacroilíacas e a presença de tumores marrons ou cistos ósseos.

PONTOS-CHAVE: OSTEOMALÁCIA E RAQUITISMO

1. Osteomalácia e raquitismo são transtornos que acarretam a mineralização inadequada ou retardada dos ossos.

2. A osteomalácia ocorre em ossos maduros, enquanto o raquitismo ocorre em ossos em crescimento. Assim, os achados clínicos e radiográficos das duas condições diferem.

3. As causas da osteomalácia e do raquitismo se distribuem por três categorias: (1) transtornos associados ao metabolismo ou à ação anormal da vitamina D, (2) transtornos associados ao metabolismo anormal do fósforo e (3) pequeno grupo de transtornos com metabolismo normal da vitamina D e dos elementos minerais.

15. Discuta as características histológicas da osteomalácia.

Os dois achados histológicos da osteomalácia são a presença de junções osteoides alargadas e tempo de mineralização aumentado (o tempo necessário para a matriz recém-depositada se mineralizar). O tempo de mineralização é avaliado clinicamente pela administração de dois curtos períodos de tetraciclina oral, com intervalo de algumas semanas, antes da biópsia óssea. Como a tetraciclina se deposita na frente da mineralização

CAPÍTULO 11 OSTEOMALÁCIA E RAQUITISMO **115**

em ossos recém-formados, o tempo de mineralização pode ser determinado pela medida da distância entre as duas faixas fluorescentes de tetraciclina no osso submetido à biópsia. Dependendo da causa da osteomalácia, podem ser igualmente vistas alterações ósseas hiperparatireoidianas. Devido à variedade de sinais e sintomas clínicos, achados radiográficos e anormalidades bioquímicas associados à osteomalácia e ao raquitismo, nenhum desses testes ou achados é patognomônico. A biópsia óssea continua a ser o padrão ouro no estabelecimento do diagnóstico do raquitismo e da osteomalácia. A avaliação de uma biópsia óssea deve ser feita por profissionais especialmente treinados na interpretação da histologia óssea.

16. Descrever a terapia da deficiência de vitamina D.

O objetivo da terapia em pacientes com osteomalácia e raquitismo causados por anormalidade do metabolismo da vitamina D é corrigir a hipocalcemia e a deficiência de metabólitos ativos da vitamina D pela administração de sais de cálcio e de preparações de vitamina D. Nos Estados Unidos estão disponíveis a vitamina D_2 (ergocalciferol), a 1,25-di-hidroxivitamina D (calcitriol) e análogos do calcitriol. Cada uma dessas preparações tem meia-vida e potência diferentes. A escolha e a dose da preparação de vitamina D são determinadas pelo defeito patológico subjacente do metabolismo da vitamina D. Em pacientes apresentando deficiência de vitamina D, o tratamento com ergocalciferol juntamente com cálcio elementar muitas vezes é suficiente para a consolidação da osteomalácia.

17. Quais são os tratamentos para a osteomalácia e o raquitismo não causados por deficiência de vitamina D?

Em contraste com o tratamento da deficiência de vitamina D, a terapia da osteomalácia associada ao VDDR tipo II, que envolve resistência profunda aos efeitos da vitamina D, consiste na administração do metabólito mais potente da vitamina D, 1,25-di-hidroxivitamina D, a doses de até 60 mcg/dia (uma dose extraordinariamente alta), juntamente com doses altas de cálcio oral. Em casos graves há necessidade de infusões intravenosas de cálcio em doses altas para a consolidação do raquitismo em pacientes apresentando VDDR tipo II. No tratamento do raquitismo hipofosfatêmico, tanto suplementos de fosfato como calcitriol são necessários para a cura da doença óssea. A remoção ou a irradiação do tumor é necessária para o tratamento da osteomalácia induzida por tumores. Na insuficiência renal crônica com osteomalácia induzida por alumínio, o alumínio é removido do osso afetado pelo tratamento com a droga quelante deferoxamina. A osteomalácia pode ser tratada então por cálcio juntamente com 1,25-di-hidroxivitamina D. A osteomalácia associada à acidose tubular renal é tratada com vitamina D e bicarbonato para a correção da acidose.

18. Quais são as complicações do tratamento com vitamina D2 ou metabólitos da vitamina D?

Quando são usadas doses altas de vitamina D2 ou um dos potentes metabólitos da vitamina D, é importante monitorar cuidadosamente quanto à ocorrência da hipercalcemia. A hipercalcemia leve pode ser assintomática. Pacientes gravemente hipercalcêmicos, porém, podem se queixar de anorexia, náuseas, vômitos, perda de peso, cefaleia, constipação intestinal, poliúria, polidipsia e alteração do estado mental. Podem acabar por sobrevir alterações da função renal, nefrocalcinose, nefrolitíase e até mesmo a morte. Caso ocorra intoxicação por vitamina D, todos os suplementos de cálcio e todas as preparações de vitamina D devem ser suspensos imediatamente e ser instituída a terapia para hipercalcemia.

BIBLIOGRAFIA

1. Alon US: Hypophosphatemic vitamin D-resistant rickets. In Favus MJ, editor, *Primer on the metabolic bone diseases and disorders of mineral metabolism*, ed 6, Washington, DC, 2006, American Society for Bone and Mineral Research, p. 342.
2. Berry JL, Davies M, Mee AP: Vitamin D metabolism, rickets, and osteomalacia. Semin Musculoskelet Radiol 6:173, 2002.
3. Bingham CT, Fitzpatrick LA: Noninvasive testing in the diagnosis of osteomalacia. Am J Med 95:519, 1993.
4. Bliziotes M, Yergey AL, Nanes MS, et al: Absent intestinal response to calciferols in hereditary resistance to 1,25-dihydroxyvitamin D: documentation and effective therapy with high-dose intravenous calcium infusions. J Clin Endocrinol Metab 66:294, 1988.

5. Demay MB: Rickets caused by impaired vitamin D activation and hormone resistance: pseudovitamin D deficiency rickets and hereditary vitamin D resistant rickets. In Favus MJ, editor, *Primer on the metabolic bone diseases and disorders of mineral metabolism*, ed 6, Washington, DC, 2006, American Society for Bone and Mineral Research, p. 338.

6. Drezner MK: Vitamin D-resistant rickets/osteomalacia. Endocrinologist 3:392, 1991.

7. Francis RM, Selby PL: Osteomalacia. Baillieres Clin Endocrinol Metab 11:145, 1997.

8. Harvey JN, Gray C, Belchetz PE: Oncogenous osteomalacia and malignancy. Clin Endocrinol 37:379, 1992.

9. Holick MF: Resurrection of vitamin D deficiency and rickets. J Clin Invest 116:2062, 2006.

10. Holick MF: Vitamin D: a millennium perspective. J Cell Biochem 88:296, 2003.

11. Holick MF: Vitamin D deficiency. N Engl J Med 357:266, 2007.

12. Holick MF, Garabedian M: Vitamin D: photobiology, metabolism, mechanism of action and clinical applications. In Favus MJ, editor, *Primer on the metabolic bone diseases and disorders of mineral metabolism*, ed 6, Washington, DC, 2006, American Society for Bone and Mineral Research, p. 106.

13. Jan de Beur SM: Tumor-induced osteomalacia. In Favus MJ, editor, *Primer on the metabolic bone diseases and disorders of mineral metabolism*, ed 6, Washington, DC, 2006, American Society for Bone and Mineral Research, p. 345.

14. Pettifor JM: Nutritional and drug-induced rickets and osteomalacia. In Favus MJ, editor, *Primer on the metabolic bone diseases and disorders of mineral metabolism*, ed 6, Washington, DC, 2006, American Society for Bone and Mineral Research, p. 330.

15. Pitt MJ: Rickets and osteomalacia are still around. Radiol Clin North Am 29:97, 1991.

16. Wolinsky-Friedland M: Drug-induced metabolic bone disease. Endocrinol Metab Clin North Am 24:395, 1995.

DOENÇA DE PAGET ÓSSEA

William E. Duncan

1. O que é a doença de Paget óssea?

A doença de Paget óssea se caracteriza por arquitetura óssea anormal, decorrente de desequilíbrio entre a formação óssea osteoblástica e a reabsorção óssea osteoclástica. *Sir* James Paget foi o primeiro a descrever essa doença, em 1876. Embora ele designasse a condição como osteíte deformante, sabemos agora que a doença de Paget óssea não é uma inflamação dos ossos (osteíte) e só raramente acarreta deformidade.

2. Discuta como é diagnosticada a doença de Paget.

O diagnóstico da doença de Paget se baseia geralmente em uma combinação de manifestações clínicas, sinais radiográficos e alterações bioquímicas características. Embora o exame histológico do osso pagético seja diagnóstico, uma biópsia óssea é com frequência desnecessária. A biópsia óssea deve ser realizada quando o diagnóstico da doença de Paget não estiver claro ou quando for preciso afastar um sarcoma osteogênico ou um carcinoma metastático.

3. Quais são as manifestações clínicas da doença de Paget?

Muitos pacientes (70-80%) portadores da doença de Paget se mostram assintomáticos. Esse diagnóstico é frequentemente suspeitado a partir de radiografias obtidas por outras razões ou de uma elevação não esperada da concentração sérica da fosfatase alcalina. O mais comum dos sintomas da doença de Paget é a dor óssea ou articular. A dor é frequentemente descrita como surda e imprecisa. Outras manifestações da doença de Paget, como cefaleia, deformidade óssea, aumento do crânio, fraturas, alteração da temperatura da pele sobre osso envolvido, insuficiência cardíaca congestiva de alto débito e neuropatias por estrangulamento que causam perda da audição ou outros déficits neurológicos, são muito mais raros (Tabela 12-1). Os déficits neurológicos podem decorrer da compressão óssea sobre o cérebro ou os nervos cranianos na saída do crânio, estrangulamento de nervos espinhais ou pressão direta de vértebras pagéticas sobre a medula espinhal. A deformidade óssea é vista geralmente em pacientes com doença de Paget de evolução longa. Mais comumente, o crânio, as clavículas e os ossos longos se mostram deformados e apresentam tanto aumento de tamanho quanto contorno anormal. Há especulações de que a perda auditiva, as cefaleias e a hiperostose frontal progressiva de Ludwig van Beethoven foram decorrentes de doença de Paget óssea de evolução longa.

4. Que transtornos se associam à doença de Paget óssea?

Diversos transtornos são mais prevalentes em pacientes com doença de Paget que em indivíduos não afetados. Esses transtornos incluem artrite, fraturas, hiperparatireoidismo primário, osteoporose, doenças da tireoide e cálculos renais.

5. Quais são as três fases da doença de Paget óssea?

A doença de Paget evolui por três fases distintas. A fase inicial é uma fase osteolítica que se caracteriza por reabsorção óssea predominantemente osteoclástica. Aproximadamente 1-2% dos pacientes apresentam essa fase puramente lítica. A fase osteolítica evolui para uma fase marcada por hiperatividade tanto osteoclástica quanto osteoblástica. Essa fase mista é seguida por uma fase caracterizada por remodelagem óssea menos ativa e esclerose óssea acentuada. Nessa fase final predomina um depósito excessivo de osso osteoblástico. Muitos pacientes que procuram cuidados médicos apresentam achados compatíveis com essa fase.

TABELA 12-1. COMPLICAÇÕES ASSOCIADAS À DOENÇA DE PAGET ÓSSEA

- Dores ósseas
- Deformidade e alargamento dos ossos
- Osteoartrite secundária adjacente ao osso pagético
- Normalidades neurológicas
    - Estenose medular
    - Perda auditiva e paralisias de outros nervos cranianos
    - Radiculopatias
- Hidrocefalia obstrutiva
- Complicações cardiovasculares
    - Insuficiência cardíaca de alto débito
    - Calcificações vasculares e na valva aórtica
- Fraturas
- Transformação maligna
- Hipercalcemia por imobilização

6. Descreva os achados radiográficos associados à fase osteolítica da doença de Paget.

O achado radiográfico caracteristicamente encontrado em pacientes na fase osteolítica da doença de Paget óssea é uma frente de reabsorção em forma de cunha avançando a partir de qualquer das extremidades dos ossos longos tubulares. No crânio, essa fase se manifesta por grandes lesões osteolíticas circunscritas (designadas como osteoporose circunscrita).

7. Quais são os achados radiográficos mais comumente encontrados na fase osteoblástica da doença?

A evolução das lesões osteolíticas à fase osteoblástica pode levar anos ou até mesmo décadas, período durante o qual o osso afetado pode se tornar esclerótico e aumentado, e evidenciar deformidades de arqueamento, fraturas transversas incompletas (designadas como pseudofraturas) e até mesmo fraturas completas. Quando o crânio é envolvido na fase osteoblástica, o espessamento da calvária e aumento esparso na densidade óssea podem lhe dar aparência de "algodão em rama". Nessa fase, as alterações escleróticas ósseas podem ser tão extensas que são tomadas erroneamente por doença metastática. Tanto o câncer metastático quanto a doença de Paget são comuns em pessoas idosas e podem coexistir no mesmo paciente. Portanto, o clínico que cuida de pacientes com doença de Paget deve ficar atento quanto a evidências de doença metastática óssea.

8. Qual é o melhor teste radiográfico para se determinar a extensão da doença de Paget?

A atividade metabólica das lesões ósseas pagéticas osteoblásticas é avaliada mais facilmente por exames cintilográficos com radionuclídeos porque essas lesões captam avidamente o bisfosfonato marcado com tecnécio. Embora sejam consideravelmente menos específicas que os estudos radiográficos, as cintilografias ósseas vão identificar aproximadamente 15-30% das lesões pagéticas não visualizadas às radiografias. Reciprocamente, quando as radiografias demonstram envolvimento pagético mas a concentração sérica da fosfatase alcalina está normal e a cintilografia revela captação reduzida do isótopo nesses locais, o mais provável é o diagnóstico de doença de Paget relativamente inativa ou "esgotada". Lesões ósseas predominantemente líticas (como as da osteoporose circunscrita) podem não ser detectadas à cintilografia. Exames por tomografia computadorizada (TC)

CAPÍTULO 12 DOENÇA DE PAGET ÓSSEA **119**

e a aquisição de imagens por ressonância magnética (RM) pouco acrescentam à investigação de pacientes com doença de Paget não complicada.

9. Que ossos estão envolvidos na doença de Paget?

A doença de Paget é monostótica (isto é, envolve apenas um ponto do esqueleto) em cerca de 20% dos pacientes. A doença de Paget poliostótica afeta diversas áreas do esqueleto; os locais comuns de envolvimento pagético incluem pelve, quadril, coluna vertebral, crânio, tíbia e úmero. Locais de envolvimento menos comuns (<20% dos casos) incluem antebraço, clavículas, escápulas e costelas.

10. Discuta as anormalidades laboratoriais associadas à doença de Paget.

Os valores laboratoriais anormais associados à doença de Paget refletem formação óssea aumentada ou reabsorção óssea aumentada. As concentrações séricas de cálcio e de fosfato devem estar normais, a não ser que um paciente com doença de Paget disseminada esteja imobilizado. Elevada concentração sérica de fosfatase alcalina reflete função osteoblástica aumentada. A osteocalcina sérica, outro marcador da formação óssea, fornece poucas informações adicionais em relação àquelas supridas pela fosfatase alcalina. A fosfatase alcalina sérica específica dos ossos é um marcador mais sensível da formação óssea que a concentração total de fosfatase alcalina e pode, portanto, ser um parâmetro útil para ser acompanhado no tratamento de doença monostótica. As ligações cruzadas piridínicas (piridinolina) de colágeno urinário constituem melhores indicadores da reabsorção óssea aumentada que a medida da hidroxiprolina urinária.

11. Que teste laboratorial deve ser usado no acompanhamento de pacientes com doença de Paget?

Em casos em que a doença de Paget se mostra basicamente lítica, a concentração de fosfatase alcalina pode estar normal. Fora isso, a concentração sérica da fosfatase alcalina em geral segue paralelamente aos índices químicos de reabsorção óssea. Assim, a concentração sérica total da fosfatase alcalina é o teste de laboratório mais simples e mais barato para o acompanhamento da evolução e da resposta ao tratamento da maioria dos casos de doença de Paget. É de interesse que uma concentração de fosfatase alcalina acentuadamente elevada (p. ex., 10 vezes o limite superior do normal) se associa comumente a envolvimento pagético do crânio, enquanto doença disseminada pelo resto do esqueleto, sem envolvimento do crânio, pode se associar a elevações mais modestas da fosfatase alcalina sérica. Em pacientes apresentando aumento das concentrações totais da fosfatase alcalina, é preciso afastar patologia hepática porque essa enzima abunda tanto nos ossos como no fígado. Na presença de testes específicos do fígado normais, como a 5'-nucleotidase, a gama-glutamil transpeptidase ou a isoenzima hepática da fosfatase alcalina, é provável que a fosfatase alcalina elevada tenha origem óssea.

12. Quais são os achados histológicos em ossos afetados pela doença de Paget?

As lesões iniciais da doença de Paget se caracterizam por número aumentado de grandes osteoclastos multinucleados, alguns deles contendo até 100 núcleos. Na fase osteolítica-osteoblástica mista pode-se ver grande número de osteoblastos ativos formando osso em locais de reabsorção óssea osteoblástica anterior. Em áreas de atividade osteoblástica intensa, o osso se deposita de maneira caótica (padrão em mosaico ou entrelaçado) e não no padrão lamelar ordenado do osso normal. O osso entrelaçado da doença de Paget é estruturalmente mais fraco que o osso lamelar normal, o que explica a propensão do osso pagético a fraturas ou deformações.

13. Que pacientes têm maior probabilidade de ter doença de Paget?

A incidência da doença de Paget varia com a idade, o sexo e a localização geográfica. Embora possa se manifestar em indivíduos mais jovens, a doença de Paget é mais comum em pacientes com idade acima de 50 anos. Os homens são mais comumente afetados que as mulheres. (A razão de homens para mulheres é de aproximadamente 3:2). Embora não haja um padrão hereditário definido, 15-40% dos pacientes afetados têm um familiar em primeiro grau com doença de Paget. A doença é mais comum nas populações do leste e do norte da Europa e em áreas em que houve a imigração de europeus (como Estados Unidos, Austrália, Nova Zelândia e África do Sul). A doença de Paget é rara na Escandinávia, na Ásia e na África do Sul, assim como em afro-americanos.

CAPÍTULO 12 DOENÇA DE PAGET ÓSSEA

14. Qual é a causa da doença de Paget?

Embora a causa da doença de Paget não seja conhecida, tanto fatores genéticos como não genéticos foram apontados como contribuindo para a sua patogênese. Já foram identificados vários *loci* de suscetibilidade à doença de Paget. Todavia, o achado de doença monostótica, a penetrância variável da doença de Paget em famílias com disposição genética e a observação de que a incidência da doença de Paget vem diminuindo nos últimos 25 anos apoiam um papel para fatores ambientais na etiologia dessa doença. Relatos de estruturas semelhantes a nucleocapsídeos de paramixovírus nos osteoclastos de ossos pagéticos ativos sugerem etiologia viral. O vírus do sarampo, o vírus respiratório sincicial e o vírus de cinomose canina foram sugeridos como agentes etiológicos, embora até o momento nenhum vírus tenha sido obtido em culturas de osteoclastos pagéticos ou seus precursores.

15. Que medicações estão disponíveis para o tratamento da doença de Paget?

Embora não haja cura para a doença de Paget, há várias medicações disponíveis para o controle da reabsorção óssea osteoclástica aumentada vista nessa doença. As medicações usadas no tratamento da doença de Paget óssea incluem bisfosfonatos e calcitonina (Calcimar®, Miacalcin® injetável). No momento há seis bisfosfonatos aprovados para o tratamento da doença de Paget óssea: quatro preparações orais e duas medicações intravenosas. Os bisfosfonatos disponíveis para uso nos Estados Unidos para o tratamento da doença de Paget incluem etidronato (Didronel®), alendronato (Fosamax®), risedronato (Actonel®), tiludronato (Skelid®), pamidronato (Aredia®) e ácido zoledrônico (Reclast®). Embora outro bisfosfonato, ibandronato, tenha sido usado no tratamento da doença de Paget em estudos de pesquisa, essa droga (intravenosa e oral) não foi aprovada para o tratamento da doença de Paget. A calcitonina de salmão é uma preparação parenteral que torna necessária a injeção intramuscular ou subcutânea. A calcitonina de salmão em aerossol nasal (Miacalcin®) não se mostra eficaz no tratamento da doença de Paget devido à baixa biodisponibilidade da droga.

16. Que drogas são o tratamento de escolha para a doença de Paget óssea?

Os bisfosfonatos são as drogas de escolha para o tratamento da doença de Paget. O tratamento à base de bisfosfonatos acarreta frequentemente a supressão da atividade da doença por períodos prolongados, por vezes com duração de alguns anos, enquanto a resposta à calcitonina é geralmente de curta duração após se suspender o tratamento.

Etidronato, tiludronato e calcitonina raramente são usados porque estão disponíveis medicações mais potentes. Um estudo recente comparou uma infusão por 15 minutos de ácido zoledrônico com 60 dias de risedronato oral em pacientes com doença de Paget. A infusão única de ácido zoledrônico produziu uma resposta mais rápida, mais completa e duradoura que o tratamento diário com risedronato. Assim, a terapia intravenosa por bisfosfonatos pode ser mais apropriada em casos de doença ativa extensa ou naqueles pacientes que não respondem à terapia oral por bisfosfonatos. O tratamento de pacientes sintomáticos deve incluir também outras modalidades terapêuticas, como analgésicos, drogas anti-inflamatórias não esteroides, bengalas, órteses, aparelhos auditivos e cirurgia.

17. Ocorre resistência à terapia da doença de Paget óssea?

Há de fato a resistência tanto aos bisfosfonatos como à calcitonina. A resistência ao tratamento da doença de Paget pela calcitonina de salmão se associa comumente à formação de anticorpos neutralizantes. Também já foi relatada a ocorrência de resistência à terapia por alguns bisfosfonatos. Contudo, os estudos sugerem que a resistência a um bisfosfonato não afasta uma boa resposta a um segundo bisfosfonato.

18. O que é a osteonecrose de mandíbula? Os pacientes com doença de Paget tratados por bisfosfonatos apresentam essa doença?

A osteonecrose da mandíbula (ONM) é um achado raro em que uma área de osso exposto na área maxilofacial persiste por mais de seis semanas. Essa condição ocorre habitualmente após uma cirurgia dentária. Os sintomas variam de osso exposto indolor a dores fortes no maxilar. A ONM foi também descrita em pacientes fazendo uso de bisfosfonatos intravenosos prolongados para câncer com metástases ósseas, embora tenha havido alguns relatos de ocorrência dessa condição em pacientes com doença de Paget tratados com pamidronato intravenoso. Portanto, o risco da ONM não deve impedir o uso de bisfosfonatos no tratamento da doença de Paget. Recomenda-se, porém, que o tratamento à base de bisfosfonatos seja adiado até que se complete um tratamento dentário extenso planejado ou uma cirurgia oral marcada e que todos os pacientes tratados por bisfosfonatos sejam submetidos a exames dentários e cuidados orais de rotina.

19. Quais são as indicações para o tratamento da doença de Paget?

A principal indicação para o tratamento é a presença de sintomas. No entanto, nem todos os sintomas respondem ao tratamento. A dor óssea geralmente responde, assim como algumas síndromes compressivas neurológicas. Em contraste, perda auditiva, deformidades ósseas e articulações mecanicamente disfuncionais têm pouca probabilidade de melhorar com a terapia. Outras indicações para o tratamento da doença de Paget são a prevenção da progressão local e de complicações futuras (Tabela 12-2), cirurgia planejada em local pagético e envolvimento pagético disseminado em pacientes nos quais se prevê imobilização prolongada porque a imobilização aumenta o risco de hipercalcemia.

O tratamento de pacientes portadores de doença de Paget assintomáticos é controvertido. Todavia, doença de Paget não tratada parece ser progressiva com o tempo e nem todos os pacientes assintomáticos permanecem assim. Por essa razão, muitos médicos tratam pacientes com doença de Paget osteolítica ou pacientes assintomáticos com doença ativa envolvendo ossos que sustentam peso, corpos vertebrais, o crânio ou áreas adjacentes às grandes articulações.

TABELA 12-2. INDICAÇÕES PARA O TRATAMENTO DA DOENÇA DE PAGET ÓSSEA

- Sintomas (dores ósseas, cefaleia e algumas anormalidades neurológicas)
- Doença óssea osteolítica
- Doença ativa assintomática em:
  - Ossos que sustentam peso
  - Áreas adjacentes a grandes articulações
  - Corpos vertebrais
  - Crânio
- Pacientes jovens
- Antes de cirurgia ortopédica em ossos pagéticos
- Hipercalcemia por imobilização

---

20. Em pacientes assintomáticos portadores da doença de Paget, qual concentração de fosfatase alcalina deve iniciar o tratamento?

A resposta a essa pergunta suscita controvérsia. O nível da fosfatase alcalina deve ser visto no contexto do quadro radiográfico. Uma concentração de fosfatase alcalina apenas 2-3 vezes o limite superior do normal, associada a envolvimento poliostótico, pode refletir simplesmente a fase avançada de "esgotamento" da doença. Poucos benefícios são obtidos pelo tratamento nesses casos. Todavia, a mesma concentração de fosfatase alcalina em paciente com doença de Paget monostótica em osso que sustente peso ou em área adjacente a uma grande articulação levaria muitos médicos a considerar o tratamento. Além disso, pacientes com lesões pagéticas líticas e valores normais ou praticamente normais da fosfatase alcalina também deveriam ser considerados para tratamento.

21. Qual é a complicação mais grave da doença de Paget óssea?

A complicação mais grave da doença de Paget é a ocorrência de sarcomas malignos em ossos pagéticos. Esses tumores são geralmente isolados, mas 20% deles podem ser multicêntricos. Felizmente essa é uma complicação rara da doença de Paget, ocorrendo em menos de 1% dos pacientes com doença clinicamente evidente. Os tumores são extremamente agressivos. Os pacientes que apresentam sarcoma de Paget em geral sobrevivem menos de um ano. A pelve e os ossos longos (úmero, fêmur e tíbia) são os locais mais comuns de transformação sarcomatosa. Os tumores são geralmente sarcomas osteogênicos, mas fibrossarcomas e condrossarcomas também foram relatados em ossos acometidos pela doença de Paget. Uma biópsia do osso envolvido é geralmente diagnóstica. Outras neoplasias ósseas, como tumores de células gigantes benignos, também se associam à doença de Paget, mas esses tumores não têm prognóstico tão sombrio.

22. Quando se deve suspeitar de sarcoma maligno em lesão óssea pagética?

A transformação maligna em osso pagético é geralmente anunciada pelo aparecimento de dor óssea e/ou tumefação dos tecidos moles de início ou agravamento recente. Em geral, se encontra às radiografias a destruição progressiva do osso pagético. Mais raramente, esclerose crescente ou massas de depósitos amorfos densos são sugestivas da alteração maligna. A concentração sérica de fosfatase alcalina pode se elevar rapidamente em paciente até então estável. As cintilografias ósseas demonstram habitualmente captação diminuída de radionucleotídeos na área do tumor. No entanto, os exames com gálio mostram captação aumentada na área ou áreas envolvidas.

PONTOS-CHAVE: DOENÇA DE PAGET ÓSSEA

1. A doença de Paget é a segunda mais comum doença metabólica óssea, afetando até 5% da população caucasiana com idade acima de 50 anos.

2. A doença de Paget se caracteriza por arquitetura óssea anormal, em consequência de desequilíbrio entre a formação óssea osteoblástica e a reabsorção óssea osteoclástica.

3. Os bisfosfonatos são o tratamento mais eficaz para a doença de Paget óssea.

SITE

The Paget Foundation: http://www.paget.org

BIBLIOGRAFIA

1. Ankrom MA, Shapiro JR: Paget's disease of bone (osteitis deformans). J Am Geriatr Soc 46:1025, 1998.
2. Delmas PD, Meunier PJ: The management of Paget's disease of bone. N Engl J Med 336:558, 1997.
3. Drake WM, Kendler DL, Brown JP: Consensus statement on the modern therapy of Paget's disease of bone from a Western Osteoporosis Alliance Symposium. Clin Ther 23:620, 2001.
4. Hadjipavlou A, Lander P, Srolovitz H, Enker IP: Malignant transformation in Paget's disease of bone. Cancer 70:2802, 1992.
5. Hain SF, Fogelman I: Nuclear medicine studies in metabolic bone disease. Semin Muscoskelet Radiol 6:323, 2002.
6. Joshua F, Epstein M, Major G: Bisphosphonate resistance in Paget's disease of bone. Arthritis Rheum 48:2321, 2003.
7. Leach RJ, Singer FR, Roodman GD: The genetics of Paget's disease. J Clin Endocrinol Metab 86:24–28, 2001.
8. Lyles KW, Siris ES, Singer FR, Meunier PH: A clinical approach to diagnosis and management of Paget's disease of bone. J Bone Miner Res 16:1379, 2001.
9. Mills BG: Etiology and pathophysiology of Paget's disease—update. Endocrinologist 7:222, 1997.

CAPÍTULO 12 DOENÇA DE PAGET ÓSSEA

10. Papapoulos SE: Paget's disease of bone: clinical, pathogenetic and therapeutic aspects. Baillieres Clin Endocrinol Metab 11:117, 1997.

11. Proceedings of the Third International Symposium on Paget's Disease. J Bone Mineral Res 14(Suppl 2), 1999.

12. Reid IR, Miller P, Lyles K, et al: Comparison of a single infusion of zoledronic acid with risedronate for Paget's disease. N Engl J Med 353:9, 2005.

13. Roodman GD, Windle JJ: Paget disease of bone. J Clin Invest 115:200, 2005.

14. Sawin CT: Historical note: Sir James Paget and osteitis deformans. Endocrinologist 7:205, 1997. (Also see p 255 in the same issue for a reproduction of one of James Paget's original articles on osteitis deformans.)

15. Sellars SL: Beethoven's deafness. S Afr Med J 48:1585, 1974.

16. Siris ES: Clinical review—Paget's disease of bone. J Bone Miner Res 13:1061, 1998.

17. Siris ES, Lyles KW, Singer FR, Meunier PJ: Medical management of Paget's disease of bone: indications for treatment and review of current therapies. J Bone Miner Res 21(Suppl 2):P94, 2006.

18. Siris ES, Roodman GD: Paget's disease of bone. In Favus MJ, editor, *Primer on the metabolic bone diseases and disorders of mineral metabolism,* ed 6, New York, 2006, Raven Press, p. 320.

19. Whyte MP: Paget's disease of bone. N Engl J Med 355:593, 2006.

20. Wimalawansa SJ, Gunasekera RD: Pamidronate is effective for Paget's disease of bone refractory to conventional therapy. Calcif Tissue Int 53:237, 1993.

HIPERCALCEMIA

Leonard R. Sanders

1. O que é hipercalcemia? Como a ligação a proteínas afeta o nível de cálcio?

Hipercalcemia é um valor sérico total corrigido de cálcio acima do limite superior da faixa normal ou cálcio ionizado elevado. O cálcio se encontra 50% livre (ionizado), 40% ligado a proteínas e 10% em complexo com fosfato, citrato, bicarbonato, sulfato e lactato. Somente elevações do cálcio livre se associam a sinais e sintomas. Do cálcio ligado a proteínas, cerca de 80% se ligam à albumina e 20% a globulinas. Uma diminuição ou um aumento na albumina sérica de 1 g/dL a partir de 4 g/dL diminui ou aumenta em 0,8 mg/dL o cálcio sérico. Um aumento ou uma diminuição de 1 g/dL nas globulinas séricas aumenta ou diminui em 0,16 mg/dL o cálcio sérico. Essas alterações das proteínas não afetam o cálcio livre e não causam sintomas relacionados ao cálcio.

2. Quão comuns são a hipercalcemia e as principais condições a ela associadas?

A hipercalcemia afeta 0,5-1% da população geral. A incidência pode aumentar para 3% entre mulheres pós-menopausa. O hiperparatireoidismo primário causa 70% da hipercalcemia ambulatorial e 20% da hipercalcemia hospitalar. O câncer causa 50% da hipercalcemia hospitalar. Cerca de 10% dos pacientes portadores de condições malignas vêm a apresentar hipercalcemia. Hiperparatireoidismo e câncer causam 90% de toda a hipercalcemia. Cerca de 10% dos pacientes portadores de hiperparatireoidismo vêm a apresentar nefrolitíase. Embora os cálculos de oxalato de cálcio sejam os mais comuns, cálculos de fosfato de cálcio são os mais característicos do hiperparatireoidismo.

3. Como você classificaria a hipercalcemia leve, moderada e grave?

Em primeiro lugar, considere a saúde geral do paciente, seus sintomas hipercalcêmicos e o limite superior do normal para o cálcio em seu laboratório. Por exemplo, paciente em insuficiência renal e com fósforo sérico de 8,5 mg/dL pode ter calcificações metastáticas a um cálcio sérico de 10,5 mg/dL. Corrija então o cálcio sérico quanto à concentração de albumina:

$$Ca_{corrigido} = Ca_{observado} + [(4,0 - albumina) \times 0,8].$$

Tendo-se isso em mente, um cálcio sérico de 1,5-3,5 mg/dL acima do limite superior do normal define hipercalcemia moderada. A hipercalcemia leve ocorre abaixo dessa faixa, e a hipercalcemia grave, acima dela. Assim, se o limite superior do normal para o cálcio for de 10,5 mg/dL, cálcio sérico de 12-14 mg/dL constitui hipercalcemia moderada. Cálcio sérico abaixo de 12 mg/dL constitui hipercalcemia leve, e acima de 14 mg/dL, hipercalcemia grave.

4. Discuta os sinais e sintomas da hipercalcemia.

Em geral, não há nenhum sintoma presente em casos de hipercalcemia leve (<12 mg/dL). A hipercalcemia moderada ou grave e a hipercalcemia leve de evolução rápida podem causar sinais e sintomas. Os sinais e sintomas comuns envolvem (1) o sistema nervoso central (letargia, torpor, coma, alterações mentais, psicose), (2) o trato gastrointestinal (anorexia, náuseas, constipação intestinal, doença péptica ácida, pancreatite), (3) os rins (poliúria, nefrolitíase), (4) o sistema musculoesquelético (artralgias, mialgias, fraqueza) e (5) o sistema vascular (hipertensão). A alteração eletrocardiográfica (ECG) clássica associada à hipercalcemia é um intervalo Q-T curto. Ocasionalmente, a hipercalcemia grave também causa disritmias, depressão do segmento ST, parada sinusal e distúrbios da condução atrioventricular (AV).

5. Quais são as fontes de cálcio sérico?

O cálcio ósseo constitui aproximadamente 1 kg e 99% do cálcio corporal. O cálcio sérico normal é mantido pela regulação integrada da absorção, ressorção e reabsorção do cálcio; esses processos ocorrem, respectivamente, no intestino, nos ossos e no rim. Das 1.000 mg/dia de ingestão dietética de cálcio, o intestino absorve 300 mg/dia, secreta 100 mg/dia e excreta 800 mg/dia. A absorção final é, em média, de 200 mg/dia. A absorção pode variar de 30-70% do cálcio dietético, dependendo da quantidade de 1,25(OH)2D presente. O rim absorve 98% do cálcio filtrado e excreta 200 mg/dia. Os ossos trocam com o soro cerca de 500 mg de cálcio por dia (Fig. 13-1).

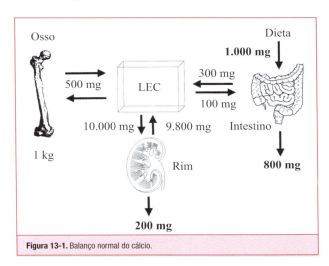

Figura 13-1. Balanço normal do cálcio.

6. Quais são os principais determinantes anatômicos e fisiológicos da vitamina D?

A dieta, a pele, o fígado e o rim controlam a quantidade, a síntese e a secreção da vitamina D. As fontes dietéticas de vitamina D incluem fígado, óleos de peixe, gema de ovo, alimentos enriquecidos com vitamina D e suplementos de vitamina D. A exposição da pele aos raios ultravioleta da luz solar ativa o 7-de-hidrocolesterol a pré-vitamina D, que se rearranja subsequentemente para formar vitamina D. A 25-hidroxilase hepática converte então a vitamina D em 25-hidroxivitamina D (25-OHD). A 25-OHD circula e interage com duas hidroxilases mitocondriais renais. Níveis elevados de hormônio da paratireoide (PTH) e níveis baixos de fosfato e de cálcio estimulam a atividade da 1-hidroxilase, aumentando a conversão de 25-OHD a 1,25(OH)2D (calcitriol) — o mais potente metabólito da vitamina D. Baixos níveis de PTH e níveis altos de fosfato e de cálcio suprimem a atividade da 1-hidroxilase e estimulam a atividade da 24-hidroxilase. Isso inibe a produção de calcitriol e, através da 24-hidroxilase, converte 25-OHD em 24,25-di-hidroxivitamina D [24,25(OH)2D], que promove efeitos antirreabsortivos e sobre os ossos, e um balanço positivo do cálcio. Essa mesma sequência ocorre em menor intensidade a níveis normais de PTH, PO4 e cálcio. O calcitriol exerce um *feedback* negativo sobre sua própria síntese, suprimindo a atividade da 1-hidroxilase, estimulando a atividade da 24-hidroxilase, diminuindo o PTH, aumentando o cálcio e o fosfato. O calcitriol também é degradado principalmente pela enzima 24-hidroxilase. A atividade da 1α-hidroxilase é classicamente considerada apenas no rim, mas essa ennzima também está presente nos ossos (Fig. 13-2).

7. Quais são os efeitos clássicos e não clássicos da vitamina D e qual é o papel do receptor para vitamina D?

O calcitriol age classicamente sobre o intestino, os ossos, o rim e a glândula paratireoide para ajudar a regular o metabolismo do cálcio e do fosfato. Ao ativar o receptor para vitamina D (RVD), o calcitriol diminui a síntese do RNAm do PTH, por inibir o gene pré-pro-PTH no elemento de resposta à vitamina D. Isso diminui a síntese de

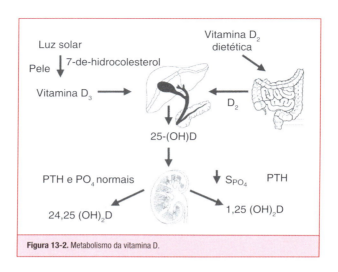

Figura 13-2. Metabolismo da vitamina D.

PTH na célula principal da glândula paratireoide e acaba por reduzir os níveis de PTH. Além disso, o calcitriol aumenta a absorção intestinal de cálcio e de fosfato, aumenta a reabsorção óssea de cálcio e fosfato, estimula a renovação óssea e intensifica a reabsorção renal de cálcio e fosfato. O RVD é um receptor hormonal nuclear que também é regulado por cálcio e por PTH. Muitas proteínas são sub-reguladas (*downregulated*)e suprarreguladas (*upregulated*) pelo RVD ativado. As proteínas sub-reguladas incluem PTH, 1-hidroxilase, proteína da matriz óssea, sialoproteína óssea, colágeno tipo I, interferons, interleucinas, fator de necrose tumoral (TNF), receptores para o fator de crescimento da epiderme, renina e PPAR Gama 2. As proteínas suprarreguladas incluem osteopontina, proteína da matriz Gla, colágeno tipo IV, interleucinas, RVD, receptor de captação do cálcio (RCa) e 24-hidroxilase. Pela ativação do RVD, o calcitriol tem muitos efeitos (não clássicos) além daqueles relacionados ao metabolismo do cálcio e do fósforo. A ativação do RVD pode melhorar calcificações arteriais, retardar a degeneração neuronal, aumentar as defesas do hospedeiro contra infecções bacterianas e o crescimento de tumores, estimular a função das células de Sertoli e a espermatogênese, aumentar a síntese e a secreção de insulina pelas células β pancreáticas e auxiliar na síntese de glicogênio e de transferrina pelas células do parênquima hepático. Além disso, o calcitriol tem efeitos antiproliferativos e prodiferenciantes sobre células precursoras mieloides, células musculares lisas e cardíacas, e várias células cutâneas, incluindo queratinócitos, fibroblastos, folículos capilares e melanócitos.

8. O que é o RCa e que papel ele desempenha no metabolismo do cálcio?

O RCa é um receptor ligado à membrana localizado em muitos tecidos do corpo, incluindo níveis baixos em células β pancreáticas e células C da tireoide. A função principal do RCa é manter o cálcio dentro dos limites normais e evitar a hipercalcemia. As localizações mais importantes do RCa são as glândulas paratireoides e as células tubulares renais. Nas células principais da paratireoide, o RCa tem grande domínio extracelular de 700 aminoácidos (local primário de ligação do cálcio), uma parte transmembrana de sete segmentos (local de ligação calcimimético primário) e um componente citoplasmático carboxila-terminal de cerca de 200 aminoácidos (local efetor primário para alterações metabólicas). O RCa pertence à subfamília C da família de receptores acoplados a proteínas G. O RCa percebe as mais diminutas alterações no cálcio ionizado e regula a secreção de PTH na tentativa de manter níveis de cálcio em estado de equilíbrio estável. Essas alterações giram em torno de um nível determinado para a liberação de PTH regulada pelo cálcio. O nível determinado é a concentração de cálcio a que os valores de PTH ficam a meio caminho entre os níveis máximo e mínimo de PTH que podem ser obtidos. O cinacalcet, um calcimimético, se liga à parte transmembrana do RCa, tornando-o acentuadamente mais sensível a um nível qualquer de cálcio circulante. Depois de ser ativado pelo cálcio, o RCa ativa a fosfolipase C, inibe a adenilato ciclase e abre canais de cátions não seletivos. Isso acarreta um cálcio citoplasmático aumentado, por mobilizar cálcio a partir de reservas intracelulares sensíveis à tapsigargina e o influxo de cálcio por canais de cátions não sensíveis à voltagem. Essas alterações induzidas pelo RCa no cálcio intracelular agem sobre o elemento de resposta do cálcio do gene pré-pro-PTH diminuindo a síntese do RNAm do PTH. O resultado final desses eventos mediados pelo RCa nas células principais da paratireoide é a redução da secreção de PTH, a supressão dos níveis do RNAm do PTH e a diminuição da hiperplasia da glândula paratireoide. A secreção de PTH pelas glândulas paratireoides inclui PTH intacto (PTHi) e fragmentos carboxiterminais do PTH (PTHC). O PTH intacto age diretamente sobre os receptores ósseos para PTH. O PTHC permanece na circulação por muito mais tempo e a concentrações mais altas que o PTHi e era considerado anteriormente como sendo inativo. Dados recentes sugerem que os fragmentos PTHC podem exercer efeitos diretos sobre células ósseas por uma nova classe de receptores PTHC. Os fragmentos PTHC se acumulam na insuficiência renal. O PTH funciona mantendo o cálcio dentro dos limites normais e ajuda a prevenir a hipocalcemia.

9. Qual é a função do RCa no rim?

Assim como na glândula paratireoide, o RCa funciona no rim prevenindo a hipercalcemia. A ativação do RCa localizado na membrana basolateral do ramo ascendente grosso da alça de Henle diminui a absorção tubular de cálcio e aumenta sua excreção. A ativação do RCa renal gera um metabólito do ácido araquidônico que inibe o canal luminar de potássio e a bomba da ATPase sódio-potássio na membrana basolateral. Isso diminui o gradiente elétrico luminar positivo necessário para a reabsorção passiva de cálcio e de magnésio. Há, portanto, menor reabsorção e maior excreção de cálcio. Como o PTH é diminuído pelo RCa ativado na glândula paratireoide, há menos reabsorção tubular distal de cálcio mediada pelo PTH, perda efetiva de cálcio e cálcio plasmático mais baixo.

10. Quais são os efeitos totais do PTH e da vitamina D sobre o metabolismo do cálcio?

O cálcio plasmático deve ser mantido dentro de uma estreita faixa de concentração, devido ao papel chave por ele desempenhado numa ampla variedade de processos fisiológicos, incluindo a transdução de sinais intracelulares, a contração muscular e a transmissão neuronal. A regulação do cálcio plasmático depende de quantidades normais de PTH e de calcitriol. Ambos os hormônios são também necessários para a saúde óssea normal. O PTH e o calcitriol constituem o principal controle do cálcio sérico. Tanto o PTH como o calcitriol aumentam a reabsorção óssea pelo aumento da atividade osteoclástica. A níveis fisiológicos, o PTH e calcitriol também aumentam a formação óssea. Como os osteoclastos não têm receptores conhecidos para qualquer desses hormônios, o PTH e o calcitriol estimulam indiretamente a atividade dos osteoclastos. Os dois hormônios promovem a formação óssea normal por uma ação sobre a linhagem celular osteoblástica. O PTH estimula a ação dos osteoblastos que secretam fatores como interleucina-6 (IL-6), que estimula a reabsorção óssea osteoclástica. O calcitriol promove a diferenciação dos osteoclastos de promonócitos a monócitos e daí a macrófagos e, finalmente, a osteoclastos. Isso se acompanha de um aumento no número e na atividade dos osteoclastos e de diminuição da síntese de colágeno. Além disso, o calcitriol aumenta o transporte de cálcio a partir dos ossos para o sangue e mantém um produto cálcio-fosfato favorável necessário à mineralização óssea normal. Essas ações ocorrem em parte pela estimulação da produção pelos osteoblastos de uma proteína ligada à membrana designada como ativador do receptor do ligante NF-B (RANKL). Essa proteína age sobre seu receptor nos osteoclastos e suas células precursoras. Níveis mais altos de PTH e de calcitriol aumentam de maneira anormal a reabsorção óssea e podem causar hipercalcemia. A reabsorção óssea é o principal mecanismo da maioria dos casos de hipercalcemia (Tabela 13-4). O PTH e o calcitriol agem sobre o rim aumentando a reabsorção de Ca. O PTH aumenta a excreção renal de fosfato e o calcitriol aumenta sua reabsorção. O PTH não tem efeito direto sobre o intestino, mas o calcitriol aumenta a absorção tanto de cálcio como de fosfato. O nível mais alto de cálcio e de calcitriol proporciona um *feedback* negativo sobre a secreção de PTH, enquanto os níveis mais altos de fosfato proporcionam *feedback* positivo. O efeito final é função óssea e cálcio plasmático normais a níveis fisiológicos de PTH e calcitriol, perda do mineral ósseo e hipercalcemia a níveis altos desses hormônios.

11. Como o cálcio e o fosfato interagem com os hormônios reguladores do cálcio?

A Tabela 13-1 resume os principais fatores que controlam o cálcio sérico. As setas mostram ações diretas dos fatores na coluna da esquerda sobre os fatores na fileira superior, enquanto os sinais de mais (+) e menos (−) mostram ações indiretas. Via de regra, os efeitos diretos predominam como o efeito final. A Tabela 13-2 mostra os efeitos específicos de cada um desses fatores.

TABELA 13-1. INTERAÇÃO DOS FATORES QUE CONTROLAM O CÁLCIO SÉRICO

	PTH	$1,25(OH)_2D$	Calcitonina	Cálcio	PO_4
PTH	—	↑+	+	↑+	↓↑+
$1,25(OH)_2D$	↓−	↓−	+	↑	↑
Calcitonina	+	+	—	↓	↓
Cálcio	↓	↓	↑	—	↓
PO_4	↑+	↓	—	↓	—

PO_4, fosfato; PTH, hormônio da paratireoide.

TABELA 13-2. RESUMO DO CONTROLE DO CÁLCIO E DO FOSFATO

Variável	Ação Direta
PTH	Aumento da reabsorção óssea de cálcio e fosfato
	Aumento da reabsorção tubular distal de cálcio
	Diminuição da reabsorção tubular renal de fosfato
	Aumento da produção renal de $1,25(OH)_2D$
$1,25(OH)_2D$	Efeito final aumento da reabsorção óssea de cálcio e fosfato
	Aumento da reabsorção renal de cálcio e fosfato
	Aumento da absorção intestinal de cálcio e fosfato
	Diminuição da produção de PTH pela paratireoide
	Diminuição da produção renal de $1,25(OH)_2D$
	Efeito final: aumento do cálcio e do fosfato séricos
Calcitonina	Diminuição da reabsorção óssea de cálcio e fosfato
	Diminuição da reabsorção renal de cálcio e fosfato
	Diminuição da absorção intestinal de cálcio e fosfato
	Efeito final: diminuição do cálcio e do fosfato séricos
Cálcio	Diminui a síntese e a secreção de PTH
	Diminui a produção de $1,25(OH)_2D$ no rim
	Aumenta a liberação de calcitonia pelas células C da tireoide
	Diminui o fosfato
Fosfato	Diminui a produção de $1,25(OH)_2D$ no rim
	Diminui o cálcio
	Aumenta a síntese de PTH nas células principais paratireoides

PTH, hormônio paratireoide.

12. Cite as causas principais de hipercalcemia.

O auxiliar mnemônico VITAMINS TRAP (Pont, 1989) inclui a maioria das causas de hipercalcemia:

V = Vitaminas	T = Diuréticos tiazídicos (drogas)
I = Imobilização	R = Rabdomiólise
T = Tireotoxicose	A = Aids
A = Doença de Addison	P = Doença de Paget, nutrição parenteral, feocromocitoma, doenças da paratireoide
M = Síndrome leite-álcali	
I = Transtornos inflamatórios	
N = Doenças relacionadas a neoplasias	
S = Sarcoidose	

13. Como as diversas causas de hipercalcemia aumentam o cálcio sérico?

A hipercalcemia verdadeira decorre de alterações da reabsorção óssea, da reabsorção tubular renal e da absorção intestinal de cálcio. Embora os ossos (reabsorção e formação), o rim (reabsorção e excreção) e o intestino (absorção e secreção) tenham dois importantes processos envolvidos no metabolismo mineral, somente a ressorção, a reabsorção e a absorção têm um papel significativo na hipercalcemia. Uma exceção a essa regra ocorre quando a função renal diminuída por uma doença renal ou pré-renal altera a filtração e a excreção de cálcio. Na Fig. 13-3, as setas sólidas indicam causas potenciais de aumento do cálcio e as setas tracejadas indicam causas potenciais de diminuição do cálcio.

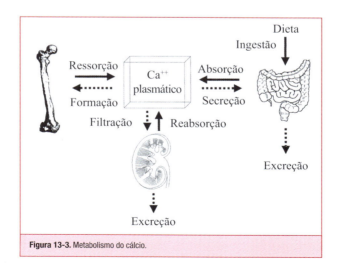

Figura 13-3. Metabolismo do cálcio.

CAPÍTULO 13 HIPERCALCEMIA

14. Quais são os mecanismos e as causas da hipercalcemia?

Pelas discussões anteriores se percebe que os mecanismos da hipercalcemia são geralmente multifatoriais. No entanto, muitas síndromes hipercalcêmicas têm um mecanismo básico ou predominante, como é mostrado na Tabela 13-3. A maior parte dos casos de hipercalcemia reabsortiva é humoral (peptideo relacionado ao PTH

TABELA 13-3. MECANISMOS E CAUSAS DA HIPERCALCEMIA	
Variável	**Ação Direta**
Reabsorção óssea aumentada	Hiperparatireoidismo
	Hipercalcemia osteolítica
	Hipercalcemia humoral da malignidade
	Tireotoxicose
	Feocromocitoma
	Excesso de vitamina A (geralmente >25.000 UI/dia)
	Carbonato de lítio
	Imobilização
	Doença de Addison (possível sensibilidade ao hormônio da tireoide)
Reabsorção renal aumentada ou excreção diminuída	Síndrome leite-álcali
	Rabdomiólise
	Diuréticos tiazídios
	HHF
	Insuficiência renal
	Carbonato de lítio
Absorção intestinal aumentada	Excesso de vitamina D (geralmente >10.000 UI/dia)
	Beriliose
	Candidíase
	Coccidiodomicose
	Granuloma eosinofílico
	Histoplasmose
	Sarcoidose
	Implantes de silicone
	Tuberculose
	Transtornos inflamatórios
	Aids
	Linfomas

Aids, síndrome de imunodeficiência adquirida; HHF, hipercalcemia hipocalciúrica familiar.

[PTHrP], fator de transformação do crescimento α [TGFα], TNF) ou osteolítica local (PTHrP, interleucinas, prostaglandinas). A maior parte da reabsorção aumentada de cálcio ocorre em resposta ao excesso de 1,25(OH)$_2$D produzida por granulomas ou tumores. Até 90% da hipercalcemia decorre do hiperparatiroidismo ou do câncer.

PONTOS-CHAVE: HIPERCALCEMIA

1. A terapia da hipercalcemia deve ser dirigida à etiologia subjacente, incluindo excesso de reabsorção óssea, reabsorção tubular renal e absorção intestinal.

2. Embora haja mais de 30 causas de hipercalcemia, o hiperparatireoidismo e a hipercalcemia das condições malignas são responsáveis por mais de 90% dos casos.

3. Muitos pacientes com hipercalcemia grave necessitam de hidratação com soro fisiológico normal e terapia com múltiplas drogas, mas a maioria das terapias da hipercalcemia inibe a reabsorção óssea.

4. O ácido zoledrônico é o mais potente bisfosfonato aprovado para o tratamento da hipercalcemia, tendo sobre o pamidronato a vantagem de tempo de infusão mais curto e duração de ação mais longa.

5. O cinacalcet é um calcimimético aprovado para o tratamento do hiperparatireoidismo (HPT) secundário e do carcinoma paratireoidiano. O cinacalcet pode reduzir o hormônio da paratireoide (PTH) ao normal e faz baixar o cálcio e o fosfato em pacientes com HPT por doença renal. Embora não tenha sido aprovado para isso, o cinacalcet também reduz o PTH e o cálcio no HPT primário.

15. Qual é a frequência relativa das lesões ósseas em pacientes com câncer avançado?
A frequência relativa é a seguinte: mieloma, 95-100%; câncer de mama e de próstata, 70%; tireoide, 60%; bexiga, 40%; pulmão, 35%; renal, 25%; melanoma 14-45%. São locais comuns de metástase óssea costelas, coluna vertebral, pelve e extremidades proximais.

16. Qual é a incidência de hipercalcemia em pacientes com câncer?
A hipercalcemia afeta 10-20% dos pacientes com câncer. Ela é mais comum no carcinoma de células escamosas de pulmão, cabeça e pescoço, carcinoma de células renais, câncer de mama, mieloma múltiplo e linfoma.

17. O que são as síndromes de neoplasia endócrina múltipla?
A neoplasia endócrina múltipla (NEM) se associa a três síndromes familiares, duas das quais se manifestam inicialmente por hipercalcemia devido a hiperparatireoidismo. A NEM 1, ou síndrome de Wermer, inclui os três pês: tumores da hipófise (pituitária), paratireoide e pâncreas. A hipercalcemia devida ao hiperparatireoidismo é geralmente a primeira característica clínica da síndrome a aparecer. A NEM 2 tem duas variantes. Os pacientes portadores de NEM2a, ou síndrome de Sipple, têm carcinoma medular da tireoide (CMT), feocromocitoma e hiperparatireoidismo. Os pacientes que apresentam NEM-IIb têm CMT, feocromocitoma, múltiplos neuromas da mucosa e constituição corporal marfanoide; geralmente não apresentam hiperparatireoidismo. Relativamente ao hiperparatireoidismo esporádico, os tumores paratireoides nas síndromes NEM são mais comumente bilaterais, hiperplásicos e malignos.

18. Como você diagnosticaria a hipercalcemia hipocalciúrica familiar?
A hipercalcemia hipocaliúrica familiar (HHF), também designada como hipercalcemia familiar benigna, se deve a uma mutação genética autossômica dominante, que acarreta mutação que inativa o RCa nas membranas de células paratireoides e tubulares renais. As mais importantes características diagnósticas da HHF são a combinação de ausência de sintomas, história familiar de hipercalcemia benigna, hipercalcemia leve, níveis séricos normais a altos de PTH e menor depuração renal de cálcio (excreção fracional de cálcio [EFCa] <1%). A importância clínica da HHF consiste em distingui-la do hiperparatireoidismo primário para evitar paratireoidectomia desnecessária e ineficaz. Os pacientes que apresentam hiperparatireoidismo primário geralmente têm EFCa acima de 2%.

CAPÍTULO 13 HIPERCALCEMIA

19. Qual é a causa provável da hipercalcemia no paciente que se segue?

Um homem de 18 anos vem apresentando valores de cálcio de 10,5 a 11,8 há dois anos, assim como exame físico normal e história familiar de hipercalcemia. Os valores laboratoriais atuais são os seguintes: cálcio, 11,5 mg/dL; PTH intacto, 70 pg/mL (NL normal <65); creatinina (Cr) sérica, 1,0 mg/dL; cálcio urinário ao acaso, 5 mg/dL; Cr urinária, 90 mg/dL. Como as proteínas circulantes ligam 40% do cálcio, o rim filtra apenas 60% dele. O cálcio plasmático disponível para filtração é de $0,6 \times 11,5$ ou $6,9$ mg/dL.

$$EFCa = [CaU/CaP]/[CrU/CrP] = [CaU/CaP] \times CrP/CrU$$
$$EFCa = [5 \text{ mg/dL}/6,9 \text{ mg/dL}] \times [1 \text{ mg/dL}/90 \text{ mg/dL}] \times 100\% = 0,8\%$$

onde CaU = cálcio urinário, CrU = creatinina urinária, CaP = cálcio plasmático e CreP = creatinina plasmática. A história, o exame físico, o laboratório e a EFCa abaixo de 1% apoiam o diagnóstico de HHF.

20. Que terapia é útil para a hipercalcemia?

Muitos pacientes com hipercalcemia grave necessitam de tratamento por múltiplas drogas. Administre a quantidade mais baixa e à menor frequência suficiente para obter e manter cálcio sérico aceitável. A ordem habitual da terapia inclui soro fisiológico normal, calcitonina, ácido zoledrônico e glicocorticoides, caso indicados. Administre furosemida após uma boa hidratação, basicamente para evitar a sobrecarga de volume e para melhorar o volume urinário. Plicamicina não está mais disponível para uso clínico. Use nitrato de gálio em raros casos, para grave hipercalcemia de condições malignas que se mostre refratária a todas as outras terapias. Faça uma consulta à nefrologia e considere a diálise para o tratamento de hipercalcemias graves e refratárias e de crises hipercalcêmicas (Tabela 13-4).

TABELA 13-4. TERAPIA DA HIPERCALCEMIA			
Terapia	**Dose**	**Via**	**Monitor/Comentário**
Soro fisiológico	250-1.000 mL/h	IV	Função cardiopulmonar com exame, PVC/PDCP e RXT.
Furosemida	20-80 mg a cada 2-4 h ou 40 mg/h IC	IV	Eletrólitos séricos e urinários. Repor K, Mg e PO_4 com base nos níveis séricos e nas perdas urinárias.
Calcitonina de salmão	4-8 UI/kg a cada 6-12 h	IM, SC	Reação alérgica. Ampliar teste cutâneo de 1 UI por via intradérmica antes do tratamento.
Prednisona/metilprednisolona	20 mg 2-3 vezes ao dia	PO/IV	Possível adjuvante da calcitonina. Eficaz na hipercalcemia associada à $1,25(OH)_2D$
Ácido zoledrônico	4 mg IV em 15 min a cada 2-4 semanas PRN	IV	Droga de escolha na hipercalcemia associada a condições malignas. Cautela em DRC e no mieloma.
Pamidronato	30-90 g em 2-24 h a cada 1-3 semanas PRN	IV	Infundir por pelo menos 4 horas na insuficiência renal grave (RFG <30 mL/minuto).
Cinacalcet	30-90 mg b.i.d.-q.i.d.	PO	Tomar às refeições. Monitorar PTH, Ca e PO_4 pelo menos 12 h após a administração.
Nitrato de gálio	200 mg/m²/dia IC em 4 h PRN por 5 dias	IV	Evitar na insuficiência renal. Monitorar Cr, PO_4 e HC.

Continua

CAPÍTULO 13 HIPERCALCEMIA 133

TABELA 13-4. TERAPIA DA HIPERCALCEMIA (CONT.)

Terapia	Dose	Via	Monitor/Comentário
Diálise	Pouco ou nenhum cálcio no dialisado	HD/DP HDVVC	Crise hipercalcêmica ou hiperecalcemia refratária. Útil na insuficiência renal. Pode ser necessário acrescentar PO_4 ao dialisado. Consulta à nefrologia.

ASC, área de superfície corporal; b.i.d., duas vezes ao dia; Cr, creatinina; DP, diálise peritoneal; DRC, doença renal crônica; HC, hemograma completo; HD, hemodiálise; HDVVC, hemodiálise venovenosa contínua; IC, infusão contínua; IM, intramuscular; IV, intravenosa; K, potássio; Mg, magnésio; Na, sódio; PDCP, pressão diferencial capilar pulmonar; PO, oralmente; PO_4, fosfato; PRN, quando necessário; PVC, pressão venosa central; q.i.d., quatro vezes ao dia; RFG, razão de filtração glomerular; RXT, radiografia de tórax; SC, subcutânea; TP, tempo de protrombina; TPT, tempo parcial de tromboplastina. .

21. Descreva os mecanismos de ação das terapias farmacológicas da hipercalcemia.
Veja a Tabela 13-5.

TABELA 13-5. MECANISMO DE AÇÃO DA TERAPIA HIPERCALCÊMICA

Terapia	Dose
Soro fisiológico	Dilui o cálcio sérico pela expansão do volume e aumenta o fluxo urinário e a excreção urinária de cálcio
Furosemida	Altera a reabsorção renal de sódio e de cálcio na alça de Henle, aumentando o fluxo urinário e a excreção urinária de cálcio
Calcitonina	Liga-se a receptores em osteoclastos, inibindo a atividade osteolástica e diminuindo a reabsorção óssea; diminui também a reabsorção renal
Glicocorticoides	Antagonismo da vitamina D causando diminuição da absorção e da reabsorção; em estados tumorais podem ser tumores líticos e diminuir a produção de FAO e de vitamina D
Bisfosfonatos	Alteram a diferenciação, o recrutamento, a motilidade e a fixação dos osteoclastos; incorporam-se à matriz óssea, tornando-a resistente à hidrólise; o efeito geral é a diminuição da reabsorção óssea
Cinacalcet	Calcimimético que se liga ao RCa, tornando-o bem mais sensível à ativação pelo cálcio
Nitrato de gálio	Adsorvido a cristais de hidroxiapatita, diminuindo sua solubilidade e diminuindo a reabsorção óssea
Diálise	Remoção direta do cálcio do sangue

FAO, fatores de ativação de osteoclastos.
Nota: Para efeitos hipocalcêmicos de duração longa, a farmacoterapia da hipercalcemia deve antagonizar uma das três causas principais de hipercalcemia: reabsorção óssea, reabsorção renal ou absorção intestinal. Todos os casos de hipercalcemia decorrem de alguma anormalidade em uma das três. Portanto, uma dessas etiologias deve ser considerada ao se escolher a terapia farmacológica. Como foi referido, muitas terapias farmacológicas da hipercalcemia alteram a reabsorção óssea.

22. Como as drogas calcimiméticas podem ser úteis na terapia da hipercalcemia?

Em 8 de março de 2004, a Food and Drug Administration (FDA) aprovou para uso clínico o primeiro calcimimético oral da classe, o cinacalcet. Os calcimiméticos são potencialmente as drogas mais úteis para o tratamento da hipercalcemia causada por hiperparatireoidismo. O cinacalcet continua a ser o único calcimimético disponível para o cuidado dos pacientes. A droga age aumentando a sensibilidade do RCa à ativação pelo cálcio (veja as perguntas 8 e 9). Essa maior sensibilidade desvia para a esquerda a curva PTH-cálcio, diminuindo a capacidade de resposta das células paratireoidianas aos efeitos estimuladores do baixo cálcio extracelular e aumentando a sensibilidade das células paratireoidianas aos efeitos supressores do PTH do cálcio elevado. Aumentando a sensibilidade do RCa ao cálcio na alça de Henle, o cinacalcet aumenta a excreção renal de cálcio. O efeito final é redução acentuada, dependente da dose, na secreção de PTH, diminuição na hipercalcemia induzida pelo PTH, aumento na excreção urinária de cálcio e baixa do cálcio sérico. Atualmente, o cinacalcet está aprovado pela FDA para o tratamento do hiperparatireoidismo secundário por insuficiência renal e do excesso de PTH e de cálcio pelo carcinoma de paratireoide. Embora não tenha sido aprovado para isso, o cinacalcet melhorou eficazmente a hipercalcemia causada pelo hiperparatireoidismo primário, pela HHF e pela hipercalcemia induzida pelo lítio (veja a pergunta 23).

23. Como o lítio causa hipercalcemia?

O lítio diminui o cálcio urinário pela inibição competitiva do RCa no ramo ascendente grosso da alça de Henle, causando aumento da reabsorção de cálcio, diminuição da excreção de cálcio e hipercalcemia. Portanto, o cálcio urinário pode estar mais baixo em pacientes tratados com lítio, como naqueles portadores de HHF. O lítio também diminui a sensibilidade do RCa paratireoidiano ao cálcio e desvia para a direita a curva PTH-cálcio nas células principais paratireoidianas. Assim, para um nível qualquer de cálcio, há menos supressão da secreção e da síntese de PTH e níveis mais altos de PTH. Em contraste com o hiperparatireoidismo, o fosfato sérico tende a estar normal e o magnésio a estar mais alto nos pacientes tratados com lítio. Como a hipercalcemia e a elevação do PTH podem persistir depois da suspensão do lítio, uma outra terapia que não a suspensão do lítio pode ser indicada se a hipercalcemia se mostrar sintomática. O cinacalcet corrigiu ou melhorou eficazmente os níveis séricos de Ca e o PTH nesses pacientes. Isso é de se esperar porque o cinacalcet sensibiliza o RCa ao cálcio e desvia para a esquerda a curva de PTH-cálcio.

SITES

1. American Academy of Family Physicians. Disponível em http://www.aafp.org/20030501/1959.html
2. National Cancer Institute. Disponível em http://www.meb.uni-bonn.de/cancer.gov/CDR0000062737.html
3. Zometa International: Zoledronic acid review. Disponível em http://www.zometa.com/monographs.html

BIBLIOGRAFIA

1. Bergua C, Torregrosa JV, Cofa´n F, et al: Cinacalcet for the treatment of hypercalcemia in renal transplanted patients with secondary hyperparathyroidism. Transplant Proc 39:2254–2255, 2007.
2. Bringhurst FR, Demay MB, Kronenberg HM: Hormones and disorders of mineral metabolism. In Kronenberg HM, Melmed S, Polonsky KS, et al, editors, *Williams textbook of endocrinology*, Philadelphia, 2008, Saunders Elsevier, pp. 1203–1268.
3. Brown EM: Familial hypocalciuric hypercalcemia and other disorders with resistance to extracellular calcium. Endocrinol Metab Clin North Am 29:503–522, 2000.
4. Body JJ: Current and future directions in medical therapy: hypercalcemia. Cancer 88(Suppl 12):3054–3058, 2000.
5. Casez JP, Pfammatter R, Nguyen QV: Relevance of parathyroid hormone and parathyroid hormone-related protein measurements. Eur J Intern Med 12:344–349, 2001.

CAPÍTULO 13 HIPERCALCEMIA 135

6. Carroll MF, Schade, DS: A practical approach to hypercalcemia. Am Fam Physician 67:1959–1966, 2003.

7. Festen-Spanjer B, Haring CM, Koster JB, et al: Correction of hypercalcaemia by cinacalcet in familial hypocalciuric hypercalcaemia. Clin Endocrinol 68:324–325, 2008.

8. Jacobs TP, Bilezikian JP: Clinical review: rare causes of hypercalcemia. J Clin Endocrinol Metab 90:6316–6322, 2005.

9. Kaye TB: Hypercalcemia. How to pinpoint the cause and customize treatment. Postgrad Med 97:153–155, 159–160, 1995.

10. Major P: The use of zoledronic acid, a novel, highly potent bisphosphonate, for the treatment of hypercalcemia of malignancy. Oncologist 7:481–491, 2002.

11. Major PP, Coleman RE: Zoledronic acid in the treatment of hypercalcemia of malignancy: results of the international clinical development program. Semin Oncol 28:17–24, 2001.

12. Mihai R, Wass JAH, Sadler GP: Asymptomatic hyperparathyroidism—need for multicentre studies. Clin Endocrinol 68:155–164, 2008.

13. Nishi SPE, Barbagelata NA, Atar S, et al: Hypercalcemia-induced ST-segment elevation mimicking acute myocardial infarction. J Electrocardiol 39:298–300, 2006.

14. Pont A: Unusual causes of hypercalcemia. Endocrinol Metab Clin North Am 18:753–764, 1989.

15. Popovtzer MM: Disorders of calcium, phosphorus, vitamin D, and parathyroid hormone activity. In Schrier RW, editor, *Renal and electrolytes disorders*, Philadelphia, 2003, Lippincott Williams & Wilkins, pp. 216–277.

16. Rabbani SA: Molecular mechanism of action of parathyroid hormone related peptide in hypercalcemia of malignancy: therapeutic strategies [review]. Int J Oncol 16:197–206, 2000.

17. Shoback DM, Bilezikian JP, Turner SA, et al: The calcimimetic cinacalcet normalizes serum calcium in subjects with primary hyperparathyroidism. J Clin Endocrinol Metab 88:5644–5649, 2003.

18. Silverberg SH, Rubin MR, Faiman C, et al: Cinacalcet hydrochloride reduces the serum calcium concentration in inoperable parathyroid carcinoma. J Clin Endocrinol Metab 92:3803–3808, 2007.

19. Sloand JA, Shelly MA: Normalization of lithium-induced hypercalcemia and hyperparathyroidism with cinacalcet hydrochloride. Am J Kidney Dis 48:832–837, 2006.

20. Thakker RV: Multiple endocrine neoplasia type I. Endocrinol Metab Clin North Am 29:541–567, 2000.

CAPÍTULO 14

HIPERPARATIREOIDISMO

Leonard R. Sanders

1. O que é hiperparatireoidismo?

O hiperparatireoidismo (HPT) é uma síndrome clínica que causa sintomas e sinais específicos que resultam da elevação do hormônio da paratireoide (PTH), reabsorção óssea induzida pela PTH e hipercalcemia. Os três tipos de HPT são primário, secundário e terciário.

2. Qual a frequência do HPT primário?

A prevalência do HPT primário nos Estados Unidos é de 28 em 100.000; a taxa do sexo feminino em relação ao masculino é de 2:1 a 3:1. A incidência aumenta com a idade, e mulheres na pós-menopausa têm incidência cinco vezes superior à população em geral.

3. O que provoca o HPT primário?

O HPT primário é caracterizado pela regulação anormal da secreção de PTH pelo cálcio, resultando em secreção excessiva de PTH. Embora a causa da HPT não seja conhecida, o aumento da secreção de PTH é em parte devido a uma elevação do ponto de ajuste e uma mudança na inclinação da curva cálcio-PTH, causando não supressibilidade relativa da secreção de PTH. A expressão do receptor sensor de cálcio (CaR) é reduzida em adenomas e hiperplasia da paratireoide e pode ser parcialmente responsável por essa relativa não supressibilidade do PTH.

4. Que alterações anatômicas ocorrem no HPT?

A maioria dos pacientes com hiperparatireoidismo (85%) tem adenoma único da paratireoide, 5% têm múltiplos adenomas, 10% apresentam quatro hiperplasias da glândula e menos de 1% tem carcinomas de paratireoide. As glândulas paratireóides normais pesam menos que 50 mg cada. O peso médio de adenomas da paratireoide é de 0,5-5 g, no entanto pode ser mais de 25 g. O maior tumor relatado pesava 120 g e o maior número de glândulas registrado em um paciente foi oito.

5. Como você diagnostica HPT?

A hipercalcemia persistente com o aumento dos níveis séricos de PTH faz o diagnóstico de HPT. Associadamente, o fosfato sérico baixo ao jejum torna o diagnóstico de hiperparatiroidismo primário mais provável. Suspeita-se de HPT sempre que o paciente tenha hipercalcemia documentada. Como os sintomas de HPT são inespecíficos ou ausentes (veja a pergunta 12), o diagnóstico deve se basear principalmente em estudos de laboratório. Além disso, a maioria dos pacientes com HPT leve não tem sinais ou sintomas específicos. A maioria dos casos é suspeita após se encontrar valor elevado de cálcio na triagem laboratorial de rotina.

6. Como a idade complica o diagnóstico de HPT?

O laboratório para a variação normal de PTH (10-65 pg/mL) e cálcio (9-10,5 mg/dL) não pode ser aplicado nos idosos. Os níveis de PTH normalmente diminuem com a idade. Aos 50 anos de idade, os níveis de PTH não devem ser superiores a 40-50 pg/mL. Assim, os níveis de PTH normais podem existir no HPT em pacientes mais velhos. Além disso, a diminuição de níveis de cálcio com a idade e níveis normais - altos de cálcio (10 mg/dL) provavelmente estão anormalmente elevados acima dos 50 anos de idade.

CAPÍTULO 14 HIPERPARATIREOIDISMO 137

7. Como você poderia fazer o diagnóstico mais preciso de HPT primário antes de recomendar a paratireoidectomia?

Obter pelo menos três amostras em jejum de cálcio, de preferência sem a oclusão venosa e duas medições de PTH com pelo menos algumas semanas de intervalo. Assegurar que o paciente tenha função renal normal. Descontinuar qualquer diurético tiazídico, pelo menos uma semana antes da medida. A medição do cálcio total é suficiente se a albumina e a proteína total forem normais. Se não, mensurar o cálcio ionizado ou corrigir para a alteração da proteína (Cap. 13). Se o cálcio é elevado e o PTH é alto ou normal alto, o HPT primário geralmente está presente. Se o cálcio não é elevado e o PTH está alto, medir os níveis de 25-hidroxivitamina D. Para excluir a deficiência de vitamina D, os níveis devem ser superiores a 30 ng/mL. Usar imunorradiométrico (IRMA) ou imunoquimioluminométrico biointacto (ICMA), ensaios que são específicos para o PTH intacto.

8. Quando os resultados laboratoriais não são específicos de HPT primário, que outras alterações laboratoriais clássicas podem ajudar no diagnóstico?

O aumento de cloreto (Cl) e a diminuição do fosfato (PO4) com proporção Cl/PO4 superior a 33, a elevação do pH urinário (>6,0) e o aumento das concentrações de fosfatase alcalina apoiam o diagnóstico de HPT primário, mas não são específicos. Avaliar a proteína relacionada ao PTH (PTHrP) em qualquer paciente com suspeita de malignidade e hipercalcemia. O PTH ectópico é raro e deve ser considerado apenas se o paciente tem evidência de malignidade ou de exploração da garganta negativa para o HPT.

9. O que diferencia a hipercalcemia hipocalciúrica familiar do HPT primário?

Se a medida do PTH é *borderline* ou normal mas o PTH é excessivamente aumentado para o nível de cálcio, considere a hipercalcemia hipocalciúrica familiar (benigna) (FHH). Calcula-se a excreção fracionada de cálcio (FECa) (Cap. 13). A FECa em FHH é inferior a 1%. Se a FECa é baixa, os membros da família devem ser testados para confirmar o diagnóstico. Se for positivo, é provável a presença de FHH. Evitar a exploração do pescoço, que não terá nenhum efeito sobre a normalização da hipercalcemia.

10. Como a doença renal crônica (DRC) complica o diagnóstico de HPT?

A insuficiência renal aumenta os níveis de fosfato sérico e diminui a 1,25-di-hidroxivitamina D (calcitriol). Porque o fosfato estimula diretamente e o calcitriol inibe a secreção de PTH, os níveis séricos de PTH aumentam na insuficiência renal. Além disso, fosfato aumentado e calcitriol diminuído reduzem o nível sérico de cálcio. A hipocalcemia resultante absoluta ou relativa aumenta ainda mais a secreção de PTH. Os sintomas e sinais de insuficiência renal podem ser idênticos aos do HPT, incluindo letargia, depressão, anorexia, náuseas, constipação e fraqueza. Portanto, a não ser que seja franco, o diagnóstico de hiperparatireoidismo primário pode ser mais difícil na insuficiência renal. Antes de paratireoidectomia para o HPT primário presumido, a localização do tecido com o tecnécio-99m-sestamibi pode ser apropriado.

11. Que mudanças ocorrem na insuficiência renal que podem complicar o ensaio do PTH?

Na insuficiência renal, o PTH aumenta acima dos valores normais devido aos efeitos estimulantes do fosfato alto e baixo calcitriol. Além disso, um fragmento molecular do PTH (7-84), que tem ações antagônicas às do PTH intacto, acumula-se na insuficiência renal e tem reação cruzada com a molécula intacta nos ensaios de dois sítios. Por esse motivo, pacientes com insuficiência renal podem ter níveis de PTH intacto 1,5 vez maior do que indivíduos normais para manter as concentrações fisiológicas de PTH (1-84). Os ensaios biointactos ou de PTH total eliminam essa reatividade cruzada.

12. Quais são os sintomas e sinais do HPT primário?

Mais de 85% dos pacientes com hiperparatireoidismo primário são assintomáticos. No entanto, alterações neurológicas, gastrointestinais, musculoesqueléticas e vasculares podem ocorrer no HPT primário. A frase clássica para muitas dessas características é "pedras, ossos, gemidos abdominais e lamentos psíquicos". As pedras nos rins ocorrem em 15-20% dos pacientes com hiperparatireoidismo primário. A fraqueza muscular proximal também é característica. Outros sintomas, sinais característicos e suas prováveis causas são descritos na Tabela 14-1.

138 CAPÍTULO 14 HIPERPARATIREOIDISMO

TABELA 14-1. HIPERPARATIREOIDISMO: SINTOMAS, SINAIS E SUAS PROVÁVEIS CAUSAS

Sintomas e Sinais	Causa Provável
Renal: hipercalciúria, nefrolitíase, nefrocalcinose, poliúria, polidipsia, insuficiência renal	Hormônio da paratireoide (PTH) estimula a reabsorção óssea, hipercalcemia, bicarbonatúria e fosfatúria, causando a diminuição da capacidade de resposta tubular ao hormônio antidiurético (ADH), poliúria, oxalato de cálcio e cristalização de fosfato, nefrocalcinose e insuficiência renal
Neuromuscular: fraqueza, mialgia	PTH excessivo e prolongado sem dúvida provoca neuropatia direta com velocidade de condução nervosa anormal (NCVs), alterações eletromiográficas características e características miopáticas na biópsia muscular
Neurológico e psiquiátrico: perda da memória, depressão, psicoses, neuroses, confusão, letargia, fadiga, parestesias	O PTH e o cálcio provocam neuropatia periférica com NCVs anormal e danos no sistema nervoso central com alterações anormais eletroencefalográficas
Esquelético: dor óssea, osteíte fibrosa, osteoporose e reabsorção óssea subperiosteal	O PTH aumenta a reabsorção óssea e a acidose, com subsequente tamponamento ósseo e perda de cálcio e fosfato
Gastrointestinal: dor abdominal, náusea, úlcera péptica, prisão de ventre e pancreatite	A hipercalcemia estimula a secreção de gastrina, diminui o peristaltismo, aumenta o produto cálcio-fosfato com a deposição de cálcio e fosfato e obstrução nos ductos pancreáticos
Hipertensão	A hipercalcemia provoca a vasoconstrição, e o fator hipertensivo da paratireoide (PHF) pode aumentar a pressão sanguínea
Artralgia, sinovite, artrite	O HPT está associado com o aumento da deposição de cristais de fosfato de cálcio (calcificação para-articular), pirofosfato de cálcio (pseudogota) e ácido úrico/urato (gota)
Ceratopatia em faixa	Precipitação de fosfato de cálcio nas margens medial e límbica da córnea
Anemia	Desconhecido

13. O que é ceratopatia em faixa?

A ceratopatia em faixa é um sinal clássico, mas incomum do HPT caracterizada por uma região irregular de deposição de fosfato de cálcio nas margens lateral e medial límbicas da borda externa da córnea. Acredita-se que a localização deva ser um resultado da difusão do dióxido de carbono do ar nas áreas expostas da córnea, deixando o ambiente alcalino, o que favorece a precipitação dos cristais de fosfato de cálcio. A ceratopatia em faixa ocorre somente com produção alta de cálcio-fosfato. O diagnóstico é feito pelo exame oftalmológico com lâmpada de fenda. Difere do arco senil, relacionado à idade, linear, concêntrico, cinza, crescente e separado da periferia extrema (limbo da córnea) por uma borda de córnea clara que com o tempo circunda completamente a córnea.

14. Quais são os achados clássicos radiográficos no HPT?

Porque a maioria dos pacientes é diagnosticada precocemente, habitualmente não existem achados radiológicos relacionados ao HPT. Se o HPT é prolongado, desenvolve-se a osteopenia. No entanto, o achado radiológico clássico é a reabsorção óssea subperiosteal ao longo do aspecto radial das falanges média e distal, e clavícula distal. Crânio em sal e pimenta é outro achado clássico. Como a perda de osso cortical é mais elevada no HPT, a densitometria óssea da extremidade distal do rádio é uma boa maneira de acompanhar os pacientes com osteopenia não submetidos a paratireoidectomia.

CAPÍTULO 14 HIPERPARATIREOIDISMO **139**

15. Qual é o diagnóstico diferencial do HPT primário?

Devido ao fato de que a principal anormalidade no HPT primário é a hipercalcemia, o diagnóstico diferencial inicialmente é de hipercalcemia (Cap. 13). História e exame físico focados nos sintomas e sinais (veja a pergunta 12) podem sugerir uma das causas da hipercalcemia. Se a hipercalcemia for leve e a história e o exame físico forem inespecíficos, é provável que o diagnóstico seja de HPT primário. As duas causas mais comuns de hipercalcemia são HPT primário e malignidade. Na hipercalcemia humoral da malignidade (HHM), o tumor geralmente produz um hormônio PTH-símile chamado PTHrP.

16. Que testes de laboratório ajudam a distinguir os três tipos de HPT?

Veja a Tabela 14-2.

TABELA 14-2. PARATORMÔNIO E CÁLCIO NO HIPERPARATIREOIDISMO		
	PTH	**Cálcio**
Primário	Normal ↑	↑
Secundário	↑	↓ Normal
Terciário	↑↑	↑

17. Que alterações fisiopatológicas ocorrem no HPT primário?

O HPT primário é idiopático e resulta da secreção excessiva de PTH de adenomas da paratireoide, hiperplasia ou raramente carcinoma. O aumento do PTH causa hipercalcemia. O PTH é inapropriadamente normal ou alto.

18. Que alterações fisiopatológicas ocorrem no HPT secundário?

O HPT secundário é a secreção excessiva de PTH como resposta secundária à hipocalcemia. Hiperfosfatemia e níveis baixos de calcitriol também estimulam a secreção de PTH. A insuficiência renal é a causa mais comum do HPT secundário. Outras causas de hipocalcemia são vazamento renal de cálcio, má absorção de cálcio na dieta e deficiência de vitamina D. A hipocalcemia causa hiperplasia da paratireoide. Na tentativa de devolver o cálcio ao normal, as glândulas secretam PTH excessivo. Na insuficiência renal, o fósforo aumenta por causa da diminuição da função renal. O fósforo estimula o aumento da secreção de PTH e diminui a 1,25(OH)$_2$D e o cálcio. Cálcio e vitamina D baixos também aumentam a síntese e a secreção de PTH. Portanto, controlar os níveis de fósforo com dieta, captadores de fosfato e suplementação adequada de calcitriol pode retardar o início do hiperparatiroidismo secundário à insuficiência renal.

19. Que alterações fisiopatológicas ocorrem no HPT terciário?

O HPT terciário resulta da progressão do HPT secundário. No HPT terciário, a hipocalcemia prolongada causa o desenvolvimento da função autônoma da paratireoide e hipercalcemia. A mudança espontânea de níveis baixos de cálcio ou normal para hipercalcemia marca a transição do secundário para o HPT terciário. No HPT terciário, os níveis de PTH são em geral aproximadamente 10-20 vezes o normal. Isso ocorre mais comumente na insuficiência renal crônica. O PTH mantém-se elevado, apesar da terapêutica de vitamina D e a correção da hiperfosfatemia. A hipercalcemia permanece apesar da descontinuação de vitamina D e suplementos de cálcio. O HPT terciário geralmente requer ressecção de pelo menos três e meia glândulas paratireoides para corrigir a hipercalcemia. Entretanto, interrompa a vitamina D e tente a terapia com cinacalcet antes do encaminhamento cirúrgico.

20. Como se distingue HHM do HPT primário?

As principais características são os níveis de PTH intacto, PTHrP, e 1,25(OH)$_2$D. Os padrões clássicos e mais comuns desses hormônios são apresentados na Tabela 14-3. O HPT primário geralmente tem níveis elevados de PTH intacto.

140 CAPÍTULO 14 HIPERPARATIREOIDISMO

Os níveis de PTHrP, quando mensurados, são baixos. A hipercalcemia associada a malignidade, por outro lado, tem baixos níveis de PTH intacto, porém 80% dos casos têm os níveis aumentados de PTHrP e 20% de PTH intacto e PTHrP baixos. Portanto, a medição dos dois hormônios distingue as três doenças (veja a pergunta 21).

TABELA 14-3. HIPERCALCEMIA, HPT PRIMÁRIO E MALIGNIDADE

	PTH Intacto	PTHrP	1,25(OH)2D	Cálcio
HPT primário	↑	↓	↑	↑
Malignidade PTHrP	↓	↑	↓	↑
Malignidade não PTHrP	↓	↓	↓	↑

HPT, hiperparatireoidismo; PTHrP, paratormônio relacionado à proteína.

21. Como o PTHrP e o PTH diferem?

O PTHrP consiste em três formas de proteínas com 139, 141 e 173 aminoácidos. Os primeiros 139 aminoácidos são os mesmos entre as três formas. Oito dos 13 primeiros aminoácidos N-terminais são idênticos aos do PTH intacto (1-84), permitindo ao PTHrP estimular os mesmos receptores do PTH e ter os mesmos efeitos biológicos. Os dois hormônios têm efeitos diferentes sobre os níveis de 1,25(OH)$_2$D, em parte por causa de seus padrões de secreção diferentes. Tanto o PTH (em HPT primário) como o PTHrP (em HHM) estimulam os receptores que ativam a 1α-hidroxilase renal. No entanto, secreção contínua de PTHrP pelos tumores malignos provavelmente reduz a expressão desses receptores, inibindo a atividade de 1α-hidroxilase e diminuindo a produção de 1,25(OH)$_2$D. A infusão contínua de PTH provoca diminuição semelhante na 1,25(OH)$_2$D. Ainda assim, outros mecanismos podem diminuir a 1,2 (OH)$_2$D no HHM associado ao PTHrP. O HHM pode ter associado um aumento do 5-10X no fator fosfatúrico, fator de crescimento fibroblástico 23 (FGF-23). O FGF-23 inibe a atividade de 1α-hidroxilase e diminui os níveis de 1,25(OH)$_2$. Os altos níveis de cálcio no HHM podem também diminuir a atividade de 1α-hidroxilase e os níveis de 1,25(OH)$_2$D.

22. Que alterações hormonais e de laboratório ocorrem no HPT?

A secreção de PTH no HPT é intermitente; a secreção intermitente evita a diminuição da expressão e resulta em aumento de 1,25(OH)$_2$D. Além disso, os níveis séricos de cálcio são maiores no HHM do que no HPT. Os níveis mais elevados de cálcio diminuem ainda mais a produção de 1,25(OH)$_2$D. Portanto, os níveis de 1,25(OH)$_2$D tendem a ser elevados no HPT e baixos no HHM. Associações tradicionais do HPT primário incluem acidose tubular renal leve, hipofosfatemia, hipercloremia e aumento da proporção de cloreto de fosfato. Infelizmente, essas associações são muito inespecíficas e também insensíveis para o uso no diagnóstico. No entanto, a tríade de PTH elevado, hipercalcemia e hipofosfatemia faz o diagnóstico provável do hiperparatiroidismo primário.

23. O ensaio de PTH é mais útil na abordagem da hipercalcemia?

O PTH intacto tem 84 aminoácidos, 70% metabolizados pelo fígado, 20% metabolizados pelos rins, tem meia-vida de dois minutos e menos de 1% do hormônio secretado permanece para interagir fisiologicamente com receptores do PTH. Embora os primeiros 34 aminoácidos do N-terminal contenham a atividade biológica completa do hormônio, o PTH intacto (1-84) é o hormônio ativo *in vivo*. Os ensaios preferidos para a medição do PTH intacto são o ICMA e o IRMA, ambos altamente sensíveis e específicos. Devido à disponibilidade, o IRMA é mais comumente usado. Às vezes, um ensaio *midmolecule* de PTH apoia o diagnóstico clínico de HPT quando os ensaios ICMA e IRMA são negativos. O IRMA também mede um fragmento de aminoácido 7-84 do PTH intacto (1-84). Os mais recentes *scantibodies* (PTH total) e ensaios de PTH biointacto medem a molécula verdadeira do PTH intacto. Esses ensaios são potencialmente mais úteis em pacientes com insuficiência renal;

no entanto, eles não foram clinicamente mais úteis do que o habitual IRMA. Um PTH rápido é frequentemente medido pré e intraoperatoriamente 10 minutos pós-paratireoidectomia. Pelo menos uma redução de 50% no PTH indica operação bem-sucedida.

24. Quais os métodos que melhor localizam o tumor da paratireoide no HPT?
A cintilografia através da tomografia computadorizada com emissão de fóton único tecnécio-99m sestamibi (SPECT) pode ser 85-90% mais sensível, específica e precisa, portanto é o procedimento de escolha. A cintilografia com sestamibi é mais precisa para localizar adenomas da paratireoide e é muito menos útil para hiperplasia da paratireoide. A ultrassonografia geralmente é um exame complementar para a localização e, combinada com a cintilografia com sestamibi, aumenta a sensibilidade para 95%. Os estudos de localização menos utilizados que podem ser úteis incluem orientação intraoperatória com γ-sonda, tomografia computadorizada cervical (TC), ressonância magnética, tomografia por emissão de pósitrons (PET), angiografia digital por via venosa (IVDSA), arteriografia e amostragem venosa seletiva.

PONTOS-CHAVE: HIPERPARATIREOIDISMO

1. O hiperparatireoidismo primário (HPT) é associado com hipercalcemia, osteoporose, nefrolitíase e sintomas associados a essas condições.

2. As novas recomendações para a cirurgia em pacientes com HPT assintomáticos são os seguintes: cálcio sérico >1 mg/dL acima do limite superior normal, hipercalciúria >400 mg/24h, diminuição do *clearance* de creatinina >70% da idade comparável a pessoas normais, redução da densidade óssea com escore T inferior a –2,5, idade <50 anos e nefrolitíase de cálcio.

3. Nunca é demais recomendar a cirurgia para o tratamento do HPT assintomático se o paciente não tem contraindicação para a cirurgia e tem acesso a um cirurgião hábil de paratireoide.

4. As vantagens da cirurgia da paratireoide incluem a cura do HPT e hipercalcemia, na maioria dos casos, com uma única operação, sem necessidade de acompanhamento regular prolongado, diminuição da taxa de fratura e aumento da massa óssea na maioria dos pacientes.

5. A maioria dos cirurgiões prefere os estudos de localização pré-operatória antes da paratireoidectomia minimamente invasiva, antes da reoperação da paratireoide e quando há suspeita de doença bilateral.

25. Quando se deve usar a localização pré-operatória de adenoma da paratireoide?
Para a exploração cervical bilateral, John Doppman declarou no *1990 NIH Consensus Development Conference* que hoje o maior desafio na localização pré-operatória do adenoma da paratireoide é encontrar um cirurgião experiente nessa área (Bilezikian, 2002). Mais de 90-95% das vezes, um cirurgião especializado pode localizar e remover um adenoma da paratireoide sem a localização pré-operatória. Por essa razão, a localização pré-operatória antes da exploração cervical bilateral padrão geralmente não é necessária. No entanto, a paratireoidectomia minimamente invasiva (MIP), utilizando pequena incisão localizada ao lado do pescoço, está se tornando o estado da arte da abordagem cirúrgica para o tratamento do HPT primário. A maioria dos cirurgiões exige estudos de localização pré-operatória antes da MIP, reoperação da paratireoide e cirurgia para a suspeita da doença bilateral.

26. Será que todos os pacientes assintomáticos com HPT requerem tratamento cirúrgico?
Não. Muitos pacientes assintomáticos, com HPT primário leve não necessitam de cirurgia (veja a pergunta 27). No entanto, o único tratamento definitivo para o HPT é a paratireoidectomia e geralmente é apropriado recomendá-lo aos pacientes com hiperparatiroidismo primário assintomáticos se tiverem acesso a cirurgião experiente em paratireoide. As vantagens da cirurgia da paratireoide são a cura do HPT e da hipercalcemia, na maioria dos casos, com uma única operação, sem necessidade de acompanhamento regular prolongado, diminuição da taxa de fratura, aumento da massa óssea na maioria dos pacientes e diminuição das doenças cardiovasculares.

142 CAPÍTULO 14 HIPERPARATIREOIDISMO

27. Quais são as indicações de paratireoidectomia como recomenda o *workshop* promovido pelo National Institutes of Health em abril de 2002 sobre o HPT assintomático?

1. Hipercalcemia >1,0 mg/dL acima do limite normal superior
2. Hipercalciúria >400 mg/24 h
3. Diminuição do *clearance* de creatinina 30% da linha de base ou <70% das pessoas normais com idade pareada
4. Redução da densidade óssea pela absorciometria de raios X de dupla energia (DEXA) (escore T <−2,5)
5. Idade <50 anos com hipercalcemia leve
6. Nefrolitíase de cálcio
7. Quando o seguimento não é possível ou é desaconselhável por doença clínica

28. Como se deve monitorar pacientes com HPT assintomático que não realizaram parati-reoidectomia?

Inicialmente meça cálcio sérico, creatinina, PTH, 24 horas de cálcio na urina, *clearance* de creatinina, FECa, radiografia abdominal e densitometria óssea por DEXA. Meça bianualmente o cálcio sérico. Obtenha densitometrias óssea em três sítios (coluna lombar, fêmur e antebraço), creatinina sérica e *clearance* de creatinina estimado ou taxa de filtração glomerular (TFG) anualmente. Agende retornos a cada seis meses conforme necessário. Avalie os sintomas de HPT. Certifique-se de manter hidratação adequada dos pacientes, exercício e dieta normal de cálcio. Evite diuréticos tiazídicos, lítio e aporte excessivo de cálcio. Alerte o clínico geral para que fique atento a doenças médicas predisponentes à desidratação.

29. Como se estima o *clearance* de creatinina ou TFG sem fazer uma coleta de urina 24 horas?

Use a fórmula de Cockroft-Gault ou a equação MDRD, observando que a equação MDRD é a melhor equação para estimar a TFG, mas é difícil de calcular. No entanto, o cálculo MDRD da TFG é fácil se se tiver acesso à internet (http://nkdep.nih.gov/professionals/gfr_calculators/orig_con.htm).
Fórmula Cockroft-Gault:

$$CCr = (140 - idade) \times peso\ ideal\ (kg)/[72 \times Cr\ sérica\ (mg/dL)] \times (0,85\ se\ mulher)$$

Equação MDRD:

$$TFG\ (mL/min/1,73m^2) = 186 \times (Pcr)^{-1,154} \times (idade)^{-0,203} \times (0,742\ se\ mulher) \times (1,210\ se\ afro-americano)$$

30. Como se estima a TFG para mulher branca de 60 anos com creatinina sérica de 0,8 mg/dL e peso de 60 kg?

Fórmula de Crockroft-Gault:

$$CCr = (140 - 60) \times 60\ kg \times 0,85/(72 \times 0,8\ mg/dL) = 83\ mL/min$$

Equação MDRD:

$$GFR = 60\ mL/min/1,73m^2$$

31. Qual a sua estimativa da excreção de cálcio na urina de 24 h sem fazer coleta de urina de 24 horas?

Uma boa estimativa da excreção de cálcio na urina de 24 horas é de 1,1 vez a taxa de cálcio para creatinina em amostra de urina aleatória. Um exemplo no mesmo paciente, como na pergunta 30:

$$UCa = 20\ mg/dL\ e\ UCr = 70\ mg/dL\ de\ cálcio/creatinina = 20/70 = 0,286\ g$$

A excreção urinária de cálcio 24 horas estimada é de $1,1 \times 286$ mg/dia = 315 mg/dia. Devido à eliminação normal de cálcio urinário em 24 horas ser de até 4 mg/kg/dia ou cerca de 240 mg/dia, na mulher de 60 kg, o cálcio na urina é elevado, como seria o esperado no HPT. No entanto, não é elevado a um grau que exija indicação cirúrgica em paciente assintomático com função renal normal para a idade.

32. Quais as opções terapêuticas disponíveis para os pacientes incapazes de se submeter à cirurgia para o HPT?

Calcimiméticos ligam-se ao receptor sensor de cálcio extracelular nas células da paratireoide e alteram a sua sensibilidade ao cálcio extracelular. Isso desloca a curva do cálcio-PTH para a esquerda, aumentando a sensibilidade da paratireoide para os efeitos supressivos do cálcio em todas as concentrações. O cinacalcet, um calcimimético, está disponível para o tratamento do hiperparatiroidismo secundário no estágio final da doença renal e carcinoma da paratireoide. Embora ainda não aprovado para o tratamento do HPT primário, o cinacalcet reduz eficazmente o PTH e o cálcio no HPT primário. O cinacalcet também diminui a reabsorção de cálcio do túbulo renal e aumenta a excreção de cálcio. Os bisfosfonatos inibem a reabsorção óssea mediada pelos osteoclastos e podem aumentar a massa óssea em pacientes osteopênicos com HPT. O raloxifeno também pode preservar a massa óssea se os bisfosfonatos não são tolerados. Os estrógenos preservam a massa óssea, mas não devem ser usados rotineiramente para a osteopenia no HPT, devido a um potencial risco associado a câncer de mama e doença cardiovascular. A ablação angiográfica ou injeção percutânea de álcool do tecido da paratireoide também pode ser tentadas.

33. Como você avaliaria e trataria um paciente com HPT normocalcêmico?

O HPT normocalcêmico (NCHPT) manifesta-se com PTH elevado e nível normal corrigido de cálcio. Os estudos recentes sugerem que o NCHPT é mais comum do que se pensava anteriormente e pode apresentar complicações similares ao HPT hipercalcêmico. Avalie e trate as causas secundárias do HPT, como deficiência de vitamina D, doença renal crônica (DRC) e hipercalciúria renal. Dose o cálcio ionizado para confirmar a normocalcemia. Depois de ser descartado o HPT secundário, acompanhe e trate esse paciente semelhante àqueles com HPT hipercalcêmico. No entanto, o encaminhamento para a cirurgia da paratireoide não deve ser rotina, mas com base em sintomas e sinais (veja as perguntas 27 e 28).

SITES

1. AACE/AAES Position Statement on the diagnosis and management of Primary Hyperparathyroidism. Disponível em http://www.aace.com/pub/pdf/guidelines/hyperparathyroidPS.pdf (disponíveis para os membros da AACE somente no site AACE)

2. EMedicine: Primary Hyperparathyroidism review. Disponível em http://www.emedicine.com/RADIO/topic355.htm

3. Good review of all aspects of parathyroid disease. Disponível em http://www.parathyroid.com

4. Algorithm for preoperative localization in primary hyperparathyroidism. Disponível em http://www.viamedica.pl//gazety/gazetax2ang/darmowy_pdf.phtml?indeks=18&indeks_art=284&VSID=90da16d

5. Surgical rounds: Normocalcemic primary hyperparathyroidism: How new technology affects an old diagnosis. Disponível em http://www.surgicalroundsonline.com/issues/articles/2007-06_03.asp

BIBLIOGRAFIA

1. Ambrogini E, Cetani F, Cianferotti L, et al: Surgery or surveillance for mild asymptomatic primary hyperparathyroidism: a prospective, randomized clinical trial. J Clin Endocrinol Metab 92:3114–3121, 2007.
2. Bilezikian JP, Potts JT, Fuleihan H, et al: Summary statement from a workshop on asymptomatic primary hyperparathyroidism: a perspective for the 21st century. J Clin Endocrinol Metab 87:5353–5361, 2002.

3. Bilezikian JP, Silverberg SJ: Asymptomatic primary hyperparathyroidism. N Engl J Med 350:1746–1751, 2004.

4. Bringhurst FR, Demay MB, Kronenberg HM: Hormones and disorders of mineral metabolism. In Kronenberg HM, Melmed S, Polonsky KS, et al, editors, *Williams textbook of endocrinology*, Philadelphia, 2008, Saunders Elsevier, pp. 1203–1268.

5. Farford R, Presutti J, Moraghan TJ: Nonsurgical management of primary hyperparathyroidism. Mayo Clin Proc 82:351–355, 2007.

6. Helene Siilin, Jonas Rastad, Östen Ljunggren, Ewa Lundgren: Disturbances of calcium homeostasis consistent with mild primary hyperparathyroidism in premenopausal women and associated morbidity. J. Clin Endocrinol Metab 93:47–53, 2008.

7. Kukora JS, Zeiger MA, Clark OH, et al: AACE/AAES Position statement on diagnosis and management of primary hyperparathyroidism. Endocr Pract 11:49–54, 2005.

8. Lowe H, McMahon DJ, Rubin MR, et al: Normocalcemic primary hyperparathyroidism: further characterization of a new clinical phenotype. J Clin Endocrinol Metab 92:3001–3005, 2007.

9. Maruani G, Hertiga A, Paillard M, et al: Normocalcemic primary hyperparathyroidism: evidence for a generalized target-tissue resistance to parathyroid hormone. J Clin Endocrinol Metab 88:4641–4648, 2003.

10. Peacock M, Bilezikian JP, Klassen PS, et al: Cinacalcet hydrochloride maintains long-term normocalcemia in patients with primary hyperparathyroidism. J Clin Endocrinol Metab 90:135–141, 2005.

11. Quiros RM, Alioto J, Wilhelm SM, et al: An algorithm to maximize use of minimally invasive parathyroidectomy. Arch Surg 139:501–507, 2004.

12. Rubello D, AL-Nahhas A, Khan S: Is there an ideal algorithm in preoperative localization of primary hyperparathyroidism? Nucl Med Rev 9:105–107, 2006.

HIPERCALCEMIA DA MALIGNIDADE

Michael T. McDermott

1. Quais são as duas principais categorias da hipercalcemia da malignidade?

- Hipercalcemia humoral da malignidade (HHM)
- Hipercalcemia local osteolítica (LOH)

2. Quais são os tipos de câncer associados com a HHM?

O carcinoma do pulmão, particularmente o carcinoma de células escamosas, é o mais comum. Outros tumores associados com este transtorno incluem os carcinomas de células escamosas da cabeça, pescoço, esôfago e adenocarcinomas de mama, rim, bexiga, pâncreas e ovário.

3. Qual é a causa da HHM?

A HHM resulta quando tumores sólidos, tanto solitários quanto metastáticos, secretam para a circulação uma ou mais substâncias que causam a hipercalcemia. O mediador humoral identificado em mais de 90% dos casos é o peptídeo relacionado ao paratormônio (PTHrp). Outras substâncias humorais que ocasionalmente são secretadas e contribuem para o desenvolvimento de hipercalcemia incluem o fator de crescimento de transformação α (TGFα), o fator de necrose tumoral (TNF) e várias interleucinas e citocinas.

4. O que é PTHrp?

O PTHrp é uma proteína que tem homologia com os 13 primeiros aminoácidos do hormônio da paratireoide (PTH). Tanto o PTH como o PTHrp se ligam a um receptor comum (receptor PTH/PTHrp), resultando na estimulação da reabsorção óssea e inibição da excreção de cálcio renal. O PTHrp é encontrado em altas concentrações no leite materno e no líquido amniótico, mas pode ser detectado em quase todos os tecidos do corpo; está aumentado na circulação durante a gravidez. Sua função fisiológica endócrina pode ser de administrar a transferência de cálcio do esqueleto e sangue materno para o feto em desenvolvimento e no leite materno. Como fator parácrino generalizado, também regula o crescimento e o desenvolvimento de muitos tecidos, principalmente esqueleto e mama.

5. Como o PTHrp causa a hipercalcemia em pacientes com câncer?

Os níveis elevados circulantes de PTHrp estimulam a reabsorção óssea generalizada inundando o sangue com excesso de cálcio; o PTHrp também atua sobre os rins, impedindo a excreção da carga aumentada de cálcio . Essa combinação produz aumento na concentração de cálcio sérico. A hipercalcemia induz a poliúria, o que leva à desidratação com insuficiência renal, reduzindo ainda a excreção de cálcio e levando a um ciclo progressivo e eventualmente fatal de hipercalcemia.

6. Como se faz um diagnóstico de HHM?

A hipercalcemia em qualquer paciente com malignidade conhecida deve levantar suspeita desse diagnóstico. Ocasionalmente, porém, elevação do cálcio sérico é o primeiro indício de câncer subjacente. A chave para o diagnóstico é o nível sérico suprimido de PTH intacto; essa conclusão confiável exclui o hiperparatireoidismo, a outra causa principal da hipercalcemia. Os níveis séricos de PTHrp são quase sempre elevados, mas esse teste caro não é necessário para o diagnóstico na maioria dos casos. Se um paciente que reúne os critérios desse diagnóstico não tem tumor conhecido, uma busca cuidadosa para malignidade oculta deve ser realizada.

7. Quais são os tipos de câncer associados com LOH?
Câncer de mama com metástases ósseas, mieloma múltiplo e linfoma são os principais tipos de câncer associados a LOH.

PONTOS-CHAVE: HIPERCALCEMIA POR MALIGNIDADE

1. A hipercalcemia por malignidade é mais frequentemente devida ao tumor de produção do peptídeo relacionado ao hormônio da paratireoide (PTHrp), que se liga aos receptores do hormônio da paratireoide (PTH) e do PTH/PTHrp para estimular a reabsorção óssea.

2. O principal teste diagnóstico em pacientes com hipercalcemia é a medida sérica do PTH, o qual é elevado ou normal alto no HPT primário, mas baixo ou indetectável na hipercalcemia da malignidade e muitos outros transtornos hipercalcêmicos.

3. O desenvolvimento da hipercalcemia da malignidade prenuncia pobre prognóstico na maioria dos pacientes com câncer porque tende a ocorrer com estágios avançados do tumor.

4. Níveis séricos de cálcio podem ser reduzidos de forma eficaz em pacientes com hipercalcemia da malignidade pela administração intravenosa de soro fisiológico e bisfosfonatos.

8. Qual é a causa da LOH?
A LOH geralmente ocorre quando as células cancerosas estão presentes em vários locais em todo o esqueleto. A patogênese envolve a síntese de fatores estimulantes de osteoclastos pelas células malignas diretamente sobre a superfície do osso. Tais fatores incluem PTHrp, linfotoxina, interleucinas, fatores de crescimento transformantes, prostaglandinas e procatepsina D.

9. Como se faz um diagnóstico de LOH?
O diagnóstico é bastante simples quando o paciente com uma das neoplasias observadas anteriormente desenvolve hipercalcemia. Novamente, a chave é a demonstração de nível suprimido do PTH intacto no soro, indicando que o hiperparatireoidismo não é o culpado. Pacientes sem malignidade conhecida devem ter hemograma completo, eletroforese de proteína do soro e urina, e cintilografia óssea; se esses estudos não forem informativos, biópsia de medula óssea deve ser realizada.

10. Os linfomas podem causar hipercalcemia por outros mecanismos?
Alguns linfomas expressam atividade de 1α hidroxilase. Essa enzima converte a 25-hidroxivitamina D em 1,25-di-hidroxivitamina D, que então estimula o aumento da absorção intestinal de cálcio e reabsorção óssea. Isso pode eventualmente levar a hipercalcemia, especialmente em pacientes que têm redução da excreção de cálcio renal devido à desidratação ou doença renal intrínseca.

11. Qual é o prognóstico para os pacientes com hipercalcemia da malignidade?
Por causa da correlação da hipercalcemia com doença muito avançada, o prognóstico geral é muito pobre. Em um estudo, a sobrevida mediana dos pacientes que desenvolveram hipercalcemia foi de apenas 30 dias. No entanto, os tratamentos eficazes estão disponíveis para reduzir os níveis séricos de cálcio.

12. Como tratar a hipercalcemia da malignidade?
O tratamento da malignidade subjacente é a medida mais eficaz. Para os pacientes sintomáticos, a rápida redução dos níveis séricos de cálcio também é indicada. Uma infusão intravenosa salina (200-500 ml/h, se tolerado) para aumentar a excreção renal do cálcio deve ser a primeira medida na maioria dos pacientes. Furosemida, 20-40 mg por via intravenosa (IV), pode ser adicionada após alcançar a hidratação adequada. Os medicamentos

antirreabsortivos devem ser administrados concomitantemente. Os mais eficazes deles são os bisfosfonatos intravenosos. As formas de tratamentos sugeridas são as seguintes:

Medicações	Dosagem
Ácido zoledrônico (Zometa®)	4 mg em 50 mL SF IV durante 15 min
Pamidronato (Aredia®)	60-90 mg 250-500 SF mL IV durante 2-4h
Plicamicina	25 mg/kg IV durante 4-6 h
Calcitonina	4-8 UI/kg SC ou intramuscular duas vezes ao dia
Nitrato de gálio	100-200 mg/m^2/24 h por 5 dias
Prednisona	60 mg por dia durante 10 dias

IV, intravenoso; SC, por via subcutânea; SF, soro fisiológico.

BIBLIOGRAFIA

1. Bilezikian JP: Management of acute hypercalcemia. N Engl J Med 326:1196–1203, 1992.
2. Grill V, Ho P, Body JJ, et al: Parathyroid hormone related protein: elevated levels in both humoral hypercalcemia of malignancy and hypercalcemia complicating metastatic breast cancer. J Clin Endocrinol Metab 73:1309–1315, 1991.
3. Hortobagyi GN, Theriault RL, et al: Efficacy of pamidronate in reducing skeletal complications in patients with breast cancer and lytic bone metastases. N Engl J Med 335:1785–1791, 1996.
4. Major P, Lortholary A, Hon J, et al: Zoledronic acid is superior to pamidronate in the treatment of hypercalcemia of malignancy: a pooled analysis of two randomized controlled clinical trials. J Clin Oncol 19:338–367, 2001.
5. Mundy GR, Guise TA: Hypercalcemia of malignancy. Am J Med 103:134–145, 1997.
6. Nussbaum SR, Younger J, et al: Single dose intravenous therapy with pamidronate for the treatment of hypercalcemia of malignancy. Comparison of 30, 60 and 90 mg doses. Am J Med 95: 297–304, 1993.
7. Ralston SH, Gallacher SJ, Patel U, et al: Cancer associated hypercalcemia: morbidity and mortality. Clinical experience in 126 treated patients. Ann Intern Med 112:499–504, 1990.
8. Roodman GD. Mechanisms of bone metastasis. N Engl J Med 350:1655–1664, 2004.
9. Stewart AF: Hypercalcemia associated with cancer. N Engl J Med 352:373–379, 2005.
10. Stewart AF, Broadus AE: Parathyroid hormone related proteins: coming of age in the 1990s. J Clin Endocrinol Metab 71:1410–1414, 1990.

HIPOCALCEMIA

Reed S. Christensen e Jenny L. Ryan

CAPÍTULO 16

1. Defina hipocalcemia.

Hipocalcemia é o estado em que o nível de cálcio ionizado sérico cai abaixo dos valores normais de 1,0-1,3 mmol/L. Isso corresponde, em condições normais, a um nível sérico de cálcio total de 2,1-2,5 mmol/L (8,5-10,5 mg/dL).

2. Como são os níveis séricos de cálcio e os níveis séricos relacionados à albumina?

Cerca de 50% do cálcio sérico é ligado à albumina, outras proteínas plasmáticas e ânions relacionados, como citrato, lactato e sulfato. Desse total, 40% estão ligados à proteína, predominantemente à albumina, e 10-13% a ânions. Os restantes 50% correspondem ao cálcio livre ou ionizado. Os níveis séricos de cálcio total refletem tanto a porção ligada quanto a não ligada, com uma faixa normal de 2,1-2,5 mmol/L (8,5-10,5 mg/dL).

3. Como o cálcio sérico total é corrigido para um nível sérico baixo de albumina?

Os níveis séricos de cálcio total são corrigidos para a hipoalbuminemia adicionando-se 0,8 mg/dL do nível sérico de cálcio para cada 1,0 mg/dL do nível de albumina que está abaixo de 4,0 mg/dL. O nível ajustado de cálcio sérico total se correlaciona com o nível de cálcio ionizado, que é a forma fisiologicamente ativa do cálcio sérico.

$$[Ca \text{ corrigido (mg/dL)} = Ca \text{ sérico (mg L)} + 0,8 (4,0 - \text{albumina medida g/dL})]$$

4. Qual é a causa mais comum do nível sérico total de cálcio baixo?

A hipoalbuminemia. A concentração de cálcio ionizado é normal. A albumina sérica baixa é comum na doença crônica e desnutrição.

5. Quais os outros fatores da albumina que influenciam os níveis séricos de cálcio ionizado?

O pH sérico influencia o nível de cálcio ionizado causando diminuição da ligação do cálcio à albumina na acidose e aumentando a ligação na alcalose. Como exemplo, a alcalose respiratória observada na hiperventilação provoca queda no nível sérico de cálcio ionizado. Uma mudança de 0,1 na unidade de pH está associada com uma mudança de cálcio ionizado de 0,04-0,05 mmol/L. O aumento dos níveis de quelantes, como o citrato, que pode ocorrer durante transfusões de grande volume de produtos de sangue que contenham citrato, também pode reduzir os níveis de cálcio ionizado. A heparina pode agir de forma semelhante.

6. Como é regulado o cálcio sérico?

Três hormônios mantêm a homeostase do cálcio: hormônio da paratireoide (PTH), vitamina D e calcitonina. O PTH atua de três maneiras para elevar o nível sérico de cálcio: (1) estimula a reabsorção óssea osteoclástica; (2) aumenta a conversão de 25-hidroxivitamina D para 1,25-di-hidroxivitamina D, aumentando a absorção intestinal de cálcio; (3) aumenta a reabsorção renal de cálcio. A calcitonina diminui o nível sérico de cálcio pela supressão da atividade dos osteoclastos no osso. A interação desses hormônios mantém os níveis de cálcio dentro de uma faixa estreita em indivíduo normal. Os níveis de cálcio também são influenciados pela presença ou ausência de hiperfosfatemia.

7. Quais etapas no metabolismo da vitamina D podem influenciar os níveis séricos de cálcio?

A vitamina D é obtida através da dieta ou é formada na pele na presença de luz ultravioleta. A vitamina D é convertida em 25-hidroxivitamina D no fígado e finalmente para 1,25 di-hidroxivitamina D, a forma mais ativa da vitamina D, no rim. A 1,25 di-hidroxivitamina D age diretamente sobre as células intestinais para aumentar a absorção de cálcio. A deficiência em qualquer uma dessas etapas pode causar hipocalcemia.

8. Quais são as principais causas da hipocalcemia?

Os múltiplos órgãos e sistemas regulatórios hormonais envolvidos na homeostase do cálcio criam potencial para várias causas de hipocalcemia. A etiologia da hipocalcemia deve ser considerada em relação ao nível de albumina sérica, secreção de PTH e presença ou ausência de hiperfosfatemia. Inicialmente, a hipocalcemia pode ser abordada observando a falha em um ou mais desses sistemas. Os sistemas envolvidos são principalmente glândulas paratireoides, osso, rim e fígado; a seguir mostram-se as entidades clínicas, seguidas de seus mecanismos:

- **Hipoparatireoidismo:** Diminuição da produção de PTH
- **Hipomagnesemia:** Diminuição da liberação de PTH, capacidade de resposta e ação
- **Toxicidade por citrato na transfusão de sangue maciça:** Formação de complexos de cálcio com citrato
- **Pseudo-hipoparatireoidismo:** PTH ineficaz em órgãos-alvo
- **Doença hepática:** Diminuição da produção de albumina, diminuição da produção de 25-hidroxivitamina D, drogas que estimulam o metabolismo de 25-hidroxivitamina D
- **Doença renal:** Perda de cálcio renal, diminuição da produção de 1,25-di-hidroxivitamina D, fosfato sérico elevado (PO_4) da diminuição da depuração de PO_4; drogas que aumentam a depuração renal de cálcio
- **Doença óssea:** Drogas suprimindo a reabsorção óssea; "síndrome do osso faminto" — recuperação do hiperparatireoidismo ou hipertireoidismo
- **Carga de fosfato:** Endógenos: síndrome de lise tumoral, hemólise e rabdomiólise; exógenos: enemas contendo fosfato, laxantes e queimaduras por fósforo
- **Pancreatites:** Sequestro de cálcio no pâncreas; outros
- **Síndrome do choque tóxico, outras doenças corticais:** Diminuição da produção ou resistência ao PTH

9. Quais sinais físicos que sugerem hipocalcemia?

Os sinais de Chvostek e de Trousseau são úteis na detecção de hipocalcemia. O sinal de Chvostek é um tique facial provocado pela percussão sobre o arco zigomático. O sinal de Trousseau é um espasmo no antebraço induzido pela inflação de um manguito de pressão sanguínea no braço por até três minutos. É importante observar que 4-25% dos indivíduos normais têm uma resposta positiva.

10. Quais testes de laboratório são clinicamente úteis na distinção entre as causas da hipocalcemia?

A Tabela16-1 resume os resultados de laboratório nas condições listadas.

TABELA 16-1. DIAGNÓSTICO DIFERENCIAL DA AVALIAÇÃO DE LABORATÓRIO DA HIPOCALCEMIA

	Cálcio	Fosfato	PTH	25-OH Vitamina D	1,25 (OH)$_2$ Vitamina D
Hipoparatireoidismo	↓	↑	↓	Normal	↓
Pseudo-hipoparatireoidismo	↓	↑	↑	Normal	↓ ou normal
Doença hepática	↓	↓	↑	↓	↓ ou normal
Doença renal (hiperparatireoidismo secundário)	↓	↑	≠ ↑	Normal	↓ ou normal

PTH, hormônio da paratireoide.

11. Descreva os sintomas da hipocalcemia.

- Sintomas precoces: dormência e formigamento dos dedos, pés e ao redor da boca
- Sintomas neuromusculares: cãibras, fasciculações, laringoespasmo e tetania
- Sintomas cardiovasculares: arritmias, bradicardia e hipotensão
- Sintomas do SNC: irritabilidade, paranoia, depressão, psicose, síndrome orgânica do cérebro e convulsões; "tetania cerebral" e não uma convulsão verdadeira (veja a pergunta 13) também pode ser observada em hipocalcemia; pode ser relatada inteligência subnormal
- Sintomas crônicos: papiledema, calcificações dos gânglios basais, catarata, pele seca, cabelos ralos e unhas frágeis

Os sintomas refletem as concentrações absolutas de cálcio e da taxa de queda nas concentrações de cálcio. Os indivíduos podem não estar cientes dos sintomas por causa do início gradual e perceber anormalidade apenas quando a sensação de bem-estar melhora com o tratamento.

12. Quais achados radiográficos podem estar presentes com a hipocalcemia?

As calcificações dos gânglios basais podem ocorrer nos pequenos vasos sanguíneos da região. Isso ocasionalmente pode causar sinais extrapiramidais, mas geralmente são assintomáticos. Apresentam calcificação dos gânglios basais 0,7% das tomografias computadorizadas (TC) do cérebro.

13. O que é tetania cerebral e como difere de uma convulsão verdadeira?

A tetania cerebral é manifestada por tetania generalizada, sem perda de consciência, mordida da língua, incontinência ou confusão pós-ictal. Os anticonvulsivantes podem aliviar os sintomas, mas por causa do aumento do catabolismo do 25-hidroxivitamina D eles também podem piorar a hipocalcemia.

PONTOS-CHAVE: HIPOCALCEMIA

1. Os níveis séricos de cálcio devem ser corrigidos para os níveis séricos de albumina em hipocalcemia.
2. Os múltiplos sistemas orgânicos, minerais, ânions e as drogas afetam os níveis de cálcio e devem ser considerados quando se avalia a hipocalcemia.
3. A hipocalcemia é um problema frequente no trauma e nos ambientes de cuidados intensivos, e muitas vezes é resultado de agentes venosos.
4. A 1,25-di-hidroxivitamina D é o tratamento da hipocalcemia no hipoparatireoidismo e insuficiência renal.
5. O PTH não é atualmente um tratamento para a hipocalcemia.

14. Como a hipocalcemia afeta a função cardíaca?

O cálcio está envolvido no automatismo cardíaco e é necessário para a contração muscular. A hipocalcemia pode, portanto, resultar em arritmias e contratilidade miocárdica reduzida. Essa diminuição na força de contração pode ser refratária aos agentes pressores, especialmente aqueles que envolvem cálcio em seu mecanismo de ação. Por meio desse processo, betabloqueadores e bloqueadores dos canais de cálcio podem exacerbar a insuficiência cardíaca. Com os níveis séricos de cálcio baixo, o intervalo QT está prolongado e alterações do segmento ST podem simular infarto do miocárdio. Embora a relação seja variável, o nível de cálcio se correlaciona razoavelmente bem com o intervalo entre o início da onda Q e o pico da onda T.

15. Quais são os achados de potencial oftalmológico na hipocalcemia?

O papiledema pode ocorrer com a hipocalcemia subaguda e crônica. Os pacientes são, na maioria das vezes, assintomáticos, e o papiledema geralmente se resolve com a normalização do nível sérico de cálcio. Se os sintomas se desenvolvem ou o papiledema não se resolve quando o paciente está normocalcêmico, tumor cerebral e hiper-

CAPÍTULO 16 HIPOCALCEMIA **151**

tensão intracraniana benigna devem ser excluídos. Neurite óptica com perda unilateral da visão, ocasionalmente, se desenvolve em pacientes hipocalcêmicos. Catarata lenticular também pode ocorrer com longa hipocalcemia, mas geralmente não aumenta de dimensão após a correção da hipocalcemia.

16. Com quais doenças autoimunes a hipocalcemia é associada às vezes?

O hipoparatireoidismo pode resultar da destruição autoimune das glândulas paratireoides. Essa desordem tem sido associada com insuficiência adrenal, gonadal e da tireoide, bem como com a alopecia areata, vitiligo e candidíase mucocutânea crônica. Essa combinação de condições, cada uma associada com autoanticorpos órgão-específicos, é chamada de síndrome poliglandular autoimune tipo 1.

17. A hipocalcemia é frequentemente encontrada em ambientes de cuidados intensivos. Quais são as possíveis causas?

Os níveis baixos de cálcio sérico total são encontrados em 70-90% dos doentes de cuidados intensivos e resultam de múltiplas causas, incluindo:

- Hipoalbuminemia
- Administração de cargas aniônicas provocando a quelação (isto é, citrato, lactato, oxalato, bicarbonato, fosfato, ácido etilenodiaminotetracético e contraste radiográfico)
- Rápida transfusão de sangue com íon citrato como terapia de conservante e anticoagulante
- Insuficiência da paratireoide e diminuição da síntese de vitamina D na doença grave
- Sepse induzindo a um certo grau de resistência aos efeitos biológicos do PTH

Por causa de todos esses fatores, recomenda-se que os níveis séricos de cálcio ionizado, em vez de cálcio sérico total, sejam medidos nos pacientes com doença grave.

18. A hipercalcemia não é incomum em pacientes com câncer. Que condições podem levar à hipocalcemia nesse grupo de doentes?

- A síndrome da lise tumoral da hiperfosfatemia associada à formação de complexos cálcio-fosfato intravasculares e teciduais
- Vários agentes quimioterápicos e antibióticos (anfotericina B, aminoglicosídeos) induzem hipomagnesemia; a hipomagnesemia prejudica a secreção de PTH e provoca resistência ao PTH no tecido ósseo
- Cirurgia de tireoide e de irradiação do pescoço com hipoparatireoidismo transitório ou permanente
- O carcinoma medular da tireoide e o feocromocitoma podem secretar a calcitonina e em raras ocasiões causar hipocalcemia

19. Que drogas podem causar a hipocalcemia?

Fenobarbital, fenitoína, primidona, rifampicina e glutetimida aumentam o metabolismo hepático de 25-hidroxivitamina D, podendo assim causar a hipocalcemia. Aminoglicosídeos, diuréticos (furosemida) e agentes quimioterápicos que induzem a perda renal de magnésio e laxantes ou enemas que criam grande carga de fosfato também podem estar associados à hipocalcemia. Cetoconazol, isoniazida, heparina, flúor, bisfosfonatos, foscarnet e glucagon também podem induzir a hipocalcemia por uma variedade de mecanismos.

20. Qual metabólito da vitamina D melhor para a avaliação da reserva total do corpo de vitamina D, 25-hidroxivitamina D ou 1,25-di-hidroxivitamina D?

O nível sérico de 25-hidroxivitamina D reflete melhor a reserva total do corpo de vitamina D. A conversão de 25-hidroxivitamina D em 1,25-di-hidroxivitamina D é rigidamente controlada, e os níveis séricos de 1,25-di-hidroxivitamina D são mantidos apesar da importante depleção de vitamina D. O aumento de PTH (hiperparatireoidismo secundário) estimula o aumento da conversão de 25-hidroxivitamina D em 1,25-di-hidroxivitamina D nessa situação.

21. Como a hipocalcemia é tratada?

A hipocalcemia assintomática requer suplementação com cálcio oral e outros derivados da vitamina D para manter o nível sérico de cálcio pelo menos no intervalo de 7,5-8,5 mg/dl. Quando os níveis séricos de cálcio

CAPÍTULO 16 HIPOCALCEMIA

caem agudamente a um nível em que o paciente é sintomático, a administração intravenosa é recomendada. A dosagem de cálcio depende da quantidade de cálcio elementar presente em uma dada preparação (Tabela 16-2). Para uma emergência hipocalcêmica, 90 mg de cálcio elementar podem ser dados como *bolus* intravenoso ou, alternativamente, 100-300 mg de cálcio elementar podem ser administrados por via intravenosa durante 10 minutos, seguidos de infusão de 0,5-2,0 mg/kg/h.

TABELA 16-2. TEOR DE CÁLCIO ELEMENTAR COMUMENTE USADO NAS PREPARAÇÕES

Preparo	Dose Oral	Cálcio Elementar (mg)
Citrato de cálcio		
Citracal®	950 mg	200
Acetato de cálcio		
PhosLo®	667 mg	169
Carbonato de cálcio		
Tums®	500 mg	200
Tums Ex®	750 mg	300
Oscal®	625 mg	250
Oscal 500®	1.250 mg	500
Cálcio 600®	1.500 mg	600
Titralac (suspensão)®	1.000 mg/5mL	400
Agente Intravenoso	**Volume**	**Cálcio Elementar (mg)**
Cloreto de cálcio	2,5 mL solução de 10%	90
Gluconato de cálcio	10 mL solução de 10%	90
Gluceptato de cálcio	5 mL solução de 22%	90

22. Quando o tratamento com 1,25 di-hidroxivitamina D (calcitriol) é indicado?

Sob condições normais, a 25-hidroxivitamina D é convertida em 1,25-di-hidroxivitamina D (calcitriol) no rim sob a influência estimuladora do PTH. Duas condições podem, portanto, tornar o corpo incapaz de produzir quantidades adequadas de calcitriol: hipoparatireoidismo e insuficiência renal. Devido ao calcitriol ser essencial para a absorção do cálcio intestinal normal, a suplementação de calcitriol oral (Rocatrol®) é indicada nos pacientes que tenham hipoparatireoidismo ou insuficiência renal crônica. Nota-se que, devido à vitamina D ter fraca atividade biológica, podem ser dadas a esses pacientes grandes doses de vitamina D (50.000-100.000 U/dia) se o calcitriol estiver indisponível.

23. O PTH recombinante humano (rhPTH) pode ser utilizado no tratamento da hipocalcemia?

As injeções subcutâneas de rhPTH têm se mostrado eficazes em normalizar os níveis séricos de cálcio no hipoparatireoidismo. A terapia não é aprovada, entretanto, e é considerada experimental.

BIBLIOGRAFIA

1. Bringhurst FR, Demay MB, Kronenberg HM: Hypocalcemic disorders. In Larsen PR, editor, *Williams textbook of endocrinology*, ed 10, Philadelphia, 2003, W.B. Saunders, pp. 1340–1348.

CAPÍTULO 16 HIPOCALCEMIA 153

2. Kastrup EK, editor: *Drug facts and comparisons*, St. Louis, 2003, Wolters Kluwer Health, pp. 27–29, 112–113.
3. Lebowitz MR, Moses AM: Hypocalcemia. Semin Nephrol 12:146–158, 1992.
4. Lind L: Hypocalcemia and parathyroid hormone secretion in critically ill patients. Crit Care Med 28:93–98, 2000.
5. McEvoy GK, editor: Calcium salts. In *AHFS drug information, Bethesda*, MD, 2007, American Society of Health-System Pharmacists, pp. 2655–2661.
6. Olinger ML: Disorders of calcium and magnesium metabolism. Emerg Med Clin North Am 7:795–822, 1989.
7. Potts JT: Hypocalcemia. In Kasper DL, editor, *Principles of internal medicine*, ed 16, New York, 2005, McGraw-Hill, pp. 2263–2268.
8. Shane E: Hypocalcemia: pathogenesis, differential diagnosis and management. In Favus MJ, editor, *Primer on the metabolic bone diseases and disorders of mineral metabolism*, ed 4, Philadelphia, 1999, Lippincott Williams & Wilkins, pp. 223–226.
9. Winer KK, Yanovski JA, Sarani B, Cutler GB: A randomized, cross-over trial of once-daily versus twice-daily parathyroid hormone 1–34 in treatment of hypoparathyroidism. J Clin Endocrinol Metab 83:3480–3486, 1998.
10. Zaloga GP: Hypocalcemia in critically ill patients. Crit Care Med 20:251–262, 1992.
11. Dickerson RN: Treatment of hypocalcemia in critical illness. Nutrition 23:358–361, 436–437, 2007.

CAPÍTULO 17

NEFROLITÍASE

Leonard R. Sanders

1. Defina hipercalciúria, pedras de rim, cálculos renais, nefrolitíase, urolitíase, litíase renal e nefrocalcinose.

Hipercalciúria é a excreção urinária maior do que 300 mg/dia de cálcio em homens e maior do que 250 mg/dia em mulheres. Uma definição mais acurada é a excreção de cálcio urinário maior do que 4 mg/kg de massa corpórea ideal/dia em ambos os sexos. Pedras de rim, cálculos renais, nefrolitíase, urolitíase e litíase renal são sinônimos que definem a síndrome clínica de formação e movimento de cálculos no sistema coletor urinário. Nefrocalcinose é a deposição de sais de cálcio no parênquima renal.

2. Quem está em risco de desenvolver cálculos renais?

A prevalência média de cálculos renais nos Estados Unidos é de aproximadamente 5%, com o risco de desenvolvimento ao longo da vida sendo de 13% em homens e 7% em mulheres. O custo anual da doença de cálculos renais para a nação é de mais do que 2,5 bilhões de dólares. Cinquenta por cento dos pacientes com cálculos têm uma recorrência dentro de cinco anos. Os cálculos ocorrem mais comumente entre as idades 18 e 45, em homens duas vezes mais frequentemente do que em mulheres, e em caucasianos mais do que outras raças. As mulheres têm tido mais cálculos nos últimos anos possivelmente devido ao aumento da ingestão de cálcio e proteína, e ao exercício aumentado (desidratação). Fatores de risco incluem histórico familiar de cálculos, obesidade, diabetes melito, hipertensão, doença renal policística autossômica dominante, rim com medular esponjosa, acidose tubular renal, volume urinário menor do que 2 L/dia, dieta de sódio maior do que 2 g/dia, baixa ingestão de água e alta ingestão de proteína (veja a pergunta 4).

3. Qual é a composição e frequência aproximada da maioria dos cálculos renais?

Existem seis tipos principais de cálculos, como esboçado na Figura 17-1. A figura também mostra a frequência aproximada da ocorrência de cada tipo de pedra.

4. Quais são as principais causas de nefrolitíase?

As causas mais comuns de nefrolitíase são os vários tipos de hipercalciúria idiopática (HI): hipercalciúria absortiva (HA) tipos AH-I a AH-III (vazamento de fosfato renal) e hipercalciúria renal (HR). Outras causas incluem hiperparatireoidismo primário, hiperoxalúria, hiperuricosúria, hipocitratúria, hipomagnesúria, infecção dos cálculos, diátese gotosa, acidose tubular renal, cistinúria e possivelmente nanobactérias. Raramente cálculos renais podem se formar a partir da xantina, triantereno, urato monossódico, efedrina, guaifenesina e indinavir (inibidor de protease). Pacientes com nefrolitíase idiopática compõem 10-20% dos formadores de cálculos e não têm causa identificável após avaliação de rotina.

5. Descreva as condições associadas à doença de pedra renal e à hipercalciúria.

Cálculos de cálcio correspondem a 80% de todos os cálculos renais. Aproximadamente 40-50% dos formadores de cálculos de cálcio têm hipercalciúria. Daqueles com hipercalciúria, 40% têm HI, 5% têm hiperparatireoidismo primário e 3% têm acidose tubular renal. Outras causas de hipercalciúria incluem vitamina D em excesso na dieta, ingestão excessiva de cálcio e álcali, sarcoidose, síndrome de Cushing, hipertireoidismo, doença de Paget do osso e imobilização.

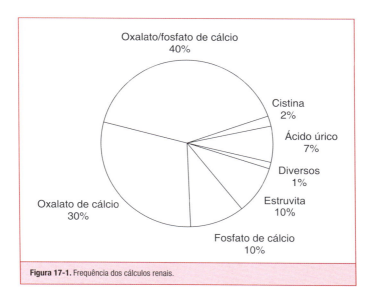

Figura 17-1. Frequência dos cálculos renais.

6. Quais são as causas mais importantes de nefrolitíase de cálcio normocalciúrica?

As causas mais importantes e mais comuns de nefrolitíase de cálcio normocalciúrica são hipocitratúria (50%), hiperuricosúria (25%), hiperoxalúria (10%) e estase urinária (5%).

7. Descreva o processo de formação da pedra renal.

Inicialmente, ocorre cristalização urinária ou precipitação de sais solúveis e ácidos em abundância. A nucleação segue conforme os cristais iniciais e íons de matriz urinária formam uma armação estável para o aumento do cristal através de crescimento e agregação. Após eles estarem suficientemente grandes, cristais se tornam aprisionados em uma porção estreita do sistema de coleta urinário, formando um ninho para posterior crescimento da pedra. Usualmente, os cálculos se originam na papila renal e podem se desprender, movimentar distalmente e causar obstrução. Locais comuns para obstrução são a junção ureteropélvica, ureter médio e junção ureterovesical.

8. Discuta os fatores fisiopatológicos que influenciam a formação de cálculos renais.

Cálculos renais resultam a partir de desordens hereditárias e adquiridas causando supersaturação dos precursores dos cálculos, deficiência de inibidores de cálculos e, possivelmente, excesso de promotores. Supersaturação causa cristalização com precursores minerais, tal como oxalato de cálcio. Cristais de oxalato de cálcio se ligam a glicoproteínas aniônicas contendo ácido siálico na superfície apical das células epiteliais dos túbulos renais, permitindo posterior crescimento. Outros fatores que aumentam a formação de cálculos incluem estase urinária (rim com medular esponjosa), fluxo diminuído (obstrução), amônia aumentada na urina (infecção), desidratação (urina concentrada) e nível aumentado de alcalinidade (acidose tubular renal [ATR]). ATR tipo I promove a formação de pedra por meio da liberação aumentada de cálcio e fósforo a partir do osso para tamponar a acidemia, com resultante hipercalciúria e hiperfosfatúria. A acidemia aumenta a reabsorção no túbulo proximal de citrato com hipocitratúria resultante. A urina alcalina da ATR promove precipitação de cálculos de fosfato de cálcio. Acidemia com *gap* aniônico positivo na urina (UNa + UK − UCl) é uma pista para a presença de ATR.

CAPÍTULO 17 NEFROLITÍASE

9. Quais são os principais precursores químicos das cálculos renais?
Concentrações relativamente altas de sal e solutos ácidos são os determinantes principais de cristalúria e formação de pedra. Oxalato de cálcio é mais comum e está supersaturado a 4-5 vezes sua solubilidade na urina normal. Outros precursores são fosfato de cálcio (hidroxiapatita) e fosfato de cálcio mono-hidratado (bruxita). Ácido úrico, cistina, estruvita (fosfato de amônio magnesiano) e mucoproteína são precursores de cálculos sub-saturados. Drogas como ácido ascórbico (conversão para oxalato) e triantereno (ninho para formação de pedra) também podem promover formação de pedra renal.

10. Quais são os principais inibidores da formação de pedra renal? Como eles funcionam?
Inibidores incluem citrato urinário, pirofosfato, magnésio, nefrocalcina, uropontina, glicosaminoglicanas e proteína de Tamm-Horsfall. A maioria deles se liga aos precursores de cristais; por exemplo, o citrato se liga ao cálcio tornando-o menos disponível para se ligar ao oxalato. Inibidores melhoram a solubilidade e prejudicam a precipitação, a nucleação, o crescimento do cristal ou a agregação. Eles também competem com precursores de cálculos minerais, como oxalato de cálcio, por se ligarem à superfície apical das células epiteliais e inibirem a adesão e internalização de cristais de oxalato de cálcio nas células epiteliais. Finalmente, os inibidores prejudicam a transformação dos precursores de cálculos para um foco de cristalização e crescimento de pedra.

11. O que é nefrocalcina? Que papel ela desempenha na formação de cálculos renais?
A nefrocalcina é uma proteína aniônica produzida pelo túbulo renal proximal e a alça de Henle. Ela normalmente inibe a nucleação, o crescimento do cristal e as fases de agregação da formação da pedra. Entretanto, a nefrocalcina isolada a partir de alguns cálculos tem estrutura e função defeituosas e é encontrada na matriz de muitos cálculos de cálcio. Assim, a nefrocalcina pode ter um papel duplo na formação de pedra. Quando normal, ela age como um inibidor da formação de pedra. Quando anormal, pode agir como um promotor por ligar cálcio e formar um ninho para cristalização.

12. O que são promotores da formação de cálculos renais?
Promotores da formação de cálculos renais são pobremente caracterizados, mas acredita-se serem primariamente mucoproteínas urinárias e glicosaminoglicanas. Sob certas condições, os promotores aumentam a formação de cálculos renais.

13. Quais são os determinantes básicos do cálcio sérico?
No soro, o cálcio está 40% ligado à proteína, 10% complexado e 50% ionizado. As três fontes do cálcio sérico são absorção intestinal, reabsorção óssea e reabsorção renal. A absorção intestinal de cálcio é uma proporção variável da ingestão (30-70%). Noventa por cento da absorção de cálcio ocorre no intestino delgado e 10% no ceco e cólon ascendente. A reabsorção renal de cálcio é uma porção variável da carga filtrada (95-99,5%). O fluxo do cálcio a partir dos ossos varia, dependendo de mudanças nos intestinos e rim. Sob condições fisiológicas normais, o fluxo de cálcio para dentro e fora do osso é o mesmo. Paratormônio (PTH) e vitamina D controlam o metabolismo de cálcio do osso normal, gastrointestinal e renal.

14. Como o rim lida com o cálcio?
Aproximadamente 60% do cálcio sérico está ionizado ou complexado e é filtrado livremente pelo glomérulo. O rim reabsorve 98% do cálcio filtrado passivamente pelo néfron. Sessenta por cento da reabsorção ocorre no túbulo contornado proximal, 30% na alça de Henle e 10% no túbulo distal. Furosemida prejudica a reabsorção de cálcio na alça de Henle e aumenta a excreção de cálcio urinário. Diuréticos tiazídicos prejudicam a reabsorção tubular distal de sódio, aumentando a negatividade intracelular e reabsorção de cálcio. O PTH aumenta a reabsorção tubular distal de cálcio por aumentar a atividade do canal de cálcio.

15. Calcule a carga filtrada e excretada normal de cálcio por dia.
O nível do cálcio sérico é de normalmente 10 mg/dL. O rim filtra cálcio complexado e livre, perfazendo 60% do total ou 6 mg/dL. A taxa de filtração glomerular normal (TFG) = 120 mL/min. Assim, a carga filtrada de cálcio é 6 mg/100 mL × 120 mL/min × 1.440 min/dia = 10.368 mg/dia. Como o rim reabsorve 98% do cálcio filtrado, apenas 2% são excretados. Assim, normalmente, o rim excreta cerca de 200 mg de cálcio/dia (10.368 mg/dia × 0,02 = 207 mg/dia). Se o cálcio excretado aumenta para 5%, o cálcio urinário aumenta para 500 mg/dia.

PONTOS-CHAVE: INCIDÊNCIA E ETIOLOGIA DA NEFROLITÍASE

1. Cálculos renais são muito mais comuns, possivelmente devido a proteína e cálcio excessivos da dieta e exercício sem hidratação adequada.

2. Aproximadamente 10% da população dos Estados Unidos têm um risco ao longo da vida para pelo menos um cálculo renal.

3. Cálculos se formam devido à supersaturação dos precursores de cálculo urinário (como cálcio e oxalato), inibidores de cálculo insuficiente (como citrato), pH urinário anormal ou volume urinário insuficiente.

4. Cálculos são mais comumente formados de cálcio e resultam a partir de hipercalciúria causada pelo excesso de absorção de cálcio na dieta, reabsorção de cálcio ósseo e diminuição anormal da reabsorção renal de cálcio.

5. Restringir o cálcio na dieta sem restringir o oxalato na dieta aumenta a absorção de oxalato e cálculos de oxalato de cálcio.

16. Como o cálcio sérico e o sódio da dieta afetam a hipercalciúria?
Para ajudar a evitar hipercalcemia, a elevação não renal no cálcio sérico causa aumento do cálcio filtrado e aumento do cálcio urinário. Presença aumentada de sódio na alça de Henle e no túbulo distal também aumenta o cálcio urinário. Em não formadores de cálculos, a excreção de cálcio urinário aumenta em cerca de 40 mg para cada 100 mEq de excreção de sódio. Em formadores de cálculos hipercalciúricos, a excreção de cálcio aumenta em até 80 mg para cada 100 mEq de sódio. Como a excreção de sódio urinário iguala o sódio que entra pela dieta, restringir o sódio da dieta diminui a excreção de cálcio urinário. Em pacientes com cálculos, a recomendação diária de sódio na dieta é não mais do que 100 mEq (2.300 mg).

17. Quais são a etiologia e a fisiopatologia da HI?
A HI afeta 10% da população geral e 40% dos formadores de pedra. Os quatro tipos de HI são HA-I, HA-II, HA-III e HR. HA-I e HA-II resultam da sensibilidade intestinal aumentada ao calcitriol com hiperabsorção de cálcio intestinal e número aumentado de receptores de vitamina D em osteoblastos causando reabsorção óssea aumentada e hipercalciúria reabsortiva. O último é responsável pela diminuída massa óssea vista em muitos pacientes de HA-I e alguns de HA-II. HA-III, uma desordem não comum, é devida a um vazamento renal de fosfato com perda urinária de fosfato, diminuição do fosfato sérico, aumento da produção renal de calcitriol e aumento da absorção intestinal de cálcio. O fator fosfatúrico, o fator de crescimento de fibroblastos 23, está aumentado em alguns pacientes com nefrolitíase de cálcio, hipofosfatemia e vazamento renal de fosfato. A HR é caracterizada pela reabsorção tubular de cálcio prejudicada, causando diminuição do cálcio sérico, PTH e calcitriol aumentados, reabsorção óssea aumentada e absorção intestinal de cálcio aumentada.

CAPÍTULO 17 NEFROLITÍASE

18. Diferencie as várias formas de HI.
Veja aTabela 17-1.

TABELA 17-1. FORMAS DE HI				
Valor Laboratorial	HA-I	HA-II	HA-III	HR
Cálcio sérico	Normal	Normal	Normal	Normal
Fósforo sérico	Normal	Normal	↓	Normal
PTH intacto sérico	Normal	Normal	Normal	↑
Cálcio urinário de 24 horas (dieta com 1 g de cálcio)	↑	↑	↑	↑
Proporção Ca/Cr na urina (carga de cálcio de 1 g)	↑	↑	↑	↑
Cálcio urinário de 24 horas (dieta com 400 mg de cálcio)	↑	Normal	↑	↑
Cálcio urinário em jejum (mg/dL TFG)	Normal	Normal	↑	↑

Ca/Cr, cálcio/creatinina; HA, hipercalciúria absortiva; HI, hipercalciúria idiopática; HR, hipercalciúria renal; PTH, paratormônio; TFG, taxa de filtração glomerular.

19. Quando é necessário distinguir entre as várias formas de HI?
Apenas nefrolitíase complicada não responsiva à terapia usual requer diferenciação (veja a referência da Internet em revisão de hipercalciúria no final do capítulo).

20. Explique as diferenças nos níveis séricos de fósforo e PTH na HA-III e HR.
O fósforo sérico está baixo na HA-III devido a um vazamento renal primário de fosfato. O PTH intacto está alto em HR porque o defeito primário é reabsorção tubular renal de cálcio diminuída, causando hipocalcemia relativa que estimula o PTH.

21. Explique as diferenças nos níveis de cálcio na urina de 24 horas em dieta restrita de cálcio.
Em HA-II, o cálcio na urina de 24 horas se normaliza em uma dieta restrita de cálcio (400 mg/dia) devido ao excesso absortivo não ser tão severo. Entretanto, o cálcio na urina de 24 horas durante restrição de cálcio permanece alto em HA-I, HA-III e HR: na HA-I devido à marcada hiperabsorção de cálcio, na HA-III porque a hipofosfatemia diminui a reabsorção tubular renal de cálcio, e na HR devido à reabsorção tubular renal ser o defeito primário.
Cálcio alto na urina de 24 horas é definido como mais do que 4 mg/kg de peso corpóreo ideal. O cálcio na urina de 24 horas normal em restrição de cálcio de 400 mg/dia é menor do que 200 mg/dia. Cálcio na urina em jejum normal é menor do que 0,11 mg/100 mL de TFG. Ca/Cr na urina normal é menor do que 0,20 após carga oral de 1 g de cálcio.

22. Defina o nível sérico baixo de fósforo em dieta restrita de fósforo de 800 mg/dia.
Fósforo sérico baixo é menor que 2,5 mg/dL em dieta de fósforo com 800 mg/dia.

23. O que causa hiperoxalúria?
Aproximadamente 14% do oxalato urinário vêm a partir da absorção da dieta e o remanescente a partir do metabolismo do glioxilato e ácido ascórbico. Oxidação aumentada do glioxilato para oxalato ocorre em hiperoxalúria hereditária autossômica recessiva. A mais importante clinicamente, a hiperoxalúria entérica, ocorre com ressec-

ção do intestino delgado, desvio ou inflamação. Doença no intestino delgado pode causar má absorção de sais biliares e gordura, resultando no aumento da presença de sais biliares e gorduras no cólon. Os sais biliares danificam a mucosa colônica, aumentando a permeabilidade do cólon e absorção de oxalato. Ácidos graxos intestinais são carregados negativamente e quelam cálcio e magnésio, diminuindo o cálcio e o magnésio disponível para se ligarem ao oxalato intestinal e deixando mais oxalato livre para absorção intestinal. Dietas baixas em cálcio fazem o mesmo. Devido ao oxalato ser primariamente absorvido no cólon, pacientes com doença no intestino delgado e ileostomia não hiperabsorvem oxalato. Dietas excessivas em oxalato ou ácido ascórbico (>2 g/dia) também levam a hiperoxalúria.

24. Por que a hiperoxalúria é importante na nefrolitíase?

O oxalato é o principal componente dos cálculos mais comumente formados (oxalato de cálcio) e contribui para a supersaturação. Anteriormente ele era considerado um estímulo muito mais forte para a formação de pedra de oxalato de cálcio do que o cálcio. Dados mais novos sugerem que o cálcio pode ser tão potente, entretanto, e altas concentrações de cálcio ou oxalato são estímulos poderosos para a formação de pedra de oxalato de cálcio.

25. Como a hiperuricosúria contribui para cálculos renais?

Aproximadamente 25% dos pacientes com gota tofácea sintomática desenvolvem cálculos de ácido úrico. Ácido úrico urinário excessivo (>600 mg/dia) supersatura a urina, cristaliza e forma cálculos de ácido úrico. Entretanto, a maioria dos formadores de cálculos de ácido úrico não tem gota, hiperuricemia ou hiperuricosúria. Todos têm pH urinário menor do que 5,5, que promove a formação de cálculos de ácido úrico. Aproximadamente 25% dos formadores de cálculos de cálcio têm hiperuricosúria. Urato monossódico pode formar um ninho para deposição de fosfato de cálcio e oxalato de cálcio ou interferir com inibidores, resultando em formação de cálculos de cálcio aumentada. Essa desordem, chamada nefrolitíase de cálcio hiperuricosúrica, é caracterizada por cálcio sérico normal, ácido úrico urinário maior do que 600 mg/dia, pH da urina maior do que 5,5 e cálculos de cálcio recorrentes.

26. Como o pH urinário se relaciona aos cálculos renais?

Devido ao ácido úrico ter um pKa de 5,5, a urina ácida muda o equilíbrio para que a concentração do ácido úrico seja maior do que a concentração do urato de sódio. Na urina de pH 6,5, apenas 10% estarão na forma de ácido úrico e aproximadamente 90% na forma de urato de sódio. Como o ácido úrico é 100 vezes menos solúvel do que o urato, cálculos de ácido úrico são mais prováveis de se formar em urina ácida. Esse equilíbrio é tão importante que cálculos de ácido úrico virtualmente nunca se desenvolvem a menos que o pH urinário esteja menor do que 5,5. Devido ao baixo pH urinário, cálculos de ácido úrico ocorrem mais frequentemente na obesidade e diabetes. Obesidade e diabetes são associadas à resistência à insulina. Isso resulta em produção renal de amônia dependente de insulina diminuída, amônio urinário diminuído, menor pH urinário e propensão para cálculos de ácido úrico. Cálculos de cistina são igualmente mais frequentes em urina ácida. Cálculos de oxalato de cálcio podem se desenvolver em urina ácida ou alcalina.

27. Quais condições causam níveis baixos de citrato urinário?

Pacientes com hipocitratúria excretam menos do que 320 mg/dia. HI ocorre em menos de 5% dos pacientes com cálculos renais, e hipocitratúria secundária pode ocorrer em 30%. O citrato é livremente filtrado pelo glomérulo, 75% são reabsorvidos pelo túbulo renal proximal, e pouco citrato é secretado. A maioria das causas secundárias de hipocitratúria diminui o citrato urinário pelo aumento da reabsorção tubular renal proximal. Causas secundárias de citrato baixo incluem desidratação, acidose metabólica, hipocalemia, diuréticos tiazídicos, inibidores da anidrase carbônica, depleção de magnésio, acidose tubular renal e diarreia. Diarreia também causa perda gastrointestinal direta de citrato e magnésio.

28. Qual é o papel da dieta na formação das cálculos renais?

A alta ingestão de proteína animal (carne de vaca, aves, carne de porco e peixe) de muitos americanos (>1,5-2 g/kg/dia) acidifica a urina com ácido fosfórico, sulfúrico e úrico, diminui o citrato urinário, aumenta o cálcio urinário e o risco de nefrolitíase. Dietas com alta proteína, como a dieta de Atkins, pioram esses efeitos. Sulfatos e ácidos

CAPÍTULO 17 NEFROLITÍASE

úricos aumentados podem agir como cofatores na formação de cálculos de oxalato de cálcio e ácido úrico. Alta ingestão de sódio aumenta o cálcio urinário (veja a pergunta 16). Alta ingestão de cálcio (>1.200 mg) contribui para hipercalciúria. Entretanto, baixa ingestão de cálcio (<600 mg) sem baixa ingestão de oxalato diminui a ligação de oxalato no intestino, aumenta a absorção de oxalato e o oxalato urinário. Dieta rica em oxalato (veja Tabela 17-2) aumenta a cristalúria de oxalato de cálcio. Suco de laranja pode ajudar a prevenir cálculos nos rins por aumentar o potássio e o citrato urinário. Urocit-K, da Micromedex, 60 mEq/dia, aumenta o citrato urinário em aproximadamente 400 mg/dia e o pH urinário em aproximadamente 0,7 unidade. Um copo de 236 mL de suco de laranja fornece 12 mEq de potássio e 38 mEq de citrato (mais do que os 10 mEq por tablete de 1.080 mg de Urocit-K). Revisões mistas foram feitas acerca do suco de arando (*canberry*), mas dados recentes sugerem que ele não deve ser usado em excesso na doença por cálculo porque pode aumentar o oxalato urinário. Sucos de ácido cítrico (limão siciliano e limão tahiti) suprem pouco potássio, e apenas um terço do citrato em comparação com o suco de laranja. Apesar de sucos de citrato de potássio serem mais poderosos na inibição de cálculos, quase todas as bebidas de citrato são úteis. Uma exceção é o suco de toranja (*grapefruit*), que pode aumentar a formação de pedra de 30% para 50%. Seja flexível com as escolhas de fluidos de seus pacientes porque a impor- tância da ingestão de fluido pode compensar alguns dos efeitos negativos teóricos de uma bebida em particular.

TABELA 17-2. ALIMENTOS SELECIONADOS COM ALTO OXALATO

Frutas	Vegetais	Outros
Ruibarbo	Verduras verde-escuras	Café torrado
Framboesa	Espinafre	Ovomaltine
Mirtilo	Mostarda	Chá
Amora selvagem	Couve	Cacau
Groselha	Pepino	Chocolate
Morango	Vagem	Nozes
Coquetel de fruta	Beterraba	Amendoim
Tangerinas	Batata-doce	Germe de trigo
Uva roxa	Abóbora	Feijão
Casca citrina	Aipo	Tofu

(Adaptada de Renal diseases and disorders. In Nelson JK, Moxness KE, Jensen MD, Gastineau CF, editors, *Mayo Clinic Diet Manual*, ed 7, St. Louis, 1994, Mosby, pp. 315-362.)

29. Resuma os sintomas e sinais de apresentação dos cálculos renais.

Aproximadamente 30% dos cálculos renais são assintomáticos e encontrados incidentalmente em estudos radiográficos. Setenta por cento dos cálculos renais são sintomáticos. Os pacientes podem se apresentar com dor não aguda no flanco posterior. Entretanto, o sintoma clássico de cálculos renais é dor excruciante que aumenta e diminui. A dor começa na área lombar posterior e irradia anteroinferiormente dentro do abdome, virilha, região genital e coxa medial. Dor intensa pode durar várias horas e ser seguida por dor não aguda no flanco. Náusea, vômito, sudorese, febre, calafrios e hematúria podem ocorrer. Pacientes com cólica renal parecem aguda- mente doentes e inquietos, e se movem de um lado para o outro, tentando aliviar a dor. O exame físico mostra sensibilidade e contração da respectiva área lombar. A palpação profunda piora o desconforto, mas sensibilidade de rebote está ausente. Infecção do trato urinário pode estar presente. Obstrução, se presente, é usualmente unilateral. Evidência clínica da insuficiência renal está geralmente ausente.

30. Quais elementos do histórico e exame físico são importantes em pacientes com cálculos renais?

Obter o histórico presente, passado e familiar, e perguntar sobre doença por cálculo prévia. Como todos dos seguintes podem estar associados a cálculos, pergunte sobre o uso de guaifenesina, efedrina, indinavir, triamtereno, sulfonamidas e vitaminas A, C e D. Determine a ingestão de fluido e fontes de excesso de cálcio, sal, oxalato, ácido úrico e proteína. O exame físico não é geralmente de grande ajuda, exceto durante doença aguda (veja a pergunta 29).

31. Quais testes laboratoriais são apropriados no diagnóstico de cálculos renais?

Avaliar a urina para pH, hematúria, piúria, bacteriúria e cristalúria. Se o pH está alto ou bacteriúria é observada, realizar cultura de urina. Realizar estudos radiográficos apropriados (veja a pergunta 35). Faça o paciente guardar toda a urina e o cálculo, se passou, para análise. Se esse é o primeiro cálculo do paciente, se a dor diminui e o cálculo é menor do que 5 mm, acompanhamento por vários meses é aceitável. Mais do que 50% dos cálculos no ureter proximal e 75% dos cálculos no ureter distal com menos do que 5 mm passam espontaneamente. Peça um painel bioquímico que inclua sódio, potássio, cloro, dióxido de carbono, creatinina, cálcio, albumina, fósforo, magnésio e ácido úrico séricos. Considere o PTH sérico e urina aleatória para determinação da proporção Ca/Cr. Se o paciente continua com sintomas, se o cálculo é maior do que 5 mm ou se obstrução óbvia está presente, consulte um urologista e planeje uma avaliação mais intensiva. Inclua um teste de urina de 24 horas para creatinina, sódio, cálcio, fósforo, magnésio, oxalato, citrato e ácido úrico.

32. Resuma a abordagem terapêutica para pacientes com cálculos renais.

A menos que contraindicado, todos os pacientes devem aumentar a ingestão de fluido para pelo menos 2 L/dia ou o suficiente para aumentar o débito urinário para mais do que 2 L/dia; restrinja o sódio da dieta para 2 g/dia; restrinja a proteína para menos do que 1 g/kg de peso corpóreo ideal por dia; diminua a ingestão de proteína animal; evite suco de toranja; consuma 1.000-1.200 mg/dia de cálcio na dieta; evite cálcio, suplementos de cálcio, oxalato e vitamina C excessivos.

PONTOS-CHAVE: TRATAMENTO DE NEFROLITÍASE

1. Terapia de cálculos renais inclui ingestão diária de 10-12 copos de 236 mL de fluido, aumento da ingestão de bebidas contendo citrato, 1.000-1.200 mg de cálcio na dieta e não mais do que 2.300 mg de sódio e 1 g/kg de proteína.
2. Evite suco de toranja e cálcio, oxalato e vitamina C excessivos.
3. Embora o citrato de potássio seja preferível para alcalinização urinária e substituinte do citrato, suco de laranja e arando contêm citrato de potássio e podem suplementar ou substituir a medicação de citrato de potássio se o custo ou a intolerância for a questão.
4. Bebidas cítricas como limão siciliano e limão tahiti podem igualmente ser benéficas.

33. Descreva a significância clínica da urinálise em pacientes com cálculos renais.

A maioria dos formadores de cálculos tem hematúria macroscópica ou microscópica. O restante da urinálise é usualmente normal. Cristais normalmente estão ausentes em urina coletada fresca, quente e, se presentes, sugerem o diagnóstico. Entretanto, a maioria dos espécimes de urina esfria antes do exame, e cristais podem se formar em urina normal com o tempo e o esfriamento. Assim, no momento em que a urina é usualmente examinada, a maioria da cristalúria tem pouca significância clínica. Uma exceção é a presença de cristais de cistina, que são diagnósticos de cistinúria. Urina persistentemente acidificada (pH <5,5) sugere ácido úrico ou cálculos de cistina. Urina persistentemente alcalina (pH >7,0-7,5) e infecção do trato urinário recorrente sugere fortemente cálculos de estruvita. Cálculos de estruvita nunca se formam a menos que o pH da urina seja alcalino.

162 CAPÍTULO 17 NEFROLITÍASE

34. Quais são as características dos cristais urinários em pacientes com cálculos renais?
Cristais de oxalato de cálcio mono-hidratado podem ter forma de halteres ou de agulha, ou serem ovais, com o último lembrando células sanguíneas vermelhas. Cristais de oxalato de cálcio di-hidratado têm forma de pirâmide e aparência de envelope. Cristais de fosfato de cálcio e ácido úrico são muito pequenos para a resolução de microscopia de luz padrão e parecem debris amorfos. Cristais de ácido úrico são caracteristicamente amarelo-amarronzados. Menos comumente, cristais de ácido úrico di-hidratado podem ter forma romboide ou lembrar os diamantes de seis lados em um baralho de cartas. Como todos esses cristais podem ser encontrados na urina normal, eles não são necessariamente diagnósticos da doença. Entretanto, cristais de cistina sempre significam cistinúria e são placas achatadas, hexagonais, lembrando anéis de benzeno. Cristais de estruvita (fosfato de amônio magnesiano) são prismas retangulares que lembram tampas de caixões.

35. Como os testes radiográficos ajudam a avaliar pacientes com cálculos renais?
Uma radiografia plana do abdome (RUV) deve ser obtida em todos os formadores de cálculos e mostra cálculos com os seguintes aspectos: cálcio (pequeno, denso e circunscrito); cistina (esvaído, aparência de tecido mole e de cera); estruvita (irregular e denso). Cálculos de ácido úrico são radioluscentes e não observados. Pielografia intravenosa (PIV) localiza cálculos no trato urinário e mostra o grau de obstrução. Obstrução radioluscente na PIV sugere cálculos de ácido úrico. Ultrassonografia revela o tamanho e a localização de cálculos maiores, é sensível para diagnosticar obstrução e pode ser melhor quando deve ser evitada radiação, como na gravidez. Escaneamento por TC helicoidal sem uso de contraste é o mais sensível, específico e acurado procedimento para localização de cálculos renais. Peça escaneamento por TC, como um urograma por TC, com cortes de 5 mm e sem contraste para alertar o radiologista a olhar rins, ureteres e bexiga urinária. Cálculos de indinavir não são vistos pela RUV ou escaneamento por TC e são diagnosticados pela suspeita a partir do histórico, exame físico e sinais de obstrução.

36. Quais medicações são úteis para tratar as várias condições formadoras de cálculos?
Veja a Tabela 17-3.

TABELA 17-3. TERAPIA POR FÁRMACO ORAL PARA CÁLCULOS RENAIS

Desordem	Fármaco	Dosagem
Absortiva tipo I	Hidroclorotiazida	25-50 mg b.i.d.
	Citrato de potássio	10-30 mEq t.i.d.
	Fosfato sódico de celulose	5 gm 1-3 vezes/dia nas refeições
	Gluconato de magnésio	1-1,5 g b.i.d. e conforme necessário
Absortiva tipo II	Hidroclorotiazida	25-50 mg/dia conforme necessário
Vazamento renal de fosfato	Fosfato de sódio neutro	500 mg t.i.d.
HR	Hidroclorotiazida	25-50 mg b.i.d.
Hipocitratúria	Citrato de potássio	10-30 mEq t.i.d.
Hiperuricosúria	Citrato de potássio	10-30 mEq t.i.d.
	Alopurinol	200-600 mg/dia
Hiperoxalúria entérica	Citrato de potássio	10-30 mEq t.i.d.
	Gluconato de magnésio	1-1,5 g b.i.d.
	Citrato de cálcio	950 mg q.i.d.
	Carbonato de cálcio	250-500 mg q.i.d.
	Colestiramina	4 g t.i.d.
	Piroxidina	100 mg/dia

Continua

CAPÍTULO 17 NEFROLITÍASE 163

TABELA 17-3. TERAPIA POR FÁRMACO ORAL PARA CÁLCULOS RENAIS (CONT.)

Desordem	Fármaco	Dosagem
Cistinúria	Citrato de potássio	10-30 mEq t.i.d.
	α-Mercaptopropionilglicina	250-500 mg q.i.d.
	D-penicilamina	250-500 mg q.i.d.
	Piridoxina	50 mg/dia
Estruvita	Ácido aceto-hidroxâmico	250 mg 2-4 vezes/dia

b.i.d., duas vezes por dia; q.i.d., quatro vezes por dia; t.i.d., três vezes por dia.
Nota: As dosagens são variações estimadas e não recomendações absolutas. Cada fármaco deve ser ajustado de acordo com a tolerância do paciente. Use a dosagem mais baixa necessária para conseguir o efeito desejado e evite efeitos adversos. Sempre use terapia por fármacos em adição às mudanças da dieta apropriada e entrada de fluido. Citrato de potássio é mais bem tolerado em doses mais baixas tomadas três vezes ao dia. Entretanto, dosar duas vezes por dia pode melhorar a adesão. Citrato de potássio é muitas vezes requerido para corrigir hipocalemia e hipocitratúria induzida por tiazida (veja a pergunta 37).

37. Quais são as considerações especiais na terapia por fármaco da nefrolitíase?

Citrato de potássio, e não citrato de sódio, para alcalinização da urina para pH maior do que 7,0 é recomendado para cálculos de ácido úrico e de cistina. Formadores de cálculo de cistina requerem maior ingestão de fluido para reduzir a cistina urinária abaixo do seu limite de solubilidade de 200-250 mg/L. Citrato de sódio aumenta o sódio e o cálcio urinários, e, em urina alcalina, urato de sódio pode aumentar a formação de cálculos de cálcio. Fluido e citrato de potássio muitas vezes são a única terapia necessária para cálculos de ácido úrico se a uricosúria for menor do que 800 mg/dia. Use alopurinol com citrato de potássio se os cálculos de ácido úrico continuarem ou se a hiperuricemia for mais severa. Use fosfato sódico de celulose (FSC) apenas para doença por cálculo refratária em HA-I. FSC quela cálcio e magnésio no intestino, diminui a absorção de ambos e pode piorar a osteopenia e aumentar o oxalato urinário. Reponha o magnésio conforme o requerimento. Monitore massa óssea e trate a osteopenia conforme a necessidade.

38. Por que os diuréticos tiazídicos são a terapia de primeira linha para nefrolitíase induzida por hipercalciúria?

Tiazidas são a terapia de primeira linha porque aumentam a reabsorção tubular proximal (indiretamente) e distal (diretamente) de cálcio. Entretanto, as tiazidas podem causar depleção de potássio e citrato, que devem ser repostos com citrato de potássio. Evite triantereno, que pode causar cálculos renais. Se a suplementação de potássio é adicionada, use amilorida com cuidado para evitar hipercalemia. Diuréticos semelhantes à tiazida, clortalidona (12,5-50,0 mg diariamente) ou indapamida (2,5-5,0 mg diariamente), podem ser preferidos à hidroclorotiazida pela conveniência da dosagem uma vez por dia. Adicionalmente, indapamida é menos provável de causar distúrbio lipídico associado com as dosagens mais altas de tiazida necessárias para reduzir o cálcio urinário.

39. Como você deve tratar um paciente sintomático com cálculo renal de 1-2 cm de tamanho?

Aplique as opções terapêuticas da pergunta 32. Muitos urologistas tratam pacientes sintomáticos com cálculos de cálcio de 1-2 cm de tamanho na pélvis renal ou um cálculo significativo (0,5-2,0 cm) obstruindo proximalmente com litotripsia extracorpórea por onda de choque (LEOC). Se a pedra for muito grande ou muito dura, conforme estimado pela TC ou não estiver em boa localização para LEOC, remoção percutânea do cálculo ou abordagem uretroscópica pode ser indicada (veja a pergunta 40). Adicionalmente, devido às taxas mais altas de cálculos livres, muitos urologistas escolhem a nefrolitotomia percutânea (NLPC) para cálculos de 1-2 cm. Cálculos ureterais distais são mais bem manejados pela extração uretroscópica ou LEOC *in situ.*

40. Como se deve tratar um paciente assintomático com cálculo renal do mesmo tamanho?
O paciente assintomático é uma moeda jogada para cima. Cada especialista tem uma opinião baseada na experiência da comunidade médica local. Muitos cálculos assintomáticos podem ser acompanhados sem nenhuma intervenção além da que apresentada na pergunta 32. Especificidades da localização do cálculo, duração, saúde global do paciente são importantes na decisão. Cálculos assintomáticos recorrentes, aumentando ou múltiplos provavelmente devem ser tratados. Consultas nefrológicas e urológicas são apropriadas. Outras formas de litotripsia incluem litotripsia ultrassônica percutânea e litotripsia ultrassônica endoscópica. Litotripsia intracorpórea usa *laser* de hólmio:ítrio-alumínio-granada (YAG) e litotripsia eletro-hidráulica.

41. Qual tratamento deve ser usado se o cálculo é maior do que 3 cm?
Se o cálculo é maior do que 3 cm, a litotripsia usualmente falha. A abordagem inicial dos pacientes com cálculos desse tamanho é NLPC. Entretanto, muitos urologistas escolhem essa terapia para cálculos maiores do que 1,5 cm. Litotomia aberta não é usual agora. Terapia para cálculos maiores do que 2 cm dependem da condição geral do paciente, desejos e experiência do médico e urologista do paciente.

SITES

1. EMedicine: Nephrolithiasis. Disponível em: http://www.emedicine.com/med/TOPIC1600.HTM
2. EMedicine: Hypercalciuria review. Disponível em: http://www.emedicine.com/med/topic1069.htm
3. EMedicine: Hyperuricemia and gout review. Disponível em: http://www.emedicine.com/med/topic3028.htm
4. EMedicine: Hypocitraturia review. Disponível em: http://www.emedicine.com/med/topic3030.htm
5. EMedicine: Intracorporeal lithotripsy. Disponível em: http://www.emedicine.com/med/topic3034.htm
6. Food and health communications: Diet and Kidney Stones. Disponível em: http://www.foodandhealth.com/cpecourses/kidney.php?print=yes
7. National Institute of Diabetes & Digestive & Kidney Diseases (NIDDK), National Institutes of Health. Disponível em: http://kidney.niddk.nih.gov/kudiseases/topics/stones.asp
8. Nephrolithiasis review questions. Disponível em: http://www.turner-white.com/memberfile.php?PubCode=hp_oct06_rqnephro.pdf

BIBLIOGRAFIA

1. Alan G, Wasserstein AG: Nephrolithiasis. Am J Kidney Dis 45:422–428, 2005.
2. Bhandari A, Menon M: Nephrolithiasis: reducing the risk of recurrence. Contemp Urol 15:36–52, 2003.
3. Cameron MA, Khashayar Sakhaee K: Uric acid nephrolithiasis. Urol Clin North Am 34:335–346, 2007.
4. Frick KK, Bushinsky DA: Molecular mechanisms of primary hypercalciuria. J Am Soc Nephrol 14:1082–1095, 2003.
5. Gettman MT: Effect of cranberry juice consumption on urinary stone risk factors. J Urol 174:590–594, 2005.
6. Lieske JC, Peña de la Vega LS, Gettman MT, et al: Diabetes mellitus and the risk of urinary tract stones: a population-based case-control study. Am J Kidney Dis 48:897–904, 2006.
7. Monk RD, Bushinsky DA: Kidney Stones. In Kronenberg HM, Melmed S, Polonsky KS, et al, editors, *Williams textbook of endocrinology*, Philadelphia, 2008, Saunders Elsevier, pp. 1311–1326.
8. Park S, Pearle MS: Pathophysiology and management of calcium stones. Urol Clin North Am 34:323–334, 2007.
9. Reddy ST, Wang CY, Sakhaee K: Effect of low-carbohydrate high-protein diets on acid–base balance, stoneforming propensity, and calcium metabolism. Am J Kidney Dis 40:265–274, 2002.

CAPÍTULO 17 NEFROLITÍASE

10. Rendina D, Mossetti G, De Filippo G, et al: Fibroblast growth factor 23 is increased in calcium nephrolithiasis with hypophosphatemia and renal phosphate leak. J Clin Endocrinol Metab 91:959–963, 2006.

11. Rivers K, Shetty S, Menon M: When and how to evaluate a patient with nephrolithiasis. Urol Clin North Am 27:203–213, 2000.

12. Wimpissinger F,Türk C, Kheyfets O, et al: The silence of the stones: asymptomatic ureteral calculi. J Urol 178:1341–1344, 2007.

13. Zheng W, Denstedt JD: Intracorporeal lithotripsy. Update on technology. Urol Clin North Am 27:301–313, 2000.

14. Lotan Y, Pearls MS: Economics of stone management. Urol clin North Am 34:443–453, 2007.

15. Sur RL, Preminger GM: Medical treatment: worthwhile and when? EAU Update Series 3(1):10–16, 2005.

III. DESORDENS HIPOTALÂMICAS E DA HIPÓFISE

INSUFICIÊNCIA DA HIPÓFISE
William J. Georgitis

1. O que causa a insuficiência da hipófise?

A insuficiência da hipófise (hipopituitarismo) resulta de doenças hipofisárias, hipotalâmicas ou parasselares que perturbam o funcionamento normal da hipófise, deslocando, infiltrando ou destruindo a unidade hipotalâmica-hipófise. A insuficiência da hipófise está presente quando quantidades inadequadas de um ou mais dos hormônios da hipófise anterior ou posterior são secretados (Fig. 18-1).

Adeno-hipófise	Neuro-hipófise
Hormônio de crescimento (GH)	Hormônio antidiurético (ADH)
Prolactina (PRL)	Oxitocina (OXT)
Hormônio adrenocorticotrófico (ACTH)	
Hormônio estimulante da tireoide (TSH)	
Hormônio luteinizante (LH)	
Hormônio foliculestimulante (FSH)	

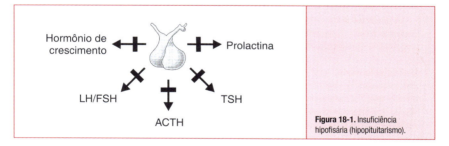

Figura 18-1. Insuficiência hipofisária (hipopituitarismo).

2. Quando a haste hipofisária é danificada, o que ocorre com os níveis hormonais da hipófise anterior?

Os níveis séricos dos hormônios da hipófise anterior secretados em resposta à liberação hipotalâmica de hormônios declinam; isso é verdade para TSH, LH, FSH, GH e ACTH. Em contraste, os níveis de PRL aumentam. Essa resposta única dentre os hormônios hipofisários resulta de declínio na dopamina hipotalâmica, o inibidor da secreção do lactotrofo PRL.

3. Qual desordem parasselar causa a disfunção hipofisária?

Processos adjacentes à sela que causam hipopituitarismo incluem os meningiomas, os cordomas, os craniofaringiomas, os gliomas de nervo óptico, os aneurismas de carótida, as mucoceles do seio esfenoide, os carcinomas nasofaringeais e os disgerminomas da pineal.

168 CAPÍTULO 18 INSUFICIÊNCIA DA HIPÓFISE

4. O que é um craniofaringioma?

O craniofaringioma é um tumor de célula escamosa que surge dos remanescentes da bolsa de Rathke. É o tumor mais comum na região do hipotálamo e da hipófise em crianças, mas relativamente raro em adultos. Dois terços dos craniofaringiomas estão localizados em posição suprasselar. Um terço se estende para dentro ou está confinado dentro da sela. A maioria é cística, mas alguns contêm os componentes cístico e nodular. As porções císticas caracteristicamente contêm um fluido viscoso amarelo-amarronzado semelhante a óleo de motor. Algumas vezes, a borda externa do tumor se torna calcificada, parecida com casca de ovo nas radiografias. Mais bem demonstradas com a tomografia computadorizada (TC), as calcificações estão presentes em 75% das crianças mas em somente 35% dos adultos. A cirurgia é indicada para tratamento e confirmação patológica.

5. Como se apresenta um disgerminoma pineal?

Mais frequentemente esse tumor, compreendendo grandes células germinativas indiferenciadas e linfócitos reativos, ocorre em homens jovens. Os disgerminomas associados com insuficiência da hipófise podem surgir na região suprasselar e também se originar da região pineal, se espalhando até envolver o hipotálamo. A interrupção simultânea das funções da hipófise posterior e anterior, o hidrocéfalo e a paralisia do olhar para cima (paralisia de Parinaud) podem ser características. Com frequência, os pacientes apresentam uma combinação de hipogonadismo secundário e poliúria com polidipsia da diabete insípido neurogênica, em adição aos sinais neurológicos associados com a massa ou hidrocéfalo associado.

6. O que é apoplexia da hipófise?

Apoplexia significa perda de consciência seguida por paralisia. A apoplexia hipofisária clássica é um evento agudo com risco de vida, caracterizado por dor de cabeça severa e colapso, com evidência de hemorragia na hipófise. Uma massa hemorrágica expansiva surgida na maioria das vezes de um adenoma infartado da hipófise pode comprimir as estruturas parasselares, incluindo os nervos cranianos cujo trajeto é através dos seios cavernosos adjacentes. A paralisia ocular e a ptose devida ao envolvimento do terceiro, quarto e sexto nervos cranianos, assim como o envolvimento do nervo facial, contribuem para o componente de paralisia necessário para completar a definição de apoplexia. Após um episódio de apoplexia da hipófise, a insuficiência da hipófise anterior é comum. As funções da hipófise posterior são quase sempre preservadas. A maioria dos pacientes se recupera espontaneamente e com frequência não necessita de intervenção cirúrgica de urgência.

As formas subagudas de necrose da hipófise ocorrem em pacientes com diabetes melito e doença falciforme. Evidências radiológicas de infarto na hipófise, mesmo quando não acompanhadas por sintomas e sinais catastróficos, sempre merecem avaliação funcional compreensiva da hipófise.

7. Defina sela vazia.

Sela vazia se refere à ausência ou relativa ausência de glândula hipófise na imagem radiológica da sela túrcica. O termo *sella túrcica* (do latim *sella* = sela e *turcica* = turca) surge da semelhança da proeminência em forma de taça do osso esfenoide que contém a hipófise com selas usadas pelos turcos. Essas selas com suportes à frente e atrás diferem do estilo equestre romano de equitação com um pano amarrado ao dorso do cavalo.

8. Qual é a distinção entre sela vazia primária e secundária?

A sela vazia primária é provavelmente uma variante anatômica ou talvez surja secundária a um defeito congênito no diafragma da sela. A sela não está efetivamente vazia, mas contém fluido cerebroespinhal. A glândula hipofisária é achatada contra as paredes da sela. O hipopituitarismo com sinais de disfunção sintomática ocorre em menos de 10% dos pacientes com sela vazia primária.

A sela vazia secundária é o resultado final de infarto, remoção cirúrgica ou irradiação do tumor.

9. O que é síndrome de Sheehan? Quão comum ela é?

A síndrome de Sheehan é uma forma adquirida de síndrome da sela vazia devido à necrose isquêmica da hipófise, geralmente após o nascimento de criança complicado por perda severa de sangue e hipotensão. Trinta por cento das mulheres que sofrem de hemorragia pós-parto com perda de sangue de severidade suficiente para causar colapso vascular eventualmente podem demonstrar um espectro de insuficiência moderada a severa da

CAPÍTULO 18 INSUFICIÊNCIA DA HIPÓFISE   169

hipófise anterior. Dificuldades com a lactação seguidas por amenorreia persistente pós-parto são características dessa síndrome. Se a insuficiência adrenal secundária acompanha o hipogonadismo secundário, perda de pelo axilar e pubiano também pode ser uma característica da síndrome. Os pelos axilares e pubianos são dependentes de androgênios e só cairão se os androgênios adrenal e gonadal estiverem severamente deficientes.

10. As apresentações clínicas da insuficiência hipofisária diferem entre crianças e adultos?
Em crianças, um sinal do hipopituitarismo é a falha no crescimento. Em adolescentes, anormalidades na maturação sexual, como incapacidade de alcançar a puberdade ou a interrupção na maturação sexual, pode sinalizar para mau funcionamento da hipófise. A puberdade ocorre ao longo de um período de tempo de vários anos, quando o paciente frequentemente muda do pediatra para o médico da família. Os sinais de insuficiência hipofisária podem facilmente ser negligenciados.

Em adultos, os sintomas e sinais do hipogonadismo dominam o quadro clínico. Os pacientes idosos frequentemente não reclamam sobre o declínio na função sexual ou libido e a queixa hipogonadal perde especificidade para o hipopituitarismo porque ele é muito prevalente no idoso. Características de hipotiroidismo e insuficiência adrenal podem ser, da mesma forma, insidiosas.

11. Existe uma maneira fácil de saber se a sela túrcica está aumentada?
Existe um ensinamento antigo que instrui que, se uma moeda de 10 centavos de dólar (diâmetro de 16 mm) couber dentro da sela (em radiografias laterais do crânio), o alargamento da sela túrcica provavelmente está presente. Excedendo essa dimensão por qualquer modalidade moderna de imagem, deve aumentar a preocupação com o aumento da hipófise. A causa mais comum de aumento na hipófise é o adenoma da hipófise. Tumores da hipófise compreendem 10-15% das neoplasias intracranianas e estão presentes em 6-23% das glândulas hipofisárias cuidadosamente inspecionadas na autópsia. O carcinoma da hipófise é extremamente raro e relatado na literatura médica em relatos de casos em vez de grandes séries de pacientes. As metástases nessa região anatômica oriundas de tumores primários de outros locais do corpo também são raras e envolvem mais frequentemente o hipotálamo vascular mais alto. Com frequência, o espalhamento metastático do câncer de mama ou outras neoplasias agressivas resultará em hipopituitarismo secundário e diabetes insípido.

12. Quais testes devem ser considerados para os pacientes hipohipofisários?
A avaliação deve incluir dosagem de hormônios da hipófise anterior, imagem radiográfica por TC ou ressonância magnética para avaliação da anatomia e testes formais de campo visual. Os testes para função da hipófise anterior normalmente incluem níveis séricos de testosterona (homens), estradiol (mulheres), LH, FSH, tiroxina (T4), TSH, PRL, GH (crianças) e cortisol (antes e após a injeção intravenosa de ACTH). Noctúria, poliúria ou polidipsia sugerem a necessidade de se testar secreção suficiente de vasopressina por meio do teste de privação de água.

13. O que é o fenômeno de Houssay?
Houssay, um argentino ganhador do Nobel, mostrou melhora na diabete de cães por meio de pancreatectomia após hipofisectomia. Ele e outros investigadores demonstraram subsequentemente as ações diabetogênicas dos extratos hipofisários. A expressão clínica do fenômeno de Houssay algumas vezes aparece em pacientes diabéticos que demonstram necessidades reduzidas de insulina na presença de hipopituitarismo. O paciente diabético com episódios hipoglicêmicos sérios e recorrentes, causando reduções maiores nas medicações anti-hiperglicêmicas, pode ter adquirido hipopituitarismo. A mudança na sensibilidade à insulina resulta de deficiências adquiridas dos fatores contrarregulatórios de insulina, GH e cortisol. Para entender o significado de hormônios contrarregulatórios à insulina no metabolismo de carboidratos, considere que o diabetes visto com acromegalia também pode melhorar ou resolver após cirurgia ou apoplexia da hipófise ou terapia com octreotide.

14. Quais características da insuficiência adrenal estão presentes nos pacientes deficientes de ACTH?
Sintomas não específicos como fadiga e perda de peso aparecem com deficiência de ACTH. Os níveis séricos de sódio tendem a ser baixos, mas o potássio permanece normal. As características da deficiência de glicocorticoide

normalmente não são tão severas como aquelas vistas com falência adrenal primária. Nas mulheres, os pelos axilares e pubianos podem diminuir ou desaparecer.

15. Defina hipotireoidismo secundário.
O hipotireoidismo é primário quando a própria glândula tireoide falha. A elevação no nível sérico de TSH é o teste mais sensível e específico para o diagnóstico do hipotireoidismo primário porque os níveis séricos de TSH aumentam enquanto a secreção de T4 pela tireoide declina. No hipotireoidismo secundário (central), a deficiência no hormônio da tireoide é secundária à perda de secreção de TSH pela glândula hipofisária ou à produção de hormônio liberador de tireotropina (TRH) pelo hipotálamo. Os sintomas e sinais são similares àqueles vistos no hipotireoidismo primário, mas geralmente são mais brandos. Mesmo os pacientes com tumores maciços da hipófise podem não ter características óbvias do hipotireoidismo. As anormalidades nos testes laboratoriais, assim como os sintomas e sinais, são mais sutis do que aqueles no hipopituitarismo primário. Os níveis de TSH com frequência estão na faixa normal, mas podem estar baixos, enquanto os níveis séricos de T4 estão diminuídos.

16. Por que os níveis de hormônio da tireoide estão baixos no hipotireoidismo secundário?
Vários defeitos explicam o declínio na secreção do hormônio da tireoide no hipotireoidismo secundário. A pulsatilidade do TSH em pacientes com macroadenomas hipofisários frequentemente é anormal, como mostrado na Fig. 18-2. A frequência de pulso do TSH e a amplitude estão reduzidas, resultando em perda ou diminuição nos picos noturnos de secreção de TSH. As moléculas circulantes de TSH também são anormais, com peso molecular maior do que as moléculas de TSH produzidas em indivíduos normais. A falha na remoção dos resíduos de açúcar durante o processamento pós-translacional pelo complexo de Golgi parece ser o mecanismo responsável. Essas formas de TSH de pesos moleculares maiores mostram habilidade reduzida para estimular a secreção do hormônio da tireoide em bioensaios com células da tireoide.

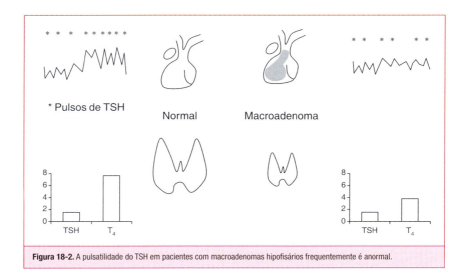

Figura 18-2. A pulsatilidade do TSH em pacientes com macroadenomas hipofisários frequentemente é anormal.

17. Qual nível de cortisol é consistente com insuficiência adrenal?
Cortisol sérico matinal menor do que 10 ug/dL ou nível de cortisol estimulado pelo ACTH abaixo de 20 ug/dL são consistentes com insuficiência adrenal. Os níveis plasmáticos de ACTH, quando corretamente avaliados, estão elevados na insuficiência adrenal primária, mas normais ou baixos na insuficiência adrenal secundária (central).

18. A insuficiência adrenal secundária é tão comum quanto a deficiência de gonadotrofina em pacientes com tumor da hipófise?

Não. A frequência da deficiência dentre os hormônios da hipófise anterior, no momento do diagnóstico da presença de tumor hipofisário, apresenta um espectro de prevalência com GH > LH/FSH > TSH > ACTH. A deficiência de PRL raramente é clinicamente reconhecida. A disfunção na hipófise posterior com diabetes insípido é tão rara que sua presença deveria sugerir doenças de origem primariamente hipotalâmicas ou da pineal, e a deficiência de ocitocina normalmente é desconsiderada. A maioria dos pacientes com adenoma hipofisário surpreendentemente tem a função da hipófise anterior intacta antes do tratamento e normalmente desenvolve hipopituitarismo somente após tratamento cirúrgico ou radiação. Isso é igualmente verdade para a maioria dos macroadenomas. A pesquisa de terapias médicas como alternativas para a redução do tumor hipofisário por cirurgia e radiação continua e focaliza a preservação ou restauração da função normal da hipófise.

19. A expectativa de vida é alterada no hipopituitarismo?

Sim. A expectativa de vida é reduzida. Todas as causas de mortalidade em pacientes com hipopituitarismo são significativamente aumentadas em aproximadamente 1,7 vez. Nas mulheres tende a ser pior do que em homens, com taxas de morte observada/esperada de 2,3 comparada com 1,5, respectivamente. O aumento parece ser devido a doenças vasculares, mas provavelmente é multifatorial. Idade e estado gonadal parecem ser fatores de risco independentes, com pacientes hipogonádicos com melhor prognóstico do que os pacientes hipo-hipofisários eugonádicos.

20. Os custos relacionados com a saúde são maiores nos pacientes com hipopituitarismo?

Uma unidade endócrina sueca relatou que os pacientes hipo-hipofisários têm custo anual direto relacionado com a saúde quase duas vezes maior. Eles também solicitam pensão por incapacidade e têm um número 1,6 vez maior de dias doentes do que a população em geral. Nenhuma das populações estudadas estava sob tratamento de reposição de hormônio de crescimento.

PONTOS-CHAVE: INSUFICIÊNCIA HIPOFISÁRIA

1. O aumento da prolactina decorrente da perda do tônus inibitório da dopamina hipotalâmica a diferencia de outros hormônios hipofisários que declinam após a perda de hormônios liberadores hipotalâmicos.

2. A deficiência hormonal mais importante para se identificar e tratar nos pacientes com doença da hipófise anterior é a deficiência de cortisol. A insuficiência adrenal aguda pode levar a risco de vida.

3. A reposição com hormônio da tireoide sozinho sem reposição concomitante com hormônio adrenal, em paciente com deficiências da tireoide e adrenal, aumenta o risco de crise adrenal aguda.

4. O TSH sérico pode ser baixo, normal ou levemente elevado no hipotireoidismo secundário.

5. A deficiência de aldosterona normalmente não ocorre no hipopituitarismo porque o principal regulador fisiológico da secreção de aldosterona é o sistema renina-angiotensina e não o hormônio adrenocorticotrópico.

21. Qual é a deficiência hormonal mais importante para se identificar e tratar os pacientes com doença da hipófise anterior?

A secreção inadequada de cortisol é a mais importante a ser identificada e tratada. A insuficiência adrenal aguda pode levar risco à vida.

22. Por que a deficiência de aldosterona normalmente está ausente no hipopituitarismo?

A secreção de aldosterona é primariamente regulada pelo eixo renina-angiotensina e, portanto, a secreção de aldosterona está normal nos pacientes com hipopituitarismo. Entretanto, a hiponatremia ainda pode ser um indício de hipopituitarismo porque pode resultar de deficiência do hormônio da tireoide ou deficiência de glicocorticoide e será corrigida com terapia apropriada de reposição do hormônio da tireoide ou do glicocorticoide (ou ambos).

23. A deficiência do hormônio da hipófise anterior leva a uma reposição obrigatoriamente por toda a vida?
Sim, na maioria dos casos, mas existem exceções importantes. Algumas vezes, o hipotireoidismo primário causa significativa hiperplasia hipofisária com hiperprolactinemia e pode se apresentar com amenorreia-galactorreia, nas mulheres, ou com impotência e redução na libido, nos homens. Drástica redução no tamanho da hipófise, normalização dos níveis séricos de PRL e resolução do hipogonadismo normalmente ocorrem com a reposição hormonal. O hipopituitarismo originado da hemocromatose, uma doença herdada de armazenamento de ferro, em casos raros tem melhora com terapia direcionada para a doença. Outro exemplo é visto em certos pacientes com macroadenomas hipofisários. Elevações suaves no PRL sérico e deficiências de outros hormônios da hipófise anterior, especialmente o ACTH, algumas vezes resolvem imediatamente depois da retirada cirúrgica do tumor.

24. Por que, quando uma deficiência hormonal no hipopituitarismo é diagnosticada, ela é importante para definir se outras deficiências hormonais estão presentes?
A reposição com hormônio da tireoide sozinho em paciente com deficiência adrenal coexistente pode precipitar uma crise adrenal aguda. Além disso, a deficiência de vasopressina pode ser mascarada pela deficiência adrenal. Após a reposição de glicocorticoide, o diabetes insípido central pode surgir e necessitar de tratamento específico com um análogo da vasopressina.

25. Qual o tratamento da insuficiência hipofisária?
O tratamento da insuficiência hipofisária consiste em reposição dos hormônios normalmente produzidos pela glândula hipofisária ou pelas glândulas endócrinas reguladas pelos hormônios da hipófise anterior. Assim, os pacientes com hipopituitarismo normalmente são tratados com doses de reposição do hormônio da tireoide, glicocorticoides e hormônios sexuais. Os pacientes com diabetes insípido são tratados com uma preparação de vasopressina.

26. Quem deveria receber tratamento com GH?
O tratamento é indicado para crianças com baixa estatura, epífises abertas e deficiência de GH congênita ou adquirida documentadas. Evidências também estão se acumulando de que adultos com deficiência do GH podem se beneficiar da reposição do GH, embora o custo-benefício dessa intervenção seja um ponto ainda não avaliado.

PRINCIPAIS SEGREDOS

1. O diabetes insípido pode ser mascarado por deficiência secundária e concomitante da hipófise e surge após a reposição com hormônio da tireoide e cortisol.

2. A maioria dos pacientes com macroadenoma da hipófise não manifesta sinais e sintomas de hipopituitarismo até após o tratamento com cirurgia ou radiação.

3. O diabetes melito na acromegalia pode melhorar ou resolver após o tratamento para o excesso de hormônio de crescimento.

SITE

Pituitary Foundation. Disponível em: www.pituitary.org.uk

BIBLIOGRAFIA

1. Arafah B: Reversible hypopituitarism in patients with large nonfunctioning pituitary adenomas. J Clin Endocrinol Metab 62:1173–1179, 1986.
2. Bates AS, Van't Hoff W, Jones PJ, Clayton RN: The effect of hypopituitarism on life expectancy. J Clin Endocrinol Metab 81:1169–1172, 1996.
3. Cummings DE, Merriam GR: Age-related changes in growth hormone secretion: should the somatopause be treated? Semin Reprod Endocrinol 17:311–325, 1999.
4. Ehrnborg C, Hakkaart-Van Roijen L, Jonsson B, et al: Cost of illness in adult patients with hypopituitarism. Pharmacoeconomics 17:621–628, 2000.
5. Gama R, Smith MJ, Wright J, Marks V: Hypopituitarism in primary haemochromatosis; recovery after iron depletion. Postgrad Med J 71:297–298, 1995.
6. Hazouard E, Piquemal R, Dequin PF, et al: Severe non-infectious circulatory shock related to hypopituitarism. Intensive Care Med 25:865–868, 1999.
7. Lurie SN, Doraiswamy PM, Husain MM, et al: In vivo assessment of pituitary gland volume with magnetic resonance imaging: the effect of age. J Clin Endocrinol Metab 71:505–508, 1990.
8. Schmidt DN, Wallace K: How to diagnose hypopituitarism. Learning the features of secondary hormonal deficiencies. Postgrad Med 104:77–87, 1998.
9. Vance ML: Hypopituitarism. N Engl J Med 330:1651–1662, 1994.
10. Webb SM, Rigla M, Wagner A, et al: Recovery of hypopituitarism after neurosurgical treatment of pituitary adenomas. J Clin Endocrinol Metab 84:3696–3700, 1999.

CAPÍTULO 19

TUMORES NÃO FUNCIONANTES DA HIPÓFISE

Michael T. McDermott

1. Dê os nomes dos tumores hipofisários funcionantes.

Os tumores secretores de prolactina, tumores secretores do hormônio do crescimento, tumores secretores de corticotropina (hormônio adrenocorticotrófico [ACTH]), tumores secretores de tireotropina (hormônio estimulante da tireoide [TSH]), tumores secretores de gonadotrofina (hormônio foliculestimulante [FSH]/hormônio luteinizante [LH]) são as principais neoplasias hipofisárias funcionantes. Alguns tumores secretam uma mistura de hormônios.

2. O que é um tumor hipofisário não funcionante?

Um tumor hipofisário não funcionante surge de células da glândula hipofisária, mas não secreta quantidades clinicamente detectáveis de hormônio hipofisário. Esses tumores normalmente são adenomas benignos.

3. O que é a subunidade alfa?

A subunidade alfa é um componente de três hormônios: TSH, LH e FSH. Cada um desses hormônios consiste na subunidade alfa comum e uma subunidade beta específica (TSH beta, LH beta e FSH beta). As subunidades alfa e beta normalmente se combinam antes que o hormônio intacto seja secretado na circulação. Alguns tumores hipofisários não funcionantes de fato sintetizam e secretam quantidades mensuráveis de subunidade alfa livres, que podem então servir como marcadores tumorais.

4. Que outras lesões podem se parecer com tumores hipofisários não funcionantes?

Tumores que são de origem hipofisária podem ser encontrados dentro da sela túrcica; exemplos incluem carcinomas metastáticos, craniofaringiomas, meningiomas e tumores neurais. Os cistos não neoplásicos de bolsa de Rathke, os aneurismas arteriais e as doenças infiltrativas da hipófise como a sarcoidose, a histiocitose, a tuberculose, a hipofisite linfocítica e a hemocromatose também podem ser vistas nesse local.

5. Diferencie microadenoma de macroadenoma.

Um microadenoma da hipófise é menor do que 10 mm em sua maior dimensão, enquanto um macroadenoma tem 10 mm ou mais. Um macroadenoma pode estar inteiramente contido dentro da sela túrcica ou ter extensão extrasselar.

6. Quais estruturas podem ser danificadas pelo crescimento de um tumor hipofisário fora da sela túrcica?

Os tumores hipofisários que crescem superiormente podem comprimir o quiasma óptico e a haste hipofisária. Aqueles que crescem lateralmente podem invadir o seio cavernoso e comprimir os nervos cranianos III, IV e VI ou a artéria carótida interna. O crescimento inferior pode desgastar o seio esfenoide. Os crescimentos anteriores e posteriores frequentemente desgastam os ossos do tubérculo da sela e do dorso da sela, respectivamente (Fig. 19-1).

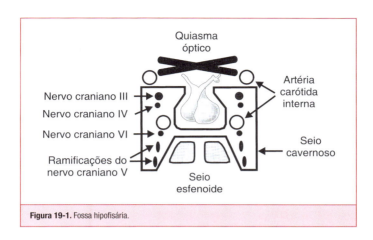

Figura 19-1. Fossa hipofisária.

7. Quais são as características clínicas dos tumores hipofisários não funcionantes?
Muitos tumores hipofisários não funcionantes são assintomáticos e descobertos acidentalmente durante procedimentos de imagem craniana realizados por outras razões. Isso é verdade para microadenomas (<10 mm) e macroadenomas (>10 mm). Os tumores hipofisários não funcionantes que causam sintomas normalmente são grandes macroadenomas que ocupam espaço e comprimem estruturas neurológicas e vasculares vizinhas. As manifestações clínicas comuns incluem dores de cabeça, defeitos no campo visual e paralisias nos nervos extraoculares. A insuficiência hipofisária também pode ser o resultado de destruição do tecido hipofisário normal remanescente.

8. Qual avaliação anatômica é necessária para o tumor hipofisário?
A imagem por ressonância magnética (RMI) ou a tomografia computadorizada (TC) da glândula hipofisária e das regiões parasselares com frequência permitem um diagnóstico preciso e determinam a presença e a extensão da invasão extrasselar. Os testes de campo visual ajudam a avaliar a função do quiasma e tratos ópticos. A angiografia pode ser necessária em alguns casos para descartar a presença de aneurisma.

9. Qual avaliação é necessária para determinar que um tumor hipofisário é não funcionante?
Um exame do histórico e físico tem de ser feito para detectar quaisquer sinais ou sintomas de superprodução de hormônios hipofisários. Os testes hormonais séricos devem incluir medida de prolactina, fator 1 de crescimento do tipo insulina (IGF-1), TSH, tiroxina livre (T_4 livre), LH, FSH, testosterona (homens), estradiol (mulheres) e excreção de cortisol livre em urina de 24 horas. A subunidade alfa sérica, quando disponível, também é útil.

10. Nível elevado de prolactina sérica significa que um tumor é do tipo funcionante?
Não. A secreção de prolactina é negativamente regulada por fatores hipotalâmicos inibitórios, como a dopamina, que alcança a glândula hipofisária anterior por meio da haste hipofisária. A compressão da haste por um tumor não funcionante pode prejudicar a liberação de dopamina e, assim, aumentar a liberação de prolactina pela glândula hipofisária normal. Em tais casos, a prolactina sérica raramente excede 100 ng/mL, enquanto ela é normalmente maior com os tumores secretores de prolactina.

CAPÍTULO 19 TUMORES NÃO FUNCIONANTES DA HIPÓFISE

11. Qual é o tratamento primário para os tumores hipofisários não funcionantes?

Os microadenomas assintomáticos podem ser controlados com observação de estudos seriados de imagem. Os macroadenomas assintomáticos (≥1 cm) devem ser considerados para remoção cirúrgica, embora a observação seriada seja uma opção se o tumor não crescer e não causar ansiedade significativa no paciente.

O tratamento de escolha para os tumores sintomáticos é a cirurgia transesfenoidal, na qual o acesso para a glândula hipofisária é feito através do seio esfenoide. A radioterapia pode ser usada se a cirurgia for contraindicada ou não desejada. Medicações como bromocriptina raramente são úteis.

PONTOS-CHAVE: TUMORES HIPOFISÁRIOS NÃO FUNCIONANTES

1. Os tumores hipofisários não funcionantes causam sintomas primariamente por efeitos de massa, resultando em compressão da haste hipofisária e do quiasma óptico, invasão do seio cavernoso e erosão no osso da sela túrcica.

2. Os tumores hipofisários não funcionantes não produzem níveis detectáveis de hormônios hipofisários, mas podem aumentar modestamente os níveis séricos de prolactina devido à compressão da haste hipofisária, interferindo com o fluxo de dopamina do hipotálamo.

3. Lesões que podem se parecer com tumores hipofisários incluem carcinomas metastáticos, craniofaringiomas, meningiomas, tumores neurais, cisto de bolsa de Rathke, aneurismas e doenças infiltrativas hipofisárias.

4. O tratamento dos tumores hipofisários não funcionantes ≥1,0 cm em tamanho é a cirurgia transesfenoidal com subsequente radioterapia ou acompanhamento detalhado dos tumores não completamente ressecados.

5. O diabetes insípido ou a secreção inapropriada de hormônio antidiurético (ADH) (SIADH) pode ocorre no período imediatamente pós-operatório e tem de ser apropriadamente controlado.

6. As deficiências do hormônio da hipófise anterior (hipopituitarismo) podem ocorrer meses a anos após a remoção do tumor hipofisário, particularmente se for usada radioterapia.

12. A radioterapia pós-operatória é recomendada para tumores não ressecados incompletamente?

A literatura antiga, principalmente de estudos não controlados, sugere que a radioterapia pós-operatória é benéfica. Atualmente, entretanto, a maioria dos especialistas aconselha a radiação somente para grandes tumores remanescentes que comprimem estruturas vasculares ou neurais. Muitos centros estão usando, nesses casos, radioterapia estereotácica em vez da convencional, para liberar uma dose maior de radiação focalizada para o tecido neoplásico com menos exposição de radiação nos tecidos vizinhos. A doença residual de menor severidade pode ser monitorada com estudos por imagem e não tratadas a menos que ocorra crescimento.

13. Quais complicações endócrinas ocorrem no período pós-operatório imediato?

O diabetes insípido transitório (deficiência de vasopressina), manifestado por grande volume urinário, é comum nos primeiros dias. Ele pode ser seguido por um curto período (1-2 dias) de intoxicação por água (excesso de vasopressina), causando hiponatremia. Ambas as condições resultam de trauma ou edema reversível da neuro-hipófise, onde a vasopressina é armazenada. O balanço de fluidos e eletrólitos séricos tem de ser atentamente monitorado. A insuficiência adrenal secundária é de pouco interesse imediato porque altas doses de dexametasona são com frequência administradas para prevenir o edema cerebral, mas algumas vezes ela pode se tornar aparente após a dexametasona ser interrompida. As deficiências de outros hormônios não tendem a ser um problema pós-operatório precoce se eles eram normais antes da cirurgia.

14. Como é o controle do diabetes insípido e da intoxicação de água no pós-operatório?

O diabetes insípido pós-operatório suave pode ser controlado com reposição de fluido isovolumétrico, isotônico. Casos mais severos devem ser tratados com desmopressina (DDAVP), 0,25-0,5 mL (1-2 μg), duas vezes ao dia,

CAPÍTULO 19 TUMORES NÃO FUNCIONANTES DA HIPÓFISE **177**

intravenosa ou subcutaneamente, ou com vasopressina aquosa, cinco unidades subcutaneamente a cada 4-6 horas, até que o volume urinário volte ao normal. Se hiponatremia se desenvolver, a vasopressina tem de ser reduzida ou interrompida e a ingestão de água restringida. Se o diabetes insípido persistir além de uma semana, o paciente pode trocar para DDAVP intranasal, 0,1-0,2 mL, uma ou duas vezes ao dia, ou tabletes orais de DDAVP, 0,1-0,4 mg por dia.

15. Quais problemas endócrinos podem ocorrer durante o acompanhamento de longo prazo?

A deficiência em um ou mais hormônios hipofisários pode se desenvolver meses ou anos após o tratamento, especialmente se radiação for aplicada. A principal preocupação no primeiro mês é a insuficiência adrenal. Durante esse período, o paciente deve ser questionado a respeito de sintomas sugestivos dessa desordem e, se eles estiverem presentes, obter o nível matinal de cortisol. Se o nível de cortisol estiver baixo, a reposição de hidrocortisona deve ser iniciada e o paciente reavaliado em 3-6 meses com um teste de coestimulação de cosintropina. Nesse momento, os níveis séricos de T_4, TSH, IGF-1, LH, FSH, testosterona (homens), estradiol (mulheres) também devem ser checados, e a terapia de reposição considerada para qualquer deficiência identificada. É recomendado que esses testes sejam monitorados com seis meses, um ano e subsequentemente a cada ano.

16. Resuma o controle de longo prazo da insuficiência hipofisária.

Ver Tabela 19-1.

TABELA 19-1. CONTROLE DE LONGO PRAZO DA INSUFICIÊNCIA HIPOFISÁRIA

Deficiência	Regime de Reposição
Insuficiência adrenal	Hidrocortisona, 10-15 mg pela manhã, 5-10 mg à noite
Hipotireoidismo	Levotiroxina, 1,6 μg/kg/dia
Hipogonadismo (homens)	Androgel, 5-10g q.d. Testim gel, 5-10 g q.d.
Hipogonadismo (mulheres)	Contraceptivos orais ou transdérmicos Reposição hormonal oral ou transdérmica pós-menopausa
Hormônio de crescimento (GH)	GH 0,3 mg q.d., subcutaneamente
Diabetes insípido	DDVAP *spray* nasal, 0,1-0,2 mL q.d.-b.i.d. DDVAP tabletes, 0,1-0,4 mg q.d.-b.i.d.

b.i.d., duas vezes ao dia; DDAVP, desmopressina; q.d. diariamente.

17. Descreva as características clínicas dos carcinomas hipofisários.

Os carcinomas hipofisários, que são extremamente raros, se expandem rapidamente e causam efeitos de massa. Alguns secretam hormônios, causando síndromes endócrinas similares àquelas vistas com adenomas. A doença metastática a sistema nervoso central, linfonodos cervicais, fígado e osso está comumente associada.

18. Qual é o tratamento do carcinoma hipofisário?

A cirurgia transesfenoidal é a terapia primária, seguida de radioterapia pós-operatória. Nenhum uso significativo de quimioterapia foi relatado para o carcinoma hipofisário.

19. Qual é o prognóstico para o carcinoma hipofisário?

O tempo médio de vida é de aproximadamente quatro anos.

20. Quais cânceres metastatizam para a glândula hipofisária?

A doença metastática para a glândula hipofisária ocorre em aproximadamente 3-5% dos pacientes com carcinoma amplamente disseminado. Os tumores primários mais comumente relatados são os de mama, pulmão, rim, próstata, fígado, pâncreas, nasofaringe, plasmacitoma, sarcoma e adenocarcinoma de localização primária desconhecida.

BIBLIOGRAFIA

1. Arafah BM, Kailani SH, Nekl KE, et al: Immediate recovery of pituitary function after transsphenoidal resection of pituitary macroadenomas. J Clin Endocrinol Metab 79:348–354, 1994.

2. Arafah BM, Prunty D, Ybarra J, et al: The dominant role of increased intrasellar pressure in the pathogenesis of hypopituitarism, hyperprolactinemia, and headaches in patients with pituitary adenomas. J Clin Endocrinol Metab 85:1789–1793, 2000.

3. Barker FG, Klibanski A, Swearingen B: Transsphenoidal surgery for pituitary tumors in the United States 1996– 2000: mortality, morbidity, and effects of hospital and surgeon volume. J Clin Endocrinol Metab 88:4709–4719, 2003.

4. Branch CL Jr, Laws ER Jr: Metastatic tumors of the sella turcica masquerading as primary pituitary tumors. J Clin Endocrinol Metab 65:469–474, 1987.

5. Gittoes NJL: Review: current perspectives on the pathogenesis of clinically non-functioning pituitary tumours. J Endocrinol 157:177–186, 1998.

6. Kaltsas GA, Mukherjee JJ, Plowman PN, et al: The role of cytotoxic chemotherapy in the management of aggressive and malignant pituitary tumors. J Clin Endocrinol Metab 83:4233–4238, 1998.

7. Katznelson L, Alexander JM, Klibanski A: Clinically nonfunctioning pituitary adenomas. J Clin Endocrinol Metab 76:1089–1094, 1993.

8. Klibanski A, Zervas NT: Diagnosis and management of hormone-secreting pituitary adenomas. N Engl J Med 324:822–831, 1991.

9. Mountcastle RB, Roof BS, Mayfield RK, et al: Case report: pituitary adenocarcinoma in an acromegalic patient: response to bromocriptine and pituitary testing: a review of the literature on 36 cases of pituitary carcinoma. Am J Med Sci 298:109–118, 1989.

10. Mukherjee JJ, Islam N, Kaltsas G, et al: Clinical, radiological and pathological features of patients with Rathke's cleft cysts: tumors that may recur. J Clin Endocrinol Metab 82:2357–2362, 1997.

11. Pernicone PJ, Scheithauer BW, Sebo TJ, et al: Pituitary carcinoma: a clinicopathological study of 15 cases. Cancer 79:804–812, 1997.

12. Shimon I, Melmed S: Management of pituitary tumors. Ann Intern Med 129:472–483, 1998.

13. Shin JL, Asa SL, Woodhouse LJ, et al: Cystic lesions of the pituitary: clinicopathological features distinguishing craniopharyngioma, Rathke's cleft cyst, and arachnoid cyst. J Clin Endocrinol Metab 84:3972–3982, 1999.

14. Swords FM, Allan CA, Plowman PN: Stereotactic radiosurgery XVI: a treatment for previously irradiated pituitary adenomas. J Clin Endocrinol Metab 88:5334–5340, 2003.

15. Wilson CB: Extensive personal experience: surgical management of pituitary tumors. J Clin Endocrinol Metab 82:2381–2385, 1997.

TUMORES HIPOFISÁRIOS SECRETORES DE PROLACTINA

Virginia Sarapura

CAPÍTULO 20

1. Descreva o controle normal da secreção de prolactina. Como ela é alterada nos tumores secretores de prolactina?

Múltiplos fatores afetam a secreção de prolactina (Fig. 20-1). Entretanto, a principal influência na secreção de prolactina é a inibição tônica pela secreção de dopamina do hipotálamo. A interação da dopamina com receptores do subtipo D2 nas membranas lactotrofas da hipófise ativam a proteína G inibitória, levando à diminuição da atividade da adenilato ciclase e redução nos níveis de adenosina monofosfato cíclica (AMPc). Nos adenomas hipofisários secretores de prolactina, uma população monoclonal de células produz autonomamente a prolactina, escapando do controle fisiológico e normal de dopamina pelo hipotálamo. Em quase todos os casos, a responsividade a uma dose farmacológica de dopamina é mantida.

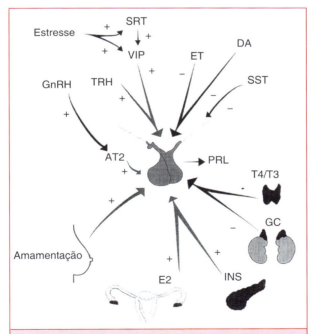

Figura 20-1. As múltiplas vias que controlam a secreção da prolactina. Mais (+), efeito estimulatório; menos (–), efeito inibitório. Entrada por cima da glândula hipofisária (representado) chega ao hipotálamo; entrada por baixo alcança o mamilo da mama, ovário, pâncreas, glândula adrenal e glândula tireoide, como mostrado. AT2, angiotensina 2; DA, dopamina; E2, estradiol; ET, endotelina; GC, glicocorticoide; GnRH, hormônio liberador de gonadotropina; INS, insulina; PRL, prolactina; SRT, serotonina; SST, somatostatina; T4/T3, tiroxina/tri-iodotironina; TRH, hormônio liberador de tireotropina; VIP, peptídeo intestinal vasoativo.

CAPÍTULO 20 TUMORES HIPOFISÁRIOS SECRETORES DE PROLACTINA

2. Quais são os níveis séricos normais de prolactina? Eles são diferentes em homens e mulheres? Quais níveis são vistos em pacientes com tumores secretores de prolactina?

O nível sérico normal de prolactina é menor do que 15 ou 30 ng/mL, dependendo do laboratório. Mulheres tendem a ter níveis ligeiramente maiores do que homens, provavelmente por causa da estimulação da secreção de prolactina pelo estrogênio. Em pacientes com tumores secretores de prolactina, os níveis normalmente são maiores do que 100 ng/mL, mas podem ser tão baixos quanto 30-50 ng/mL se o tumor for pequeno. Nível maior do que 200 ng/mL é quase sempre indicativo de tumor secretor de prolactina. Níveis muito altos de prolactina podem ser falsamente normais por causa do efeito de gancho das altas doses no ensaio; se clinicamente indicado, a amostra deve ser medida novamente após diluição.

3. Quais são as causas fisiológicas de um nível elevado de prolactina que têm de ser consideradas no diagnóstico diferencial dos tumores secretores de prolactina? Quais níveis podem ser alcançados sob certas circunstâncias?

Os estados fisiológicos mais importantes nos quais a prolactina é encontrada elevada são gravidez e lactação. Durante o terceiro trimestre de gravidez, o nível de prolactina pode alcançar 200-300 ng/mL. Ele diminui gradualmente durante os primeiros meses pós-parto, a despeito da lactação continuada. Os níveis de prolactina também estão elevados durante o sono, exercícios extenuantes, estresse e estimulação do mamilo. Nesses casos, a elevação é branda, abaixo de 50 ng/mL.

4. Liste as causas anormais de nível sérico elevado além de tumor secretor de prolactina e exponha o mecanismo da produção anormal de prolactina.

Veja a Tabela 20-1.

TABELA 20-1. OUTRAS CAUSAS ANORMAIS DO NÍVEL SÉRICO ELEVADO DE PROLACTINA ALÉM DE TUMOR SECRETOR DE PROLACTINA E MECANISMO SUBJACENTE DA PRODUÇÃO ANORMAL DE PROLACTINA

Causas	Mecanismo
1. Interrupção da haste hipofisária Trauma Cirurgia Tumores hipofisários, hipotalâmico ou parasselares Desordens infiltrativas do hipotálamo	Interferência com as vias hipotalâmico-hipofisárias; produção de prolactina aumenta porque a inibição tônica da secreção de prolactina é interrompida; frequentemente acompanhada por hipopituitarismo
2. Agentes farmacológicos Fenotiazinas Antidepressivos tricíclicos Alfametildopa Metoclopramida Cimetidina Estrogênios	Interferência específica com consumo dopaminérgico para a glândula hipofisária
3. Hipotireodismo	TRH aumentado, que estimula a liberação de prolactina
4. Falência renal e cirrose hepática	Eliminação metabólica de prolactina diminuída; também produção aumentada na falência renal crônica

(Continua)

TABELA 20-1. OUTRAS CAUSAS ANORMAIS DO NÍVEL SÉRICO ELEVADO DE PROLACTINA ALÉM DE TUMOR SECRETOR DE PROLACTINA E MECANISMO SUBJACENTE DA PRODUÇÃO ANORMAL DE PROLACTINA (*CONT.*)

Causas	Mecanismo
5. Estimulação do nervo intercostal Lesões na parede do tórax Herpes zóster	Mimetizando a estimulação causada pela amamentação

TRH, hormônio liberador de tireotropina.

5. Quais são os níveis típicos de prolactina sérica associados com essas causas?

Em todos esses casos, o nível de prolactina normalmente é suavemente elevado, 30-50 ng/mL e raramente acima de 100 ng/mL.

6. Como a elevação na prolactina resulta em disfunção gonadal? Quais são os sintomas associados com disfunção gonadal?

Os níveis elevados de prolactina suprimem o eixo hipotalâmico-hipofise-gonadal por meio da interferência com a secreção de hormônio liberador de gonadotropina (GnRH) no hipotálamo, resultando em diminuição nos níveis circulantes de estrogênio ou testosterona. Os sintomas incluem infertilidade, perda de libido, irregularidade menstrual e amenorreia nas mulheres e perda de libido e impotência nos homens.

7. O que é galactorreia? A maioria dos pacientes com tumores secretores de prolactina se apresenta com esse sintoma?

A galactorreia é a descarga de leite pela mama, não associada com gravidez ou lactação. Embora sintoma típico dos tumores secretores de prolactina, ela pode estar ausente em mais de 50% das mulheres, particularmente quando os níveis de estrogênio estão muito baixos. A galactorreia é incomum em homens e pode ser vista em conjunto com ginecomastia quando a função gonadal diminuída resulta em baixa relação testosterona:estrogênio.

8. Por que os homens com tumores secretores de prolactina frequentemente se apresentam com doença mais avançada do que as mulheres?

Os principais sintomas dos níveis elevados de prolactina em homens são a redução na libido e a impotência. Esses sintomas podem ser ignorados ou atribuídos a causas fisiológicas. Muitos anos podem se passar antes que uma avaliação seja realizada, frequentemente quando o paciente desenvolve dores de cabeça e defeitos no campo visual relacionados com efeitos da massa do tumor. As mulheres são mais prováveis de procurar uma avaliação mais precoce no processo da doença quando a infertilidade ou irregularidades menstruais requerem avaliação de seu estado hormonal. Em adição, estudos sugeriram que grandes ($\geq$10 mm) e pequenos (<10 mm) tumores podem ser biologicamente diferentes no seu início. Também foi encontrado que não havia diferença na prevalência de grandes tumores entre homens e mulheres; entretanto, houve prevalência muito maior de pequenos tumores nas mulheres. Isso sugere que fatores nas mulheres, possivelmente o estrogênio, podem promover o surgimento de tumores secretores de prolactina, mas quando eles surgem podem ser menores e menos agressivos.

9. Qual é a técnica de imagem de escolha quando um tumor secretor de prolactina é suspeito? Por quê?

A imagem por ressonância magnética (MRI) da hipófise com um agente de contraste, tal como o gadolínio, é a técnica de imagem de escolha na avaliação dos tumores de hipófise. Em particular, a identificação de pequenos tumores é melhorada. O escaneamento por tomografia computadorizada permite melhor visualização das estruturas ósseas, como o assoalho da sela, nos casos de grandes tumores. Entretanto, a relação do tumor com outras estruturas de tecidos moles, como o seio cavernoso e as artérias carótidas, é mais bem visualizada com MRI. Radiografias de crânio e tomogramas são úteis.

10. O metabolismo ósseo é alterado quando os níveis de prolactina estão elevados. Qual é o mecanismo para esse efeito? Ele é reversível?
A redução resultante nos níveis circulantes de estrogênio e testosterona causa diminuição correspondente na formação óssea osteoblástica e aumento na reabsorção óssea osteoclástica. A consequência é uma redução na densidade mineral óssea e progressão na osteoporose. Estudos sugerem que a normalização do nível de prolactina restaura a densidade óssea na maioria, mas não em todos os pacientes, particularmente aqueles afetados em uma idade precoce antes de alcançar o pico de massa óssea na terceira década de vida.

PONTOS-CHAVE: TUMORES HIPOFISÁRIOS SECRETORES DE PROLACTINA

1. Quando é encontrada discreta elevação na prolactina (30-50 ng/mL), causas fisiológicas, patológicas e iatrogênicas têm de ser excluídas antes de se fazer o diagnóstico de um pequeno tumor secretor de prolactina.

2. Nível de prolactina maior do que 200 ng/mL é quase sempre indicativo de um tumor secretor de prolactina, exceto durante o fim da gravidez.

3. Níveis elevados de prolactina causam galactorreia e suprimem o eixo hipotalâmico-hipofisário-gonadal, que resulta em hipogonadismo e diminuição progressiva na densidade mineral óssea.

4. Tumores secretores de prolactina não tratados crescem muito lentamente; menos do que 5% dos pequenos tumores são perceptivelmente maiores após 2-5 anos.

5. O tratamento com agonistas de dopamina é bem tolerado e rapidamente efetivo na normalização do nível de prolactina e encolhimento da massa tumoral mesmo de tumores secretores de prolactina muito grandes.

11. Se um prolactinoma é deixado não tratado, qual é o risco do aumento do tumor?
Muitos estudos longitudinais concordam que a progressão da doença é rara e ocorre em passos lentos. Isso é particularmente verdade nos pequenos tumores secretores de prolactina (<10 mm), menos do que 5% dos quais irão crescer significativamente ao longo de um período de 2-5 anos de observação. Não existe nenhuma maneira confiável de prognosticar quais pacientes irão mostrar progressão. A resolução espontânea, atribuída à necrose, também foi descrita em alguns pacientes, particularmente durante a gravidez.

12. Existe tratamento médico disponível para os tumores secretores de prolactina? Qual é o mecanismo de ação?
O tratamento médico com agonistas de dopamina está disponível desde a década de 1980. Os fármacos mais comumente usados são a bromocriptina e a cabergolina; pergolida e hidergina também estão comercialmente disponíveis, mas não são especificamente aprovadas para o tratamento dos tumores secretores de prolactina. Essas medicações são altamente efetivas na redução dos níveis de prolactina e o tamanho do tumor.

13. Descreva o mecanismo de ação dos fármacos comumente usados.
Os agonistas de dopamina se ligam aos receptores de dopamina D2 específicos na hipófise, na membrana celular das células secretoras de prolactina, reduzindo os níveis intracelulares de AMPc e Ca^{2+}. Isso

CAPÍTULO 20 TUMORES HIPOFISÁRIOS SECRETORES DE PROLACTINA 183

resulta em inibição da liberação e síntese de prolactina. Um aumento na atividade lisossomal celular causa involução do retículo endoplasmático rugoso e do aparelho de Golgi. A ação dos agonistas de dopamina nos receptores D1 de dopamina no cérebro causa efeitos de náuseas e tonturas; os agonistas de dopamina com mais especificidade para D2, como a cabergolina, são menos prováveis de causar esses efeitos colaterais.

14. Se uma mulher com tumor secretor de prolactina ficar grávida enquanto sob tratamento médico, o tratamento deverá ser continuado? Deve ser permitido a ela amamentar seu filho?

Mesmo com muitos estudos mostrando que o tratamento materno com agonistas de dopamina é seguro para o feto, é recomendado que o fármaco seja interrompido tão logo a gravidez seja diagnosticada. O risco da reexpansão do tumor é baixo: menos de 5% para os pequenos tumores secretores de prolactina e 15-35% para os grandes tumores. A avaliação dos sintomas, particularmente a dor de cabeça e os testes de campo visual, deve ser realizada mensalmente. A amamentação não parece adicionar nenhum risco significativo para essas pacientes, mas o acompanhamento de perto deve ser continuado.

15. Quanto tempo demora para que o tratamento médico reduza o nível sérico de prolactina? Para reduzir o tamanho do tumor?

O início da ação dos agonistas da dopamina é rápido e, devido à prolactina ter uma meia-vida sérica de 50 minutos, a redução no nível de prolactina pode ser notada dentro de duas horas. Entretanto, a normalização do nível de prolactina pode demorar semanas ou meses, com a redução máxima vista normalmente em três meses. A redução no tamanho do tumor pode ser aparente dentro das primeiras 48 horas e ser demonstrada pela melhora nos campos visuais, quando eles são afetados pelo tumor. A retração tumoral em pelo menos 50% normalmente é evidente em três meses. A retração tumoral máxima, entretanto, não é normalmente observada até após 6-12 meses de tratamento, pelo menos.

16. Quanto tempo é necessário para o tratamento médico dos tumores secretores de prolactina? Por quê?

Em geral, é necessário tratamento por toda a vida porque os níveis de prolactina aumentam e os tumores se reexpandem quando o tratamento é interrompido, sugerindo que o efeito é principalmente citostático. Relatos recentes, entretanto, sugerem que cerca de 20% dos casos podem ser curados após 2-5 anos de tratamento, e algumas evidências sugerem que os agonistas de dopamina podem ter efeito citolítico.

17. Quando a remoção do tumor secretor de prolactina é indicada?

Com a disponibilidade dos agonistas de dopamina, a cirurgia se tornou uma escolha secundária no tratamento dos tumores secretores de prolactina, particularmente porque a taxa de cura cirúrgica de longo prazo para os grandes tumores é de somente 25-50%. As principais indicações para o tratamento cirúrgico de um tumor secretor de prolactina são a intolerância ou resistência aos agonistas de dopamina e a hemorragia aguda dentro do tumor. O extravasamento de fluido cerebroespinhal devido à erosão do assoalho da sela túrcica é outra indicação para retirada cirúrgica e reparo.

18. Quando a radioterapia é indicada para tratar o tumor secretor de prolactina?

A radioterapia tem sido raramente usada porque o hipopituitarismo é um efeito colateral comum. Essa complicação é de interesse crítico, particularmente em pacientes sob tratamento para infertilidade. Entretanto, a radioterapia pode ser um adjuvante útil em pacientes que necessitam de tratamento adicional após cirurgia e que não toleram os agonistas de dopamina. Alguns especialistas defendem o uso de radioterapia três meses antes de uma tentativa de gravidez nas mulheres com grandes tumores, para evitar a reexpansão do tumor durante a gravidez. O desenvolvimento de novas técnicas radiocirúrgicas estereotácicas, como a faca gama, pode melhorar os resultados e minimizar os efeitos colaterais da radiação.

SITES

1. National Institute for Diabetes, Digestive and Kidney Disorders. Disponível em: http://www.endocrine.niddk.nih.gov/pubs/prolact/prolact.htm
2. UpToDate — Patient Information. Disponível em: http://www.patients.uptodate.com/topicasp?file=endocrie/8753
3. Pituitary Society — Information for Patients. Disponível em: http://www.pituitarysociety.org/public/specific/prolactinoma

BIBLIOGRAFIA

1. Bronstein MD: Prolactinomas and pregnancy. Pituitary 8:31–38, 2005.
2. Casanueva FF, Molitch ME, Schlechte JA, et al: Guidelines of the Pituitary Society for the diagnosis and management of prolactinomas. Clin Endocrinol (Oxf) 65:265–273, 2006.
3. Colao A, Abs R, Bárcena DG, et al: Pregnancy outcomes following cabergoline treatment: extended results from a 12-year observational study. Clin Endocrinol (Oxf) 68:66–71, 2008
4. Gillam MP, Molitch ME, Lombardi G, Colao A: Advances in the treatment of prolactinomas. Endocr Rev 27:485–534, 2006.
5. Molitch ME: Pharmacologic resistance in prolactinoma patients. Pituitary 8:43–52, 2005.
6. Schlechte JA: Long-term management of prolactinomas. J Clin Endocrinol Metab 92:2861–2865, 2007.

TUMORES HIPOFISÁRIOS SECRETORES DO HORMÔNIO DE CRESCIMENTO

Mary H. Samuels

CAPÍTULO 21

1. Qual é a função normal do hormônio de crescimento nas crianças e adultos?

Em crianças, o hormônio de crescimento (GH) é responsável pelo crescimento linear. Em crianças e adultos, o GH tem muitos efeitos no metabolismo intermediário, incluindo a síntese de proteínas, o balanço de nitrogênio, o metabolismo de carboidrato, na lipólise e na hemostase do cálcio.

2. Como os níveis de GH são normalmente regulados?

A secreção hipofisária do GH é regulada por dois hormônios hipotalâmicos: o hormônio estimulador da liberação de GH (GH-RH) e a somatostatina inibidora. A secreção do GH também é afetada pelos hormônios adrenérgicos e dopaminérgicos, assim como por outros fatores do sistema nervoso central.

3. O GH afeta diretamente os tecidos periféricos?

Não. Muitos efeitos do GH (embora não todos) são mediados por um outro hormônio chamado de somatomedina C ou fator de crescimento tipo 1 insulina-símile (IGF-1). O IGF-1 é produzido pelo fígado e outros órgãos em resposta ao estímulo pelo GH. O IGF-1 retorna à glândula hipofisária e suprime a secreção de GH. Ao contrário do GH, o IGF-1 tem uma meia-vida longa no plasma; assim, os níveis plasmáticos de IGF-1 são úteis no diagnóstico de anormalidades no GH.

4. Quais são as características clínicas da produção excessiva de GH em crianças?

Nas crianças que ainda não chegaram à adolescência e aquelas cujos ossos longos ainda respondem ao GH, o excesso do GH causa crescimento linear acelerado. O resultado é o gigantismo.

5. Descreva as características clínicas da produção excessiva de GH nos adultos.

Em adultos, o excesso de GH causa acromegalia. Os efeitos patológicos e metabólicos da acromegalia estão resumidos na Tabela 21-1.

6. Qual é o melhor indício no exame de um paciente suspeito ter acromegalia?

Uma fotografia de carteira de habilitação antiga ou outra fotografia antiga fornece o melhor indício. Os pacientes com acromegalia com frequência não percebem a deformação devida à doença ou a atribuem ao envelhecimento. A comparação de uma série de fotografias pode ajudar a estabelecer o diagnóstico, assim como a data de início.

7. Qual a causa da morte dos pacientes com acromegalia?

A acromegalia aumenta os fatores de risco cardiovasculares e metabólicos, incluindo hipertensão, intolerância à glicose, cardiomiopatia e apneia do sono. A mortalidade da acromegalia não tratada ou inadequadamente tratada é cerca do dobro da taxa esperada em indivíduos saudáveis de idade comparável. As principais causas de morte incluem hipertensão, doença cardiovascular, diabetes, infecções pulmonares e câncer.

8. Em pacientes com acromegalia, os apêndices cutâneos (*skin tags*) por todo o pescoço e tórax são achados relevantes?

Parece existir uma associação entre os múltiplos *skin tags* com pólipos colônicos na acromegalia. Por esse motivo, o paciente deve se submeter a uma cuidadosa pesquisa colonoscópica para pólipos e câncer de cólon.

CAPÍTULO 21 TUMORES HIPOFISÁRIOS SECRETORES DO HORMÔNIO DE CRESCIMENTO

TABELA 21-1. EFEITOS CLÍNICOS DA ACROMEGALIA

Efeito Clínico	Causas
Características grosseiras	Formação periosteal de novo osso
Aumento das mãos e pés	Hipertrofia de tecidos moles
Suor excessivo	Hipertrofia das glândulas sudoríparas
Intensificação da voz	Hipertrofia da laringe
Skin tags	Hipertrofia da pele
Obstrução das vias aéreas superiores e apneia do sono	Hipertrofia da língua e vias aéreas superiores
Osteoartrite	Hipertrofia da cartilagem do joelho e supercrescimento ósseo
Síndrome do túnel do carpo	Hipertrofia da cartilagem do joelho e supercrescimento ósseo
Hipertensão, insuficiência cardíaca congestiva	Hipertrofia cardíaca
Hipogonadismo	Multifatorial
Diabetes melito, intolerância à glicose	Antagonismo da insulina, outros fatores
Pólipos colônicos	Hipertrofia colônica

Entretanto, mesmo os pacientes sem doença ativa ou *skin tags* podem estar sob risco para neoplasia colônica e provavelmente deveriam ser regularmente pesquisados, de acordo com os consensos convencionais.

9. O marido de uma paciente com acromegalia se queixa de que não pode dormir porque sua esposa ronca muito alto. Essa queixa é relevante?

A apneia do sono ocorre em até 80% dos pacientes com acromegalia. Isso pode ser devido ao supercrescimento do tecido mole da via aérea superior ou a controle respiratório central alterado. A apneia do sono pode contribuir para a morbidade e a mortalidade da acromegalia pela produção de hipóxia e hipertensão pulmonar.

10. Se eu suspeitar de que um paciente possa ter acromegalia, qual teste devo solicitar?

O melhor teste para pesquisa de acromegalia é o nível plasmático de IGF-1. Devido aos níveis plasmáticos de IGF-1 serem independentes da ingestão alimentar, amostras podem ser coletadas a qualquer hora do dia. Nos adultos, a acromegalia é essencialmente a única condição que causa níveis elevados de IGF-1. Em crianças, os níveis de IGF-1 são mais difíceis de interpretar porque a criança em crescimento normalmente tem níveis maiores do que os adultos.

11. O nível de IGF-1 da paciente não está elevado, mas eu ainda penso que ela pode ter acromegalia. Qual outro teste posso fazer?

O teste padrão ouro para descartar acromegalia é a medida dos níveis séricos de GH no estado de jejum e após supressão com glicose. Alguns pacientes com acromegalia têm níveis de jejum extremamente elevados de GH e, assim, testes adicionais não são necessários. A maioria dos pacientes, entretanto, tem níveis de GH que são apenas levemente elevados e se sobrepõem aos níveis de indivíduos saudáveis. Portanto, o diagnóstico normalmente é feito pela medida dos níveis de GH após o teste de tolerância à glicose. Os indivíduos saudáveis suprimem os níveis de GH após a glicose, enquanto os pacientes com acromegalia não mostram supressão ou apresentam aumento nos níveis de GH. Não se pode confiar nesse teste em pacientes com diabetes melito.

CAPÍTULO 21 TUMORES HIPOFISÁRIOS SECRETORES DO HORMÔNIO DE CRESCIMENTO **187**

12. Após o diagnóstico bioquímico para acromegalia ou gigantismo ser feito, qual é o próximo passo?

A secreção excessiva de GH é quase sempre devida a um tumor benigno da hipófise. Assim, o próximo passo é obter um estudo radiológico da glândula hipofisária. O estudo ótimo é a imagem por ressonância magnética (MRI), com cortes especiais para a glândula hipofisária. Se a MRI não estiver disponível, o melhor estudo alternativo é a tomografia computadorizada (CT) com cortes especiais para a glândula hipofisária.

13. O que causa os tumores hipofisários secretores de GH?

Os tumores hipofisários secretores de GH são monoclonais, sugerindo que uma mutação somática espontânea é o evento chave na transformação neoplásica dos somatotrofos. Estudos adicionais clarificaram a natureza da mutação em alguns tumores de GH, os quais parecem ter uma subunidade estimulatória (G_S) da proteína G alterada que regula a atividade da adenilato ciclase. Em uma célula alterada, as alterações na subunidade G_S causam atividade autônoma da adenilato ciclase e secreção elevada de GH. Entretanto, a G_S mutante é encontrada somente em um subgrupo de pacientes com acromegalia. O mecanismo da regulação do GH e do crescimento do tumor pode ser diferente em outros pacientes com acromegalia.

14. Outras síndromes endócrinas são possíveis em pacientes com acromegalia ou gigantismo?

Sim. Do contrário, a acromegalia e o gigantismo não seriam desordens endócrinas. Três síndromes endócrinas incluem a acromegalia (Tabela 21-2).

TABELA 21-2. SÍNDROMES ENDÓCRINAS ASSOCIADAS COM ACROMEGALIA			
Síndrome	**Principais Órgãos Envolvidos**	**Achados Clínicos**	**Outros Indícios**
Múltiplas neoplasias endócrinas tipo 1	Tumores hipofisários		Dominante autossômica
(NEM 1)	Hiperplasia da paratireoide	Hipercalcemia (maioria)	Checar os níveis de cálcio em pacientes com acromegalia
	Tumores de células da ilhota	Úlcera péptica (se gastrinoma)	
		Hipoglicemia (se insulinoma)	
Síndrome de McCune-Albright	Ossos	Displasia poliostótica fibrosa	Principalmente em meninas
	Pele	Manchas *café-au-lait*	
	Gônadas	Precocidade sexual	
	Outros		
Complexo de Carney	Coração	Miomas cardíacos	Dominante autossômica
	Pele	Lesões pigmentadas da pele	
	Adrenais	Hiperplasia adrenal nodular pigmentada	
	Outros	Muitos outros tumores	

CAPÍTULO 21 TUMORES HIPOFISÁRIOS SECRETORES DO HORMÔNIO DE CRESCIMENTO

15. Outros tumores além dos tumores hipofisários produzem GH e causam acromegalia ou gigantismo?

Sim. Raros tumores de pâncreas, pulmão, ovário e mama podem produzir GH. Entretanto, somente foi relatado um paciente que desenvolveu acromegalia clínica devido à produção ectópica de GH (de um tumor pancreático).

16. Os tumores sempre causam acromegalia ou gigantismo pela produção excessiva de GH-RH?

Sim. Mais de 50 casos de produção de GH-RH por vários tumores foram descritos. Esses tumores ocorrem no pulmão, trato gastrointestinal ou glândulas adrenais e causam acromegalia pela estimulação da secreção hipofisária de GH. As características clínicas e bioquímicas da acromegalia em tais pacientes são indistintas daqueles com acromegalia devida a adenoma hipofisário. O alargamento da hipófise também ocorre como resultado de hiperplasia dos somatotrofos. Alguns pacientes sofreram cirurgia transesfenoidal inadvertida antes de o diagnóstico correto ter sido feito. Portanto, o nível plasmático de GH-RH deve ser medido em qualquer paciente com acromegalia com anormalidade extra-hipofisária ou com hiperplasia na patologia hipofisária.

17. Se a MRI da hipófise confirmar o tumor no paciente com acromegalia, quais outras consequências, além dos efeitos metabólicos de GH excessivo, devem ser consideradas?

1. O tumor está produzindo algum outro hormônio hipofisário além de GH? Por exemplo, muitos tumores secretores de GH também produzem prolactina; raros tumores também produzem hormônio estimulante da tireoide ou outros hormônios hipofisários. Em pacientes com acromegalia, os níveis de prolactina devem ser medidos, assim como outros hormônios, quando clinicamente indicado.
2. O tumor está interferindo com a função normal da glândula hipofisária? Especificamente, como estão as funções tireoidiana, adrenal e gonadal do paciente? O paciente tem diabetes insípido? É importante diagnosticar e tratar a insuficiência hipofisária antes da terapia para secreção excessiva de GH, especialmente se o paciente está agendado para cirurgia.
3. O tumor está causando efeitos devido ao seu tamanho e localização? Os possíveis efeitos incluem dores de cabeça, distúrbios no campo visual e anormalidades no movimento extraocular. Exame formal dos campos visuais deve ser realizado em pacientes com grandes tumores hipofisários.

18. Quão grandes são os tumores secretores de GH?

Os tumores secretores de GH variam consideravelmente em tamanho, mas a maioria tem mais de 1 cm de diâmetro quando diagnosticada (*i.e.*, macroadenomas) e alguns podem ser muito grandes. O tamanho tumoral é uma questão importante, pois determina o sucesso do tratamento.

PONTOS-CHAVE: ACROMEGALIA

1. A acromegalia leva a alargamento gradual dos tecidos moles e deformação ao longo de muitos anos, e o paciente pode não estar consciente das mudanças.
2. A acromegalia causa dano aos ossos, articulações, coração e outros órgãos, e está associada com considerável morbidade e excesso de mortalidade.
3. O melhor teste de pesquisa para acromegalia é o nível de IGF-1.
4. O melhor tratamento inicial para a acromegalia normalmente é a cirurgia, realizada por um experiente cirurgião de hipófise.
5. Existem novos tratamentos médicos para a acromegalia que são efetivos no controle dos efeitos metabólicos do excesso de secreção do hormônio de crescimento.

19. Como a acromegalia ou gigantismo deve ser tratado?

O tratamento de escolha para os tumores secretores de GH é a cirurgia transesfenoidal, feita por um neurocirurgião experiente. A maioria dos pacientes com microadenoma é curada, e os grandes tumores são reduzidos.

CAPÍTULO 21 TUMORES HIPOFISÁRIOS SECRETORES DO HORMÔNIO DE CRESCIMENTO **189**

A redução significativa nos níveis de GH e a melhora nos sintomas tipicamente ocorrem após a cirurgia, mesmo que tratamento adicional seja necessário. Alguns pacientes podem se beneficiar com um análogo da somatostatina antes da cirurgia, para reduzir o risco cirúrgico, incluindo os pacientes com falência cardíaca congestiva, severa apneia do sono, problemas de intubação ou outras comorbidades da acromegalia. Entretanto, não existem dados conclusivos de que o tratamento pré-cirúrgico melhore as taxas de cura. A terapia médica primária com o análogo da somatostatina pode ser considerada para pacientes cuidadosamente selecionados, como aqueles que são fracos candidatos à cirurgia ou que recusam a cirurgia.

20. O que fazer se a cirurgia não curar o paciente? Devo recomendar radioterapia?

A radioterapia convencional para os tumores secretores de GH causa um declínio gradual nos níveis de GH ao longo de muitos anos e não é recomendada como único tratamento. A "radiocirurgia" estereotácica tem sido aplicada para tumores hipofisários, incluindo a acromegalia. A radiocirurgia estereotácica consiste em aplicação de radioterapia de alta energia altamente concentrada direto no tumor, e parece ser mais efetiva e trabalhar mais rapidamente do que a radioterapia convencional para os tumores da hipófise. Entretanto, a radiocirurgia estereotácica ainda demora meses a anos para surtir efeito. Desse modo, embora não seja uma boa escolha inicial, a radioterapia é algumas vezes usada após cirurgia, para o controle adicional de massa tumoral residual ou se a terapia medicamentosa falhar em controlar os efeitos metabólicos do excesso do hormônio de crescimento. Muitos pacientes eventualmente desenvolvem hipopituitarismo após a radioterapia.

21. Existem algumas opções para a terapia médica da acromegalia?

Dois agentes são efetivos: octreotide e pegvisomant.

22. Discuta o mecanismo de ação da octreotide.

A maioria dos tumores secretores de GH tem receptores de somatostatina e respondem à somatostatina com redução nos níveis de GH. O desenvolvimento do octreotide, um análogo de longa duração da somatostatina, foi o principal avanço no tratamento da acromegalia.

23. Quão efetivo é o octreotide?

Administrado como injeções duas ou três vezes ao dia, o octreotide leva a marcada redução nos níveis de GH na maioria dos pacientes com acromegalia, com melhora de muitos dos sintomas e efeitos colaterais da acromegalia. Ele também causa redução do tumor em alguns pacientes. Entretanto, não cura a acromegalia; a parada do fármaco normalmente leva a aumento nos níveis de GH e recrescimento do tumor. Portanto, o octreotide tem de ser administrado indefinidamente ou enquanto se espera a radiação fazer efeito. Recentemente, foram desenvolvidas as formas de depósitos de longa duração do octreotide. A maioria dos pacientes pode ser tratada com uma injeção, uma vez ao mês, em vez de duas a três vezes ao dia.

24. Descreva o mecanismo de ação do pegvisomant. Quando ele é usado?

O pegvisomant, a mais nova opção terapêutica para a acromegalia, bloqueia a ação do GH nos receptores periféricos, melhorando os níveis de IGF-1, reduzindo os efeitos clínicos e corrigindo os defeitos metabólicos. Ele parece não afetar o tamanho do tumor na grande maioria dos pacientes, mas o tamanho do tumor deve ser monitorado, dado o mecanismo de ação do fármaco. Ele é correntemente usado para pacientes resistentes ou que não toleram a octreotide.

25. Quais são os efeitos colaterais do octreotide e do pegvisomant?

Os efeitos colaterais gastrointestinais são comuns com o octreotide, incluindo inchaço abdominal, diarreia discreta, náuseas e flatulência. A incidência de cálculo biliar pode ser aumentada com o octreotide e, portanto, os pacientes devem ser monitorados com ultrassonografias seriadas para cálculo biliar. O pegvisomant parece ter menos efeitos colaterais, à parte raras elevações nos testes de função hepática.

26. Como se pode dizer se um paciente está curado da acromegalia?

O critério para a cura da acromegalia é algumas vezes controverso. Estudos antigos definiram cura como nível randômico de GH abaixo de 5 ng/mL. Estudos mais recentes mostraram que esse critério está inadequado porque

CAPÍTULO 21 TUMORES HIPOFISÁRIOS SECRETORES DO HORMÔNIO DE CRESCIMENTO

pacientes com níveis baixos de GH ainda podem ter acromegalia. Dessa forma, um critério mais rigoroso foi desenvolvido dependendo de ensaios de GH específicos. Para um controle completo da secreção do hormônio de crescimento, foi recentemente recomendado que os pacientes devem ter nível normal de IGF-1 e níveis de GH menores do que 0,4 ng/mL após glicose oral.

27. O paciente se submeteu a cirurgia transesfenoidal para acromegalia e agora tem níveis de GH de jejum normais no pós-operatório, níveis suprimidos de GH após glicose oral e nível normal de IGF-1. Como o paciente deve ser seguido?

Parece que o paciente está curado, mas os tumores GH podem voltar a aumentar lentamente ao longo de anos. Medidas de GH, IGF-1, ou ambos, devem ser repetidas a cada 6-12 meses. Alguns médicos também repetem a MRI de hipófise a intervalos anuais. O paciente também necessita de monitoramento para neoplasia colônica em intervalos regulares. Em adição, deve ser avaliado se a cirurgia danificou a função normal da hipófise através da determinação da função da tireoidiana, adrenal, gonadal e hipofisária posterior do paciente. Finalmente, os efeitos da cirurgia nos campos visuais devem ser avaliados, especialmente se o paciente tem defeitos pré-operatórios.

28. O paciente pergunta quais sintomas e anormalidades físicas irão melhorar após a cura ser confirmada. Qual é a resposta apropriada?

A maioria das mudanças nos tecidos moles melhora, incluindo características faciais grosseiras, aumento do tamanho das mãos e pés, hipertrofia das vias aéreas superiores, síndrome do túnel do carpo, osteoartrite e suor excessivo. Hipertensão, doença cardiovascular e diabetes também melhoram. Infelizmente, o supercrescimento dos ossos da face não regride após o tratamento.

29. Para pontos de bônus, dê o nome de um ator com acromegalia e o filme no qual ele estrelou.

André, o gigante, estrelou o filme *A Princesa Prometida* (*Princess Bride*).

BIBLIOGRAFIA

1. Ben-Shlomo A, Melmed S: Acromegaly. Endocrinol Metab Clin North Am 30:565–583, 2001.
2. Colao A, Ferone D, Marzullo P, Lombardi G. Systemic complications of acromegaly: epidemiology, pathogenesis, and management. Endocr Rev 25:102–152, 2004.
3. Consensus statement: biochemical assessment and long-term monitoring in patients with acromegaly. Statement from a join consenses conference of the Growth Hormone Research Society and the Pituitary Society. J Clin Endocrinol Metab 89:3099–3102, 2004.
4. Freda PU: Somatostatin analogs in acromegaly. J Clin Endocrinol Metab 87:3013–3018, 2002.
5. Melmed, S, Casanueva F, Cavagnini F, et al: Consensus statement: medical management of acromegaly. Eur J Endocrinol 153:737–740, 2005.
6. Muller AF, Kopchick JJ, Flyvbjerg A, van der Lely AJ: Growth hormone receptor antagonists. J Clin Endocrinol Metab 89:1503–1511, 2004.

TUMORES HIPOFISÁRIOS SECRETORES DE GLICOPROTEÍNA

Robert C. Smallridge

CAPÍTULO 22

1. Quais são os hormônios glicoproteicos?

Os hormônios glicoproteicos são o hormônio luteinizante (LH), a tirotropina (TSH), o hormônio foliculestimulante (FSH) e a gonadotrofina coriônica (CG). Os hormônios glicoproteicos são compostos por duas subunidades ligadas não covalentemente. A subunidade alfa (α-SU) é similar entre todos os quatro hormônios. Em contraste, a subunidade beta (β-SU) é única, tanto imunológica quanto biologicamente para cada hormônio; essas subunidades são identificadas como LHβ, FSHβ, TSHβ e βCG.

2. Dê o nome de dois tipos de tumores hipofisários que secretam glicoproteína.

Tipo	Produtos Secretórios
Gonadotropinomas	LH, FSH, LHβ, FSHβ, α-SU
Tireotropinomas (TSHomas)	TSH, α-SU

3. Os hormônios hipofisários secretam somente um único hormônio?

Não. Muitos tumores produzem dois ou mais hormônios ou subunidades. Em algumas circunstâncias, quantidades suficientes de múltiplos hormônios são secretadas para produzir os sintomas clínicos característicos de várias síndromes no mesmo paciente.

4. Sob quais circunstâncias um tumor secretor de TSH deve ser considerado?

- Hipertiroidismo suspeito
- T_4 livre ou índice de tiroxina livre aumentados
- TSH detectável no soro

5. Descreva o diagnóstico diferencial para pacientes com aumento transitório no T_4 sérico total e nível detectável ou elevado de TSH sérico.

Exógenos

- Terapia com L-tiroxina (L-T_4) (paciente não aderente que ingeriu L-T_4 no dia em que o sangue foi coletado)
- Outros fármacos (amiodarona, ipodato, anfetaminas)

Endógenos (subgrupo de doença não tireoidiana)

- Doença psiquiátrica aguda
- Doença hepática aguda

6. Descreva o diagnóstico diferencial para os pacientes com aumento permanente no T_4 sérico total e nível detectável ou elevado de TSH sérica.

Desordens de proteínas ligantes

- Excesso de globulina ligante de tiroxina (TBG)
- Pré-albumina ligante de tiroxina (TBPA) (transtiretina) anormal
- Hipertiroxinemia disalbuminêmica familiar (FDH)
- Autoanticorpo contra T_4
- Anticorpo heterófilo contra TSH (necessita de causa separada para a elevação em T_4)

192 CAPÍTULO 22 TUMORES HIPOFISÁRIOS SECRETORES DE GLICOPROTEÍNA

Secreção inapropriada de TSH

- Resistência ao hormônio da tireoide (generalizada, central)
- Tumor da hipófise

7. Quais testes são úteis no diagnóstico diferencial do paciente com T_4 total sérico elevado e TSH sérico detectável ou elevado?

A história e o exame físico normalmente excluem medicações e doenças não tireoidianas. O teste laboratorial mais importante é o T_4 livre. T_4 livre normal sugere fortemente uma das desordens de proteína ligante. T_4 livre elevado, em contraste, restringe o diferencial para duas desordens: síndrome de resistência ao hormônio da tireoide ou tumor hipofisário secretor de TSH. A tireotoxicose clínica está comumente presente em pacientes com qualquer uma das condições. Deve-se confirmar os resultados anormais dos testes em um segundo laboratório antes de iniciar investigação detalhada para essas desordens incomuns.

8. Como se pode distinguir um paciente com hipertireoidismo de resistência ao hormônio da tireoide e de um paciente com tumor hipofisário?

Os tumores de TSH podem secretar α-SU em excesso. A razão molar da α-SU sérica para o TSH é aumentada em muitos pacientes com tumores de TSH, mas é normal na resistência ao hormônio da tireoide. Um teste do hormônio liberador de tireotropina (TRH, protirelina) também é útil. Menos de 20% dos pacientes com o tumor tem aumento de duas vezes no TSH sérico após TRH, enquanto aqueles com resistência respondem intensamente. Se houver suspeição de tumor após ambos os testes, uma imagem por ressonância magnética (MRI) da hipófise deve ser obtida. A maioria dos tumores secretores de TSH (aproximadamente 90%) é macroadenoma (p. ex., $\geq$10 mm). A maioria dos microadenomas (<10 mm) também é visualizada, mas raramente amostras do sangue no seio petroso inferior ajudaram a localizar o tumor. A MRI dinâmica ou a cintilografia do receptor de somatostatina (OctreoScan) também é útil. A administração crônica (dois meses) de um análogo de longa duração da somatostatina reduz T_4/T_3 livres e TSH no soro de pacientes com tumores TSH.

9. Descreva como calcular a razão molar α /TSH.

Os valores de TSH são expressos como μU/mL (ou mU/L). É preciso saber a bioatividade e converter essas unidades para ng/mL, as unidades de α-SU. Além disso, o peso molecular da subunidade é somente metade do peso molecular de toda a molécula de TSH; esse fato também tem de ser considerado no cálculo da razão molar. A partir de um ponto de vista prático, a seguinte fórmula pode ser usada:

$$\text{razão molar} = [\alpha\text{-SU (ng/mL)/TSH (}\mu\text{U/mL)}] \times 10$$

10. Dê o nome do tratamento de escolha para os tumores secretores de TSH e sua probabilidade de sucesso.

A cirurgia da hipófise é o tratamento de escolha, mas ela é curativa em somente um terço dos pacientes. Mas os resultados são um pouco melhores se a cirurgia for seguida por radioterapia. Devido a um maior número de microadenomas serem identificados, os resultados estão melhorando.

11. Quão efetiva é a radiação como principal terapia?

Tão poucos casos foram relatados, que os resultados são incertos.

12. Liste as terapias médicas usadas para tumores secretores de TSH.

O octreotide (análogo da somatostatina) reduz o TSH em mais de 90% dos casos e normaliza o T_4 livre em 75% dos casos. O tamanho tumoral diminui e a visão melhora. Os análogos de longa duração (mensal) são efetivos.

A bromocriptina tem sucesso limitado.

A dexametasona reduz o TSH, mas seus efeitos colaterais excluem o uso de longo prazo.

O ácido iopanoico é efetivo no pré-operatório.

13. Resuma o papel da ablação da glândula tireoide no tratamento dos tumores secretores de TSH.

A tireoidectomia e o ^{131}iodo são contraindicados. A ablação da tireoide não controla a secreção de TSH e pode aumentar o crescimento da atividade da hipófise, embora recentemente dois pacientes tenham sido acompanhados por oito e 12 anos sem crescimento do tumor.

14. Todos os pacientes com glândula hipofisária aumentada e nível elevado de TSH sérico têm tireotropinomas?

Não. Os pacientes com hipotireoidismo de longa duração podem desenvolver hiperplasia da hipófise, produzindo um pseudotumor (Fig. 22-1). A massa hipofisária pode se estender para dentro da região suprasselar e causar defeitos no campo visual. O T_4 sérico é sempre baixo, e a retração da glândula aumentada normalmente ocorre com a terapia de reposição de L-T_4. A hiperplasia dos lactotrofos, em adição aos tireotrofos, pode resultar em níveis elevados de prolactina. Nenhum paciente deve se submeter a cirurgia da glândula hipofisária sem uma medida pré-operatória de T_4 e TSH séricos.

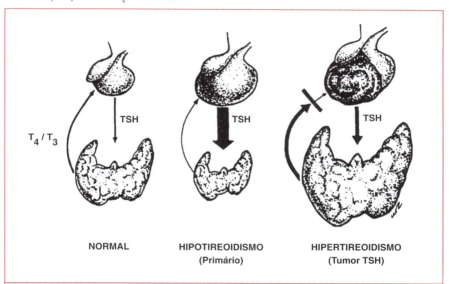

Figura 22-1. Eixo hipófise-tireoide normal e em pacientes com tumores hipofisários secretores de tireotropina (TSH). À esquerda está o *feedback* apropriado, nas pessoas eutireoidianas, com a espessura das setas representando a concentração sérica normal de TSH e tiroxina (T_4). A figura do meio descreve uma glândula tireoide pequena devido a hipotireoidismo primário. Os baixos níveis de T_4 resultam em aumento marcante no TSH e, em alguns pacientes, hiperplasia generalizada da glândula hipofisária anterior. À direita está um tumor hipofisário autônomo secretor de TSH. Os níveis séricos de TSH podem variar grandemente, mas em todos os casos são suficientemente biologicamente ativos para aumentar os níveis de T_4 acima do normal. O nível elevado de T_4 tem pouca ou nenhuma capacidade de suprimir a função do tumor.

15. Quais características clínicas levantam a suspeita de pseudotumor secretor de TSH?

Quase todos os pacientes têm sintomas de hipotireoidismo, e a concentração de T_4 sérico é sempre baixa. A anormalidade subjacente normalmente é a tireoidite autoimune, predominantemente uma doença de mulheres. Aproximadamente 80% dos casos relatados de aumento da hipófise com hipotireoidismo foram em mulheres, ao passo que somente 55% dos verdadeiros tumores TSH ocorreram em mulheres. Em crianças, a puberdade precoce pode ocorrer. Os anticorpos da tireoide estão presentes em mais de 75% dos casos com pseudotumor, comparados com cerca de 10% dos pacientes com tumores TSH que produzem hipertireoidismo.

16. A presença de campos visuais anormais ajuda a distinguir entre os pacientes com hiperplasia da hipófise devido ao hipotiroidismo primário e pacientes com tumores secretores de TSH?
Não. Os campos visuais anormais têm sido relatados em 28% dos pacientes com hiperplasia hipofisária quando comparados com 42% dos pacientes com tumores. Em contraste, os pacientes com resistência ao hormônio da tireoide têm visão normal.

17. A história familiar fornece alguma pista para distinguir essas desordens?
No pseudotumor da hiperplasia tireotrófica, a história familiar pode ser positiva para a presença de doenças autoimunes (p. ex. tireoidite, doença de Graves, diabetes melito tipo 1, artrite reumatoide, lúpus eritematoso, síndrome de Sjögren, vitiligo, doença de Addison, anemia perniciosa). Nos tumores secretores de TSH, a história familiar não tem uso. A maioria dos casos de resistência generalizada ao hormônio da tireoide é familiar com herança autossômica dominante (p.ex., 50% da família tem anormalidades bioquímicas).

18. Quais hormônios estão elevados no soro de pacientes com adenomas gonadotróficos?
O FSH sérico com frequência está muito mais aumentado do que o LH. Um aumento na α-SU não é específico para os gonadotrofos porque ela também pode derivar dos tireotrofos. Além disso, uma razão molar α/LH (ou FSH) não é clinicamente útil.

PONTOS-CHAVE: TUMORES HIPOFISÁRIOS SECRETORES DE GLIGOPROTEÍNA

1. Os tumores hipofisários secretores de glicoproteína incluem gonadotropinomas (hormônio luteinizante secretor ou hormônio foliculestimulante) e tireotropinonas (TSH).

2. Os pacientes com hipertireoidismo com TSH sérico detectável sempre devem ser avaliados para secreção inapropriada de TSH (tumor secretor de TSH ou resistência ao hormônio da tireoide).

3. Os tumores secretores de TSH são mais bem controlados por cirurgia transesfenoidal e possivelmente pelo uso a longo prazo do análogo octreotide.

4. Os gonadotropinomas com frequência se apresentam com sintomas neurológicos devido ao efeito da massa e necessitam de cirurgia da hipófise.

5. O hipotireoidismo pode produzir a hiperplasia tireotrófica e pseudotumores hipofisários.

19. Liste os sintomas apresentados por pacientes com gonadotropinomas.
  Efeito de massa (comum)
  - Tumores grandes com crescimento extrasselar
  - Prejuízo visual/diplopia
  - Dores de cabeça
  - Apoplexia
  - Hipopituitarismo

  Excesso endócrino (incomum)
  - Hiperestimulação ovariana
  - Aumento testicular
  - Puberdade precoce

20. Quando os níveis de gonadotrofina estão elevados, como fazer distinção clínica entre adenoma gonadotrófico e hipogonadismo primário?

Essa distinção pode ser difícil, especialmente em mulheres, porque seus níveis de LH e FSH aumentam após a menopausa. Isso provavelmente é porque a maioria dos adenomas gonadotróficos tem sido reconhecida em homens. Historicamente, os homens com tais tumores experimentam puberdade normal e podem ter filhos.

Ao exame, o tamanho testicular pode ser normal. Em contraste, homens com hipogonadismo podem ter desenvolvimento puberal anormal ou história de lesão testicular; os testículos são pequenos.

21. Quais testes laboratoriais são úteis?

No hipogonadismo primário, o FSH e o LH estão aumentados, enquanto o FSH está elevado mas o LH está normal em pacientes com gonadotropinomas. Quando o LH está alto em homens com gonadotropinomas, a testosterona também está alta, em vez de baixa, como no hipogonadismo. Por razões inexplicáveis, aproximadamente um terço dos pacientes com tumor tem aumento anômalo no FSH ou LH séricos quando uma injeção de TRH é administrada. MRI da hipófise revela um grande tumor. Ocasionalmente, um paciente com hipogonadismo de longa duração pode ter algum grau de aumento da hipófise.

22. Como os gonadotropinomas são tratados?

A cirurgia da hipófise é o tratamento de escolha. Embora a completa cura seja com frequência impossível, substancial redução no tamanho do tumor e na secreção do hormônio é comum. A secreção hormonal reduzida fornece um marcador conveniente para o monitoramento recorrente do tumor; aumento abrupto no FSH ou na α-SU deve levar a um estudo repetido por imagem. A radioterapia frequentemente é administrada após a cirurgia na esperança de atraso na recorrência do tumor.

23. A terapia médica é efetiva?

Os análogos agonistas do hormônio liberador de gonadotrofina (GnRH) reduzem a secreção dos gonadotrofos normais. Infelizmente, eles normalmente têm o efeito oposto nos gonadotropinomas. Um análogo antagonista (Nal-Glu-GnRH) reduziu efetivamente o FSH sérico em um pequeno grupo de homens com gonadotropinomas, mas não reduziu o tamanho do tumor. A bromocriptina reduziu os níveis hormonais em um paciente ocasional, enquanto o octreotide reduziu a α-SU e melhorou os campos visuais em certos pacientes. A cabergolina pode reduzir os níveis de estradiol e o tamanho do ovário em mulheres com hiperestimulação ovariana.

24. Os tumores hipofisários são malignos?

Os carcinomas são raros, mas ocasionalmente são relatados para:
- ACTH
- PRL
- GH
- TSH ($n = 2$)

25. O que causa os tumores da hipófise?

- Superexpressão de oncogenes (p. ex., gene transformador do tumor hipofisário, outros)
- Silenciamento de genes supressores de tumor (p. ex., hipermetilação)
- Expressão do fator liberador de corticotrofina (CRF_2)

SITE

Controle da doença da tireoide. Disponível em: http://www.thyroidmanager.org

BIBLIOGRAFIA

1. Al-Gahtany M, Horvath E, Kovacs K: Pituitary hyperplasia. Hormones 2:149–158, 2003.
2. Beck-Peccoz P, Brucker-Davis F, Persani L, et al: Thyrotropin-secreting pituitary tumors. Endocr Rev 17:610–638, 1996.
3. Brown RL, Muzzafar T, Wollman R, Weiss RE: A pituitary carcinoma secreting TSH and prolactin: a nonsecreting adenoma gone awry. Eur J Endocrinol 154:639–643, 2006.
4. Buchfelder M: Thyrotroph pituitary adenomas. Endocrinologist 12:117–125, 2002.
5. Burch HB: Abnormal thyroid function test results in euthyroid persons. In Becker KL, editor, *Principles and practice of endocrinology and metabolism*, ed 3, Philadelphia, 2001, Lippincott Williams & Wilkins, pp. 351–360.
6. Caron P, Arlot S, Bauters C, et al: Efficacy of the long-acting octreotide formulation (octreotide-LAR) in patients with thyrotropin-secreting pituitary adenomas. J Clin Endocrinol Metab 86:2849–2853, 2001.
7. Chaidarun SS, Klibanski A: Gonadotropinomas. Semin Reprod Med 20:339–348, 2002.
8. Daousi C, Foy PM, MacFarlane IA: Ablative thyroid treatment for thyrotoxicosis due to thyrotropin-producing pituitary tumours. J Neurol Neurosurg Psychiatry 78:93–95, 2007.
9. Dhillon KS, Cohan P, Kelly DF, et al: Treatment of hyperthyroidism associated with thyrotropin-secreting pituitary adenomas with iopanoic acid. J Clin Endocrinol Metab 89:708–711, 2004.
10. Knoepfelmacher M, Danilovic DLS, Rosa Nasser RHR, Mendonca BB: Effectiveness of treating ovarian hyperstimulation syndrome with cabergoline in two patients with gonadotropin-producing pituitary adenomas. Fertil Steril 86:719 e715–718, 2006.
11. Lamberts SW, Krenning EP, Reubi JC: The role of somatostatin and its analogs in the diagnosis and treatment of tumors. Endocr Rev 12:450–482, 1991.
12. Mannavola D, Persani L, Vannucchi G, et al: Different responses to chronic somatostatin analogues in patients with central hyperthyroidism. Clin Endocrinol 62:176–181, 2005.
13. McGrath GA, Goncalves RJ, Udupa JK, et al: New technique for quantitation of pituitary adenoma size: use in evaluating treatment of gonadotroph adenomas with a gonadotropin-releasing hormone antagonist. J Clin Endocrinol Metab 76:1363–1368, 1993.
14. Refetoff S, Weiss RE, Usala SJ: The syndromes of resistance to thyroid hormone. Endocr Rev 14:348–399, 1993.
15. Reubi JC, Waser B, Vale W, et al: Expression of CRF1 and CRF2 receptors in human cancers. J Clin Endocrinol Metab 88:3312–3320, 2003.
16. Shorts-Cary L, Xu M, Ertel J, Kleinschmidt-Demasters BK, et al: Bone morphogenetic protein and retinoic acid-inducible neural specific protein-3 is expressed in gonadotrope cell pituitary adenomas and induces proliferation, migration, and invasion. Endocrinology 148:967–975, 2007.
17. Simard MF: Pituitary tumor endocrinopathies and their endocrine evaluation. Neurosurg Clin N Am 14:41–54, 2003.
18. Smallridge RC: Thyroid function tests. In Becker KL, editor, *Principles and Practice of Endocrinology and Metabolism*, ed 3, Philadelphia, 2001, Lippincott Williams & Wilkins, pp 329–336.
19. Smallridge RC: Thyrotropin- and gonadotropin-producing tumors. In Korenman SG, Molitch ME, editors, *Atlas of Clinical Endocrinology. Neuroendocrinology and Pituitary Disease*, Philadelphia, 2000, Blackwell Science, pp. 95–113.
20. Smallridge RC: Thyrotropin-secreting pituitary tumors: clinical presentation, investigation, and management. Curr Opin Endocrinol Diabetes 8:253–258, 2001.
21. Smallridge RC, Czervionke LF, Fellows DW, et al: Corticotropin- and thyrotropin-secreting pituitary microadenomas: detection by dynamic magnetic resonance imaging. Mayo Clin Proc 75:521–528, 2000.
22. Snyder PJ: Extensive personal experience: gonadotroph adenomas. J Clin Endocrinol Metab 80:1059–1061, 1995.
23. Socin HV, Chanson P, Delemer B, et al: The changing spectrum of TSH-secreting pituitary adenomas: diagnosis and management in 43 patients. Eur J Endocrinol 148:433–442, 2003.
24. Young WF Jr, Scheithauer BW, Kovacs KT, et al: Gonadotroph adenoma of the pituitary gland: a clinicopathologic analysis of 100 cases. Mayo Clin Proc 71:649–656, 1996.

SÍNDROME DE CUSHING

Mary H. Samuels

CAPÍTULO 23

1. Descreva a função normal do cortisol nas pessoas normais.

O cortisol e outros glicocorticoides podem ter muitos efeitos como reguladores fisiológicos. Eles aumentam a produção de glicose, inibem a síntese proteica e aumentam a quebra de proteínas, estimulam a lipólise e afetam as respostas imunológicas e inflamatórias. Os glicocorticoides são importantes para a manutenção da pressão sanguínea e formam parte essencial da resposta do corpo ao estresse.

2. Como os níveis de cortisol são normalmente regulados?

A produção adrenal de cortisol é estimulada pelo hormônio hipofisário adrenocorticotrofina (ACTH). A produção de ACTH é estimulada pelos hormônios hipotalâmicos hormônio liberador de corticotrofina (CRH) e vasopressina (ADH). O cortisol exerce *feedback* na hipófise e no hipotálamo para suprimir os níveis de ACTH e de CRH. Sob condições sem estresse, o cortisol é secretado com ritmo circadiano pronunciado, com níveis mais altos de manhã cedo e níveis mais baixos no final da noite. Sob condições de estresse, a secreção de CRH, ACTH e cortisol aumenta, e a variação circadiana é suprimida. Por causa da grande variação nos níveis de cortisol ao longo de 24 horas e elevações apropriadas durante as condições de estresse, pode ser difícil distinguir a secreção normal da secreção anormal. Por essa razão, a avaliação do paciente com suspeita de doença de Cushing com frequência é complexa e confusa.

3. Quais são os sintomas clínicos dos níveis excessivos de cortisol?

1. Obesidade, especialmente obesidade central (tronco), com extremidades finas, fácies de lua cheia, tecido adiposo supraclavicular e giba de búfalo.
2. Adelgaçamento da pele, com pletora facial, facilidade para ferimentos e estrias violáceas.
3. Fraqueza muscular, especialmente fraqueza no músculo proximal e atrofia.
4. Hipertensão, aterosclerose, insuficiência cardíaca congestiva e edema.
5. Disfunção gonadal e irregularidades menstruais.
6. Distúrbios psicológicos (p. ex., depressão, labilidade emocional, irritabilidade, distúrbios do sono).
7. Osteoporose e fraturas.
8. Aumento no risco de infecções e pobre cicatrização de feridas.

4. Parece que todos os meus pacientes clínicos têm a síndrome de Cushing. Alguns achados clínicos são mais específicos para a síndrome de Cushing do que outros?

Algumas manifestações da síndrome de Cushing são comuns, mas não específicas, enquanto outras são menos comuns, mas bastante específicas. Os achados clínicos são listados na Tabela 23-1, com os achados mais específicos listados primeiro. A sensibilidade e a especificidade para o diagnóstico estão listadas separadamente.

5. Uma paciente se apresenta com história de obesidade, hipertensão, menstruação irregular e depressão. Ela tem produção excessiva de cortisol?

O cortisol elevado é altamente improvável. Embora os achados listados sejam consistentes com excesso de glicocorticoide, eles não são específicos; a maioria dos pacientes com tais achados não têm síndrome de Cushing (Tabela 23-1).

CAPÍTULO 23 SÍNDROME DE CUSHING

TABELA 23-1. SINTOMAS E SINAIS DA SÍNDROME DE CUSHING

Sinal/Sintoma	Sensibilidade (%)	Especificidade (%)
Hipocalemia (K$^+$ <3,6)	25	96
Equimoses	53	94
Osteoporose	26	94
Fraqueza	65	93
Pressão sanguínea diastólica (>105 mm Hg)	39	83
Estrias vermelhas ou violeta	46	78
Acne	52	76
Obesidade central	90	71
Hirsutismo	50	71
Pletora	82	69
Oligomenorreia	72	49
Obesidade generalizada	3	38
Tolerância anormal à glicose	88	23

6. A paciente também se queixa de crescimento excessivo do cabelo e tem cabelo no queixo, ao longo do lábio superior e na parte superior do dorso. Esse achado é relevante?

O hirsutismo é um achado comum, não específico em muitas pacientes. Entretanto, ele também é consistente com a síndrome de Cushing. Se é devido à síndrome de Cushing, o hirsutismo é uma complicação não de excesso de glicocorticoides, mas de produção excessiva de androgênio pelas glândulas adrenais e sob a estimulação de ACTH. O hirsutismo em paciente com síndrome de Cushing é um indício de que a desordem é devida a uma produção excessiva de ACTH. (A outra única condição associada com produção excessiva de glicocorticoides e androgênio é o tumor maligno da adrenal, que normalmente é óbvio na sua apresentação.)

7. A paciente também tem pigmentação aumentada nos mamilos, linhas palmares e cicatriz cirúrgica antiga. Esses achados são relevantes?

A hiperpigmentação é um sinal de produção elevada de ACTH e peptídeos relacionados pela glândula hipofisária. Não é comum (mas é possível) na síndrome de Cushing devido a tumores hipofisários porque os níveis de ACTH normalmente não ficam altos o suficiente para causar a hiperpigmentação. Ela é mais comum na síndrome de ACTH ectópico porque os tumores ectópicos produzem mais ACTH e outros peptídeos. A combinação de síndrome de Cushing e hiperpigmentação pode ser uma má notícia.

8. Qual é a causa da morte em pacientes com síndrome de Cushing?

Normalmente, os pacientes com síndrome de Cushing têm taxa marcadamente aumentada de doença cardiovascular ou infecções.

9. O que causa a síndrome de Cushing?

A síndrome de Cushing é um nome não específico para qualquer fonte de excesso de glicocorticoides. Existem quatro principais causas, que são mais detalhadas na Tabela 23-2:

1. Glicocorticoides exógenos (ACTH-independente)
2. Síndrome de Cushing hipofisária (ACTH-dependente)
3. Produção ectópica de ACTH (ACTH-dependente)
4. Tumores adrenais (ACTH-independente)

TABELA 23-2. CAUSAS DA SÍNDROME DE CUSHING E SUAS FREQUÊNCIAS RELATIVAS

ACTH-Dependente (80%)	ACTH-Independente (20%)
Hipofisário (85%)	Tumores adrenais
Adenoma corticotrófico	Adenoma adrenal (>50%)
Hiperplasia corticotrófica (rara)	Carcinoma adrenal (<50%)
Síndrome ACTH ectópica (15%)	Hiperplasia micronodular (rara)
Carcinoma de célula (50%)	Hiperplasia macronodular (rara)
Tumores de estômago (35%)	Glicocorticoides exógenos (comum)
Carcinoide bronquial	Terapêutico (comum)
Carcinoide tímico	Factício (raro)
Carcinoma medular de tireoide	
Tumores de células da ilhota	
Feocromocitoma	
Outros tumores (10%)	
CRH ectópico (<1%)	

ACTH, adrenocorticotropina; CRH, hormônio liberador de corticotropina.

10. Dentre os vários tipos de síndrome de Cushing, qual é o mais comum?

De todas, a síndrome de Cushing exógena é a mais comum. Ela raramente apresenta um dilema diagnóstico porque o médico normalmente sabe que o paciente está recebendo glicocorticoides. Das causas endógenas da síndrome de Cushing, a doença de Cushing hipofisária é responsável por 70% dos casos. A secreção ectópica de ACTH e dos tumores adrenais causa aproximadamente 15% dos casos cada (consulte a Tabela 23-1 para obter as frequências).

11. A idade e o sexo têm importância no diagnóstico diferencial da síndrome de Cushing?

Dos pacientes com doença de Cushing (tumores hipofisários), 80% são mulheres, enquanto a síndrome do ACTH ectópico é mais comum em homens. Portanto, em pacientes homens com síndrome de Cushing, o risco para tumor extra-hipofisário é aumentado. A faixa de idade na doença de Cushing é mais frequente dos 20 aos 40 anos, enquanto a síndrome do ACTH ectópico tem um pico de incidência entre 40 e 60 anos. Portanto, o risco para um tumor extra-hipofisário em paciente idoso com síndrome de Cushing está aumentado. Crianças com síndrome de Cushing têm um risco maior de tumores malignos de adrenal.

12. Paciente com obesidade, hipertensão, menstruação irregular, depressão e hirsutismo parece ter síndrome de Cushing. O que eu devo fazer?

Um teste de avaliação muito utilizado para a síndrome de Cushing é o teste de supressão noturna com dexametasona em baixa dose. O paciente ingere 1 mg de dexametasona às 23 horas e mede o nível sérico de cortisol às oito horas da manhã seguinte. Em indivíduos saudáveis e não estressados, a dexametasona (um potente glicocorticoide que não reage com o teste do cortisol) suprime a produção de CRH, ACTH e cortisol. Pacientes com síndrome de Cushing de qualquer causa não devem suprimir a produção de cortisol (o cortisol sérico permanece >5 mg/dL) quando se administra 1 mg de dexametasona.

Mais recentemente, medidas do cortisol em uma amostra de saliva foram desenvolvidas como teste alternativo de pesquisa para a síndrome de Cushing. Esse teste parece ser comparável ou superior ao teste padrão com dexametasona noturna e aos testes de cortisol na urina de 24 horas, e é muito mais fácil de ser realizado.

CAPÍTULO 23 SÍNDROME DE CUSHING

13. Uma paciente teve nível de cortisol alto após uma dose de 1 mg de dexametasona. O nível é de 12 mg/dL. Ela tem síndrome de Cushing?

Infelizmente, o teste de supressão noturna com dexametasona não é isento de erro. Pacientes ocasionais com síndrome de Cushing suprimem os níveis de cortisol com dexametasona e muitos pacientes sem a síndrome de Cushing não o fazem. Doenças agudas ou crônicas, depressão e abuso de álcool ativam o eixo hipotalâmico-hipofisário-adrenal por causa do estresse e tornam o paciente resistente à supressão de dexametasona. De fato, devido à síndrome de Cushing ser tão rara, o nível de cortisol não suprimido após a dexametasona é mais provável de ser um resultado falso-positivo, em vez de verdadeiramente indicar a presença da síndrome de Cushing. Um teste de pesquisa mais preciso é a amostra de urina de 24 horas para níveis de cortisol livre, que deveria ser solicitado nesse caso.

14. O paciente tem nível de cortisol livre elevado na urina de 24 horas e os níveis de cortisol sérico não são suprimidos após a administração ao longo da noite de 1 mg de dexametasona. O que devo fazer?

Parece que o paciente tem síndrome de Cushing. Entretanto, ainda é possível que o paciente tenha outras razões para seus sintomas e níveis elevados de cortisol. Pode ser difícil distinguir a síndrome leve ou moderada de hipercortisolismo induzido pelo estresse, especialmente em pacientes que têm doença médica ou psiquiátrica ativas. A distinção entre a verdadeira síndrome de Cushing e a pseudossíndrome de Cushing (hipercortisolemia induzida pelo estresse) depende da suspeita clínica e do grau de elevação nos níveis de cortisol. Em geral, o nível de cortisol livre na urina de 24 horas maior do que três vezes os níveis normais, na ausência de estresse severo, é diagnóstico de síndrome de Cushing verdadeira. Elevações menores no cortisol livre na urina podem necessitar de testes confirmatórios para a presença de síndrome de Cushing.

15. Não estou convencido de que o paciente tem síndrome de Cushing. Como posso confirmar isso?

O melhor teste confirmatório é controverso, mas dois testes comumente usados são perda da variação diurna nos níveis plasmáticos de cortisol e teste da dexametasona-CRH (Fig. 23-1). Esses testes são mais bem administrados e interpretados por endocrinologistas experientes porque os resultados podem ser dúbios se eles não forem apropriadamente realizados.

16. A paciente tem níveis elevados de cortisol durante a noite e teste dexametasona-CRH anormal. Agora estou convencido de que ela tem síndrome de Cushing. O que devo fazer em seguida?

Após você ter feito o diagnóstico bioquímico da síndrome de Cushing, o próximo passo é determinar se ela tem a doença ACTH-dependente ou ACTH-independente (Fig. 23-2). Essa distinção é feita pela medida dos níveis plasmáticos de ACTH. As medidas devem ser repetidas diversas vezes porque a secreção de ACTH é variável.

17. O nível de ACTH do paciente é "normal". A suspeita original de síndrome de Cushing estava incorreta?

Não. Níveis normais de ACTH são um achado comum na doença de Cushing hipófise-dependente. Nível normal ou levemente elevado de ACTH é o achado usual nos adenomas hipofisários secretores de ACTH. Elevações mais marcantes nos níveis de ACTH sugerem secreção ectópica de ACTH, embora pequenos tumores carcinoides também tenham níveis normais ou discretamente elevados de ACTH. Níveis suprimidos de ACTH, em contraste, sugerem tumor da adrenal.

18. O que aconteceu com os testes de dois dias com baixa dose e alta dose de dexametasona para o diagnóstico diferencial da síndrome de Cushing?

Os testes de supressão de dexametasona de dois dias com baixa dose e alta dose foram muito usados na tentativa de se distinguir causas hipofisárias, ectópicas e adrenais da síndrome de Cushing. Embora eles ainda sejam realizados, os resultados frequentemente são confusos e as taxas dos resultados falso-positivo e falso-negativo são altas. Por esses motivos, esses testes foram abandonados por muitos endocrinologistas e substituídos por ensaios de ACTH mais precisos: o teste de alta dose de dexametasona durante a noite, os testes de estimulação com CRH e a amostra do seio petroso inferior (IPSS).

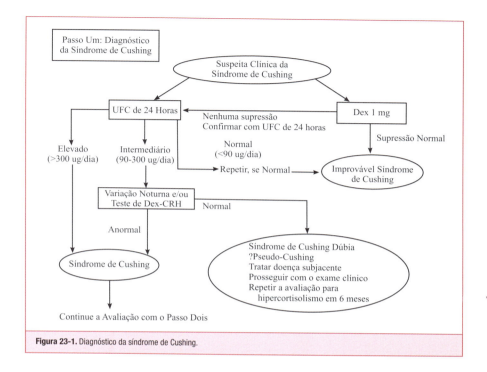

Figura 23-1. Diagnóstico da síndrome de Cushing.

19. Após o diagnóstico da síndrome de Cushing ACTH-dependente, qual é o próximo passo?
Devido ao local mais comum de secreção excessiva de ACTH ser um tumor hipofisário, a imagem radiológica da glândula hipofisária é o próximo passo. O melhor estudo é a imagem por ressonância magnética de alta resolução (MRI) com cortes finos através da glândula hipofisária. Uma radiografia de tórax também deve ser obtida nesse momento no caso de o paciente ter tumor carcinoide grande o suficiente para ser visto em filme simples.

20. A MRI da hipófise no paciente com síndrome de Cushing ACTH-dependente é normal. O próximo passo é a procura por tumor carcinoide, assumindo que a hipófise não é a fonte de ACTH excessivo?
Não tão rápido. Pelo menos metade das MRI ou tomografias computadorizadas (CT) de hipófise é negativa em provar síndrome de Cushing hipófise-dependente porque a maioria dos adenomas corticotróficos é pequena e pode não ser visível na MRI ou CT.

21. A MRI da hipófise mostra uma área hipodensa de 3 mm no aspecto lateral da glândula hipofisária. Esse é o momento de chamar o neurocirurgião?
Novamente, não tão rápido. Esse achado não é específico e ocorre em muitas pessoas saudáveis. Ele pode ou não ser relacionado com a síndrome de Cushing. É provável que o paciente tenha um tumor hipofisário, mas a MRI não prova isso. A MRI é diagnóstica na síndrome de Cushing somente se mostrar um grande tumor.

22. Então, qual o próximo passo?
Uma opção é proceder diretamente à cirurgia da hipófise porque o paciente com MRI anormal tem 90% de chance de ter tumor hipofisário secretor de ACTH. Para alcançar maior certeza diagnóstica, deve ser feita IPSS bilateral simultânea para níveis de ACTH (Fig. 23-3). São colocados cateteres nas veias femorais até os seios

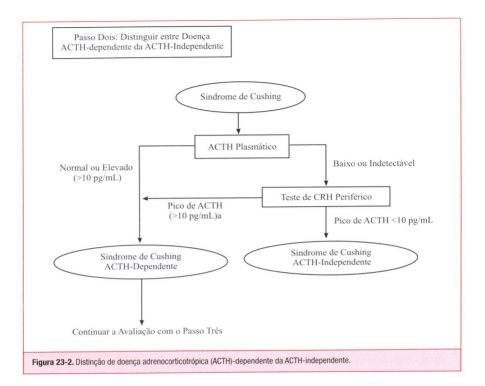

Figura 23-2. Distinção de doença adrenocorticotrópica (ACTH)-dependente da ACTH-independente.

petrosos inferiores, que drenam a glândula hipofisária. Amostras de sangue são obtidas através dos cateteres para dosagem dos níveis de ACTH. Se os níveis de ACTH nos seios petrosos estiverem significativamente maiores do que aqueles nas amostras periféricas, a glândula hipofisária será a fonte do ACTH excessivo. Se não houver gradiente entre o seio petroso e os níveis periféricos de ACTH, provavelmente o paciente tem tumor carcinoide em algum lugar. A precisão do teste é aumentada se as respostas do ACTH à injeção de CRH exógeno forem medidas. O IPSS bilateral deve ser realizado por radiologista experiente e em centros de referência.

23. O IPSS não mostra gradiente nos níveis de ACTH. E agora?
Inicie a pesquisa para tumor carcinoide. Devido à localização mais provável ser o pulmão, uma CT dos pulmões deve ser solicitada. Se os resultados forem negativos, uma CT do abdome deve ser solicitada porque os carcinoides também ocorrem no pâncreas, trato intestinal e glândulas adrenais.

24. O IPSS mostra elevado gradiente central nos níveis de ACTH. E agora?
A cirurgia transesfenoidal (TSS) deve ser agendada com um neurocirurgião experiente, que esteja confortável em examinar a hipófise para pequenos adenomas. Os níveis de ACTH dos seios petrosos direito e esquerdo, obtidos durante o estudo das amostras podem mostrar ao neurocirurgião em qual lado da glândula hipofisária mais provavelmente o tumor será encontrado, mas essa informação não é 100% precisa.

25. O que fazer se a cirurgia não for bem-sucedida?
Se a TSS não curar o paciente da doença de Cushing, terapias alternativas têm de ser tentadas porque os pacientes com tratamento inadequado do hipercortisolismo têm taxas de morbidade e mortalidade aumentadas. Das

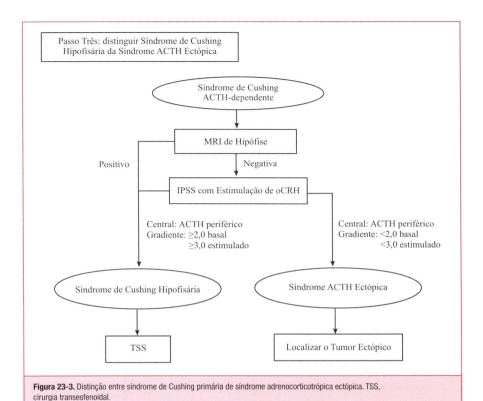

Figura 23-3. Distinção entre síndrome de Cushing primária de síndrome adrenocorticotrópica ectópica. TSS, cirurgia transesfenoidal.

várias opções após a cirurgia ter falhado, nenhuma é ideal. Os pacientes podem necessitar de nova cirurgia na hipófise, radioterapia, terapia medicamentosa para bloquear a secreção de cortisol, adrenalectomia bilateral ou uma combinação delas. Essas decisões devem ser feitas na consulta com um endocrinologista experiente.

26. Por que não somente retirar as glândulas adrenais do paciente?
Um inconveniente é a natureza extensa da cirurgia. Esse problema tem sido evitado recentemente por meio da realização de adrenalectomia usando uma abordagem laparoscópica, que é mais fácil para o paciente. Outro inconveniente é a insuficiência adrenal permanente e a dependência de glicocorticoides e mineralocorticoides exógenos. Entretanto, o principal inconveniente é o desenvolvimento da síndrome de Nelson em mais de 30% dos pacientes após a adrenalectomia. A síndrome de Nelson é o surgimento, algumas vezes anos após a adrenalectomia, de um agressivo tumor hipofisário corticotrófico.

27. Quais são os diagnósticos corretos e as opções de tratamento para os pacientes com síndrome de Cushing ACTH-independente (adrenal)?
Tais pacientes normalmente têm um adenoma de adrenal ou um carcinoma adrenal. Após a supressão consistente dos níveis de ACTH ter sido confirmada, uma CT da adrenal deve ser solicitada. Quase sempre, está presente uma massa, e a cirurgia deve ser planejada. Se a massa obviamente for câncer, a cirurgia ainda pode ajudar na retirada do tumor e na melhora das consequências metabólicas da hipercortisolemia. Se existirem múltiplos nódulos adrenais, o paciente pode ter uma forma rara de síndrome de Cushing e deve ser avaliado por um endocrinologista experiente.

CAPÍTULO 23 SÍNDROME DE CUSHING

28. O que acontece no eixo hipotalâmico-hipofisário-adrenal após o paciente se submeter a uma remoção bem-sucedida de um adenoma hipofisário secretor de ACTH ou de um adenoma adrenal secretor de cortisol?
O eixo é suprimido e o paciente desenvolve insuficiência adrenal clínica, a menos que receba doses gradualmente decrescentes de glicocorticoides exógenos durante algum tempo após a cirurgia.

29. Qual deve ser o diagnóstico mais provável se o paciente original tiver todos os sinais da síndrome de Cushing, mas níveis urinários e séricos de cortisol *baixos*?
O cenário mais provável é que o paciente esteja ingerindo sorrateira ou acidentalmente um glicocorticoide, que dará todos os achados de excesso de glicocorticoide, mas que não é medido no ensaio de cortisol. O paciente e os membros da família devem ser questionados sobre um possível acesso a medicações, e um ensaio especial pode medir os vários glicocorticoides sintéticos.

30. Há tumores que causam a síndrome de Cushing pela produção excessiva de CRH?
Sim. Ocasionalmente, os pacientes que se submetem a cirurgia para um adenoma corticotrófico presumido têm no lugar hiperplasia corticotrófica. Pelo menos alguns desses casos são secundários à produção ectópica de CRH de um tumor carcinoide no pulmão, abdome ou outra localização. Portanto, os níveis séricos de CRH devem ser medidos nos pacientes com síndrome de Cushing e hiperplasia corticotrófica. Se os níveis estiverem elevados, uma busca cuidadosa deve ser realizada para fontes possíveis de CRH.

PONTOS-CHAVE: SÍNDROME DE CUSHING

1. As manifestações clínicas da síndrome de Cushing podem ser sutis e não específicas.

2. A maioria dos pacientes que parecem ter a síndrome de Cushing não a tem.

3. Testes bioquímicos de pesquisa para a síndrome de Cushing podem ser enganosos, e testes repetidos ou testes confirmatórios mais extensos frequentemente são necessários.

4. A maioria dos pacientes com síndrome de Cushing tem um pequeno tumor hipofisário produzindo adrenocorticotropina.

5. Os pacientes com tumores hipofisários causando a síndrome de Cushing devem se submeter a cirurgia na hipófise por um neurocirurgião experiente porque nenhuma das outras opções de tratamento é ideal.

BIBLIOGRAFIA

1. Arnaldi G, Angeli A, Atkinson AB, et al: Diagnosis and complications of Cushing' syndrome: a consensus statement. J Clin Endocrinol Metab 88:5593–5602, 2003.
2. Findling JW, Raff H: Diagnosis and differential diagnosis of Cushing's syndrome. Endocrinol Metab Clin N Am 30:729–747, 2001.
3. Morris D, Grossman A: The medical management of Cushing's syndrome. Ann N Y Acad Sci 970:119–133, 2002.
4. Nieman LK: Diagnostic tests for Cushing's syndrome. Ann N Y Acad Sci 970:112–118, 2002.
5. Raff H, Findling JW: A physiologic approach to diagnosis of the Cushing syndrome. Ann Intern Med 138:980–991, 2003.
6. Viardot A, Huber P, Puder JJ, et al: Reproducibility of nighttime salivary cortisol and its use in the diagnosis of hypercortisolism compared with urinary free cortisol and overnight dexamethasone suppression test. J Clin Endocrinol Metab 90:5730–5736, 2005.

METABOLISMO DA ÁGUA

Leonard R. Sanders

CAPÍTULO 24

1. Qual é a composição da água do corpo humano?

A composição da água do corpo depende da idade, do sexo, da massa corporal, dos hábitos corporais e do conteúdo de gordura. Vários tecidos corporais apresentam as seguintes porcentagens de água: pulmões, coração e rins (80%); músculo esquelético e cérebro (75%); pele e fígado (70%); ossos (20%); tecido adiposo (10%). Evidentemente, pessoas com mais músculo do que gordura terão mais água. Geralmente, pessoas magras têm menos gordura e mais água. Os homens apresentam 60% e as mulheres 50% de água por peso. Pessoas idosas têm mais gordura e menos músculos. A composição média de homens e mulheres com mais de 60 anos de idade é de 50% e 45% de água, respectivamente (Tabela 24-1). A maioria das discussões da água corporal total (TBW, na sigla em inglês) considera um homem que tenha 60% de água, pese 70 kg e meça 1,75 m.

TABELA 24-1. ÁGUA COMO PORCENTAGEM DO PESO CORPORAL

Perfil Corporal	Criança	Homem	Mulher
Magro	80	65	55
Normal	70	60	50
Obeso	65	55	45

2. Onde a água fica localizada dentro do corpo?

A TBW é igual à água localizada dentro das células (líquido intracelular [ICF, na sigla em inglês]) e fora das células (líquido extracelular [ECF, na sigla em inglês]). A TBW representa 60% do peso corporal; a água do ICF e do ECF representa 40% e 20%, respectivamente, do peso corporal. O ECF contém tanto a água intersticial (15%) quanto a água intravascular (5%). Dessa forma, em um homem de 70 kg, TBW = 42 L, água do ICF = 28 L e água do ECF = 14 L. O líquido intersticial (ISF, na sigla em inglês) é de 10,5 L e o líquido intravascular (plasma) (IVF, na sigla em inglês) é de 3,5 L. Então, da TBW, dois terços são do ICF e um terço do ECF. Do ECF, aproximadamente um quarto é de IVF e três quartos são de ISF. Uma estreita regulação do volume relativamente pequeno do IVF (plasma) mantém a pressão sanguínea e evita a hipovolemia sintomática e a insuficiência cardíaca congestiva. O plasma normal apresenta 93% de água e 7% de proteínas e lipídios. O volume sanguíneo total (TBV, na sigla em inglês) é somente uma pequena porção do ECF, e o volume arterial é apenas 15% do TBV. Embora o volume arterial seja pequeno, sua integridade é mais importante para a manutenção da circulação efetiva e para a prevenção de anormalidades do equilíbrio da água (Fig. 24-1).

3. O que é água transcelular (TCW, na sigla em inglês)? Qual é a sua importância?

A TCW é a água formada pelas atividades de transporte celular e está localizada em vários canais e espaços por todo o corpo. Essa água inclui o líquido cerebrospinal (CSF, na sigla em inglês) e o humor aquoso, as secreções das glândulas sudoríparas, salivares e lacrimais, as secreções dos tratos pancreático, hepático, biliar, gastrointestinal e respiratório, e os líquidos peritoneal, pleural e sinovial.

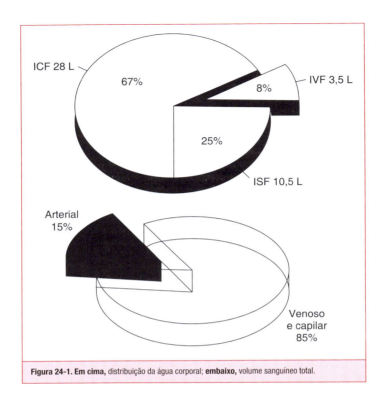

Figura 24-1. Em cima, distribuição da água corporal; **embaixo,** volume sanguíneo total.

4. Explique o significado de TCW.

A TCW carreia as secreções para os locais específicos de atividade enzimática e lubrificante e é normalmente muito pequena, 1,5% do peso corporal. Nas condições de doença, o excesso ou a deficiência de TCW pode provocar uma alteração. A formação excessivamente marcada de TCW — terceiro espaço — pode diminuir o volume circulatório efetivo (ECV, na sigla em inglês), estimular a liberação do hormônio antidiurético (ADH) e da aldosterona, aumentar a retenção de sais e água e causar hiponatremia.

5. O que controla a distribuição da água corporal?

Com raras exceções (p. ex., porção ascendente da alça de Henle [LOH, na sigla em inglês] e néfron distal), a água se movimenta livremente através das membranas celulares, dependendo da tonicidade. Como a tonicidade depende dos solutos impermeáveis como, por exemplo, o sódio (Na), as alterações do metabolismo da água são refletidas pelas mudanças nas concentrações de soluto. Além das mudanças na distribuição da água, mudanças

PONTOS-CHAVE: METABOLISMO DA ÁGUA

1. Mudanças rápidas na água corporal ou na distribuição da água corporal podem causar graves doenças neurológicas e são clinicamente refletidas pela hiponatremia ou pela hipernatremia.

2. O tratamento necessita de total entendimento das mudanças no sódio plasmático, na osmolaridade plasmática e no volume circulatório efetivo.

3. A água sempre se movimenta atravessando as membranas celulares da menor osmolaridade para a maior osmolaridade.
4. Esse movimento é determinado pela concentração de soluto osmótico efetivo no líquido intracelular ou extracelular e é responsável pelos sintomas e sinais neurológicos.
5. O conteúdo de água do corpo é um equilíbrio entre a entrada e a saída.
6. O equilíbrio é controlado pela sede, acesso à água, entrada de soluto, hormônio antidiurético, cortisol, aldosterona, peptídeos natriuréticos, receptores renais para o efeito do hormônio, canais renais de água chamados de aquaporinas, nível da função renal e medicamentos.

na TBW, no volume sanguíneo e no ECV também afetam o equilíbrio total da água. Um entendimento completo das alterações do metabolismo da água necessita de um clara compreensão das mudanças na concentração do Na plasmático (P_{Na}), da osmolaridade plasmática (P_{osm}) e do ECV.

6. O que é ECV?
O ECV é o volume arterial obrigatório para manter a pressão normal dos barorreceptores que é apropriada para um determinado nível de resistência vascular. O ECV também é chamado de volume sanguíneo arterial efetivo (EABV, na sigla em inglês). Através das mudanças induzidas no tônus dos barorreceptores, as alterações no ECV têm grande impacto no equilíbrio da água. Baixo ECV provoca a retenção renal de sais e água, enquanto alto ECV provoca a perda renal de sais e água. Dependendo da ingestão de água do paciente, essas mudanças podem produzir significativa hiponatremia. A manutenção do ECV normal preserva a homeostase circulatória.

7. Como os barorreceptores afetam o ECV?
Os barorreceptores são os principais sensores das mudanças no ECV (Fig. 24-2). Entretanto, o seu principal papel é manter a pressão normal (não o volume) ao nível dos sensores barorreceptores localizados principalmente no seio carotídeo, arco aórtico, átrio, veias pulmonares e arteríolas renais aferentes. Essas localizações anatômicas são importantes porque a perfusão dessas áreas afeta os três principais efetores da homeostase circulatória e do EVC: cérebro, coração e rins.

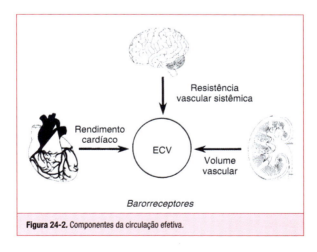

Figura 24-2. Componentes da circulação efetiva.

CAPÍTULO 24 METABOLISMO DA ÁGUA

8. Como a pressão vascular percebida pelos barorreceptores se relaciona com o ECV e com a hiponatremia?

Os barorreceptores normalmente têm uma inibição tônica dos nervos vasoconstritores e do hormônio natriurético liberado, mas uma estimulação tônica dos nervos cardíacos vagais. Uma queda no ECV diminui a pressão vascular efetiva (EVP, na sigla em inglês), o tônus dos barorreceptores, a inibição tônica e a estimulação tônica. Isso provoca vasoconstrição, aumenta a frequência cardíaca e a secreção de renina, aldosterona, angiotensina II e ADH. Diminui o peptídeo natriurético atrial (ANP, na sigla em inglês), o peptídeo natriurético cerebral (BNP, na sigla em inglês; atrial e ventricular) e a urodilatina (rim). Essas alterações aumentam a retenção renal de Na e água. Se o paciente recebe água livre, essas mudanças podem levar à hiponatremia. A hiponatremia não pode se desenvolver a menos que o paciente retenha mais água do que é excretado. ECV/EVP diminuído predispõe à retenção de água, mas o paciente deve receber água livre para desenvolver a hiponatremia. O sistema venoso, através dos receptores de estiramento atrial, possui efeitos semelhantes, mas responde primeiro às mudanças no ECV do que o sistema arterial.

9. Defina osmolaridade e tonicidade e descreva seus efeitos no movimento da água.

Osmolaridade é a concentração de substância em 1 L de água dividido pelo seu peso molecular. Tonicidade é a osmolaridade efetiva — a pressão osmótica provocada pelas partículas dissolvidas, restrita a um lado da membrana celular. Como o Na e a glicose estão parcialmente restritos ao ECF, eles são agentes osmolares eficazes e responsáveis pela tonicidade normal. Manitol, sorbitol, glicerol e glicina também são osmolares eficazes. A ureia atravessa livremente as membranas celulares e se distribui uniformemente na TBW; depois ela muda a osmolaridade, mas não a tonicidade. Assim, exceto durante as mudanças precoces e rápidas de soluto e água, a ureia é um osmolar ineficaz. O etanol e o metanol são outros osmolares ineficazes. A água sempre se movimenta atravessando as membranas celulares da menor osmolaridade para a maior osmolaridade, até a osmolaridade de ambos os lados se tornar igual. No equilíbrio, o seguinte é sempre verdadeiro:

$$\text{Osmolaridade do ICF} = \text{Osmolaridade do ECF} = P_{osm}$$

10. Que fórmulas são utilizadas na avaliação da osmolaridade e da tonicidade?

$$\text{osmolaridade do ECF} = 2P_{Na} + \text{glicose}/18 + \text{ureia nitrogenada sanguínea}$$
$$(\text{ureia nitrogenada sanguínea [BUN, na sigla em inglês]})/2,8$$
$$\text{osmolaridade normal} = 2(140) + 90/18 + 14/2,8 = 280 + 5 + 5 = 290 \text{ mOsm/kg}$$
$$\text{tonicidade do ECF (osmolaridade efetiva)} = 2P_{Na} + \text{glicose}/18$$
$$\text{tonicidade normal} = 2(140) + 90/18 = 280 + 5 = 285 \text{ mOsm/kg}$$

O limite normal para a P_{osm} de 275-295 mOsm/kg varia com o limite normal para Na, ureia e glicose plasmática. Os fatores de correção para outros solutos (osmoles) eficazes são manitol/18, sorbitol/18 e glicerol/9. Os fatores de correção para outros solutos (osmolares) ineficazes são etanol/4,6 e metanol/3,2.

11. Como o P_{Na} se relaciona com a TBW?

As seguintes fórmulas são utilizadas para entender a relação do P_{Na}, do potássio plasmático (P_K), do sódio e do potássio corporal total [$Na^+ + K^+$] e a TBW. [$Na^+ + K^+$] avalia o soluto corporal total:

1. $P_{Na} \cong [Na^+ + K^+]$ corporal total/TBW
2. $TBW \cong [Na^+ + K^+]/P_{Na}$
3. $P_{Na} \cong P_{osm} \cong [\text{osmolaridade corporal total}] \cong [\text{solutos corporais totais}] \cong 1/\text{TBW}$

Dessa forma, o P_{Na} é proporcional ao [$Na^+ + K^+$] e inversamente proporcional a TBW. Um aumento ou uma diminuição nas partículas de Na plasmático total pode mudar proporcionalmente o P_{Na}. Entretanto, na medicina clínica, mudanças no P_{Na} geralmente refletem mudanças na água plasmática. Quando o P_{Na} está alto, a água plasmática está baixa. Quando o P_{Na} está baixo, a água plasmática está alta.

CAPÍTULO 24 METABOLISMO DA ÁGUA 209

12. Como o P_K se relaciona com o P_{Na} e a TBW?

Embora 98% do K^+ sejam intracelulares, uma infusão de K^+ aumenta o P_{Na}. Isso ocorre como a seguir. Na hipocalemia, o K^+ infundido entra nas células. Para preservar a eletroneutralidade, o Na^+ deixa as células ou o cloreto (Cl^-) entra. A água do ECF acompanha o K^+ e o Cl^- para dentro das células devido ao aumento da osmolaridade do ICF. Ambos os mecanismos aumentam o P_{Na}. Os pacientes hipocalêmicos infundidos com quantidades iguais de KCl ou NaCl terão aumento igual no P_{Na}. Dessa forma, a adição de KCl à salina isotônica torna a salina hipertônica, e a infusão de salina com KCl também pode corrigir a hiponatremia rapidamente (veja as perguntas 36 e 44).

13. Descreva a entrada e a saída da água.

A TBW é um equilíbrio da entrada (incluindo a produção endógena) e da saída. Em um adulto médio, a entrada é de aproximadamente 1.600 mL (líquidos), 700 mL (alimentos) e 200 mL (oxidação metabólica de carboidratos e gorduras) para um total de 2.500 mL/dia. A média da água perdida é de 1.500 mL (rins), 500 mL (pele [400 mL por evaporação e 100 mL por perspiração]), 300 mL (pulmão — respiração) e 200 mL através do trato gastrointestinal (fezes) para um total de 2.500 mL/dia. Grandes perdas de água (aumento da saída) ocorrem com sudorese excessiva, respiração (exercícios), queimaduras, diarreia, vômito e diurese. A entrada reduzida de água ocorre quando alterações na sede, função mental ou física alterada (especialmente nos idosos) impedem o acesso à água.

14. Quais são os limites normais da produção de urina?

A ingestão de água e os produtos osmóticos do metabolismo determinam a produção diária normal de urina. Em dieta normal, um adulto normal precisa excretar 800-1.000 mOsm de soluto por dia. O limite da concentração da função renal normal é de 50-1.200 mOsm/kg. Nessa base, a água que precisa ser excretada varia de 0,8-20 L/dia. Os cálculos são os seguintes:

1.000 mOsm/1.200 mOsm/kg = 0,8 L/dia na concentração máxima
1.000 mOsm/50 mOsm/kg = 20 L/dia na diluição máxima

Observe que altas doses de soluto (p. ex., dieta) necessitam de mais água para a excreção. Por exemplo, fisiculturistas sob dietas ricas em proteína e carboidrato com 1.400 mOsm soluto/dia necessitam de uma produção de urina de 1.400/1.200-1.400/50 ou 1,2-28 L/dia. Alternativamente, baixa ingestão de soluto (jejum) com alta ingestão de água predispõe à retenção de água e à intoxicação por água. Essa combinação existe quando se bebe cerveja em excesso, na qual o soluto contido pode ser de apenas 300 mOsm/dia. A baixa ingestão de soluto também pode ocorrer no jejum e em idosos com "dieta de chá e torradas". A taxa de urina produzida pode diminuir para 300/1.200-300/50 ou 0,25-6 L/dia nesses pacientes.

15. Quais são os principais fatores que controlam o metabolismo da água?

Os mecanismos de sede, hormonais e renais estão fortemente integrados no controle do metabolismo da água.

16. Quais são os estímulos de sede?

Os osmorreceptores no órgão vascular do hipotálamo anterior controlam a sede. O aumento da tonicidade plasmática estimula a sede em um limiar de aproximadamente 5 mOsm/kg maior do que aquele que estimula a liberação do ADH. Entretanto, os receptores da parte oral da faringe também são importantes na regulação da sede. Com a boca seca, a sede aumenta. O ato de beber e deglutir a água diminui a sede mesmo sem alterar a P_{osm}. A depleção do volume altera o estímulo dos barorreceptores aferentes e aumenta a angiotensina II — ambas as mudanças aumentam a sede. Um efeito incomum característico dos inibidores da enzima conversora de angiotensina provoca polidipsia central, aumento da liberação do ADH e tendência a hiponatremia.

17. Que mecanismos hormonais estão envolvidos no controle da água corporal?

Embora os peptídeos natriuréticos, a aldosterona, as prostaglandinas, a angiotensina II e as mudanças neuro-humorais afetem a retenção e a excreção renal da água, o ADH á o mais importante. O ADH também é chamado

CAPÍTULO 24 METABOLISMO DA ÁGUA

de AVP ou arginina-vasopressina. Os núcleos supraóptico e paraventricular no hipotálamo secretam o ADH em resposta ao aumento da osmolaridade e à diminuição do volume. O ADH se liga aos receptores de vasopressina 2 (V2) na membrana basolateral das células do túbulo coletor. Isso ativa o monofosfato de adenosina cíclica e a proteína quinase, induzindo os canais de água intracelulares chamados de aquaporinas (AQPs, na sigla em inglês) a se inserirem na membrana luminal. A água se movimenta do menor gradiente osmótico da luz tubular através dos canais AQP para dentro da célula e do interstício. Pelo menos seis isoformas de AQP estão presentes no rim. O ducto coletor apresenta altas concentrações de AQP2, que funciona como o principal alvo para a reabsorção da água mediada pelo ADH. Anormalidades no receptor de V2 provocam muitos casos de diabetes insípido (DI) nefrogênico, mas alguns são causados por anormalidades da AQP2. O aumento da AQP2 pode causar retenção de água em condições como, por exemplo, na gestação e na insuficiência cardíaca congestiva. Vinte por cento dos receptores do ADH nas células do túbulo coletor são de receptores de vasopressina 1 (V1). O ADH ativa os receptores de V1 somente em níveis muito altos. Isso aumenta a prostaglandina E_2 e a prostaciclina, que são opostas aos efeitos antidiuréticos do ADH em excesso.

18. Quais são as principais condições que influenciam a secreção do ADH?

As funções do ADH são manter a homeostase osmótica e do volume. A secreção começa no limiar osmótico de 280 mOsm/kg e aumenta proporcionalmente para promover o aumento na tonicidade. Um aumento de 1-2% na osmolaridade estimula a secreção do ADH, enquanto uma queda de 10% no volume vascular é necessária para o mesmo efeito. Pela ação nos barorreceptores, o aumento do ECV eleva o limiar osmótico para a secreção do ADH e a diminuição do ECV reduz esse limiar. As reduções severas de volume e a hipotensão podem suprimir completamente a inibição hipo-osmótica da secreção do ADH. Essa descoberta tem sido chamada de lei do volume circulatório. Na redução severa de volume e na hipotensão, a secreção do ADH continua, apesar da baixa osmolaridade, com isso agravando a hiponatremia. Náuseas, dor e estresse (como visto no pós-operatório) também são estímulos poderosos da liberação do ADH e podem produzir hiponatremia com risco de vida se um líquido hipotônico for dado. Isso é particularmente correto se associado a drogas que potencializam a liberação ou a ação do ADH.

19. Quais são as principais causas da secreção do ADH?

As principais causas da secreção do ADH incluem hiperosmolaridade, hipovolemia, náuseas, dor, estresse, gonadotrofina coriônica humana, como na gravidez (*reset* osmostático), hipoglicemia, hormônio liberador da corticotrofina (CRH, na sigla em inglês)/liberação do ADH, infecções do sistema nervoso central (SNC), tumores do SNC, desastres vasculares (trombose, hemorragia) e tumores ectópicos do ADH (carcinoma de pulmão [principalmente de células pequenas], duodeno, pâncreas, ureter, bexiga e próstata, e linfoma). A secreção do ADH pode ser aumentada por qualquer doença pulmonar importante, incluindo pneumonia, tuberculose, asma, atelectasia, fibrose cística, ventilação com pressão positiva e síndrome do desconforto respiratório do adulto. A infecção por HIV pode ter um papel multifatorial para causar alterações do SNC, doenças pulmonares e tumores. O ADH exógeno em excesso ou o acetato de desmopressina (DDAVP) em pacientes com DI aumenta diretamente o efeito do ADH. A oxitocina também tem significativa atividade no ADH em grandes dosagens utilizadas para induzir o trabalho de parto. Outras drogas que afetam a secreção e o efeito do ADH estão listadas na Tabela 24-2.

TABELA 24-2. DROGAS QUE AFETAM A SECREÇÃO E OS EFEITOS DO ADH*

Aumenta a Secreção do ADH	Aumenta o Efeito do ADH	Diminui a Secreção do ADH	Diminui o Efeito do ADH	SIADH Desconhecida
Bromocriptina	Acetaminofeno	Etanol	Demeclociclina	Amitriptilina
Carbamazepina	Carbamazepina	Fenitoína	Lítio	Flufenazina
Clorpropamida	Clorpropamida		Aceto-hexamida	Haloperidol
Clofibrato	Ciclofosfamida		Tolazamida	SSRIs

Continua

TABELA 24-2. DROGAS QUE AFETAM A SECREÇÃO E OS EFEITOS DO ADH* (CONT.)

Aumenta a Secreção do ADH	Aumenta o Efeito do ADH	Diminui a Secreção do ADH	Diminui o Efeito do ADH	SIADH Desconhecida
Ciclofosfamida	NSAIDs		Gliburida	Fluoxetina
Ifosfamida	Tolbutamida		Metoxiflurano	MAOIs§
Morfina			Propoxifeno	Fenotiazinas
Nicotina			Colchicina	Butirofenonas
Tioridazina			Anfotericina	Ecstasy
Vincristina			Vimblastina	
			PGE2	
			Prostaciclina	

ADH, hormônio antidiurético; MAOI, inibidores da monoamina oxidase; NSAID, drogas anti-inflamatórias não esteroides; PGE2, prostaglandina E2; SSRIs, inibidores seletivos da recaptação da serotonina.
* Como a própria psicose pode causar a síndrome da secreção inapropriada do ADH (SIADH, na sigla em inglês), deve-se questionar o verdadeiro efeito das drogas antipsicóticas na estimulação do ADH.

PONTOS-CHAVE: SÍNDROMES E TRATAMENTOS DAS ALTERAÇÕES DA ÁGUA

1. As síndromes clínicas das alterações da água incluem a síndrome da secreção inapropriada do hormônio antidiurético, o diabetes insípido e as mudanças no volume circulatório efetivo que podem causar acentuada retenção de sais e água, edema pulmonar e periférico, e doenças neurológicas graves.

2. A correção efetiva dos problemas da água necessita de uma avaliação completa do volume e dos sintomas neurológicos.

3. Se os sintomas estão presentes, a correção precisa ser rápida; se estão ausentes, não existe urgência e a correção pode ocorrer mais lentamente.

4. Dependendo da alteração da água, o tratamento inclui restrição ou administração de água; salina hipertônica, isotônica ou hipotônica; sódio; diuréticos; hormônio antidiurético e outros medicamentos.

20. Como os rins controlam os sais e a água?

Para controlar o excesso ou a deficiência da água ingerida, deve estar adequada a taxa de filtração glomerular (GFR, na sigla em inglês) e a distribuição do filtrado para a LOH e o néfron distal. O soluto é separado da água na porção ascendente da LOH, no túbulo contornado distal (DCT, na sigla em inglês) e no segmento de conexão cortical; a ação normal do ADH permite a reabsorção controlada de água nos túbulos coletores corticais e medulares. O túbulo contornado proximal reabsorve 65%, e a porção descendente da LOH, 25% do soluto e da água filtrados isotonicamente. A porção ascendente é impermeável à água, mas remove os solutos que diluem o filtrado luminal, concentra o interstício (importante para o efeito do ADH) e libera 10% do filtrado para os túbulos coletores corticais com osmolaridade de 100 mOsm/kg. Na ausência do ADH, esse líquido (≈18 L/dia) seria perdido na urina e causaria intensa desidratação. Na presença do ADH, o ducto coletor torna-se permeável à água e reabsorve quase 1% do filtrado. Assim, o volume final da urina é de apenas 1,5-2,0 L/dia. Como a GFR normal é de 125 mL/min, os rins normais filtram 180 L de plasma por dia e reabsorvem 99%. Nos adultos normais, 99% de todo o Na e água filtrados são reabsorvidos.

CAPÍTULO 24 METABOLISMO DA ÁGUA

21. Quais são as consequências e as causas da diminuição da excreção renal de água?

Qualquer redução na excreção da água predispõe à hiponatremia e à hipo-osmolaridade. As condições que prejudicam a GFR são: liberação do líquido tubular para o néfron distal, capacidade do néfron distal de separar o soluto da água ou o aumento da permeabilidade do túbulo coletor à água que impede a excreção da água. Algumas condições incluem insuficiência renal, diminuição do ECV, diuréticos (tiazidas e de alça) e ADH em excesso ou com efeito aumentado.

22. Como o hipotireoidismo e a insuficiência da glândula suprarrenal causam a hiponatremia?

O hipotireoidismo e a insuficiência da glândula suprarrenal diminuem a frequência cardíaca e, com isso, diminuem o ECV e aumentam a liberação do ADH. O hipotireoidismo associado à diminuição do ECV provoca a redução do fluxo sanguíneo renal, da filtração glomerular e da excreção máxima de água livre de soluto. A incapacidade de diluir a urina ao máximo resulta do aumento dos receptores AQP2 mediados pelo ADH e da liberação não osmótica do ADH. O principal efeito da deficiência de glicocorticoides é a alteração da hemodinâmica sistêmica, sem perda de sais e água. A redução do cortisol diminui a frequência cardíaca e a resposta vascular sistêmica às catecolaminas, provocando tanto a diminuição da pressão sanguínea quanto a do ECV. A consequente diminuição na pressão vascular absoluta e efetiva diminui o alcance dos barorreceptores arteriais e com isso diminui a inibição vagal tônica e glossofaríngea da liberação do ADH. Essas mudanças nos barorreceptores cancelam a inibição hipo-osmótica da liberação do ADH e aumentam a secreção do ADH. A diminuição do ECV também reduz a GFR, a qual reduz a distribuição do filtrado para o néfron distal e aumenta a reabsorção da água no túbulo proximal. Normalmente, o CRH e o ADH são cossecretados pelos mesmos neurônios no núcleo paraventricular do hipotálamo, e ambos os hormônios trabalham sinergisticamente para a liberação do ACTH pela adeno-hipófise. O cortisol então determina um *feedback* negativo sobre o hipotálamo e a hipófise para inibir a liberação do CRH e do ADH. A deficiência do cortisol diminui esse *feedback* negativo e aumenta a liberação do ADH para também aumentar a reabsorção da água. Ao contrário da insuficiência secundária da glândula suprarrenal, a deficiência de mineralocorticoides associada à insuficiência primária da glândula suprarrenal apresenta uma associação com a acidose metabólica hipercalêmica não iônica. Isso é devido à retenção de K^+ e H^+, que normalmente são excretados sob a influência da aldosterona. A deficiência de aldosterona também provoca a perda renal de NaCl e está associada à depleção do volume (ECF). Assim, há diminuição da liberação do ADH estimulada pelo TBV e pelo ECV. Também há estimulação de AQP2 e AQP3 no ducto coletor, aumentando os efeitos do ADH. Uma dieta rica em sódio compensa a deficiência em mineralocorticoides e melhora a hiponatremia. Embora a hiponatremia possa ocorrer tanto na insuficiência primária como na secundária da glândula suprarrenal, ela ocorre mais frequentemente na insuficiência primária da glândula suprarrenal. Isso enfatiza a importância da deficiência da aldosterona na eliminação renal de sais, na depleção do volume e na secreção do ADH. Todos esses eventos combinados à ingestão de água contínua contribuem sinergisticamente para a hiponatremia.

23. Que concentrações de P_{Na} são motivo de preocupação?

A severidade da hiponatremia ou da hipernatremia depende da rapidez do desenvolvimento. O intervalo normal do P_{Na} é de 136-145 mEq/L. Pacientes com P_{Na} de 115 ou 165 mEq/L podem não apresentar nenhuma anormalidade clínica se desenvolverem o problema ao longo de dias a semanas. Entretanto, ambas as condições podem produzir importantes doenças neurológicas se elas se desenvolverem ao longo de horas a dias. Como regra, porém, as concentrações de Na de 120-155 mEq/L não são geralmente associadas a sintomas. O P_{Na} além desses limites e ocasionalmente desenvolvendo rapidamente perturbações dentro desses limites pode ser de grande preocupação. Com o tratamento apropriado, os pacientes com P_{Na} tão baixo quanto 85 mEq/L e tão alto quanto 274 mEq/L sobrevivem sem sequelas permanentes.

24. O que causa os sintomas e os sinais do aumento ou da diminuição da TBW?

Os principais sintomas e sinais do aumento (P_{Na} diminuído) ou da diminuição (P_{Na} aumentado) da TBW são resultado do edema ou da contração cerebral. Se as mudanças na TBW ocorrem mais rapidamente do que o cérebro pode se adaptar, os sintomas e os sinais ocorrerão. A gravidade dos sintomas e dos sinais depende do grau e da rapidez das mudanças na TBW. Depois que as adaptações ocorrem, a correção muito rápida das alterações na água corporal pode ser mais deletéria do que as alterações iniciais.

CAPÍTULO 24 METABOLISMO DA ÁGUA 213

25. Quais são os sintomas e os sinais da hiponatremia e da hipernatremia?

Hiponatremia: dor de cabeça, confusão mental, cãibras musculares, fraqueza, letargia, apatia, agitação, náuseas, vômito, anorexia, níveis alterados de consciência, epilepsia, reflexos profundos do tendão deprimidos, hipotermia, respiração de Cheyne-Stokes, depressão respiratória, coma e morte.

Hipernatremia: fraqueza, irritabilidade, letargia, confusão mental, sonolência, tremores musculares, epilepsia, depressão respiratória, paralisia e morte.

26. Como o cérebro se adapta à hiponatremia?

Como a osmolaridade do ICF e do ECF deve sempre ser igual, o desenvolvimento da hiponatremia transfere imediatamente a água para dentro do cérebro, aumentando a pressão intracraniana (ICP, na sigla em inglês). O aumento da ICP provoca perda de NaCl no CSF. Depois de algumas horas, ocorre também a perda do K intracelular e, depois de alguns dias, perda de soluto orgânico. Essas mudanças retornam o volume cerebral ao normal. Entretanto, se ocorrer hiponatremia grave muito rapidamente, não há tempo suficiente para a adaptação cerebral. Ocorre edema cerebral, em seguida aumento da ICP, o cérebro hernia e o paciente morre.

27. Como o cérebro se adapta à hipernatremia?

Com a hipernatremia aguda e o aumento da P_{osm}, a água imediatamente se movimenta para fora do cérebro e diminui a ICP. A diminuição da ICP estimula o movimento do CSF, com NaCl, para o ICF do cérebro, corrigindo parcialmente o volume. Dentro de horas, mais adaptações cerebrais ocorrem, aumentando o K^+, o Na^+ e o Cl^- no ICF cerebral. O aumento resultante na osmolaridade puxa a água do ECF e restaura aproximadamente 60% do volume cerebral. Após alguns dias, o cérebro acumula solutos orgânicos (osmólitos), anteriormente chamados de agentes osmolares idiogênicos, que devolvem o volume cerebral a um nível próximo do normal. Esses solutos incluem glutamina, taurina, glutamato, mioinositol e fosfocreatina. Se o cérebro não tiver tempo para se adaptar à hipernatremia que se desenvolve rapidamente, ele encolherá, retrairá a partir da dura-máter e romperá os vasos, causando hemorragia intracraniana, aumento da ICP, lesão compressiva, hérnia e morte.

28. Como se deve abordar o paciente com hiponatremia?

A hiponatremia ocorre em 1% dos pacientes de ambulatório, em mais de 4% dos pacientes hospitalizados em geral, em 18% dos idosos residentes em asilos e em quase 30% dos pacientes em terapia intensiva. A hiponatremia sempre significa muito mais água no ECF do que Na. Avalie a osmolaridade sérica (reflexo da P_{osm}) e estime a situação do volume. Com a hiponatremia, a osmolaridade deve ser baixa. Se a P_{osm} é alta (hiponatremia hipertônica), o ECF é alto em uma substância osmoticamente ativa como, por exemplo, na glicose (diabetes descontrolado) ou no manitol (tratamento da ICP aumentada). Quando a P_{osm} está normal (hiponatremia isotônica), pode haver deslocamento de H_2O pelos lipídios (hipertrigliceridemia) ou proteínas (mieloma múltiplo) em excesso, como na pseudo-hiponatremia. A irrigação da bexiga com grande volume de manitol ou glicina às vezes provoca isso. Finalmente, quando a P_{osm} está apropriadamente baixa (hiponatremia hipotônica), procure por uma causa apropriada, como aquelas listadas na Tabela 24-3. Lembre-se de obter a U_{osm} e, se menor do que 100 mOsm/kg, pode estar presente polidipsia primária, alcoolismo ou má nutrição (veja a pergunta 48). Se o U_{osm} é maior do que 100 mOsm/kg, geralmente existe um efeito do ADH (apropriado ou não). Como o volume corporal total é proporcional ao Na corporal total, uma análise completa do estado do volume do paciente ajuda a determinar o ECV e o tratamento. Os pacientes com as veias do pescoço baixas e com mudanças posturais na pressão sanguínea e na pulsação (a pressão sanguínea em pé diminui mais do que 20/10 mmHg e a pulsação aumenta mais do que 20 batimentos/min) estão hipovolêmicos e com salina (NaCl e H_2O) invariavelmente esgotada. Os pacientes com as veias do pescoço ingurgitadas e com edema estão com o volume (salina) sobrecarregado. Os pacientes hiponatrêmicos sem mudanças posturais e sem edema estão clinicamente euvolêmicos, mas o volume pode estar subclinicamente aumentado. Se possível, sempre conduza o tratamento para corrigir as alterações implícitas (Tabelas 24-3 e 24-4). Se o paciente apresenta perda de salina, dê-lhe salina. Se ele apresenta retenção de muita água, restrinja sua água. Se ele retém muitos sais e água, mas muito mais água do que sais, restrinja seus sais e a água, mas restrinja muito mais a água do que os sais. Parece simples, e é no conceito. Entretanto, algumas vezes é difícil determinar as mudanças sutis no estado do volume que são a chave para essa análise (veja a pergunta 29). Utilize cuidadosamente os diuréticos de alça nos pacientes hipervolêmicos e salina 3% nos pacientes sintomáticos agudos (veja a pergunta 47).

TABELA 24-3. CAUSAS DA HIPONATREMIA

Sinal/Sintoma	Sensibilidade (%)
Perda salina renal e diminuição do ECV U_{Na} >20 mEq/L	Diuréticos
	Diurese osmótica (glicose, ureia, manitol)
	Insuficiência primária da glândula suprarrenal
	Acidose tubular renal (perda de $NaHCO_3$)
	Nefrite com perda de sais
	Cetonúria
	Perda de sais cerebrais
Perda salina não renal e diminuição do ECV U_{Na} <20 mEq/L	Vômito
	Diarreia
	Pancreatite, rabdomiólise, queimaduras
	Peritonite, obstrução intestinal
Excesso de água U_{Na} >20 mEq/L	SIADH
	Insuficiência secundária da glândula suprarrenal
	Hipotireoidismo
Excesso de Na e H_2O com diminuição do ECV U_{Na} <20 mEq/L	Insuficiência cardíaca congestiva
	Cirrose
	Síndrome nefrótica
Excesso de Na e H_2O com aumento do ECV U_{Na} >20 mEq/L	Insuficiência renal aguda
	Insuficiência renal crônica

ECV, volume circulatório efetivo: SIADH, síndrome da secreção inapropriada do hormônio antidiurético.
A hiponatremia sempre significa muito mais água no plasma em relação ao Na. A avaliação do volume total é crucial. A perda de volume (renal ou não renal) geralmente significa perda salina (sais > H_2O), e está associada à diminuição do ECV. O excesso de volume (hipervolemia) geralmente significa excesso salino (H_2O > sais) associado ao edema e pode estar associado à diminuição ou ao aumento do ECV. O excesso de água frequentemente provoca leve excesso de volume que afeta a atividade barorreceptora. O U_{Na} reflete a perfusão renal, a integridade tubular e a situação hormonal. Quando o U_{Na} >20, os rins contribuem para a perda de Na e, se <20, os rins conservam o Na.

TABELA 24-4. ABORDAGEM À HIPONATREMIA

Condição	Sinais Posturais	Edema	UNa	Tratamento
Perda salina renal	Sim	Não	>20	Administrar salina isotônica
Perda salina não renal	Sim	Não	<20	Administrar salina isotônica
Excesso de água	Não	Não	>20	Restrição de água
Excesso de Na e água	Não	Sim	<20	Restrição de água > sais
Excesso de Na e água	Não	Sim	>20	Restrição de água > sais

O U_{Na} é medido em mEq/L. Como o P_{Na} é frequentemente medido com eletrodo íon seletivo, a redução artificial do P_{Na} agora é rara. Se o seu laboratório não utiliza o eletrodo íon seletivo, marcante hiperlipidemia ou hiperproteinemia pode produzir uma pseudo-hiponatremia. No entanto, a avaliação da P_{osm} diferenciará essas alterações. Como a P_{osm} avalia a atividade osmótica da água plasmática e como a água plasmática exclui os lipídios e as proteínas, eles contribuem pouco para a P_{osm}. Dessa forma, a P_{osm} avaliada será essencialmente normal na pseudo-hiponatremia. Cuidadosamente, utilize os diuréticos de alça para tratar o edema e 3% de salina para a hiponatremia aguda sintomática.

CAPÍTULO 24 METABOLISMO DA ÁGUA **215**

29. Qual é a importância de uma análise inicial do volume total em pacientes com hiponatremia?

Realizar uma análise do volume total inicial ajuda a determinar as causas implícitas da hiponatremia (Tabela 24-3) e a conduzir o tratamento (Tabela 24-4). Analise o volume do paciente através da observação das veias do pescoço, sinais posturais e edema. Às vezes, o melhor clínico não pode obter uma boa análise do ECV, mas um monitoramento central com cateter de Swan-Ganz raramente é necessário. O Na urinário e o edema são sinais do ECV. Obtenha o peso inicial e analise o peso diariamente. Continue analisando os sinais posturais quando necessário. Inicialmente, obtenha a P_{osm}, o painel bioquímico geral (Na, K, Cl, CO_2, Cr, BUN, glicose, albumina, Ca, Mg), Na, Cl e Cr urinários, e a excreção fracionária de Na. A presença ou a ausência de edema e o U_{Na} são mais úteis.

30. Como se deve caracterizar e diagnosticar os pacientes com a síndrome da secreção inapropriada do hormônio antidiurético?

A síndrome da secreção inapropriada do hormônio antidiurético (SIADH, na sigla em inglês) tem sido recentemente chamada de SIAD ou síndrome da antidiurese inapropriada porque muitos dos pacientes não apresentam níveis de ADH detectáveis. A euvolemia clínica, o plasma hipotônico e a diluição da urina menor do que a máxima são os sinais da SIADH. Aborde o paciente como na pergunta 28. É importante estabelecer a normovolemia através do exame físico. Depois avalie P_{osm}, U_{osm}, P_{Na}, U_{Na} e U_K. Finalmente, exclua as doenças da hipófise, glândula suprarrenal e tireoide antes do diagnóstico. Os critérios confirmatórios da SIADH incluem P_{Na} baixo (<135 mEq/L), P_{osm} baixa (<280 mOsm/kg), U_{osm} maior do que 100 mOsm/kg, U_{Na} maior do que 40 mEq/L e $[U_{Na} + U_K]$ maior do que o P_{Na}. Os pacientes com SIADH são geralmente normais para o estado do volume. Entretanto, na realidade eles apresentam TBW em excesso. Ao contrário da salina excessiva, a qual é limitada ao ECF, a água em excesso distribui dois terços para o ICF e um terço para o ECF. Dessa forma, o excesso do ECF é pequeno e geralmente não perceptível pelas análises clínicas. Apesar de tudo, os pacientes com SIADH apresentam discreto aumento do ECV, o qual é percebido pelos rins. Os rins aumentam a GFR, a qual provoca redução no ácido úrico, na BUN e na creatinina. O ECV aumentado também eleva o ANP, e, com o aumento da GFR, promove a natriurese. Esses são os achados clássicos na SIADH. Obviamente, a SIADH não protege contra a desidratação e outras condições que podem obscurecer a apresentação clássica. Por exemplo, paciente com ADH ectópico a partir de um câncer de pulmão pode se apresentar com desidratação devido à diarreia e falta de ingestão de água devido à debilitação. Nessa situação, o U_{Na} e o U_{Cl} podem ser menores do que 20 mEq/L.

31. Como tratar os pacientes com SIADH?

Inicialmente, trata-se a SIADH com restrição de água. Se o paciente tem sintomas acentuados, realizar o tratamento para a hiponatremia sintomática (veja a pergunta 40). Também tente corrigir as anormalidades implícitas (veja as perguntas 18 e 19). Se o paciente apresenta câncer não operável e a restrição à água (500-1.500 mL/dia) não é tolerada, administre demeclociclina, 600-1.200 mg/dia ou carbonato de lítio, 600-1.200 mg/dia, em duas a quatro dosagens divididas. Como o carbonato de lítio pode causar toxicidade neurológica, cardiovascular, entre outras, evite-o caso haja outras opções terapêuticas. A demeclociclina pode provocar grave insuficiência renal em pacientes com cirrose. Dessa forma, ela é contraindicada em pacientes com cirrose e grave doença hepática. Dieta rica em Na (4-8 g) pode ser necessária, além da restrição à água para corrigir a hiponatremia.

32. Quais são os quatro tipos de SIADH?

Os quatro tipos de SIADH são distinguidos de acordo com a resposta do ADH à P_{osm}:

Tipo I — secreção irregular do ADH com resposta não previsível da P_{osm} (20% dos casos)

Tipo II — *reset* osmostático com relação normal do ADH com a P_{osm} mas com limiar baixo para a liberação do ADH (p. ex., 250-260 mOsm/kg; 35% dos casos)

Tipo III — evasão do ADH com perda seletiva da supressão do ADH e secreção contínua quando a P_{osm} é menor, mas supressão e secreção normais quando a P_{osm} é normal (35% dos casos)

Tipo IV — antidiurese dissociada do ADH em P_{osm} baixa com ADH apropriadamente baixo ou indetectável (possivelmente pelo aumento da sensibilidade renal ao ADH ou substância semelhante ao ADH desconhecida; 10% dos casos)

CAPÍTULO 24 METABOLISMO DA ÁGUA

33. Defina poliúria e liste as causas principais.

A poliúria é a produção de urina maior do que 3,0 L/dia. Quatro doenças principais causam a poliúria: polidipsia psicogênica (psicose), DI dipsogênico (defeito no centro da sede), DI neurogênico central (defeito na secreção do ADH) e DI nefrogênico (defeito na ação do ADH nos rins). Todas as formas de DI podem ser parciais ou completas. A poliúria também pode ocorrer a partir da diurese osmótica, como nas condições de diabetes melito (glicose), restabelecimento de insuficiência renal (ureia) e infusões intravenosas (salina, manitol). Ver Tabela 24-2 para drogas e condições que diminuem a secreção e os efeitos do ADH. As causas do DI nefrogênico adquirido incluem: doença renal crônica, anormalidades de eletrólitos (hipocalemia e hipercalcemia), drogas (lítio, demeclociclina), drepanocitose (interstício medular danificado), dieta (aumento de água e diminuição de soluto — cerveja, fome), doença renal inflamatória ou infiltrante (mieloma múltiplo, amiloidose, sarcoidose) e outros. O DI pode estar associado com anormalidades genéticas específicas. O DI central hereditário é geralmente autossômico dominante e se expressa na infância mais do que no nascimento. A síndrome de Wolfram resulta de um defeito hereditário no braço curto do cromossomo 4 e está associada ao DI central, diabetes melito, atrofia óptica e deficiência auditiva (DIDMOAD). O DI nefrogênico congênito resulta de anormalidades no receptor V2 ou nos canais AQP2, e os sintomas de poliúria e desidratação aparecem na primeira semana de vida. A maioria dos casos de DI nefrogênico relacionado a anormalidades nos receptores V2 está ligada ao cromossomo X e quase sempre limitado a se expressar em homens. Mais de 150 mutações são observadas causando DI relacionado a anormalidades do receptor V2. O DI nefrogênico relacionado a anormalidades do AQP2 pode ser autossômico dominante ou recessivo. Quando recessivo e ocorrendo em mulheres, o DI é provavelmente devido a uma mutação no cromossomo 12.

34. Como distinguir os pacientes poliúricos com as diversas formas de DI dos que bebem água em excesso?

Quando se bebe água em excesso, o P_{Na}, a BUN e o ácido úrico são relativamente baixos. No DI, o P_{Na} e o ácido úrico são relativamente altos, e a BUN é relativamente baixa. O DI central frequentemente tem início repentino devido a uma perda de quantidade crítica de arginina-vasopressina (AVP) resultante da destruição de mais de 80-90% dos neurônios hipotalâmicos secretores do ADH em um ponto crítico no tempo. Entretanto, o diagnóstico de poliúria não é sempre claro a partir dos testes de histórico e laboratoriais. Nesse caso, realize um teste de restrição à água (WRT, na sigla em inglês). Outros nomes para o WRT são teste de desidratação e teste de privação da água. O teste pode levar de 6-18 horas, dependendo do estado inicial de hidratação.

35. Como executar o Teste de privação da água (WRT)?

1. O teste de consultório é aceito, a menos que o paciente não possa ser observado de perto; nesse caso, a hospitalização pode ser necessária.
2. Avalie peso basal, P_{osm}, P_{Na}, P_{BUN}, $P_{glicose}$, U_{volume}, U_{osm}, U_{Na} e U_K. Avalie de hora em hora o peso e a U_{osm}.
3. Não permita comer ou beber.
4. Observe o paciente de perto para sinais de desidratação e tentativas de beber água.
5. Termine o WRT quando a U_{osm} não tiver aumentado mais do que 30 mOsm/kg durante três horas consecutivas, a P_{osm} ter alcançado 295-300 mOsm/kg ou o paciente ter perdido 3-5% do peso corporal. Se a perda de peso excede 3-5% do peso corporal, a desidratação é insegura.
6. Na P_{osm} de 295-300 mOsm/kg, os níveis do ADH endógeno devem ser 5 pg/mL ou maiores, e os rins devem responder com concentração urinária máxima.
7. Repita todos os testes basais no final do WRT.
8. Administre cinco unidades de AVP aquosa ou 2 μg de DDAVP subcutaneamente.
9. Repetir os testes basais em 30, 60 e 120 minutos.
10. Calcule a U_{osm}/P_{osm} e a $[U_{Na} + U_K]/P_{Na}$, assim como verifique a U_{osm}/P_{osm}.

36. Como interpretar os resultados do WRT?

A Tabela 24-5 resume os resultados esperados do WRT. O WRT estimula a liberação endógena máxima do ADH através do aumento da P_{osm} e avalia a capacidade de concentração dos rins através da avaliação da U_{osm}. Administrar ADH exógeno permite avaliar a resposta da concentração renal ao ADH caso a produção de ADH induzida

CAPÍTULO 24 METABOLISMO DA ÁGUA 217

pela desidratação esteja prejudicada. Guarde amostras congeladas de plasma basal e do final do teste para medir o ADH caso os resultados sejam duvidosos. Os valores normais esperados para o P_{ADH} são 0,5 pg/mL para P_{osm} de 280 mOsm/kg ou menor e 5 pg/mL ou mais para P_{osm} de 295 mOsm/kg.

TABELA 24-5. VALORES PRÉ E PÓS A RESTRIÇÃO DE ÁGUA

	Pré-P_{osm}	Pré-P_{Na}	Pós U_{osm}/P_{osm}	Pós U_{osm}/P_{osm} + ADH	Pós-P_{ADH}
Normais	NL	NL	>1	>1 (<10%)	↑
PPD/DDI	↓	↓	>1	>1 (<10%)	↑ no NL
CCDI	↑	↑	<1	>1 (>50%)	___
PCDI	↑	↑	>1	>1 (10-50%)	↓
CNDI	↑	↑	<1	<1 (<10%)	↑↑
PNDI	↑	↑	>1	>1 (<10%)	↑↑

ADH, hormônio antidiurético; CCDI, DI central completo; CNDI, DI nefrogênico completo; PCDI, DI central parcial; PNDI, DI nefrogênico parcial; PPD/DDI, polidipsia psicogênica/DI dipsogênico. Com relação à faixa normal, as setas para baixo e para cima, respectivamente, significam menor ou menor do que o normal e maior ou maior que os valores normais para P_{osm}, P_{Na} e P_{ADH}. Lembre-se de que, quando $U_{osm} > P_{osm}$, existe antidiurese e os rins estão retendo a água livre. O mesmo é verdade quando o $[U_{Na} + UK] > P_{Na}$, e esses testes são mais fáceis de obter. Quando $U_{osm} < P_{osm}$ ou $[U_{Na} + UK] < P_{Na}$, existe perda líquida de água livre com pouco efeito clínico do ADH. Os valores entre parênteses indicam as mudanças percentuais na U_{osm} (não a relação U_{osm}/P_{osm}) após cinco unidades de vasopressina aquosa subcutânea ou 2 μg de acetato de desmopressina.

37. Quais são as concentrações de ADH plasmático e a osmolaridade urinária esperados em pacientes poliúricos após a restrição de água?

Ver Tabela 24-6.

TABELA 24-6. VALORES ESPERADOS PARA ADH E U_{osm} APÓS A RESTRIÇÃO DE ÁGUA

Causa da Poliúria	ADH (pg/mL)	U_{osm} (mOsm/kg)
Normal	>2	>800
Polidipsia primária	<5	>500
DI central completo	Indetectável	<300
DI central parcial	<1,5	300-800
DI nefrogênico	>5	300-500

ADH, hormônio antidiurético; DI, diabetes insípido.

38. Como se deve abordar o paciente com hipernatremia?

Os problemas de hipernatremia são incomuns quando comparados com a hiponatremia e ocorrem em menos de 1% dos pacientes hospitalizados em geral. De fato, a menos que os pacientes tenham uma anormalidade da sede ou não tenham acesso à água, eles geralmente mantêm o P_{Na} próximo ao normal bebendo água na proporção

CAPÍTULO 24 METABOLISMO DA ÁGUA

de sua perda. Entretanto, até 5-10% dos pacientes em unidades de terapia intensiva (UTI) podem apresentar algum grau de hipernatremia. A perda de água é a causa comum de hipernatremia, e quase todos os pacientes necessitam de água para o tratamento (Tabela 24-7). Como nas perguntas 28 e 29, avalie o estado do volume do paciente. Depois que os estudos de laboratório forem obtidos, conduza o paciente de acordo com a Tabela 24-8. Se o paciente apresenta poliúria, também inclua as abordagens das perguntas 33 e 34.

TABELA 24-7. CAUSAS DA HIPERNATREMIA

Fisiopatologia	Condições Associadas
Perda de H_2O renal > perda de Na U_{Na} >20 mEq/L	Diuréticos osmóticos Diuréticos de alça Doença renal Diurese pós-obstrutiva
Perda de H_2O não renal > perda de Na U_{Na} <20 mEq/L	Diarreia osmótica Vômito Suor Diarreia Queimaduras
Excesso de Na > H_2O U_{Na} >20 mEq/L	Hiperaldosteronismo Síndrome de Cushing Hiperaldosteronismo primário Ingestão excessiva de NaCl ou $NaHCO_3$ Salina hipertônica e bicarbonato Diálise hipertônica
Perda de H_2O renal U_{Na} >20 mEq/L	DI central DI nefrogênico
Perda de H_2O não renal U_{Na} <20 mEq/L	Aumento da perda dos sentidos Sem acesso à água

DI, diabetes insípido.
A hipernatremia sempre significa muito menos água no plasma em relação ao Na. Com o acesso à água, a hipernatremia geralmente não ocorre ou é leve. Entretanto, pacientes desacompanhados que são muito idosos, muito jovens ou muito doentes podem não ter acesso adequado à água, e a hipernatremia pode ser grave. A avaliação do volume total é crucial. A perda de volume (hipovolemia) geralmente significa perda de salina (H_2O > sais) renal ou não renal e é geralmente tratada com 0,9-0,45% de salina para corrigir o déficit do volume seguido de água. O excesso de volume (hipervolemia) geralmente significa excesso de salina (sais > H_2O) com aumento do Na corporal total e é tratado com água e restrição a sais. Um diurético de alça também pode ser necessário para tratar a sobrecarga de volume. A hipernatremia euvolêmica resulta da perda de água e é tratada com a reposição da água livre, e a vasopressina é utilizada se a perda de água é causada pelo DI.

39. Como se deve diagnosticar e tratar os pacientes com DI?

O DI é uma síndrome de perda excessiva de água pelos rins devido à diminuição do ADH (DI central) ou à não responsividade renal ao ADH (DI nefrogênico). Então, a característica do DI é a poliúria. Hipernatremia leve, BUN baixa e ácido úrico relativamente alto são sugestivos de DI. No DI central idiopático, a imagem de ressonância magnética (IRM) da hipófise mostra ausência de pontos claros normais da hipófise. Entretanto, os pontos claros da hipófise diminuem com o envelhecimento e podem estar ausentes na maioria dos idosos sem DI. O início repentino de poliúria também é sugestivo de DI central porque 80-90% dos neurônios secretores do ADH devem ser perdidos antes da poliúria e pouco ADH é necessário para ter alguma concentração urinária. Como nas perguntas 33 e 34, primeiro se distingue a polidipsia primária do DI e se identifica o DI como central ou nefrogênico. Depois

CAPÍTULO 24 METABOLISMO DA ÁGUA **219**

TABELA 24-8. ABORDAGEM À HIPERNATREMIA

Condição	Sinais Posturais	Edema	U_{na}	U_{osm}	Tratamento
H_2O renal > perda de Na	Sim	Não	>20	↓−	Salina 0,9-0,45%
H_2O não renal > perda de Na	Sim	Não	<20	↑	Salina 0,9-0,45%
Excesso de Na	Não	Sim/Não	>20	↑−	H_2O livre/Diuréticos
Perda de H_2O renal	Não	Não	>20	↓↑−	H_2O livre
Perda de H_2O não renal	Não	Não	<20	↑	H_2O livre

VAR, variável; ↑, hipertônico; ↓, hipotônico; −, isosmótico. H_2O livre = 5% de glicose em infusão de água ou água oralmente. Infusão de salina para restaurar o déficit do volume quando os pacientes apresentam sinais de depleção de volume grave como, por exemplo, hipotensão ou mudanças posturais na pressão e na pulsação sanguínea. Isso é apropriado quando a salina isotônica (0,9%) com osmolaridade de 308 mOsm/kg é menor do que a osmolaridade plasmática. Isso corrige tanto o déficit do volume quanto a hipernatremia. Após o déficit do volume melhorar, trocar para salina 0,45% e, eventualmente, 5% de glicose na água. Os diuréticos de alça são utilizados para tratar o excesso de Na.

administra-se água para prevenir a desidratação até a avaliação sugerir um tratamento definitivo. Casos leves de DI não necessitam de tratamento além da ingestão adequada de líquidos. Um paciente com DI provavelmente se tratará com água, a menos que tenha um déficit da sede ou não tenha acesso à água. Trate o DI central com DDAVP na forma de *spray* nasal ou comprimido oral. O DDAVP está disponível para utilização oral (comprimidos de 0,1 ou 0,2 mg) com dosagem inicial de 0,05 mg uma ou duas vezes ao dia e aumentando para o máximo de 0,4 mg a cada oito horas quando necessário. O comprimido é 5% absorvido com a sua absorção máxima diminuída em até 50% com as refeições. Pelo menos uma dose deve ser administrada ao deitar. A desmopressina oral é preferida para pacientes com sinusite à preparação nasal. A preparação nasal (solução de 100 mcg/mL) é administrada a cada 12-24 horas conforme necessário para sede e poliúria. Ela pode ser administrada através de inalador de dose medida (0,1 mL/*spray*) ou através de um tubo calibrado plástico. A dosagem inicial é de 0,05-0,1 mL, uma ou duas vezes ao dia, e a dosagem é padronizada pela produção aceitável de urina. A desmopressina parenteral (4 mcg/mL) pode ser administrada intravenosamente, intramuscularmente ou subcutaneamente em 1-2 mcg a cada 12-24 horas para pacientes hospitalizados. O DI nefrogênico pode ser parcial ou completo e responder à DDAVP. Se possível, corrija ou melhore a causa fundamental, como o lítio utilizado e a hipercalcemia (veja a pergunta 33).

Sem comprometer as necessidades nutricionais, forneça uma dieta com pouco sódio e pouca proteína. Enfatize o esvaziamento regular da bexiga para evitar a superdistensão e a disfunção da bexiga. Tanto o diabetes insípido central como o nefrogênico respondem parcialmente à hidroclorotiazida (50-100 mg diariamente). A suplementação com amilorida ou potássio pode ser necessária. O DI nefrogênico pode responder a tratamentos combinados se um deles não funcionar. Eles incluem a indometacina com a hidroclorotiazida, a indometacina com a DDAVP ou a indometacina com a amilorida. Embora a indometacina oral 50 mg a cada oito horas seja efetiva, outras NSAIDs ou baixas dosagens também podem ser eficientes.

40. Com que rapidez se deve corrigir as condições de excesso ou de deficiência de água?

A principal preocupação do tratamento para a TBW anormal é prevenir as complicações neurológicas devastadoras. Entendendo as adaptações cerebrais ante às mudanças na TBW, como descrito nas perguntas 25 e 26, enfatize a necessidade para o tratamento urgente somente dos pacientes sintomáticos. Existem três regras utilizadas no tratamento dos distúrbios da água (avaliadas através das mudanças no P_{Na}):

1. Retorne o P_{Na} ao normal na mesma velocidade em que ele se tornou anormal. Se as mudanças no P_{Na} foram lentas (dias), corrija-as lentamente (dias). Se as mudanças foram rápidas (minutos a horas), corrija-as rapidamente (minutos a horas).
2. Se não existem sintomas do desequilíbrio da água ou do Na (veja a pergunta 24), não existe urgência imediata. Se existem sintomas, existe urgência. As perguntas 25 e 26 descrevem as adaptações cerebrais

CAPÍTULO 24 METABOLISMO DA ÁGUA

para a tonicidade alterada que pode provocar as mudanças devastadoras no volume cerebral. Essas adaptações também causam os sintomas dos pacientes. Dessa forma, os sintomas devem conduzir o médico a corrigir rapidamente a tonicidade alterada.

3. O grau de correção rápida do P_{Na} deve ser em direção ao normal (até o desaparecimento dos sintomas), não para o normal.

Esses conceitos de velocidade, sintomas e grau de correção do P_{Na} se aplicam tanto para a hiponatremia quanto para a hipernatremia (veja a pergunta 47).

41. Como as avaliações frequentes de Na e K plasmáticos ajudam no tratamento da hiponatremia?

A análise inicial para a retenção de Na, como descrito na pergunta 47, não considera as perdas de água e eletrólitos urinários que podem alterar a resposta esperada de P_{Na} ao tratamento. Então, substitua as perdas urinárias para uma correção mais precisa do P_{Na}. Inicialmente, avalie o U_{Na} e o U_K, e o volume urinário a cada 1-2 horas e substitua o volume urinário com salina na concentração apropriada. Por exemplo, se o volume urinário foi 100 mL/h, o U_{Na} = 43 mEq/L e o U_K = 35 mEq/L, a soma de U_{Na} e U_K = 78 mEq/L em 100 mL/h. Nesse caso, substitua as perdas urinárias com salina IV 0,45% (77 mEq/L NaCl) em 100 mL/h para prevenir maiores desvios no P_{Na} do valor calculado. Administre esse líquido de reposição além do calculado para corrigir o P_{Na}. A reposição do KCl depende do K sérico. Reponha o K para corrigir o K sérico ao normal, lembrando que o K reposto aumentará o P_{Na}. Consequentemente, diminua a reposição do Na da quantidade de K administrada. Algumas evidências também sugerem que a hipocalemia pode predispor à desmielinização osmótica. A correção do K sérico pode diminuir esse risco.

42. Quais são os antagonistas do receptor de vasopressina e quando se deve utilizá-los para o tratamento da hiponatremia?

O tratamento convencional para a hiponatremia é a restrição de água ou a administração de salina, e ainda é o tratamento apropriado para a maioria dos pacientes com hiponatremia. Em 30 de dezembro de 2005, a Food and Drug Administration aprovou o conivaptan (Vaprisol®), uma primeira classe de antagonista do receptor de vasopressina (VRA, na sigla em inglês) para o tratamento de pacientes hospitalizados com hiponatremia e volume de líquido extracelular normal (SIADH). O conivaptan impede a ligação da AVP aos receptores V1a e V2 localizados dentro dos vasos sanguíneos e dos túbulos renais, respectivamente. O bloqueio do receptor V2 diminui a reabsorção da água livre e aumenta a excreção. O bloqueio do receptor V1a pode causar vasodilatação reduzindo a tensão na ICC. O conivaptan está disponível em ampolas de vidro de 20 mg/5mL. A dosagem recomendada é uma dose de carga de 20 mg administrada intravenosamente durante 30 minutos, seguida por infusão contínua de 20 mg durante 24 horas por 1-3 dias. Se o sódio sérico não aumentar para a taxa desejada, aumente a dosagem para 40 mg/dia através de infusão contínua. Não ultrapasse quatro dias de duração.

Outro VRA, semelhante ao conivaptan, produz diurese seletiva à água sem afetar a excreção de Na e K. O termo "drogas aquaréticas" (aquaréticos) foi inventado para esses medicamentos para destacar seus diferentes mecanismos de ação comparados com o diurético salurético furosemida. Eles foram comprovados como sendo benéficos na SIADH e nos pacientes hiponatrêmicos com ICC e cirrose. Pelo bloqueio do efeito do ADH, pode ocorrer rápida correção da hiponatremia; consequentemente, o monitoramento criterioso das mudanças do P_{Na} é importante para prevenir a correção rápida do P_{Na}. Duas drogas orais de VRA que são efetivas nos testes clínicos incluem o lixivaptan e o tolvaptan.

43. Qual é o fator de correção de P_{Na} apropriado para a hiperglicemia?

O fator de correção padrão é uma diminuição de 1,6 mEq/L no P_{Na} para cada 100 mg/dL aumentado na concentração de glicose plasmática acima de 100 mg/dL. Para valores de glicose maiores do que 400 mg/dL, dados recentes sugerem um fator de correção tão alto quanto uma diminuição de 4,0 mEq/L no P_{Na} para cada 100 mg/dL aumentado na glicose plasmática e um fator de correção médio de 2,4 mEq/L.

CAPÍTULO 24 METABOLISMO DA ÁGUA **221**

PROBLEMAS CLÍNICOS NO METABOLISMO DA ÁGUA

44. Uma mulher de 75 anos de idade apresenta confusão mental, mas sem sinais neurológicos focais. Ela tem diabetes melito tipo 2. A pressão sanguínea é de 110/54 mmHg. A pulsação é de 96 batimentos/min. As veias do pescoço não são visualizadas na posição supina. $P_{glicose}$ = 900 mg/dL, P_{Na} = 135 mEq/L, creatinina plasmática = 3,0 mg/dL, BUN = 50 mg/dL, U_{Na} = 40 mEq/L, glicose é 4+ e cetonas é 3+ na urina. Descreva o seu estado líquido, o volume e o tratamento.

A glicose fica no ECF devido à deficiência de insulina e aumenta a tonicidade do ECF. O aumento da tonicidade puxa a água do ICF para o ECF, concentrando o ICF e diluindo o ECF até o ICF e o ECF estiverem com osmolaridades iguais. A pressão osmótica de 900 mg/dL de glicose (900/18 = 50 mOm/kg) é a força que conduz o movimento da água do ICF para o ECF. O movimento da água do ICF para o ECF dilui o ECF e aumenta o P_{Na}. Cada 100 mg/dL aumentado na $P_{glicose}$ acima de 100 mg/dL diminui o P_{Na} em 1,6 mEq/L. Nessa paciente, a diminuição prevista no $P_{Na} = (90 - 100)/100 \times 1,6 = 13$ mEq/L. O P_{Na} esperado deve ser $140 - 13 = 127$ mEq/L. Entretanto, um fator de correção mais preciso para a glicose elevada deve ser 2,4 mEq/L (veja a pergunta 43). Dessa forma, a diminuição esperada no P_{Na} deve ser $(90 - 100)/100 \times 2,4 = 19$ mEq/L. O P_{Na} esperado deve ser $140 - 19 = 121$ mEq/L. O P_{Na} de 135 mEq/L sugere maior perda de água por diurese osmótica e significativa desidratação. A P_{osm} de $2 (135) + 900)18 + 56/2,8 = 340$ mOsm/kg é compatível com o coma hiperosmolar. Como essa mulher apresenta diminuição da TBW e do volume, você pode esperar que ela seja pré-renal, o U_{Na} esteja baixo e a U_{osm} alta. Entretanto, a diurese osmótica provocada pela glicose, cetonas e ureia na urina, aumenta o Na e a água urinária, tornando o U_{Na} e a U_{osm} marcadores menos úteis de desidratação. As veias do pescoço vazias na posição supina são geralmente devido à depleção do volume intravascular. A redução rápida da sua glicose para 100 mg/dL diminuirá rapidamente a P_{osm}, transferindo a água para o ICF, aumentado o P_{Na} de 13-19 mEq/L e potencialmente causando colapso cardiovascular e edema cerebral. Dessa forma, o tratamento é salina normal para repor o volume e redução criteriosa da $P_{glicose}$ com insulina IV.

45. Você interna um esquizofrênico de 35 anos de idade por causa de uma mudança na função mental e excesso na produção de urina. U_{osm} = 70 mOsm/kg. P_{osm} = 280 mOsm/kg. Produção de urina em 24 horas = 12 L/dia. Quanto de água livre está sendo excretada por dia?

O *clearance* de água livre (C_{H2O}) é a quantidade de água livre de soluto excretada por dia. A liberação osmótica é a quantidade de urina excretada por dia que contém todos os solutos que são isosmóticos ao plasma. Quando a urina é hipotônica com relação ao plasma, o volume urinário total consiste em dois componentes: uma parte livre de soluto (C_{H2O}) e a outra, de toda a solução que é isosmótica ao plasma (C_{osm}). Para avaliar quanto da urina é pura (livre) de água, calcule o *clearance* de água livre. Para fazer isso, você precisa conhecer o *clearance* osmótico (C_{osm}) e o volume da urina (V). A fórmula para o *clearance* de qualquer substância (incluindo osmolares) é sempre a mesma:

$$C = UV/P,$$

onde C é o *clearance* plasmático da substância por unidade de tempo, U é a concentração urinária da substância, P é a concentração plasmática da substância e V é o volume urinário total por unidade de tempo. Os cálculos para esse paciente são:

1. $V = C_{osm} + C_{H2O}$
2. $C_{H2O} = V - C_{osm}$
3. $C_{osm} = U_{osm} V/P_{osm}$
4. $C_{osm} = (70$ mOsm/kg $\times 12$ L/dia)/280 mOsm/kg = 3,0 L/dia
5. $C_{H2O} = V - C_{osm} = 12$ L/dia $- 3$ L/dia = 9 L/dia

Pela manipulação da fórmula 2, outros meios de calcular o *clearance* da água livre são:

1. $C_{H2O} = V(1 - U_{osm}/P_{osm})$
2. $C_{H2O} = 12$ L/dia $(1 - 70/280) = 9$ L/dia

CAPÍTULO 24 METABOLISMO DA ÁGUA

Dessa forma, a produção de urina diária do paciente contém 9 L/dia de água pura (livre) e 3 L/dia que são isotônicos em relação ao plasma. Essa informação não diferencia a polidipsia primária do DI. Entretanto, a P_{osm} baixa de 280 sugere polidipsia primária.

46. Um homem de 45 anos de idade com histórico de 30 anos de tabagismo apresenta-se com tosse, dispneia, cansaço e perda de peso de 6,8 kg. Um raio X do tórax mostrou adenopatia mediastinal e atelectasia no lado direito com efusão pleural. P_{osm} = 270 mOsm/kg, P_{Na} = 125 mEq/L, U_{osm} = 470 mOsm/kg, U_{Na} = 130 mEq/L, U_K = 60 mEq/L e volume urinário = 1 L/dia. Quanto de água livre está sendo excretada por dia? Qual é a provável lesão pulmonar?

A urina está hipertônica em relação ao plasma se $U_{osm} > P_{osm}$ ou $U_{[Na+K]} > P_{Na}$. A urina hipertônica ao plasma contém duas partes: o volume que deve ser necessário para conter todos os solutos e fica isosmótico ao plasma é o *clearance* osmótico (C_{osm}); o volume de água livre que foi removido pelo filtrado glomerular isotônico para tornar $U_{osm} > P_{osm}$ ou $U_{Na+K} > P_{Na}$ é a liberação de água livre negativa (T^{CH_2O}). Existem duas maneiras de calcular o *clearance* da água livre: um método utiliza a osmolaridade como na pergunta 14; o outro utiliza eletrólitos (Na e K). O *clearance* de água livre de eletrólitos estima mais perfeitamente o *clearance* de água livre e o *clearance* negativo de água livre, especialmente quando a urina contém grande quantidade de osmólitos não eletrólitos, como a ureia, que aumenta a osmolaridade sem relação com a liberação de água livre. Para calcular o *clearance* de água livre de eletrólitos, utilize as concentrações urinárias de Na e K e o Na plasmático. Como $[U_{Na} + U_K] > P_{Na}[(130 + 60) > 130]$, o conteúdo líquido da excreção urinária de água livre é negativo e, consequentemente, o *clearance* de água livre é negativo. Os cálculos para a liberação de água livre de eletrólitos e a osmótica nesse paciente são:

Cálculos para o *clearance* osmolar de água livre clássico (negativo):

1. $V = C_{osm} - T^{CH_2O}$
2. $T^{CH_2O} = C_{osm} - V$
3. $C_{osm} = 1$ L/dia [470/270] = 1,74 L/dia
4. $T^{CH_2O} = 1,74$ L/dia − 1 L/dia = 0,74 L/dia

Pela manipulação da fórmula 2, outros meios de calcular o *clearance* de água livre negativo são:

1. $T^{CH_2O} = V[U_{osm}/P_{osm} - 1]$
2. $T^{CH_2O} = 1$ L/dia [470/270 − 1] = 0,74 L/dia

Cálculos para o *clearance* de água livre de eletrólitos (negativo):

1. $T^{CH_2O} = C_{[Na + K]} - V$
2. $C_{[Na + K]} = [U_{[Na + K]}/P_{Na} \times V]$
3. $C_{[Na + K]} = [190$ mEq/L/125 mEq/L $\times$ 1 L/dia] = 1,52 L/dia
4. $T^{CH_2O} = 1,52$ L/dia − 1 L/dia = 0,52 L/dia

Dessa forma, os rins do paciente adicionam (pela reabsorção de água) um conteúdo líquido de 520-740 mL de água livre para o plasma a cada dia. Com a P_{osm} baixa, geralmente é inapropriado reter água em excesso da excreção. Esses achados sugerem SIADH. Deve-se excluir depleção de volume, insuficiência renal e hipotireoidismo antes de fazer o diagnóstico de SIADH. Esse paciente apresenta carcinoma de pulmão de células pequenas com secreção ectópica de ADH. Quinze por cento dos pacientes com carcinoma de pulmão de células pequenas desenvolvem SIADH. Esse tumor está altamente associado com o tabagismo e representa 15-25% dos cânceres de pulmão. Outros tipos de câncer de pulmão raramente secretam ADH.

47. Uma mulher de 34 anos de idade, pesando 60 kg, se apresenta 12 horas após a alta de uma colecistectomia. Ela está com dor de cabeça, confusão, cãibras musculares, fraqueza, letargia, agitação, náuseas e vômitos. Ela não apresentava os sintomas no momento da alta. O P_{Na} era 110 mEq/L. O que provocou a hiponatremia? Com que rapidez você deve tratá-la?

Pelo seu histórico, a hiponatremia se desenvolveu rapidamente e foi sintomática. O tratamento é a entrada na UTI, a administração de salina 3% e furosemida em taxas suficientes para aumentar o P_{Na} em 1,5-2,0 mEq/L/h durante 2-4 horas com base na resolução dos sintomas. Avalie de hora em hora o P_{Na}, o U_{Na} e o U_K para acompanhar o progresso e conduzir o tratamento. Após a melhora dos sinais e sintomas graves, diminua

CAPÍTULO 24 METABOLISMO DA ÁGUA 223

a taxa de correção para 0,5-1,0 mEq/h até os sintomas melhorarem ainda mais ou o P_{Na} estar em 120 mEq/L. Evite aumento líquido no P_{Na} maior do que 12 mEq/L nas primeiras 24 horas e de 18-20 mEq/L nas próximas 48 horas. Para a hiponatremia crônica sem sintomas, a taxa apropriada de correção é 0,5 mEq/L/h com semelhantes aumentos líquidos diários no P_{Na}. A hiponatremia sintomática aguda necessita de correção rápida para o P_{Na} porque o paciente sintomático apresenta edema cerebral provocado pelo conteúdo "normal" de soluto nas células cerebrais que puxa a água para dentro do cérebro. A elevação aguda do P_{Na} aumenta a tonicidade do ECF, puxa a água para fora do cérebro inchado e reduz o volume cerebral para o nível normal. O cérebro não tem espaço no crânio para inchar mais do que 8-10% antes da herniação. Portanto, não existe benefício para a correção aguda do Na superior a 8%, nesse caso, para P_{Na} maior do que 119 mEq/L. Ao contrário, o paciente com hiponatremia assintomática crônica se adapta através da perda de solutos cerebrais e apresenta volume cerebral próximo do normal. Aumentando muito rapidamente o P_{Na} desses pacientes (>0,5 mEq/L/h), o cérebro contrairá e sofrerá predisposição à síndrome da desmielinização osmótica (anteriormente chamada de mielinólise pontina central). Os riscos da não correção da hiponatremia sintomática aguda incluem aumento do edema cerebral, epilepsia, coma e morte. Agora são descritos os cálculos de excesso de água. Os cálculos para a salina 3% necessária para corrigir o P_{Na} para 120 mEq/L também são mostrados.

$$\text{Excesso de água} = [(P_{Na} \text{ normal} - P_{Na} \text{ observado})/P_{Na} \text{ normal}] \times TBW$$
$$= [(140 - 110)/140] \times 0,5 \times 60 \text{ kg}$$
$$= 0,21 \times 30 \text{ L}$$
$$= 6,3 \text{ L em excesso no TBW}$$
$$\text{Déficit de Na} = (P_{Na} \text{ desejado} - P_{Na} \text{ observado}) \times TBW$$
$$= (120 - 110) \times 0,5 \times 60 \text{ kg}$$
$$= 10 \text{ mEq/L} \times 30 \text{ L}$$
$$= 300 \text{ mEq de Na}$$

Conhecer o déficit de Na é clinicamente proveitoso porque ele pode ser substituído em uma taxa controlada para melhorar a hiponatremia. O Na na salina 3% é 513 mEq/L:

$$300 \text{ mEq de Na}/513 \text{ mEq/L} = 0,585 \text{ L}$$

Dessa forma, assumindo que não haja nenhuma perda de Na ou água, a administração de 585 mL de salina 3% corrigirá o P_{Na} para 120 mEq/L. Fazendo um cálculo semelhante para salina 3% por infusão durante 3-4 horas, aumenta-se o P_{Na} em 6 mEq/L. A resposta é 350 mL. Entretanto, você também deve avaliar frequentemente o P_{Na}, o U_{Na} e o U_K para estimar a perda e o ganho de Na e água durante o tratamento e repor essas perdas. A taxa empírica de infusão de salina 3% para o tratamento rápido da hiponatremia sintomática é 2 mL/kg/h. Utilize o peso corporal ideal, a menos que o paciente esteja abaixo do peso corporal ideal; nesse caso, utilize o peso atual. Nessa paciente, a infusão de salina 3% deve ser 60 kg × 2 mL/kg/h ou 120 mL/h × 4 h = 480 mL.

48. Uma mulher de 80 anos de idade que raramente sai de casa é trazida para o hospital após ser encontrada sofrendo de confusão mental. Três semanas atrás, ela tinha ido ao médico, que prescreveu um diurético para a hipertensão sistólica. Na chegada, seu P_{Na} é de 110 mEq/L. Qual é a causa da sua hiponatremia?

Como consequência da idade, os pacientes idosos perdem a GFR, a capacidade de concentrar e a capacidade de diluir. Assim, uma mulher de 80 anos de idade pode apresentar um limite de concentração renal normal (para a idade) de 100-700 mOsm/kg. Entretanto, a U_{osm} máxima nos idosos pode ser tão baixa quanto 350 mOsm/kg. A dieta normal dessa mulher pode gerar somente 600 mOsm/dia. Sua taxa normal de produção de urina seria então de 0,9-6,0 L/dia. Se a sua ingestão dietética for menor do que 300 mOsm/dia, sua produção urinária máxima cairá para 3 L/dia:

$$300 \text{ mOsm/dia} \div 100 \text{ mOsm/kg} = 3 \text{ L/dia}$$

Dando livre acesso à água e um diurético tiazídico, o qual impede a diluição urinária, ela poderia facilmente tornar-se intoxicada pela água e hiponatrêmica. O mecanismo da hiponatremia em bebedores de cerveja e na "dieta de chá e torradas" é a redução da ingestão osmótica total e o aumento relativo da ingestão de água. A di-

224 CAPÍTULO 24 METABOLISMO DA ÁGUA

minuição da carga osmótica pela excreção limita a quantidade de água excretada. A hiponatremia dessa paciente é provavelmente crônica; entretanto, ela é sintomática. Assim, não está claro se a hiponatremia é realmente crônica ou aguda. Então, a forma de como proceder com o tratamento nessa paciente hiponatrêmica grave não está clara. A tomografia computadorizada (TC) ou MRI pode ajudar a mostrar a presença ou a ausência do edema cerebral. Se o edema cerebral está presente, trate para hiponatremia aguda. Se o edema cerebral está ausente, trate cuidadosamente para hiponatremia crônica. Frequentemente realize a reanálise do P_{Na}, dos sintomas e dos sinais. Lembre-se: mulheres idosas que tomam diuréticos tiazídicos, alcoólatras, malnutridas, hipocalêmicas e pacientes queimados apresentam um risco particular para a síndrome da desmielinização.

49. Uma mulher de 35 anos de idade, maratonista, sofre um colapso, sendo incapacitada de terminar de correr os 42 km com média de 22 m/s. Ela bebeu água antes da corrida e durante a corrida bebeu tanto quanto foi possível para manter a hidratação. Ela é trazida para você confusa, sem febre e taquipneica. A análise física mostra PA 120/60, pulsação 110 batimentos/min e regular, pulmões com estertores bilaterais, confusão mental contínua e movimentos involuntários durante o seu exame. Os estudos de laboratório mostram P_{Na} de 112 mEq/L, e os outros testes de laboratório analisados tiveram resultados normais. Qual é a causa da hiponatremia induzida pelo exercício e como você deve tratá-la?

A hiponatremia induzida pelo exercício pode ocorrer em 20% dos participantes de esportes de ultrarresistência e é sintomática em 20-30% desses atletas. O excesso da ingestão de água é a causa primária, e isso é sugerido pelo histórico clínico. A perda de suor com concentrações de Na de 40-80 mEq/L e a reposição com líquidos hipotônicos também contribuem para a hiponatremia. Além disso, a dor e o estresse do exercício são conhecidos por estimularem a secreção do ADH. Essa paciente com sintomas e sinais de edema pulmonar e cerebral necessita de tratamento urgente como descrito na pergunta 47. Um consenso recomendou que o corpo médico experiente documente a hiponatremia induzida pelo exercício sintomática grave em campo e administre 100 mL de salina 3% durante 10 minutos. Isso deve aumentar com segurança a concentração de sódio sérico em 2-3 mEq/L. Essa recomendação é somente para atletas com hiponatremia grave e associada a sintomas e sinais (confusão mental, vômito, insuficiência respiratória) como nessa paciente. O paciente deve sempre ser transportado imediatamente para o hospital para maiores monitoramentos, avaliações e tratamentos.

50. Um homem de 67 anos de idade com quadro de hipertensão antiga se apresenta na emergência do hospital em estado de alerta, um pouco confuso e com princípio súbito de dor de cabeça grave que ele descreve como uma dor 10/10. As imagens da TC mostraram hemorragia subaracnoide estágio 3. Você vê o paciente dois dias depois na UTI com hiponatremia, dor de cabeça contínua, irritabilidade e confusão mental agravada. Ele não apresenta sinais neurológicos focais. PA 130/70, P 95 na posição supina, e o paciente não apresenta edema. Na 122, K 3,7, BUN 10, creatinina 1,0, P_{osm} = 262, U_{osm} = 480, U_{NA} = 142 e U_K = 48. O funcionamento das glândulas tireoide e suprarrenal está normal. Qual é a causa da hiponatremia e como você deve tratá-la?

A hiponatremia seguida de hemorragia subaracnoide pode ser devida à SIADH ou à perda cerebral de sais (CSW, na sigla em inglês). A distinção entre as duas é controversa e, muitas vezes, clinicamente pouco clara. O principal fator de diferenciação é o estado de volume. Na SIADH, o volume é normal ou um pouco aumentado. Na CSW, o volume é reduzido devido à excessiva perda de sódio urinário que resulta na diminuição do ECV, aumento apropriado no ADH e retenção de água. A causa do aumento da excreção do sódio urinário e da perda de volume em face da diminuição do ECV não está clara. Entretanto, ela pode estar relacionada ao aumento da atividade do sistema nervoso simpático e ao excesso de peptídeos natriuréticos, como por exemplo, o BNP, o ANP e um peptídeo semelhante à digoxina. Devido à sua confusão mental agravada, trate esse paciente com salina 3%, como descrito na pergunta 47, e suspenda qualquer líquido hipotônico. Porém, se a hiponatremia estivesse presente sem sinais neurológicos, a abordagem seria mais controversa. Como a hipertensão arterial sistêmica (HAS) e os outros tipos de hiponatremia relacionadas ao SNC são relatados mais frequentemente com a SIADH do que com a CSW, a restrição à água pode ser considerada no paciente assintomático. Entretanto, se existe alguma suspeita de redução de volume (como poderia ser nesse paciente com PA que está relativamente baixa para um paciente hipertenso) deve-se suspeitar de CSW. O tratamento da hiponatremia causada pela CSW no paciente assintomático é a infusão de salina normal. No entanto, a infusão de salina normal na SIADH pode agravar a hiponatremia porque a água será retida, e o sódio em excesso, excretado. Como o estado de volume real é muito difícil de ser avaliado em vários pacientes, alguns especialistas recomendam o tratamento de todos os pacientes com hiponatremia relacionada ao SNC com salina 3%. Outros, não. Seja qual for o tratamento selecionado, monitore cuidadosamente o paciente e corrija criteriosamente o sódio como descrito nas perguntas 40, 41 e 47.

51. Uma mulher com 23 anos de idade apresenta-se ao seu clínico com náuseas matinais e leve dor de cabeça. Ela tem exame normal, com exceção de um volume na linha média logo acima da sínfise púbica. Os exames laboratoriais básicos também foram normais, exceto o sódio de 132 mEq/L. Como você pode avaliar sua hiponatremia?

O histórico revelou ainda que ela nunca esteve grávida, seu último período menstrual foi há três meses e seu teste de gravidez foi positivo. Uma indicação foi feita para o acompanhamento obstétrico. No início da gravidez, existe uma expansão de 40% do ECF com maior retenção de água do que de sódio, provocando diminuição de 10 mOsm/kg na osmolaridade plasmática e uma hiponatremia leve. Tal como acontece com muitas causas de hiponatremia, existe redução inicial no ECV, resultante da vasodilatação arterial sistêmica que ocorre no início do primeiro trimestre. O aumento no estrógeno e no hCG relacionados a uma gravidez normal, estimula o aumento do óxido nítrico e da relaxina, que são responsáveis pela vasodilatação. A futura mãe compensa com aumento na sede, na frequência cardíaca, na ativação do sistema renina-angiotensina-aldosterona e na ativação de barorreceptores arteriais. Isso resulta na liberação não osmótica de AVP, aumento dos receptores AQP2 na medula dos rins e retenção renal de sais e água (água > sais). As náuseas também podem aumentar a liberação de AVP. O resultado líquido dessas mudanças é o ECF expandido com hiponatremia leve, frequentemente observados em uma gestação normal. Com as mudanças na AVP, a osmolaridade e o volume respondem normalmente em torno de um novo ponto de aproximadamente 270 mOsm/kg, a hiponatremia da gravidez é percebida como sendo principalmente relacionada ao *reset* osmostático hipotalâmico. Entretanto, como há claramente a expansão do volume, a fisiopatologia é mais complexa. Apesar disso, a hiponatremia da gravidez é leve, geralmente assintomática e volta ao normal dentro de 1-2 meses após o parto. Assim, nenhum tratamento ou maior avaliação é necessário.

SITES

1. American Academy of Family Physicians: Hyponatremia and hypernatremia in the elderly. Disponível em: http://www.aafp.org/afp/20000615/3623.html

2. British Medical Journal: Exercise-induced hyponatremia. Disponível em: http://bmj.bmjjournals.com/cgi/content/full/327/7407/113#REF3

3. EMedicine: SIADH review. Disponível em: http://www.emedicine.com/ped/topic2190.htm

4. EMedicine: Lithium nephropathy review. Disponível em: http://www.emedicine.com/med/topic1313.htm

5. EMedicine: Diabetes insipidus review. Disponível em: http://www.emedicine.com/med/topic543.htm

6. EMedicine: Diabetes insipidus review. Disponível em: http://master.emedicine.com/ped/topic580.htm

7. EMedicine: Hyponatremia review. Disponível em: http://www.emedicine.com/med/topic1130.htm

8. Postgraduate Medicine: Hyponatremia and hypernatremia. Disponível em: http://www.postgradmed.com/issues/2000/05_00/fall.htm

9. Quarterly Journal of Medicine: Primary polydipsia review. Disponível em: http://qjmed.oupjournals.org/cgi/content/full/96/7/531

10. UCLA Endocrinology: SIADH. Disponível em: http://www.endocrinology.med.ucla.edu/siadh.html

BIBLIOGRAFIA

1. Adrogue HJ, Madias NE: Hypernatremia. N Engl J Med 342:1493–1499, 2000.
2. Adrogue HJ, Madias NE: Hyponatremia. N Engl J Med 342:1581–1589, 2000.
3. Ayus JC, Varon J, Arieff AI: Hyponatremia, cerebral edema, and noncardiogenic pulmonary edema in marathon runners. Ann Intern Med 132:711–714, 2000.
4. Berendes E, Walter M, Cullen P, et al: Secretion of brain natriuretic peptide in patients with aneurysmal subarachnoid haemorrhage. Lancet 349:245–249, 1997.
5. Berl T, Schrier RW: Disorders of water metabolism. In Schrier RW, editor, *Renal and electrolyte disorders,* ed 6, Philadelphia, 2003, Lippincott Williams & Wilkins, 2003, pp. 1–63.
6. Ellison DH, Berl T: The syndrome of inappropriate antidiuresis. N Engl J Med 356:2064–2072, 2007.
7. Fall PJ: Hyponatremia and hypernatremia: a systematic approach to causes and their correction. Postgrad Med 107:75–82, 179, 2000.
8. Gross P, Reimann D, Henschkowski J, et al: Treatment of severe hyponatremia: conventional and novel aspects. J Am Soc Nephrol 12:S10–S14, 2001.
9. Gutierrez OM, Lin HY: Refractory hyponatremia. Kidney Int 71:79–82, 2007.
10. Hillier TA, Abbott RD, Barrett EJ: Hyponatremia: evaluating the correction factor for hyperglycemia. Am J Med 106:399–403, 1999.
11. Kugler JP, Hustead T: Hyponatremia and hypernatremia in the elderly. Am Fam Physician 61:3623–3630, 2000.
12. Mayinger B, Hensen J: Nonpeptide vasopressin antagonists: a new group of hormone blockers entering the scene. Exp Clin Endocrinol Diabetes 107:157–165, 1999.
13. Moritz ML, Ayus JC: Prevention of hospital-acquired hyponatremia: a case for using isotonic saline. Pediatrics 111:227–230, 2003.
14. Nielsen S, Kwon TH, Christensen BM, et al: Physiology and pathophysiology of renal aquaporins. J Am Soc Nephrol 10:647–663, 1999.
15. Oster JR, Singer I: Hyponatremia, hypo-osmolality, and hypotonicity: tables and fables. Arch Intern Med 159:333–336, 1999.
16. Palmer BF, Gates JR, Malcolm L: Causes and management of hyponatremia. Ann Pharmacother 37:1694–1702, 2003.
17. Rosner MH, Kirven J: In-depth review. Exercise-associated hyponatremia. Clin J Am Soc Nephrol 2:151–161, 2007.
18. Sanghvi SR, Kellerman PS, Nanovic L: Beer potomania: An unusual cause of hyponatremia at high risk of complications from rapid correction. Am J Kidney Dis 50:673–680, 2007.
19. Schrier, RW: Review. Body water homeostasis: clinical disorders of urinary dilution and concentration. J Am Soc Nephrol 17:1820–1832, 2006.
20. Shea AM, Hammill BG, Curtis LH, et al: Medical costs of abnormal serum sodium Levels. J Am Soc Nephrol 19:764–770, 2008.
21. Sherlock M, O'Sullivan E, Agha A, et al: The incidence and pathophysiology of hyponatraemia after subarachnoid haemorrhage. Clin Endocrinol (Oxf) 64:250–254, 2006.
22. Singer I, Oster JR, Fishman LM: The management of diabetes insipidus in adults. Arch Intern Med 157:1293–1301, 1997.

DISTÚRBIOS DO CRESCIMENTO

Philip S. Zeitler

CAPÍTULO 25

1. Faça um resumo da velocidade normal do crescimento para crianças até o estirão de crescimento da puberdade.

- Primeiro semestre: 16-17 cm
- Segundo semestre: cerca de 8 cm
- Segundo ano: pouco mais de 10 cm
- Terceiro ano: cerca de 8 cm
- Quarto ano: 7 cm
- Final da infância e até a puberdade (5-10 anos): a criança cresce, em média, 5-6 cm por ano

2. Faça um resumo da velocidade de crescimento durante o estirão de crescimento puberal.

A taxa máxima de crescimento é de 11-13 cm por ano.

Nas meninas, esse estirão ocorre mais cedo na puberdade (estágio II de Tanner para a mama).

Nos meninos, o estirão de crescimento ocorre mais tarde (estágio III-IV de Tanner para pelos púbicos, volume testicular de 12-15 mL).

Algumas crianças podem passar por um período transitório de crescimento lento logo antes do início da puberdade.

3. Como medir a altura com precisão?

- A ferramenta mais essencial para a detecção de anormalidades de crescimento é a habilidade de se obter medições precisas e reprodutíveis, o que exige a disponibilidade de equipamento apropriado, assim como o posicionamento correto do paciente.
- Em todas as idades, as crianças deverão ser medidas em extensão máxima, com a coluna vertebral reta, pois essa é a única posição passível de ser reproduzida.
- As crianças deverão estar descalças e os enfeites ou fitas de cabelo deverão ser removidos.
- Balanças com braços soltos não são confiáveis.

4. Qual técnica é usada para lactentes até os dois anos de idade?

A técnica é a do comprimento da criança em posição supina. A medição precisa exige um estadiômetro supino, uma estrutura semelhante a uma caixa, com cabeceira e plataforma móvel. São necessárias duas pessoas: uma para manter a cabeça da criança na cabeceira enquanto a outra estica as pernas do bebê e coloca os tornozelos em 90 graus contra a plataforma móvel. O comprimento é registrado no dispositivo de medição anexo ou, então, marcas são feitas por meio de medição com fita.

5. Descreva a técnica para crianças com dois anos de idade ou mais.

- Mede-se a altura com a criança em pé. A medição precisa exige um estadiômetro com cabeceira rígida, plataforma e encosto.
- A criança deve ficar em pé, contra o encosto, tocando esse encosto com os calcanhares, nádegas, coluna torácica e cabeça.
- O medidor exerce pressão para cima no paciente, no ângulo da mandíbula, para esticar completamente a coluna, e a cabeceira é abaixada até tocar o topo da cabeça da criança, efetuando-se a leitura da medição por meio de um contador.

227

CAPÍTULO 25 DISTÚRBIOS DO CRESCIMENTO

- Se não houver um estadiômetro disponível, a criança deverá ficar em pé contra uma parede, na mesma posição usada para o estadiômetro. Um ângulo reto rígido é movido para tocar o topo da cabeça, fazendo-se uma marca e tirando-se a medida da altura.
- O peso e a circunferência da cabeça (quando apropriado) também deverão ser registrados.

6. Como registrar a altura?

A segunda ferramenta crítica para avaliação do crescimento é a curva padronizada de crescimento, e todas as medições deverão ser traçadas no gráfico, em vez de apenas registradas. Uma curva de crescimento cuidadosamente elaborada e atualizada é essencial para o reconhecimento de anormalidades de crescimento. Além disso, quanto mais pontos são traçados no gráfico, maior a compreensão sobre o crescimento da criança. Por isso, deve-se procurar obter medições de crescimento em todos os contatos com o paciente, incluindo as consultas por doença, pois consultas de rotina não são frequentes durante os anos do meio da infância, quando as anormalidades de crescimento são mais comuns.

7. Relacione os erros comuns no traçado de gráficos de crescimento.

Os erros no traçado de pontos no gráfico de crescimento são causa frequente de anormalidades de crescimento aparentes e os mais comuns são:
- Traçado da altura errado
- Não traçar a altura da criança na idade cronológica exata (a altura deverá ser traçada no mês mais próximo ou na idade decimal)
- Uso de gráfico de crescimento não adequado

8. O que significa um gráfico de crescimento adequado?

Existem vários gráficos de crescimento disponíveis; assim, deve-se considerar cuidadosamente o quadro adequado para uma criança em particular, em um momento em particular. Os gráficos de crescimento mais comuns são:
- Gráficos para extensão em posição supina (os quadros comuns usados para o período de 0-36 meses)
- Gráficos para medir a estatura (ou seja, a altura em pé) (gráficos para 2-18 anos)

Outros modelos de gráficos de crescimento específicos são:
- Gráficos específicos para a etnia
- Gráficos de crescimento específicos para síndromes comuns (p. ex., síndrome de Turner, síndrome de Down, acondroplasia) que deverão ser usados quando apropriado

9. Como as medições de crescimento são afetadas pela idade e posição?

- A altura de um paciente medido em posição supina será ligeiramente maior que a altura do mesmo paciente medido em pé.
- O traçado da altura de um paciente obtida em pé em um gráfico para a posição supina dará a impressão errônea de velocidade de crescimento reduzida. Essa é uma causa comum de anormalidade de crescimento aparente em crianças de 2-3 anos cuja altura na posição em pé é obtida pela primeira vez.

10. Quais informações históricas são necessárias para interpretar um gráfico de crescimento?

- História do parto e peso ao nascer
- Descrição dos estágios de desenvolvimento
- História de doenças crônicas
- Uso de medicamentos em longo prazo
- História de cirurgia ou trauma
- Sintomas atuais
- Altura dos pais biológicos e história familiar de baixa estatura significativa
- Cronograma da puberdade dos pais e história familiar de atraso significativo da puberdade

11. **Quais os achados do exame físico que ajudam a interpretar um gráfico de crescimento?**
    - Sinais de doença crônica
    - Estigmas de uma síndrome
    - Sinais específicos de anormalidade hormonal (deficiência da tireoide, deficiência do hormônio de crescimento [GH], excesso de glicocorticoides)

PONTOS-CHAVE: CRESCIMENTO GERAL

1. A avaliação apropriada do crescimento depende da medição precisa da altura e do traçado correto desses valores na curva de crescimento apropriada.
2. Os erros mais comuns de traçado incluem o registro da altura errada, o traçado da altura do paciente na idade cronológica errada e o uso de um gráfico de crescimento inadequado.
3. Velocidade anormal de crescimento para a idade geralmente diferencia as anormalidades de crescimento das variantes de crescimento normal.
4. As anormalidades aparentes no crescimento se devem, mais frequentemente, a variantes do crescimento normal. A seguir, a causa mais frequente é crescimento insatisfatório após uma doença clínica crônica. As causas hormonais são menos frequentes.

12. **Como a investigação por imagens radiológicas ajuda a interpretar um gráfico de crescimento?**
    - A investigação da idade óssea por imagens pode fornecer informações importantes sobre a maturidade do esqueleto
    - A radiografia da mão e do punho esquerdos é obtida em crianças com mais de dois anos e a maturação dos centros epifisários é comparada com os padrões disponíveis

13. **Explique o significado da altura-alvo dos pais ou "altura média dos pais".**
    A altura dos pais ajuda a determinar a altura esperada de adulto para a criança, com base no potencial genético. Acrescente as alturas dos pais em centímetros; some 13 cm se a criança for do sexo masculino, e subtraia 13 cm no caso de uma menina; a seguir, divida por 2. A altura média resultante dos pais ± 5 cm fornece o percentil entre 10-90 da prole desses pais.

14. **Qual é o fator mais importante na identificação de uma curva de crescimento anormal?**
    A velocidade anormal de uma curva de crescimento para a idade geralmente distingue as anormalidades das variantes do crescimento normal. Embora as causas da estatura baixa sejam muitas, incluindo as genéticas, crianças normais de estatura baixa crescem normalmente, enquanto as crianças com problemas quase sempre apresentam velocidade anormal de crescimento. Por exemplo, uma criança crescendo no percentil 5 com velocidade normal de crescimento é menos preocupante que a criança que caiu do percentil 90 para o percentil 75, mesmo que esta última seja mais alta que a primeira. As anormalidades de velocidade de crescimento podem, entretanto, ser sutis.

15. **O que causa o crescimento anormal nas crianças?**
    As anormalidades de crescimento se devem, mais frequentemente, às variantes normais (estatura familiar baixa ou atraso constitucional do crescimento e da puberdade) ou às doenças clínicas crônicas subjacentes, reconhecidas ou não. As causas hormonais são menos frequentes.

16. **Quais são as síndromes associadas ao crescimento anormal?**
    - Síndrome de Down
    - Síndrome de Prader-Willi

230 CAPÍTULO 25 DISTÚRBIOS DO CRESCIMENTO

- Síndrome de Turner
- Síndrome de Noonan
- Outras anormalidades cromossômicas

17. Relacione as doenças não endócrinas e os tratamentos que podem estar associados ao crescimento insatisfatório.

- Desnutrição
- Doença pulmonar (fibrose cística, asma)
- Doença cardíaca
- Doença reumatológica
- Doença gastrointestinal (doença de Crohn, doença inflamatória do intestino)
- Doença neurológica (dieta cetogênica, medicamentos estimulantes)
- Doença renal
- Anemia
- Neoplasia
- Uso crônico de glicocorticoides

18. Usando as ferramentas de curva de crescimento, idade óssea e altura, como é possível diferenciar entre estatura baixa familiar (genética) e outras causas desse quadro?

Crianças com estatura baixa familiar crescem em velocidade normal para a idade, mas com estatura inferior à da curva normal. Essas crianças também crescem dentro do percentil-alvo de altura esperado (ou seja, elas são tão altas quanto o esperado para seu potencial genético). Se a altura projetada da criança (por extrapolação da curva de crescimento) estiver dentro da faixa-alvo, teremos alta probabilidade de que a altura real seja explicada por fatores genéticos. Crianças com estatura familiar baixa também apresentam idade óssea aproximadamente igual à idade cronológica.

19. Dê um exemplo de estatura familiar baixa *versus* outras causas de baixa estatura.

Uma criança de cinco anos cuja altura esteja abaixo do percentil 3, cujo crescimento tenha traçado uma linha paralela ao terceiro percentil, cuja altura se projeta dentro da faixa-alvo dos pais e cuja idade óssea também seja de cinco anos, tem muita probabilidade de ter estatura baixa familiar. Entretanto, se a velocidade de crescimento for anormal ou a altura projetada estiver abaixo da faixa prevista, outros fatores podem estar envolvidos nesse quadro de estatura baixa (Figs. 25-1 e 25-2).

20. Além da estatura baixa familiar, qual é a causa mais comum de estatura baixa?

O atraso constitucional do crescimento (estatura baixa constitucional), que afeta até 2% das crianças, se caracteriza por baixa estatura e atraso na idade óssea, representando um padrão de crescimento normal simplesmente desviado para mais tarde na idade. As crianças afetadas apresentam, tipicamente, um período de crescimento subnormal entre os 18 e os 30 meses de idade, seguido da velocidade normal do crescimento por todo o período remanescente da infância. Em concordância com o padrão de desenvolvimento atrasado, a idade óssea também se mostra atrasada. Esse atraso contínuo também resulta em atraso no desenvolvimento da puberdade e da maturidade física. Essas crianças (geralmente meninos) apresentam, com frequência, história familiar de padrão similar de crescimento e podem apresentar desaceleração mais drástica da velocidade do crescimento antes de entrarem na puberdade que aquela das crianças normais. Elas completam seu crescimento mais tarde, atingindo a estatura adulta dentro do potencial genético esperado (Fig. 25-3).

21. Como é feito o diagnóstico de atraso constitucional de crescimento?

O diagnóstico de atraso constitucional de crescimento baseado nos critérios a seguir não exige qualquer suporte de laboratório complementar:

- Período de crescimento lento no segundo ano de vida com cruzamento descendente dos percentis
- Velocidade normal de crescimento durante a infância, mas com estatura abaixo do percentil esperado para a família

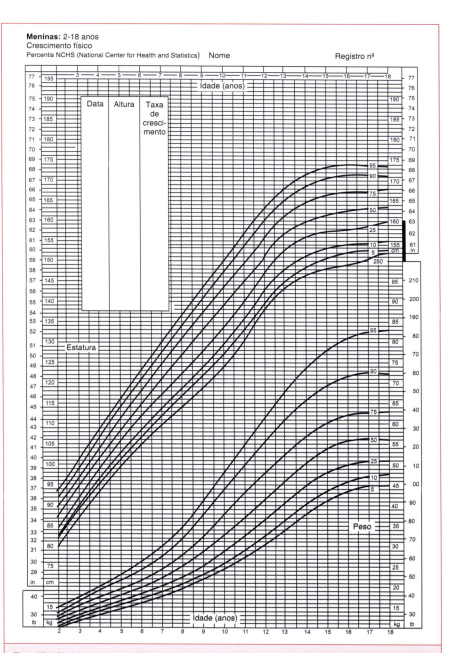

Figura 25-1. Menina de sete anos de idade com altura de 110 cm. Idade para a altura = cinco anos, três meses; idade óssea = sete anos; altura do pai = 1,65 m; altura da mãe = 1,57 m; altura média dos pais corrigida (±1 DP) = 155 ± 5 cm; altura adulta projetada = 1,52 m. A criança tem a altura adulta projetada dentro do potencial genético e idade óssea igual à idade cronológica. Ela tem estatura baixa genética ou familiar.

CAPÍTULO 25 DISTÚRBIOS DO CRESCIMENTO

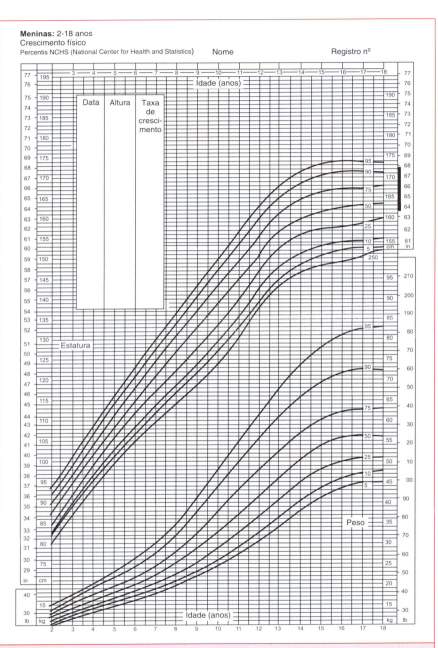

Figura 25-2. Menina de sete anos de idade com altura de 110 cm. Idade para a altura = cinco anos, três meses; idade óssea = cinco anos; altura do pai = 1,78 m; altura da mãe = 1,68 m; altura média dos pais corrigida (± 1 DP) = 167,5 ± 5 cm. A criança está crescendo abaixo do quinto percentil, mas a extrapolação de sua curva de crescimento para a idade adulta chega a uma altura final abaixo do potencial genético. A altura dessa criança não pode, nitidamente, ser atribuída somente à estatura baixa genética.

CAPÍTULO 25 DISTÚRBIOS DO CRESCIMENTO

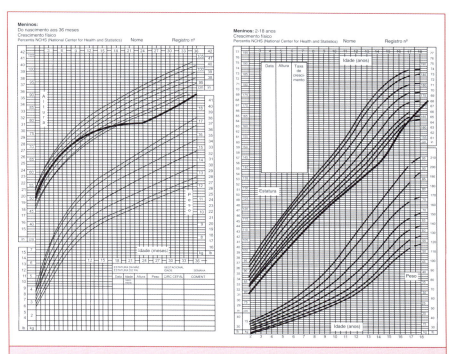

Figura 25-3. Atraso constitucional de crescimento. Velocidade subnormal durante o segundo ano de vida, seguida de velocidade normal por toda a infância e um período de crescimento prolongado atingindo a altura normal de adulto.

- Idade óssea atrasada
- Prognóstico de altura apropriado para a família (Traçar a altura atual na idade óssea do paciente e acompanhar o percentil resultante em relação à altura adulta. No atraso constitucional, isso geralmente leva à altura projetada dentro da faixa-alvo dos pais.)
- História familiar positiva, dentição atrasada e puberdade atrasada na adolescência

22. Qual é o efeito da terapia de testosterona em meninos com atraso constitucional de crescimento?

A terapia com testosterona em curto prazo para meninos com atraso constitucional (75-100 mg de ésteres de testosterona de ação prolongada, administrados uma vez por mês durante seis meses) acelera o crescimento e estimula o desenvolvimento puberal sem comprometer a altura final adulta ou adiantar a idade óssea. Clinicamente, os meninos passam pelas alterações puberais, incluindo o crescimento genital (mas não o crescimento dos testículos), o crescimento dos pelos púbicos e axilares, o engrossamento da voz, o odor corporal e a acne. Podem também ocorrer alterações de personalidade características do início da puberdade.

23. Relacione as causas endócrinas para a estatura baixa em crianças, em ordem de prevalência.
- Hipotiroidismo: congênito ou adquirido
- Deficiência do hormônio do crescimento (GH)
- Excesso de glicocorticoides: iatrogênico ou endógeno (menos comum)
- Pseudo-hipoparatiroidismo

234 CAPÍTULO 25 DISTÚRBIOS DO CRESCIMENTO

24. Quais medições de laboratório deverão ser consideradas na avaliação de um paciente quanto à baixa estatura?
Os testes de laboratório deverão ser desenhados para atingir dois objetivos: (1) exclusão de doença crônica não diagnosticada e (2) exclusão de desordens específicas associadas ao crescimento insatisfatório.

25. Quais testes de laboratório ajudam a excluir uma doença crônica não diagnosticada?
- Eletrólitos
- Nitrogênio ureico do sangue/creatinina
- Transaminases hepáticas
- Hemograma completo
- Taxa de hemossedimentação (VHS)

26. Quais testes de laboratório ajudam a excluir as desordens gastrointestinais associadas ao crescimento insatisfatório?
Uma vez que os sintomas podem ser limitados, os seguintes testes são recomendados:
- Anticorpos celíacos (transglutaminase antitecidual)
- Triagem para doença inflamatória do intestino na presença de VHS elevada ou anemia

27. Relacione os testes de laboratório para desordens genéticas associadas ao crescimento insatisfatório.
- Cariótipo (síndrome de Turner): considerar em todas as meninas com baixa estatura
- FISH (hibridização multicolorida fluorescente *in situ*) ou Prader-Willi
- Mutação PTPN11 para a síndrome de Noonan

28. Quais desordens hormonais deverão ser excluídas por resultados de laboratório?
- Deficiência da tireoide (hormônio de estimulação da tireoide [TSH] e T4 total ou livre)
- Deficiência do hormônio do crescimento (GH) (veja a pergunta 30)

29. Descreva as causas da deficiência de GH.
A maioria dos casos de deficiência de GH é isolada e idiopática. A deficiência idiopática de GH afeta até 1:10.000 a 1:15.000 crianças. Na grande maioria dos casos, a deficiência é esporádica, mas têm sido identificadas várias mutações específicas em genes envolvidos na síntese do GH ou na regulação de sua secreção. As outras causas subjacentes importantes estão relacionadas nos tópicos a seguir.

30. Como é diagnosticada a deficiência de GH?
O diagnóstico da deficiência de GH é basicamente mais clínico, ajudado pelo suporte laboratorial, do que um diagnóstico baseado em testes definitivos. O mais importante é escolher o paciente adequado. Crianças com crescimento subnormal deverão ser avaliadas quanto à deficiência de GH somente após uma pesquisa completa que não revele qualquer outra causa para o atraso do crescimento.

31. Relacione os componentes da avaliação laboratorial para deficiência de GH.
- Níveis séricos do fator 1 de crescimento semelhante à insulina (IGF-1)
- A proteína 3 de adesão ao IGF (IGFBP-3) pode ser útil em situações clínicas específicas (variação mínima com a idade, menos afetada pelo estado nutricional)
- Testes de GH

32. Por que os níveis séricos de IGF-1 são importantes?
O IGF-1 é uma proteína dependente de GH produzida em tecidos-alvo em resposta ao GH. Os níveis séricos de IGF-1 refletem a produção da proteína pelo fígado e dão uma indicação indireta da secreção de GH. As características dessa proteína, a seguir, deverão ser consideradas quando os níveis séricos forem avaliados:
- As concentrações de IGF-1 permanecem constantes durante o dia, diferentemente dos níveis de GH.

CAPÍTULO 25 DISTÚRBIOS DO CRESCIMENTO **235**

- As concentrações de IGF-1 variam com a idade, e os valores devem ser comparados com as normas apropriadas disponíveis específicas para a idade e para o estágio puberal para fins de realização de exames de laboratório.
- Níveis séricos baixos de IGF-1 (>2 DP abaixo da média para a idade) predizem 70-80% de falha em testes mais rigorosos de secreção de GH.

33. Os níveis normais de IGF-1 realmente excluem a deficiência de GH?

Os níveis normais de IGF-1 são reconfortantes, mas não excluem a deficiência parcial de GH no contexto clínico apropriado.

34. Os níveis séricos baixos de IGF-1 confirmam o diagnóstico de deficiência de GH?

Não. A má nutrição, a doença crônica e o hipotiroidismo reduzem as concentrações de IGF-1. Além disso, antes dos seis anos de idade, os valores são baixos e a sobreposição entre níveis normais e deficientes de GH tornam o teste altamente inconclusivo.

35. Como é feita a verificação de GH?

Uma vez que a secreção de GH é episódica, níveis aleatórios não são úteis para o diagnóstico de deficiência de GH. O hormônio do crescimento deve ser formalmente medido em resposta a uma série de estímulos. Vários agentes farmacológicos são usados, mas não há consenso sobre quais agentes são os melhores. A criança precisa estar em jejum, ser eutiroidiana e não apresentar nenhuma doença crônica subjacente ou desvio psicossocial. Além disso, pelo menos dois testes são geralmente realizados usando agentes de estimulação diferentes.

36. Como são interpretados os resultados da verificação de GH?

As crianças normais respondem à estimulação com concentrações de GH superiores a 10 ng/mL. A falha de resposta a todos os testes com valores superiores a 10 ng/mL é coerente com o diagnóstico de deficiência clássica de GH.

Os critérios para o diagnóstico de deficiência parcial de GH e de disfunção neurossecretora (resposta normal da pituitária aos estímulos, mas IGF-1 baixa, sugerindo que a secreção de GH endógeno está prejudicada) estão menos bem estabelecidos.

37. Como é diagnosticada a deficiência idiopática de GH?

A deficiência de GH pode ser isolada ou associada a quaisquer outras deficiências de hormônio da pituitária. Ela pode ser congênita ou resultar de trauma ou de um neoplasma intracraniano. Todos os pacientes diagnosticados com deficiência de GH deverão passar por uma investigação do crânio por imagens, a menos que a causa da deficiência seja conhecida antecipadamente. A deficiência isolada de GH sem etiologia identificável é considerada idiopática.

38. Como é tratada a deficiência idiopática de GH?

O fator de crescimento (GH) está disponível por meio da tecnologia do DNA recombinante e a maioria das crianças é tratada com 6-7 injeções por semana administradas diariamente, numa dose total semanal de aproximadamente 0,30 mg/kg, administrada por via subcutânea. Uma vez que o efeito do GH enfraquece após vários anos de terapia, é comum observarmos crescimento significativo (≈10-12 cm/ano) no primeiro ou segundo ano de terapia, seguido por velocidades que variam de normais a 1,5 vez o normal nos anos subsequentes.

39. Qual é o prognóstico para a altura adulta em crianças tratadas com deficiência idiopática de GH?

Embora quase todas as crianças tratadas atinjam a altura de um adulto significativamente melhor que o previsto antes do início da terapia, muitas não atingem seu potencial genético prognosticado. As crianças diagnosticadas e tratadas precocemente têm melhor prognóstico de altura que aquelas cuja terapia é iniciada mais tarde. Da mesma forma, quanto mais maduro estiver o esqueleto à época do diagnóstico, pior será o resultado.

40. Quando a terapia de GH é suspensa?

Em crianças com deficiência idiopática de GH, a questão de diminuir o benefício da terapia está relacionada mais à maturidade do esqueleto que à idade cronológica ou à duração da terapia. Com frequência, a terapia é suspensa na idade óssea de 15 anos (96% do crescimento) a 16 anos (98% de crescimento) nos meninos e de 14 anos

(98% do crescimento) nas meninas. Entretanto, em virtude do que já se sabe sobre os efeitos da deficiência de GH na vida adulta, alguns pacientes com deficiências intensas podem exigir a reposição hormonal vitalícia.

41. Quais outras síndromes são consideradas indicações para a terapia com GH?
O hormônio de crescimento (GH) está aprovado pelo FDA (Food and Drug Administration) para o tratamento de quadros de estatura baixa em várias situações, além da deficiência de GH, a saber:
1. Insuficiência renal crônica antes de um transplante
2. Síndrome de Turner (45 X0 ou variantes em mosaico)
3. Síndrome da Aids consumptiva
4. Síndrome de Prader-Willi
5. Estatura baixa em virtude de retardo de crescimento intrauterino na ausência de crescimento recuperado (*catch-up*)
6. Estatura baixa idiopática em meninos com altura adulta prevista inferior a 1,60 m e em meninas com altura adulta prevista inferior a 1,50 m (secreção normal de GH)

As indicações 2 a 6 não exigem demonstração de deficiência de GH. O uso de GH para tratamento de baixa estatura idiopática permanece controverso entre os endocrinologistas pediátricos.

42. Qual é o prognóstico para meninas com síndrome de Turner tratadas com GH?
As meninas portadoras da síndrome de Turner geralmente demonstram aumento significativo na altura adulta prevista, com aumento médio de 8,8 cm. A eficácia geral da terapia, como aquela na deficiência de GH, depende da idade cronológica no início, da idade óssea no início e da duração do tratamento. Uma vez que a terapia de GH na síndrome de Turner normaliza a altura em meninas mais novas, a terapia de reposição de estrogênio pode ser iniciada em idade semelhante à da puberdade de suas pares.

43. Quais são os riscos potenciais da terapia de GH nos seres humanos?
Os efeitos colaterais da terapia com GH podem ser divididos em três categorias: (1) comuns, mas clinicamente não significativos, (2) não comuns, com potencial de importância clínica e (3) raros ou teóricos.

44. Relacione os efeitos colaterais comuns, mas clinicamente não significativos, da terapia com GH.
■ A correção aguda do déficit de água no corpo após a iniciação da terapia em pacientes deficientes pode levar a edema periférico transitório, cefaleia e dores e rigidez nas articulações
■ Aumento na concentração média de glicose
■ Aumento na pressão arterial sistólica

45. Relacione os efeitos colaterais incomuns com importância clínica em potencial.
■ Pseudotumor cerebral
■ Epífise deslizada da cabeça do fêmur
■ Intolerância à glicose
■ Deterioração da escoliose subjacente

46. Quais efeitos colaterais raros ou teóricos podem ser associados à terapia com GH?
■ Aumento na recorrência de tumores cerebrais: não considerado atualmente como preocupação
■ Aumento na incidência de leucemia: não considerado atualmente como preocupação real
■ Aumento no risco de desenvolvimento de neoplasma secundário: relatórios recentes sugerem pequeno aumento no risco em longo prazo de desenvolvimento secundário de um meningioma em sobreviventes de câncer infantil tratados com GH

47. As crianças com estatura baixa idiopática (sem deficiência de GH) devem ser tratadas com esse hormônio?
O FDA aprovou o uso de GH em crianças com estatura baixa idiopática com altura adulta prevista inferior a 1,60 m para meninos e inferior a 1,50 m para meninas. Entretanto, o uso de GH em crianças nas quais não

CAPÍTULO 25 DISTÚRBIOS DO CRESCIMENTO 237

seja demonstrada qualquer anormalidade secretora continua a ser muito controversa entre os endocrinologistas pediátricos. Estudos em curto prazo envolvendo coortes pequenas já demonstraram aumento coerente na velocidade de crescimento com a terapia com GH nessas crianças. Vários estudos que acompanharam crianças até a estatura final discordaram sobre a eficácia geral da terapia. Entretanto, a maioria dos estudos concorda que o aumento na altura adulta final é limitado e pode ser obtido somente mediante custo financeiro significativo. A decisão quanto ao uso de GH nessas crianças deverá ser cuidadosamente considerado e exige um diálogo atento entre a criança, a família e um endocrinologista pediátrico experiente que conheça bem a criança.

48. Como o padrão de crescimento difere entre crianças com excesso de glicocorticoides e crianças com obesidade exógena?
O excesso de glicocorticoides, seja iatrogênico (comum) ou intrínseco (raro), resulta no prejuízo do crescimento linear. O mecanismo reflete aumento no catabolismo proteico, lipólise aumentada e declínio na síntese de colágeno. Os glicocorticoides também reduzem a liberação pulsátil do GH da glândula pituitária e a produção de IGF-1 no órgão-alvo. Como resultado, as crianças com excesso de esteroides são frequentemente baixas. Elas também apresentam proporção aumentada entre peso e altura e parecem obesas. Por outro lado, crianças com obesidade exógena mostram, geralmente, crescimento linear acelerado; por isso, elas se mostram não só obesas mas também altas para a idade.

49. Quais condições estão associadas ao crescimento excessivo na infância?
De modo geral, são poucas as condições que resultam em crescimento exagerado durante a infância, a saber: estatura familiar alta (estatura apropriada para o alvo dos pais), crescimento constitucional avançado, causas hormonais e síndromes genéticas.

50. Explique o crescimento constitucional avançado.
O crescimento constitucional avançado está associado à idade óssea avançada, ao crescimento acelerado e à puberdade precoce, com altura adulta prevista apropriada para o alvo dos pais (veja a pergunta 21). Obesidade e fatores familiares também podem estar envolvidos.

51. Relacione as causas hormonais do crescimento excessivo.
- Hipertiroidismo
- Excesso de androgênio
- Excesso de GH (gigantismo pituitário)
- Excesso de estrogênio

52. Faça um sumário das características do excesso de GH na infância.
O excesso de GH é raro em crianças, nas quais causa estatura alta em vez de crescimento exagerado dos ossos observado nos adultos (acromegalia). O diagnóstico se baseia nos seguintes resultados de laboratório:
- Níveis aleatórios elevados de GH
- Falta de supressão de GH durante um teste padrão de tolerância à glicose
- Níveis extremamente elevados de IGF-1

53. Quais os achados com os quais o excesso de androgênio está associado?
- Puberdade precoce
- Hiperplasia congênita das glândulas adrenais
- Tumor produtor de androgênio

54. Quais os achados com os quais o excesso de estrogênio está associado?
- Puberdade precoce
- Tumor produtor de estrogênio

55. Relacione as síndromes genéticas associadas ao crescimento excessivo.
- Síndrome de Klinefelter (47 XXY): estatura alta, testículos pequenos, atraso da puberdade
- Desordens do tecido conjuntivo:
- Síndrome de Marfan: estatura alta, aracnodactilia, frouxidão das articulações, deslocamento do cristalino
- Síndrome de Stickler

- Síndrome de Soto (gigantismo cerebral), macrocefalia, macrossomia progressiva, ventrículos dilatados, retardo mental, idade óssea avançada
- Síndrome de Beckwith-Wiedemann: macroglossia, hérnia umbilical, hipoglicemia, macrossomia na infância
- Homocistinúria: aracnodactilia, retardo mental, homocistina na urina

PONTOS-CHAVE: VARIANTES DE CRESCIMENTO

1. Crianças com estatura baixa familiar crescem à velocidade normal para a idade e dentro de seu percentil de altura-alvo esperado, além de apresentarem idade óssea aproximadamente igual à idade cronológica.

2. Crianças com atraso constitucional de crescimento apresentam um período de crescimento lento no segundo ano de vida, mas então crescem com velocidade de crescimento normal.

3. Crianças com atraso constitucional de crescimento também apresentam idade óssea atrasada, prognóstico de altura apropriado à família e entrada retardada na puberdade.

4. O diagnóstico de uma variante de crescimento não exige confirmação laboratorial, mas o crescimento deverá ser acompanhado com o tempo, para confirmar a impressão inicial.

PONTOS-CHAVE: DEFICIÊNCIA DE HORMÔNIO DO CRESCIMENTO

1. A deficiência do hormônio do crescimento é um diagnóstico clínico.

2. Outras causas do crescimento insatisfatório devem ser excluídas.

3. A verificação de laboratório deve dar suporte e confirmar o diagnóstico.

4. As medições de laboratório incluem a medição do IGF-1 sérico e o teste de estimulação do hormônio do crescimento.

BIBLIOGRAFIA

1. Carel JC: Management of short stature with GnRH agonist and co-treatment with growth hormone: a controversial issue. Mol Cell Endocrinol 254–255:226–233, 2006.
2. Clayton PE, Cianfarani S, Czernichow P, et al: Management of the child born small for gestational age through to adulthood: a consensus statement of the International Societies of Pediatric Endocrinology and the Growth Hormone Research Society. J Clin Endocrinol Metab 92:804–810, 2007.
3. Cytrynbaum CS, Smith AC, Rubin T, Weksberg R: Advances in overgrowth syndromes: clinical classification to molecular delineation in Sotos syndrome and Beckwith-Wiedemann syndrome. Curr Opin Pediatr 17:740–746, 2005.
4. Davenport ML: Evidence for early initiation of growth hormone and transdermal estradiol therapies in girls with Turner syndrome. Growth Horm IGF Res 16:591–597, 2006.
5. Lee MM: Clinical Practice. Idiopathic short stature. N Engl J Med 354:2576–2582, 2006.
6. Myers SE, Carrel AL, Whitman BY, Allen DB: Sustained benefit after 2 years of growth hormone on body composition, fat utilization, physical strength and agility, and growth in Prader-Willi syndrome. J Pediatr 137:42–49, 2000.
7. Quigley CA. Growth hormone treatment of non-growth hormone deficient disorders. Endocrinol Metab Clin North AM 36:131–186, 2007.
8. Rosenbloom AL, Connor EL: Hypopituitarism and other disorders of the growth hormone-insulin like growth factor-1 axis. In Lifshitz F, editor, *Pediatric endocrinology*, New York, 2007, Informa Healthcare, Volume 2, pp. 65–100.
9. Zeitler PS, Meacham LR, Allen DB, et al, editors, *Principles and Practice of Pediatric Endocrinology,* Springfield IL, 2005, Charles C Thomas, pp. 857–910.

DISTÚRBIOS DO USO E ABUSO DO HORMÔNIO DO CRESCIMENTO E DA INSULINA

Kurt J. Reyes e Homer J. LeMar, Jr.

Marion Jones, Andy Pettitte, Jose Conseco e Sean Merriman são apenas alguns dos principais atletas que admitiram ou foram pegos utilizando substâncias que aumentam o desempenho. Suas confissões e o Relatório Mitchell têm renovado o interesse público nas substâncias que aumentam o desempenho, como, por exemplo, o hormônio do crescimento e os esteroides anabolizantes androgênicos. Este Capítulo e o Capítulo 51 irão abranger as evidências mais recentes sobre o uso, o efeito e a detecção dessas substâncias.

1. O que é o hormônio do crescimento?

O hormônio do crescimento (GH, na sigla em inglês) é um hormônio formado por um peptídeo de cadeia simples produzido e secretado pelas células somatotrópicas na adeno-hipófise. Ele é o hormônio mais abundante na hipófise humana. A produção de GH aumenta na puberdade e diminui com o envelhecimento em uma taxa média de 14% por década a partir dos 40 anos.

2. Como é regulada a liberação do GH?

A secreção do GH é estimulada pelo hormônio liberador do GH (GH-RH, na sigla em inglês) e inibida pela somatostatina, ambos provenientes do hipotálamo. Outro importante regulador da produção do GH é o fator de crescimento semelhante à insulina 1 (IGF-1, na sigla em inglês), o qual atua na hipófise inibindo diretamente a produção de GH e no hipotálamo inibindo a produção de GH-RH e estimulando a produção de somatostatina.

3. Liste os efeitos do GH.

Como o nome indica, o GH estimula tanto o crescimento linear quanto o crescimento dos órgãos internos (Tabela 26-1).

4. O GH exerce todos esses efeitos diretamente?

Não. Muitos dos efeitos são mediados pelo IGF-1, o qual também é chamado de somatomedina C. O GH estimula a produção do IGF-1 nos tecidos periféricos, particularmente no fígado.

5. O que provoca a secreção excessiva do GH e quais são as suas consequências?

A única causa substancial da secreção excessiva do GH é um tumor na hipófise que estimula a produção do GH. O excesso do GH durante a infância resulta em gigantismo. Robert Wadlow, o "gigante de Alton", chegou à altura de um pouco mais de 2,70 m e calçava sapatos tamanho 37AA (47 cm, no Brasil; estima-se que ele calçaria tamanho 70). O excesso do GH após o fechamento do disco epifisário resulta em acromegalia.

6. Que condições estão associadas à deficiência do GH?

A deficiência do GH pode ser congênita (mutações genéticas) ou pode resultar de uma lesão na hipófise provocada por tumores intracranianos, cirurgia, tratamento com radiação, trauma e uma variedade de doenças infiltrativas e infecciosas. A deficiência do GH em adultos, frequentemente despercebida no passado, tem sido estudada mais cuidadosamente e mais frequentemente diagnosticada nos últimos anos.

7. Quais são os sinais e sintomas mais comuns da deficiência do GH?

A produção deficiente do GH em crianças resulta em baixa estatura. A deficiência do GH em adultos pode resultar em aumento da adiposidade, diminuição da massa corporal magra, diminuição da densidade óssea, diminuição

CAPÍTULO 26 DISTÚRBIOS DO USO E ABUSO DO HORMÔNIO DO CRESCIMENTO E DA INSULINA

TABELA 26-1. EFEITOS DO HORMÔNIO DO CRESCIMENTO EM LOCAIS ESPECÍFICOS

Sistemas-alvo	Efeitos
Fígado e músculo	Aumenta a retenção de nitrogênio, absorção de aminoácidos e a síntese de proteínas
Cardiovascular	Aumenta a massa muscular cardíaca e o débito cardíaco em repouso e durante o exercício máximo
Hematológico	Aumenta o volume plasmático e a massa de hemácias
Tecido esquelético	Aumenta a densidade mineral óssea e o *turnover* ósseo
Tecido conjuntivo	Aumenta o *turnover* do colágeno nos locais não esqueléticos, incluindo os tendões
Metabolismo	Aumenta a taxa de sudorese e a dispersão termal durante o exercício
Endócrino	
Efeito agudo	Aumenta a captação e a utilização da glicose pelo músculo; antagoniza o efeito lipolítico das catecolaminas no tecido adiposo
Efeito crônico	Reduz a utilização da glicose, aumenta a lipólise e a massa corporal magra

da água extracelular, função cardíaca reduzida, diminuição da força e da resistência muscular e desempenho reduzido nos exercícios. Os pacientes apresentam reduzida capacidade aeróbica e de níveis de força, e frequentemente reclamam de letargia e fadiga. Sua qualidade de vida é diminuída, evidenciada pela depressão, ansiedade, fadiga mental e diminuição da autoestima e da satisfação da vida. O excesso de gordura intra-abdominal está associado com aumento do risco de doença cardiovascular, a qual é a causa predominante de mortalidade nesses pacientes.

8. Quando chegamos ao GH utilizado terapeuticamente?

De 1958 a 1985, o GH somente estava disponível a partir da hipófise de cadáveres humanos. Desde 1985, as preparações biossintéticas do GH têm permitido produzir quantidades muito maiores do GH e sua disponibilidade foi marcadamente melhorada. Os bioensaios se tornaram um requisito da U. S. Food and Drug Administration (FDA) para verificar a atividade biológica entre as diferentes preparações. Os bioensaios poderão em breve ser substituídos por ensaios de ligação *in vitro* utilizando receptores do GH derivados de técnicas moleculares.

9. Além da disponibilidade, que problemas estão associados ao GH derivado de cadáveres humanos?

A doença de Creutzfeldt-Jakob, uma incomum encefalopatia espongiforme, rapidamente progressiva e fatal, tem sido relatada como consequência da transmissão iatrogênica através do tecido da hipófise de cadáveres humanos. Mais de 30 adultos jovens que receberam os produtos da hipófise de cadáveres humanos morreram dessa doença, e pelo menos 60-70 casos de doença de Creutzfeldt-Jakob foram identificadas nos receptores.

10. Liste os usos do GH aprovados pela FDA.

Por muitos anos, a única indicação aprovada para terapia com GH era o tratamento de baixa estatura em crianças com deficiência do GH. Atualmente, o GH também é aprovado para o tratamento de baixa estatura associada à síndrome de Turner, síndrome de Prader-Willi e insuficiência renal crônica progressiva em crianças, para pacientes com Aids com *wasting* e para terapia de reposição em adultos com deficiência do GH.

CAPÍTULO 26 DISTÚRBIOS DO USO E ABUSO DO HORMÔNIO DO CRESCIMENTO E DA INSULINA 241

11. Liste as utilizações potenciais do GH.

O GH tem outras utilizações potenciais: (1) síndrome de Noonan, (2) síndrome de Russell-Silver, (3) retardo do crescimento intrauterino (IUGR, na sigla em inglês), (4) condrodisplasia em crianças, (5) supressão do crescimento induzida por esteroides, (6) baixa estatura associada à mielomeningocele, (7) alguma situação de enfraquecimento severo (p. ex., lesões, queimaduras, câncer), (8) envelhecimento normal, (9) hipoglicemia do tumor de células não ilhota, (10) disgenesia das gônadas, (11) síndrome de Down, (12) baixa estatura associada à neurofibromatose, (13) osteoporose e (14) insuficiência cardíaca congestiva.

12. Como o GH ajuda os adultos deficientes em GH?

Os efeitos benéficos relatados nos adultos deficientes em GH são: aumento na massa e na função muscular, redução da massa corporal gorda total, aumento do volume plasmático e melhora no fluxo sanguíneo periférico. Reduções séricas totais e no colesterol de lipoproteína de baixa densidade (LDL), redução na pressão sanguínea diastólica, tendência em direção à redução da pressão sanguínea sistólica e efeitos benéficos no metabolismo ósseo e na massa esquelética também foram documentados. Além disso, melhoras no bem-estar psicológico e na qualidade de vida podem ocorrer com a reposição do GH.

13. Quais são as doses terapêuticas do GH? Como ela é administrada?

As doses recomendadas na América do Norte para crianças são de 0,175-0,35 mg/kg/semana em deficiência de GH, 0,35 mg/kg/semana para crescimento prejudicado por insuficiência renal crônica e 0,375 mg/kg/semana para síndrome de Turner. A dose pode ser dividida em administrações duas vezes por semana, três vezes por semana ou diariamente. As injeções diárias parecem dar maior velocidade de crescimento do que a administração menos frequente. Atualmente, a dose de reposição apropriada para adultos parece ser 0,006 mg/kg/dia com dose máxima de 0,0125 mg/kg/dia. O GH é administrado através de injeções subcutâneas.

14. Por que o GH é utilizado como um auxílio ergogênico pelos atletas?

Os atletas têm utilizado o GH em uma tentativa de melhorar o desempenho. As doses suprafisiológicas do GH aumentam a massa corporal magra e reduzem a gordura corporal em atletas em treinamento. Entretanto, a maioria dos dados disponíveis sugere que a administração do GH não tem efeitos benéficos na força muscular, crescimento ou desempenho nos exercícios em adultos não deficientes em GH. Além disso, alguns atletas que utilizam o GH relataram desapontamento com os resultados.

15. Como o abuso é detectado?

Até o momento, não existe nenhuma forma confiável de detectar a utilização do GH pelos atletas. Durante as Olimpíadas de Verão 2000 em Sydney, Austrália, comentaristas discutiram a utilização de drogas entre os atletas e notaram as dificuldades em detectar o GH.

16. Por que o abuso do GH é tão difícil de detectar?

A detecção apresenta uma série de problemas particulares. O GH endógeno é secretado naturalmente de maneira pulsátil; então, um nível elevado detectado em um teste aleatório pode simplesmente refletir um pico espontâneo, especialmente porque a secreção do GH é estimulada pelo exercício agudo. Além disso, a liberação do GH também pode ser afetada pelos suplementos nutricionais frequentemente utilizados pelos atletas. Finalmente, o GH exógeno não é distinguível do GH endógeno pelos testes bioquímicos.

17. O que está atualmente sendo tentado para detectar o GH?

O Comitê Olímpico Internacional e a União Europeia estabeleceram um grupo de estudo colaborativo para examinar a possibilidade de desenvolvimento de um teste para diferenciar o GH exógeno da secreção do GH endógeno em atletas. Atualmente, esses estudos estão avaliando a utilização de marcadores do *turnover* ósseo sérico, mudanças nos peptídeos relacionados ao GH, concentrações séricas de diversos isômeros de GH e concentrações do IGF-1 e peptídeos relacionados.

18. Com que prevalência o GH é utilizado entre os atletas?

A prevalência não é conhecida porque o abuso atualmente não é detectado, mas houve um aumento nos relatos de abuso do GH pelos atletas na última década. Houve vários relatos recentes de apreensão do GH na bagagem de atletas. As apreensões bem divulgadas do GH recombinante de ciclistas do Tour de France em 1998 sugerem a utilização por atletas de elite. Provavelmente a utilização não é disseminada como com os esteroides anabolizantes androgênicos. Um fator limitante é o custo. Mesmo um mês de fornecimento pode custar vários milhares de dólares, dependendo das dosagens.

19. Quais são os efeitos adversos da utilização terapêutica do GH em adultos?
Retenção de líquido causando edema e síndrome do túnel do carpo são comuns em adultos, mas não em crianças. Artralgias, mialgias, parestesias e diminuição da tolerância à glicose também são comuns e podem estar presentes em até um terço dos pacientes que tomam GH. Outros efeitos colaterais potenciais incluem ginecomastia, pancreatite, mudanças comportamentais, agravamento da neurofibromatose, escoliose e cifose, e hipertrofia das amígdalas e adenoides.

20. Quais são os efeitos adversos do GH em crianças?
O pseudotumor cerebral foi relatado em crianças; isso é mais frequente em crianças com doença renal, embora também seja observado em crianças com deficiência do GH e em meninas com síndrome de Turner. O tratamento com GH está associado com aumento no risco de deslocamento da epífise femoral nos mesmos três grupos de crianças. As crianças com deficiência do GH devido à deleção do gene do GH podem desenvolver anticorpos contra o GH com desaceleração secundária do crescimento.

21. Que malignidades estão associadas à utilização do GH?
Nenhuma. Mais de 50 casos de leucemia foram relatados em pacientes tratados com o GH, mas todos esses pacientes tinham fatores de risco ou síndromes associadas ao desenvolvimento de leucemia. Nenhum dado confirma o risco aumentado de tumores extracranianos não leucêmicos com a utilização terapêutica do GH. Entretanto, o GH deve ser utilizado cautelosamente em pacientes com malignidades conhecidas ou tumores benignos devido ao risco teórico de potencial crescimento nessas lesões.

22. Que efeitos adversos ocorrem em atletas que utilizam o GH?
Pouco é conhecido sobre os efeitos colaterais da utilização do GH em atletas. O abuso crônico de doses suprafisiológicas do GH pode levar a características de acromegalia, osteoartrite, deformações ósseas e articulares irreversíveis, aumento das anormalidades vasculares, respiratórias e cardíacas, hipertrofia de outros órgãos, hipogonadismo, diabetes melito, alteração do metabolismo lipídico, aumento do risco de câncer de mama e cólon, e músculos enfraquecidos devido à miopatia. Os estudos atuais também sugerem que a utilização do GH em combinação com esteroides anabolizantes androgênicos pode aumentar a massa ventricular esquerda e causar remodelamento concêntrico do miocárdio. Claramente, nesse cenário, o risco dos atletas é potencialmente alto.

23. O GH é a famosa fonte da juventude. Verdadeiro ou falso?
Falso. Entretanto, companhias de medicina alternativa oferecem produtos alegando que eles estimulam o aumento da produção do GH na esperança de reverter o envelhecimento normal. Essa teoria foi sustentada durante anos devido a um estudo que sugeriu que a secreção diminuída do GH é responsável pelos efeitos do envelhecimento, incluindo o aumento do tecido adiposo, diminuição da massa corporal magra e adelgaçamento da pele. Embora a reposição do GH tenha um papel em indivíduos deficientes, nenhum dado prova que a suplementação com o GH pode reverter o envelhecimento fisiológico. Apesar disso, muitos compostos "antienvelhecimento" que supostamente estimulam a liberação do GH estão sendo comercializados para o público com crescente popularidade.

PONTOS-CHAVE: DISTÚRBIOS DO USO E ABUSO DO HORMÔNIO DO CRESCIMENTO

1. Os efeitos colaterais mais frequentes da utilização do hormônio do crescimento terapêutico são retenção de líquido, síndrome do túnel do carpo, artralgias, mialgias, parestesias e diminuição da tolerância à glicose.

2. Até o momento, não há maneira confiável para detectar a utilização do hormônio do crescimento pelos atletas por causa da maneira pulsátil da sua liberação e pela incapacidade dos ensaios atuais em distinguir o hormônio exógeno do hormônio endógeno.

3. O abuso crônico das doses suprafisiológicas do hormônio do crescimento pode levar a características de acromegalia, osteoartrite, deformações ósseas e articulares irreversíveis, aumento das anormalidades vasculares, respiratórias e cardíacas, hipogonadismo, diabetes melito e alteração do metabolismo lipídico.

4. Os atletas utilizam o hormônio do crescimento na tentativa de melhorar o desempenho, entretanto, a maioria dos dados disponíveis sugere que a utilização do hormônio do crescimento não tem nenhum efeito na força muscular, crescimento ou desempenho nos exercícios em adultos não deficientes em hormônio do crescimento.

SITES

1. Human Growth Foundation. Disponível em: http://www.hgfound.org/index.htm
2. Site não médico, comercial sobre GH. Disponível em: http://www.steroid.com/Human-Growth-Hormone.php
3. Artigo da Mayo Clinic sobre drogas que aumentam o desempenho. Disponível em: http://www.mayoclinic.com/health/performance-enhancing-drugs/HQ01105

BIBLIOGRAFIA

1. Bildlingmaier M, WuZ, Strasburger C:Dopingwith growth hormone. J Pediatr EndocrinolMetab14:1077–1083, 2001.
2. Blackman M, Sorkin J, Munzer T, et al: Growth hormone and sex steroid administration in healthy aged women and men: a randomized controlled trial. JAMA 288:2282–2292, 2002.
3. Blethen SL: Monitoring growth hormone NE treatment: safety considerations. Endocrinologist 6:369–374, 1996.
4. Bouillanne O, Raenfray M, Tissandier O, et al: Growth hormone therapy in elderly people: an age delaying drug? Fundam Clin Pharmacol 10:416–430, 1996.
5. Consensus guidelines for the diagnosis and treatment of adults with growth hormone deficiency: summary statement of the Growth Hormone Research Society Workshop on Adult Growth Hormone Deficiency. J Clin Endocrinol Metab 83:379,1998.
6. Cummings DE, Merriam GR: Growth hormone therapy in adults. Annu Rev Med 54:513–533, 2003.
7. Dean H: Does exogenous growth hormone improve athletic performance? Clin J Sport Med 12:250–253, 2002.
8. Hurel SJ, Koppiker N, Newkirk J, et al: Relationship of physical exercise and ageing to growth hormone production. Clin Endocrinol 51:687–691, 1999.
9. Jenkins PJ: Growth hormone and exercise. Clin Endocrinol 50:683–689, 1999.
10. Karila TA, Karjalainen JE, Mantysarri MJ, et al: Anabolic androgenic steroids produce dose-dependent increase in left ventricular mass in power athletes, and this effect is potentiated by concomitant use of growth hormone. Int J Sports Med 24:337–343, 2003.
11. Murray RD, Skillicorn CJ, Howell SJ, et al: Influences on quality of life in growth hormone-deficient adults and their effect on response to treatment. Clin Endocrinol 51:565–573, 1999.
12. Reiter EO, Rosenfeld RG: Normal and aberrant growth. In Wilson JD, Foster DW, editors, *Williams textbook of endocrinology,* ed 10, Philadelphia, 2003, W.B. Saunders, pp. 1427–1507.
13. Rodrigues-Arnao J, Jabbar J, Fulcher K, et al: Effects of growth hormone replacement on physical performance and body composition in growth hormone-deficient adults. Clin Endocrinol 51:53–60, 1999.
14. Rudman D, Feller A, Nagraj H, et al: Effects of growth hormone in men 60 years old. N Engl J Med. 323:1–6, 1990.
15. Melmed S, Kleinberg D: Anterior pituitary. In Wilson JD, Foster DW, editors, *Williams textbook of endocrinology,* ed 10, Philadelphia, 2003, pp. 219–242.
16. Wallace JD, Cuneo RC: Growth hormone abuse in athletes: a review. Endocrinologist 10:175–184, 2000.
17. Weber MM: Effects of growth hormone on skeletal muscle. Hormone Res 58(Suppl 3):43–48, 2002.
18. Zachwieja JJ, Yarasheski EK: Does growth hormone therapy in conjunction with resistance exercise increase muscle force production and muscle mass in men and women aged 60 years or older? Phys Ther 79:76–81, 1999.

IV. DESORDENS ADRENAIS

ALDOSTERONISMO PRIMÁRIO
Arnold A. Asp

CAPÍTULO 27

1. Defina aldosteronismo primário.
Aldosteronismo primário é um termo genérico para um grupo de desordens, no qual a produção excessiva de aldosterona pela zona glomerulosa do córtex adrenal ocorre independentemente da estimulação normal renina-angiotensina. Essas desordens primárias do sistema adrenal são distintas das formas de hiperaldosteronismo secundário devido ao excesso de renina, tal como na estenose da artéria renal. As cinco entidades clínicas compreendendo o aldosteronismo primário incluem hiperplasia bilateral da zona glomerulosa (também conhecida como hiperaldosteronismo idiopático [HAI]), adenoma solitário produtor de aldosterona (APA), hiperplasia adrenal primária (HAP), carcinoma adrenal e aldosteronismo remediável por glicocorticoide. HAI e APA são as causas mais importantes de aldosteronismo primário.

2. Quão comum são essas desordens?
A manifestação mais comum do hiperaldosteronismo é a hipertensão. É estimado que 0,05-12% da população hipertensiva pode ter aldosteronismo primário. Secreção de aldosterona em excesso é associada ao risco aumentado de doença cardiovascular.

3. Quais são as manifestações clínicas comuns do aldosteronismo primário?
A aldosterona normalmente age no túbulo contornado distal renal para estimular a reabsorção de íons sódio (Na), bem como secreção de potássio (K) e íons hidrogênio (H), e nos ductos coletores corticais e medulares para causar secreção direta de H. Secreção de aldosterona em excesso no aldosteronismo primário resulta em hipertensão, hipocalemia e alcalose metabólica; pode ocorrer hipomagnesemia (Fig. 27-1). Hipocalemia espontânea (K <3,5 mEq/L) ocorre em 80% dos casos de aldosteronismo primário; o restante dos pacientes desenvolve hipocalemia dentro de 3-5 dias do início da ingestão liberal de sódio (150 mEq/dia). A maioria dos sintomas são manifestações de hipocalemia: fraqueza, cãibra muscular, parestesia, dores de cabeça, palpitações, poliúria e polidipsia. Hiperglicemia devida à insulinopenia ocorre em aproximadamente 25% dos pacientes.

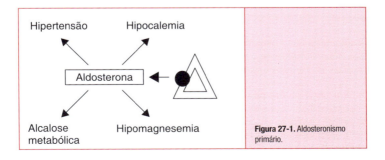

Figura 27-1. Aldosteronismo primário.

245

CAPÍTULO 27 ALDOSTERONISMO PRIMÁRIO

4. Quando e em quem o aldosteronismo primário é mais comum?

Esse grupo de desordens afeta mais mulheres do que homens e ocorre mais comumente da terceira para a quinta década de vida.

5. Qual é a forma mais comum de aldosteronismo primário?

Das cinco causas mencionadas na pergunta 1, o HAI é a mais comum, sendo responsável por até 70% dos casos na maioria das séries. O HAI, também conhecida como hiperplasia adrenal glomerulosa bilateral, é caracterizada pela hiperplasia bilateral (difusa e focal) da camada da zona glomerulosa de ambas as glândulas adrenais. A causa mais provável é a sensibilidade supranormal da zona glomerulosa em glândulas adrenais afetadas às concentrações fisiológicas de angiotensina II.

6. Qual é a segunda causa mais comum de aldosteronismo primário?

Os APAs compreendem 30% dos casos de aldosterona primária. Os APAs são pequenos (<2 cm), ocorrem mais comumente na glândula adrenal esquerda, e são compostos de células da zona glomerulosa, células da zona reticular e células híbridas com características de ambas as camadas. Os APAs são conhecidos também como síndrome de Conn.

7. Como os adenomas produzem sintomas de hiperaldosteronismo?

Os adenomas produzem quantidades maiores de aldosterona do que as outras formas de aldosteronismo; consequentemente, o grau de hipertensão e a extensão das anormalidades bioquímicas tendem a ser mais severas. Os APAs também secretam 18-hidroxicorticosterona (18-OHB) em excesso, um precursor imediato da aldosterona produzida pela hidroxilação da corticosterona; isso facilita o diagnóstico bioquímico. Os APAs demonstram autonomia de função parcial, secretando aldosterona em resposta à estimulação por corticotropina (hormônio adrenocorticotrópico [ACTH]), mas não por angiotensina II. A síntese de aldosterona por esses tumores, portanto, se emparelha com o ritmo circadiano normal de secreção de ACTH, com a concentração sérica mais alta ocorrendo nas manhãs e as mais baixas nas noites.

8. Como os sintomas de HAI diferem dos sintomas de APA?

A aldosterona é produzida em quantidades menores no HAI do que no APA; portanto, o grau de hipertensão, hipocalemia, hipomagnesemia e alcalose metabólica é menos drástico. Os níveis da aldosterona sérica tendem a aumentar durante a postura ereta, talvez devido ao aumento da sensibilidade à angiotensina II.

9. Quão comumente o câncer adrenal causa aldosteronismo primário?

Carcinoma adrenal como causa de aldosteronismo é extremamente raro. Os tumores são muito grandes (>6 cm) e metastáticos no momento do diagnóstico.

10. O que é HAP?

Hiperplasia adrenal primária, na qual a zona glomerulosa de uma glândula adrenal se torna hiperplásica, histologicamente lembrando o HAI unilateral. Bioquimicamente, entretanto, tais casos lembram mais proximamente o APA e respondem à ressecção cirúrgica.

11. O que é aldosteronismo remediável por glicocorticoide?

Nessa causa rara de aldosteronismo, a produção de mineralocorticoide é estimulada somente por ACTH. A desordem é hereditária em uma maneira autossômica dominante.

12. Como é regulada a síntese de aldosterona no corpo humano?

Os seres humanos possuem duas isoenzimas mitocondriais 11 b-hidroxilase que são responsáveis pela síntese de cortisol e aldosterona (designadas CYP11B1 e CYP11B2). Ambas são codificadas no cromossomo 8. A CYP11B1, que é responsável pela conversão de 11-deoxicortisol para cortisol, é expressa apenas na zona reticular. A CYP11B2, que é responsável pela conversão de corticosterona para aldosterona, é expressa apenas na zona glomerulosa. A atividade da CYP11B1 é estimulada por ACTH, considerando que a CYP11B2 é estimulada por angiotensina II ou hipocalemia.

CAPÍTULO 27 ALDOSTERONISMO PRIMÁRIO **247**

13. Explique a base genética do aldosteronismo remediável por glicocorticoide.

O aldosteronismo remediável por glicocorticoide resulta a partir de uma mutação hereditária que causa a fusão da região promotora do gene CYP11B1 com a região estrutural do gene CYP11B2. O gene quimérico resultante responde ao ACTH com superprodução de aldosterona, bem como precursores de 18-hidroxicortisol e 18-oxocortisol. Esses metabólitos da via de oxidação C-18 do cortisol são marcadores bioquímicos que facilitam a identificação de parentes afetados. A secreção excessiva de aldosterona pode ser inibida pela administração de glicocorticoides que suprimem a secreção de ACTH pela hipófise.

14. Como é diagnosticado o aldosteronismo primário?

O diagnóstico de aldosteronismo primário é baseado na demonstração de níveis inapropriadamente elevados de aldosterona plasmática (AP) com concomitante atividade da renina plasmática (ARP) suprimida. Hipocalemia (K <3,5 mEq/L) é muitas vezes a primeira pista.

15. Como são testados os pacientes para aldosteronismo primário?

O teste de triagem mais sensível é a razão aldosterona/renina (RAR). Valores concomitantes de AP e ARP são obtidos no consultório (AP em ng/dL; ARP em ng/mL/h). RAR maior do que 20 com AP excedendo 15 levanta a possibilidade de aldosteronismo primário. A maioria dos agentes anti-hipertensivos não afeta a razão AP/RAR; espironolactona e eplerenona, entretanto, devem ser descontinuadas por seis semanas antes do teste.

16. Como é confirmado o diagnóstico de aldosteronismo primário?

Na maioria dos centros, uma coleta de urina de 24 horas para aldosterona é usada para confirmar hiperaldosteronismo. O paciente deve estar repleto de sódio para potencializar a excreção de aldosterona. Abundantes suplementos de potássio são dados para assegurar um nível de potássio maior do que 3,5 mEq/L. O paciente deve consumir 150-500 mEq de sódio e excretar pelo menos 200 mEq de sódio por dia. Excreção urinária de aldosterona (18-monogluconídeo) que excede 12 mg/dia confirma o aldosteronismo primário.

17. Após confirmação de aldosteronismo primário, por que é importante diferenciar o APA doa HAI?

O APA é passível de ressecção cirúrgica da glândula adrenal envolvida, ao passo que o HAI é usualmente tratado com medicamentos.

18. A tomografia computadorizada ou ressonância magnética nuclear auxiliam na diferenciação?

Em uma extensão limitada, ambos os procedimentos de localização podem auxiliar na identificação da causa do aldosteronismo primário. Um grande APA pode ser discernível na tomografia computadorizada (TC) de alta resolução, que em algumas instituições pode identificar adenomas tão pequenos quanto 5 mm. Ressonância magnética nuclear (RMN) no presente tem um desempenho tão bom quanto TC para identificar APA, mas envolve custos mais altos e período de escaneamento mais longo. A acurácia diagnóstica da RNM ou TC no pré-operatório localizando um APA tem sido relatada como 70-85%, mas a acurácia declina em populações mais velhas nas quais massas adrenais hormonalmente inativas incidentais são mais comuns. Alguns especialistas acreditam que massas adrenais bioquimicamente silenciosas são tão raras em pacientes com menos de 40 anos que nenhuma avaliação a mais é necessária. Em pacientes acima dos 40 anos, amostragem venosa adrenal (AVA) deve ser realizada para verificar a produção de aldosterona unilateral (veja pergunta 19). Carcinoma adrenal, uma causa rara de excesso de aldosterona, é facilmente identificado tanto com TC como com RMN.

19. Que teste localizador é requerido se TC ou RMN identifica um APA em um paciente com idade acima de 40 anos?

Um procedimento de localização mais invasivo para diferenciar uma glândula adrenal normal de uma contendo um adenoma é a AVA. Muitas instituições sentem que a AVA deve ser realizada antes da intervenção cirúrgica para um APA ser considerado. Nesse procedimento, cateteres são introduzidos dentro das veias adrenais esquerda e direita e na veia cava inferior. Níveis de AP são determinados a partir desses locais, junto com níveis concomitantes de cortisol seguindo infusão de cosintropina (ACTH sintético). Níveis de cortisol são determinados para assegurar que as veias adrenais estão devidamente cateterizadas. AP/cortisol é referido como aldosterona "corrigida por cortisol". APAs produzem grande quantidade de aldosterona; a concentração normal de AP na veia adrenal é de 100-400 ng/dL, ao passo que os APAs podem gerar concentrações de 1.000-10.000 ng/dL. A razão de AP/cortisol produzido no lado afetado frente ao lado não afetado sempre excede 4:1. Quando comparados com resultados de escaneamento por TC, resultados de AVA discordantes são encontrados em até 30% dos casos.

20. Explique a dificuldade com a amostragem venosa adrenal.
Coleta de aldosterona e cortisol a partir da glândula adrenal esquerda é relativamente simples, pois o fluxo venoso drena diretamente para dentro da veia renal esquerda. O fluxo venoso a partir da adrenal direita, entretanto, flui diretamente para dentro da veia cava inferior. Cateterização da veia adrenal direita é difícil devido aos poucos marcos angiográficos. O material de contraste usado para localizar a glândula adrenal direita pode causar hemorragia corticomedular durante o procedimento.

21. Quão acurada é a amostragem venosa adrenal?
No geral, o procedimento é 90% acurado em localizar APA.

22. Como é manejado o paciente com APA?
O paciente se submete a testes de triagem, conforme descrito na pergunta 15. O diagnóstico de aldosteronismo primário é confirmado com a coleta de urina de 24 horas para aldosterona com carga de sal, conforme descrito na pergunta 16. A AVA revela um gradiente de 4:1 entre o adenoma e a adrenal "normal", e a ressecção cirúrgica da adrenal afetada é considerada.

23. O que deve ser feito após o APA estar localizado?
Após o APA estar localizado, adrenectomia unilateral é realizada. Ressecção laparoscópica está agora amplamente disponível e é preferível à abordagem posterior aberta. A um ano do pós-operatório, 70% dos pacientes estão normotensos. Pelo quinto ano do pós-operatório, apenas 53% permanecem normotensos. O equilíbrio normal de potássio tende a ser permanente.

24. Todos os pacientes com APA necessitam de cirurgia?
Não. Embora a ressecção cirúrgica seja preferida, pacientes que têm outras condições de comorbidade que impossibilitam cirurgia podem ser tratados com medicamentos com sucesso, conforme descrito na pergunta 28.

25. Como é manejado um paciente com HAI?
O paciente se submete a testes de triagem e confirmatórios, conforme descrito nas perguntas 15 e 16. A TC falha em revelar o aumento unilateral das adrenais. A AVA falha em lateralizar. Após o diagnóstico de HAI ser feito, o paciente é escrupulosamente sequestrado dos colegas cirurgiões.

PONTOS-CHAVE: ALDOSTERONISMO PRIMÁRIO

1. Hipocalemia espontânea em paciente hipertenso deve sugerir a possibilidade de hiperaldosteronismo primário ou secundário.

2. Hiperaldosteronismo primário pode ser devido a hiperplasia bilateral ou a um pequeno adenoma.

3. O melhor exame de triagem para o hiperaldosteronismo primário é uma razão AP/RAR maior do que 20, com AP maior do que 15 ng/dL.

4. Por serem a tomografia computadorizada e a ressonância magnética nuclear muitas vezes incapazes de distinguir adenomas de hiperplasia, amostragem venosa adrenal pode ser necessária para localizar a lesão.

5. Adenomas são tratados cirurgicamente; hiperplasia bilateral é tratada farmacologicamente.

CAPÍTULO 27 ALDOSTERONISMO PRIMÁRIO

26. Qual é o agente de escolha para tratamento farmacológico da HAI?

Terapia farmacológica é efetiva. O agente de escolha é a espironolactona (50-200 mg b.i.d.), um inibidor competitivo da aldosterona. A hipocalemia se corrige drasticamente, ao passo que a hipertensão responde após 4-8 semanas. Infelizmente, a espironolactona também inibe a síntese de testosterona e a ação periférica de andrógenos, causando diminuição da libido, impotência e ginecomastia em homens. A eplerenona (50 mg b.i.d.) é um antagonista seletivo da aldosterona sem muitos dos efeitos colaterais da espironolactona; ela é mais cara e existem poucos dados desse agente a longo prazo.

27. Quais outras opções farmacológicas estão disponíveis?

Em pacientes intolerantes aos agentes na pergunta 26, a amilorida (5-15 mg b.i.d.) corrige a hipocalemia dentro de vários dias. Um agente anti-hipertensivo concomitante é usualmente necessário para reduzir a pressão sanguínea. Sucesso também tem sido relatado em casos de HAI tratados com bloqueadores dos canais de cálcio (o cálcio está envolvido na via comum final para a produção de aldosterona) e inibidores da enzima conversora de angiotensina (HAI parece ser sensível a baixas concentrações de angiotensina II).

28. Descreva o manejo de um paciente com HAP.

Durante a avaliação, esses casos raros parecem ser APA. Testes de triagem e confirmatórios, conforme descritos nas perguntas 15 e 16, aparentemente indicam APA. Testes localizadores são consistentes com APA, e os pacientes usualmente se submetem à ressecção cirúrgica de uma glândula hiperplásica nodular. O diagnóstico é feito retrospectivamente, mas a cirurgia é curativa.

29. Como é manejado um paciente com aldosteronismo remediável por corticoide?

Essa desordem é discutida nas perguntas 11 e 13. Terapia com baixas doses de dexametasona (0,75 mg/dia) ou qualquer dos agentes usados para terapia de HAI (veja as perguntas 25 e 26) pode ser efetiva.

BIBLIOGRAFIA

1. Artega E, Klein R, Biglieri EG: Use of the saline infusion test to diagnose the cause of primary aldosteronism. Am J Med 79:722–728, 1985.
2. Blumenfeld JD, Sealey JE, Schlussel Y, et al: Diagnosis and treatment of primary hyperaldosteronism. Ann Intern Med 121:877–885, 1994.
3. Bornstein SR (moderator): Adrenocortical tumors: recent advances in basic concepts and clinical management. Ann Intern Med 130:759–771, 1999.
4. Dluhy RG, Lifton RP: Glucocorticoid-remediable aldosteronism. J Clin Endocrinol Metab 84:4341–4344, 1999.
5. Fardella CE, Mosso L, Gomez-Sanchez C, et al: Primary hyperaldosteronism in essential hypertensives: prevalence, biochemical profile, and molecular biology. J Clin Endocrinol Metab 85:1863–1867, 2000.
6. Ghose RP, Hall PM, Bravo EL: Medical management of aldosterone-producing adenomas. Ann Intern Med 131:105–108, 1999.
7. Harper R, Ferrett CG, McKnight JA, et al: Accuracy of CT scanning and adrenal vein sampling in the pre-operative localization of aldosterone-secreting adrenal adenomas. Q J Med 92:643–650, 1999.
8. Jossart GH, Burpee SE, Gagner M: Surgery of the adrenal glands. Endocrinol Metab North Am 29:57–68, 2000.
9. Liftin RP, Dluhy RG, Powers M, et al: A chimaeric 11-hydroxylase/aldosterone synthetase gene causes glucocorticoid-remediable aldosteronism and human hypertension. Nature 355:262–265, 1992.
10. Lim PO, Young WF, MacDonald TM. A review of the medical treatment of primary aldosteronism. J Hyperens 19:353–361, 2001.
11. Magill SB, Raff H, Shaker JL, et al: Comparison of adrenal vein sampling and computed tomography in the differentiation of primary aldosteronism. J Clin Endocrinol Metab 86:1066–1071, 2001.
12. Milliez P, Girerd X, Plouin PF, et al. Evidence for an increased rate of cardiovascular events in patients with primary aldosteronism. J Am Coll Cardiol 45:1243–1248, 2005.
13. Mulatero P, Rabbia F, Milan A et al. Drug effects on aldosterone/plasma renin activity ratio in primary aldosteronism. Hypertension 40:897–902, 2002.

14. Mulatero P, Stowasser M, Loh K, et al: Increased diagnoses of primary aldosteronism, including surgically correctable forms, in centers from five continents. J Clin Endocrinol Metab 89:1045–1050, 2004.

15. Sohaib SA, Peppercorn PD, Allen C, et al: Primary hyperaldosteronism (Conn syndrome): MR imaging findings. Radiology 214:527–531, 2000.

16. Tanabe A, Naruse M, Takagi S, et al: Variability in the renin/aldosterone profile under random and standardized sampling conditions in primary aldosteronism. J Clin Endocrinol Metab 88:2489–2492, 2003.

17. Tiu SC, Choi CH, Shek CC, et al. The use of aldosterone-renin ratio as a diagnostic test for primary hyperaldosteronism and its test characteristics under different conditions of blood sampling. J Clin Endocrinol Metab 90:72–78, 2005.

18. White PC: Disorders of aldosterone biosynthesis and action. N Engl J Med 331:250–258, 1994.

19. Young WF: Pheochromocytoma and primary aldosteronism: diagnostic approaches. Endocrinol Metab N Am 26:801–827, 1997.

20. Funder JW, Carey RM, Fardella C, et al: Case detection, diagnosis, and treatment of patients with primary aldosteronism: an Endocrine Society clinical practice guideline. J Clin Endocrinol Metab 93: 3266–3281, 2008.

FEOCROMOCITOMA

Arnold A. Asp

1. O que é um feocromocitoma?

Um feocromocitoma é um tumor adrenal medular composto de células cromafins e capaz de secretar aminas e peptídeos biogênicos, incluindo epinefrina (EPI), norepinefrina (NE) e dopamina. Esses tumores surgem a partir das células derivadas da crista neural, que também dão origem a porções do sistema nervoso central e do sistema simpático (paraganglionar). Devido a essa origem comum, neoplasmas dos gânglios simpáticos, como neuroblastomas, paragangliomas e ganglioneuromas, podem produzir aminas e peptídeos similares.

2. Quão comuns são os feocromocitomas?

Feocromocitomas são relativamente raros. Dados a partir da Mayo Clinic indicam que os feocromocitomas ocorrem em 2-8/1 milhão de pessoas/ano; dados de autópsia da mesma instituição refletem uma incidência de 0,3% (3/1.000 autópsias), indicando que muitos feocromocitomas seguem não detectados durante a vida. A incidência de feocromocitoma de outros países, como o Japão, é menor: 0,4 caso/1 milhão de pessoas/ano.

3. Onde os feocromocitomas estão localizados?

Quase 90% dos tumores surgem de dentro das glândulas adrenais, ao passo que aproximadamente 10% são extra-adrenais e, portanto, classificados como paragangliomas. Feocromocitomas esporádicos, solitários, estão localizados mais comumente na glândula adrenal direita, enquanto formas familiais (10% de todos os feocromocitomas) são bilaterais e multicêntricos. Tumores adrenais bilaterais levantam a possibilidade de síndromes da neoplasia endócrina múltipla 2A ou 2B (NEM 2A ou NEM 2B)(veja Capítulo 53).

4. Onde são encontrados os paragangliomas?

Os paragangliomas ocorrem mais comumente dentro do abdome, mas também têm sido descritos ao longo de toda a cadeia paraganglionar, a partir da base do cérebro aos testículos. Os locais mais comuns para paragangliomas são o órgão de Zuckerkandl, a bifurcação aórtica e a parede da bexiga urinária; mediastino, coração, artérias carótidas e glômus jugular são localizações menos comuns.

5. Os feocromocitomas podem metastatizar?

Sim. Demonstração de um foco metastático em tecido normalmente desprovido de células cromafins é a única indicação aceitável de que um feocromocitoma é maligno. Metástases ocorrem em 3-14% dos casos. Os locais mais comuns de metástases incluem linfonodos regionais, fígado, osso, pulmão e músculo.

6. Qual é a regra dos 10 para feocromocitomas?

Aproximadamente 10% são extra-adenais, 10% bilaterais, 10% familiais e 10% malignos.

7. Quais são os aspectos clínicos comuns de um feocromocitoma?

Os sinais e sintomas de um feocromocitoma são variáveis. A tríade clássica de súbitas dores de cabeça severas, diaforese e palpitações carregam um alto grau de especificidade (94%) e sensibilidade (91%) para feocromocitoma em uma população hipertensa. A ausência de todos os três sintomas exclui com confiabilidade a condição. Hipertensão ocorre em 90-95% dos casos e é paroxística em 25-50% deles (Fig. 28-1). Hipotensão ortostática ocorre em 40% devido a hipovolemia e resposta constritora arterial e venosa prejudicada. Tremor, palidez e ansiedade também podem ser sinais acompanhantes, enquanto ruborização é incomum.

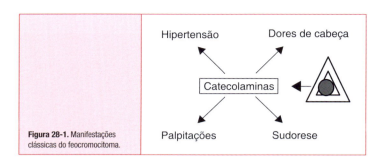

Figura 28-1. Manifestações clássicas do feocromocitoma.

8. Quais são algumas das manifestações não clássicas de feocromocitomas?

Sinais e sintomas de outras desordens endócrinas podem dominar a apresentação de um feocromocitoma. Tumores podem elaborar corticotropina (hormônio adrenocorticotrópico) com manifestação resultante da síndrome de Cushing e alcalose hipocalêmica. Peptídeo vasoativo intestinal pode ser produzido, resultando em diarreia severa. Hiperglicemia, resultando a partir do antagonismo associado da catecolamina à liberação de insulina, e hipercalcemia, resultando da estimulação adrenérgica das glândulas paratireoide ou elaboração do peptídeo relacionado ao paratormônio, também têm sido encontradas. Acidose lática pode ocorrer como resultado do decréscimo associado a catecolaminas na disponibilização de oxigênio para o tecido.

9. Discuta as manifestações cardiovasculares dos feocromocitomas.

Manifestações cardiovasculares dos feocromocitomas incluem arritmias e cardiomiopatia congestiva induzida por catecolaminas. Fibrilação atrial e ventricular comumente resultam da liberação precipitada de catecolaminas durante cirurgia ou da terapia com antidepressivos tricíclicos, fenotiazinas, metoclopramida e naloxona. Embora edema pulmonar cardiogênico possa resultar da cardiomiopatia, edema pulmonar não cardiogênico também pode ocorrer como resultado de vasoconstrição pulmonar transitória e aumento da permeabilidade capilar.

10. Descreva os sintomas intracerebrais relacionados ao feocromocitoma.

Convulsões, estado mental alterado e infartos cerebrais podem ocorrer como resultado da hemorragia ou embolização intracerebral.

11. O que os feocromocitomas elaboram?

A maioria dos feocromocitomas secreta NE. Tumores que produzem EPI são mais comumente intra-adrenais, devido aos gânglios simpáticos extra-adrenais não conterem feniletanolamina-N-metiltransferase (FNMT), que converte NE para EPI. Dopamina é mais comumente associada a tumores malignos.

12. Por que a resposta à pressão sanguínea entre pacientes com feocromocitomas é tão variável?

1. Os tumores elaboram aminas biogênicas. EPI, um vasodilatador estimulatório beta-adrenérgico que causa hipotensão, é secretado por alguns tumores intra-adrenais, enquanto NE, um vasoconstritor estimulatório alfa que causa hipertensão, é produzido pela maioria dos tumores intra-adrenais e extra-adrenais.
2. O tamanho do tumor indiretamente se correlaciona com concentrações de catecolaminas plasmáticas. Tumores grandes (>50 g) manifestam taxas de *turnover* lentas e liberam produtos da degradação de catecolaminas, enquanto tumores pequenos (<50 g) com taxas de *turnover* rápidas elaboram catecolaminas ativas.
3. A responsividade tecidual a concentrações no ambiente de catecolaminas não permanece constante. Exposição prolongada do tecido a catecolaminas plasmáticas aumentadas causa regulação para baixo dos receptores alfa-1 e taquifilaxia. Os níveis das catecolaminas plasmáticas, portanto, não se correlacionam com a pressão arterial média.

CAPÍTULO 28 FEOCROMOCITOMA 253

13. Como é diagnosticado um feocromocitoma?

O diagnóstico depende da demonstração de quantidades excessivas de catecolaminas no plasma ou urina ou produtos de degradação da urina. O melhor teste de triagem é a mensuração das metanefrinas (MNs) livres no plasma. As MNs livres no plasma podem ser colhidas com o paciente em repouso de 15 minutos depois de jejum durante a noite. Labetalol pode alterar os resultados e deve ser retirado antes da avaliação.

14. Como é diferenciado o feocromocitoma da hipertensão essencial?

A confirmação de MNs livres no plasma elevadas envolve a mensuração na urina de MN, normetanefrina (NMN), ácido vanilmandélico (VMA) e catecolaminas livres produzidas em um período de 24 horas. A habilidade de tais testes de diferenciar feocromocitoma da hipertensão essencial varia entre as instituições: para VMA, a sensibilidade é 28-56% e a especificidade é 98%; para MN e NMN, a sensibilidade é 67-91% e a especificidade é 100%; e para catecolaminas livres, a sensibilidade é 100% e a especificidade é 98%. Muitos grupos preconizam níveis de MN e catecolaminas na urina de 24 horas como bons testes de triagem. O resultado é melhorado quando a urina é coletada após sintomas de um episódio paroxístico.

15. Quais condições podem alterar os testes diagnósticos discutidos anteriormente?

Ensaios mais antigos para VMA eram sensíveis à vanilina e ácidos fenólicos da dieta, requerendo que os pacientes restringissem o consumo de tais substâncias. Ensaios por cromatografia líquida de alta pressão têm eliminado a maioria dos resultados falso-positivos devido à dieta e aos fármacos que alteram o metabolismo das catecolaminas.

16. Quais fármacos alteram o metabolismo das catecolaminas?

- Fármacos que reduzem a concentração no plasma e na urina: alfa-2 agonistas, bloqueadores dos canais de cálcio (crônico), inibidores da enzima conversora de angiotensina, bromocriptina
- Fármacos que diminuem VMA e aumentam catecolaminas e MN: metildopa, inibidores da monoamina oxidase
- Fármacos que aumentam as catecolaminas no plasma ou urina: bloqueadores alfa-1, betabloqueadores, labetalol
- Fármacos que produzem mudanças variáveis em qualquer teste: fenotiazidas, antidepressivos tricíclicos, levodopa

17. Quais outras medicações podem interferir com os resultados dos testes?

- Metilglucamina em agentes de radiocontraste (diminui MN)
- Mandelato de metamina (diminui as catecolaminas urinárias)
- Clofibrato (diminui VMA)
- Ácido nalidíxico (aumenta VMA)

18. Liste duas outras condições que podem interferir com os resultados dos testes.

- Estimulação das catecolaminas endógenas: estresse fisiológico (isquemia, exercício), retirada de droga (álcool, clonidina), terapia vasodilatadora (nitroglicerina, administração aguda de bloqueadores dos canais de cálcio)
- Administração de catecolaminas exógenas: supressores de apetite, descongestionantes

19. Quais outros testes bioquímicos estão disponíveis?

Casos nos quais os testes de triagem são equívocos podem justificar um teste de supressão com clonidina. Esse teste emprega um agonista alfa-2 que age centralmente e, em pacientes sem feocromocitoma, suprime a liberação neurogenicamente mediada das catecolaminas através do sistema nervoso simpático. Amostras de sangue para avaliar catecolaminas plasmáticas (NE e EPI) são colhidas através de cateter venoso fixo; clonidina, 0,3 mg, é administrada oralmente; catecolaminas plasmáticas são amostradas novamente em uma, duas e três horas. As catecolaminas plasmáticas diminuem para menos de 500 pg/mL em pacientes com hipertensão essencial, mas excedem esse nível em pacientes com feocromocitomas.

20. Compare a tomografia computadorizada e a ressonância magnética nuclear (RMN) na localização de feocromocitomas.

A maioria dos tumores é maior do que 3 cm, tornando-os detectáveis pela tomografia computadorizada (TC) ou ressonância magnética nuclear (RMN). A TC, com atenção especial às glândulas adrenais e pelve, é preconizada como o procedimento de localização inicial (97% são intra-abdominais). A TC é o meio de localização com melhor custo-benefício. Muitos também recomendam RMN como uma modalidade localizadora adjunta. As vantagens da RMN incluem a ausência de exposição à radiação e a característica de imagem hiperintensa em imagens no relaxamento T2. A imagem hiperintensa permite a definição do tamanho tumoral, a diferenciação das estruturas vasculares e a identificação de metástases não suspeitadas.

PONTOS-CHAVE: FEOCROMOCITOMA

1. Dores de cabeça episódicas, diaforese e palpitação em paciente hipertenso sugerem feocromocitoma.
2. 10% dos feocromocitomas são bilaterais, 10% extra-adrenais, 10% familiais e 10% malignos.
3. O melhor ensaio de triagem para feocromocitomas é de metanefrinas livres plasmáticas.
4. A confirmação do diagnóstico de feocromocitoma são os níveis elevados de metanefrinas e catecolaminas em urina de 24 horas.
5. A localização do tumor é realizada com tomografia computadorizada (melhor custo-benefício) ou ressonância magnética nuclear (fase de relaxamento T2).
6. A terapia é a ressecção cirúrgica após administração de alfabloqueador seguido por betabloqueador.

21. Que outras modalidades são úteis para a localização de feocromocitomas?

Localização cintilográfica com m-(^{123}I) iodobenzilguanidina (MIBG) pode igualmente revelar metástases não suspeitadas. O MIBG é ativamente concentrado pelo tecido simpatomedular e é sujeito a interferência por fármacos que bloqueiam a recaptação de catecolaminas (antidepressivos tricíclicos, guanetidina, labetalol).

22. Resuma o critério de desempenho de cada procedimento de localização.

	TC (%)	RMN (%)	MIBG (%)
Sensibilidade	98	100	78
Especificidade	70	67	100
Valor preditivo positivo	69	83	100
Valor preditivo negativo	98	100	87

23. Como são tratados os feocromocitomas?

Ressecção cirúrgica é a única terapia definitiva.

24. Por que a preparação pré-operatória com alfabloqueador é recomendada?

Alfabloqueador reduz a incidência de crise hipertensiva intraoperatória e hipotensão pós-operatória. O agente mais comumente usado é a fenoxibenzamina, um antagonista não competitivo de longa ação (10-20 mg, 2-3 vezes/dia, aumentado para 80-100 mg/dia), ou prazosina, um antagonista de ação curta (1 mg t.i.d., aumentado para 5 mg t.i.d.). A terapia pode ser limitada pela hipotensão, taquicardia e tontura. Os objetivos da terapia

CAPÍTULO 28 FEOCROMOCITOMA 255

incluem pressão arterial menor do que 160/90, eletrocardiograma (ECG) livre de alterações na ondas ST- ou T- por duas semanas antes da cirurgia e não mais do que uma contração ventricular prematura dentro de 15 minutos. Opiniões sobre a duração da preparação variam entre 7-28 dias antes da cirurgia.

25. Discuta o papel do betabloqueador e outros agentes no período pré-operatório.

Betabloqueador para controlar a taquicardia é adicionado apenas após o bloqueio alfa-adrenérgico ter sido instituído para prevenir uma estimulação alfa não oposta. Outros agentes usados no período pré-operatório incluem labetalol ou bloqueadores dos canais de cálcio. Hipertensão intraoperatória associada a manipulação tumoral pode ser controlada tanto com fentolamina como com nitroprussiato. Hipotensão pós-operatória pode ser minimizada pelo volume de expansão pré-operatório com cristaloide.

26. Como são tratados feocromocitomas malignos?

Embora evidências de malignidade possam ser descobertas no momento da cirurgia, metástases de feocromocitomas de crescimento lento podem permanecer inaparentes por vários anos. A terapia é raramente curativa, pois os tumores respondem pobremente à terapia por radiação e quimioterapia; o tratamento é, portanto, paliativo. Debridamento cirúrgico é a terapia de escolha, seguida pelo uso de alfametiltirosina. Esse fármaco é um precursor de catecolamina "falsa" que inibe a tirosina hidroxilase (a enzima limitante na síntese de catecolamina) e reduz a produção excessiva de catecolaminas.

27. Discuta o papel da combinação de quimioterapia e ablação por MIBG.

Quimioterapia combinada com ciclofosfamida, vincristina e adriamicina pode desacelerar o crescimento tumoral, como pode a ablação com MIBG. Infelizmente, nenhuma dessas medidas terapêuticas tem resultado em sobrevida prolongada.

28. Qual é o prognóstico para os pacientes com feocromocitoma maligno?

O prognóstico não é ruim. Casos de sobrevida de 20 anos têm sido relatados, e a taxa de sobrevida de cinco anos com feocromocitomas malignos é de 44%.

29. Quais condições médicas são associadas a feocromocitomas?

- NEM 2A: hiperparatireodismo, carcinoma medular da tireoide, feocromocitoma
- NEM 2B: carcinoma medular da tireoide, hábito marfanoide, feocromocitoma
- Tríade de Carney: paragangliomas, leiomiossarcoma epitelial gástrico, condroma pulmonar benigno (sexo feminino) e tumor das células de Leydig (sexo masculino)
- Neurofibromatose: manchas café com leite em 5% dos pacientes com feocromocitoma; 1% dos pacientes com neurofibromatose têm feocromocitomas
- Síndrome Von Hippel-Lindau: hemangioblastomas cerebelares e retinianos; até 10% podem ter feocromocitomas

BIBLIOGRAFIA

1. Bravo EL: Evolving concepts in the pathophysiology, diagnosis and treatment of pheochromocytoma. Endocrine Rev 15:356–368, 1994.
2. Eisenhofer G: Editorial: Biochemical diagnosis of pheochromocytoma—Is it time to switch to plasma-free metanephrines? J Clin Endocrinol Metab 88:550–552, 2003.
3. Francis IR, Gross MD, Shapiro B, et al: Integrated imaging of adrenal disease. Radiology 187:1–13, 1992.
4. Golub MS, Tuck ML: Diagnostic and therapeutic strategies in pheochromocytoma. Endocrinologist 2:101–105, 1992.
5. Jossart GH, Burpee SE, Gagner M: Surgery of the adrenal glands. Endocrinol Metab Clin North Am 29:57–68, 2000.
6. Krane NK: Clinically unsuspected pheochromocytomas: experience at Henry Ford Hospital and a review of the literature. Arch Intern Med 146:54–57, 1986.

CAPÍTULO 28 FEOCROMOCITOMA

7. Kudva YC, Sawka AM, Young WF: The laboratory diagnosis of adrenal pheochromocytoma: the Mayo Clinic experience. J Clin Endocrinol Metab 88:4533–4539, 2003.

8. Lenders JW, Pacak K, Walther MM, et al. Biochemical diagnosis of pheochromocytoma: which test is best? JAMA 287: 1427–1434, 2002.

9. Prys-Roberts C: Phaeochromocytoma—recent progress in management. Br J Anaesth 85:44–57, 2000.

10. Sawka AM, Jaeschke R, Singh RJ, et al: A comparison of biochemical tests for pheochromocytoma: measurement of fractionated plasma metanephrines compared with the combination of 24-hour urinary metanephrines and catecholamines. J Clin Endocrinol Metab 88:553–558, 2003.

11. Sheps SG, Jiang N, Klee GG, van Heerden JA: Recent developments in the diagnosis and treatment of pheochromocytoma. Mayo Clin Proc 65:88–95, 1990.

12. Ulchaker JC, Goldfarb DA, Bravo EL, et al: Successful outcomes in pheochromocytoma surgery in the modern era. J Urol 161:764–767, 1999.

13. Wittles RM, Kaplan EL, Roizen MF: Sensitivity of diagnostic and localization tests for pheochromocytoma in clinical practice. Arch Intern Med 160:2521–2524, 2000.

14. Young WF: Pheochromocytoma and primary aldosteronism: diagnostic approaches. Endocrinol Metab Clin N Am 26:801–827, 1997.

15. Pacak K: Preoperative management of the pheochromocytoma patient. J Clin Endocrinol Metab 92: 4069–4079, 2007.

MALIGNIDADES ADRENAIS
Michael T. McDermott

CAPÍTULO 29

1. Quais tipos de câncer ocorrem nas glândulas adrenais?
Carcinomas podem surgir no córtex adrenal (carcinomas adrenocorticais) ou na medula adrenal (feocromocitomas malignos). Eles também podem metastatizar para a adrenal a partir de outros locais primários.

2. Carcinomas adrenocorticais produzem hormônios?
Aproximadamente 60% secretam hormônios esteroides; cerca de 40% são não funcionais.

3. Quais são os aspectos clínicos dos carcinomas adrenocorticais funcionais?
Carcinomas adrenocorticais funcionais secretam cortisol, aldosterona ou andrógenos — sozinhos ou em combinação. O excesso de produção de cortisol, o mais comum deles, resulta em síndrome de Cushing. Aldosterona excessiva causa hipertensão e hipocalemia (síndrome de Conn). Secreção excessiva de andrógeno causa hirsutismo e virilização em mulheres e puberdade precoce em crianças, mas é muitas vezes assintomático em homens (Fig. 29-1).

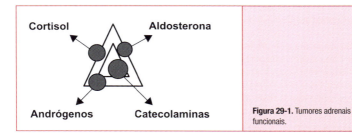

Figura 29-1. Tumores adrenais funcionais.

4. Quais são os aspectos clínicos dos carcinomas adrenocorticais não funcionais?
Carcinomas adrenocorticais não funcionais se apresentam clinicamente como dor abdominal ou do flanco ou como uma massa adrenal descoberta incidentalmente durante um procedimento de imagem.

5. Quais pistas são mais sugestivas de que um tumor adrenocortical é maligno?
Malignidade é fortemente sugerida pelo tamanho tumoral maior do que 6 cm, evidência de ser localmente invasivo ou doença metastática para o fígado ou pulmões e excreção elevada de 17-cetoesteroide urinário. O diagnóstico de malignidade é muitas vezes não suspeitado, entretanto, até exame histológico após a remoção tumoral.

6. Descreva o tratamento inicial para um carcinoma adrenocortical.
O tratamento inicial de escolha é a cirurgia. Tem sido relatada terapia com radiação adjuvante do leito adrenal reduzindo significativamente o risco local de recorrência. Quimioterapia adjuvante com mitotano, um agente citotóxico adrenal, tem mostrado melhorar a sobrevida livre de doença. Devido às altas taxas de recorrência e às baixas taxas de sobrevida associada a essa malignidade, terapia adjuvante com radiação do leito tumoral, terapia com mitotano ou ambas devem ser consideradas após cirurgia inicial em pacientes com carcinoma adrenal cortical.

7. Quais estudos são mais comumente usados para identificar carcinoma adrenal cortical recorrente ou metastático?
Escaneamento por tomografia computadorizada (TC) do tórax, abdome e pelve, tomografia por emissão de pósitron com F18-fluorodeoxiglicose (PET-FDG) e escaneamento com fusão de PET/TC são as modalidades mais efetivas para identificar doença recorrente e metastática.

8. Quais medidas são as mais promissoras para o tratamento de carcinoma adrenal cortical metastático?
Mitotano, etoposídeo e doxorrubicina são os agentes quimioterápicos individuais mais efetivos, e cisplatina e estreptozotocina em combinação com mitotano são adicionais promissores. Um teste internacional de fase III usando esses agentes está atualmente em andamento (http://www.firm-act.org). Terapias com alvo em agentes antiangiogênicos e inibidores de tirosina quinase estão também sob investigação.

9. Qual é o prognóstico para pacientes com carcinoma adrenocortical?
A sobrevida média é de 15 meses. A taxa de sobrevida em cinco anos é menor do que 30%. O prognóstico é melhorado pela idade jovem, tamanho tumoral pequeno, doença localizada, ressecção tumoral completa e tumores não funcionais.

10. Com que frequência os feocromocitomas são malignos?
Aproximadamente 10-15% dos feocromocitomas são malignos.

11. Quais são os aspectos clínicos de um feocromocitoma maligno?
A maioria dos feocromocitomas, seja benigno ou maligno, causa hipertensão, dores de cabeça, sudorese e palpitações. Eles são diagnosticados bioquimicamente pelos achados dos níveis elevados de metanefrina e catecolaminas no plasma ou na urina. Feocromocitomas malignos usualmente não diferem clinicamente na apresentação daqueles que são benignos.

12. Quais pistas sugerem que um feocromocitoma é maligno?
A malignidade é mais fortemente sugerida pelo tamanho tumoral maior do que 6 cm, evidência de disseminação extra-adrenal (usualmente para os linfonodos, fígado, pulmões ou ossos) e pelo aumento desproporcional dos níveis de dopamina e/ou ácido homovanílico (HVA) no plasma ou sangue. O caráter maligno de alguns tumores pode ser não percebido, mesmo histologicamente, e não se tornar aparente até aparecer doença metastática.

PONTOS-CHAVE: MALIGNIDADES ADRENAIS

1. Carcinomas adrenais corticais se apresentam com aspectos de cortisol, aldosterona ou andrógeno em excesso, com dor abdominal ou no flanco, ou como uma massa adrenal descoberta acidentalmente.

2. Feocromocitomas malignos muitas vezes se apresentam com aspectos similares àqueles dos feocromocitomas benignos (hipertensão, dores de cabeça, palpitações, sudorese).

3. Aspectos sugerindo que um tumor adrenal é maligno são tamanho maior do que 6 cm, evidência de invasão local ou metástases para o fígado ou pulmão e altos níveis urinários de 17-cetoesteroides, ácido homovanilínico ou dopamina plasmática.

4. Cirurgia é o tratamento de escolha para tumores adrenais malignos; terapia com radiação do leito tumoral e quimioterapia com mitotano são terapias adjuvantes úteis para carcinomas adrenocorticais.

5. Massas adrenais acidentalmente descobertas devem ser avaliadas para a evidência de malignidade (tamanho >6 cm ou crescimento progressivo) e excesso de secreção hormonal (cortisol, aldosterona, andrógenos, catecolaminas).

CAPÍTULO 29 MALIGNIDADES ADRENAIS 259

13. Qual é o tratamento para um feocromocitoma maligno?

Cirurgia é o tratamento de escolha. Agentes bloqueadores alfa-adrenérgicos (fenoxibenzamina, prazosina) ou bloqueadores dos canais de cálcio são dados no pré-operatório para controlar a pressão sanguínea e deixar repleto o volume intravascular. Betabloqueadores podem então ser adicionados para a taquicardia reflexa ou hipertensão persistente. Esses fármacos e a alfametiltirosina, um inibidor da síntese de catecolamina, são igualmente terapias crônicas efetivas para pacientes com tumores não ressecáveis. Ciclofosfamida, vincristina, dacarbazina e m-(^{131}I) iodobenzilguanidina podem causar regressão parcial dos tumores residuais.

14. Qual é o prognóstico para feocromocitoma maligno?

A taxa de sobrevida em cinco anos para feocromocitoma maligno é cerca de 40%.

15. Quais tumores metastatizam para as glândulas adrenais?

As glândulas adrenais vasculares são um local frequente de disseminação metastática bilateral a partir de cânceres de pulmão, mama, estômago, pâncreas, cólon, rim, melanomas e linfomas.

16. Qual é a significância clínica da doença metastática para as glândulas adrenais?

Crises adrenais agudas são raras. Entretanto, até 33% dos pacientes podem ter sutil insuficiência adrenal manifestada por sintomas não específicos e resposta inadequada (nível do pico de cortisol <20 mcg/dL) a um teste de estimulação com 250 mcg de cosintropina. Esses pacientes podem experimentar melhoria no bem-estar quando dada reposição fisiológica de glicocorticoide.

17. Como deve ser avaliada a massa adrenal acidentalmente descoberta?

Malignidade e excesso de secreção de hormônio são as principais preocupações. O melhor preditor do câncer é o tamanho; 25% das massas maiores do que 6 cm em tamanho são malignas, enquanto menos do que 2% daquelas que estão abaixo de 4 cm em tamanho são malignas. Síndrome de Cushing subclínica é a desordem hormonal mais comum; o mais arriscado é o feocromocitoma. Por conseguinte, a avaliação hormonal recomendada é um teste de supressão noturna com 1 mg de dexametasona e mensuração das metanefrinas livres plasmáticas ou catecolaminas e metanefrinas fracionadas urinárias. Pacientes com hipertensão devem também ter mensurações dos níveis de aldosterona e renina plasmáticos.

18. Como deve ser manejada a massa adrenal incidentalmente descoberta?

Cirurgia é muitas vezes recomendada para tumores maiores do que 4 cm em tamanho, para aqueles mostrando significativo crescimento no acompanhamento e para aqueles com evidência de secreção excessiva de cortisol, catecolamina ou aldosterona. Massas adrenais não funcionais com menos de 4 cm em tamanho devem ser reavaliadas em seis meses e depois anualmente.

BIBLIOGRAFIA

1. Abiven G, Coste J, Groussin L, et al: Clinical and biological features in the prognosis of adrenocortical cancer: poor outcome of cortisol-secreting tumors in a series of 202 consecutive patients. J Clin Endocrinol Metab 91:2650–2655, 2006.
2. Allolio B, Fassnacht M: Clinical Review: Adrenocortical carcinoma: clinical update. J Clin Endocrinol Metab 91:2027–2037, 2006.
3. Assie G, Antoni G, Tissier F, et al: Prognostic parameters of metastatic adrenocortical carcinoma. J Clin Endocrinol Metab 92:148–154, 2007.
4. Berruti A, Terzolo M, Pia A, et al: Mitotane associated with etoposide, doxorubicin, and cisplatin in the treatment of advanced adrenocortical carcinoma. Cancer 83:2194–2200, 1998.
5. Beuschlein F, Looyenga BD, Reincke M, et al: Clinical impact of recent advances in the biology of adrenal cortical cancer. Endocrinologist 13:470–478, 2003.
6. Bornstein SR, Stratakis CA, Chrousos GP: Adrenocortical tumors: recent advances in basic concepts and clinical management. Ann Intern Med 130:759–771, 1999.
7. Fassnacht M, Hahner S, Polat B, et al: Efficacy of adjuvant radiotherapy of the tumor bed on local recurrence of adrenocortical carcinoma. J Clin Endocrinol Metab 91:4501–4504, 2006.

CAPÍTULO 29 MALIGNIDADES ADRENAIS

8. Kirschner LS: Review: Emerging treatment strategies for adrenocortical carcinoma: a new hope. J Clin Endocrinol Metab 91:14–21, 2006.

9. Leboulleux S, Dromain G, Bonniaud G, et al: Diagnostic and prognostic value of 18-fluorodeoxyglucose positron emission tomography in adrenocortical carcinoma: a prospective comparison with computed tomography. J Clin Endocrinol Metab 91:920–925, 2006.

10. Mackie GC, Shulkin BL, Ribiero RC, et al: Use of [F18] fluorodeoxyglucose positron emission tomography in evaluating locally recurrent and metastatic adrenocortical carcinoma. J Clin Endocrinol Metab 91: 2665–2671, 2006.

11. Terzolo M, Angeli A, Fassnacht M, et al: Adjuvant mitotane treatment for adrenocortical carcinoma. N Engl J Med 356:2372–2380, 2007.

12. Tritos NA, Cushing GW, Heatley G, Libertino JA: Clinical features and prognostic factors associated with adrenocortical carcinoma: Lahey Clinic Medical Center experience. Am Surg 66:73–79, 2000.

13. Williamson SK, Lew D, Miller GJ, et al: Phase II evaluation of cisplatin and etoposide followed by mitotane at disease progression in patients with locally advanced or metastatic adrenocortical carcinoma: a Southwest Oncology Group Study. Cancer 88:1159–1165, 2000.

14. Young WF: The incidentally discovered adrenal mass. N Engl J Med 356: 601–610, 2007.

INSUFICIÊNCIA DA GLÂNDULA SUPRARRENAL

Cecília C. L. Wang, Marissa Grotzke e Robert E. Jones

CAPÍTULO 30

1. O que é a insuficiência da glândula suprarrenal e como ela é classificada?

A insuficiência da glândula suprarrenal é o termo usado para descrever a produção inadequada dos glicocorticoides, mineralocorticoides ou de ambos pelas glândulas suprarrenais. Isso pode ocorrer por causa da disfunção ou destruição completa do córtex da glândula suprarrenal (insuficiência primária da glândula suprarrenal), produção inadequada de corticotropina (ACTH) pela hipófise (insuficiência secundária da glândula suprarrenal) ou produção inadequada do hormônio liberador de corticotropina pelo hipotálamo (insuficiência terciária da glândula suprarrenal).

2. Quais são as causas mais comuns de insuficiência da glândula suprarrenal?

A adrenalite autoimune (doença de Addison) é a causa mais comum de insuficiência primária da glândula suprarrenal. Isso pode ocorrer isoladamente ou em associação a outras deficiências endócrinas como uma das síndromes de deficiência poliglandular autoimune.

A insuficiência da glândula suprarrenal que ocorre devido ao pan-hipopituitarismo é provavelmente a causa mais comum da insuficiência secundária da glândula suprarrenal. Grandes tumores na hipófise podem comprimir e interferir com a função das células corticotrópicas da hipófise (células produtoras de ACTH da hipófise). Terapia com radiação contra tumores na hipófise também destroem as células corticotrópicas.

Outra causa comum para a insuficiência central da glândula suprarrenal (secundária/terciária) é a retirada de glicocorticoides após um longo período de uso ou a interrupção após o uso de doses altas. A prednisona é usada para tratar muitas doenças inflamatórias crônicas, como artrite reumatoide e lúpus eritematoso sistêmico, assim como para exacerbações e manutenção de muitas doenças comuns, como a doença pulmonar obstrutiva crônica e a asma. Por isso, muitos indivíduos possuem risco de desenvolver insuficiência temporária da glândula suprarrenal devido à supressão do eixo hipotálamo-hipófise-glândula suprarrenal devido aos glicocorticoides exógenos e à interrupção subsequente da terapia com glicocorticoides.

3. Quais são as outras causas da insuficiência da glândula suprarrenal?

Veja a Tabela 30-1.

4. Quais são os sintomas comuns da insuficiência da glândula suprarrenal?

A maioria dos pacientes descreve sintomas inespecíficos, como fraqueza, fadiga e anorexia. Muitos também reclamam de sintomas gastrointestinais, como náusea, vômito, dor abdominal vaga ou constipação. Sintomas de hipotensão ortostática, artralgias, mialgias e o desejo de consumir sal também são descritos. Sintomas psiquiátricos podem se estender de defeitos cognitivos leves a psicose.

5. De forma geral, como a insuficiência da glândula suprarrenal se apresenta clinicamente?

A perda de peso é um sinal geralmente comum. A hiperpigmentação, particularmente da mucosa bucal e das gengivas, é notada pela maioria dos pacientes com insuficiência primária da glândula suprarrenal. Os pacientes devem ser examinados em busca de escurecimento nas dobras das palmas das mãos, no leito ungueal e nas cicatrizes formadas após o início do excesso da produção de ACTH, assim como número aumentado de sardas. A hiperpigmentação ocorre porque há produção aumentada de ACTH em resposta à falência primária da glândula suprarrenal, com posterior ligação aumentada do ACTH ao receptor do hormônio estimulante de melanócito. A

CAPÍTULO 30 INSUFICIÊNCIA DA GLÂNDULA SUPRARRENAL

TABELA 30-1. CAUSAS DA INSUFICIÊNCIA DA GLÂNDULA SUPRARRENAL

Primária	Secundária	Terciária
• Autoimune • Hemorragia bilateral da glândula suprarrenal ou trombose: coagulopatia, sepse meningocócica • Metástase: linfoma, pulmão, mamas, renal, gastrointestinal • Infecções: tuberculose, HIV, CMV, fúngica (Histo, Cocci) • Adrenoleucodistrofia e outras doenças congênitas • Após adrenalectomia • Infiltrativa:hemocromatose, amiloidose • Hiperplasia congênita da glândula suprarrenal • Deficiência enzimática da glândula suprarrenal • Drogas: etomidato, cetocona-zol, metirapona, aminogluteti-mida, rifampicina	• Tumores na hipófise incluindo craniofaringioma • Metástases para a hipófise • Cirurgia ou radiação na hipófise • Hipofisite linfocítica • Doenças infiltrativas: sarcoidose, histiocitose X • Infecção: p. ex., tuberculose, histoplasmose • Síndrome de Sheehan (perda maciça de sangue até choque no período periparto) • Vários traumas na cabeça inter-rompendo a conexão da hipófise ou normalmente afetando a hipófise	• Interrupção da terapia supres-siva de longo período com glicocorticoides • Tumores hipotalâmicos • Doenças infiltrativas que afetam o hipotálamo • Irradiação do crânio

CMV, citomegalovírus.

hipotensão é comum nas insuficiências primária e secundária da glândula suprarrenal. A perda da secreção de andrógenos da glândula suprarrenal pode causar a perda dos pelos axilares e pubianos, que é mais notável em mulheres.

6. Quais anomalias laboratoriais podem ser encontradas na insuficiência da glândula suprarrenal?

As anomalias laboratoriais clássicas são hiponatremia e hipercalemia. A hipercalemia ocorre devido à deficiência de mineralocorticoides, enquanto a hiponatremia ocorre principalmente por causa da deficiência de glicocorti-coides. A hiponatremia resulta de níveis elevados de vasopressina com retenção de água livre, troca do sódio extracelular nas células e transporte diminuído do filtrado para os tubos do néfron por causa da taxa reduzida de filtração glomerular. A azotemia pode ser vista por causa da hipovolemia, com a ureia plasmática e a creatinina aumentadas. Os pacientes frequentemente desenvolvem anemia normocrômica normocítica e podem ter eosino-filia e linfocitose. Hipercalcemia leve a moderada pode ocorrer em até 6% dos pacientes. A glicose plasmática de jejum é geralmente baixa-normal, mas ocasionalmente os pacientes podem desenvolver hipoglicemia de jejum ou até mesmo pós-prandial.

7. Como se diferenciam as apresentações clínicas das insuficiências primária e central da glândula suprarrenal?

As apresentações clínicas das insuficiências primária e secundária/terciária da glândula suprarrenal são similares, mas com duas exceções-chave: hiperpigmentação e hipercalemia não são observadas na insuficiência secundária/terciária da glândula suprarrenal. A primeira não é vista porque a hiperpigmentação ocorre como re-sultado da produção aumentada de ACTH e, por definição, há produção insuficiente de ACTH na insuficiência cen-tral da glândula suprarrenal. A hipercalemia não ocorre na insuficiência central da glândula suprarrenal porque a

CAPÍTULO 30 INSUFICIÊNCIA DA GLÂNDULA SUPRARRENAL **263**

zona glomerulosa da glândula suprarrenal permanece responsiva ao sistema renina-angiotensina e a secreção de aldosterona permanece intacta. Por isso, a eliminação de volumes elevados é incomum, e a hipercalemia não é encontrada apenas com a perda da produção de ACTH. Entretanto, o cortisol é importante para a eliminação de água livre, por isso a deficiência de cortisol por qualquer motivo pode causar a hiponatremia.

8. Como a insuficiência da glândula suprarrenal é diagnosticada bioquimicamente de forma geral?

No ambiente de pacientes ambulatoriais, cortisol baixo pela manhã (<3 µg/dL) é suficiente para diagnosticar insuficiência da glândula suprarrenal, e cortisol alto pela manhã (>20 µg/dL) exclui o diagnóstico.

Na maioria dos casos, a presença ou a ausência da insuficiência da glândula suprarrenal também é avaliada usando um teste dinâmico, o teste de estimulação com cosintropina. Esse teste determina se as glândulas suprarrenais são capazes de responder à estimulação máxima pelo ACTH sintético e é o mais útil para avaliar a insuficiência primária da glândula suprarrenal. Entretanto, na insuficiência secundária/terciária da glândula suprarrenal há a perda da estimulação por ACTH e/ou CRH no córtex da glândula suprarrenal, que resulta na atrofia e inabilidade da glândula suprarrenal em produzir o cortisol normalmente em resposta ao ACTH. Esse teste também é útil para diagnosticar a insuficiência secundária/terciária da glândula suprarrenal após a atrofia do córtex da glândula suprarrenal em resposta à falta de estimulação pelo ACTH.

O teste-padrão com cosintropina é realizado pelo fornecimento de um nível basal de cortisol no soro, administrando 250 µg de cosintropina (nome da marca Cortrosina®) intravenosamente (IV) ou intramuscularmente (IM), então o cortisol no soro se elevará após 30-60 minutos. Um resultado anormal visto na insuficiência da glândula suprarrenal é definido como cortisol estimulado (em 30 ou 60 minutos) de menos do que 20 µg/dL (500 nmol/L). Esse teste pode ser realizado em qualquer período ao longo do dia. Se um indivíduo está recebendo hidrocortisona ou prednisona, essa droga deve ser interrompida durante 24 horas antes de o teste ser realizado.

9. Quais outros métodos são viáveis para testar a insuficiência da glândula suprarrenal?

Outros testes dinâmicos incluem o teste de tolerância à insulina e o teste de metirapona. O teste de tolerância à insulina avalia o eixo hipotálamo-hipofise-glândula suprarrenal em resposta à hipoglicemia induzida pela insulina (glicose plasmática de <40 mg/dL). Esse teste deve apenas ser realizado em centros experimentais com equipe treinada, mas não ser realizado se o indivíduo possui doença significativa nas artérias coronárias ou ataques de epilepsia descontrolados.

A metirapona geralmente não está disponível, mas pode ser obtida contatando o fabricante. A metirapona bloqueia a 11-beta-hidroxilase e resulta na inibição da conversão de 11-deoxicortisol em cortisol. Assim, a metirapona administrada na presença de eixo hipotálamo-hipófise-glândula suprarrenal (HPA) normalmente funcionante causa a diminuição de cortisol no soro e o aumento de 11-deoxicortisol. A metirapona é administrada à meia-noite e o 11-deoxicortisol é medido na manhã seguinte. O 11-deoxicortisol é metabolizado em 17-hidroxicorticosteroides que também podem ser medidos na urina. Esse teste será anormal em qualquer forma de insuficiência da glândula suprarrenal (primária ou secundária).

10. O que se sabe sobre o teste de estimulação com baixa dose de cosintropina?

Tem sido argumentado que casos leves de insuficiência primária da glândula suprarrenal podem ser perdidos com a dose-padrão do teste de estimulação com cosintropina, pois a dose de ACTH administrada nesse teste é muito suprafisiológica. Vários estudos publicados examinaram o papel potencial do teste de estimulação com baixa dose de cosintropina, no qual 1 µg de cosintropina é administrado, ao contrário da dose alta. Entretanto, esses dados não estabelecem claramente se o teste com baixa dose é melhor do que o teste-padrão. Além disso, há vários problemas potenciais com a realização do teste, incluindo o teste falso-positivo como resultado de inacurácia ou de diluição irreprodutível de cosintropina, a necessidade da administração IV e a necessidade de amostragem dos níveis de cortisol no soro em períodos cuidadosamente marcados. Uma questão-chave é se os resultados anormais desse teste são clinicamente relevantes. O teste-padrão pode ser realizado pela administração intramuscular de cosintropina e, em seguida, uma única determinação do cortisol, mas o tempo exato da determinação não é importante. Por isso, o teste com

264 CAPÍTULO 30 INSUFICIÊNCIA DA GLÂNDULA SUPRARRENAL

a dose-padrão deve ser utilizado na maioria dos casos, porque ele é mais fácil de ser realizado e possui acurácia similar à do teste com baixa dose.

11. Qual teste pode ser utilizado para distinguir a insuficiência da glândula suprarrenal primária da secundária/terciária?

Medir o ACTH e o cortisol no soro simultaneamente ajuda a distinguir a insuficiência da glândula suprarrenal primária da secundária/terciária. Na insuficiência primária da glândula suprarrenal, o ACTH está elevado, enquanto o ACTH é "anormalmente normal" (p. ex., não está elevado em resposta ao cortisol baixo como deveria ser esperado) ou francamente baixo na insuficiência secundária ou terciária da glândula suprarrenal.

12. Quando os resultados do teste de estimulação com ACTH podem estar equivocados?

A deficiência parcial e recente de ACTH é uma situação que pode levar a resultados falso-negativos no teste de estimulação com cosintropina. Infelizmente, o teste de estimulação com dose baixa de cosintropina não é consistentemente melhor do que o teste com dose padrão em distinguir esses indivíduos daqueles com função normal do eixo. A hipoglicemia induzida com insulina (teste de tolerância à insulina) e o teste de metirapona podem ser utilizados nessa situação.

O julgamento clínico deve ser feito levando em consideração se o paciente deve receber a reposição empírica de glicocorticoides enquanto o teste está sendo realizado e como interpretar os resultados do teste no cenário de glicocorticoides exógenos. No cenário crítico, a dexametasona pode ser usada para a reposição, pois ela causa menor reação cruzada com o ensaio do cortisol; entretanto, isso deve ser balanceado com a supressão do eixo HPA que pode ocorrer com a administração por um período mais longo de glicocorticoides exógenos.

13. Quando os testes de imagem são apropriados?

Após o diagnóstico bioquímico da insuficiência da glândula suprarrenal, imagens podem ser realizadas em certos casos para ajudar a determinar a causa. Nos casos de insuficiência central da glândula suprarrenal, a imagem da hipófise e do hipotálamo deve ser indicada. A insuficiência central da glândula suprarrenal isolada é rara, mas se há desconfiança de pan-hipopituitarismo com evidência de hipogonadismo e possivelmente até hipotiroidismo central, uma MRI da hipófise pode ser realizada para procurar um processo destrutivo, tal como um macroadenoma na hipófise ou um tumor hipotalâmico. Se há suspeita de um processo primário da glândula suprarrenal, tal como uma metástase ou hemorragia bilateral na glândula suprarrenal, uma TC abdominal pode ser realizada com cortes finos através da glândula suprarrenal. A imagem não deve ser realizada antes que um diagnóstico bioquímico seja feito por causa da alta evidência de achados acidentais sem significância clínica.

14. Quando o diagnóstico da crise da glândula suprarrenal deve ser considerado?

Deve-se suspeitar da crise da glândula suprarrenal em pacientes com hipotensão resistente a catecolaminas ou a outros sinais ou sintomas consistentes com a insuficiência da glândula suprarrenal. Deve-se suspeitar de hemorragia aguda na glândula suprarrenal se há uma constelação de sintomas em um paciente com quadro clínico em deterioração, como dor abdominal/nas costelas, hipotensão/choque, febre e hipoglicemia.

15. Como a crise da glândula suprarrenal é controlada?

Se há suspeita de crise da glândula suprarrenal, ela deve ser tratada agressivamente. Se não tratada, a crise da glândula suprarrenal é fatal. O diagnóstico formal da insuficiência da glândula suprarrenal pode ser realizado posteriormente. Entretanto, o paciente pode ser tratado inicialmente com uma dose de dexametasona enquanto o teste de estimulação com cosintropina é realizado, e posteriormente tratado de forma empírica com Solu-Medrol® IV ou hidrocortisona.

Por favor, veja a Tabela 30-2 para o gerenciamento da crise da glândula suprarrenal.

16. Como a insuficiência da glândula suprarrenal é diagnosticada no cenário de cuidado intensivo?

Como o ritmo diurno da secreção de ACTH e de cortisol é interrompido na doença aguda e como o estresse severo deve estimular a produção de cortisol, cortisol aleatório pode ser dosado para o diagnóstico da insuficiência da glândula suprarrenal no cenário de cuidado intensivo. Os pacientes hemodinamicamente instáveis e que não

CAPÍTULO 30 INSUFICIÊNCIA DA GLÂNDULA SUPRARRENAL 265

TABELA 30-2. GERENCIAMENTO DA CRISE DA GLÂNDULA SUPRARRENAL

Os Cinco S

Sal (*Salt*)	Salina normal
Açúcar (*Sugar*)	5% de dextrose adicionada à salina normal
Esteroides (*Steroids*)	Dexametasona 4 mg inicialmente, depois hidrocortisona 100 mg IV a cada 8 horas ou apenas hidrocortisona IV (medir cortisol e ACTH primeiro). Diminuir até níveis de manutenção 1-3 dias após o evento de precipitação ou até que a doença já esteja sob controle
Suporte (*Support*)	Em cenário de unidade de cuidado intensivo
Pesquisa por doenças anteriores (*Search*)	O cortisol e o ACTH plasmáticos devem ser medidos antes da administração da hidrocortisona ou logo após uma dose de dexametasona

ACTH, corticotropina; IV, intravenosamente.

respondem às drogas que aumentam a pressão sanguínea, apesar da ressuscitação adequada com líquidos, e aqueles com sinais ou sintomas sugestivos de insuficiência da glândula suprarrenal devem ter nível de cortisol dosado ao acaso e, após, um teste de estimulação com cosintropina deve ser realizado imediatamente.

O nível de cortisol no qual a insuficiência da glândula suprarrenal deve ser diagnosticada (<20 µg/dL, em paciente de ambulatório, ou alguns outros valores, como <25 µg/dL e/ou aumento de 9 µg/dL) é controverso. Isso ocorre por causa de preocupação com a existência de um estado de resistência ao cortisol em pacientes criticamente doentes devido a citocinas inflamatórias, uma redução na afinidade de ligação para o cortisol à globulina e fatores de transcrição pró-inflamatórios. Por isso, um nível de cortisol adequado em um cenário ambulatorial, na anestesia de rotina sem complicações ou em procedimentos cirúrgicos não pode ser adequado num cenário de estresse severo ou de procedimentos cirúrgicos complicados ou prolongados. Mais estudos são necessários para definir a melhor abordagem para o diagnóstico e o tratamento nesse cenário.

17. Quando e como os glicocorticoides devem ser usados no cenário de cuidado intensivo?

A dose de estresse de esteroides deve ser usada empiricamente até que os resultados aleatórios do teste de estimulação com cosintropina e do cortisol aleatório estejam disponíveis. O teste diagnóstico para a insuficiência da glândula suprarrenal deve ser realizado para confirmar o diagnóstico e não deve ser presumido que os pacientes tenham insuficiência da glândula suprarrenal simplesmente por causa da hipotensão prolongada e a resposta aos glicocorticoides. Diversos estudos clínicos relacionaram quais critérios devem ser usados e se há benefício em administrar os glicocorticoides a menos que a insuficiência da glândula suprarrenal tenha sido claramente demonstrada. Entretanto, o benefício da dose de estresse de esteroides no choque séptico tem sido mostrado mais consistentemente em achados clínicos. Há também dados que mostram o benefício da dose de estresse de esteroides na síndrome do sofrimento respiratório agudo e no início da meningite bacteriana.

A terapia empírica com doses de hidrocortisona, que variam de 50 mg IV a cada seis horas até 100 mg IV a cada oito horas, pode ser administrada até que os resultados do teste de estimulação com cosintropina estejam disponíveis. Essas dosagens devem ser diminuídas rapidamente quando o estado clínico do paciente melhora e a doença inerente se resolve.

18. Como eu controlo a insuficiência crônica da glândula suprarrenal e quando devo considerar a prescrição de fludrocortisona?

Os pacientes com insuficiência crônica da glândula suprarrenal necessitam de reposição com glicocorticoides e, ocasionalmente, com mineralocorticoides. A hidrocortisona e a cortisona são os glicocorticoides mais

CAPÍTULO 30 INSUFICIÊNCIA DA GLÂNDULA SUPRARRENAL

frequentemente usados na reposição com glicocorticoides na insuficiência primária da glândula suprarrenal porque elas são formas sintéticas de cortisol que possuem alguma atividade de mineralocorticoide. A dose usual de hidrocortisona é de 15-20 mg pela manhã e de 5-10 mg à tarde. Para a cortisona, a dose usual é de 25 mg pela manhã e de 12,5 mg à tarde. Se o efeito adicional de mineralocorticoide é necessário para a hipercalemia persistente e/ou para a hipotensão ortostática, pode-se adicionar 0,05-0,2 mg de fludrocortisona uma vez ao dia ou doses individuais.

A prednisona é mais frequentemente usada na insuficiência secundária da glândula suprarrenal e é geralmente dada em dose única de 5 mg pela manhã, mas isso pode variar de 2,5-7,5 mg a cada manhã.

19. Devo recomendar a reposição com de-hidroepiandrosterona para o meu paciente com insuficiência da glândula suprarrenal?

A de-hidroepiandrosterona (DHEA) e o sulfato de de-hidroepiandrosterona (DHEA-S) são os principais andrógenos produzidos pelas glândulas suprarrenais. Ambos são andrógenos fracos, mas nas mulheres eles são convertidos perifericamente em testosterona e 5α-di-hidrotestosterona (DHT), que são andrógenos mais potentes. Essa conversão periférica é uma fonte significativa de andrógenos nas mulheres, e as mulheres com insuficiência da glândula suprarrenal possuem níveis mais baixos de DHEA-S circulantes. A suplementação oral com DHEA usando 25-50 mg/dia normaliza os níveis circulantes de andrógenos nas mulheres com insuficiência da glândula suprarrenal. O impacto na qualidade de vida, libido e função sexual é variável nos exames clínicos, e mais pesquisas são necessárias para examinar esse assunto. Por enquanto, um teste com terapia de DHEA em pacientes individuais com insuficiência da glândula suprarrenal e com qualidade de vida prejudicada pode ser justificado.

Um recente estudo mostrou que, apesar da terapia-padrão, pacientes com insuficiência da glândula suprarrenal possuem significativamente o estado subjetivo de saúde prejudicado sem relacionar a causa da insuficiência da glândula suprarrenal ou a doenças concomitantes. Estudos futuros precisarão confirmar essas observações, e estratégias podem precisar ser desenvolvidas para melhor repor os glicocorticoides e possivelmente os andrógenos da glândula suprarrenal, para promover qualidade de vida adicional aos pacientes com insuficiência da glândula suprarrenal.

20. Quais são as potências relativas dos glicocorticoides disponíveis?

Veja a Tabela 30-3.

TABELA 30-3. POTENCIAIS RELATIVOS DAS FORMULAÇÕES COM ESTEROIDES DISPONÍVEIS				
Composto	Dose de Reposição Fisiológica	Atividade de Glicocorticoide	Atividade de Mineralocorticoide	Duração da Ação
Hidrocortisona*	20-25	1,0	1,0	Curta
Cortisona	20-25	0,7	0,7	Curta
Prednisona	5	4,0	0,7	Longa
Metilprednisolona	4	5,0	0,5	Curta
Dexametasona	0,5-0,75	30,0	0,0	Longa

* Hidrocortisona é a forma sintética do cortisol.

21. Como é monitorado o tratamento contra a insuficiência crônica da glândula suprarrenal?

O tratamento adequado contra a insuficiência crônica da glândula suprarrenal é monitorado conseguindo um histórico focalizado relacionando a qualidade de vida de uma forma em geral com os sintomas sugestivos de or-

CAPÍTULO 30 INSUFICIÊNCIA DA GLÂNDULA SUPRARRENAL **267**

tostasia e avaliando periodicamente a pressão sanguínea, os eletrólitos e a massa corporal em série. É importante prevenir a existência de pacientes com doses excessivas de reposição de glicocorticoides, que levem à síndrome de Cushing iatrogênica e que podem resultar em ganho desnecessário de peso, osteoporose, glaucoma ou necrose avascular. O objetivo deve ser usar a menor dose possível para a reposição de glicocorticoides enquanto se mantêm os eletrólitos normais e a qualidade de vida boa.

22. Quando os indivíduos com insuficiência da glândula suprarrenal necessitam da "dose de estresse" de glicocorticoides?

Qualquer estresse médico incluindo doença que causa febre, trauma e procedimentos diagnósticos e cirúrgicos pode desencadear uma crise aguda da glândula suprarrenal no paciente com insuficiência crônica da glândula suprarrenal. Os esteroides suplementados devem ser criteriosamente usados para prevenir a crise da glândula suprarrenal, mas deve-se tomar cuidado para evitar doses suplementares desnecessárias de glicocorticoides.

A dose de reposição usual deve ser dobrada ou triplicada para infecções leves a moderadas e durante o trabalho de parto e o parto. As doses devem também ser dobradas ou triplicadas por aproximadamente 24 horas para cirurgias dentárias, cirurgias menores (catarata, laparoscopia) e procedimentos diagnósticos invasivos. Os pacientes que são incapazes de tomar oralmente os seus glicocorticoides ou que desenvolvem sintomas sugestivos de crise da glândula suprarrenal devem ser hospitalizados. Doses altas de esteroides IV ou IM são necessárias para muitas das infecções severas, doenças agudas severas e cirurgias mais importantes. Os pacientes que possuem trauma moderado-severo devem também receber a dose de estresse de glicocorticoides.

O planejamento adiante para situações nas quais os pacientes estarão em uma área remota ou de outra forma longe do cuidado médico pode ajudar a prevenir a morbidade e a mortalidade da crise não tratada da glândula suprarrenal. Os pacientes com insuficiência da glândula suprarrenal devem exibir uma pulseira ou um colar de alerta médico identificando-os como indivíduos com insuficiência da glândula suprarrenal, caso eles estejam incapacitados de prover um histórico adequado. Uma forma alternativa de hidrocortisona ou dexametasona pode ser provida, por isso os pacientes ainda serão capazes de receber os glicocorticoides intramuscularmente (hidrocortisona ou dexametasona) ou pelo reto (hidrocortisona) em uma situação de emergência.

23. Quais doses de estresse de glicocorticoide são recomendadas?

As doses de estresse de hidrocortisona devem ser feitas sob medida ao grau de estresse. Para o estresse cirúrgico moderado, as doses devem ser de 50-75 mg/dia e divididas em 1-2 dias. Os pacientes submetidos a cirurgias mais importantes devem receber 300-400 mg/dia em doses divididas em 2-3 dias. As doses devem ser divididas e dadas a cada 6-8 horas.

24. Como os glicocorticoides devem ser reduzidos após a dose de estresse?

A dose de estresse pode ser reduzida em 1-2 dias e a dose prévia de reposição com glicocorticoides retomada assim que o estresse ao qual o paciente se submeteu esteja resolvido.

25. Quais são algumas das causas não usuais da síndrome de Cushing exógena?

Os glicocorticoides são usados para tratar uma variedade de doenças, por isso doses farmacológicas são usadas largamente e a síndrome de Cushing exógena é comum. Entretanto, não são todos os casos de Cushing exógeno que resultam de glicocorticoides prescritos. Os casos que foram descritos envolvem o uso de glicocorticoides às escondidas. A síndrome de Cushing resultante de terapias herbais ou complementares/alternativas contendo glicocorticoides também foram descritas. Os glicocorticoides podem também ser prescritos para diagnósticos questionáveis, e a síndrome de Cushing também foi descrita como resultado de uma incapacidade de terminar a terapia com glicocorticoides após a doença ter sido tratada e resolvida.

O acetato de megestrol possui atividade suficiente de glicocorticoide para causar a síndrome de Cushing. Ele é um agente progestacional usado para tratar a caquexia pela Aids ou pelo câncer. O megestrol e a medroxiprogesterona não são dois medicamentos à base de glicocorticoides, mas com suficiente atividade de glicocorticoide para causar a síndrome de Cushing.

268 CAPÍTULO 30 INSUFICIÊNCIA DA GLÂNDULA SUPRARRENAL

26. Qual é a diferença entre a supressão da glândula suprarrenal e a insuficiência da glândula suprarrenal nos pacientes tratados com glicocorticoides exógenos?

A supressão da glândula suprarrenal é causada pela administração dos glicocorticoides exógenos resultando na função anormal da glândula suprarrenal. Em 2001, mais de 34 milhões de prescrições nos Estados Unidos foram escritas para o mais comum dos glicocorticoides orais prescritos (prednisona, metilprednisolona, prednisolona e dexametasona). Os pacientes também sofrem o risco de desenvolver a supressão da glândula suprarrenal a partir dos glicocorticoides tópicos, inalados ou intra-articulares. Os fatores que aumentam o risco de supressão da glândula suprarrenal com esteroides tópicos incluem uso de classe I de glicocorticoides altamente potentes, aplicação acima de uma grande área da superfície de pele, período prolongado de administração e uso com curativo oclusivo. Os glicocorticoides inalados são mais prováveis de causar a supressão da glândula suprarrenal com dose mais alta, duração de uso mais longa e uso de um agente mais potente, como a fluticasona.

A supressão da glândula suprarrenal, que mais frequentemente ocorre sem hipotensão, é comum, e esses pacientes possuem o risco de desenvolver insuficiência secundária da glândula suprarrenal sob estresses como cirurgia e doença crítica. Entretanto, a insuficiência secundária da glândula suprarrenal induzida pela deficiência de ACTH nesse cenário é muito menos comum. A supressão da glândula suprarrenal que ocorre devido a uma dose, duração ou tipo de esteroide em particular varia amplamente entre os pacientes e é difícil de prever com segurança.

Manter em mente que a hipotensão na doença aguda pode ser devida a várias outras causas, incluindo hipovolemia, sepse, infarto do miocárdio, outros processos de doença, anestesia por si só ou por outros medicamentos.

27. Como os esteroides devem ser reduzidos nos pacientes com doses farmacológicas de esteroides para tratar doenças não relacionadas com a glândula suprarrenal?

Os pacientes podem receber glicocorticoides para tratar uma variedade de doenças autoimunes, neoplásicas ou inflamatórias. A terapia com glicocorticoides interrompida pode ser instigante por várias razões: (1) piora da doença para a qual o glicocorticoide tem sido usado, (2) supressão do eixo HPA que resulta da insuficiência secundária da glândula suprarrenal sob a interrupção do glicocorticoide e (3) a síndrome da interrupção do esteroide.

A redução inicial dos glicocorticoides de doses farmacológicas a fisiológicas depende da doença inerente para a qual os esteroides estão sendo usados. Se a doença piora durante esse período de redução, a dose precisa ser aumentada e mantida até que os sintomas se estabilizem antes de outra tentativa de retirada mais gradual. Quando o paciente está em uma dose próxima da fisiológica, ele pode mudar para um glicocorticoide de ação mais curta como a hidrocortisona, reduzir continuamente as doses fisiológicas mais baixas, usar a medicação em dias alternados em certos casos.

O teste deve ser realizado quando os pacientes estão em doses fisiológicas ou mais baixas, para assegurar que a supressão da glândula suprarrenal se resolva e que a responsividade normal do eixo HPA retorne. O cortisol deve ser medido pela manhã, 24 horas após a última dose do glicocorticoide. Nível de cortisol plasmático menor do que 3 μg/dL é consistente com a insuficiência da glândula suprarrenal, por isso o glicocorticoide deve ser continuado 4-6 semanas antes da repetição do exame. Um nível maior do que 20 μg/dL é consistente com o retorno da função da glândula suprarrenal, e os glicocorticoides podem ser interrompidos. Nível entre 3-20 μg/dL é duvidoso, e teste adicional é necessário, geralmente usando um teste de estimulação com cosintropina. O eixo leva aproximadamente 9-12 meses para responder normalmente ao ACTH.

Deve-se suspeitar da supressão da glândula suprarrenal e da insuficiência secundária resultante em indivíduos com apresentação clínica sugestiva de insuficiência da glândula suprarrenal e que recebem o equivalente a 20 mg de prednisona por cinco dias ou doses fisiológicas de glicocorticoide pelo menos por 30 dias nos últimos 12 meses. Esses pacientes devem receber doses de estresse de glicocorticoides durante doenças ou cirurgias moderadas a severas.

28. Quanto tempo pode levar para os pacientes que tiveram a remoção com sucesso do tumor causador da síndrome de Cushing diminuírem gradualmente os glicocorticoides?

Geralmente leva pelo menos seis meses e frequentemente nove meses para que o eixo HPA se recupere completamente após a remoção de um tumor que causava a síndrome de Cushing. Em alguns pacientes, esse período de recuperação permanece maior do que 18 meses. Os pacientes podem ser mais sintomáticos. Eles também podem desenvolver sintomas que foram chamados de "síndrome da retirada de esteroide", que é manifestada pela dificuldade de reduzir ou interromper os glicocorticoides por causa dos sintomas significativos, apesar de um eixo HPA normal após teste bioquímico usual. A síndrome da retirada dos esteroides não é bem compreendida. Os sintomas podem incluir indisposição, letargia, mialgias, dor de cabeça, febre e possivelmente descamação da pele. A síndrome é rara, e a etiologia é desconhecida. Entretanto, os pacientes não parecem ter risco de crise aguda da glândula suprarrenal, e a decisão para continuar com os glicocorticoides, com esses riscos associados, está a critério do médico e do paciente.

BIBLIOGRAFIA

1. Allolio B, Arlt W, Hahner S. DHEA: why, when, and how much—DHEA replacement in adrenal insufficiency. Ann Endocrinol 68:268–273, 2007.
2. Arafah BM. Hypothalamic pituitary adrenal function during critical illness: limitations of current assessment methods. J Clin Endocrinol Metab 91:3725–3745, 2006.
3. Aron DC, Findling JW, Tyrrell JB. Glucocorticoids and adrenal androgens. In Gardner DG, Shoback D, editors, *Greenspan's basic and clinical endocrinology*, ed 8. McGraw-Hill Medical, 2007, Chicago, Chapter 10. pp. 346–395,
4. Axelrod L. Perioperative management of patients treated with glucocorticoids. Endocrinol Metab Clin N Am 32:367–383, 2003.
5. Bouillon R. Acute adrenal insufficiency. Endocrinol Metab Clin N Am 35:767–775, 2006.
6. Dickstein G, Shechner C, Nicholson WE, et al. Adrenocorticotropin stimulation test: effects of basal cortisol level, time of day, and suggested new sensitive low dose test. J Clin Endocrinol Metab 72:773–778, 1991.
7. Dorin RI, Qualls CR, Crapo LM. Diagnosis of adrenal insufficiency. Ann Intern Med 139:194–204, 2003.
8. Hahner S, Loeffler M, Fassnacht M, et al. Impaired subjective health status in 256 patients with adrenal insufficiency on standard therapy based on cross-sectional analysis. J Clin Endocrinol Metab 92:3912–3922, 2007.
9. Hopkins RL, Leinung MC. Exogenous Cushing's syndrome and glucocorticoid withdrawal. Endocrinol Metab Clin N Am 34:371–384, 2005.
10. Merenich JA, McDermott MT, Asp AA, et al. Evidence of endocrine involvement early in the course of human immunodeficiency virus infection. J Clin Endocrinol Metab 70:566–571, 1990.
11. Schuetz P, Mu'ller B. The hypothalamic-pituitary-adrenal axis in critical illness. Endocrinol Metab Clin N Am 35:823–838, 2006.
12. Thomas Z, Fraser GL. An update on the diagnosis of adrenal insufficiency and the use of corticotherapy in critical illness. Ann Pharmacother 41:1456–1465, 2007.

HIPERPLASIA CONGÊNITA DA GLÂNDULA SUPRARRENAL

Jeannie A. Baquero e Robert A. Vigersky

1. Defina hiperplasia congênita da glândula suprarrenal.

A hiperplasia congênita da glândula suprarrenal (HCA) é um grupo de várias doenças autossômicas recessivas que envolvem uma deficiência ou um defeito relativo na síntese de cortisol ou aldosterona, ou de ambos, resultando em um algum grau de deficiência de cortisol ou aldosterona, ou de ambos.

2. Quais defeitos enzimáticos podem levar à HCA?

Defeitos em alguma das cinco enzimas necessárias para a síntese do cortisol a partir do colesterol no córtex da glândula suprarrenal podem levar à HCA, incluindo a proteína regulatória esteroidogênica aguda (StAR), que é essencial no transporte de colesterol para a mitocôndria; 3β-hidroxiesteroide desidrogenase, que é responsável pela clivagem da cadeia lateral do colesterol; e três hidroxilases, CYP 17 (17α-hidroxilase), CYP21A2 (21-hidroxilase) e CYP11B1 (11β-hidroxilase).

3. Descreva as funções das três hidroxilases.

- CYP 17 (17α-hidroxilase) é essencial na conversão de progesterona em 17-hidroxiprogesterona (17-OHP) e a pregnenolona em 17-hidroxipregnenolona.
- CYP21A2 (21-hidroxilase) converte a progesterona em deoxicorticosterona (DOC) e 17-OHP em 11-deoxicortisol.
- CYP11B1 (11β-hidroxilase) converte a DOC em corticosterona (que então se converte em aldosterona) e 11-deoxicortisol em cortisol.

4. Como a HCA é herdada?

Todos os defeitos enzimáticos que levam à HCA são doenças recessivas autossômicas, isto é, ambas as cópias do gene envolvido devem estar anormais para que a condição ocorra.

5. Qual é a forma mais comum de HCA?

De longe a forma mais comum é a deficiência na CYP21A2 (21-hidroxilase), que ocorre em 90% dos casos e leva à deficiência de DOC e aldosterona, hormônios que retêm o sal, em ambos os sexos, assim como à virilização do sexo geneticamente feminino. Ambos são considerados HCA "clássica".

6. Quais genes codificam a 21-hidroxilase?

Dois genes codificam a 21-hidroxilase: CYP21A1 (pseudogene) e CYP21A2, ambos os quais estão localizados na região de 35 kb no braço longo do cromossomo 6 (6p21.3). Ambos os genes são regulados pelo gene que codifica o fator 4 do complemento (C4A e C4B). Os genes CYP21A1 e CYP21A2 possuem 98% de semelhança na sequência nucleotídica; o primeiro acumula várias mutações que inativam totalmente os produtos desse gene. O CYP21A1 é, assim, um pseudogene inativo, enquanto o gene CYP21A2 codifica a enzima 21-hidroxilase ativa.

7. O que causa a maioria dos eventos genéticos responsáveis pelas deficiências no *CYP21A2*?

A maioria dos eventos genéticos responsáveis pelas deficiências no CYP21A2 resulta de similaridades entre o CYP21A1 e o CYP21A2 e deve-se a dois tipos de eventos de recombinação entre o CYP21A2 e o pseudogene. Setenta e cinco por cento representam mutações deletérias encontradas no pseudogene que são transferidas para o CYP21A2 durante a mitose; esse processo é chamado de conversão gênica. Vinte por cento são recombinações meióticas que produzem um pseudogene quimérico não funcional. Estima-se mais do que 60 mutações adicionais para os 5% restantes.

8. O que determina o fenótipo do paciente?

Manifestações clínicas da doença estão relacionadas ao grau de deficiência de cortisol, aldosterona ou de ambos e ao acúmulo de hormônios precursores. O fenótipo do paciente é geralmente baseado na alteração genética específica do gene CYP21A2 e pode ser agrupado em quatro categorias:

- Pacientes com nenhuma atividade enzimática tipicamente possuem grandes deleções ou mutações com perda de sentido e predominantemente possuem a forma de perda de sal da doença.
- Pacientes com atividade enzimática baixa, mas detectável, possuem mutações com troca de sentido, dando origem a enzimas com 1-2% da atividade normal e tipicamente possuem a forma de virilização simples da doença.
- Pacientes com 20-60% de atividade enzimática normal possuem substituições conservativas de aminoácidos e a maioria frequentemente possui a forma não clássica da doença.
- Pacientes que são heterozigotos possuem anomalias leves, mas nenhuma doença endócrina clinicamente importante.

9. Qual é a segunda causa mais comum de HCA?

A segunda causa mais comum de HCA (7% de todos os casos) é a deficiência da enzima 11β-hidroxilase (CYP11B), que também é um defeito autossômico recessivo causado por uma mutação no braço curto do cromossomo 8 (8q24.3). O resultado dessa deficiência é um nível aumentado de DOC, que causa hipertensão devido à retenção de sódio, alcalose hipocalêmica e andrógenos, e precursores de andrógenos aumentados, que causam genitália ambígua no sexo geneticamente feminino.

10. Resuma as formas raras de HCA.

As formas raras de HCA são a deficiência de 17α-hidroxilase e 3β-hidroxiesteroide desidrogenase. Há menos do que 200 casos de 17α-hidroxilase com 40 mutações descritas de CYP17 que ultrapassa uma região de 8,7 kb no braço curto do cromossomo 10 (10q24.3). A consequência dessa deficiência é hipotensão devida à retenção de sódio e hipocalemia devida ao excesso de DOC (associado à aldosterona e renina suprimidas), junto com a deficiência de andrógenos e precursores de andrógenos, que causa o pseudo-hermafroditismo no sexo geneticamente masculino e puberdade atrasada em ambos os sexos (veja as perguntas 16 e 21).

11. Quão comum é a HCA?

A HCA é uma das doenças hereditárias mais comuns. A forma mais comum de HCA, a deficiência de 21-hidroxilase, ocorre em aproximadamente um em 16.000 na maioria das populações. A prevalência dessa doença varia fortemente entre os grupos étnicos e é mais alta entre a população de judeus Ashkenaki do leste europeu. A deficiência não clássica de 21-hidroxilase ocorre em aproximadamente 0,2% da população branca em geral ou, mais frequentemente, 1-2% em certas populações, como judeus originados do leste europeu.

12. Qual porcentagem da população como um todo é portadora heterozigota do defeito na 12-hidroxilase?

Menos de 2% da população como um todo é portadora heterozigota do defeito da 21-hidroxilase, isto é, uma das duas cópias do gene para a 21-hidroxilase é anormal. Tais portadores heterozigotos aparecem normais em todos os aspectos, mas podem ter o 17-OHP elevado com o teste de estimulação com corticotropina (ACTH).

13. Quão comum é a deficiência de 11-hidroxilase?

A deficiência de 11-hidroxilase, a segunda forma mais frequente de HCA, ocorre em um de 100.000 nascimentos na população em geral, mas em um em 5.000 nascimentos em judeus de descendência moroccan. A HCA devido a defeitos em outras enzimas listadas aqui é extremamente rara.

CAPÍTULO 31 HIPERPLASIA CONGÊNITA DA GLÂNDULA SUPRARRENAL

14. Explique por que a hiperplasia da glândula suprarrenal se desenvolve.

O processo da hiperplasia da glândula suprarrenal começa no útero. A produção reduzida de cortisol no feto devido à atividade diminuída de uma das enzimas necessária para a síntese do cortisol resulta em níveis baixos de cortisol no soro. O cortisol normalmente age através de um *feedback* negativo para inibir a secreção de ACTH pela hipófise e de hormônio liberador de corticotropina (CRH) pelo hipotálamo. Assim, os níveis baixos de cortisol no soro, que ocorrem em uma pessoa com a HCA, aumentam a secreção de ACTH e de CRH em uma tentativa de estimular as glândulas suprarrenais a suplantar o bloqueio enzimático e retornar ao nível normal de cortisol no soro. Quando esse processo continua ao longo do tempo, os níveis elevados de ACTH no soro estimulam as glândulas suprarrenais, levando à hiperplasia.

15. Qual é a consequência clínica mais séria da HCA?

A crise suprarrenal no período recém-nascido é a consequência mais séria da HCA. Ela geralmente ocorre com defeitos genéticos que resultam em várias reduções na atividade enzimática de aldosterona e cortisol. Ela é especialmente insidiosa no sexo geneticamente masculino que não tem genitália ambígua como sinal para o diagnóstico. De forma geral, cerca de dois terços dos pacientes com deficiência de 21-hidroxilase possuem a forma perdedora de sal. Esses pacientes possuem produção diminuída de DOC e de aldosterona, mas nível aumentado de progesterona e de 17-OHP, que podem agir como antagonistas de mineralocorticoides, exacerbando os efeitos da deficiência da aldosterona. A deficiência de aldosterona leva a hipotensão, perda de volume, hiponatremia, hipercalemia e atividade aumentada de renina. A deficiência de cortisol contribui para a função cardíaca diminuída, resposta vascular pobre a catecolaminas, taxa de filtração glomerular diminuída e secreção aumentada de hormônio antidiurético. Ambas as deficiências levam a hiponatremia, desidratação e choque.

16. Quais são as outras consequências clínicas da HCA nas mulheres?

Muitos dos precursores e dos metabólitos originados do bloqueio das enzimas 21-hidroxilase, 11β-hidroxilase ou 3β-hidroxisteroide desidrogenase são andrógenos. Eles podem causar o seguinte:

- Masculinização da genitália externa de um feto geneticamente feminino, levando à genitália ambígua no nascimento (pseudo-hermafroditismo feminino).
- Comportamentos mais típicos de meninos durante a infância em termos de preferência de brinquedos, brincadeiras brutas e agressividade. (Entretanto, muitas mulheres são heterossexuais e a sua identidade sexual é invariavelmente feminina.)
- Crescimento rápido durante a infância com estatura final baixa como adulto devido ao fechamento prematuro das epífises.
- Vinte por cento das mulheres com a doença de virilização simples e aproximadamente 40% das mulheres com doença perdedora de sal são inférteis.
- Quarenta e cinco por cento das mulheres com a forma perdedora de sal possuem osteopenia quando adultas jovens.

17. Quais são as outras consequências clínicas da HCA nos homens?

- Sem sinais visíveis
- Estatura baixa
- Hiperpigmentação variável e sutil
- Aumento do tamanho do pênis variável e sutil
- Desenvolvimento de restos suprarrenais-testiculares, que produzem hormônios específicos da glândula suprarrenal
- Oligospermia, infertilidade ou ambos

18. Como se apresentam os pacientes com deficiência de 17α-hidroxilase?

Na deficiência de 17α-hidroxilase, o defeito na enzima bloqueia a síntese de andrógenos, prevenindo assim a masculinização ou a ambiguidade da genitália externa. Os pacientes apresentam na puberdade o seguinte:

- Amenorreia primária (ou raramente secundária)

CAPÍTULO 31 HIPERPLASIA CONGÊNITA DA GLÂNDULA SUPRARRENAL **273**

- Hipertensão
- Hipocalemia (por causa da produção aumentada de mineralocorticoides)

19. Como se apresentam os pacientes com HCA não clássica?

Os pacientes com HCA não clássica (também chamados de HCA de início tardio) produzem quantidades normais de cortisol e aldosterona à custa do excesso de produção leve a moderada dos precursores dos hormônios sexuais. Geralmente eles são assintomáticos e possuem a genitália externa normal, mas apresentam posteriormente o seguinte:

- Puberdade prematura
- Acne cística severa — ocorrendo em 33% dos pacientes
- Hirsutismo — o sintoma mais comum, ocorrendo em 60% das mulheres sintomáticas
- Oligomenorreia e ovários policísticos — segundo mais comum, ocorrendo em 54% dos pacientes
- Infertilidade — ocorrendo em 13% dos pacientes

20. Resuma a relação entre os "incidentalomas" suprarrenais e a HCA.

Os incidentalomas suprarrenais são mais comuns em pacientes com HCA e em heterozigotos. Reciprocamente, 60% dos pacientes com incidentalomas possuem respostas exageradas da 17-OH progesterona ao ACTH.

21. Como as manifestações da HCA diferem nos homens?

Recém-nascidos do sexo masculino com HCA devido à deficiência de 21-hidroxilase ou de 11β-hidroxilase não possuem genitália ambígua. Por causa de sua aparência física normal, é frequentemente difícil detectar os homens afetados, especificamente quando os sintomas de perda de sal ocorrem após a primeira semana de vida. Após a infância ou o início da maioridade, os homens podem apresentar o seguinte:

- Puberdade prematura
- Altura avançada no início da infância com estatura baixa no final
- Acne
- Aumento do volume testicular devido aos restos suprarrenais

22. Descreva a apresentação de homens com HCA devido à deficiência de outras atividades enzimáticas.

Homens com HCA devido à atividade deficiente de 3β-hidroxiesteroide desidrogenase, 17α-hidroxilase ou das enzimas que participam da clivagem da cadeia lateral do colesterol são incapazes de produzir andrógenos durante o desenvolvimento fetal, os quais são necessários para a formação da genitália externa masculina. Como consequência, eles podem ter o seguinte:

- A genitália externa está apenas parcialmente masculinizada no nascimento
- Aparência feminina normal (pseudo-hermafroditismo masculino)

23. Descreva as características clínicas que sugerem a possibilidade de HCA.

A crise suprarrenal ou a perda severa de sal no período de neonatal sugere a possibilidade de HCA. A HCA deve ser considerada de forma destacada no diagnóstico diferencial de qualquer recém-nascido com genitália ambígua. Porque a crise da glândula suprarrenal e a perda de sal na HCA podem ser fatais se não tratadas, o achado da genitália ambígua em recém-nascido deve despertar uma tentativa rápida de confirmar ou excluir a HCA. A maioria dos homens com HCA não possui genitália ambígua; consequentemente, muitos casos não são reconhecidos ao nascimento, a menos que haja um histórico familiar documentado da doença.

24. Quais sinais clínicos ajudam a suportar ou a refutar o diagnóstico da HCA em um recém-nascido com genitália ambígua?

A grande maioria do sexo geneticamente masculino com a HCA não possui genitália externa ambígua no nascimento; portanto, a HCA é uma causa incomum de genitália ambígua no sexo geneticamente masculino. Assim, a determinação de que a criança com genitália ambígua possui sexo geneticamente masculino torna o diagnóstico de HCA improvável e diminui a urgência do diagnóstico porque as doenças que dão origem à genitália ambígua no sexo geneticamente masculino são raramente associadas a um resultado fatal. Por exemplo, o achado de gônadas palpáveis na área do escroto ou inguinal sugere que a criança possui sexo geneticamente masculino porque tais gônadas palpáveis são quase sempre testículos. Inversamente, a detecção de útero em criança com genitália ambígua por exame físico ou por ultrassom sugere fortemente que a criança possui sexo geneticamente feminino, assim aumentando a possibilidade de HCA.

25. Discuta o papel das técnicas de biologia molecular no diagnóstico de HCA.

As técnicas de biologia molecular podem rapidamente confirmar o sexo genético de um recém-nascido sem a espera prolongada por uma análise cromossômica tradicional. Por causa das consequências potencialmente severas da HCA, é provavelmente prudente assumir que qualquer sexo geneticamente feminino com genitália ambígua possui HCA até que se prove o contrário. Além disso, é provavelmente melhor esperar para determinar o gênero até que o teste molecular seja realizado porque a determinação errada do gênero pode causar problemas psicológicos de longa duração para a família de tais crianças. O diagnóstico inicial e a terapia apropriada também evitam os efeitos progressivos do excesso de andrógenos da glândula suprarrenal, que causarão estatura baixa, confusão de gênero nas meninas e distúrbios psicossexuais em meninos e meninas.

26. Como o diagnóstico de HCA é confirmado?

Como não se sabe qual enzima é deficiente em um recém-nascido com suspeita de HCA, (a menos que a família possua histórico documentado de um defeito enzimático em particular), os níveis no soro de todos os esteroides que podem estar na via biossintética afetada podem ser medidos antes e após a administração de 250 µg de ACTH sintético. Recentemente, a medida urinária desses esteroides por cromatografia gasosa/espectroscopia de massa tornou-se economicamente viável. A atividade de renina plasmática e os níveis de aldosterona devem também ser medidos para avaliar a adequação da síntese de aldosterona. A determinação de quais níveis de esteroides estão elevados e de quais estão baixos facilita a determinação exata da enzima bloqueada.

PONTOS-CHAVE: HIPERPLASIA CONGÊNITA DA GLÂNDULA SUPRARRENAL

1. A hiperplasia congênita da glândula suprarrenal (HCA), a doença hereditária mais comum, é um grupo de doenças autossômicas recessivas, a mais frequente da qual é a deficiência de 21-hidroxilase.
2. As consequências mais sérias da HCA são genitália ambígua nas mulheres no nascimento, perda neonatal de sal, estatura baixa e puberdade precoce.
3. A HCA é diagnosticada através da medida dos precursores do cortisol antes e uma hora após a administração intravenosa de 250 µg de ACTH sintético.
4. A altura prevista no adulto pode ser alcançada através do diagnóstico precoce, doses mais baixas de corticosteroides no primeiro ano de vida e durante a puberdade e uso de fludrocortisona mesmo naqueles que são geneticamente "perdedores de sal", mas não clinicamente.
5. A HCA é uma causa rara de genitália ambígua no sexo geneticamente masculino.
6. O sintoma mais comum na HCA não clássica nas mulheres é o hirsutismo.

27. Como são confirmados os defeitos genéticos específicos?

Os defeitos genéticos específicos podem ser confirmados com o teste genético molecular. A amplificação pela reação em cadeia da polimerase (PCR) para a detecção simultânea rápida de 10 mutações que são encontradas em aproximadamente 95% dos alelos deficientes para 21-hidroxilase é usada para resultados rápidos. A análise genética molecular da CYP21 não é essencial para o diagnóstico, mas pode ser útil nas seguintes circunstâncias:

CAPÍTULO 31 HIPERPLASIA CONGÊNITA DA GLÂNDULA SUPRARRENAL   275

- Para confirmar a base do defeito
- Para ajudar no aconselhamento genético
- Para estabelecer a doença em certos casos

28. O que deve ser feito quando se suspeita de HCA não clássica em pacientes mais velhos?

Quando se suspeita de HCA não clássica no paciente pré-adolescente, adolescente ou adulto, o teste de estímulo com ACTH deve ser realizado com 250 μg (não com 1 μg) de ACTH sintético; a medida de 17-OHP, 17-OH pregnenolona e cortisol deve ser realizada antes e 60 minutos após a injeção. O hiperandrogenismo pode ser avaliado nas mulheres medindo os níveis no soro de testosterona, androstenediona e 3α-androstanediol glucoronídeo.

29. Descreva o teste clássico usado para o rastreamento do recém-nascido.

Os programas de rastreamento do recém-nascido para a HCA consistem na detecção rápida da deficiência clássica de 21-hidroxilase no cartão de Guthrie (papel de filtro no qual amostras de sangue são coletadas, secas e transportadas — teste do pezinho), medida por radioimunoensaio. Esse método de rastreamento mede a 17-OHP. A 17-OHP basal geralmente excede 10.000 ng/dL em crianças afetadas, enquanto os níveis em crianças normais estão abaixo de 100 ng/dL. Essa grande diferença torna possível rastrear os recém-nascidos. Se elevado, esse teste pode ser usado para a genotipagem. Como inicialmente declarado, a genotipagem pode ser útil para determinar a severidade da doença. Nos Estados Unidos, o teste para a deficiência de 21-hidroxilase é obrigatório em 47 dos 50 estados.

30. Quais outros testes podem ser usados?

Se há suspeita de HCA e o rastreamento do recém-nascido pelo papel de filtro não é viável, o estímulo com ACTH seguido de medidas dos precursores esteroides deve ser realizado após as primeiras 24 horas de vida. A ultrassonografia da glândula suprarrenal pode também ser usada como rastreamento potencial para os neonatos com HCA com genitália ambígua, crise da perda de sal ou ambas, pela detecção de glândula suprarrenal com menos de 4 mm de espessura na extremidade.

31. Como a HCA é tratada em neonatos?

O objetivo mais importante do tratamento é prevenir a perda de sal e a crise adrenal no período de recém-nascido. Esse objetivo requer a administração imediata de glicocorticoides e, em muitos casos, de minerolacorticoides, assim como o monitoramento cuidadoso da ingestão de sal. Esse tratamento não apenas repõe os hormônios deficientes, mas também suprime os níveis elevados de ACTH no soro, reduzindo assim a produção de precursores e metabólitos de andrógenos pela glândula suprarrenal. Tal tratamento supostamente pode ser dado enquanto se espera os resultados dos testes definitivos do laboratório, e então ele pode ser suspenso se os resultados não forem confirmados.

32. Quando a correção cirúrgica da genitália ambígua é realizada?

A correção cirúrgica da genitália ambígua em meninas consiste em genitoplastia do clitóris e dos lábios e em vaginoplastia. A cirurgia em um único momento é agora implementada entre 2-6 meses de vida. Pode haver graus variados de retardo do funcionamento psicossexual em adultos dependendo do método, período e mutação subjacente.

33. Descreva o tratamento para a HCA em crianças.

O glicocorticoide preferido para a reposição crônica é a hidrocortisona nas doses de 10-18 mg/m²/dia em três doses individuais. A hidrocortisona é preferida por causa de sua meia-vida curta, que minimiza a supressão do crescimento. É às vezes extremamente difícil ou impossível encontrar uma dose de glicocorticoide que normalize a produção de andrógeno e mantenha o crescimento normal e o ganho de peso. Nessas situações, os mineralocorticoides (fludrocortisona) ou espironalactona/flutamida (bloqueadores do receptor para andrógeno que previnem a virilização) (ou ambos) em combinação com a testolactona, um inibidor da aromatase (que previne a fusão epifisária induzida pelos estrógenos), podem ser úteis na terapia secundária em combinação com doses de reposição não supressivas de glicocorticoides. Raramente a adrenalectomia tem sido usada para pacientes difíceis de controlar porque o tratamento da insuficiência da glândula suprarrenal é relativamente muito mais simples.

34. Como a HCA é tratada em adolescentes e adultos?

O uso de uma combinação do hormônio do crescimento e do análogo do hormônio liberador de gonadotropina demonstrou melhorar a altura final nas crianças quando elas entram na puberdade. A prednisona (5-7 mg diariamente em duas doses separadas) ou a dexametasona (0,25-0,5 mg em uma ou duas doses/dia) pode ser usada após o crescimento ter sido completado. Os pacientes devem ser monitorados cuidadosamente à procura de sinais da síndrome de Cushing iatrogênica e a sonografia usada em homens para detectar os restos suprarrenais testiculares.

35. Quais fatores favorecem o alcance da altura prevista no adulto?

- Diagnóstico inicial.
- Doses mais baixas de hidrocortisona no primeiro ano de vida.
- Uso de hidrocortisona em vez de prednisona ou dexametasona durante o estirão do crescimento na puberdade.
- Tratamento com mineralocorticoides em todos ós pacientes geneticamente classificados como "perdedores de sal" mesmo que não o sejam clinicamente.

36. Sob o ponto de vista médico, quais mudanças na terapia são necessárias devido ao substancial estresse?

Os pacientes com HCA que recebem a terapia com esteroides devem exibir um bracelete ou colar de alerta médico e estar equipados com um estojo de emergência com hidrocortisona e dexametasona para uso intramuscular. Para o estresse substancial sob o ponto de vista médico, as seguintes medidas são recomendadas:

- Triplicar a dose oral de glicocorticoides.
- Usar esteroides intramusculares (ou intravenosos) se o paciente não for capaz de consumir oralmente os medicamentos.
- Cloreto de sódio, 1-3 g/dia, pode ser necessário em crianças.
- Acetato de fludrocortisona deve ser usado em pacientes com perda de sal (crianças: 70 $\mu g/m^2/dia$; adultos: 0,05-0,3 mg/dia).

37. Quais mudanças na terapia são necessárias durante a gravidez?

- Usar hidrocortisona ou prednisona em vez de dexametasona, que passa pela placenta não metabolizada.
- Ajustar a dose de esteroide de acordo com o estado clínico.
- Manter a testosterona e a testosterona livre no limite normal durante a gravidez.
- Usar doses de estresse de esteroides durante o trabalho de parto e o parto.

38. Como o tratamento é monitorado?

Os objetivos do tratamento são prevenir os sintomas da insuficiência da glândula suprarrenal e suprimir a produção de ACTH e de andrógeno pela glândula suprarrenal. Para o segundo objetivo, é mais apropriado monitorar os níveis dos precursores-chave imediatamente após o bloqueio da enzima (p. ex., 17-OHP e androstenediona no caso de deficiência de 21-hidroxilase). O objetivo não é normalizar o nível de 17-OHP porque levará à síndrome de Cushing iatrogênica. Isso deve ser feito inicialmente a cada três meses e depois a cada 4-12 meses. Os níveis de 17-OHP podem ser mantidos entre 400-1.200 ng/dL (normalmente é <150 em crianças), e o nível de androstenediona deve ser apropriado para a idade e o sexo do paciente.

39. Quais outras ferramentas de monitoramento podem ser benéficas?

Os níveis de andrógenos devem ser monitorados durante o tratamento. Eles incluem a testosterona, a androstenediona e o 3α-androstanediol glucoronídeo. Além disso, a atividade de renina plasmática deve ser monitorada em pacientes com perda de sal devido à HCA. As crianças devem ter determinações anuais da idade óssea e a sua altura deve ser cuidadosamente monitorada.

40. Qual aconselhamento genético é apropriado para um casal que previamente teve uma criança com HCA?
Como todas as formas de HCA são doenças autossômicas recessivas, ambos os pais de uma criança com a HCA são obrigatoriamente portadores heterozigotos do defeito genético. Consequentemente, a chance de outra criança do mesmo casal ter a HCA é uma em quatro; 50% das crianças serão portadoras heterozigotas. As técnicas genéticas modernas e de amostragem do DNA fetal pelas vilosidades coriônicas até nove semanas de gestação permitem o diagnóstico de HCA durante o primeiro trimestre de gravidez. O outro uso para a identificação genotípica inclui o prognóstico do fenótipo (p. ex., a severidade da doença). Parece haver uma boa relação entre o genótipo e o fenótipo na HCA clássica, mas não na não clássica.

41. Quaisquer tratamentos pré-natais são viáveis para o feto com HCA?
A evidência preliminar sugere que o tratamento pré-natal dos fetos do sexo feminino com deficiência de 21-hidroxilase da quinta à sétima semana de gestação dando doses relativamente altas de dexametasona (0,5-2,0 mg/dia) para a mãe pode melhorar a masculinização da genitália e não possui efeito sobre o desenvolvimento cognitivo ou motor subsequente. Ao contrário, os fetos do sexo masculino com deficiência da 21-hidroxilase não desenvolvem genitália ambígua e não necessitam de tratamento com esteroides até após o nascimento.

SITE

http://www.hormone.org/public/cah.cfm

BIBLIOGRAFIA

1. Balsamo A, Cicognani A, Baldazzi L, et al: CYP21 genotype, adult height, and pubertal development in 55 patients treated for 21-hydroxylase deficiency. J Clin Endocrinol Metab 88:5680–5688, 2003.
2. Cabrera MS, Vogiatzi MG, New MI: Long term outcome in adult males with classic congenital adrenal hyperplasia. J Clin Endocrinol Metab 86: 3070–3078, 2001.
3. Chrousos GP, Loriaux DL, Mann DL, et al: Late-onset 21-hydroxylase deficiency mimicking idiopathic hirsutism or polycystic ovarian disease: an allelic variant of congenital virilizing adrenal hyperplasia with a milder enzymatic defect. Ann Intern Med 96:1–43, 1982.
4. Claahsen-van der Grinten HL, Otten BJ, Sweep FCGJ, et al: Testicular tumors in patients with congenital adrenal hyperplasia due to 21-hydroxylase deficiency show functional features of adrenocortical tissue. J Clin Endocrinol Metab 92: 2674–3680, 2007.
5. Deneux C, Veronique T, Dib A, et al: Phenotype–genotype correlation in 56 women with nonclassical congenital adrenal hyperplasia due to 21-hydroxylase deficiency. J Clin Endocrinol Metab 86:207–213, 2001.
6. Forest MG, Betuel H, David M: Prenatal treatment in congenital adrenal hyperplasia due to 21-hydroxylase deficiency: update 88 of the French multicenter study. Endocr Res 15:277, 1989.
7. Hirvikoski T, et al: Cognitive functions in children at risk for congenital adrenal hyperplasia treated prenatally with dexamethasone. J Clin Endocrinol Metab 92:542–548, 2007.
8. King JA, Wisniewski AB, Bankowski BJ, et al: Long-term corticosteroid replacement and bone mineral density in adult women with classical congenital adrenal hyperplasia. J Clin Enocrinol Metabl 91: 865–869, 2006.
9. Levine LS: Congenital adrenal hyperplasia. Pediatric Rev 21:159–171, 2000.
10. Lin-Su K, Vogiatzi MG, Marshall I, et al: Treatment with growth hormone and luteinizing hormone releasing hormone analog improves final adult height in children with congenital adrenal hyperplasia. J Clin Endocrinol Metab 90:3318–3325, 2005.
11. Linder B, Esteban NV, Yergey AL, et al: Cortisol production rate in childhood and adolescence. J Pediatr 117:892, 1991.
12. Lo JC, Schwitzgebel VM, Tyrrell JB, et al: Normal female infants born of mothers with classic congenital adrenal hyperplasia due to 21-hydroxylase deficiency. J Clin Endocrinol Metab 84:930–936, 1999.

13. Merke DP, Bornstein DP. Congenital adrenal hyperplasia. Lancet 365:2125–2136, 2005.
14. Merke DP, Keil MF, Jones JV, et al: Flutamide, testolactone, and reduced hydrocortisone dose maintain normal growth velocity and bone maturation despite elevated androgen levels in children with congenital adrenal hyperplasia. J Clin Endocrinol Metab 85:1114–1120, 2000.
15. Mulaikal RM, Migeon CJ, Rock JA: Fertility rates in female patients with congenital adrenal hyperplasia due to 21-hydroxylase deficiency. N Engl J Med 316:178, 1987.
16. New MI, Carlson A, Obeid J, et al: Prenatal diagnosis for congenital adrenal hyperplasia in 532 pregnancies, J Clin Endocrinol Metab 86:5651–5657, 2001.
17. Nordenskjold A, Holmdahl G, Frisen L, et al: Type of metation and surgical procedure affect long-term quality of life for women with congenital adrenal hyperplasia. J Clin Endocrinol Metab 93:380–386, 2008.
18. Nordenström A, Servin A, Bohlin G, et al: Sex-typed toy play behavior correlates with the degree of prenatal androgen exposure assessed by CYP21 genotype in girls with congenital adrenal hyperplasia. J Clin Endocrinol Metab 87:5119–5124, 2002.
19. Pang S: Congenital adrenal hyperplasia. Endocrinol Metab Clin N Am 26:853–891, 1997.
20. Sherman SL, Aston CE, Morton NE, et al: A segregation and linkage study of classical and nonclassical 21-hydroxylase deficiency. Am J Hum Genet 42:830, 1988.
21. Speiser PW, White PC: Congenital adrenal hyperplasia. N Engl J Med 349:776, 2003.
22. Therrell BL Jr, Berenbaum SA, Manter-Kapanke V, Simmank J: Results of screening 1.9 million Texas newborns for 21-hydroxylase-deficient congenital adrenal hyperplasia. Pediatrics 101:583, 1998.
23. Urban MD, Lee PA, Migeon CJ: Adult height and fertility in men with congenital virilizing adrenal hyperplasia. N Engl J Med 299:1392, 1978.
24. Van Wyk JJ, Ritzen EM: The role of bilateral adrenalectomy in the treatment of congenital adrenal hyperplasia. J Clin Endocrinol Metab 88: 2993–2998, 2003.
25. Wedell A: Molecular genetics of congenital adrenal hyperplasia (21-hydroxylase deficiency): implications for diagnosis, prognosis and treatment. Acta Paediatr 87:159–164, 1998.
26. White PC, New MI, Dupont B: Structure of the human 21-hydroxylase gene. Proc Natl Acad Sci USA 83:5111, 1986.
27. White PC, Spieser PW: Congenital adrenal hyperplasia due to 21-hydroxylase deficiency. Endocr Rev 21:245–291, 2000.

V. DISTÚRBIOS DA TIREOIDE

TESTES DA TIREOIDE

Michael T. McDermott

CAPÍTULO 32

1. Qual é o melhor teste isolado para pesquisar uma anormalidade da função da glândula tireoide?

O nível sérico de hormônio estimulador da tireoide (TSH) é o melhor exame para avaliar a função tireoidiana. Isso ocorre porque a vasta maioria dos casos de disfunção tireoidiana é decorrente de uma doença primária da tireoide. Entretanto, os níveis de TSH podem levar a confusão diagnóstica quando a disfunção tireoidiana é secundária a uma doença hipotalâmica ou hipofisária e em pacientes com doenças não tireoidianas. A mensuração de tiroxina (T_4) e de tri-iodotironina (T_3) no soro é útil principalmente quando o TSH estiver fora da faixa de referência.

2. Como o nível sérico de TSH deve ser interpretado na avaliação de uma suspeita de doença da tireoide?

Quando o TSH está elevado, o paciente tem hipotireoidismo primário; quando o TSH está baixo, o paciente tem hipertireoidismo primário. As principais exceções a essas regras consistem em pacientes que apresentam distúrbios hipofisários-hipotalâmicos ou doenças não tireoidianas. Valores anormais do TSH sérico podem detectar uma disfunção tireoidiana leve muito antes que os níveis séricos de T_4 e T_3 estejam fora de suas faixas de referência. A mensuração do T_4 livre no soro deve ser realizada sempre que o TSH estiver alto; tanto T_4 livre quanto T_3 total (ou T_3 livre por diálise de equilíbrio) costumam ser informativos quando o TSH está baixo.

3. Explique como o TSH sérico é usado no controle dos pacientes em terapia com hormônios tireoidianos.

A terapia com hormônios tireoidianos geralmente é administrada aos pacientes com uma de duas finalidades: terapia de reposição para hipotireoidismo ou terapia de supressão para câncer de tireoide. Quando a reposição é a meta, a dosagem deve ser ajustada para manter o nível sérico de TSH na faixa de referência. Quando o objetivo é a supressão, a dosagem deve ser ajustada para manter nível sérico de TSH na faixa normal inferior ou discretamente baixa na maioria dos pacientes e na faixa não detectável naqueles com câncer de tireoide agressivo ou metastático.

4. Discuta as vantagens dos ensaios de hormônios tireoidianos livres.

Os ensaios de T_4 e T_3 livre determinam as quantidades de hormônios tireoidianos não ligados e biologicamente ativos na circulação. Os exames de hormônios tireoidianos livres pertencem a duas categorias principais: diálise de equilíbrio e ensaios análogos. Os métodos de diálise de equilíbrio não são afetados por anormalidades das proteínas de ligação ao hormônio tireoidiano sérico. Os métodos análogos são afetados de modo variável pela ligação a proteínas, mas mesmo assim fornecem uma avaliação mais exata dos níveis de hormônios tireoidianos biologicamente ativos que os ensaios de T_4 e T_3 total. Os ensaios análogos são utilizados pela maioria dos laboratórios comerciais. Atualmente, os ensaios de T_4 livre são considerados muito mais exatos que os ensaios de T_3 livre. Por esse motivo, muitos especialistas ainda preferem as medidas de T_3 total.

5. O que os ensaios de T_4 e T_3 total medem?

Esses ensaios medem as concentrações totais de T_4 e T_3 na circulação. Mais de 99% do T_4 circulante e aproximadamente 98% do T_3 estão ligados a proteínas, como a globulina ligadora de tiroxina (TBG), pré-albumina ligadora de tiroxina (TBPA ou transtiretina) e a albumina. Consequentemente, os níveis séricos totais de T_4 e T_3 podem ser alterados por distúrbios da ligação a proteínas, assim como por doenças da tireoide.

CAPÍTULO 32 TESTES DA TIREOIDE

6. Indique os principais distúrbios das proteínas de ligação de hormônios tireoidianos.

Gravidez, uso de estrógenos, excesso congênito de TBG e hipertiroxinemia disalbuminêmica familiar (HDF) são as mais comuns. A HDF é um distúrbio hereditário no qual a albumina apresenta maior afinidade por T_4, resultando em aumento dos níveis de T_4 total, mas não de T_3. A ligação de T_4 e T_3 a proteínas é reduzida por andrógenos e deficiência congênita de TBG.

Uma medida da captação de T_3 por resina (T_3RU) ajuda a distinguir os distúrbios de ligação a proteínas das verdadeiras doenças da tireoide. T_3RU é inversamente proporcional a T_4 ligada a proteínas; reciprocamente, T_3RU é baixa quando a ligação de T_4 a proteínas está aumentada e é alta quando a ligação a proteínas está reduzida. A Tabela 32-1 indica como esses exames são usados para obter o diagnóstico correto.

TABELA 32-1. DIAGNÓSTICO DOS DISTÚRBIOS DAS PROTEÍNAS DE LIGAÇÃO DE HORMÔNIOS TIREOIDIANOS

	T_4 Total	T_3 Total	T_3RU
Hipertireoidismo	↑	↑	↑
Aumento do estado de ligação a proteínas	↑	↑	↓
Hipotireoidismo	↓	↓	↓
Diminuição do estado de ligação a proteínas	↓	↓	↑

T_4, tiroxina; T_3, tri-iodotironina; T_3RU, captação de resina de tri-iodotironina.

7. Quais medidas de anticorpos antitireoidianos são clinicamente úteis?

Anticorpos contra peroxidase tireoidiana (TPO) e tireoglobulina estão presentes no soro da maioria dos pacientes com tireoidite de Hashimoto. Qualquer um desses testes pode estabelecer o diagnóstico de doença de Hashimoto, porém os anticorpos anti-TPO são mais sensíveis. Imunoglobulinas estimulantes da tireoide (TSI) e anticorpos contra o receptor de TSH (TRAb) estão presentes no soro da maioria dos pacientes com doença de Graves; sua mensuração não é necessária em pacientes com doença de Graves óbvia, mas pode ser útil quando o diagnóstico é questionável.

8. Qual é a utilidade das medidas de tireoglobulina?

A tireoglobulina (TG) é o principal componente proteico iodado dos folículos tireoidianos. Os níveis séricos de TG aumentam levemente em muitas doenças da tireoide, porém elevações acentuadas sugerem a presença de uma tireoidite destrutiva (tireoidite subaguda, pós-parto ou silenciosa), na qual a TG escapa da glândula tireoide lesada para a circulação. As medidas de TG também são úteis para monitorar pacientes com câncer de tireoide. Quando um paciente tiver sido tratado e estiver livre do câncer, a TG sérica não deve ser detectável. Níveis séricos normais ou elevados de TG nesses pacientes sugerem a presença de câncer de tireoide residual ou metastático. A maioria dos ensaios de TG não é confiável em pacientes que apresentam anticorpos anti-TG positivos, pois esses anticorpos interferem com o método de mensuração da TG.

9. Em quais circunstâncias o nível sérico de calcitonina deve ser medido?

A calcitonina é produzida pelas células C parafoliculares da tireoide e não pelas células foliculares. A calcitonina sérica está elevada no carcinoma medular da tireoide (CMT) e em sua lesão precursora familiar, a hiperplasia de células C. Uma vez que o CMT é uma neoplasia tireoidiana rara, medidas de calcitonina sérica não devem ser usadas na avaliação de rotina da maioria dos nódulos da tireoide. Estão indicadas, porém, se um paciente exibir um aspecto que seja característico do CMT, como ocorrência familiar ou diarreia associada.

CAPÍTULO 32 TESTES DA TIREOIDE **281**

10. Discuta a utilidade e a interpretação do teste de captação de iodo radioativo (RAIU).
As células foliculares da tireoide possuem simportadores ou bombas que introduzem o iodo na célula para a síntese dos hormônios tireoidianos. A atividade dessas bombas de iodo pode ser avaliada por meio da mensuração da captação de iodo radioativo (RAIU). A RAIU normal em 24 horas corresponde a aproximadamente 10-25% nos Estados Unidos, porém esse valor varia conforme a localização devido a diferenças geográficas na ingestão dietética de iodo. A RAIU tem mais utilidade no diagnóstico diferencial de tireotoxicose, separando os casos em duas categorias distintas: tireotoxicose com RAIU alta e tirotoxicose com RAIU baixa (Tabela 32-2).

TABELA 32-2. CATEGORIAS DE TIREOTOXICOSE COM RAIU ALTA E TIREOTOXICOSE COM RAIU BAIXA

Tireotoxicose com RAIU Alta	Tireotoxicose com RAIU Baixa
Doença de Graves	Tireotoxicose factícia
Bócio multinodular tóxico	Tireotoxicose induzida por iodo
Adenoma tóxico solitário	
Tireotoxicose induzida por gonadotrofina coriônica humana (HCG)	Tireoidite subaguda
Tumor secretor de TSH	Tireoidite pós-parto
	Tireoidite silenciosa

RAIU, captação de iodo radioativo; TSH, hormônio estimulante da tireoide.

11. Quando e por que uma cintilografia da tireoide deve ser solicitada?
A cintilografia da tireoide ajuda a distinguir os três tipos de tireotoxicose com RAIU alta. A doença de Graves é caracterizada por captação difusa do elemento radioativo; o bócio multinodular tóxico, por múltiplas áreas distintas de maior captação; e o adenoma tóxico solitário, por uma única área de captação intensa. A cintilografia não é útil na tireotoxicose com RAIU baixa.

A cintilografia da tireoide algumas vezes também é usada na avaliação de nódulos da tireoide, embora a relação custo-benefício dessa avaliação seja duvidosa. De acordo com a cintilografia, os nódulos da tireoide podem ser divididos em quentes (hiperfuncionantes), mornos (função normal) e frios (não funcionantes). Um nódulo frio tem risco de 20% de representar um carcinoma, enquanto malignidade é rara em nódulos quentes.

12. O que é Thyrogen®? Como é usado?
O Thyrogen® é TSH humano recombinante. Pode ser usado para estimular um tecido tireoidiano neoplásico a absorver iodo radioativo para um procedimento de imagem. Normalmente, o tecido do câncer de tireoide incorpora pouco o iodo e aparece em um exame de imagem somente se o TSH sérico estiver elevado. Isso pode ser obtido com a suspensão do tratamento com levotiroxina por 3-6 semanas ou pela administração de injeções de Thyrogen®. Após o nível sérico de TSH ter aumentado devido a qualquer método, a TG sérica é medida e iodo radioativo (I-131 ou 1-123) é administrado para uma cintilografia de corpo inteiro. Cintilografia positiva ou nível detectável de TG indica a presença de câncer de tireoide residual ou metastático. Cintilografia estimulada com Thyrogen® e a mensuração de TG têm a mesma precisão que com a retirada de levotiroxina e tem a vantagem de não causar sintomas de hipotireoidismo.

13. Como os anticorpos antimurinos heterófilos podem interferir com a avaliação da função tireoidiana?
Anticorpos antimurinos heterófilos (HAMA) desenvolvem-se algumas vezes em pessoas que são expostas regularmente a roedores, como funcionários de laboratórios, fazendeiros e outras pessoas que passam muito tempo em

ambientes externos, incluindo as que não têm moradia. Os HAMA podem interferir com a mensuração de vários hormônios, incluindo TSH e tireoglobulina. Quando os valores de TSH ou tireoglobulina não forem condizentes com o quadro clínico, deve-se suspeitar da interferência de HAMA e o paciente deve ser questionado sobre uma possível exposição a roedores. Quando um laboratório está atento à possibilidade de interferência de HAMA, as condições do ensaio podem ser alteradas para minimizar ou eliminar os resultados enganosos.

PONTOS-CHAVE: TESTES DA TIREOIDE

1. A mensuração do hormônio estimulador da tireoide (TSH) sérico é o melhor teste geral para pesquisar e avaliar os pacientes em relação às doenças de tireoide e para monitorar a terapia de reposição de hormônio tireoidiano.

2. A tiroxina (T_4) livre no soro deve ser medida em todos os pacientes com TSH elevado, e os níveis séricos de T_4 livre e tri-iodotironina (T_3) total ou T_3 livre devem ser medidos em pacientes com supressão do TSH.

3. Anticorpos antitireoperoxidase (TPO) constituem o teste mais preciso para estabelecer um diagnóstico de tireoidite linfocítica crônica (doença de Hashimoto).

4. A tireoglobulina (TG) sérica é útil para auxiliar no diagnóstico de tireoidite destrutiva e para monitorar a recorrência de um câncer de tireoide diferenciado.

5. RAIU é usada primariamente para determinar se pacientes com tireotoxicose apresentam um distúrbio com RAIU alta ou RAIU baixa.

6. Cintilografia da tireoide é usada principalmente para distinguir os três tipos de tireotoxicose com RAIU alta e para determinar se nódulos da tireoide são não funcionantes (frios), normofuncionantes (mornos) ou hiperfuncionantes (quentes).

BIBLIOGRAFIA

1. Andersen S, Pedersen KM, Bruun NH, Laurberg P: Narrow individual variations in serum T4 and T3 in normal subjects: a clue to the understanding of subclinical thyroid disease. J Clin Endocrinol Metab 87:1068–1072, 2002.
2. Cavaleri R: Thyroid radioiodine uptake: indications and interpretation. Endocrinologist 2:341, 1992.
3. Demers LM, Spencer CA: Laboratory medicine practice guidelines: laboratory support for the diagnosis and monitoring of thyroid disease. Thyroid 13(1):2–126, 2003.
4. Haugen BR, Pacini F, Reiners C, et al: A comparison of recombinant human thyrotropin and thyroid hormone withdrawal for the detection of thyroid remnant or cancer. J Clin Endocrinol Metab 84:3877–3885, 1999.
5. Nelson JC, Wang R, Asher DT, Wilcox RB: The nature of analogue-based free thyroxine estimates. Thyroid 14:1030–1036, 2004.
6. Nicoloff JT, Spencer CA: The use and misuse of the sensitive thyrotropin assays. J Clin Endocrinol Metab 71:553–558, 1990.
7. Preissner CM, Dodge LA, O'Kane DJ, et al: Prevalence of heterophilic antibody interference in eight automated tumor marker immunoassays. Clin Chem 51:208–210, 2005.
8. Preissner CM, O'Kane DJ, Singh RJ, Morris JC, Grebe SK. Phantoms in the assay tube: heterophile antibody interference with serum thyroglobulin assays. J Clin Endocrinol Metab 88:3069–3074, 2003.
9. Smith SA: Commonly asked questions about thyroid function. Mayo Clin Proc 70:573–577, 1995.
10. Wang R, Nelson JC, Weiss RM, Wilcox RB: Accuracy of free thyroxine measurements across natural ranges of thyroxine binding to serum proteins. Thyroid 10:31–39, 2000.

HIPERTIREOIDISMO

Amanda M. Bell e Henry B. Burch

1. Qual é a diferença entre tireotoxicose e hipertireoidismo?

Tireotoxicose é o termo geral para a presença de níveis aumentados de tiroxina (T_4), tri-iodotironina (T_3) ou ambas devido a qualquer causa. Não implica que um paciente esteja acentuadamente sintomático ou "tóxico". Hipertireoidismo refere-se às causas de tireotoxicose nas quais a tireoide produz excesso de hormônio tireoidiano.

2. Defina o termo "autonomia" em relação à hiperfunção da tireoide.

Autonomia da tireoide refere-se à síntese e liberação espontâneas de hormônios tireoidianos, independentemente do hormônio estimulador da tireoide (TSH).

3. O que é tireotoxicose subclínica?

Tireotoxicose subclínica refere-se a uma elevação de T_4, T_3 ou ambas dentro da faixa normal, levando a uma supressão da secreção de TSH pela hipófise até a faixa subnormal. Os sinais e sintomas clínicos geralmente estão ausentes ou são inespecíficos.

4. Quais são as consequências em longo prazo da tireotoxicose subclínica?

Alguns estudos relacionaram a tireotoxicose subclínica a uma perda óssea acelerada em mulheres na pós-menopausa e a uma incidência maior de disritmias atriais, incluindo fibrilação atrial. Um nível de TSH abaixo do limite inferior da faixa normal mas acima de 0,1 mUI/L tem muito menos probabilidade de resultar nessas complicações.

5. Relacionar as três causas mais comuns de hipertireoidismo.

- Doença de Graves
- Bócio multinodular tóxico (BMNT)
- Adenomas tóxicos ou nódulos de tireoide com funcionamento autônomo (NTFAs)

6. Defina a doença de Graves.

A doença de Graves é um distúrbio autoimune no qual anticorpos dirigidos contra o receptor de TSH resultam em uma estimulação contínua da glândula tireoide para produzir e secretar hormônios tireoidianos. As manifestações extratireoidianas da doença de Graves incluem oftalmopatia, mixedema pré-tibial e acropatia tireoidiana.

7. Explique o BMNT.

O BMNT geralmente surge no contexto de um bócio multinodular de longa duração no qual alguns nódulos individuais desenvolvem uma função autônoma.

8. O que são NTFAs?

Adenomas tóxicos ou nódulos de tireoide com funcionamento autônomo (NTFAs) são tumores benignos que apresentam uma ativação constitutiva do receptor de TSH ou de seu aparelho de transdução de sinal. Esses tumores frequentemente produzem tireotoxicose subclínica e têm predileção por hemorragia espontânea. Os NTFAs em geral devem ser maiores que 3 cm de diâmetro antes de obter uma capacidade secretora suficiente para produzir hipertireoidismo clínico. Muitas vezes, o processamento ineficiente do iodo provoca excesso de T_3 em relação a T_4 nos NTFAs.

284 CAPÍTULO 33 HIPERTIREOIDISMO

9. O que é o fenômeno de Jod-Basedow?

O fenômeno de Jod-Basedow consiste na indução de uma tireotoxicose em pacientes previamente eutireoideos como resultado da exposição a grande quantidade de iodo (na dieta, no medicamento amiodarona que contém iodo ou em material iodado para contraste radiográfico). Foi descrito pela primeira vez em pacientes com deficiência de iodo subjacente, mas também pode ser visto em pacientes com autonomia subclínica da tireoide, geralmente em decorrência de bócio multinodular.

10. Quais são algumas causas mais raras de hipertireoidismo?

Causas mais raras de hipertireoidismo incluem adenomas hipofisários secretores de TSH; estimulação do receptor de TSH por níveis extremamente elevados de gonadotrofina coriônica humana (hCG), como os encontrados em coriocarcinomas em mulheres ou tumores de células germinativas em homens; *struma ovarii* (produção ectópica de hormônio tireoidiano em teratomas ovarianos que contenham tecido tireoidiano) e resistência a hormônios tireoidianos. Tireoidite e ingestão excessiva de hormônios tireoidianos exógenos (iatrogênica, acidental ou factícia) constituem causas de tireotoxicose, mas não de hipertireoidismo (veja a pergunta 1).

11. Como os pacientes tireotóxicos se apresentam clinicamente?

Os sintomas comuns incluem palpitações, tremores, insônia, dificuldade de concentração, irritabilidade ou labilidade emocional, perda de peso, intolerância ao calor, dispneia ao esforço, fadiga, hiperdefecação, menstruações com fluxo menos intenso ou de menor duração e cabelo quebradiço. Ocasionalmente, os pacientes podem apresentar ganho de peso em vez de perda durante a tireotoxicose, supostamente devido a uma polifagia além do necessário para suportar seu metabolismo aumentado.

12. O que é hipertireoidismo apático?

Pacientes mais idosos com hipertireoidismo podem não apresentar as características típicas e manifestar, em vez disso, depressão ou apatia, perda de peso, fibrilação atrial, agravamento de angina *pectoris* ou insuficiência cardíaca congestiva.

13. Descreva os sinais físicos da tireotoxicose.

Tremores, taquicardia, sopros, pele quente e úmida, hiper-reflexia com fases de relaxamento rápidas e bócio (com frêmito em pacientes com doença de Graves) podem ser encontrados em pacientes com hipertireoidismo. Os achados oculares da tireotoxicose são discutidos na pergunta 14.

14. Como o hipertireoidismo causa doença ocular?

Retração palpebral e olhar fixo podem ser observados com qualquer causa de tireotoxicose e são decorrentes do aumento do tônus adrenérgico. A oftalmopatia verdadeira é específica da doença de Graves e acredita-se que seja causada por autoanticorpos contra a tireoide que exibem uma reação cruzada com antígenos em fibroblastos, adipócitos e pré-adipócitos atrás dos olhos. As manifestações comuns da oftalmopatia incluem proptose, diplopia e alterações inflamatórias, como injeção conjuntival e edema periorbital.

15. Que exames laboratoriais devem ser realizados para confirmar uma tireotoxicose?

A mensuração do TSH sérico por um ensaio de segunda ou terceira geração constitui o exame mais sensível para a detecção de tireotoxicose. Uma vez que o TSH baixo também pode ser visto no hipotireoidismo central, o nível de T_4 livre deve ser medido para confirmar a tireotoxicose. Se o nível de T_4 livre estiver normal, o nível de T_3 deve ser determinado para descartar uma toxicose por T_3. Outros achados laboratoriais associados podem incluir leucopenia leve, anemia normocítica, elevações de transaminases hepáticas e fosfatase alcalina óssea, hipercalcemia e hiperfosfatemia leves e baixos níveis de albumina e colesterol.

16. Quando o teste de anticorpos contra a tireoide é necessário para o diagnóstico de hipertireoidismo?

A causa do hipertireoidismo geralmente pode ser determinada pela história, exame físico e estudos com radionuclídeos. O teste de anticorpos contra o receptor de TSH é útil em gestantes com doença de Graves para

CAPÍTULO 33 HIPERTIREOIDISMO **285**

determinar o risco de disfunção tireoidiana neonatal decorrente da passagem transplacentária de anticorpos estimulantes ou bloqueadores. Também é útil em pacientes eutireoidianos com suspeita de oftalmopatia eutireoidiana de Graves e em pacientes com períodos alternados de hiper e hipotireoidismo como resultado de flutuações de anticorpos bloqueadores e estimulantes dirigidos ao receptor de TSH.

17. Qual é a diferença entre uma cintilografia e um exame de captação da tireoide?

O exame de captação de iodo radioativo (RAIU) utiliza ^{131}I ou ^{123}I para avaliar quantitativamente o estado funcional da glândula tireoide. Uma pequena dose de iodo radioativo é administrada por via oral, seguida pela mensuração da radioatividade na área da tireoide em 4-24 horas. Frequentemente são realizadas duas medidas, após 4-6 horas e após 24 horas. Alta captação confirma hipertireoidismo. Uma cintilografia fornece uma imagem bidimensional que ilustra a distribuição do iodo aprisionado no interior da glândula tireoide. Uma distribuição uniforme em paciente com hipertireoidismo sugere doença de Graves, uma distribuição irregular sugere BMNT, e atividade unifocal correspondente a um nódulo, com supressão do restante da tireoide, sugere um adenoma tóxico.

18. Como o hipertireoidismo deve ser tratado?

As três principais opções terapêuticas são os medicamentos antitireoidianos (ATDs), incluindo metimazol (MMI) e propiltiouracil (PTU), ablação com iodo radioativo (^{131}I) e cirurgia. Exceto quando contraindicado, a maioria dos pacientes deve receber betabloqueadores para controle da frequência cardíaca e alívio sintomático. A maioria dos especialistas em tireoide nos Estados Unidos prefere [131]I à cirurgia ou a cursos prolongados de ATDs. As pacientes que receberão ^{131}I devem ser orientadas a evitar a gravidez e devem ser advertidas de que os contraceptivos orais podem não oferecer uma proteção completa no estado de hipertireoidismo devido aos níveis aumentados de globulina de ligação a hormônios sexuais e à maior depuração do contraceptivo.

19. Quando a cirurgia é indicada para hipertireoidismo?

Em geral, a cirurgia não é o tratamento de escolha para o hipertireoidismo. É usada mais frequentemente quando um nódulo frio está presente em paciente com doença de Graves, em pacientes grávidas que sejam alérgicas ou intolerantes aos medicamentos antitireoidianos (^{131}I está contraindicado na gravidez) ou em pacientes com bócios extremamente grandes que tenham menor probabilidade de responder a ATDs ou [131]I. A cirurgia também pode ser a modalidade preferida quando os pacientes apresentarem outros problemas médicos sérios que façam com que a rápida obtenção de níveis normais de hormônios tireoidianos seja crucial ou apresentarem envolvimento ocular significativo na doença de Graves. Os pacientes devem estar eutireoidianos antes da cirurgia para diminuir o risco de arritmias durante a indução da anestesia e o risco de uma tempestade tireoidiana pós-operatória.

20. Qual é o papel do iodo no tratamento do hipertireoidismo? O que é o efeito de Wolff-Chaikoff?

O iodo inorgânico reduz agudamente a síntese e a liberação de T_4 e T_3. A inibição da síntese de hormônios tireoidianos pelo iodo é conhecida como efeito de Wolff-Chaikoff. Contudo, uma vez que esse efeito em geral desaparece após 10-14 dias, o iodo é usado apenas para preparar rapidamente um paciente para cirurgia ou como medida auxiliar em pacientes com tempestade tireoidiana após a administração de ATDs. As doses típicas correspondem a oito gotas de solução de Lugol, quatro vezes/dia ou cinco gotas de uma solução saturada de iodeto de potássio (SSKI), quatro vezes/dia.

21. Existem outros tratamentos disponíveis para reduzir os níveis de hormônios tireoidianos?

Sim. Dois agentes colecistográficos orais contendo iodo, ipodato e ácido iopanoico causam reduções drásticas nos níveis séricos de T_3 e T_4 por meio da inibição de T_4 $5'$ desiodinase. Infelizmente, esses dois agentes já não estão disponíveis nos Estados Unidos. Outros agentes ocasionalmente usados no tratamento de hipertireoidismo incluem lítio, que diminui a liberação de hormônios tireoidianos, e perclorato de potássio, que inibe a captação de iodo pela tireoide.

286 CAPÍTULO 33 HIPERTIREOIDISMO

22. Quais medicações bloqueiam a conversão periférica de T_4 em T_3?

PTU, propranolol, glicocorticoides, ácido iopanoico e amiodarona inibem a conversão periférica de T_4 em T_3.

23. Qual é a eficácia dos ATDs?

Noventa por cento dos pacientes que tomam ATDs ficam eutireoidianos sem efeitos colaterais significativos. Aproximadamente metade dos pacientes obtém remissão da doença de Graves após um período de tratamento de 12-18 meses. Contudo, apenas 30% mantêm a remissão em longo prazo; os demais apresentam recorrência dentro de 1-2 anos após a retirada dos medicamentos. BMNTs e NTFAs não são doenças autoimunes; portanto, não entram em remissão. O papel dos ATDs nesses dois distúrbios consiste unicamente em deixar o paciente eutireoidiano antes de uma cirurgia ou quando houver necessidade de pré-tratamento antes da terapia com iodo radioativo (veja a pergunta 27). As doses iniciais usuais para tireotoxicose moderada correspondem a 30 mg/dia de metimazol ou 100 mg, três vezes/dia, de PTU. Geralmente, MMI é preferido em relação ao PTU por vários motivos (meia-vida mais longa, permitindo a administração menos frequente, maior taxa de sucesso, resposta mais rápida). Entretanto, o PTU é o tratamento preferido em casos de tempestade tireoidiana, gravidez e lactação.

24. Que efeitos colaterais estão associados aos ATDs?

1. Agranulocitose é uma complicação rara, mas com risco à vida, da terapia com ATDs, ocorrendo em aproximadamente um a cada 200-500 pacientes tratados com ATDs. Os pacientes devem ser orientados a relatar imediatamente febre, dor de garganta ou pequenas infecções que não cederem rapidamente. A agranulocitose parece ser dose-dependente no caso do metimazol, mas não do PTU. Pacientes que desenvolvem agranulocitose com um medicamento antitireoidiano não devem ser expostos a outro.
2. A hepatotoxicidade pode progredir para hepatite fulminante com necrose com o uso de PTU, e icterícia colestática foi relatada com metimazol. Os pacientes devem relatar ao médico dor no quadrante superior direito, anorexia, náusea e prurido recente.
3. Erupções cutâneas podem variar de eritema limitado a dermatite esfoliativa. Uma reação dermatológica a um ATD não impede o uso de outro, embora ocorra sensibilidade cruzada em aproximadamente 50% dos casos.

25. Que exames laboratoriais devem ser monitorados em pacientes recebendo ATDs?

Os níveis de hormônios tireoidianos devem ser monitorados para determinar quando as doses do ATD podem ser reduzidas a partir das altas dosagens iniciais para doses de manutenção (geralmente 25-50% das doses iniciais). O TSH pode permanecer suprimido por vários meses; nessa situação, os níveis de T_4 livre são mais confiáveis para avaliar o estado dos hormônios tireoidianos. As enzimas hepáticas e o hemograma completo com contagem diferencial devem ser verificados a cada 1-3 meses. Uma vez que elevação das transaminases e granulocitopenia leve podem ser observadas na doença de Graves não tratada, é importante verificar esses parâmetros antes do início da terapia com ATD. Muitos casos de agranulocitose parecem surgir sem granulocitopenia precedente; portanto, um alto índice de suspeita é necessário mesmo que os exames recentes estejam normais.

26. Como funciona o iodo radioativo?

As células da tireoide aprisionam e concentram o iodo usado na produção dos hormônios tireoidianos. [131]I é incorporado do mesmo modo que o iodo orgânico. Uma vez que o ^{131}I emite partículas beta que são localmente destrutivas, lesão e morte celular ocorrem ao longo de um período de vários meses após o tratamento. As doses de ^{131}I devem ser altas o suficiente para resultar em hipotireoidismo permanente de modo a diminuir a taxa de recorrência. Uma dose típica para a doença de Graves corresponde a 15 miliCuries (mCi); para TMNG, são administradas doses maiores de 25-30 mCi. Essas doses são eficazes em 90-95% dos pacientes.

27. Quando o pré-tratamento com ATDs é indicado antes da ablação com [131]I?

Idosos e pacientes com doenças sistêmicas subjacentes muitas vezes são previamente tratados com ATDs em um esforço de eliminar da tireoide os hormônios pré-formados, teoricamente reduzindo o risco de uma tempestade tireoidiana induzida por [131]I. Quando o pré-tratamento com ATDs é usado, os medicamentos geralmente são suspensos 4-7 dias antes da administração de [131]I. Contudo, o pré-tratamento com medicamentos antitireoidianos está associado a um aumento rápido dos níveis de hormônios tireoidianos após a descontinuação do ATD. A maioria dos pacientes sem pré-tratamento apresenta diminuição rápida dos níveis de hormônios tireoidianos após o iodo radioativo. Portanto, a maioria dos pacientes não necessita ou não se beneficia do pré-tratamento com ATD. Se o pré-tratamento for administrado, MMI deve ser preferido ao PTU porque o último possui efeitos radioprotetores que diminuem a eficácia da ablação por iodo radioativo.

28. Quanto tempo após um tratamento com ^{131}I as mulheres devem esperar antes de engravidar ou reiniciar o aleitamento?

A gravidez deve ser adiada por, no mínimo, seis meses após a ablação com ^{131}I devido a um maior risco de perda da gravidez. Além disso, as pacientes devem estar recebendo uma dose estável de hormônio tireoidiano como reposição e não devem apresentar oftalmopatia ativa. A radioatividade no leite materno, medida em um estudo após uma dose terapêutica de 8,3 mCi de ^{131}I, permaneceu inaceitavelmente elevada por 45 dias. Se ^{99m}Tecnécio ou ^{123}I for usado para estudos diagnósticos, o aleitamento pode ser reiniciado em 2-3 dias, com retirada por bomba e descarte do leite materno nesse intervalo.

29. ^{131}I causa ou agrava a oftalmopatia na doença de Graves?

Essa é uma área de contínua controvérsia. A história natural da doença de Graves é tal que 15-20% dos pacientes desenvolvem oftalmopatia significativa. A maioria dos casos surge no período de 18 meses antes a 18 meses após o início da tireotoxicose. Consequentemente, pode-se esperar que um número razoável de novos casos coincida com o momento da ablação por ^{131}I. Dois estudos clínicos prospectivos e randomizados demonstraram que ^{131}I tem maior probabilidade de causar um agravamento da oftalmopatia que outras modalidades terapêuticas. Pacientes com doença ocular preexistente e aqueles que fumam cigarros têm maior probabilidade de apresentar um agravamento. Como resultado, é prudente evitar ^{131}I em pacientes com oftalmopatia de Graves ativa moderada a severa ou tratá-los com um curso de corticosteroides orais imediatamente após a dose de ^{131}I.

30. Como a tireotoxicose é tratada na gravidez?

É necessário ter cuidado ao interpretar os resultados laboratoriais da tireoide durante a gravidez porque baixos valores de TSH não são raros no primeiro trimestre, e os níveis de T_4 total estão elevados devido a um aumento dos níveis de globulina ligadora de tiroxina (TBG). Os níveis de T_4 livre usando diálise de equilíbrio ou um ensaio com faixas normais específicas para a gravidez constituem o melhor indicador da função tireoidiana durante a gravidez. Exames de medicina nuclear com RAIU ou cintilografia da tireoide estão contraindicados na gravidez devido a preocupações relativas à exposição do feto aos isótopos. Uma vez que a terapia com ^{131}I também está contraindicada durante a gravidez, as opções terapêuticas ficam limitadas a ATDs ou cirurgia no segundo trimestre. Geralmente, o PTU é o ATD preferido durante a gravidez porque atravessa a placenta em menor grau que o metimazol, e o uso deste último foi associado a um distúrbio neonatal raro do couro cabeludo conhecido como *aplasia cutis*, assim como atresia das coanas e do esôfago. Gestantes com doença de Graves necessitam de um acompanhamento da dose para garantir o controle adequado e prevenir hipotireoidismo, uma vez que o distúrbio frequentemente entra em remissão no decorrer da gravidez. Anticorpos dirigidos para o receptor de TSH, que conseguem atravessar a placenta após 26 semanas, devem ser medidos no terceiro trimestre para avaliar o risco de disfunção tireoidiana neonatal. Se os anticorpos contra o receptor de TSH estiverem elevados ou a mãe estiver recebendo ATDs, um ultrassom fetal deve ser realizado por volta de 32 semanas de gestação para pesquisar evidências de disfunção tireoidiana, que podem incluir restrição do crescimento, hidropsia, bócio ou taquicardia fetal.

PONTOS-CHAVE: HIPERTIREOIDISMO

1. As três causas mais comuns de hipertireoidismo são a doença de Graves, o bócio multinodular tóxico e o adenoma tóxico.

2. Uma tireoidite pode causar tireotoxicose severa, mas cede sem intervenção e pode ser seguida por uma fase de hipotireoidismo.

3. Os exames diagnósticos de rotina para hipertireoidismo incluem hormônio estimulador da tireoide (TSH), tiroxina (T_4) livre, ± tri-iodotironina (T_3) livre, captação de iodo radioativo (RAIU) e cintilografia da tireoide com I^{123} ou ^{99m}tecnécio.

4. As principais opções de tratamento para o hipertireoidismo consistem em iodo radioativo, medicamentos antitireoidianos (metimazol, propiltiouracil) e tireoidectomia. Betabloqueadores podem melhorar significativamente os sintomas adrenérgicos da tireotoxicose e não interferem com os exames ou o tratamento subsequente.

5. O tratamento é geralmente indicado quando o TSH estiver abaixo de 0,1 mUI/L. Pacientes assintomáticos com TSH suprimido acima de 0,1 mUI/L podem ser acompanhados atentamente.

PRINCIPAIS SEGREDOS

1. As três causas mais comuns de hipertireoidismo são a doença de Graves, o bócio multinodular tóxico e o adenoma tóxico.

2. Os exames diagnósticos de rotina para hipertireoidismo incluem hormônio estimulador da tireoide (TSH), tiroxina (T_4) livre, ± tri-iodotironina (T_3) livre, captação de iodo radioativo (RAIU) e cintilografia da tireoide com I^{123} ou ^{99m}tecnécio.

3. As principais opções de tratamento para o hipertireoidismo consistem em iodo radioativo, medicamentos antitireoidianos (metimazol, propiltiouracil) e tireoidectomia.

BIBLIOGRAFIA

1. Abalovich M, Amino N, Barbour LA, et al: Management of thyroid dysfunction during pregnancy and postpartum: an endocrine society clinical practice guideline. J Clin Endocrinol Metab Supplement 92:s1–s7, 2007.
2. Bartalena L, Marcocci C, Bogazzi F, et al: Relation between therapy for hyperthyroidism and the course of Graves' ophthalmopathy. N Engl J Med 338:73–78, 1998.
3. Biondi B, Fazio S, Carella C, et al: Cardiac effects of long term thyrotropin-suppressive therapy with levothyroxine. J Clin Endocrinol Metab 77:334–338, 1993.
4. Bonnema SJ, Bennedbæk FN, Veje A, et al: Propylthiouracil before ^{131}I therapy of hyperthyroid diseases: effect on cure rate evaluated by a randomized cinical trial. J Clin Endocrinol Metab 89:4439–4444, 2004.
5. Burch HB, Shakir F, Fitzsimmons TR, et al: Diagnosis and management of the autonomously functioning thyroid nodule: The Walter Reed Army Medical Center experience, 1975–1996. Thyroid 8:871–880, 1998.
6. Burch HB, Solomon BL, Cooper DS, Ferguson P, Walpert N, Howard R: The effect of antithyroid drug pretreatment on acute changes in thyroid hormone levels after ^{131}I ablation for Graves' disease. J Clin Endocrinol Metab. 86:3016–3021, 2001.
7. Burch HB, Wartofsky L: Graves' ophthalmopathy: current concepts regarding pathogenesis and management. Endocr Rev 14:747–793, 1993.
8. Burrow GN: Thyroid function and hyperfunction during gestation. Endocr Rev 14:194–202, 1993.
9. Col NF, Surks MI, Daniels GH: Subclinical thyroid disease: clinical applications. JAMA 291:239–243, 2004.
10. Cooper DS: Antithyroid drugs in the management of patients with Graves' disease: an evidence-based approach to therapeutic controversies. J Clin Endocrinol Metab 88:3474–3481, 2003.
11. Cooper DS: Antithyroid drugs. N Engl J Med 352:905–917, 2005.
12. Cooper DS: Hyperthyroidism. Lancet 362:459–468, 2003.
13. Kahaly GJ, Nieswandt J, Mohr-Kahaly S: Cardiac risks of hyperthyroidism in the elderly. Thyroid 8:1165–1169, 1998.

14. Luton D, Le Gac I, Vuillard E, et al: Management of Graves' disease during pregnancy: the key role of fetal thyroid gland monitoring. J Clin Endocrinol Metab 90:6093–6098, 2005.
15. McDermott MT, Ridgway EC: Central hyperthyroidism. Endocrinol Metab Clin North Am 27:187–203, 1998.
16. McDermott MT, Ridgway EC: Thyroid hormone resistance syndromes. Am J Med 94:424–432, 1993.
17. Sawin CT, Geller A, Wolf PA, et al: Low serum thyrotropin concentration as a risk factor for atrial fibrillation in older persons. N Engl J Med 331:1249–1252, 1994.
18. Singer PA, Cooper DS, Levy EG, et al: Treatment guidelines for patients with hyperthyroidism and hypothyroidism. Standards of Care Committee, American Thyroid Association. JAMA 273:808–812, 1995.
19. Surks MI, Ortiz E, Daniels GH, et al: Subclinical thyroid disease: scientific review and guidelines for diagnosis and management. JAMA 291:228–239, 2004.
20. Uzzan B, Campos J, Cucherat M, et al: Effects on bone mass of long term treatment with thyroid hormones: a meta-analysis. J Clin Endocrinol Metab 81:4278, 1996.

CAPÍTULO 34

HIPOTIREOIDISMO

Katherine Weber e Bryan R. Haugen

1. O hipotireoidismo é comum?

O hipotireoidismo é relativamente comum, com uma prevalência de 4-8% na população geral. A idade média no momento do diagnóstico corresponde à metade da sexta década de vida. O hipotireoidismo é muito mais comum no sexo feminino, com uma proporção de mulheres para homens de 3:1. O hipotireoidismo pós-parto, uma fase de hipotireoidismo transitória após a gravidez, é encontrado em 5-10% das mulheres.

2. O que é hipotireoidismo subclínico?

O hipotireoidismo subclínico (atualmente chamado de insuficiência tireoidiana leve ou mínima) é uma forma leve e muito mais comum de hipotireoidismo, frequentemente com poucos ou nenhum sintoma. Hipercolesterolemia e anormalidades cardíacas sutis foram associadas. Bioquimicamente, os níveis de tiroxina (T_4) ou T_4 livre estão normais, enquanto o nível do hormônio estimulador da tireoide (TSH) está levemente aumentado. Até 10-20% das mulheres com mais de 50 anos apresentam insuficiência tireoidiana leve.

3. Como o hipotireoidismo subclínico é tratado?

Quando os pacientes são tratados com T_4, apresentam maior sensação de bem-estar (em comparação ao placebo), e as anormalidades cardíacas e lipídicas melhoram. Portanto, o tratamento é geralmente recomendado, em especial para pacientes com TSH >10 mU/L persistente. Anticorpos contra a tireoide, um indicador de doença autoimune da tireoide, podem ajudar a prever quais pacientes progredirão para um hipotireoidismo clínico; os testes são recomendados para pacientes com nível de TSH minimamente elevado.

4. Quais são as duas causas mais comuns de hipotireoidismo?

Embora muitos distúrbios possam causar hipotireoidismo, as duas causas mais comuns são a tireoidite linfocítica crônica (doença de Hashimoto), uma forma autoimune de destruição da tireoide, e o hipotireoidismo induzido por iodo radioativo após o tratamento da doença de Graves (hipertireoidismo autoimune).

5. A tireoidite pós-parto é comum?

A tireoidite pós-parto ocorre em aproximadamente 10% das mulheres, dois terços das quais apresentam uma fase de hipotireoidismo transitório (6-12 meses) que requer tratamento.

6. Cite causas menos comuns de hipotireoidismo.

- Tireoidite subaguda
- Radiação externa no pescoço
- Medicações (medicamentos antitireoidianos, amiodarona, lítio, bexaroteno, sunitinib e interferon)
- Doenças infiltrativas
- Hipotireoidismo central (hipofisário/hipotalâmico) (Fig. 34-1)
- Defeitos congênitos
- Bócio endêmico (deficiência de iodo), que é razoavelmente comum fora dos Estados Unidos

7. Cite os sintomas comumente associados ao hipotireoidismo.

O hipotireoidismo geralmente se manifesta com sintomas inespecíficos, como fadiga, intolerância ao frio, depressão, ganho de peso, fraqueza, dores articulares, obstipação, pele seca, perda de cabelo e irregularidades menstruais.

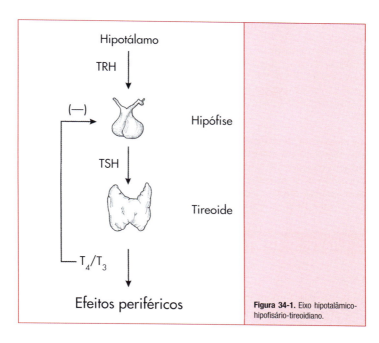

Figura 34-1. Eixo hipotalâmico-hipofisário-tireoidiano.

8. Que achados no exame físico são compatíveis com hipotireoidismo?

O exame físico pode ser normal na insuficiência tireoidiana leve e não deve impedir uma avaliação subsequente se a suspeita clínica for elevada. Sinais comuns de hipotireoidismo moderado a severo incluem:
- Hipertensão (hipertensão diastólica é um indício)
- Bradicardia
- Cabelos ralos
- Edema periorbital
- Pele amarelada (devido a níveis elevados de betacaroteno)
- Síndrome do túnel do carpo
- Relaxamento tardio dos reflexos tendinosos profundos

9. O que a palpação da tireoide revela?

A tireoide pode estar aumentada, normal ou pequena, mas a consistência geralmente é firme.

10. Resuma as apresentações pouco comuns do hipotireoidismo.

As apresentações pouco comuns de hipotireoidismo incluem megacólon, cardiomegalia, derrame pericárdico e insuficiência cardíaca congestiva (ICC). ICC severa, relatada em um paciente programado para transplante cardíaco, foi resolvida apenas com a reposição do hormônio tireoidiano.

11. Descreva os exames laboratoriais que podem apresentar resultados anormais durante o hipotireoidismo.

As indicações laboratoriais de hipotireoidismo incluem anemia normocítica e normocrômica (mulheres que menstruam também podem apresentar anemia por deficiência de ferro devido ao sangramento excessivo de menstruações irregulares), hiponatremia, hipercolesterolemia e elevação dos níveis de creatina fosfoquinase.

12. Quais testes são melhores para confirmar o diagnóstico de hipotireoidismo no contexto ambulatorial?

Vários testes de função tireoidiana estão disponíveis para o clínico, incluindo avaliações de TSH, T_4, tri-iodotironina (T_3), captação de resina, T_4 livre, T_3 livre e T_3 reverso. No contexto ambulatorial, geralmente apenas um teste é necessário: a avaliação de TSH. O TSH, que é sintetizado e secretado pela hipófise anterior, é o indicador mais sensível da função tireoidiana em estado não estressado. Basicamente, se o TSH estiver normal (variação: 0,5-5 mU/L), o paciente é eutireoidiano; se o TSH estiver elevado (>5 mU/L), o paciente apresenta insuficiência primária da glândula.

13. Como os níveis de T_4 total devem ser interpretados?

É necessário muito cuidado na interpretação dos níveis de T_4 (ocasionalmente medidos em painéis de triagem de saúde). Muitas condições não relacionadas a doenças da tireoide causam níveis baixos ou elevados de T_4 total porque mais de 99% de T_4 está ligado a proteínas, e os níveis de T_4 total dependem da quantidade de proteínas de ligação aos hormônios tireoidianos, que pode variar muito. Os níveis de T_4 total devem ser sempre comparados à captação de T_3 por resina (T_3RU), que reflete a quantidade de proteína de ligação a hormônios tireoidianos.

PONTOS-CHAVE: HIPOTIREOIDISMO

1. O nível do hormônio estimulador da tireoide (TSH) constitui o melhor exame de triagem para hipotireoidismo primário no contexto ambulatorial.

2. Levotiroxina (LT_4) constitui o tratamento inicial preferido para hipotireoidismo e, em pacientes jovens e saudáveis, pode ser introduzida em dose de 1,6 µg/k/dia.

3. O nível alvo de TSH para tratamento de hipotireoidismo primário está entre 0,5-2,0 mU/L.

4. O hipotireoidismo subclínico (TSH elevado, porém com tiroxina/tri-iodotironina [T_4/T_3] normal) é comum e o tratamento pode aliviar os sintomas, assim como as anormalidades cardíacas e lipídicas.

14. Explique por que é mais difícil interpretar os testes de função tireoidiana em pacientes internados com doenças agudas.

A interpretação dos testes de função tireoidiana em pacientes internados com doenças agudas é mais difícil quando há suspeita de hipotireoidismo. Uma doença não tireoidiana aguda pode causar supressão dos níveis de T_4 e T_3, e o TSH pode estar elevado na fase de recuperação (Cap. 40). Medicações como dopamina e glicocorticoides podem suprimir o TSH. Doenças graves também podem causar baixos níveis de T_4 livre.

15. Como é feito o diagnóstico de hipotireoidismo em pacientes internados com doenças agudas?

Quando houver suspeita de hipotireoidismo em paciente hospitalizado e estressado, é necessária uma combinação de sinais clínicos (bradicardia inapropriada, rosto inchado, pele seca e relaxamento tardio dos reflexos tendinosos profundos) e exames laboratoriais (níveis de TSH e T_4 livre) para excluir ou confirmar o diagnóstico de hipotireoidismo. Se esses testes forem ambíguos, o nível de T_3 reverso, que está normal ou elevado em doenças não tireoidianas e baixo no hipotireoidismo, pode ser útil. O exame de TSH em pacientes internados também pode ser afetado por variações diurnas normais do TSH. Os níveis de TSH em indivíduos eutireoidianos podem exceder a faixa normal à noite, quando os pacientes frequentemente são internados. Um teste pela manhã pode ajudar a esclarecer o significado de TSH levemente elevado.

16. Que preparação de hormônio tireoidiano deve ser usada?

Desde 1891, quando o extrato de tireoide de ovelhas foi usado pela primeira vez para tratar o mixedema, muitas preparações foram desenvolvidas e ainda estão disponíveis. Atualmente, o melhor regime de reposição consiste

CAPÍTULO 34 HIPOTIREOIDISMO

na L-tiroxina (LT$_4$). As marcas comerciais de LT$_4$ (Synthroid®, Euthyrox®, Levoid® e Puran® T4) são preferidas em relação às preparações genéricas porque o custo é uma questão de menor importância (LT$_4$ genérica custa seis dólares/mês, enquanto as marcas comerciais custam aproximadamente 10 dólares/mês) e porque a biodisponibilidade da LT$_4$ genérica pode variar em 15-20%.

17. Que outras preparações de hormônios tireoidianos estão disponíveis?

Outras preparações de hormônios tireoidianos incluem L-tri-iodotironina (LT$_3$), que é reservada para casos especiais devido a sua potência e meia-vida curta, e tireoide dessecada e tireoglobulina, que fornecem concentrações imprevisíveis de hormônio tireoidiano sérico devido à variação de teor de biodisponibilidade.

18. Qual é a dose de LT$_4$ recomendada para terapia de reposição em paciente com hipotireoidismo?

Pacientes jovens e saudáveis em outros aspectos podem começar com doses de reposição totais de LT4 (1,6 µg/kg/dia). Pacientes idosos ou com suspeita ou diagnóstico prévio de doença cardíaca devem começar com baixas doses de LT$_4$ (25 µg/dia), que são aumentadas em 25 µg/dia a cada 2-3 meses até que o TSH esteja normal. Em pacientes com hipotireoidismo subclínico, considerar o início do tratamento para o paciente com 50-75% da dose de reposição total prevista.

19. Qual é a meta apropriada para TSH no tratamento do hipotireoidismo primário?

O nível-alvo de TSH em pacientes com hipotireoidismo tratados deve estar entre 0,5-2,0 mU/L, o que representa a extremidade inferior da faixa normal relatada pela maioria dos laboratórios. Quando as faixas de referência usuais para TSH foram desenvolvidas, foram incluídos indivíduos com anticorpos antitireoidianos sugestivos de doença autoimune oculta da tireoide. Portanto, acredita-se que as faixas 'normais' estejam desviadas no sentido de valores de TSH mais elevados. Quando indivíduos normais sem anticorpos antitireoidianos são avaliados, a maioria apresenta valores de TSH abaixo de 2,5 mU/L.

20. Discuta as evidências que suportam a terapia combinada com T$_4$/T$_3$.

A literatura médica e leiga tem apresentado interesse renovado na terapia combinada. Um recente estudo controlado com placebo sugeriu que pacientes recebendo terapia combinada apresentavam melhores pontuações de função cognitiva e humor em comparação aos períodos em que tinham recebido LT$_4$ isolada. Estudos em animais tireoidectomizados mostraram que a terapia com T$_4$ isolada não restaura os níveis tissulares de T$_4$ e T$_3$ até valores eutireoidianos, mesmo quando o TSH está normalizado. Embora esses estudos sejam provocativos e intrigantes, a maioria dos especialistas concorda que mais informações são necessárias antes que a terapia combinada com T$_4$/T$_3$ possa ser recomendada para a maioria dos pacientes. Nossa abordagem atual consiste em discutir abertamente essas informações com pacientes que perguntem a seu respeito.

21. Quando a terapia combinada com T$_4$/T$_3$ deve ser considerada?

Os autores sugerem uma tentativa com LT$_4$ isolada para normalizar o TSH na porção inferior da faixa normal (0,5-2,0 mU/L) por um período de 2-4 meses. Muitos pacientes passam extremamente bem com essa abordagem. Pacientes que apresentarem TSH baixo-normal durante o uso de LT$_4$ e ainda sentirem um "hipotireoidismo" necessitam de avaliação adicional antes que a terapia com T$_3$ seja considerada. Geralmente excluímos anemia e deficiência de vitamina B$_{12}$ (associada à tireoidite de Hashimoto) e perguntamos sobre apneia do sono. Se essa avaliação for negativa, diminuímos LT$_4$ em 12-25 µg e acrescentamos 5 µg de Cytomel® (T$_3$) pela manhã. O objetivo é verificar se os sintomas do paciente melhoram sem uma supressão persistente do TSH sérico (medido pela manhã antes da administração da medicação). Nenhum dado suporta ou rejeita claramente essa posição; acreditamos que seja uma posição de boa prática médica.

22. Como o clínico deve abordar uma cirurgia em paciente com hipotireoidismo?

Existem duas grandes categorias que devem ser consideradas: cirurgias de emergência/cardíacas e cirurgia eletiva. O hipotireoidismo está associado a complicações pós-operatórias de pequeno porte — gastrointestinais (obstipação prolongada, íleo) e neuropsiquiátricas (confusão, psicose); além disso, a incidência de febre com infecções é mais baixa. Pacientes com cirurgia eletiva programada devem esperar até que o TSH esteja normalizado devido às complicações pós-operatórias associadas ao hipotireoidismo. Contudo, as taxas de mortalidade e complicações maiores (perda sanguínea, arritmias e prejuízo da cicatrização de feridas) são semelhantes às taxas em pacientes eutireoidianos.

23. Resuma as recomendações atuais para cirurgia de emergência.

As recomendações atuais consistem em realizar a cirurgia de emergência no pacientes com hipotireoidismo e monitorar possíveis complicações pós-operatórias, administrando ao mesmo tempo a terapia de reposição com LT_4. Pacientes com doença arterial coronariana isquêmica que necessitem de cirurgia devem ficar sem reposição de LT_4 porque T_4 aumenta a demanda miocárdica de oxigênio e pode precipitar um agravamento dos sintomas cardíacos se administrada antes da cirurgia. No pós-operatório, o paciente deve receber a terapia de reposição com LT_4 em baixa dose, com acompanhamento para ICC (aumentada em pacientes com hipotireoidismo submetidos a cirurgia cardíaca).

24. Em que o mixedema difere do hipotireoidismo?

O mixedema é uma forma severa e descompensada de hipotireoidismo prolongado. As complicações incluem hipoventilação, insuficiência cardíaca, anormalidades hidroeletrolíticas e coma (Cap. 39). O coma mixedematoso frequentemente é precipitado por doença sistêmica intercorrente, cirurgia ou medicamentos narcóticos/hipnóticos. Pacientes em coma mixedematoso devem receber terapia de reposição com 300-500 µg de LT_4 por via intravenosa, seguida por 50-100 µg todos os dias. Uma vez que a conversão de T_4 em T_3 (hormônio ativo) está diminuída na doença severa, pacientes com insuficiência cardíaca pronunciada que necessitem de agentes pressores ou pacientes que não respondam a 1-2 dias de terapia com LT_4 devem receber 12,5 µg de LT_3 por via intravenosa a cada seis horas.

SITE

http://www.nacb.org

BIBLIOGRAFIA

1. Arem R, Patsch W: Lipoprotein and apolipoprotein levels in subclinical hypothyroidism. Arch Intern Med 150:2097–2100, 1990.
2. Bunevicius R, Kazanavicius G, Zalinkevicius R, Prange AJ: Effects of thyroxine as compared with thyroxine plus triiodothyronine in patients with hypothyroidism. N Engl J Med 340:424–429, 1998.
3. Canaris GJ, Manowitz NR, Mayor G, Ridgway EC: The Colorado thyroid disease prevalence study. Arch Intern Med 104:526–534, 2000.
4. Cooper DS, Halpern R, Wood LC, et al: L-thyroxine therapy in subclinical hypothyroidism. Ann Intern Med 101:18–24, 1984.
5. Demers LM, Spencer CA: Laboratory medicine practice guidelines: laboratory support for the diagnosis and monitoring of thyroid disease. Thyroid 13:45–56, 2003.
6. Elder J, McLelland A, O'Reilly SJ, et al: The relationship between serum cholesterol and serum thyrotropin, thyroxine, and tri-iodothyronine concentrations in suspected hypothyroidism. Ann Clin Biochem 27:110–113, 1990.
7. Hay ID, Duick DS, Vliestra RE, et al: Thyroxine therapy in hypothyroid patients undergoing coronary revascularization: a retrospective analysis. Ann Intern Med 95:456–457, 1981.
8. Hollowell JG, Staehling NW, Flanders WD, et al: Serum TSH, T4, and thyroid antibodies in the United States population (1988 to 1994): National Health and Nutrition Examination Survey (NHANES III). J Clin Endocrinol Metab 87:489–499, 2002.
9. Ladenson PW: Recognition and management of cardiovascular disease related to thyroid dysfunction. Am J Med 88:638–641, 1990.
10. Ladenson PW, Levin AA, Ridgway EC, Daniels GH: Complications of surgery in hypothyroid patients. Am J Med 77:262–266, 1984.

11. Mandel SJ, Brent GA, Larsen PR: Levothyroxine therapy in patients with thyroid disease. Ann Intern Med 119:492–502, 1993.
12. Patel R, Hughes RW: An unusual case of myxedema megacolon with features of ischemic and pseudomembranous colitis. Mayo Clin Proc 67:369–372, 1992.
13. Rosenthal MJ, Hunt WC, Garry PJ, Goodwin JS: Thyroid failure in the elderly: microsomal antibodies as discriminant for therapy. JAMA 258:209–213, 1987.
14. Roti E, Minelli R, Gardini E, Braverman LE: The use and misuse of thyroid hormone. Endocr Rev 14:401–423, 1993.

CAPÍTULO 35

TIREOIDITE

Robert C. Smallridge

1. Forneça o diagnóstico diferencial para tireoidite.

1. Infecciosa
   a. Aguda (supurativa)
   b. Subaguda (granulomatosa; de Quervain)
2. Autoimune
   a. Linfocítica crônica (doença de Hashimoto)
   b. Atrófica (mixedema primário)
   c. Juvenil
   d. Pós-parto
3. Indolor (não pós-parto)
4. Induzida por drogas
5. Estroma de Riedel
6. Induzida por radiação
7. Traumática
8. Embolização tumoral

2. O que causa a tireoidite aguda?

Essa doença rara é infecciosa e geralmente bacteriana; contudo, algumas vezes foram relatadas infecções fúngicas, tuberculosas, parasitárias ou sifilíticas. *Pneumocystis carinii* foi observado em pacientes com Aids. Os pacientes podem desenvolver sintomas de hipertireoidismo.

3. Como a tireoidite aguda é tratada?

O tratamento envolve incisão e drenagem do abscesso e antibióticos. As crianças frequentemente apresentam uma fístula sinusal piriforme, que deve ser reparada cirurgicamente.

4. Descreva os quatro estágios da tireoidite subaguda.

- Estágio I: Os pacientes apresentam tireoide sensível e dolorosa (unilateral ou bilateral) e podem exibir sintomas sistêmicos (fadiga, mal-estar, febre). A destruição inflamatória dos folículos tireoidianos permite a liberação de tiroxina (T_4) e tri-iodotironina (T_3) no sangue, e pode ocorrer tireotoxicose.
- Estágio II: Um período transitório (várias semanas) de eutireoidismo ocorre após a eliminação de T_4 do organismo.
- Estágio III: Na doença severa, os pacientes podem ter hipotireoidismo até que ocorra o reparo da glândula.
- Estágio IV: O estado de eutireoidismo retorna.

5. Resuma a história natural da tireoidite subaguda.

A tireoidite subaguda provavelmente tem origem viral. Histologicamente, a inflamação é granulomatosa. Embora os pacientes quase sempre apresentem uma recuperação clínica, os níveis séricos de tireoglobulina permanecem elevados e o teor de iodo intratireoidiano continua baixo por muitos meses (Fig. 35-1). Pacientes que necessitam de esteroides têm maior probabilidade de desenvolver hipotireoidismo mais tarde. Esses achados sugerem anormalidades subclínicas persistentes após um episódio de tireoidite subaguda. Aproximadamente 2% dos pacientes apresentam um segundo episódio muitos anos depois.

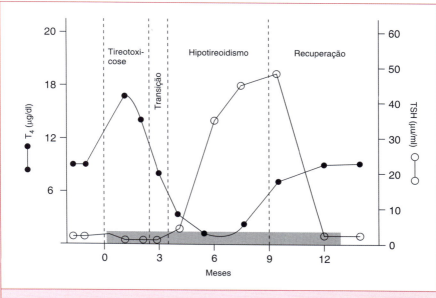

Figura 35-1. Função tireoidiana durante a tireoidite subaguda.

6. Qual é a causa mais comum de tireoidite?
A doença autoimune da tireoide, que é reconhecida pela presença de anticorpos contra a peroxidase tireoidiana (TPO) e, menos frequentemente, anticorpos contra tireoglobulina no soro.

7. Cite as características clínicas da doença autoimune da tireoide.
A tireoidite linfocítica crônica (doença de Hashimoto) geralmente se manifesta como bócio eutireoideo que progride para hipotireoidismo na meia-idade e em indivíduos mais velhos, especialmente mulheres. A tireoidite atrófica é caracterizada por uma glândula tireoide muito pequena em paciente com hipotireoidismo. Algumas evidências sugerem que anticorpos inibidores do crescimento da tireoide possam explicar a ausência de bócio. Dois terços dos adolescentes com bócio apresentam tireoidite autoimune (juvenil).

8. A tireoidite pós-parto segue um curso clínico diferente dos outros tipos de tireoidite autoimune?
Sim. A doença pós-parto se desenvolve em mulheres entre o terceiro e o nono mês após o parto. Tipicamente segue os estágios observados em pacientes com tireoidite subaguda, embora histologicamente as pacientes apresentem uma infiltração linfocítica.

9. A tireoidite pós-parto é comum?
Após o parto, 5-10% das mulheres desenvolvem evidências bioquímicas de disfunção tireoidiana. Aproximadamente um terço das mulheres afetadas desenvolve sintomas (hipertireoidismo, hipotireoidismo ou ambos) e são beneficiadas por 6-12 meses de terapia com L-tiroxina (LT_4) no caso de hipotireoidismo. A frequência de cada apresentação clínica está ilustrada na Figura 35-2.

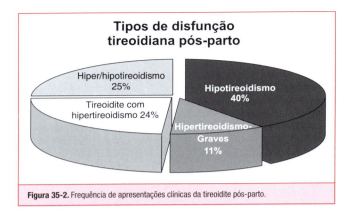

Figura 35-2. Frequência de apresentações clínicas da tireoidite pós-parto.

10. Resuma as diferenças entre tireoidite subaguda e pós-parto.
Veja a Tabela 35-1.

TABELA 35-1. TIREOIDITE SUBAGUDA *VERSUS* PÓS-PARTO

	Tireoidite Subaguda	Tireoidite Pós-parto
Dor na tireoide	Sim	Não
Velocidade de hemossedimentação	Aumentada	Normal
Anticorpo contra TPO	Apenas aumento transitório	Positivo
Estado de HLA	B-35	DR3, DR5
Histologia	Células gigantes, granulomas	Linfócitos

HLA, antígeno leucocitário humano; TPO, peroxidase tireoidiana.

11. Por que as mulheres desenvolvem tireoidite pós-parto?
As mulheres que desenvolvem tireoidite pós-parto apresentam tireoidite autoimune subjacente, geralmente assintomática. Durante a gravidez, o sistema imunológico materno é parcialmente suprimido, com drástica elevação de rebote dos anticorpos dirigidos contra a tireoide após o parto. Embora os anticorpos TPO não sejam considerados citotóxicos, eles atualmente representam o marcador mais confiável da suscetibilidade à doença pós-parto.

12. A função tireoidiana volta ao normal em pacientes com tireoidite pós-parto, como ocorre na tireoidite subaguda?
Nem sempre. Aproximadamente 20% das mulheres mantêm um hipotireoidismo permanente e um número semelhante apresenta anormalidades leves persistentes. Portanto, um exame de TSH anual é recomendado.

13. Algum fator é capaz de identificar mulheres com maior risco de desenvolver tireoidite pós-parto?
Mulheres com títulos mais elevados de anticorpos contra TPO têm maior probabilidade de desenvolver tireoidite. Aproximadamente 25% das mulheres com diabetes melito tipo 1 desenvolvem tireoidite após o parto. Para

pacientes de alto risco, uma triagem para anticorpos dirigidos contra a tireoide e o monitoramento cuidadoso da função tireoidiana 3-6 meses após o parto estão indicados.

14. O que é a tireoidite indolor?
Tanto homens quanto mulheres que não estejam no período pós-parto podem manifestar sintomas tireotóxicos transitórios. Como ocorre na tireoidite subaguda, frequentemente esses pacientes apresentam hipotireoidismo subsequente. Ao contrário da doença subaguda, esse distúrbio é indolor. Ele já recebeu uma variedade de nomes, incluindo hipertireoidite, tireoidite silenciosa, tireoidite indolor transitória com hipertireoidismo e tireoidite linfocítica com resolução espontânea. Essa doença foi descrita pela primeira vez na década de 1970 e atingiu seu pico no início da década de 1980. Atualmente parece ocorrer com menor frequência.

15. O que causa a tireoidite indolor?
Alguns pesquisadores acreditam que ela seja uma variante da tireoidite subaguda, uma vez que pequena porcentagem de pacientes com doença subaguda comprovada por biópsia não apresenta dor (eles podem apresentar febre e perda de peso e ser confundidos com portadores de uma doença sistêmica ou malignidade). Outros acreditam que a tireoidite indolor seja uma variante da doença de Hashimoto porque a histologia das duas é semelhante. A tireoidite de Hashimoto ocasionalmente pode se manifestar com dor na tireoide; raramente cirurgia é necessária para alívio dos sintomas.

PONTOS-CHAVE: TIREOIDITE

1. Na tireoidite subaguda inicial, a captação de iodo radioativo (RAIU) está suprimida e a velocidade de sedimentação está acentuadamente elevada.

2. Aproximadamente 10% das mulheres na pré-menopausa são positivas para anticorpos contra TPO; muitas desenvolvem disfunção tireoidiana pós-parto.

3. A doença tireoidiana induzida por amiodarona (DTIA) pode ser decorrente de hipertireoidismo induzido por iodo (DTIA tipo 1) ou tireoidite induzida por destruição (DTIA tipo 2).

4. A tireoidite subaguda pode exigir o uso de analgésicos (ou esteroides) e betabloqueadores inicialmente e L-tiroxina (LT$_4$) durante a recuperação, mas geralmente apresenta resolução.

5. A tireoidite infecciosa aguda requer incisão, drenagem imediata e antibióticos.

16. O que é tireoidite induzida por destruição?
Tireoidite induzida por destruição refere-se a distúrbios (tireoidite subaguda, pós-parto, induzida por droga e indolor) nos quais um infiltrado inflamatório destrói os folículos tireoidianos e quantidade excessiva de T$_4$ e T$_3$ é liberada na circulação.

17. Quando um paciente apresenta sintomas de hipertireoidismo, nível elevado de T$_4$ e nível suprimido de TSH, qual é o próximo exame a ser solicitado?
RAIU de 24 horas deve ser realizada. Quando a tireoide estiver hiperativa (como na doença de Graves ou nodular tóxica), a RAIU estará elevada. Na tireoidite induzida por destruição, a RAIU é baixa, como resultado da supressão de TSH pelo aumento agudo do nível sérico de T$_4$ e da diminuição da capacidade de aprisionamento e incorporação do iodo pelos folículos tireoidianos lesados.

18. Qual é a terapia apropriada para pacientes com qualquer tipo de tireoidite destrutiva?
No estágio tireotóxico, os betabloqueadores aliviam os sintomas adrenérgicos. Todas as formas de terapia antitireoidiana (medicamentos, ablação com iodo radioativo e cirurgia) estão absolutamente contraindicadas.

CAPÍTULO 35 TIREOIDITE

Analgésicos (salicilatos ou prednisona) fornecem alívio rápido da dor na tireoide. O hormônio tireoidiano melhora os sintomas de hipotireoidismo e deve ser mantido por 6-12 meses, dependendo da severidade da doença. Alguns pacientes não necessitam de terapia.

19. Que medicamentos podem induzir uma tireoidite?

A amiodarona, um medicamento antiarrítmico que contém iodo, pode causar lesão da tireoide e tireotoxicose. Interferon alfa (e, menos comumente, interferon beta) e interleucina-2 podem causar tireoidite, e tanto hipertireoidismo quanto hipotireoidismo já ocorreram durante a terapia.

20. A amiodarona induz apenas tireoidite?

Não. Devido à grande quantidade de iodo nesse medicamento, ela pode causar hipotireoidismo ou hipertireoidismo induzido por iodo. A diferenciação entre hipertireoidismo devido a excesso de iodo (doença de tipo 1) e a tireoidite induzida por amiodarona (doença de tipo 2) pode ser difícil. Algumas características para diferenciação estão relacionadas na Tabela 35-2. A ausência de fluxo sanguíneo na sonografia com Doppler é particularmente útil para confirmar uma doença de tipo 2.

TABELA 35-2.   TIREOIDITE DE TIPO 1 *VERSUS* TIPO 2

	Tipo 1	Tipo 2
Tamanho da tireoide	Bócio; nódulos	Normal
RAIU	↓, normal, ↑	↓↓
Anticorpos tireoidianos	↑, negativo	Negativo
Interleucina-6	Normal, ↑	↑↑
Fluxo no ultrassom com Doppler	↑	↓
Terapia	Medicamentos antitireoidianos; perclorato de potássio; tireoidectomia	Medicamentos antitireoidianos (?); esteroides

RAIU, captação de iodo radioativo.

21. O que é o estroma de Riedel?

O estroma de Riedel é um distúrbio raro no qual a tireoide torna-se densamente fibrótica e dura. A fibrose local de tecidos adjacentes pode produzir sintomas obstrutivos que requerem cirurgia. Em alguns casos, pode ocorrer fibrose de outros tecidos (retroperitonite fibrosante, fibrose orbital ou colangite esclerosante).

22. Como a tireoidite de Riedel é tratada?

A remoção cirúrgica do istmo da tireoide pode aliviar os sintomas constritivos. Glicocorticoides são úteis, assim como tamoxifeno (por estimulação do fator transformador do crescimento β, que inibe o crescimento de fibroblastos).

23. Existem outras causas de tireoidite?

Sim. A radioterapia com feixe externo pode causar tireoidite tireotóxica indolor. Várias formas de trauma do pescoço (cirurgia do pescoço, aspiração de cistos, lesão por cinto de segurança e êmbolos tumorais) também foram relatadas.

SITE

http://www.thyroidmanager.org

BIBLIOGRAFIA

1. Abalovich M, Amino N, Barbour LA, et al: Management of thyroid dysfunction during pregnancy and postpartum: an Endocrine Society clinical practice guideline. J Clin Endocrinol Metab 92:s1–7, 2007.
2. Aizawa T, Watanabe T, Suzuki N, et al: Radiation-induced painless thyrotoxic thyroiditis followed by hypothyroidism: a case report and literature review. Thyroid 8:273–275, 1998.
3. Bartalena L, Brogioni S, Grasso L, et al: Treatment of amiodarone-induced thyrotoxicosis, a difficult challenge: results of a prospective study. J Clin Endocrinol Metab 81:2930–2933, 1996.
4. Berger SA, Zonszein J, Villamena P, et al: Infectious diseases of the thyroid gland. Rev Infect Dis 5:108–122, 1983.
5. Bogazzi F, Martino E, Dell'Unto E, et al: Thyroid color flow doppler sonography and radioiodine uptake in 55 consecutive patients with amiodarone-induced thyrotoxicosis. J Endocrinol Invest 26:635–640, 2003.
6. Carella C, Mazziotti G, Amato G, et al: Interferon-a-related thyroid disease: pathophysiological, epidemiological, and clinical aspects. J Clin Endocrinol Metab 89:3656–3661, 2004.
7. de Lange WE, Freling NJ, Molenaar WM, et al: Invasive fibrous thyroiditis (Riedel's struma): a manifestation of multifocal fibrosclerosis? A case report with review of the literature. Q J Med 72:709–717, 1989.
8. Fatourechi V, Aniszewski J, Fatourechi G, et al: Clinical features and outcome of subacute thyroiditis in an incidence cohort: Olmsted County, Minnesota, study. J Clin Endocrinol Metab 88:2100–2105, 2003.
9. Guttler R, Singer PA, Axline SG, et al: Pneumocystis carinii thyroiditis. Report of three cases and review of the literature. Arch Intern Med 153:393–396, 1993.
10. Iitake M, Momotani N, Ishii J, et al: Incidence of subacute thyroiditis recurrences after a prolonged latency: 24-year survey. J Clin Endocrinol Metab 81:466–469, 1996.
11. Kon YC, DeGroot LJ: Painful Hashimoto's thyroiditis as an indication for thyroidectomy: clinical characteristics and outcome in seven patients. J Clin Endocrinol Metab 88:2667–2672, 2003.
12. Meek SE, Smallridge RC: Diagnosis and treatment of thyroiditis and other more unusual forms of hyperthyroidism. In Cooper DS, editor, *Medical management of thyroid disease*, New York, 2001, Marcel Dekker, pp. 93–134.
13. Ross DS: Syndromes of thyrotoxicosis with low radioactive iodine uptake. Endocrinol Metab Clin N Am 27:169–185, 1998.
14. Rotenberg Z, Weinberger I, Fuchs J, et al: Euthyroid atypical subacute thyroiditis simulating systemic or malignant disease. Arch Intern Med 146:105–107, 1986.
15. Roti E, Minelli R, Gardini E, et al: Iodine-induced hypothyroidism in euthyroid subjects with a previous episode of subacute thyroiditis. J Clin Endocrinol Metab 70:1581–1585, 1990.
16. Seminara SB, Daniels GH: Amiodarone and the thyroid. Endocr Pract 4:48–57, 1998.
17. Shigemasa C, Ueta Y, Mitani Y, et al: Chronic thyroiditis with painful tender thyroid enlargement and transient thyrotoxicosis. J Clin Endocrinol Metab 70:385–390, 1990.
18. Smallridge RC: Hypothyroidism and pregnancy. Endocrinologist 12:454–464, 2002.
19. Smallridge RC: Postpartum thyroid disease: a model of immunologic dysfunction. Clin Appl Immunol Rev 1:89–103, 2000.
20. Smallridge RC, De Keyser FM, Van Herle AJ, et al: Thyroid iodine content and serum thyroglobulin: cues to the natural history of destruction-induced thyroiditis. J Clin Endocrinol Metab 62:1213–1219, 1986.
21. Volpe' R: The management of subacute (de Quervain's) thyroiditis. Thyroid 3:253–255, 1993.
22. Woolf PD: Transient painless thyroiditis with hyperthyroidism: a variant of lymphocytic thyroiditis? Endocr Rev 1:411–420, 1980.

CAPÍTULO 36

NÓDULOS DE TIREOIDE E BÓCIO

William J. Georgitis

1. O que é um bócio?

Bócio é uma tumefação visível na parte frontal do pescoço decorrente de glândula tireoide aumentada. A derivação do termo foi rastreada até o francês *goitre*, o francês médio *goitron* ou garganta, um termo latino vulgarmente aceito (*guttrion*) e os termos latinos *guttrio* e *guttur* para garganta.

2. Como se desenvolve um bócio não tóxico?

A patogênese do bócio eutireoideo permanece um enigma. Os mecanismos propostos incluem:

- Aumento da tireoide dependente do hormônio estimulador da tireoide (TSH) para compensar a diminuição da produção do hormônio tireoidiano devido a agentes bociogênicos ambientais
- Deficiência de iodo
- Defeitos hereditários da biossíntese

A regressão do bócio após suplementação de iodo ou supressão de TSH por tiroxina suporta esses mecanismos. Contudo, os níveis de TSH não estão elevados no bócio endêmico. Variantes genéticas importantes podem envolver a tireoglobulina, a tireoperoxidase, as vias de sinalização intracelular que afetam os ciclos vitais das células e o simportador de sódio/iodo (Na/I^-).

3. Descreva a história natural do bócio não tóxico difuso.

O bócio simples tende a se tornar multinodular com o tempo. Os nódulos são heterogêneos, tanto em morfologia quanto em função. Uma função autônoma, definida como a produção e a secreção de hormônios tireoidianos independentemente do TSH, pode evoluir. Os programas de suplementação em populações com deficiência de iodo, embora diminuam claramente a incidência de cretinismo e bócio, também causaram o desenvolvimento de hipertireoidismo associado ao iodo em algumas pessoas. Esse hipertireoidismo de Jod Basedow tem maior probabilidade de ocorrer em indivíduos mais velhos com bócios adenomatosos autônomos. Nos Estados Unidos, essa forma de hipertireoidismo geralmente resulta de excesso de iodo derivado de agentes de contraste radiográfico ou medicações ricas em iodo. Pode ser transitória e não requer terapias ablativas, como tireoidectomia ou tratamento com iodo radioativo.

4. Como o lítio afeta a função tireoidiana?

O lítio tem diversos efeitos sobre a função tireoidiana. Ele inibe a captação de iodo, deprime o acoplamento de iodotirosinas, altera a estrutura da tireoglobulina, bloqueia a secreção dos hormônios tireoidianos e tem efeitos mitogênicos. Tanto o bócio quanto o hipotireoidismo podem aparecer durante a exposição prolongada ao lítio (Fig. 36-1).

5. Descreva o mecanismo pelo qual o lítio produz bócio e hipotireoidismo.

O efeito inibitório do lítio sobre a liberação dos hormônios tireoidianos provoca aumento do TSH mesmo em pacientes sem doença da tireoide. O aumento compensatório da tireoide ocorre sem hipotireoidismo, exceto em pacientes com diminuição subjacente da reserva funcional da tireoide. Nessa categoria de pacientes, os níveis de hormônios tireoidianos podem estar normais antes do tratamento com lítio, porém pode aparecer hipotireoidismo em pacientes com tireoidite linfocítica crônica, história pregressa de tireoidite subaguda ou tireoidectomia parcial. Uma vez que pode ser difícil decifrar os sinais e sintomas de hipotireoidismo na presença de depressão ou transtorno bipolar, exames de TSH antes e durante o tratamento com lítio são recomendados.

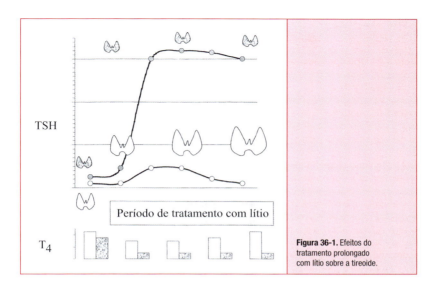

Figura 36-1. Efeitos do tratamento prolongado com lítio sobre a tireoide.

6. Os nódulos da tireoide são comuns?

Nódulos da tireoide são comuns. A prevalência aumenta como função linear da idade. O risco vitalício cumulativo de apresentar um nódulo da tireoide palpável está próximo de 6%. A prevalência na autópsia em indivíduos por volta de 90 anos de idade corresponde a aproximadamente 60%. A vasta maioria dos nódulos da tireoide é benigna. A detecção de câncer da tireoide em séries cirúrgicas antes do uso difundido da punção aspirativa por agulha fina (PAAF) correspondia em média a 10%.

7. Relacione o diagnóstico diferencial para nódulo da tireoide.

Adenoma	Carcinoma	Cisto da tireoide
Tireoidite	Hemiagenesia da tireoide	Cisto da paratireoide
Câncer metastático	Linfoma/sarcoma	

8. A natureza de um nódulo da tireoide pode ser determinada a partir da história familiar?

Em geral, a história familiar não é útil. Uma exceção é o câncer medular da tireoide associado às síndromes de neoplasias endócrinas múltiplas. A herança desses tumores é autossômica dominante, com penetrância quase completa para o oncogene *ret* anormal.

9. A história pessoal e o exame físico ajudam a determinar a natureza de um nódulo da tireoide?

Geralmente, não. A maioria dos pacientes com nódulos da tireoide é assintomática e apresenta função tireoidiana normal. Rouquidão, disfagia, dispneia ou hemoptise são aspectos raros sugestivos de malignidade, mas que também ocorrem em distúrbios benignos da tireoide. Quando um paciente com bócio visível relata um desses sintomas, isso sugere crescimento rápido ou envolvimento do nervo laríngeo recorrente. Uma forma agressiva de malignidade da tireoide, como um linfoma ou um câncer anaplásico da tireoide, deve ser considerada, mas

CAPÍTULO 36 NÓDULOS DE TIREOIDE E BÓCIO

felizmente é rara. O câncer da tireoide cresce sem causar dor. Outras características que sugerem malignidade incluem tamanho superior a 3 cm, fixação a estruturas adjacentes e linfonodos cervicais palpáveis.

10. Como a maioria dos cânceres de tireoide é descoberta?

A maioria dos cânceres de tireoide é descoberta por acaso. Muitas vezes, o paciente é o primeiro a perceber um caroço. Uma alteração na aparência do pescoço pode ser relatada por um familiar ou durante uma consulta médica para outra questão não relacionada. Estudos de ultrassom, ressonância magnética (RM) e tomografia computadorizada (TC) para uma enormidade de indicações podem detectar pela primeira vez um nódulo da tireoide. Por serem reconhecidos de modo incidental em relação à finalidade do procedimento, esses nódulos frequentemente são referidos como incidentalomas da tireoide.

11. Qual deve ser a suspeita diagnóstica quando um nódulo da tireoide é descoberto inicialmente devido a dor no pescoço?

Degeneração hemorrágica de adenoma benigno. As fibras dolorosas viscerais são estimuladas pela expansão aguda do nódulo, que distende a cápsula da tireoide. A dor profunda e contínua resultante pode ser irradiada para a mandíbula ou a orelha. A dor pode ser confundida com abscesso dentário, otite média ou otite externa. A aspiração do fluido hemorrágico pode aliviar o desconforto e confirmar o diagnóstico.

12. Se um nódulo for câncer, de que tipo provavelmente será?

O câncer papilar da tireoide ou uma variante do papilar é, de longe, o tipo mais comum (Tabela 36-1).

TABELA 36-1. FREQUÊNCIA DOS TIPOS DE CÂNCER DE TIREOIDE	
Papilar	50%-70%
Folicular	10%-15%
Medular	1%-2%
Anaplásico	Raro
Linfoma primário da tireoide	Raro
Metastático para a tireoide	Raramente diagnosticado

13. Como o aspecto do fluido ajuda no diagnóstico de cistos da tireoide?

Os cistos de tireoide simples apresentam um fluido de coloração amarela, vermelha escura ou chocolate e geralmente são benignos. Nódulos da tireoide complexos com componentes císticos e sólidos contêm fluido marrom ou hemorrágico. Os cistos complexos apresentam maior risco de malignidade que os simples. A citologia do fluido do cisto quase sempre é inespecífica e revela histiócitos e eritrócitos crenados. Se o fluido removido for transparente e cristalino como água, a lesão consiste em um cisto de paratireoide. O cálcio sérico deve ser medido para excluir hiperparatireoidismo.

14. Como a quantidade de fluido em um cisto da tireoide ajuda a orientar o tratamento?

Um terço dos cistos reaparece dias a semanas após a aspiração. Se o volume em aspirações sequenciais não diminuir ou se o líquido aspirado for macroscopicamente sanguinolento, a remoção cirúrgica do cisto deve ser considerada.

15. Qual é a importância de obter uma amostra do componente sólido de um nódulo complexo?

A PAAF de qualquer componente sólido palpável após a drenagem do líquido ou com orientação ultrassonográfica para garantir a obtenção de uma amostra do componente sólido de um nódulo complexo pode fornecer material para o diagnóstico.

CAPÍTULO 36 NÓDULOS DE TIREOIDE E BÓCIO

16. O risco de câncer é menor no bócio multinodular ou na doença de Hashimoto do que em nódulos solitários da tireoide?

Embora as séries de autópsia indiquem que até 75% dos nódulos da tireoide sejam múltiplos e que as malignidades sejam raras, qualquer nódulo da tireoide pode ser canceroso. Ao contrário dos antigos axiomas, um nódulo palpável na presença de bócio multinodular ou de tireoidite linfocítica parece apresentar o mesmo risco de câncer que um nódulo palpável solitário. O tamanho parece não fazer diferença. Os nódulos palpáveis geralmente medem, no mínimo, 1 cm em sua maior dimensão. Nódulos menores que 1 cm frequentemente não são palpáveis e apresentam baixo risco de malignidade.

17. Resuma o papel da PAAF na avaliação dos nódulos da tireoide.

A PAAF é um procedimento ambulatorial seguro, com exatidão de 90%-95% em amostras adequadas interpretadas por citopatologistas experientes. A PAAF deve ser realizada em todos os nódulos solitários da tireoide facilmente palpáveis e nos nódulos dominantes de bócio multinodular. Depois de demonstrar que o nível sérico de TSH é normal, uma PAAF representa realmente a avaliação seguinte para um nódulo da tireoide. A maioria das PAAFs revela diagnósticos benignos, incluindo hiperplasia adenomatosa (bócio multinodular benigno), adenoma coloide e tireoidite autoimune. A descoberta de câncer papilar da tireoide ajuda a orientar o planejamento para ressecção da tireoide.

18. A PAAF é útil no diagnóstico de neoplasias foliculares?

As neoplasias foliculares são mais inquietantes. A PAAF não consegue diferenciar de modo confiável um adenoma de um carcinoma porque as características de invasão capsular ou vascular que definem o carcinoma folicular somente podem ser determinadas pela patologia cirúrgica. As aspirações são inadequadas para interpretação em aproximadamente 15% dos casos. Essa taxa pode ser reduzida com o uso de orientação ultrassonográfica, especialmente para lesões com um componente cístico.

19. Uma PAAF deve ser realizada para nódulo palpável se o TSH estiver baixo?

Não. TSH baixo indica hipertireoidismo.

20. Se for constatado que o TSH está baixo, qual é a próxima etapa?

Uma cintilografia da tireoide, para detectar nódulo tóxico solitário ou bócio multinodular tóxico, deve ser o próximo exame. Embora a cintilografia seja solicitada com a expectativa de detectar lesões com função autônoma, um nódulo pouco captante (frio) pode ser encontrado algumas vezes.

21. Explique a diferença entre nódulos frios e quentes.

Um nódulo frio apresenta diminuição da captação do agente radioativo em comparação ao tecido tireoidiano vizinho normal. A maioria dos nódulos frios é benigna, mas virtualmente todos os cânceres da tireoide são frios na cintilografia. O nódulo tóxico ou quente solitário absorve avidamente o elemento radioativo, enquanto a captação no restante da tireoide está suprimida. Os nódulos tóxicos solitários geralmente medem mais de 3 cm de diâmetro. A maioria ocorre em pacientes acima dos 40 anos de idade. Adenomas tóxicos nunca são cancerosos. A maioria exibe mutações de ganho de função no receptor de tireotropina.

22. Qual é o significado de um nódulo morno?

Em contraste, um nódulo morno pode ser maligno. Alguns nódulos hiperfuncionais ou isofuncionais na verdade são nódulos frios que parecem concentrar o elemento radioativo porque estão revestidos por tecido tireoidiano normal. Outros nódulos autônomos não conseguem secretar hormônios tireoidianos suficientes para suprimir o TSH a ponto de deprimir a captação do elemento radioativo pelo tecido tireoidiano vizinho normal. Uma cintilografia da tireoide com o paciente recebendo uma dose de hormônio tireoidiano capaz de suprimir o TSH pode definir a natureza autônoma desses nódulos. Nódulos autônomos podem ser observados, enquanto todos os outros requerem uma PAAF para excluir câncer de tireoide.

23. Quem inventou a incisão usada para a tireoidectomia?
Theodor Kocher (1841-1917), um cirurgião sueco, criou a incisão. Ele foi um inovador, por isso tenha cuidado ao pedir um "Kocher" na sala de operação. O nome de Kocher também está associado a uma pinça cirúrgica, a uma cirurgia de punho e a uma incisão subcostal direita para colecistectomia.

24. Que tratamento foi usado inicialmente para o bócio tóxico difuso (doença de Graves): iodo radioativo ou medicações antitireoidianas?
Ambos foram desenvolvidos no início da década de 1940. A tioureia, a primeira substância bociogênica usada, apresentava toxicidades indesejáveis e logo foi substituída por metimazol e propiltiouracil. Entre os produtos de fissão desenvolvidos durante a Segunda Guerra Mundial, o ^{130}I foi usado antes do ^{131}I. O iodo radioativo tornou-se amplamente disponível aproximadamente em 1946.

25. Que condições que cursam com bócio da tireoide são tratadas com iodo radioativo?
O tratamento com iodo radioativo é eficaz para o bócio tóxico difuso, bócio nodular tóxico e nódulos tóxicos solitários. Sintomas compressivos decorrentes de bócios multinodulares benignos em pacientes com riscos cirúrgicos elevados também podem ser aliviados pelo iodo radioativo. Embora o bócio apresente uma redução de apenas aproximadamente 30% ou menos, o alívio dos sintomas é comum.

26. O que as evidências recentes revelam sobre o papel da terapia de supressão com tiroxina?
Embora a terapia de supressão com tiroxina tenha sido muito usada no passado, com a crença de que ela reduz o tamanho dos nódulos da tireoide, estudos randomizados e controlados mais recentes, incluindo alguns com mensurações objetivas por ultrassom, indicam que a terapia de supressão é ineficaz. Para pacientes eutireoidianos, a administração de hormônio tireoidiano para induzir a regressão de nódulos da tireoide não se mostrou eficaz, exceto em circunstâncias especiais, como deficiência de iodo ou prevenção de novos nódulos após lobectomia em pacientes expostos a radiação. Com o uso em nódulos solitários, a aparente redução do tamanho avaliada exclusivamente por palpação pode representar a regressão do tecido tireoidiano vizinho e não do nódulo em si. O tratamento de rotina com doses de hormônios tireoidianos capazes de suprimir o TSH para nódulos da tireoide ou bócio pode estar associado a mais efeitos colaterais iatrogênicos que benefícios.

27. Quando a terapia de supressão com tiroxina é útil?
A terapia de supressão ainda pode ser valiosa em casos selecionados. Por exemplo, um paciente com elevação do TSH sérico e aumento da tireoide pode exibir regressão do bócio com a reposição do hormônio tireoidiano.

PONTOS-CHAVE: NÓDULOS DE TIREOIDE E BÓCIO

1. O risco vitalício cumulativo de apresentar nódulo da tireoide palpável corresponde a aproximadamente 6%.
2. Um nódulo da tireoide está presente em aproximadamente 60% dos indivíduos por volta dos 90 anos de idade.
3. A grande maioria dos nódulos da tireoide é benigna.
4. Os nódulos do bócio multinodular são heterogêneos, tanto em morfologia quanto em função.
5. A punção aspirativa por agulha fina da tireoide constitui um procedimento ambulatorial seguro, com exatidão de 90%-95% na determinação de malignidade.

PRINCIPAIS SEGREDOS

1. A aspiração de fluido aquoso transparente de um nódulo na região da tireoide indica que o nódulo é um cisto da paratireoide.

2. Quando bócio e hipotireoidismo aparecerem durante uma terapia com lítio, deve-se suspeitar de tireoidite linfocítica crônica subjacente.

3. Embora a terapia de supressão com hormônios tireoidianos seja usada raramente porque não é eficaz para redução do tamanho de nódulos ou bócio, a observação de elevação dos níveis sanguíneos de tiroxina desproporcional à dose supressora pode indicar nódulo ou bócio com funcionamento autônomo, ajudando na detecção de nódulo autônomo benigno, bócio multinodular ou até mesmo doença de Graves. Considerar a solicitação de cintilografia ou terapia de supressão para estabelecer esses diagnósticos.

SITE

http://www.thyroidmanager.org/

BIBLIOGRAFIA

1. Bennedbæk FN, Nielsen LK, Hegedüs L: Effect of percutaneous ethanol injection therapy versus suppressive doses of L-thyroxine on benign solitary solid cold thyroid nodules: a randomized trial. J Clin Endocrinol Metab 83:830–835, 1998.
2. Bennedbæk FN, Perrild H, Hegedüs L: Diagnosis and treatment of the solitary thyroid nodule. Results of a European survey. Clin Endocrinol 50:357–363, 1999.
3. Braverman LE, Utiger RD: *Werner and Ingbar's the thyroid: a fundamental and clinical text edition*, ed 8, Philadelphia, 2000, Lippincott, Williams & Wilkins.
4. Cheung PSY, Lee JMH, Boey JH: Thyroxine suppressive therapy of benign solitary thyroid nodules: a prospective randomized study. World J Surg 13:818–822, 1989.
5. Dremier S, Coppee F, Delange F, et al: Thyroid autonomy: mechanism and clinical effects. J Clin Endocrinol Metab 81:4187–4193, 1996.
6. Hegedus L, Nygaard B, Hansen JM: Is routine thyroxine treatment to hinder postoperative recurrence of nontoxic goiter justified? J Clin Endocrinol Metab 84:756–760, 1999.
7. Lazarus JH: The effects of lithium therapy on thyroid and thyrotropin-releasing hormone. Thyroid 8:909–913, 1998.
8. Mazzaferri EL: Management of a solitary thyroid nodule. N Engl J Med 328:553–559, 1993.
9. Mortensen JD: Gross and microscopic findings in clinically normal thyroid glands. J Clin Endocrinol Metab 15:1270–1280, 1955.
10. Ridgway EC: Medical treatment of benign thyroid nodules: have we defined a benefit? Ann Intern Med 128:403–405, 1998.
11. Rojeski MT: Nodular thyroid disease. N Engl J Med 313:428–436, 1985.
12. Ross DS: Evaluation of the thyroid nodule. J Nucl Med 32:2181–2192, 1991.

CÂNCER DE TIREOIDE

Arnold A. Asp

1. Descreva os tipos de câncer de tireoide.

A tireoide é composta, predominantemente, por células epiteliais foliculares, que incorporam iodo no hormônio tireoidiano a ser armazenado nos folículos, e um pequeno número de células parafoliculares, que produzem calcitonina (CT). Esses dois tipos celulares podem sofrer transformação maligna, mas o câncer parafolicular (carcinoma tireoidiano medular [CTM]) é bem menos comum do que os tumores derivados de células epiteliais foliculares. As neoplasias originárias de células epiteliais foliculares são denominadas carcinomas papilíferos, foliculares ou anaplásicos, de acordo com sua aparência microscópica (Fig. 37-1).

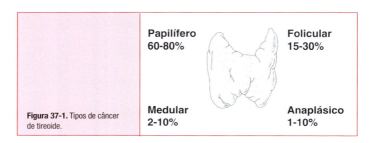

Figura 37-1. Tipos de câncer de tireoide.
- Papilífero 60-80%
- Folicular 15-30%
- Medular 2-10%
- Anaplásico 1-10%

2. Qual é a frequência de cada tipo de câncer de tireoide?

O carcinoma papilífero e suas variantes correspondem, aproximadamente, a 80% dos tumores tireoidianos, enquanto o carcinoma folicular é responsável por cerca de 11% dos cânceres primários do órgão. O carcinoma de células de Hürthle é observado em 4% das neoplasias. Essas três formas são frequentemente referidas como carcinomas tireoidianos bem diferenciados (CTD). O CTM é responsável por 2%-10% dos carcinomas tireoidianos, enquanto as formas anaplásicas do carcinoma tireoidiano correspondem a 1%-10%.

3. Descreva a histologia das duas formas bem diferenciadas de carcinoma de tireoide.

Os carcinomas papilíferos e foliculares são histologicamente distintos. O carcinoma papilífero é, geralmente, um tumor não encapsulado marcado por células grandes de citoplasma denso e núcleos sobrepostos, que apresentam cromatina granular e arenosa, nucléolos e corpos de inclusão pseudonucleares (muitas vezes denominados, nos países de língua inglesa, "olhos da órfã Annie", em referência a uma personagem de histórias em quadrinhos) dispostos em lâminas papilíferas. O carcinoma folicular é geralmente caracterizado por células tireoidianas de aparência atípica, com núcleos densos, uniformes e sobrepostos, e arquitetura microfolicular desorganizada.

4. Como o carcinoma folicular é diferenciado dos adenomas foliculares benignos?

O carcinoma folicular não pode ser diferenciado, com certeza, dos adenomas foliculares benignos com base somente em critérios citomorfológicos; o câncer folicular deve apresentar invasão da cápsula tumoral ou de vasos sanguíneos.

CAPÍTULO 37 CÂNCER DE TIREOIDE **309**

5. Descreva resumidamente os tipos de carcinoma papilífero.

Os tumores que contêm elementos histológicos de ambos os tipos de carcinomas são classificados como cânceres papilíferos foliculares mistos e considerados variantes do carcinoma papilífero. Duas outras variantes do carcinoma papilífero, de células altas e de células insulares, podem ser ligeiramente mais agressivas do que outras formas papilíferas.

6. Diferencie o comportamento clínico dos carcinomas papilíferos e foliculares.

Os carcinomas papilíferos e foliculares se comportam como entidades clínicas distintas. Muitos endocrinologistas consideram o carcinoma folicular o mais agressivo dentre os tumores malignos diferenciados, com maior taxa de metástase, recorrência mais frequente após o tratamento e taxa de mortalidade exagerada quando comparada à do carcinoma papilífero relativamente indolente. Essa visão, porém, não é universal. Alguns autores acreditam que a clara dicotomia entre as progressões clínicas dos carcinomas papilíferos e foliculares é artificial e atribuem a aparente agressividade do carcinoma folicular à sua ocorrência na população idosa, argumentando que, quando os casos são controlados por idade, os prognósticos de pacientes com ambas as formas de CTD são comparáveis.

7. Quem é mais suscetível ao desenvolvimento de carcinoma papilífero?

A doença pode ocorrer em indivíduos de qualquer idade, mas o pico de sua incidência se dá na quarta década de vida. As mulheres são mais comumente afetadas do que os homens, sendo responsáveis, na maioria dos estudos, por 62%-81% dos pacientes.

8. Descreva a progressão clínica do carcinoma papilífero.

O carcinoma papilífero geralmente se apresenta como um nódulo indolor na tireoide ou nos linfonodos cervicais. O tumor primário raramente é encapsulado (4%-22% na maioria dos estudos), mas é menos agressivo na presença da cápsula. O carcinoma papilífero é, mais comumente, multifocal no interior do órgão do que o carcinoma folicular; 20%-80% das tireoides acometidas apresentam múltiplas lesões à ressecção. A invasão extratireoidiana através da cápsula do órgão é observada em 5%-16% dos casos. Em comparação a outros tumores malignos, o carcinoma papilífero é relativamente indolente. As mortes relacionadas ao câncer ocorrem em apenas 4%-12% dos pacientes durante 20 anos de acompanhamento. Os fatores prognósticos que, no momento do diagnóstico, indicam desfecho desfavorável incluem sexo masculino, idade superior a 40 anos, ocorrência de invasão extratireoidiana, presença de metástases distantes e tumor primário extenso (>1,5 cm de diâmetro).

9. Discuta o significado das metástases em linfonodos do carcinoma papilífero.

O carcinoma papilífero frequentemente apresenta metástases para os linfonodos cervicais regionais e mediastinais superiores. À cirurgia, 35-43% dos pacientes apresentam linfonodos regionais com aumento de volume que albergam células tumorais. Quando os linfonodos são sistematicamente coletados e examinados ao microscópio, a prevalência de metástases cervicais chega a 90%. Diferentemente de outras neoplasias, a presença de carcinoma papilífero em linfonodos regionais não aumenta a mortalidade; há uma elevação, porém, na probabilidade de recorrência após o tratamento. Mais de 20% das lesões recorrentes não podem ser erradicadas subsequentemente.

10. Quão comum é a metástase do carcinoma papilífero para sítios que não os linfonodos?

Embora as metástases linfáticas sejam comuns, apenas 3%-7% dos pacientes com carcinoma papilífero manifestam lesões metastáticas distantes durante o tratamento inicial. As metástases distantes acometem os pulmões (76% dos focos distantes), os ossos (23% dos focos distantes) e o cérebro (15% dos focos distantes).

11. Quem é mais suscetível ao desenvolvimento de carcinoma folicular?

O carcinoma folicular pode ocorrer em qualquer idade, mas o pico de sua incidência é mais tardio (quinta década de vida) do que o do carcinoma papilífero. Mulheres são mais acometidas do que homens, sendo responsáveis por aproximadamente 60% dos casos. O carcinoma folicular é mais comumente observado em áreas onde há deficiência de iodo; a incidência desse tumor maligno diminuiu com o aumento da suplementação de tal elemento.

CAPÍTULO 37 CÂNCER DE TIREOIDE

12. Descreva a progressão clínica do carcinoma folicular.

O carcinoma folicular geralmente se apresenta como um nódulo assintomático no interior da tireoide mas, diferentemente do carcinoma papilífero, pode se apresentar como um foco metastático pulmonar ou ósseo isolado, não acompanhado por lesão tireoidiana palpável. Raramente os focos metastáticos de carcinomas foliculares retêm a capacidade de sintetizar hormônios, e os produzem de forma excessiva, causando tireotoxicose. O tumor, quase sempre, é encapsulado, e o grau de capacidade de invasão vascular ou capsular (mínima a extensa) indica o potencial maligno. O carcinoma folicular é geralmente unifocal (menos de 10% é multifocal). A morte devida ao carcinoma folicular ocorre em 13%-59% dos pacientes acompanhados por 20 anos. Os fatores prognósticos que, no momento da instituição do tratamento, indicam desfecho desfavorável incluem idade superior a 50 anos, sexo masculino (em algumas situações), grande invasão vascular e presença de metástases distantes.

13. Quão comuns são as metástases de carcinomas foliculares?

As metástases hematógenas são observadas em carcinomas foliculares; por essa razão, o acometimento de linfonodos cervicais e mediastinais é menos comum do que no carcinoma papilífero (apenas 6%-13% dos pacientes à primeira cirurgia). Diferentemente dos casos de carcinoma papilífero, a presença de metástases cervicais indica o avanço da doença. Metástases distantes para os pulmões, ossos e sistema nervoso central (em ordem descendente de ocorrência) são descobertas com maior frequência em pacientes com carcinoma folicular do que acometidos pela forma papilífera da doença, sendo observadas em 12%-33% dos casos.

14. Discuta a relação entre a doença de Graves e o CTD.

O CTD é descoberto em 5%-10% das ressecções cirúrgicas realizadas para o tratamento da doença de Graves. Em alguns estudos conduzidos com pacientes acometidos pela doença de Graves, até 45% dos nódulos palpáveis apresentavam carcinoma papilífero. Tais resultados levaram à especulação de que as imunoglobulinas estimuladoras da tireoide, responsáveis pela tireotoxicose, podem potencializar o crescimento de células neoplásicas e predispor a formas agressivas de CTD.

15. Como a tireoidite linfocítica crônica é relacionada ao CTD?

A tireoidite linfocítica crônica é encontrada concomitantemente com o carcinoma papilífero em 5%-10% dos casos. A recidiva local e a doença metastática são menos comuns em tais casos e podem indicar um efeito favorável da doença de Hashimoto.

16. Como a doença metastática afeta o prognóstico do CTD?

A doença metastática distante, como anteriormente mencionado, ocorre, com maior frequência, em casos de carcinoma folicular do que no câncer papilífero. Independentemente do tipo primário de câncer, o prognóstico associado às metástases distantes é mau. No total, 50%-66% dos pacientes com lesões pulmonares, ósseas ou no sistema nervoso central morrem em cinco anos. Em raras ocasiões, as metástases pulmonares podem ser compatíveis com sobrevida de 10-20 anos em pacientes jovens. As metástases ósseas são associadas a sobrevida breve, apesar da instituição de tratamento agressivo.

17. Como os CTD são tratados?

Em resumo, o tratamento dos CTD tem como base na remoção cirúrgica do tumor primário e a erradicação de toda a doença metastática com iodo radioativo (^{131}I). A supressão por tempo indeterminado do hormônio estimulador da tireoide (TSH) pela administração do hormônio tireoidiano exógeno reduz, subsequentemente, o risco de recidiva.

18. Quais fatores favorecem a realização de cirurgia limitada?

As opiniões acerca da extensão da primeira ressecção cirúrgica foram influenciadas pelas possíveis complicações do procedimento; danos no nervo laríngeo recorrente com subsequente rouquidão, hipoparatireoidismo iatrogênico ou ambos podem ocorrer em 1%-5% das ressecções de tireoide. O medo de complicações, associado à taxa de mortalidade relativamente baixa relacionada ao CTD, faz com que alguns cirurgiões removam somente o lobo tireoidiano onde o câncer é aparente no momento da exploração, quando o tumor apresenta menos de 1,5 cm de diâmetro.

CAPÍTULO 37 CÂNCER DE TIREOIDE **311**

19. Por que a maioria dos cirurgiões opta pela realização de cirurgias mais extensas?

A maioria dos cirurgiões está ciente da frequência das lesões multicêntricas clinicamente inaparentes, das maiores taxas de recidiva em pacientes tratados com lobectomias simples e da baixa taxa de complicações pós-cirúrgicas; assim, rejeitam a lobectomia simples e preferem a tireoidectomia quase total, pela qual há remoção do lobo do órgão que contém o tumor, do istmo e de grande parte do lobo tireoidiano contralateral. A cápsula posterior do lobo contralateral não é removida, na tentativa de preservar as paratireoides localizadas abaixo, e o nervo laríngeo recorrente. Com esse procedimento, o cirurgião é capaz de remover o tumor primário e a maior parte do tecido tireoidiano normal que pode albergar cânceres microscópicos.

20. Os linfonodos são cirurgicamente removidos?

Os linfonodos cervicais e mediastinais superiores (compartimento VI) que parecem abrigar doença metastática são removidos no momento da cirurgia. Dissecções radicais do pescoço não reduzem a mortalidade ou a taxa de recidiva e devem ser evitadas, a não ser que existam extensões diretas do tumor pela estrutura. Caso um único carcinoma papilífero pequeno (<1,5 cm) ou um carcinoma folicular minimamente invasivo seja descoberto, a lobectomia ou a istmectomia pode ser curativa.

21. Como o tratamento com ^{131}I beneficia o paciente?

A maioria dos tumores malignos bem diferenciados (mas não todos) retém a capacidade de aprisionar iodo inorgânico quando estimulada com TSH. Quando o ^{131}I está concentrado no tecido tireoidiano normal ou maligno, a irradiação beta provoca dano ou morte celular. Quando uma lesão metastática é capaz de concentrar ^{131}I, pode ser visualizada por uma câmera gama; se absorver ^{131}I suficiente para transmitir 8.000 cGy de radiação, o foco tumoral pode ser erradicado. Essa é a base das cintilografias pós-cirúrgicas com iodo (^{131}I ou ^{123}I) para avaliação de todo o corpo e do uso terapêutico do ^{131}I no tratamento da doença residual, recorrente ou metastática. Os pacientes que apresentam um lobo tireoidiano intacto (após a realização de lobectomia ou istmectomia) concentram toda a dose de radioiodo na estrutura remanescente. Nesses indivíduos, focos metastáticos fora da tireoide não podem ser detectados; em tais casos, portanto, as cintilografias não são informativas e devem ser evitadas.

22. Como a eficácia das cintilografias de corpo inteiro pode ser otimizada?

Para otimizar a eficácia das cintilografias de corpo inteiro e maximizar a concentração de iodo terapêutico em lesões metastáticas, os níveis séricos de TSH devem ser elevados. A interrupção da administração de L-tiroxina, seis semanas antes da realização do exame, permite que a fração de ligação proteica do hormônio seja exaurida. Para aliviar os sintomas de hipotireoidismo, administra-se liotironina (Cytomel®, não disponível no Brasil, 25 mg duas vezes ao dia) nas primeiras quatro semanas após a interrupção do tratamento com L-tiroxina, mas não nas duas semanas anteriores ao exame. A liotironina, com meia-vida menor do que a tiroxina, é rapidamente depletada após a interrupção de sua administração. Durante o período de duas semanas, quando não há hormônio tireoidiano exógeno disponível, há um rápido aumento na concentração sérica de TSH (>30 mU/L). O tecido tireoidiano remanescente normal (na cápsula posterior do leito do órgão) e o tecido maligno são estimulados ao máximo pelos elevados níveis de TSH e, geralmente, concentram qualquer radioiodo disponível. A instituição de dieta pobre em iodo nas duas semanas anteriores à administração de radioiodo aumenta a absorção tireoidiana desse elemento.

23. Como é realizada a cintilografia de corpo inteiro?

Durante a cintilografia de corpo inteiro, 2-5 mCi de ^{131}I ou 200 mCi de [123]I são administrados por via oral. Após o tempo necessário ao equilíbrio do radioiodo (48-72 horas para o [131]I e 24 horas para o ^{123}I), o paciente é posicionado sob uma câmera gama. A imagem resultante indica a quantidade de tecido tireoidiano remanescente no leito do órgão e a extensão das doenças metastáticas locais e distantes. A cintilografia com [123]I (radiação mínima) pode prevenir o efeito de atordoamento (*stunning*) dos tecidos tireoidianos normal e maligno. O ^{131}I terapêutico é, então, administrado.

CAPÍTULO 37 CÂNCER DE TIREOIDE

24. Quanto ^{131}I é administrado a um paciente após a remoção cirúrgica de tumor papilífero pequeno e isolado não acompanhado por lesões extratireoidianas?

Geralmente, em paciente com um único tumor papilífero pequeno (<1,5 cm), livre de metástases extratireoidianas no momento da cirurgia com cintilografia de corpo inteiro, muitos endocrinologistas consideram a ressecção curativa e não administram radioiodo. Em tais casos, o uso de radioiodo adjunto não altera a progressão da doença. O autor prefere, porém, administrar uma pequena dose de ^{131}I (30 mCi) na tentativa de conseguir a ablação do leito tireoidiano e, portanto, aumentar a precisão de futuras cintilografias. Esse procedimento é denominado ablação radioativa de tecido remanescente. Essa "pequena" dose consegue fazer a ablação de até 80% do tecido tireoidiano remanescente. Outros endocrinologistas acreditam que essa dose seja insuficiente para a ablação de todo o tecido residual, seja normal ou maligno, e preferem a administração de doses de 70-150 mCi de radioiodo.

25. Quanto ^{131}I é administrado a um paciente após a remoção cirúrgica de tumor grande ou agressivo ou de lesões extratireoidianas?

Pacientes com tumores extensos ou agressivos, doença metastática evidente à cirurgia ou lesões extratireoidianas visíveis em cintilografias de corpo inteiro pós-cirúrgicas geralmente recebem 100-200 mCi de ^{131}I, na tentativa de erradicar a neoplasia. Essas doses "maiores" de radioiodo são tradicionalmente administradas apenas a pacientes internados em estabelecimentos aprovados, sob o controle, nos Estados Unidos, da Nuclear Regulatory Commission (NRC). Os pacientes permanecem isolados até que os níveis ambientais de radioatividade caiam a valores aceitáveis. A excreção do radionuclídeo é feita por via renal, mas quantidades significativas do material são também encontradas na saliva e no suor. Tais resíduos devem ser descartados de maneira adequada. Atualmente, a NRC revogou a absoluta necessidade de internação para a administração de altas doses de ^{131}I e, agora, o tratamento é realizado, na maioria dos centros terapêuticos, em ambulatório.

26. Discuta as complicações precoces do tratamento com ^{131}I.

O radioiodo é absorvido pelas glândulas salivares, pela mucosa gástrica e pelo tecido tireoidiano. Nas primeiras 72 horas após a administração de ^{131}I, os pacientes podem ser acometidos por sialoadenite por radiação e náusea transiente. Tais sintomas são autolimitados. O tecido tireoidiano se torna edematoso e dolorido, mas raramente o tratamento com corticosteroides é necessário. No sangue, o radioiodo suprime, de forma transiente e clinicamente insignificante, a medula óssea. Em alguns centros, a dosimetria é utilizada para determinar a dose máxima de ^{131}I que pode ser administrada de uma vez, com segurança, a pacientes com doença invasiva ou metastática.

27. Quais são as complicações tardias do tratamento com ^{131}I?

As complicações tardias do tratamento com altas doses de radioiodo podem incluir disfunção de gônadas e predisposição ao desenvolvimento de tumores malignos não tireoidianos. Alguns estudos demonstraram redução da contagem espermática em pacientes do sexo masculino, proporcional à dose de ^{131}I. Mulheres mais velhas podem apresentar amenorreia temporária e redução da fertilidade. Duas mortes por câncer de bexiga e três por leucemia foram relatadas entre pacientes tratados com doses vitalícias cumulativas superiores a 1.000 mCi. A maioria dos estudos sugere que doses cumulativas de ^{131}I inferiores a 700-800 mCi, dadas em incrementos de 100-200 mCi separadas por 6-12 meses, não são leucemogênicas.

28. Como as metástases ósseas e pulmonares são tratadas?

O radioiodo (^{131}I) é frequentemente usado no tratamento de metástases ósseas e pulmonares. Metástases esqueléticas multifocais do câncer de tireoide diferenciado são geralmente tratadas pela administração de 200 mCi de ^{131}I. Lesões ósseas isoladas, porém, são tratadas por meio de ressecção cirúrgica, curetagem ou radioterapia com feixe externo. As metástases pulmonares apresentam um dilema terapêutico, já que a radiação absorvida pelas células tumorais muitas vezes causa fibrose do parênquima pulmonar subjacente. Por essa razão, as metástases pulmonares que absorvem mais de 50% da dose de radioiodo usada na cintilografia costumam ser tratadas com, no máximo, 75-80 mCi de ^{131}I.

CAPÍTULO 37 CÂNCER DE TIREOIDE **313**

29. Em relação à doença recidivante, como os pacientes são monitorados?

Após a cirurgia e o tratamento com radioiodo (se necessário), todos os pacientes são submetidos à administração de doses de hormônio tireoidiano exógeno suficientemente altas para tornar os níveis de TSH baixos ou indetectáveis. Em pacientes que apresentam tumores pequenos, sem evidência de metástase, a maioria dos endocrinologistas recomenda a detecção da doença recidivante em pacientes assintomáticos por meio do exame ultrassonográfico anual do leito tireoidiano e a mensuração de tireoglobulina sérica. A tireoglobulina, produzida somente por células tireoidianas normais ou malignas, não deve ser detectada no soro de pacientes submetidos à ablação cirúrgica completa e à administração de radioiodo. A sensibilidade à mensuração de tireoglobulina é maior quando o paciente é estimulado com TSH recombinante (veja a pergunta 31).

A ultrassonografia cervical do leito tireoidiano é realizada anualmente, por 3-5 anos, associada às mensurações de tireoglobulina, para monitorar a ocorrência de recidiva local.

30. Quando a cintilografia de corpo inteiro é utilizada?

As cintilografias de corpo inteiro apresentam baixa sensibilidade na detecção de CTD recidivante e não são rotineiramente utilizadas na pesquisa de tumores em pacientes nos quais a probabilidade de recorrência é pequena. A evidência de recidiva da neoplasia (elevação dos níveis de tireoglobulina ou observação de possível metástase em radiografias) pode levar à indicação da repetição do exame. O preparo do paciente é descrito na pergunta 22.

31. Discuta a alternativa à interrupção da administração de hormônio tireoidiano antes da realização de cintilografia de corpo inteiro.

O TSH recombinante humano (rhTSH; Thyrogen®) foi aprovado para uso em pacientes com CTD submetidos a cintilografia de corpo inteiro. O rhTSH atua da mesma maneira que o TSH nativo produzido pela hipófise, estimulando a captação de iodo e a secreção de tireoglobulina pelo tecido tireoidiano remanescente e pelos focos metastáticos de câncer. Esse hormônio recombinante é administrado, em dose de 0,9 mg, por via intramuscular, uma vez ao dia, por dois dias consecutivos; no terceiro dia, uma dose de ^{131}I, compatível com a utilizada em cintilografias (4 mCi) é dada por via oral. No quinto dia, o paciente é submetido ao exame com a câmera gama. Os níveis séricos de tireoglobulina são mensurados antes da administração de rhTSH e comparados aos obtidos no quinto dia.

As cintilografias de corpo inteiro estimuladas com rhTSH, quando associadas a mensurações concomitantes de tireoglobulina sérica, são geralmente tão precisas quanto as cintilografias padrões e não causam os sintomas significativos de hipotireoidismo apresentados por pacientes submetidos à interrupção da administração de levotiroxina. Infelizmente, o rhTSH ainda não foi aprovado para uso na elevação das concentrações séricas de TSH antes da administração terapêutica de [131]I. As cintilografias com o hormônio recombinante, portanto, devem ser evitadas caso haja suspeita de câncer de tireoide recorrente ou metastático que requeira tratamento com [131]I.

32. Quais tumores malignos estão associados à exposição prévia à radiação?

De 1940 até o início dos anos 1970, a irradiação externa da cabeça e do pescoço era usada no tratamento de acne, aumento de volume do timo, amígdalas e adenoides, tinha do couro cabeludo e asma. Mais tarde, reconheceu-se que tal exposição à radiação causava a transformação neoplásica das células tireoidianas; após um período de latência de 10-20 anos, 33%-40% dos indivíduos expostos apresentam nódulos tireoidianos benignos e 5%-11% desenvolvem carcinomas. Em glândulas irradiadas, os carcinomas são similares ao encontrado na população não exposta à radiação, com predominância da forma papilífera. Os tumores não são mais agressivos, mas são multicêntricos em frequência maior (55%) do que em indivíduos não irradiados (22%).

33. O que é uma célula de Hürthle?

Células de Hürthle ou Askanazy são células poligonais que apresentam citoplasma abundante e núcleos compactos. Tais células são encontradas em nódulos benignos, doença de Hashimoto e qualquer forma de CTD. Acredita-se que o carcinoma de células de Hürthle, composto somente por essas células, seja uma variante particularmente agressiva do câncer folicular caracterizada por metástases pulmonares frequentes.

CAPÍTULO 37 CÂNCER DE TIREOIDE

34. O que é carcinoma tireoidiano anaplásico?

O carcinoma tireoidiano anaplásico é uma das formas mais agressivas e resistentes de câncer em seres humanos. É responsável por somente 1%-10% de todos os carcinomas tireoidianos no hemisfério ocidental, mas até 50% de todos os carcinomas tireoidianos em algumas áreas da Europa Oriental. Assim como o carcinoma folicular, é mais prevalente em áreas onde há deficiência de iodo; na América do Norte, sua incidência está, atualmente, diminuindo.

35. Discuta as variantes histológicas do carcinoma anaplásico.

Quatro variantes histológicas do carcinoma anaplásico são atualmente reconhecidas: de células gigantes, de células fusiformes, misto (com células gigantes e fusiformes) e de células pequenas. O verdadeiro carcinoma de células pequenas é extremamente raro, e a maioria dos tumores de "células pequenas" é, na verdade, uma forma maligna de linfoma mais sensível ao tratamento. O exame microscópico das neoplasias malignas anaplásicas revela a presença de espirais fibrosas bizarras, folículos primitivos e remanescentes cartilaginosos e osteoides de condrossarcoma.

36. Quem é mais suscetível ao desenvolvimento de carcinoma anaplásico?

O carcinoma anaplásico é observado, mais comumente, em idosos (com pico de incidência entre os 65 e os 70 anos de idade) e afeta homens e mulheres da mesma forma. Essas neoplasias podem se originar de CTD pree-xistentes (desdiferenciação), de nódulos benignos ou, com maior frequência, não ser precedido por alterações. O número minúsculo de tumores malignos anaplásicos observado em grande quantidade de pacientes acompa-nhados durante décadas por apresentarem CTD pode desacreditar a teoria de desdiferenciação de cânceres estabelecidos.

37. Como é a apresentação clínica de um carcinoma anaplásico?

O carcinoma anaplásico se expande rapidamente; a maioria dos pacientes apresenta sintomas locais, como dispneia, disfagia, rouquidão e dor. Quase metade de todos os pacientes requer a realização de traqueostomia, devido ao crescimento tumoral explosivo.

38. Qual o prognóstico dos pacientes com carcinoma anaplásico?

O tipo de variante histológica não parece afetar o prognóstico, que é mau, na maioria dos casos. A extirpação cirúrgica foi combinada à irradiação com feixe externo (4.500-6.000 cGy) ou à quimioterapia (geralmente com doxorrubicina ou paclitaxel) na tentativa de erradicar o tumor. Apesar do tratamento agressivo, a sobrevida média é de apenas 6-8 meses.

39. O que é CTM?

CTM é uma neoplasia derivada de células parafoliculares (células C) da tireoide. Embriologicamente, essas células se originam na crista neural e migram para a tireoide, onde, apesar da grande proximidade, não parecem interagir, fisicamente ou por meio de hormônios, com as células foliculares.

40. Descreva a função das células parafoliculares.

As células parafoliculares produzem CT, que age como osteoclastos para modular a liberação de cálcio dos estoques esqueléticos. O DNA que contém o código genético para CT também codifica outra molécula, o peptídeo relacionado ao gene de CT (CGRP). O *splicing* alternativo tecido-específico permite que as células parafoliculares secretem CT, enquanto as células neurais produzem somente CGRP.

41. Como a transformação neoplásica afeta as células parafoliculares?

A transformação neoplásica de células parafoliculares leva à expressão descontrolada de produtos celulares nor-mais (CT) e anormais (CGRP, cromogranina A, antígeno carcinoembriogênico [CEA], adrenocorticotropina [ACTH]). A CT é um excelente marcador tumoral, e os produtos anormais medeiam as síndromes clínicas associadas ao CTM. O acúmulo de grande quantidade de procalcitonina na tireoide é histologicamente detectável como amiloide (do tipo AE).

CAPÍTULO 37 CÂNCER DE TIREOIDE **315**

42. Qual a frequência de desenvolvimento de CTM?

O CTM é responsável por aproximadamente 2%-10% de todas as neoplasias malignas tireoidianas e ocorre em formas esporádicas e hereditárias. O CTM esporádico é a forma mais comum.

43. Descreva a apresentação do CTM esporádico.

A maioria dos pacientes apresenta a doença na quarta ou quinta década de vida e, na maioria dos estudos, homens e mulheres são acometidos de maneira similar. O CTM esporádico é geralmente unifocal e pode se originar em qualquer porção da tireoide. Metade dos pacientes já apresenta a doença metastática quando do estabelecimento do diagnóstico; os sítios metastáticos incluem (em ordem descendente) os linfonodos locais, os pulmões, o fígado e os ossos.

44. Descreva, resumidamente, as formas pelas quais o CTM hereditário pode ocorrer entre familiares.

A forma hereditária do CTM ocorre em parentes como doença isolada (CTM familiar), um componente da neo-plasia endócrina múltipla (NEM) 2A (CTM, hiperparatireoidismo, feocromocitoma) ou da síndrome NEM 2B (CTM, feocromocitoma, neuromas mucosos) ou, ainda, associado ao feocromocitoma e ao líquen amiloide cutâneo.

45. Qual a apresentação clínica do CTM hereditário?

Os tumores hereditários são bilaterais e surgem na junção entre o terço superior e os dois terços inferiores dos lobos tireoidianos, onde a concentração de células C é mais alta. Em parentes afetados, a realização de exames bioquímicos para detecção precoce de CTM aumenta a sobrevida dos indivíduos com a forma hereditária da doença em comparação à de pacientes acometidos pela forma esporádica. Uma discussão acerca das síndromes NEM pode ser encontrada no Capítulo 53.

46. As manifestações extratireoidianas são associadas ao CTM?

Os vários produtos peptídeos e prostaglandinas secretados pelos CTM são responsáveis por diversos sintomas extratireoidianos. O mais comum é a diarreia, que ocorre em até 30% dos pacientes com CTM. Embora a CT, o CGRP, as prostaglandinas, a 5-hidroxitriptamina e o peptídeo intestinal vasoativo tenham sido propostos como secretagogos causadores, nenhuma dessas moléculas foi responsabilizada por tal sintomatologia de maneira convincente.

Em raras ocasiões, a síndrome de Cushing pode ocorrer em pacientes acometidos por CTM, sendo atribuída à secreção de ACTH e/ou hormônio liberador de corticotropina. O tratamento eficaz da neoplasia maligna subjacen-te melhora as características cushingoides. Não há relatos de casos de hipocalcemia devida à produção crônica de CT pelo CTM.

47. Como a CT pode ser usada como marcador tumoral de importância clínica?

A CT é secretada por células parafoliculares normais e também por células submetidas a transformação neoplási-ca. Certamente na forma hereditária, e provavelmente na forma esporádica do CTM, a degeneração maligna das células é precedida por um período de hiperplasia "benigna", durante o qual a ressecção curativa é, em teoria, possível. O nível sérico de CT é proporcional à massa de células parafoliculares hiperplásicas ou malignas. Infelizmente, as células de Kulchitsky dos pulmões, assim como as células do timo, da hipófise, das adrenais e da próstata, também secretam pequenas quantidades de CT, além de certas neoplasias malignas, como o câncer de pulmão de pequenas células e o câncer de mama.

48. Como a CT relacionada ao CTM difere daquela produzida por outras fontes?

O teste de estimulação com pentagastrina é usado para distinguir a CT de fontes que não o CTM daquela produzi-da por células C hiperplásicas ou malignas. Atualmente, a pentagastrina não está disponível nos Estados Unidos. Nesse exame, a pentagastrina é administrada por via intravenosa (0,5 mg/kg de peso corpóreo), com coleta de material para mensuração de CT basal e aos 1,5, 2, 5 e 10 minutos após a inoculação. Em indivíduos normais, a resposta à infusão é pequena ou nula, mas em pacientes com hiperplasia de células C ou CTM essa resposta é exagerada. Os valores absolutos dependem do ensaio usado para determinação de CT.

CAPÍTULO 37 CÂNCER DE TIREOIDE

49. Qual exame pode ser utilizado caso o teste de estimulação com pentagastrina não esteja disponível?

Onde não é possível realizar o teste de estimulação com pentagastrina, uma infusão de cálcio (2 mg/kg, por cinco minutos) pode ser usada para estimular a secreção de CT. Dada a disponibilidade clínica da pesquisa da presença do gene MTC no cromossomo 10 (Cap. 53), a avaliação de parentes quanto à possibilidade de desenvolvimento da forma hereditária do CTM por meio do uso de testes de estimulação pode ser desnecessária. O exame, porém, continuará a ser valioso na elucidação da presença de doença residual após o tratamento.

50. Como é o tratamento do CTM?

O tratamento do CTM ainda é frustrante. Quando o CTM é descoberto à biópsia ou suspeito devido ao resultado da avaliação de parentes, toda a tireoide deve ser cirurgicamente removida, com cuidado para preservar as paratireoides e os nervos laríngeos. A dissecção dos linfonodos do pescoço também deve ser realizada, já que 50%-70% dessas estruturas contêm metástases. As biópsias laparoscópicas de fígado revelam que 25%-30% dos pacientes apresentam metástases hepáticas insuspeitas após a tireoidectomia inicial.

Uma vez que as células parafoliculares não acumulam radioiodo, a radioablação pós-cirúrgica não é indicada. Aparentemente, a radioterapia com feixe externo e a quimioterapia não melhoram a sobrevida, embora às vezes sejam usadas, como último recurso, em recidivas. A doença residual progride de forma lenta, causando sintomas obstrutivos além daqueles listados na pergunta 46.

51. Quais são as taxas de sobrevida dos pacientes com CTM?

Em um estudo de grande porte, as taxas de sobrevida em 10 e 20 anos foram, respectivamente, de 63% e 44%.

52. Descreva, resumidamente, a prevalência e a detecção dos nódulos tireoidianos.

A prevalência da doença nodular tireoidiana aumenta com a idade e é aproximadamente quatro vezes maior em mulheres do que em homens. Na sexta década de vida, 5%-10% da população geral de nações desenvolvidas apresentam um ou mais nódulos tireoidianos palpáveis. A detecção por palpação, porém, é relativamente insensível; o exame ultrassonográfico ou patológico (necropsia) da população revela uma prevalência muito maior de nódulos tireoidianos (20% aos 40 anos de idade, 50% aos 70 anos de idade). Apenas 8%-17% dos nódulos cirurgicamente removidos são cancerosos; os demais são não malignos, e sua excisão é recomendada apenas na presença de sintomas obstrutivos ou por motivos cosméticos.

53. Qual é a responsabilidade primária do clínico em relação aos nódulos tireoidianos?

A responsabilidade do clínico é conduzir os pacientes acometidos por nódulos possivelmente malignos à ressecção, mas ser contrário à excisão de nódulos benignos.

54. Qual é o primeiro exame realizado em nódulo tireoidiano palpável?

Após a realização de anamnese e exame físico, a concentração sérica de TSH é mensurada para determinar se o paciente apresenta tirotoxicose. Nível suprimido de TSH pode indicar a presença de nódulo autônomo ou de doença de Graves com nódulo não funcionante. Em tireoides de pacientes acometidos pela doença de Graves, nódulos não funcionantes ou "frios" frequentemente contêm CTD.

- Se um nível baixo ou suprimido de TSH for encontrado, recomenda-se a realização de cintilografia com radionuclídeo (^{123}I ou ^{99}Tc).
- Se a concentração de TSH for normal ou alta, a tireoide deve ser submetida a um exame ultrassonográfico, para caracterização do nódulo.

55. Discuta o papel das cintilografias com radionuclídeos.

Quando a concentração basal de TSH é baixa ou suprimida, a maioria dos médicos recomenda a realização de cintilografia com radionuclídeo, para determinar a atividade metabólica do nódulo ou verificar a existência de outros nódulos insuspeitos. Tais resultados podem ser valiosos; nódulos autônomos ou "quentes" raramente albergam células tumorais, mas podem fornecer amostras citopatológicas que mimetizam neoplasias malignas.

CAPÍTULO 37 CÂNCER DE TIREOIDE

56. Como o exame ultrassonográfico contribui para a avaliação?

O exame ultrassonográfico da tireoide pode ajudar a detectar outros nódulos difíceis de palpar dada a sua localização posterior ou subesternal. Além disso, a caracterização sonográfica de um nódulo dominante ou de outras estruturas menores pode direcionar a aspiração com agulha fina da maioria das lesões suspeitas.

Nódulos hipoecoicos, contendo microcalcificações ou hipervasculares devem ser aspirados. A aspiração com agulha fina guiada por ultrassom deve ser usada quando o nódulo é impalpável ou predominantemente cístico, para garantir a coleta de amostra representativa. A coleta da amostra é relativamente simples; sua interpretação citológica é o fator limitante desse procedimento. A precisão diagnóstica da aspiração com agulha fina varia de 70%-97%.

57. Como os resultados da aspiração com agulha fina são interpretados?

A interpretação da amostra aspirada pode indicar se o nódulo é maligno, benigno ou "suspeito de malignidade". A amostra pode também ser julgada como material inadequado para interpretação, requerendo nova aspiração. O carcinoma papilífero pode ser diagnosticado com certo grau de certeza em amostras obtidas por aspiração com agulha fina, mas o diagnóstico da forma folicular da doença requer a demonstração de invasão vascular. Alguns centros de grande porte se orgulham de seus citopatologistas que conseguem diferenciar, com certeza, carcinomas foliculares de adenomas foliculares; esses semideuses incomuns, velhos e grisalhos, trocaram a companhia dos mortais pela solidão de seus microscópios. A maioria dos citopatologistas denomina tais amostras "neoplasias foliculares" ou "suspeitas de malignidade".

58. Como os resultados da aspiração com agulha fina afetam o manejo futuro?

Os nódulos considerados malignos à aspiração com agulha fina devem ser removidos. Aqueles descritos como "suspeitos de malignidade" ou "neoplasias foliculares" também devem ser encaminhados à excisão, já que até 20% deles são malignos. Nódulos benignos devem ser observados quanto a alterações de tamanho ou aparecimento de sintomas obstrutivos; a administração de quantidade supressiva de hormônio tireoidiano exógeno é controversa, dado o risco de desenvolvimento de osteoporose e a ausência de dados que demonstrem a eficácia inequívoca de tal intervenção.

59. A realização de cirurgia é justificada em nódulos considerados benignos após a interpretação dos resultados da aspiração com agulha fina?

Ocasionalmente, o clínico encontra um paciente que prefere a realização da ressecção cirúrgica de um nódulo apesar dos resultados benignos obtidos à aspiração com agulha fina. Nesse caso, o melhor conselho é: "Nunca fique entre um cirurgião preparado e um paciente disposto a realizar a cirurgia na tireoide e que já conhece todos os riscos do procedimento." O número de resultados falso-negativos à aspiração com agulha fina varia de 1%-6% e até 35% das tireoides em séries de autópsia contêm carcinomas papilíferos clinicamente insignificantes; ambos, porém, se descobertos mais tarde, podem diminuir a confiança do paciente em seu médico.

60. Algum defeito molecular foi associado ao carcinoma tireoidiano?

A mutação de um único proto-oncogene ou gene de supressão tumoral não foi associada à carcinogênese tireoidiana. Diversas mutações foram descritas em neoplasias de tireoide; nenhuma delas, porém, parece ser capaz de induzir alterações malignas na ausência de mutações concomitantes cooperativas. Embora a relevância prática desses defeitos seja, por ora, limitada, as pesquisas futuras podem identificá-los, ou outras alterações, como indicadores do potencial maligno de determinados tumores.

61. Discuta o possível papel do proto-oncogene ras.

O proto-oncogene ras codifica uma família de proteínas associadas a receptores, denominada p21, que atuam como transdutores de sinais entre receptores de membrana e efetores intracelulares. Quando os receptores são estimulados, as proteínas p21 formam complexos com moléculas de trifosfato de guanosina (GTP), ativando MAP quinase. Uma vez que a atividade quinase exagerada pode ser prejudicial, as proteínas p21 nativas possuem atividade intrínseca de GTPase, o que acaba por inativar o complexo e encerra a atividade da MAP quinase. A mutação no proto-oncogene ras leva à formação de p21 sem atividade GTPase, causando acúmulo descontrolado de atividade quinase e favorecendo o crescimento celular desordenado. O oncogene ras foi descrito em 10%-50% dos carcinomas foliculares em áreas com deficiência de iodo.

62. Como as proteínas G estimuladoras (Gs) são relacionadas ao câncer de tireoide?

As proteínas Gs são intimamente relacionadas às p21 codificadas por ras e também conectam receptores transmembrânicos a efetores intracelulares, como a adenil ciclase. As proteínas Gs são compostas por unidades a, b e g, ligadas de forma não covalente, e são ativadas quando o GTP forma complexos com a subunidade a. A proteína Gsa nativa apresenta atividade intrínseca de GTPase e funciona como um temporizador, parando a reação no ponto certo. Mutações no gene Gsa que codificam proteínas que não possuem atividade intrínseca de GTPase foram identificadas. Essas proteínas Gs constitutivamente ativadas promovem crescimento e função celulares, tendo sido identificadas, principalmente, em nódulos tireoidianos benignos e, raramente, em CTD.

63. Discuta o possível papel do proto-oncogene Ret/ptc.

A mutação ret/ptc foi descrita em CTD. O proto-oncogene ret é encontrado no cromossomo 10 e, em condições normais, codifica um receptor (ret) com atividade tirosina quinase intrínseca. O ligante de ret é um fator neurotrópico derivado de células da glia; o ret não é normalmente expresso por células foliculares da tireoide. A mutação ret/ptc leva à formação de tirosina quinase constitutivamente ativada, causando desenvolvimento celular desordenado. Essa mutação é encontrada em 2%-70% de todos os carcinomas papilíferos tireoidianos, dependendo do grupo étnico estudado. Embora os tumores que expressem essa mutação não sejam maiores do que outros cânceres papilíferos, podem ser mais propensos à metastatização.

64. Como a proteína anormal p53 está relacionada ao câncer de tireoide?

Uma mutação final associada a até 25% de carcinomas tireoidianos anaplásicos codifica uma proteína p53 anormal. A p53 normal é encontrada no citoplasma, onde forma um complexo com a proteína de choque térmico 70 (*heat shock protein*, hsp-70) e atravessa a membrana nuclear para interagir com fatores de transcrição nuclear. A mutação do gene que codifica a p53 leva à tradução de uma proteína que não pode interagir com essas proteínas nucleares. A perda desse supressor tumoral leva ao crescimento celular irrestrito e, associada a outras mutações coexistentes, à degeneração maligna.

PONTOS-CHAVE: CÂNCER DE TIREOIDE

1. Carcinomas tireoidianos bem diferenciados (CTD) podem ser papilíferos ou foliculares. As taxas de mortalidade associadas a tais doenças são baixas.

2. O CTD é diagnosticado através da aspiração com agulha fina de um nódulo tireoidiano.

3. O tratamento do CTD tem como base a ressecção cirúrgica do tumor primário e a remoção de todo o tecido tireoidiano (leito) remanescente.

4. O iodo radioativo administrado por via oral se acumula no tecido tireoidiano, levando à ablação do leito do órgão e dos focos metastáticos.

5. A tireoglobulina é o marcador tumoral mais sensível do CTD após a realização da cirurgia e a ablação do tecido remanescente.

6. A eliminação do TSH, um fator de crescimento para o CTD, por meio da administração de doses supressoras de levotiroxina, é a mais importante intervenção terapêutica.

SITE

http://www.thyroidmanager.org/

BIBLIOGRAFIA

1. Baudin E, Cao D, Cailleux AF, et al: Positive predictive value of serum thyroglobulin levels, measured during first year follow-up after thyroid hormone withdrawal, in thyroid cancer patients. J Clin Endocrinol Metab 88:1107–1111, 2003.

2. Brennan MD, Bergstralh EJ, van Heerden JA, McConahey WM: Follicular thyroid cancer treated at the Mayo Clinic, 1946 through 1970: initial manifestations, pathologic findings, therapy, and outcome. Mayo Clin Proc 66:11–22, 1991.

3. Chua EL, Wu WM, Tran KT, et al: Prevalence and distribution of ret/ptc 1, 2, and 3 in papillary thyroid carcinoma in New Caledonia and Australia. J Clin Endocrinol Metab 85:2733–2739, 2000.

4. Cooper DS, Doherty GM, Haugen BR, et al: Management guidelines for patients with thyroid nodules and differentiated thyroid cancer. The American Thyroid Association Guidelines Taskforce. Thyroid 18:1–33, 2006.

5. Dulgeroff AJ, Herschman JM: Medical therapy for differentiated thyroid carcinoma. Endocr Rev 15:500–515, 1994.

6. Farid NR, Shi Y, Zou M: Molecular basis of thyroid cancer. Endocr Rev 15:202–232, 1994.

7. Fogelfeld L, Wiviott MBT, Shore-Freedman E, et al: Recurrence of thyroid nodules after surgical removal in patients irradiated in childhood for benign conditions. N Engl J Med 320:835–840, 1989.

8. Gagel RF, Robinson MF, Donovan DT, Alford BB: Medullary thyroid carcinoma: recent progress. J Clin Endocrinol Metab 76:809–814, 1993.

9. Gharib H: The use of recombinant thyrotropin in patients with thyroid cancer. Endocrinologist 10:255–263, 2000.

10. Gharib H, McConahey WM, Tiegs RD, et al: Medullary thyroid carcinoma: clinicopathologic features and long-term follow-up of 65 patients treated during 1946 through 1970. Mayo Clin Proc 67:934–940, 1992.

11. Hay ID: Management of patients with low-risk papillary thyroid carcinoma. Endocr Pract 13:521–533, 2007.

12. Kebebew E, Clark OH: Differentiated thyroid cancer: "complete" rational approach. World J Surg 24:942–951, 2000.

13. Mazzaferi EL: Management of low-risk differentiated thyroid cancer. Endocri Pract 13: 498–512, 2007.

14. Mazzaferi EL, Robbins RJ, Spencer AC, et al: A consensus report of the role of serum thyroglobulin as a monitoring method for low-risk patients with papillary thyroid carcinoma. J Clin Endocrinol Metab 88:1433–1441, 2003.

15. McConahey WM, Hay ID, Woolner L, et al: Papillary thyroid cancer treated at the Mayo Clinic, 1946 through 1970: initial manifestations, pathologic findings, therapy, and outcome. Mayo Clin Proc 61:978–996, 1986.

16. Nel CJC, van Heerden JA, Goellner JR, et al: Anaplastic carcinoma of the thyroid: a clinico-pathologic study of 82 cases. Mayo Clin Proc 60:51–58, 1985.

17. Pacini F, Capezzone M, Elisei R, et al: Diagnostic 131-iodine whole-body scan may be avoided in thyroid cancer patients who have undetectable stimulated serum Tg levels after initial treatment. J Clin Endocrinol Metab 87:1499–1501, 2002.

18. Robbins J (moderator): Thyroid cancer: a lethal endocrine neoplasm. Ann Intern Med 115:133–147, 1991.

19. Wartofsky L: Editorial: using baseline and recombinant human TSH-stimulated Tg measurements to manage thyroid cancer without diagnostic 131-I scanning. J Clin Endocrinol Metabol 87:1486–1489, 2002.

CAPÍTULO 38

EMERGÊNCIAS TIREOIDIANAS

Michael T. McDermott

1. O que é uma tempestade tireoidiana?
A tempestade tireoidiana ou crise tireotóxica é uma doença possivelmente fatal caracterizada pelo exagero das manifestações de tireotoxicose.

2. Como os pacientes desenvolvem a tempestade tireoidiana?
A tempestade tireoidiana geralmente ocorre em pacientes acometidos por tireotoxicoses não reconhecidas ou inadequadamente tratadas e um evento precipitante sobreposto, como cirurgia (tireoidiana ou não), infecção ou trauma.

3. Quais são as manifestações clínicas da tempestade tireoidiana?
A febre (acima de 38,5° C) é a principal manifestação. A taquicardia está geralmente presente, e a taquipneia é comum, mas a pressão arterial é variável. Arritmias cardíacas, insuficiência cardíaca congestiva e sintomas de isquemia cardíaca podem ser observados. Náusea, vômito, diarreia e dor abdominal são achados frequentes (Fig. 38-1). Dentre as manifestações relacionadas ao sistema nervoso central estão a hipercinesia, a psicose e o coma. O bócio é um achado útil, mas nem sempre presente.

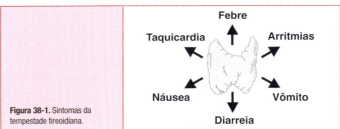

Figura 38-1. Sintomas da tempestade tireoidiana.

4. Quais anomalias laboratoriais são observadas na tempestade tireoidiana?
As concentrações séricas de tiroxina (T_4, T_4 total e livre) e de tri-iodotironina (T_3, T_3 total e livre) geralmente estão elevadas de maneira significativa, enquanto o hormônio estimulador da tireoide (TSH) é indetectável. Outras anomalias laboratoriais comuns são anemia, leucocitose, hiperglicemia, azotemia, hipercalcemia e elevação dos níveis de enzimas hepáticas.

5. Como é feito o diagnóstico da crise tireotóxica?
O diagnóstico deve ser feito com base em achados clínicos suspeitos, mas não específicos. Os níveis séricos dos hormônios tireoidianos estão elevados, mas, caso o diagnóstico seja fortemente suspeito, a espera pelos resultados dos exames pode levar a uma demora crítica na instituição do tratamento que pode custar a vida do paciente. Além disso, as concentrações de hormônios tireoidianos não distinguem, com segurança, a tempestade tireoidiana da tireotoxicose não complicada como doença coincidente. Os achados clínicos são, portanto, a chave. Na Tabela 38-1, é mostrado um sistema de classificação que auxilia o diagnóstico.

TABELA 38-1. SISTEMA DE CLASSIFICAÇÃO DA TEMPESTADE TIREOIDIANA (REF: BURCH HD. 1993)

Achado	Escore
Febre	
99-99,9	5
100-100,9	10
101-101,9	15
102-102,9	20
103-103,9	25
≥104	30
Sistema Nervoso Central	
Ausente	0
Agitação branda	10
Moderada	20
Grave	30
Cardíaco — Pulso	
99-109	5
110-119	10
120-129	15
130-139	20
≥140	25
Fibrilação atrial	10
Cardíaco — Insuficiência Cardíaca Congestiva	
Ausente	0
Branda (edema)	5
Moderada (crepitações)	10
Grave (edema pulmonar)	15
Gastrointestinal	
Ausente	0
Náusea, vômito, diarreia ou dor	10
Icterícia	20
História precipitante	
Ausente	0
Presente	10
Escore	**Tempestade Tireoidiana**
<25	Improvável
25-44	Sugestivo
≥45	Provável

322 CAPÍTULO 38 EMERGÊNCIAS TIREOIDIANAS

6. Quais são as outras doenças que mimetizam a tempestade tireoidiana?
Quadros similares podem ser observados em casos de sepse, feocromocitoma e hipertermia.

7. Como os pacientes com tempestade tireoidiana devem ser tratados?
Os objetivos imediatos são diminuir a síntese de hormônio tireoidiano, inibir sua liberação, reduzir a frequência cardíaca, dar suporte à circulação e tratar a doença precipitante. Uma vez que o número de receptores adrenérgicos beta 1 está significativamente aumentado em pacientes com essa doença, os bloqueadores seletivos beta 1 são as drogas preferidas no controle da frequência cardíaca.

8. Quais drogas devem ser usadas na diminuição da síntese de hormônio tireoidiano?
- Propiltiouracil, 200 mg a cada quatro horas (por via oral, retal ou tubo nasogástrico [NG])
- Metimazol, 20 mg a cada quatro horas (por via oral, retal ou NG)

9. Quais são as drogas usadas para a inibição da liberação de hormônio tireoidiano?
- Iodeto de sódio (NaI), 1 g por 24 horas, por via intravenosa (IV)
- Iodeto de potássio (SSKI), cinco gotas a cada oito horas, por via oral
- Solução de lugol, 10 gotas a cada oito horas, por via oral

10. Quais drogas são usadas na redução da frequência cardíaca?
- Esmolol, 500 mg por um minuto por via IV e, a seguir, infusão de 50-100 mg/kg/min
- Metoprolol, 5-10 mg por via IV a cada 2-4 horas
- Diltiazem, 60-90 mg a cada 6-8 horas por via oral ou 0,25 mg/kg por dois minutos por via IV e, a seguir, infusão de 10 mg/min

11. Liste os agentes usados no suporte à circulação.
- Dexametasona, 2 mg a cada seis horas por via IV ou
- Hidrocortisona, 100 mg a cada oito horas por via IV
- Fluidos intravenosos

12. Qual é o prognóstico dos pacientes com tempestade tireoidiana?
Quando a tempestade tireoidiana foi descrita pela primeira vez, a taxa de mortalidade aguda era de quase 100%. Hoje, o prognóstico é significativamente melhor quando o tratamento agressivo, anteriormente descrito, é iniciado de maneira precoce; a taxa de mortalidade, porém, continua a ser de, aproximadamente, 20%.

13. Defina coma mixedematoso.
O coma mixedematoso é uma doença possivelmente fatal caracterizada pelo exagero das manifestações de hipotireoidismo.

14. Como os pacientes desenvolvem coma mixedematoso?
O coma mixedematoso ocorre, geralmente, em pacientes idosos acometidos por hipotireoidismo inadequadamente tratado e um evento precipitante sobreposto. Dentre os eventos importantes, incluem-se exposição prolongada ao frio, infecções, traumas, cirurgias, infarto do miocárdio, insuficiência cardíaca congestiva, embolia pulmonar, derrame, insuficiência respiratória, hemorragia gastrointestinal e administração de diversas drogas, principalmente aquelas que exercem efeitos depressores sobre o sistema nervoso central.

15. Quais são as manifestações clínicas do coma mixedematoso?
Hipotermia, bradicardia e hipoventilação são comuns; a pressão arterial, porém, embora geralmente reduzida, é variável. Efusões pericárdicas, pleurais e peritoneais são frequentemente encontradas. Íleo está presente em aproximadamente dois terços dos pacientes, e a retenção urinária aguda pode também ser observada. Dentre as manifestações relacionadas ao sistema nervoso central, incluem-se convulsões, estupor e coma (Fig. 38-2);

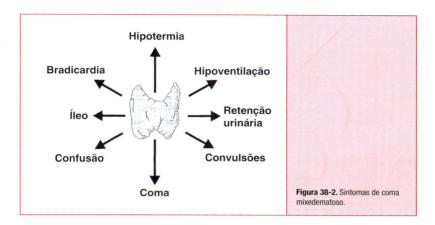

Figura 38-2. Sintomas de coma mixedematoso.

reflexos tendinosos profundos estão ausentes ou apresentam fase de relaxamento tardia. A pele hipotireoidiana típica e as alterações capilares e pilosas podem ser aparentes. O bócio, embora frequentemente ausente, é um achado importante; a cicatriz de uma tireoidectomia pode também ser uma pista valiosa.

16. Quais anomalias laboratoriais são observadas no coma mixedematoso?

As concentrações séricas de T_4 (T_4 total e livre) e T_3 (T_3 total e livre) são, geralmente, baixas, enquanto as de TSH são significativamente elevadas. Outras anomalias frequentes são anemia, hiponatremia, hipoglicemia e elevação dos níveis de colesterol e creatina quinase (CK). À gasometria, muitas vezes observa-se retenção de dióxido de carbono e hipóxia. Ao eletrocardiograma, bradicardia sinusal, bloqueios cardíacos de diversos tipos e graus, baixa voltagem e achatamento da onda T são comumente verificados.

17. Como é feito o diagnóstico de coma mixedematoso?

O diagnóstico deve ser estabelecido clinicamente, com base nos achados anteriormente descritos. Os níveis séricos dos hormônios tireoidianos são reduzidos e a concentração de TSH é alta, mas o tempo gasto na obtenção dos resultados dos exames pode retardar, desnecessariamente, a instituição do tratamento eficaz.

18. Como os pacientes com coma mixedematoso devem ser tratados?

Os objetivos são a rápida reposição do *pool* de hormônio tireoidiano depletado e de glicocorticoides, o suporte às funções vitais e o tratamento de quaisquer doenças precipitantes. O *pool* corpóreo total normal de T_4 é de cerca de 1.000 μg (500 μg na tireoide e o restante no organismo).

19. Como os hormônios tireoidianos circulantes são repostos?

O uso de levotiroxina (LT_4) e/ou liotironina (LT_3) ainda é controverso, mas o autor indica a combinação das duas drogas. Os esquemas compostos apenas por LT_4, LT_3 seguido por LT_4 e LT_4 associado a LT_3 são os seguintes:

- LT_4 isolado: 200-300 μg por cinco minutos, por via IV, seguidos por 50-100 μg/dia por via oral ou IV
- LT_3 seguido por LT_4: LT_3, 50-100 μg por cinco minutos, por via IV, seguidos por LT_4, 50-100 μg/dia por via oral ou IV
- LT_4 associado a LT_3: LT_4, 200-300 μg por cinco minutos, por via IV, mais LT_3, 20-50 μg por cinco minutos, por via IV, seguidos por LT_4, 50-100 μg /dia, e LT_3, 20-30 μg /dia, por via oral ou IV

20. Qual droga é utilizada na reposição de glicocorticoide?

Hidrocortisona, 100 mg a cada oito horas, por via IV.

21. Quais medicamentos ou modalidades são utilizados no suporte das funções vitais?
- Oxigênio
- Fluidos por via IV
- Reaquecimento (central ou com cobertores)
- Ventilação mecânica (se necessária)

22. Qual é o prognóstico dos pacientes com coma mixedematoso?
- O coma mixedematoso, originariamente, tinha mortalidade de 100%. Hoje, o prognóstico dos pacientes adequadamente tratados é muito melhor, embora a taxa de mortalidade observada em estudos recentes tenha variado entre 0% e 45%.

PONTOS-CHAVE: EMERGÊNCIAS TIREOIDIANAS

1. A tempestade tireoidiana é uma forma possivelmente fatal de tireotoxicose grave que, geralmente, apresenta um fator precipitante identificável e alta taxa de mortalidade quando não tratada de forma adequada e precoce.

2. Quando a tempestade tireoidiana é diagnosticada ou suspeita, o tratamento com drogas antitireoidianas, iodo frio (não radioativo), betabloqueadores e doses de estresse de glicocorticoides, associado ao manejo de quaisquer fatores precipitantes, deve ser imediatamente instituído.

3. O coma mixedematoso é uma forma possivelmente fatal de hipotireoidismo grave que frequentemente apresenta uma causa precipitante identificável e alta taxa de mortalidade quando não tratado de forma adequada e precoce.

4. Quando o coma mixedematoso é diagnosticado ou suspeito, o manejo deve incluir a rápida reposição do déficit de hormônio tireoidiano, doses de estresse de glicocorticoides e o tratamento de quaisquer causas precipitantes.

BIBLIOGRAFIA

1. Brooks MH, Waldstein SS: Free thyroxine concentrations in thyroid storm. Ann Intern Med 93:694–697, 1980.
2. Burch HD, Wartofsky L: Life-threatening thyrotoxicosis: thyroid storm. Endocrinol Metab Clin N Am 22:263–278, 1993.
3. Dillmann WH: Thyroid storm. Curr Ther Endocrinol Metab 6:81–85, 1997.
4. Fliers E, Wiersinga WM. Myxedema coma. Rev Endo Metab Dis 4:137–141, 2003.
5. Jordan RM: Myxedema coma. Pathophysiology, therapy, and factors affecting prognosis. Med Clin N Am 79:185–194, 1995.
6. Nicoloff JT: Myxedema coma: a form of decompensated hypothyroidism. Endocrinol Metab Clin N Am 22:279–290, 1993.
7. Pittman CS, Zayed AA: Myxedema coma. Curr Ther Endocrinol Metab 6:98–101, 1997.
8. Rodriguez I, Fluiters E, Perez-Mendez LF, et al: Severe mental impairment and poor physiologic status are associated with mortality in myxedema coma. J Endocrinol 180:347–350, 2004.
9. Sarlis NJ, Gourgiotis L: Thyroid emergencies. Rev Endo Metab Dis 4:129–136, 2003.
10. Tietgens ST, Leinung MC: Thyroid storm. Med Clin N Am 79:169–184, 1995.
11. Tsitouras PD: Myxedema coma. Clin Geriatr Med 11:251–258, 1995.
12. Yamamoto T, Fukuyama J, Fujiyoshi A: Factors associated with mortality of myxedema coma: report of eight cases and literature survey. Thyroid 9:1167–1174, 1999.
13. Yeung S-CJ, Go R, Balasubramanyam A: Rectal administration of iodide and propylthiouracil in the treatment of thyroid storm. Thyroid 5:403–405, 1995.

SÍNDROME DO EUTIREOIDIANO DOENTE

Michael T. McDermott

CAPÍTULO 39

1. O que é síndrome do eutireoidiano doente?

A síndrome do eutireoidiano doente se refere a alterações nas concentrações de hormônio estimulador da tireoide (TSH) sérico, hormônio tireoidiano sérico e hormônio tireoidiano tecidual observadas em pacientes acometidos por diversas enfermidades não tireoidianas e desnutrição. Essa não é uma doença tireoidiana primária, mas resultado de modificações na secreção de TSH e na secreção, no transporte e no metabolismo do hormônio tireoidiano induzidas por tais enfermidades.

2. Quais alterações hormonais são observadas em pacientes acometidos por doenças não tireoidianas brandas a moderadas?

As concentrações séricas de tri-iodotironina (T_3) total e livre, assim como os níveis teciduais do hormônio, diminuem, dada a menor conversão de tiroxina (T_4) a T_3 nos tecidos periféricos, principalmente no fígado, onde há redução da atividade da deiodinase hepática do tipo I. Os níveis séricos de T_4 livre e TSH geralmente permanecem dentro da faixa de normalidade.

3. Descreva as alterações hormonais observadas em pacientes com enfermidade não tireoidiana moderada a grave.

As concentrações séricas de T_3 total e livre são ainda menores; os níveis de T_4 total também diminuem, e a capta-ção de T_3 em resina (T_3RU) aumenta. Estas últimas alterações são resultantes da menor ligação dos hormônios ti-reoidianos a suas proteínas transportadoras, dada a menor síntese proteica e a presença de inibidores circulantes da ligação proteica. A concentração de T_4 livre pode ser normal, aumentada ou diminuída. Nesse estágio, os níveis séricos de TSH permanecem normais ou são ligeiramente elevados.

4. Descreva as alterações hormonais associadas à recuperação de doenças não tireoidia-nas.

A concentração de T_4 livre diminui e a de TSH aumenta. Com a elevação da síntese proteica hepática e o desapa-recimento dos inibidores de ligação proteica, os níveis de T_4 livre caem de forma transitória, o que é acompanha-do por uma elevação compensatória das concentrações de TSH sérico antes da normalização completa. Os níveis séricos de T_3, por fim, também são normalizados.

5. Como a síndrome do eutireoidiano doente pode ser diferenciada do hipotireoidismo?

Na síndrome do eutireoidiano doente, a concentração sérica de T_3 está proporcionalmente mais diminuída do que a do T_4, a T_3RU tende a ser alta e o nível de TSH é normal ou levemente menor, passando a um pouco elevado na fase de recuperação. No hipotireoidismo primário, o T_4 sérico está proporcionalmente mais diminuído do que o T_3, a T_3RU tende a ser baixa e o nível de TSH é maior. A realização de outros exames pode também ser útil. Na síndrome do eutireoidiano doente, o T_4 livre geralmente é normal, enquanto o T_3 reverso (RT_3) está aumentado; no hipotireoidismo, tanto o T_4 livre quanto o RT_3 estão diminuídos.

6. O que causa a síndrome do eutireoidiano doente?

Acredita-se que a síndrome do eutireoidiano doente seja causada pelo aumento dos níveis circulantes de citoci-nas e outros mediadores inflamatórios, resultante da enfermidade não tireoidiana subjacente. Esses mediadores podem inibir o eixo tireoidiano em diversos níveis, incluindo a hipófise (redução da secreção de TSH), a tireoide (diminuição das respostas de T_3 e T_4 ao TSH), as proteínas transportadoras (redução da ligação do hormônio tireoidiano) e os tecidos periféricos (diminuição da conversão de T_4 a T_3 e das respostas a T_3).

PONTOS-CHAVE: SÍNDROME DO EUTIREOIDIANO DOENTE

1. A síndrome do eutireoidiano doente não é uma doença tireoidiana, mas sim um grupo de alterações nos níveis séricos de TSH e hormônios tireoidianos e nas concentrações teciduais deste último provocadas por citocinas e mediadores inflamatórios produzidos por pacientes acometidos por doenças não tireoidianas.

2. A característica mais comum da síndrome do eutireoidiano doente é a diminuição da concentração sérica de tri-iodotironina (T3), dada a menor conversão de tiroxina (T4) a T3 no fígado e em outros tecidos.

3. Menores níveis séricos de T4 total, o aumento da captação de T3 em resina (T3RU) e as menores concentrações de hormônio estimulador da tireoide (TSH) em pacientes acometidos por enfermidades não tireoidianas mais graves se devem à redução da ligação do hormônio tireoidiano às proteínas de transporte e à supressão da secreção hipofisária de TSH.

4. Elevação transiente dos níveis séricos de TSH é, ocasionalmente, observada em pacientes que se recuperam de enfermidades não tireoidianas.

5. A síndrome do eutireoidiano doente parece ser uma resposta adaptativa à redução do metabolismo tecidual e à preservação da energia durante doenças sistêmicas; atualmente, portanto, o tratamento com hormônio tireoidiano não é recomendado.

7. A síndrome do eutireoidiano doente é um mecanismo adaptativo ou pode ser perigosa?

Muitos especialistas consideram a síndrome do eutireoidiano doente um mecanismo adaptativo que pode reduzir o gasto de energia de tecidos periféricos durante doenças não tireoidianas. Outros, porém, argumentam que as alterações nos níveis de hormônios circulantes podem ser perigosas e acentuar os efeitos de enfermidades não tireoidianas. É provável que essa questão continue a ser controversa por mais alguns anos.

8. Os pacientes acometidos pela síndrome do eutireoidiano doente devem ser tratados com hormônios tireoidianos?

O manejo da síndrome do eutireoidiano doente também é altamente controverso. Atualmente, não há dados consistentes ou convincentes demonstrando que a recuperação ou sobrevida dos pacientes seja melhor quando a síndrome é tratada por meio da administração de levotiroxina (T_4) ou liotironina (T_3). Os especialistas continuam a debater essa questão, porém, concordam que a realização de estudos prospectivos de grande porte é necessária para resolvê-la. Na ausência de resultados mais definitivos, o tratamento com hormônio tireoidiano não pode ser, neste momento, recomendado.

9. A síndrome do eutireoidiano doente tem algum significado prognóstico?

As baixas concentrações séricas de T_3 têm valor prognóstico significativo. Demonstrou-se que o grau de redução do nível sérico de T_3 prediz um prognóstico pior em pacientes com doença cardíaca isquêmica, insuficiência cardíaca congestiva, sepse meningocócica e diversas doenças que requerem terapia intensiva. Em pacientes que apresentam concentrações séricas de T_3 extremamente baixas, as taxas de mortalidade são maiores.

10. Os níveis de hormônio tireoidiano podem ser elevados em pacientes acometidos por enfermidades não tireoidianas?

A concentração sérica de T_4 pode estar transitoriamente elevada em pacientes com doenças psiquiátricas agudas e diversas enfermidades clínicas agudas. Os mecanismos responsáveis por tais elevações de T_4 não são bem

CAPÍTULO 39 SÍNDROME DO EUTIREOIDIANO DOENTE

compreendidos, mas podem ser mediados por alterações nos níveis de neurotransmissores ou citocinas. Essa condição deve ser diferenciada da tireotoxicose verdadeira.

BIBLIOGRAFIA

1. Adler SM, Wartofsky L: The nonthyroidal illness syndrome. Endocrinol Metab Clin NA 36:657–672, 2007.

2. DeGroot LJ: Dangerous dogmas in medicine: the nonthyroidal illness syndrome. J Clin Endocrinol Metab 84:151–164, 1999.

3. den Brinker M, Joosten KFM, Visser, et al: Euthyroid sick syndrome in meningococcal sepsis: the impact of peripheral thyroid hormone metabolism and binding proteins. J Clin Endocrinol Metab 90:5613–5620, 2005.

4. Iervasi G, Pingitore A, Landi P, et al: Low serum free triiodothyronine values predict mortality in patients with cardiac disease. Circulation 107:708–711, 2003.

5. Kimura T, Kanda T, Kotajima N, et al: Involvement of circulating interleukin-6 and its receptor in the development of euthyroid sick syndrome in patients with acute myocardial infarction. Eur J Endocrinol 143:179–184, 2000.

6. McIver B, Gorman CA: Euthyroid sick syndrome: an overview. Thyroid 7:125–132, 1997.

7. Nagaya T, Fujieda M, Otsuka G, et al: A potential role of activated NF-kappa B in the pathogenesis of euthyroid sick syndrome. J Clin Invest 106:393–402, 2000.

8. Peeters RP, Kester MHA, Wouters PJ, et al: Increased thyroxine sulfate levels in critically ill patients as a result of a decreased hepatic type I deiodinase activity. J Clin Endocrinol Metab 90: 6460–6465, 2005.

9. Peeters RP, van der Geyten S, Wouters PJ, et al: Tissue thyroid hormone levels in critical illness. J Clin Endocrinol Metab 90:6498–6507, 2005.

10. Peeters RP, Wouters PJ, Kaptein E, et al: Reduced activation and increased inactivation of thyroid hormone in tissues of critically ill patients. J Clin Endocrinol Metab 88:3202–3211, 2003.

11. Peeters RP, Wouters PJ, van Toor H, et al: Serum 3, 30, 50-triiodothyronine and 3, 5, 30- triiodothyronine/rT3 are prognostic markers in critically ill patients and are associated with tissue deiodinase activities. J Clin Endocrinol Metab 90:4559–4565, 2005.

12. Pingitore A, Landi P, Taddei MC, et al: Triiodothyronine levels for risk stratification of patients with chronic heart failure. Am J Med 118:132–136, 2005.

13. Plikat K, Langgartner J, Buettner R, et al: Increasing thyroid dysfunction is correlated with degree of illness and mortality in intensive care unit patients. Metabolism 56:239–244, 2007.

14. Vanhorebeek I, Langouche L, Van den Berghe G: Endocrine aspects of acute and prolonged critical illness. Nat Clin Pract Endocrinol Metab 2:20–31, 2006.

CAPÍTULO 40

DOENÇA TIREOIDIANA NA GESTAÇÃO

Linda A. Barbour

1. Como a gestação normal afeta a função tireoidiana materna?

As alterações hormonais da gestação e as maiores demandas metabólicas fetais modificam, de forma significativa, a função tireoidiana materna (Tabela 40-1).

TABELA 40-1. TESTES DE FUNÇÃO TIREOIDIANA DURANTE A GESTAÇÃO NORMAL			
	Primeiro Trimestre	**Segundo Trimestre**	**Terceiro Trimestre**
T_4 total	$1,5 \times \uparrow$	$1,5 \times \uparrow$	$1,5 \times \uparrow$
T_3 total	$1,5 \times \uparrow$	$1,5 \times \uparrow$	$1,5 \times \uparrow$
T_3RU	$\downarrow$	$\downarrow$	$\downarrow$
Índice de tiroxina livre	Normal	Normal	Normal
TSH	$\downarrow$ ou Normal	Ligeiramente $\downarrow$ ou Normal	Ligeiramente $\downarrow$ ou Normal
T_4 livre	Geralmente normal	Geralmente normal	Geralmente normal

T_3, tri-iodotironina; T_3RU, captação de T_3 em resina; T_4, tiroxina; TSH, hormônio estimulador da tireoide.

2. Por que os exames de função tireoidiana devem ser interpretados com cautela em gestantes?

Devido à influência do estrógeno e da gonadotropina coriônica humana (hCG) sobre os níveis circulantes de hormônio tireoidiano, os exames de função tireoidiana, em pacientes gestantes, devem ser interpretados com cautela. O estrógeno aumenta, em duas ou três vezes, a concentração de globulina ligadora de tireoide (TBG), poucas semanas após a concepção. Com isso, há um aumento de aproximadamente 50% dos níveis séricos de tiroxina total (TT_4) e de tri-iodotironina total (TT_3), já que os hormônios tireoidianos são altamente ligados a proteínas. Durante toda a gestação, a concentração desses dois hormônios é, aproximadamente, 1,5 vez maior do que os valores normais não gestantes (Soldin, 2004). A mensuração da captação de T_3 em resina (T_3RU), que é inversamente relacionada à capacidade de ligação sérica, é, correspondentemente, baixa; assim, o índice de T_4 livre (FT_4; calculado pela multiplicação do T_4 total pela T_3RU) é, geralmente, normal. Embora o T_4 e o T_3 livres tendam a apresentar concentrações normais durante a gestação, devem ser interpretados com cautela, já que as faixas de referência fornecidas por fabricantes dos testes são estabelecidas em *pools* de soros de indivíduos não gestantes. Esses ensaios podem ser influenciados pelo aumento nos níveis de TBG e albumina, a não ser que um método de equilíbrio de diálise, caro e muitas vezes indisponível, seja empregado (Kahric-Janic, 2007). Uma concentração ligeiramente baixa de T_4 livre ao final do segundo ou no terceiro trimestre de gestação pode representar um hipotireoidismo verdadeiro ou ser falsa, devendo ser interpretada no contexto do hormônio estimulador da tireoide (TSH) e de TT_4 (Sapin, 2004). Se o TSH for menor do que 3,5 e o TT_4 estiver 1,5 vez elevado, é improvável que a paciente apresente hipotireoidismo verdadeiro. Quando possível, valores de referência especí-

CAPÍTULO 40 DOENÇA TIREOIDIANA NA GESTAÇÃO **329**

ficos para mensuração de T_3 e T_4 livres devem ser estabelecidos pelo laboratório. Os valores de TSH são também afetados pelo efeito tireotrópico da hCG e, em um estudo de grande porte (Panesar, 2001), os limites de confiança de 95% foram de apenas 0,03 no primeiro e no segundo trimestres e de 0,13 no terceiro, com limite superior de normalidade inferior a 3,0 no primeiro trimestre e a 3,5 no segundo e no terceiro trimestres. Mais uma vez, o TSH deve ser interpretado no contexto dos níveis reais de hormônio tireoidiano. Se o TT_4 e o TT_3 forem menos do que 1,5 vez maior do que a faixa de referência em não gestantes e as concentrações de T_4 e T_3 livres não estiverem aumentadas, o TSH suprimido pode ser devido ao efeito exercido pela hCG e não pelo hipertireoidismo subclínico provocado pela doença de Graves ou por um nódulo quente, que também não requerem tratamento.

3. Quais efeitos exatamente podem ser observados durante o primeiro trimestre?

Durante o primeiro trimestre, os altos níveis de hCG podem estimular a secreção tireoidiana de T_4, a ponto de suprimir o TSH sérico a uma faixa de 0,03-0,5 mU/L em até 15% das mulheres grávidas. O TSH pode também estar ligeiramente suprimido no segundo e no terceiro trimestres de gestação, mas geralmente aumenta, chegando ao limite inferior da faixa de referência. A subunidade beta da hCG possui 85% de homologia com os primeiros 114 aminoácidos do TSH, podendo se ligar ao receptor desse hormônio, estimulando-o. Níveis de hCG acima de 50.000 UI/L, como os observados durante o pico ao final do primeiro trimestre, podem, portanto, aumentar a concentração de T_4 livre a ponto de suprimir o TSH sérico. O TSH, porém, geralmente é detectável, o TT_4 está menos de 1,5 vez acima da faixa não gestante, e o T_4 livre tende a permanecer dentro da faixa de normalidade. Durante o primeiro trimestre de gravidez, portanto, concentrações de TSH dentro da faixa superior de normalidade (>3,5) podem indicar a presença de hipotireoidismo subclínico. Se esses valores ainda estiverem elevados em um novo exame, a instituição de tratamento com pequenas doses de hormônio tireoidiano deve ser considerada, principalmente em pacientes nos quais a pesquisa de anticorpos antiperoxidase tireoidiana (TPO) é positiva (Endocrine Society Committee, 2007).

4. Por que, durante a gestação, a mãe deve aumentar, significativamente, a produção de hormônio tireoidiano?

- O volume plasmático materno se expande em 30%-40%, o que requer a expansão concomitante do *pool* de hormônio tireoidiano.
- A atividade da deiodinase placentária de tipo III aumenta o metabolismo materno de T_4 a T_3 reverso.
- A transferência de T_4 pela placenta até o feto ocorre de forma limitada.
- Os altos níveis de TBG diminuem as concentrações de hormônio livre.
- A absorção gastrointestinal de hormônio tireoidiano exógeno pode ser prejudicada pela ingestão de ferro e vitaminas pré-natais.

5. Quais fatores podem comprometer a capacidade materna de aumentar a produção de hormônio tireoidiano?

Mulheres com reserva tireoidiana limitada devido à presença de tireoidite ou submetidas a ablação parcial ou ressecção cirúrgica do órgão podem não ser capazes de aumentar a produção hormonal, sendo o desenvolvimento de hipotireoidismo frequente. Já as mulheres que ingerem iodo em quantidade inadequada podem desenvolver hipotireoidismo e bócio, já que os requerimentos desse elemento aumentam em aproximadamente 40% durante a gravidez.

6. O que é "bócio da gestação"?

O bócio da gestação foi bem descrito em áreas onde há deficiência de iodo, mas não é observado nas regiões do planeta que apresentam alta quantidade desse elemento. Na verdade, um dos primeiros exames de gravidez desenvolvidos nessas áreas deficientes de iodo era um colar que se rompia quando a mulher desenvolvia tal bócio. A tireoide aumentava de tamanho a cada gestação subsequente.

7. Por que os requerimentos de iodo aumentam durante a gestação?

Os requerimentos de iodo aumentam de forma significativa durante a gestação devido às maiores perdas urinárias desse elemento (dada a elevação de 50%-100% da taxa de filtração glomerular [TFG]), seu envio ao feto para a produção de hormônio tireoidiano e maiores requerimentos maternos de tal molécula.

CAPÍTULO 40 DOENÇA TIREOIDIANA NA GESTAÇÃO

8. Qual é a ingestão recomendada de iodo durante a gestação e como pode ser conseguida?

As recomendações da Organização Mundial da Saúde para ingestão de iodo são 250 μg/dia durante a gestação e 150 μg/dia em não gestantes. A insuficiência de iodo é um problema crescente nos Estados Unidos, dada a disponibilidade de sal não iodado sendo estimada em 5%-10%. Uma vez que a maioria das vitaminas pré-natais não contém iodo, mulheres em idade fértil devem ser aconselhadas a consumir sal iodado.

9. O que acontece quando a ingestão de iodo é insuficiente?

Quando a ingestão de iodo é insuficiente, a produção de hormônio tireoidiano cai, aumentando a secreção de TSH, que então estimula o crescimento da tireoide. Em regiões onde há deficiência de iodo, durante a gestação o volume da tireoide aumenta em 30% ou mais e, muitas vezes, não regride completamente após o parto. Diversos países europeus e do Terceiro Mundo apresentam deficiência de iodo e não fazem a suplementação do elemento; as mulheres dessas localidades, portanto, são suscetíveis ao desenvolvimento de bócio durante a gravidez. Quando a ingestão de iodo é gravemente deficiente, tanto a mãe quanto o feto desenvolvem hipotireoidismo franco. O cretinismo endêmico ocorre quando o hipotireoidismo grave, devido à deficiência de iodo, não é reconhecido nem tratado ao nascimento.

10. Durante a gestação, o que acontece com o volume da tireoide em áreas repletas de iodo?

Em áreas repletas de iodo, como os Estados Unidos, o volume da tireoide pode aumentar em 10%-15%, principalmente em resultado do edema vascular do órgão, induzido pela gestação. Embora esse aumento de volume possa ser reconhecido à ultrassonografia, geralmente não pode ser percebido à palpação. Assim, em áreas ricas em iodo, qualquer bócio encontrado durante a gestação deve ser avaliado da mesma forma que em pacientes não gestantes.

11. O hormônio tireoidiano é capaz de atravessar a placenta?

O hormônio tireoidiano atravessa pouco a placenta, mas de forma significativa, em parte devido à atividade placentária da monodeiodinase do tipo III, que converte o T_4 em T_3 reverso (rT_3) e o T_3 em T_2. Sabe-se hoje, porém, que uma fração do T_4 atravessa a placenta, já que fetos com agenesia total de tireoide apresentam, aproximadamente, 30% da quantidade normal de hormônio tireoidiano ao nascimento. Essa quantidade de hormônio tireoidiano parece proteger o cérebro, e o desenvolvimento neurológico geralmente progride de maneira normal, desde que a suplementação seja iniciada logo após o parto. Quantidades significativas de hormônio tireoidiano atravessam a placenta durante o primeiro trimestre e o início do segundo trimestre, antes que a tireoide fetal comece a funcionar, e parecem ser necessárias ao desenvolvimento cerebral normal.

12. O iodo é capaz de atravessar a placenta?

O iodo atravessa a placenta com facilidade para ser usado pela tireoide fetal que, após 12 semanas de gestação, capta o elemento com maior avidez do que a tireoide materna.

13. Como é a relação entre o hormônio liberador de tireotropina e o TSH?

O hormônio liberador de tireotropina (TRH), mas não o TSH, também cruza a placenta e foi usado, em protocolos experimentais, em tentativas de aceleração da maturidade do pulmão fetal.

14. Os anticorpos relacionados à tireoide conseguem atravessar a placenta?

As imunoglobulinas G (IgG) estimuladoras de receptores de TSH (imunoglobulinas estimuladoras de tireoide [TSI]) atravessam a placenta, principalmente no terceiro trimestre e podem, ocasionalmente, causar hipertireoidismo fetal ou neonatal em bebês de mães acometidas pela doença de Graves. Embora os anticorpos TPO e antitireoglobulina (TG) também possam atravessar a placenta, geralmente não têm significado clínico. Em casos raros, esses anticorpos podem estar associados a outros que bloqueiam receptores de tireotropina, causando hipotireoidismo neonatal transitório.

CAPÍTULO 40 DOENÇA TIREOIDIANA NA GESTAÇÃO 331

15. Liste medicamentos comuns que atravessam a placenta.
- Propiltiouracil (PTU)
- Metimazol (MMI)
- Betabloqueadores

16. Quando o feto começa a sintetizar hormônio tireoidiano?
Aproximadamente na 10.ª-12.ª semana, a tireoide fetal se desenvolve e o eixo hipotálamo-hipófise-tireoide começa a funcionar. Uma vez que a síntese de hormônio tireoidiano é pequena até 18-20 semanas, o feto depende do hormônio tireoidiano materno durante o primeiro trimestre e o início do segundo trimestre da gestação.

17. A produção fetal de hormônio tireoidiano é independente da mãe?
Até o início do segundo trimestre, o eixo hipotálamo-hipófise-tireoide é bastante independente da mãe, exceto por necessitar de seus estoques adequados de iodo. Nesse estágio, porém, drogas antitireoidianas ou altos níveis de TSI podem afetar a função tireoidiana fetal ou levar ao desenvolvimento de bócio. No feto, as concentrações de hormônio tireoidiano e TBG aumentam e se tornam estáveis ao redor da 35.ª-37.ª semana de gestação. Altos níveis de rT_3 e baixas concentrações de T_3 são mantidas durante toda a gravidez devido à grande atividade placentária da monodeiodinase do tipo III. O eixo hipófise-tireoide fetal é relativamente imaturo, porém, considerando os maiores níveis de TSH em relação à pequena produção de T_4 ao nascimento. No momento do parto e no início do período neonatal, há uma elevação drástica nos níveis de T_4 e na capacidade hepática de conversão de T_4 a T_3.

18. O que é tireotoxicose gestacional transitória ou relacionada à hiperêmese gravídica?
A tireotoxicose gestacional transitória (TGT) é o hipertireoidismo materno causado pelos altos níveis de hCG, que se liga ao receptor de TSH e pode estimular a liberação de hormônio tireoidiano. Valores acima de 75.000 UI/mL, observados em mulheres com hiperêmese gravídica, gestação gemelar e, principalmente, gestação molar, podem, frequentemente, causar hipertireoidismo. A modificação pós-tradução da sialilação da hCG pode alterar a afinidade da molécula pelo receptor de TSH e sua meia-vida na circulação, aumentando as concentrações de hormônio tireoidiano na primeira metade da gravidez. Uma mulher que apresenta hipertireoidismo, vômitos e exame de gravidez positivo deve ser submetida à ultrassonografia, para excluir a presença de gestação molar.

Mulheres com hiperêmese gravídica (náusea e vômito persistentes acompanhados por desequilíbrios eletrolíticos e perda de, pelo menos, 5% de peso) comumente apresentam anomalias nos resultados de exames de função tireoidiana. Em um estudo de grande porte ainda a ser publicado, metade de 57 mulheres com hiperêmese gravídica apresentavam elevação de T_4 livre.

19. Quais são as causas mais comuns de hipertireoidismo na gestação? Durante qual período da gestação a ocorrência de hipertireoidismo é mais provável?
O hipertireoidismo complica a gravidez em cerca de 0,2% das mulheres. A doença de Graves é a causa mais comum de hipertireoidismo na gestação, sendo responsável por quase 85% desses casos. A doença tireoidiana autoimune é mais comumente observada no primeiro trimestre ou no período pós-parto, já que a imunossupressão causada pela gestação diminui, de forma significativa, os níveis de anticorpos antitireoidianos durante o segundo e o terceiro trimestres. Dentre as demais causas estão os bócios tóxicos multinodulares, os adenomas tóxicos solitários, o hipertireoidismo induzido por iodo e a tireoidite subaguda. Como anteriormente mencionado, o hipertireoidismo induzido por hCG é comum em mulheres com hiperêmese gravídica ou molas hidatiformes, e também é observado, principalmente, no primeiro trimestre.

20. Resuma a abordagem diagnóstica a mulheres grávidas com hipertireoidismo.
A gestação normal pode produzir características clínicas que mimetizam o hipertireoidismo, como intolerância ao calor, taquicardia branda, aumento do débito cardíaco, sopro sistólico, vasodilatação periférica e maior pressão de pulso com grande amplitude. O emagrecimento pode ser obscurecido pelo ganho de peso devido à gravidez. Como no estado não gravídico, o hipertireoidismo gestacional é, geralmente, caracterizado por baixos níveis séricos de TSH e altas concentrações séricas de T_4 livre. Ao interpretar exames de tireoide em gestantes, porém,

CAPÍTULO 40 DOENÇA TIREOIDIANA NA GESTAÇÃO

é importante saber que os níveis de TSH tendem a ser baixos em mulheres normais, principalmente durante o primeiro trimestre.

21. Como as diversas causas de hipertireoidismo podem ser diferenciadas com segurança?
A realização de cintilografia com radioisótopos é contraindicada durante a gestação; o diagnóstico diferencial do hipertireoidismo em gestantes, portanto, deve ser fundamentado nos achados à anamnese, ao exame físico e aos exames laboratoriais. A ultrassonografia obstétrica pode ser indicada para excluir a ocorrência de mola hidatiforme ou confirmar a gestação gemelar.

22. Quais achados ajudam a diferenciar a doença de Graves da hiperêmese gravídica?
Embora o aumento de volume difuso da tireoide acompanhado por sopro em mulher com oftalmopatia e sintomas de pré-gravidez seja altamente sugestivo de doença de Graves, o diagnóstico frequentemente não é tão claro, já que esses achados podem estar ausentes. Quando uma mulher apresenta vômito ativo, a distinção entre a doença de Graves precoce e a hiperêmese gravídica pode ser extremamente difícil. É incomum, porém, que haja o desenvolvimento de hipertireoidismo induzido por hCG quando os níveis dessa molécula são inferiores a 50.000 UI/mL. Os achados que indicam o acometimento por doença de Graves e não hipertireoidismo induzido por hCG incluem presença de bócio, oftalmopatia, onicólise ou sintomas de hipertireoidismo pré-gestacional. Além disso, a pesquisa de TSI é positiva e os níveis de T_3 são maiores na doença de Graves, já que a hiperêmese gravídica compromete o estado nutricional e diminui a conversão de T_4 a T_3 nos tecidos periféricos.

23. Por que é importante distinguir a TGT da doença de Graves?
Pode ser difícil diferenciar a TGT de outras causas de hipertireoidismo, já que o hipertireoidismo autoimune comumente se apresenta durante o primeiro trimestre de gestação; além disso, o perfil bioquímico dessas duas doenças é similar. É extremamente importante, porém, determinar se a tireotoxicose se deve à doença de Graves ou à hiperêmese gravídica, já que esta última geralmente se resolve sem tratamento antitireoidiano ao redor da 18.ª semana de gestação, quando os níveis de hCG diminuem. Raramente é necessário instituir o tratamento com betabloqueadores ou drogas antitireoidianas, já que o estado hipertireoidiano tende a ser autolimitado. É provável que o hipertireoidismo não seja a causa da náusea. Em vez disso, parece que a hCG medeia ambas as formas de hipertireoidismo (e talvez a náusea) por mecanismos diferentes.

24. Por que é importante saber o país de origem de uma mulher?
Mulheres que apresentam bócio e são provenientes de áreas onde há deficiência de iodo e que se mudaram para os Estados Unidos podem desenvolver hipertireoidismo induzido por esse elemento ao passarem a ingeri-lo em quantidade correta. Nódulos quentes também podem ser observados e não melhoram em fases mais tardias da gravidez, apesar da imunossupressão induzida pela gestação.

25. Quais são os riscos da doença de Graves para a mãe?
O hipertireoidismo materno inadequadamente tratado pode causar pré-eclâmpsia, perda de peso, taquicardia, fraqueza em músculos proximais, ansiedade e fibrilação atrial. A disfunção ventricular esquerda pode ocorrer e, de modo geral, é reversível, mas pode persistir por várias semanas após a correção do hipertireoidismo bioquímico. Isso pode tornar a gestante suscetível ao desenvolvimento de insuficiência cardíaca congestiva, principalmente na presença de pré-eclâmpsia, infecção ou anemia, ou dificultar o parto. Essas mulheres raramente apresentam tempestade tireoidiana.

26. Quais são os riscos da doença de Graves materna para o feto?
O hipertireoidismo materno inadequadamente tratado pode causar taquicardia fetal, grave restrição ao crescimento, nascimentos prematuros e aumento de nove vezes na incidência de baixo peso ao nascimento. A incidência de malformações congênitas provavelmente não é aumentada em bebês de mães com hipertireoidismo tratado ou não. A doença materna não tratada pode suprimir o eixo hipotálamo-hipófise-tireoide, provocando hipotireoidismo central temporário no neonato e incapacidade de desencadear uma resposta de TSH adequada pelo bebê (Kempers, 2003).

CAPÍTULO 40 DOENÇA TIREOIDIANA NA GESTAÇÃO 333

27. Descreva os possíveis efeitos sobre o feto dos altos níveis de anticorpos estimuladores dos receptores de TSH e sua manifestação.

Em cerca de 2%-5% dos casos, o hipertireoidismo fetal ou neonatal pode se desenvolver devido aos altos níveis de anticorpos estimuladores dos receptores de TSH (TSI) maternos. Uma vez que a passagem transplacentária de IgG é limitada, essa doença é incomum, a não ser que os níveis de TSI estejam elevados em, pelo menos, cinco vezes durante o segundo e o terceiro trimestres. No feto, suas manifestações incluem bócio, taquicardia, idade óssea avançada e restrição ao crescimento (Luton, 2005). Todas as mulheres com doença de Graves ou com histórico de acometimento por essa enfermidade devem ser submetidas à pesquisa de TSI (ensaio funcional) e de anticorpos antirreceptores de TSH (radioimunoensaio). Caso estejam elevados após 24 semanas, o feto deve ser submetido a exame ultrassonográfico, para verificar seu crescimento e a presença de bócio após 28 semanas (Luton, 2005; Nachum, 2003; Pelag, 2002).

28. Como tais efeitos são tratados?

O hipertireoidismo fetal deve ser confirmado pela obtenção de amostra umbilical percutânea quando há dúvida acerca da causa do bócio, já que a administração de altas doses de PTU à mãe também pode provocá-lo e tornar o feto hipotireoidiano (Luton, 2005; Nachum, 2003). A taquicardia fetal é relativamente inespecífica, e a restrição ao crescimento geralmente é um sinal tardio da doença de Graves. O tratamento é composto pela administração de altas doses de PTU à mãe, de forma que a medicação chegue, em concentração suficiente, até a circulação fetal. Ocasionalmente, as mães se tornam hipotireoidianas ao receberem essas altas doses de PTU e, assim, a suplementação com T_4 pode ser necessária.

29. Por que o hipertireoidismo neonatal é mais comum do que o hipertireoidismo fetal?

O hipertireoidismo neonatal é mais comum do que o fetal devido à alta atividade da monodeiodinase placentária do tipo III, às concentrações séricas de T_3 relativamente baixas no útero e aos efeitos das drogas antitireoidianas administradas à mãe sobre o feto. Os anticorpos estimuladores dos receptores de TSH ainda se mantêm em altos níveis após o nascimento, estimulando a tireoide neonatal a produzir hormônio tireoidiano em excesso.

30. Como o hipertireoidismo neonatal se manifesta?

O hipertireoidismo neonatal se manifesta como irritabilidade, ausência de crescimento, hipercinesia, diarreia, má alimentação, icterícia, taquicardia, baixo ganho de peso, trombocitopenia, bócio e, menos comumente, exoftalmia, insuficiência cardíaca, hepatoesplenomegalia, síndrome de hiperviscosidade ou craniossinostose.

31. Qual é a taxa de mortalidade do hipertireoidismo neonatal?

A taxa de mortalidade neonatal pode chegar a 30% quando a doença não é diagnosticada.

32. Como os bebês com hipertireoidismo devem ser tratados?

Pode ser necessário administrar medicamentos antitireoidianos até que os títulos de anticorpos diminuam, o que geralmente leva 12 semanas. Quando a mãe recebeu drogas antitireoidianas durante a gestação, pode demorar 5-10 dias até que o neonato manifeste os sintomas, devido aos efeitos residuais desses medicamentos. Ocasionalmente, as mulheres que eram eutireoidianas antes da instituição da terapia ablativa ainda apresentam altos níveis de TSI e, assim, seus filhos podem desenvolver hipertireoidismo fetal ou neonatal.

33. Como uma gestante com doença de Graves pode ser tratada com segurança?

O tratamento do hipertireoidismo franco (níveis elevados de tiroxina) é definitivamente indicado para reduzir a morbidade materna e fetal. O tratamento com tionamida, com o uso cauteloso de betabloqueadores até a diminuição dos níveis de hormônio tireoidiano na faixa normal da gestação, é o preferido, já que o radioiodo atravessa facilmente a placenta e se concentra na tireoide fetal após 10-12 semanas de gestação.

34. O hipertireoidismo subclínico deve ser tratado durante a gestação?

Não. O TSH continua normalmente suprimido em algumas grávidas e, em um estudo conduzido com mais de 400 pacientes com hipertireoidismo subclínico, não foram observadas diferenças entre os desfechos das gestações de mulheres não tratadas e sem TSH suprimido (Casey, 2006). Além disso, tal tratamento pode expor, desnecessariamente, o feto a drogas antitireoidianas. Independentemente da etiologia (doença de Graves mediada por hCG ou nódulo morno), portanto, a supressão do TSH, isolada e não acompanhada por elevação de hormônios tireoidianos, não deve ser tratada durante a gestação.

35. O que é preferível em gestantes e lactantes: PTU ou MMI?
O PTU ainda é a medicação antitireoidiana preferida nos Estados Unidos, devido à existência de relatos anteriores de que é menos capaz de cruzar a placenta do que o MMI; além disso, o MMI pode estar associado a deformidades do couro cabeludo do feto (aplasia cútis) ou, raramente, à atresia coanal ou esofágica. Esses dois efeitos do MMI, porém, foram recentemente desafiados e, atualmente, se acredita que tal droga possa, caso necessário, ser usada com segurança, mas ele é um agente de segunda linha. Uma vez que o PTU é um ávido ligante proteico e é menos excretado no leite materno do que o MMI, considera-se preferível usá-lo em lactantes.

36. Como são ajustadas as doses de PTU e MMI durante a gestação?
Uma vez que o PTU e o MMI atravessam a placenta, as menores dosagens possíveis podem ser administradas, com o objetivo de manter a concentração sérica de T_4 livre dentro do limite superior da faixa de normalidade ou o T_4 total em cerca de 1,5 vez a faixa não gestante. O nível sérico de TSH tende a se manter persistentemente suprimido em mulheres cujas concentrações de T_4 total e livre estão dentro dessa faixa e nunca deve ser usado para titular a dose de drogas antitireoidianas durante a gestação. Aproximadamente 1%-3% dos neonatos expostos ao PTU no útero desenvolvem hipotireoidismo neonatal transitório ou um pequeno bócio. Isso é raro quando as doses de PTU são tituladas para manter os níveis de T_4 livre dentro do limite superior da faixa de referência, mas é mais comum quando as concentrações de tiroxina estão entre a média e o limite inferior da referência ou se tenta normalizar o TSH.

37. Quando as doses de PTU e MMI podem ser reduzidas?
Felizmente, as doses de drogas antitireoidianas podem ser bastante reduzidas no segundo e, principalmente, no terceiro trimestre, devido à diminuição dos níveis de TSI pela imunossupressão natural induzida pela gestação. Na verdade, muitas mulheres requerem doses baixas de drogas no período perinatal, ou mesmo nenhum tratamento, principalmente quando apresentam um pequeno bócio, mas é importante garantir que não estão hipertireoidianas no momento do parto, para prevenir complicações cardiovasculares. A maioria das mulheres apresenta hipertireoidismo de rebote no pós-parto, quando as doses de tionamida devem ser aumentadas.

38. Discuta o papel da administração de betabloqueadores durante a gestação.
A administração de betabloqueadores é indicada no tratamento dos sinais e sintomas hiperadrenérgicos até que a terapia antitireoidiana torne a paciente eutireoidiana. Essas drogas não devem mais ser administrada quando a paciente se torna eutireoidiana porque o tratamento prolongado com betabloqueadores foi associado à restrição do crescimento intrauterino. Nenhum resultado confiável indica se um betabloqueador é mais seguro do que outro; o metoprolol e o propranolol, no entanto, são geralmente preferidos ao atenolol.

39. Por que a administração de iodo radioativo durante a gestação é contraindicada?
A administração de iodo radioativo é contraindicada na gestação já que, na 12.ª semana, a tireoide fetal é 20-50 vezes mais ávida por esse elemento do que o órgão materno. Dessa forma, qualquer dose de radioiodo ficará mais concentrada na tireoide do feto, podendo provocar sua ablação.

40. Como o iodo frio não radioativo pode ser administrado durante a gestação?
A administração de iodo frio (por exemplo, solução de Lugol ou solução saturada de iodeto de potássio [SSKI]) também deve ser evitada durante a gestação, exceto em mulheres com tempestade tireoidiana. Caso necessária após 10-12 semanas, o feto deve ser monitorado quanto ao desenvolvimento de bócio, e a administração deve ser limitada, se possível, a três dias.

CAPÍTULO 40 DOENÇA TIREOIDIANA NA GESTAÇÃO **335**

41. Qual é o papel da cirurgia tireoidiana durante a gestação?

A cirurgia raramente é indicada durante a gestação, mas pode ser necessária em mulheres que não podem ser submetidas à administração de drogas antitireoidianas (p. ex., por apresentarem agranulocitose) ou que são refratárias a altas doses de medicamentos antitireoidianos. Caso a cirurgia seja necessária, é melhor realizá-la no segundo semestre, dada a viabilidade do feto porque há aumento significativo no risco de aborto durante o primeiro trimestre e de parto prematuro quando o procedimento é realizado após a 24.ª semana.

42. Uma mulher deve ser aconselhada a interromper a gravidez caso tenha sido inadvertida-mente submetida a uma cintilografia com ^{123}I ou recebido uma dose ablativa de [131]I?

Uma mulher que recebe ^{123}I para uma cintilografia de tireoide no início da gestação pode ser tranquilizada em grande parte porque o feto não desenvolveu a capacidade de concentrar iodo antes das 10 semanas e a exposição à radiação devida a este exame é baixa, com meia-vida de somente cerca de oito horas. Uma dose ablativa de ^{131}I, administrada no início da gestação, porém, é causa de grande preocupação, já que a meia-vida desse átomo é de oito dias e a radiação é mais destrutiva para a tireoide. De modo geral, se o iodo é dado no início da gestação, quando a tireoide fetal ainda não é capaz de armazená-lo, as doses de irradiação tireoidiana e corpórea total relativamente baixas não são suficientes para justificar a interrupção da gravidez.

43. Como pode ser minimizado o risco ao feto?

Pode-se administrar PTU, durante a primeira semana de tratamento com ^{131}I, para bloquear a reciclagem do elemento na tireoide fetal. O hipotireoidismo fetal pode ser diagnosticado *in utero*, pela obtenção de uma amostra umbilical percutânea; o tratamento com T_4 pode ser dado por meio de injeções no fluido amniótico, embora esse protocolo ainda seja experimental. Todas as mulheres em idade fértil, independentemente da adoção de medidas contraceptivas, devem ser submetidas a um exame de gravidez antes de receberem qualquer dose de ^{123}I ou [131]I.

44. Como uma mulher acometida pela doença de Graves deve ser aconselhada acerca de alternativas terapêuticas antes de engravidar?

Muitos especialistas recomendam o tratamento definitivo com [131]I (após o resultado negativo no exame de gravidez) nas mulheres em idade fértil que desejam engravidar. Em um estudo conduzido com quase 300 mulheres que receberam radioiodo durante o tratamento contra o câncer, não foram observadas diferenças significativas em relação a mortalidade neonatal, nascimentos prematuros, baixo peso ao nascimento ou malformações congênitas em gestações subsequentes. Controle anticoncepcional eficaz deve ser estabelecido e, então, a mulher deve aguardar pelo menos seis meses após retornar ao estado eutireoidiano para tentar engravidar. Mulheres que são estáveis com a administração de baixas doses de tionamida geralmente não apresentam complicações durante a gestação, mas é altamente provável que a quantidade de droga administrada deva ser ajustada durante a gravidez e o período pós-parto. As mulheres que necessitam de doses maiores ou apresentam bócios maiores devem ser aconselhadas acerca dos benefícios do tratamento definitivo antes de engravidarem.

45. Descreva a história natural da doença de Graves durante o período pós-parto.

Aproximadamente 70% das mulheres apresentam recidiva da doença de Graves no período pós-parto, geralmente nos três primeiros meses, já que a imunossupressão natural associada à gestação desaparece. O tratamento antitireoidiano deve, quase sempre, ser aumentado nesse período.

46. Quais opções terapêuticas podem ser recomendadas a mulheres que desejam amamentar seus filhos?

Em lactantes, o PTU é a droga antitireoidiana preferida, já que é um excelente ligante proteico e não é tão excretado no leite materno quanto o MMI. A função tireoidiana em bebês parece não ser afetada pela ingestão de doses terapêuticas de MMI ou PTU pela mãe, sendo desnecessário monitorá-la, a não ser que as doses requeridas sejam incomumente altas.

336 CAPÍTULO 40 DOENÇA TIREOIDIANA NA GESTAÇÃO

47. Uma lactante pode ser submetida a cintilografia diagnóstica com ^{123}I caso haja suspeita de hipertireoidismo?

A cintilografia diagnóstica com ^{123}I pode ser realizada em mulheres dispostas a interromper a amamentação por 2-3 dias. Tanto o ^{123}I quanto o ^{99}Tc pertecnetato são excretados no leite materno, com sobrevida de 5-8 e 2-8 horas, respectivamente.

48. O tratamento ablativo com ^{131}I pode ser oferecido a lactantes?

O tratamento ablativo com [131]I não pode ser oferecido a lactantes, a não ser que elas estejam dispostas a interromper de uma vez a amamentação, já que até mesmo uma dose de 5 mCi requer tal descontinuação por, pelo menos, 56 dias.

49. Os betabloqueadores podem ser usados por mulheres lactantes?

Os betabloqueadores podem ser, caso necessário, administrados a mulheres lactantes. O atenolol, porém, pode ser encontrado no leite materno em concentrações maiores do que as demais drogas dessa classe. Além disso, há alguns relatos de bradicardia neonatal em bebês de mães que amamentaram enquanto submetidas ao tratamento com esses medicamentos.

50. Quando uma mulher lactante pode tomar drogas antitireoidianas?

É sempre melhor que a mãe tome as drogas antitireoidianas imediatamente após amamentar, para evitar a exposição do bebê aos picos de concentração do fármaco.

51. O hipotireoidismo é perigoso para a gestante? Devem todas as mulheres grávidas ser submetidas a exames para sua detecção?

O hipotireoidismo ocorre em aproximadamente 2,5% das gestações e, por questões maternas e fetais, as mulheres grávidas são submetidas a exames para sua detecção no primeiro trimestre (Vaidya, 2007). Não foi demonstrado, porém, se a realização desses exames em todas as grávidas e o tratamento adequado das anomalias na função tireoidiana diminui os desfechos adversos. É claro que gestantes que apresentam fatores de risco para o desenvolvimento de hipotireoidismo, incluindo histórico familiar ou de qualquer tipo de doença tireoidiana, presença de bócio, positividade para anticorpos tireoidianos, sintomas sugestivos de doença tireoidiana, doenças autoimunes (incluindo o diabetes melito tipo 1), histórico de irradiação de cabeça ou pescoço ou ainda que já deram à luz prematuramente, devem ser submetidas a exames específicos. O hipotireoidismo materno não tratado pode causar anemia, miopatia, insuficiência cardíaca congestiva, parto prematuro, maior risco de pré-eclâmpsia, baixo peso ao nascer, hemorragia pós-parto e possibilidade de retardo do desenvolvimento neurológico do bebê.

52. As gestantes com abortos recorrentes devem ser submetidas à pesquisa de anticorpos TPO? Caso o exame seja positivo, a administração de hormônio tireoidiano deve ser instituída apesar do nível normal de TSH?

Na literatura, há estudos que sugerem ou não a existência de uma relação entre a presença de anticorpos TPO e a ocorrência de abortos apesar do estado eutireoideo e equilibrado e, aparentemente, há uma associação positiva. Não se sabe se a menor reserva tireoidiana apresentada por essas mulheres pode ser uma etiologia, já que pacientes TPO positivos são mais suscetíveis ao desenvolvimento de hipotireoidismo subclínico ao final da gestação. Não se sabe, também, se esses anticorpos podem causar diretamente abortos ou se são simples marcadores de outras doenças autoimunes que podem ser associados à interrupção da gestação. Um único estudo randomizado controlado sugeriu que o tratamento de mulheres eutireoidianas TPO positivas com baixas doses de hormônio tireoidiano poderia diminuir a incidência de abortos no primeiro trimestre, mas não em fases mais tardias da gestação (Negro, 2006). Muitos dos abortos ocorreram tão precocemente que não houve tempo de instituir o tratamento com antecedência, e é difícil compreender, do ponto de vista do mecanismo do processo, como somente alguns dias de tratamento poderiam preveni-los. Esse estudo também demonstrou que o parto com menos de 37 semanas ocorreu com menor frequência nas pacientes submetidas ao tratamento, mas a idade gestacional dos demais grupos não foi relatada. Até que novas pesquisas apoiem ou refutem esse estudo não se recomenda a pesquisa de anticorpos TPO em gestantes a não ser que haja suspeita de doença tireoidiana. As mulheres que são sabidamente TPO positivas apresentam risco de aproximadamente 15% de desenvolvimento de hipotireoidismo ao final da gestação e 50% de chance de desenvolvimento de tireoidite pós-parto; essas pacientes devem ser monitoradas com cautela.

53. Como os requerimentos de hormônio tireoidiano mudam durante a gestação?

Os requerimentos de hormônio tireoidiano em pacientes hipotireoideas tratadas geralmente aumentam durante a gestação; em mais de 75% das gestantes, é necessário aumentar a dose de tiroxina em até 50 mcg sobre a dose pré-gestacional. Um estudo recente confirmou que, em 85% das grávidas, foi necessário aumentar a dose de levotiroxina em 47% na 16.ª semana de gestação (Alexander, 2004), embora a maioria dessas pacientes fosse atireótica. Uma vez que os requerimentos aumentam já na quinta semana de gestação, pode ser necessário, em mulheres atireóticas, aumentar a dosagem de hormônio tireoidiano em 20-25% assim que a gravidez for confirmada.

PONTOS-CHAVE: DOENÇA TIREOIDIANA NA GESTAÇÃO

1. Aproximadamente 15% das gestantes normais apresentam supressão do hormônio estimulador da tireoide (TSH), principalmente no primeiro trimestre.

2. Todas as mulheres suscetíveis ao desenvolvimento de doença tireoidiana devem ser examinadas durante o primeiro trimestre de gestação.

3. Os valores de TSH se alteram durante a gestação, e os ensaios para quantificação de T4 por métodos análogos podem ser imprecisos.

4. A hiperêmese gravídica pode causar hipertireoidismo franco.

5. A doença de Graves tende a se apresentar no primeiro trimestre, com melhora no final da gestação, e comumente é exacerbada no período pós-parto.

6. O hipertireoidismo subclínico não deve ser tratado durante a gestação.

7. Os requerimentos de hormônio tireoidiano geralmente aumentam durante a gestação, a partir do primeiro trimestre.

8. A tireoidite pós-parto é observada em aproximadamente 5% das mulheres normais e aproximadamente 25% das acometidas pelo diabetes tipo 1.

54. O que causa o rápido aumento nos requerimentos de hormônio tireoidiano?

O rápido aumento nos requerimentos de hormônio tireoidiano que ocorre no primeiro trimestre pode ser devido à súbita elevação do *pool* de TBG estimulado por estrógeno associado à gestação. Esse aumento pode ser especialmente importante em mulheres submetidas a procedimentos de reprodução assistida, durante os quais a terapia hormonal pode estimular grande aumento nos níveis de estrógeno.

55. Quando os níveis séricos de TSH devem ser avaliados? A que valores o tratamento deve ser direcionado?

Os níveis séricos de TSH devem ser avaliados assim que a gestação for confirmada, e a dose de hormônio tireoidiano deve ser aumentada conforme necessário. Um estudo recente sugere que, em mulheres atireóticas que requerem reposição total, a dose deve ser aumentada em 25% assim que a gravidez for confirmada, independentemente da normalidade dos níveis de TSH (Alexander, 2004). Como anteriormente discutido, o TSH pode ser ligeiramente suprimido em mulheres normais durante o primeiro trimestre, devido à influência tireotrópica da hCG. A não ser que a paciente seja sintomaticamente hipertireoidiana ou apresente níveis séricos de T_4 livre muito elevados, a dosagem de tiroxina não deve ser reduzida em resposta ao achado de baixas concentrações

CAPÍTULO 40 DOENÇA TIREOIDIANA NA GESTAÇÃO

de TSH no primeiro trimestre da gestação. O nível de TSH deve ser verificado 4-6 semanas após a alteração de dose e pelo menos em todos os trimestres para mantê-lo normal (menos de 3,0 mU/L durante o primeiro trimestre e 3,5 mU/L ou menos no segundo e no terceiro trimestres). Em mulheres submetidas a tireoidectomia por apresentarem câncer, o objetivo, durante a gestação, deve ser manter o TSH sérico suprimido sem causar tireotoxicose. A dose de hormônio tireoidiano deve ser reduzida logo após o parto, para evitar o desenvolvimento de hipertireoidismo pós-parto. As doses pré-gestação devem ser instituídas assim que a paciente perder a maior parte do ganho de peso da gravidez.

56. Quando uma gestante deve ser submetida ao tratamento com hormônio tireoidiano?

É extremamente importante aconselhar a gestante a tomar seu hormônio tireoidiano e as vitaminas pré-natais ou os suplementos de ferro em horários diferentes, já que o sulfato ferroso pode se ligar à tiroxina, diminuindo sua biodisponibilidade.

57. Qual é o risco de desenvolvimento intelectual fetal e neonatal anormal em bebês nascidos de mães que apresentaram hipotireoidismo durante o primeiro trimestre de gestação?

Nos Estados Unidos, todos os neonatos são submetidos a exames para detecção de hipotireoidismo, já que é bem estabelecido que bebês com a forma congênita grave da doença, quando tratados com hormônio tireoidiano ao nascimento, parecem apresentar crescimento e desenvolvimento intelectuais normais. Os efeitos do hipotireoidismo materno no primeiro trimestre, quando o cérebro fetal depende do hormônio tireoidiano da mãe, ainda são objeto de debates. Diversas publicações recentes sugerem que o desenvolvimento psicomotor e intelectual pode ser prejudicado em bebês nascidos de mães que apresentavam hipotireoidismo durante o primeiro trimestre de gestação, embora as diferenças em relação aos indivíduos controles sejam pequenas e tendam a se tornar insignificantes quando os bebês chegam à infância.

58. Quais estratégias podem reduzir o risco ao feto?

Parece prudente tentar identificar e tratar, da maneira adequada, o hipotireoidismo em mulheres em idade fértil que desejam engravidar (pré-concepção), assim como naquelas no primeiro trimestre de gravidez. Deve ser lembrado, porém, que os níveis séricos de TSH muitas vezes diminuem durante o primeiro trimestre devido à influência da hCG. Assim, níveis de TSH maiores do que 3,5 mU/L durante o primeiro trimestre podem ser inadequadamente altos, enquanto concentrações iguais a 0,1 mU/L podem ser apropriadamente baixas, dada a atividade estimuladora da tireoide dos altos níveis de hCG.

59. Como deve ser avaliado um nódulo tireoidiano durante a gestação?

A avaliação de um nódulo solitário ou dominante em mulher grávida é similar à realizada em não gestantes. A aspiração com agulha fina deve ser realizada quando os nódulos são maiores do que 1-2 cm, principalmente quando detectados antes da 20.ª semana ou na presença de outros fatores de risco para o desenvolvimento de câncer, como linfoadenopatia ou crescimento rápido. As amostras obtidas por aspiração com agulha fina devem ser avaliadas usando os mesmos critérios estabelecidos para pacientes não gestantes.

60. Qual é a probabilidade de que os nódulos tireoidianos descobertos durante a gestação sejam malignos?

Os resultados sugerem que os nódulos tireoidianos descobertos durante a gestação podem apresentar maior risco de ser malignos. Esse achado, porém, é em parte devido a desvios de seleção ou amostragem, já que muitas mulheres jovens não são submetidas a exames médicos sistemáticos até engravidar. Dependendo da população estudada, a incidência de nódulos benignos entre as biópsias é maior do que 80%, enquanto o câncer de tireoide diferenciado foi encontrado em 5%-40% dos casos. Muitos dos nódulos malignos são carcinomas tireoidianos papilíferos. A citologia do material obtido por aspiração com agulha fina é altamente precisa no diagnóstico do carcinoma papilífero, enquanto a observação de neoplasias foliculares ou células de Hürthle prediz um risco de malignidade de somente 5%-15%. Quando o TSH sérico é normal, menos de 20% das amostras obtidas por aspiração com agulha fina é não diagnóstica. Em um estudo conduzido com 61 pacientes acometidos por câncer

CAPÍTULO 40 DOENÇA TIREOIDIANA NA GESTAÇÃO 339

tireoidiano diferenciado (87% papilífero), não foram encontradas diferenças quanto às taxas de recidiva, à disseminação distante ou aos desfechos quando a cirurgia foi realizada durante a gestação ou após seu término.

61. Durante a gestação, como deve ser tratado um nódulo tireoidiano?

Caso haja suspeita ou confirmação de câncer de tireoide papilífero, o melhor momento de realização da tireoidectomia é, provavelmente, o segundo trimestre, para impedir o risco de aborto, no primeiro, e o parto prematuro, no terceiro trimestre. Se o nódulo tiver menos de 2 cm, não tiver aumentado de tamanho rapidamente e na ausência de linfoadenopatia, a tireoidectomia pode ser adiada até o final da gestação; enquanto isso, a paciente deve ser submetida à terapia de supressão da tireoide, com muito cuidado para evitar a elevação dos níveis de tiroxina.

62. Qual é a incidência da tireoidite pós-parto? Quem é suscetível a essa doença?

A disfunção tireoidiana pós-parto ocorre em, aproximadamente, 5%-10% das mulheres, com incidência muito maior em determinadas populações. Em um estudo, 25% das mulheres com diabetes melito do tipo 1 desenvolveram disfunção tireoidiana pós-parto; recomenda-se, portanto, que essa população seja submetida a exames periódicos. Em outro estudo, conduzido com 152 mulheres nas quais foram encontrados anticorpos TPO na 16.ª semana de gestação, a tireoidite pós-parto foi observada em 50% das pacientes; destas, 19% apresentavam apenas hipertireoidismo, 49% somente hipotireoidismo, e as 32% restantes, hipertireoidismo seguido por hipotireoidismo. As mulheres com histórico familiar de doença tireoidiana são também mais suscetíveis e podem ser candidatas à pesquisa de anticorpos TPO durante a gestação e a exames de função tireoidiana no período pós-parto. As mulheres sabidamente TPO positivas devem ser submetidas à mensuração de TSH aos 3-6 meses pós-parto.

63. Caracterize a histopatologia da tireoidite pós-parto.

A doença está altamente associada à presença de anticorpos TPO circulantes, e sua histologia é idêntica à da tireoidite de Hashimoto, com profusa infiltração de células mononucleares e destruição dos folículos tireoidianos.

64. Resuma a progressão clínica da tireoidite pós-parto.

Classicamente, a progressão clínica da tireoidite pós-parto é composta por três fases, mas nem todas as mulheres as manifestam.

65. Descreva a fase 1 da tireoidite pós-parto.

Em 1-3 meses após o parto, as mulheres afetadas desenvolvem hipertireoidismo devido à destruição imunomediada dos folículos tireoidianos, o que leva à liberação dos estoques de hormônio tireoidiano na circulação. Tais pacientes podem apresentar ansiedade, irritabilidade, palpitações, fadiga e insônia, mas, comumente, essa fase não é relatada ao clínico. As pacientes sintomáticas são mais bem tratadas pela administração de betabloqueadores, cuja dose deve, em pouco tempo, ser gradualmente diminuída e por fim zerada, assim que a fase tireotóxica se resolve de forma espontânea. O uso de PTU ou metimazol não é indicado, já que essas pacientes apresentam hipertireoidismo devido à destruição da glândula, não pela maior síntese do hormônio.

66. Como a fase 1 da tireoidite pós-parto pode ser diferenciada da doença de Graves?

Às vezes, não se sabe exatamente a causa do hipertireoidismo, já que a doença de Graves surge ou é exacerbada nos primeiros meses após o parto. A distinção entre as duas doenças é facilitada pela mensuração do nível sérico de tireoglobulina e de anticorpos TPO (altos na tireoidite pós-parto) e ainda de anticorpos estimuladores de receptores de TSH (cujos títulos geralmente são altos na doença de Graves). O exame mais definitivo, porém, é o de captação de [123]I (baixa na tireoidite pós-parto e alta na doença de Graves), desde que a mãe esteja disposta a interromper a amamentação por 2-3 dias.

67. Descreva a fase 2 da tireoidite pós-parto.

Mais comumente, as mulheres apresentam o estágio 2 da tireoidite pós-parto, caracterizado por hipotireoidismo isolado, cerca de 4-8 meses após o parto. Sintomas inespecíficos, incluindo fadiga, depressão, dificuldade de concentração, problemas de memória, dores, pele seca e ganho de peso, podem não ser percebidos pelo clínico.

340 CAPÍTULO 40 DOENÇA TIREOIDIANA NA GESTAÇÃO

Os sintomas podem anteceder as anomalias na função tireoidiana em mulheres que apresentam anticorpos TPO e persistir por algum tempo após a obtenção do estado eutireoideo.

68. Como a fase 2 da tireoidite pós-parto é tratada?

As mulheres que apresentam resultados anormais nos exames de função tireoidiana e sintomas condizentes com o hipotireoidismo devem ser submetidas à reposição com tiroxina por, aproximadamente, 6-12 meses ou pelo menos até um ano após o parto. Nesse momento, a interrupção da administração de tiroxina pode ser tentada, identificando os 80% das mulheres que retornam ao estado eutireoidiano 12 meses após o parto.

69. Descreva a progressão clínica da tireoidite pós-parto.

A maioria das mulheres retorna ao estado eutireoidiano 12-18 meses após o parto. Nessas pacientes, os exames de função tireoidiana devem ser repetidos, pelo menos, uma vez ao ano. Em um estudo conduzido com 43 pacientes com tireoidite pós-parto, 23% das mulheres eram hipotireoidianas por 2-4 anos e, em uma pesquisa mais extensa, 48% das pacientes eram hipotireoidianas por 7-9 anos. As mulheres que apresentam títulos mais elevados de anticorpos TPO e hipotireoidismo mais grave parecem ser mais suscetíveis ao desenvolvimento da forma permanente da doença. Quando uma mulher se torna eutireoidiana no primeiro ano após o parto, é bastante provável (70%) que desenvolva tireoidite pós-parto em gestação subsequente.

BIBLIOGRAFIA

1. ACOG Practice Bulletin: Thyroid disease in pregnancy. Int J Gynaecol Obstet 79:171–180, 2002.
2. Alexander EK, Marqusee E, Lawrence E, et al: Timing and magnitude of increases in levothyroxine requirements during pregnancy in women with hypothyroidism. N Engl J Med 351:241–249, 2004.
3. Azizi F, Khoshniat M, Bahrainian M, Hedayati M: Thyroid function and intellectual development of infants nursed by mothers taking methimazole. J Clin Endocrinol Metab 85:3233–3238, 2000.
4. Casey BM, Dashe JS, Wells CE, et al: Subclinical hyperthyroidism and pregnancy outcomes. Obstet Gynecol 107:337–341, 2006.
5. Chopra IJ, Baber K: Treatment of primary hypothyroidism during pregnancy: is there an increase in thyroxine dose requirement in pregnancy? Metab Clin Exper 52:122–128, 2003.
6. Endocrine Society Committee: Guidelines for management of thyroid dysfunction during pregnancy and postpartum. J Clin Endocrinol Metabol 17:1159–1167, 2007.
7. Gerstein HC: Incidence of postpartum thyroid dysfunction in patients with type I diabetes mellitus. Ann Intern Med 118:419–423, 1993.
8. Glinoer D: Management of hypo- and hyperthyroidism during pregnancy. Growth Horm IGF Res 13:45–54, 2003.
9. Glinoer D, Rihai M, Grun JP: Risk of subclinical hypothyroidism in pregnant women with asymptomatic autoimmune thyroid disorders. J Clinc Endocrinol Metab 79:197–204, 1994.
10. Goodwin TM, Hershman JM: Hyperthyroidism due to inappropriate production of human chorionic gonadotropin. Clin Obstet Gynecol 40:32–44, 1997.
11. Hay ID: Nodular thyroid disease diagnosed during pregnancy: how and when to treat. Thyroid 9:667–670, 1999.
12. Kahric-Janic N, Soldin SJ, Soldin OP, et al: Tandem mass spectrometry improves the accuracy of free thyroxine measurements during pregnancy. Thyroid 17:303–311, 2007.
13. Kempers MJE, Van Tijn DA, Van Trotensburg ASP, et al: Central congenital hypothyroidism due to gestational hyperthyroidism: detection where prevention failed. Clin Endocrinol Metab 88:5851–5857, 2003.
14. Lazarus JH: Thyroid disorders associated with pregnancy: etiology, diagnosis, and management. Treat Endocrinol 4:31–41, 2005.
15. Luton D, Le Gac I, Vuillard E, et al: Management of Grave's disease during pregnancy: the key role of fetal thyroid gland monitoring. J Clin Endocrinol Metab 90:6093–6098, 2005.
16. Mandel S, Cooper D: The use of antithyroid drugs in pregnancy and lactation. J Clin Endocrinol Metab 86:2354–2359, 2001.
17. Mandel SJ, Larsen PR, Seely EW, Brent GA: Increased need for thyroxine during pregnancy in women with primary hypothyroidism. N Engl J Med 323:91–96, 1990.
18. Mestman JH, Goodwin TM, Montoro MM: Thyroid disorders of pregnancy. Endocrin Metab Clin N Am 24:41–71, 1995.

CAPÍTULO 40 DOENÇA TIREOIDIANA NA GESTAÇÃO 341

19. Momotani N, Yamashita R, Makino F, et al: Thyroid function in wholly breast-feeding infants whose mothers take high doses of propyl-thiouracil. Clin Endocrinol 53:177–181, 2000.

20. Moosa M, Mazzaferri EL: Outcome of differentiated thyroid cancer diagnosed in pregnant women. J Clin Endocrinol Metab 82:2862–2866, 1997.

21. Nachum Z, Rakover Y, Weiner E, et al: Grave's disease in pregnancy: prospective evaluation of a selective invasive treatment protocol. Am J Obstet Gynecol 189:159–165, 2003.

22. Negro R, Formoso G, Mangieri T, et al: Levothyroxine treatment in euthyroid pregnant women with autoimmune thyroid disease: effects on obstetrical complications. J Clin Endocrinol Metab 91:2587–2591, 2006.

23. Panesar NS, Li CY, Rogers MS: Reference intervals for thyroid hormones in pregnant Chinese women. Ann Clin Biochem 38:329–332, 2001.

24. Pelag D, Cada S, Peleg A, et al: The relationship between maternal serum thyroid-stimulating immunoglobulin and fetal and neonatal thyrotoxicosis. Obstet Gynecol 99:1040–1043, 2002.

25. Pop V, Brouwers EP, Vader HL, et al: Maternal hypothyroxinaemia during early pregnancy and subsequent child development: a 3-year follow-up study. Clin Endocrinol (Oxf) 59:282–288, 2003.

26. Rushworth FH, Backos M, Rai R, et al: Prospective pregnancy outcome in untreated recurrent miscarriers with thyroid autoantibodies. Hum Reprod 15:1637–1639, 2000.

27. Sapin R, D'Herbomez M, Schlienger JL: Free thyroxine measured with equilibrium dialysis and nine immunoassays decreased in late pregnancy. Clin Lab 50:581–584, 2004.

28. Soldin OP, Tractenberg RE, Hollowell, et al: Trimester-specific changes in maternal thyroid hormone, thyrotropin, and thyroglobulin concentrations: trends and associations across trimester in iodine sufficiency. Thryoid 14:1084–1090, 2004.

29. Stagnaro-Green A: Postpartum thyroiditis. Best Pract Res Clin Endocrinol Metab 18:303–316, 2004. 30. Vaidya B, Anthony S, Bilous M: Detection of thyroid dysfunction in early pregnancy: universal screening or target high-risk case finding? J Clin Endocrinol Metab 92:203–207, 2007.

31. Vulsma T, Gons MH, de Vijlder JJ: Maternal-fetal transfer of thyroxine in congenital hypothyroidism due to a total organification defect or thyroid agenesis. N Engl J Med 321:13–16, 1989.

32. Zimmerman D: Fetal and neonatal hyperthyroidism. Thyroid 9:727–733, 1999.

CAPÍTULO 41

DOENÇAS PSIQUIÁTRICAS E DOENÇA TIREOIDIANA

James V. Hennessey

1. Quão bem estabelecida é a relação entre a doença tireoidiana e os sintomas psiquiátricos?

Por mais de um século, desde a publicação de "Relato de Mixedema" pela Clinical Society de Londres, em 1888, reconhece-se que a doença tireoidiana pode originar doenças psiquiátricas que podem ser corrigidas pelo restabelecimento da função normal do órgão. Mais tarde, Asher enfatizou, novamente, que os pacientes com hipotireoidismo profundo podem apresentar psicose depressiva. Como descrito na Tabela 41-1, os sintomas de hipotireoidismo frequentemente mimetizam os da depressão, enquanto os do hipertireoidismo incluem ansiedade, disforia, labilidade emocional e disfunção intelectual, assim como mania e depressão, sendo esta última especialmente comum em idosos que apresentam a assim chamada tireotoxicose apática.

TABELA 41-1. CARACTERÍSTICAS CLÍNICAS COMUNS ÀS DOENÇAS TIREOIDIANAS E AOS TRANSTORNOS DO HUMOR

	Hipotireoidismo	Transtornos do Humor	Hipertireoidismo
Depressão	Sim	Sim	Sim
Diminuição do interesse	Sim	Sim	Sim
Diminuição do prazer	Sim	Sim	Não
Diminuição da libido	Sim	Sim	Às vezes
Perda de peso	Não	Sim	Sim
Ganho de peso	Sim	Às vezes	Ocasionalmente
Perda de apetite	Sim	Sim	Às vezes
Aumento de apetite	Não	Sim	Sim
Insônia	Não	Sim	Sim
Hipersonia	Sim	Sim	Não
Ansiedade/agitação	Ocasionalmente	Sim	Sim
Fadiga	Sim	Sim	Sim
Memória ruim	Sim	Sim	Ocasionalmente
Disfunção cognitiva	Sim	Sim	Sim
Dificuldade de concentração	Sim	Sim	Sim
Constipação	Sim	Às vezes	Não

(Adaptada de Hennessey JV, Jackson IMD: The interface between thyroid hormones and psychiatry. Endocrinologist 6:214-223, 1996.)

CAPÍTULO 41 DOENÇAS PSIQUIÁTRICAS E DOENÇA TIREOIDIANA **343**

2. Quais anomalias da função tireoidiana são encontradas nas doenças psiquiátricas?
Uma vez que os pacientes com doença tireoidiana podem manifestar francas doenças psiquiátricas que são reversíveis com a terapia endócrina, o eixo tireoidiano foi extensivamente estudado em pacientes que apresentavam diversos distúrbios comportamentais. Várias anomalias da função tireoidiana foram identificadas, principalmente na depressão. Na maioria dos indivíduos deprimidos, os níveis séricos basais de hormônio estimulador da tireoide (TSH), tiroxina (T_4) e tri-iodotironina (T_3) estão dentro da faixa de normalidade, embora os níveis de TSH estivessem suprimidos em um terço dos pacientes de um estudo.

3. Quais anomalias da estimulação com TRH podem ser observadas em pacientes deprimidos?
Aproximadamente 25% dos pacientes com depressão apresentam menor resposta do TSH à administração de hormônio liberador de tirotropina (TRH) (definido por aumento na concentração de TSH <5 μU/mL). Essa resposta menor tende a ser mais observada na depressão unipolar do que na bipolar, mas a diferenciação entre essas duas doenças com base nos resultados da estimulação com TRH é decepcionante.
Tal resposta é um marcador que se normaliza depois que o paciente se recupera da depressão.

4. Descreva o mecanismo da resposta alterada ao TSH observado nas doenças da afetividade.
O mecanismo da menor resposta de TSH em doenças da afetividade não é conhecido; os glicocorticoides, porém, conhecidos por inibir o eixo hipotálamo-hipófise-tireoide, são encontrados em altas concentrações em pacientes deprimidos e podem ser responsáveis por esse efeito.
A resposta suprimida do TSH ao TRH não é específica da depressão e pode ser observada na interrupção do etilismo, na desnutrição, em homens idosos e em casos de insuficiência renal, doença de Cushing e hipopituitarismo. Essa redução pode também ser provocada por medicamentos como tiroxina, glicocorticoides, hormônio do crescimento, somatostatina, dopamina e fenitoína.

5. As anomalias na concentração de TSH durante o ritmo circadiano podem ser identificadas na depressão?
Em indivíduos normais, a concentração de TSH começa a subir à noite, antes do aparecimento do sono, atingindo o pico entre 23 horas e quatro horas da manhã. Na depressão, o estágio noturno de elevação do nível de TSH está geralmente ausente, diminuindo a secreção de hormônio tireoidiano, o que apoia a ideia de que o hipotireoidismo funcional central pode ocorrer em alguns indivíduos deprimidos. A privação de sono, que possui um efeito antidepressivo, normaliza o ritmo circadiano do TSH. O mecanismo responsável pela elevação noturna deficiente da concentração de TSH não é conhecido.

6. A doença tireoidiana autoimune é encontrada com frequência em pacientes deprimidos?
Embora a menor resposta de TSH seja bem reconhecida na depressão, não é tão claramente aceito que uma resposta maior possa ocorrer em até 15% dos pacientes deprimidos que apresentam resultados basais normais nos exames de função tireoidiana. A maioria desses pacientes apresenta anticorpos antitireoidianos, sugerindo que a hiper-resposta de TSH pode indicar um hipotireoidismo latente causado pela tireoidite autoimune. Quando a autoimunidade é testada usando anticorpos antiperoxidase tireoidiana (TPO) e não anticorpos antimicrossomais menos específicos, a prevalência da doença tireoidiana autoimune é ainda maior. Nem todos os estudos, porém, encontraram maior prevalência de anticorpos antitireoidianos em indivíduos deprimidos comparados a grupos controles pareados.

7. Qual é a frequência de elevação das concentrações de tiroxina em pacientes psiquiátricos?
Aproximadamente 20% dos pacientes internados em hospitais com quadros psiquiátricos agudos, incluindo esquizofrenia e doenças da afetividade, mas raramente demência ou alcoolismo, podem apresentar pequenas elevações nos níveis séricos de T_4 e, menos frequentemente, de T_3. A concentração basal de TSH geralmente é normal, mas pode ser pouco responsiva à estimulação com TRH em até 90% desses pacientes. Esses achados não parecem representar a tireotoxicose, e as anomalias se resolvem de forma espontânea em duas semanas, sem administração de tratamento específico. Tais fenômenos podem ser devidos à ativação central do eixo hipotálamo-hipófise-tireoide, aumentando a secreção de TSH com consequente elevação dos níveis circulantes de tiroxina.

CAPÍTULO 41 DOENÇAS PSIQUIÁTRICAS E DOENÇA TIREOIDIANA

8. Qual é a anomalia do eixo tireoidiano mais consistente em pacientes deprimidos hospitalizados?

Em pacientes deprimidos, a anomalia mais consistente do eixo tireoidiano pode ser o aumento nas concentrações séricas de T_4 total ou livre, embora esses valores geralmente estejam dentro da faixa de referência. Tal elevação tende a regredir após o tratamento eficaz da depressão.

9. Qual é a prevalência da disfunção hipotireoidiana observada nas populações psiquiátricas?

As anomalias dos exames da função tireoidiana são comuns em indivíduos mais velhos. Em mulheres com mais de 60 anos de idade outrora saudáveis, a prevalência dos níveis aumentados de TSH e/ou presença de anticorpos antitireoidianos é de 10% ou mais. Submeter indivíduos aparentemente assintomáticos, portadores de pequenas elevações do TSH sérico e níveis normais de T_3 e T_4 a uma bateria de testes psicológicos revelou diferenças significativas dos indivíduos controles em escalas que medem memória, ansiedade, queixas somáticas e depressão. Hoje é bem reconhecido que a depressão é muito mais comum em idosos. Ainda não se sabe se o hipotireoidismo limítrofe desempenha algum papel nesses distúrbios comportamentais. Entre os alcóolatras e os pacientes com anorexia nervosa, a supressão dos níveis de T_3, acompanhada por elevações nos níveis de T_3 reverso e concentrações normais de TSH são consistentes com o "estado tireoidiano doente". Esses achados são, provavelmente, resultantes da privação calórica.

10. Quais medicações afetam a função tireoidiana e os resultados de seus exames?

Medicamentos comumente usados no tratamento de doenças psiquiátricas podem afetar os resultados de exames de função tireoidiana. Veja a Tabela 41-2.

TABELA 41-2. IMPACTO DOS MEDICAMENTOS PSICOTRÓPICOS SOBRE A FUNÇÃO TIREOIDIANA

Medicamento	Mecanismo	Achados ao Exame
Carbonato de lítio	↓ Hidrólise de tireoglobulina	↑ TSH (transitório)
	↓ Liberação de T_3 e T_4	Hipotireoidismo, bócio
Antipsicóticos		
Perfenazina	↑ Concentração de TBG	↑ T_4, T_4 livre normal
Anticonvulsionantes		
Fenitoína	↑ Depuração hepática de T_4	↓ T_4, ±↓ T_4 livre, TSH normal
Carbamazepina	↓ Ligação de T_4, ↑ depuração hepática	↓ T_4, ±↓ T_4 livre, TSH normal
Fenobarbital	↑ Depuração hepática	↓ T_4, ±↓ T_4 livre, TSH normal
Ácido valproico	↓ Ligação de T_4 (?), ↑ depuração hepática (?)	↓ T_4, ±↓ T_4 livre, TSH normal
Narcóticos		
Heroína	↑ Concentração de TBG	↑ T_4, T_4 livre normal
Metadona	↑ Concentração de TBG	↑ T_4, T_4 livre normal
Diversos		
Anfetaminas	↑ Secreção de TSH (?)	↑ T_4 e ↑ T_4 livre

T_3, tri-iodotironina; T_4, tiroxina; TBG, globulina ligante de tiroxina; TSH, hormônio estimulador da tireoide.
(Adaptada de Hennessey JV, Jackson IMD: The interface between thyroid hormones and psychiatry. Endocrinologist 6:214-223, 1996.)

CAPÍTULO 41 DOENÇAS PSIQUIÁTRICAS E DOENÇA TIREOIDIANA **345**

11. Como o lítio afeta o eixo hipófise-tireoide?

O carbonato de lítio, usado no tratamento de doenças bipolares, interfere na liberação e na organificação do hormônio tireoidiano. O lítio, em níveis terapêuticos, diminui a liberação de T_3 e T_4 da tireoide e, em níveis mais altos (provavelmente tóxicos), a captação de iodo e a organificação podem também ser inibidos. Após um período de três semanas de administração de carbonato de lítio, a supressão dos níveis séricos de T_3 e T_4, elevações associadas dos valores séricos basais de TSH e respostas exageradas deste último à administração de TRH podem ser observadas; essas anomalias geralmente desaparecem em 3-12 meses, mesmo quando a medicação é mantida.

12. Qual é a doença tireoidiana mais comum em pacientes tratados com lítio?

O bócio é a doença tireoidiana mais comumente observada em pacientes submetidos ao tratamento com lítio. Às vezes, o hipotireoidismo também pode se desenvolver, principalmente em pacientes que já apresentam comprometimento do órgão por enfermidades como a tireoidite de Hashimoto e a doença de Graves anteriormente tratada com [131]I. Não é comum, porém, que o hipotireoidismo ocorra quando a função tireoidiana pré-tratamento era completamente normal e em pacientes que não apresentam anticorpos antitireoidianos. Caso considerado clinicamente necessário, a administração de lítio pode ser mantida em pacientes que desenvolvem bócio ou hipotireoidismo, desde que o tratamento com tiroxina seja instituído.

13. Como a fenitoína afeta os resultados de exames laboratoriais e a função tireoidiana?

Os efeitos da fenitoína (Dilantina®), ocasionalmente usada no tratamento da doença bipolar, sobre a função tireoidiana são complexos. Valores suprimidos de tiroxina total e, às vezes, livre, são observados em uma minoria significativa de pacientes submetidos ao tratamento crônico com a droga isolada e em mais de 75% daqueles em que esse fármaco é combinado à carbamazepina (Tegretol®). É provável que os níveis mais baixos de T_4 total se devam ao seu deslocamento da globulina ligadora de tiroxina (TBG), enquanto as concentrações mais baixas de T_4 livre são resultantes da maior depuração da molécula pela atividade da enzima oxidativa microssomal hepática induzida pela fenitoína. Os níveis suprimidos de T_4 são geralmente acompanhados por concentrações normais de T_3 total e livre, e de TSH. Valores basais normais de TSH associados a respostas diminuídas de TSH ao TRH foram atribuídos a um possível efeito agonista da fenitoína sobre o receptor de T_3. Outros estudos, porém, sugeriram que esse resultado pode ser um artefato de técnica, já que os valores de T_4 livre são normais ou ligeiramente elevados em análises utilizando soro não diluído.

14. Descreva os efeitos da carbamazepina sobre a função tireoidiana.

A carbamazepina (Tegretol®) é cada vez mais utilizada no tratamento da doença bipolar. Seu uso crônico, com manutenção dos níveis séricos terapêuticos, pode suprimir os valores séricos de T_4 em mais de 50% dos pacientes. Esse efeito pode ser causado pelo maior metabolismo hepático da tiroxina. O teste com estimulação de TRH antes e após a instituição do tratamento com carbamazepina revela que a responsividade do TSH é reduzida pela administração da droga, o que levou a especulações de que a droga pode inibir a função tireoidiana por meio de seus efeitos sobre a hipófise. O deslocamento de T_4 pela TBG, similar ao observado durante a administração de fenitoína, também foi citado como possível efeito.

15. Como o fenobarbital, o ácido valproico e outros medicamentos psicotrópicos afetam a função tireoidiana?

Tanto o fenobarbital quanto o ácido valproico diminuem os níveis séricos de T_4 em pacientes clinicamente tratados, o primeiro por aumentar sua depuração hepática e o último por, provavelmente, alterar sua ligação proteica. A heroína, a metadona e a perfenazina comumente aumentam os níveis séricos de TBG e, portanto, podem aumentar as concentrações séricas de T_4 total, embora os valores de TSH e tiroxina livre permaneçam normais. As anfetaminas induzem hipertireoxinemia por elevar a secreção de TSH, um efeito que parece ser centralmente mediado.

16. Como os tratamentos antidepressivos afetam a função tireoidiana?

Os antidepressivos, de modo geral, não alteram os níveis periféricos de hormônio tireoidiano, mas podem afetar seu metabolismo no sistema nervoso central (SNC). Os níveis circulantes de T_4 total e livre, mas não de T_3, são

346 CAPÍTULO 41 DOENÇAS PSIQUIÁTRICAS E DOENÇA TIREOIDIANA

modestamente reduzidos, embora permaneçam dentro da faixa de normalidade após a administração de antidepressivos de diversas classes farmacológicas ou de terapia eletroconvulsiva (ECT).

17. Quais são os perigos do uso de antidepressivos em indivíduos com doença tireoidiana?

O uso de antidepressivos tricíclicos (TCA) em pacientes com tireotoxicose deve ser realizado com cautela, já que pode haver exacerbação ou precipitação de arritmias cardíacas. Além disso, os inibidores da monoamino oxidase podem provocar hipertensão em pacientes com tireotoxicose, embora essas drogas geralmente não afetem a função tireoidiana ou os níveis séricos de hormônio tireoidiano.

18. A tiroxina já foi usada como tratamento único da depressão?

O relato de Asher acerca da "loucura do mixedema" demonstrou que a deficiência de hormônio tireoidiano levava à depressão, que era revertida pela administração dessa molécula. Essa observação levou ao estudo do papel da administração de hormônio tireoidiano, isolada, no tratamento da depressão e outras doenças psiquiátricas e do uso de altas doses de tiroxina na depressão refratária bipolar e unipolar. Indivíduos eutireoidianos com sintomas típicos de hipotireoidismo, considerados deprimidos em testes psicológicos, não melhoram quando submetidos ao tratamento com tiroxina. Na verdade, pacientes que apresentam sintomas de hipotireoidismo e resultados normais em exames de função tireoidiana respondem mais positivamente à administração de placebo. Embora relatos iniciais acerca do uso de T_3 como terapia única sejam promissores, esses estudos não tinham boa qualidade metodológica e, assim, o papel do hormônio tireoidiano por si só no tratamento da depressão, na ausência de anomalias da função tireoidiana, ainda não foi estabelecido.

19. Anomalias neuropsiquiátricas podem ser observadas em pacientes com insuficiência tireoidiana branda?

Estudos recentes mostraram que pacientes sintomáticos com hipotireoidismo subclínico (TSH sérico elevado, mas níveis normais de T_4 e T_3) podem apresentar alterações significativas de habilidades relacionadas à memória, estado geral e humor, além de ansiedade, queixas somáticas e características depressivas, quando comparados a indivíduos controles eutireoidianos (Monzani, 1993). A normalização da concentração sérica de TSH por meio da terapia com tiroxina pode reverter completamente essas características neuropsiquiátricas. Além disso, em indivíduos hipotireoidianos, quando a administração de hormônio tireoidiano é subitamente interrompida, achados cognitivos, tristeza e sintomas de ansiedade gradualmente crescentes são observados por algumas semanas. Isso indica que os pacientes que apresentam depressão devem ser examinados quanto à presença de doença tireoidiana, já que o achado de hipotireoidismo, ainda que subclínico, pode dar a oportunidade de resolução da depressão por meio do tratamento com hormônio tireoidiano.

20. Qual é a eficácia da combinação de L-tiroxina e T_3 no tratamento dos sintomas neuropsiquiátricos do hipotireoidismo?

Desde a década de 1960, diversos relatos avaliaram a eficácia da combinação de T_3 e tiroxina. O trabalho de Bunevicius et al., por exemplo, parecia indicar que a substituição de 12,5 µg de T_3 por 50 µg da dose comum de T_4 de um dado indivíduo melhorava o humor e a função neuropsicológica. Diversos ensaios duplo-cegos randomizados controlados, projetados de forma a corrigir as falhas de pesquisas anteriores, não foram capazes de reproduzir os efeitos positivos relatados por Bunevicius e não demonstraram melhora em escalas autoavaliadas de humor, bem-estar ou depressão com a adição de T_3 ao tratamento com T_4. Além disso, esses estudos não conseguiram demonstrar diferenças na função cognitiva, na qualidade de vida ou na satisfação subjetiva relacionadas à administração do tratamento, mas relataram piora significativa nos escores de ansiedade nos pacientes que receberam a combinação de T_3 e T_4. No momento, parece não haver justificativa para o uso combinado de tiroxina e T_3 em pacientes hipotireoidianos que se queixam de sintomas depressivos após o restauro do eutireoidismo bioquímico.

21. A combinação de hormônio tireoidiano e antidepressivo pode aumentar a resposta ao tratamento?

Diz-se que a administração de terapia adjuvante é lógica quando a depressão não se resolve após seis semanas de tratamento antidepressivo adequado. Tal resistência ocorre em aproximadamente 30%-45% dos casos. O papel

CAPÍTULO 41 DOENÇAS PSIQUIÁTRICAS E DOENÇA TIREOIDIANA **347**

do hormônio tireoidiano adjuvante aos TCA foi investigado em pacientes eutireoidianos que apresentavam depressão há mais de 25 anos. Dosagens de T_3 entre 25-50 µg por dia aumentam os níveis séricos dessa molécula e suprimem as concentrações séricas de TSH e T_4. Dois efeitos terapêuticos separados da terapia com T_3 foram estudadas: primeiramente, sua capacidade de acelerar o aparecimento da resposta antidepressiva e, a seguir, sua capacidade de aumentar as respostas antidepressivas entre os pacientes considerados farmacologicamente resistentes.

22. Qual é a eficácia do hormônio tireoidiano na aceleração da resposta antidepressiva?

O efeito antidepressivo dos TCA é reconhecidamente retardado, e o papel do T_3 na aceleração do surgimento dos efeitos terapêuticos dessas drogas foi investigado. Diversos relatos, detalhando os desfechos clínicos da administração de T_3 (5-40 µg por dia) associado a várias doses de TCA ou inibidores da recaptação de serotonina (SSRI) desde o início do tratamento, podem ser encontrados na literatura. As populações estudadas não eram homogêneas, sendo compostas por pacientes com diversos tipos de depressão. Além disso, existiam importantes limitações metodológicas, incluindo amostras de tamanho pequeno, administração de medicamentos em doses inadequadas, ausência de monitoramento do nível sérico de drogas e medidas variáveis de resultados. Uma vez que, recentemente, dois estudos prospectivos, randômicos e controlados com placebo, relativamente extensos, chegaram a conclusões opostas, ainda não está bem estabelecido se o T_3 acelera o efeito antidepressivo dos TCA.

23. A tri-iodotironina é capaz de aumentar a resposta clínica antidepressiva?

Uma outra hipótese é que a adição de pequenas dosagens de T_3 à terapia antidepressiva de pacientes nos quais a resposta inicial é pequena ou nula aumenta a eficácia clínica do medicamento. A resistência a antidepressivos é definida como a remissão inadequada após duas tentativas monoterápicas sucessivas com diferentes drogas em doses recomendadas, cada uma por 4-6 semanas, antes da instituição de tratamentos alternativos. A administração de terapia antidepressiva ineficaz por 8-12 semanas, porém, é considerada inaceitável, e estratégias destinadas a aumentar a resposta estão sendo pesquisadas. Estudos iniciais determinando a eficácia de T_3 no aumento da resposta antidepressiva não eram controlados com placebo ou focados em populações de pacientes que poderiam ser diretamente comparadas. O primeiro estudo randomizado duplo-cego controlado com placebo relatou resultados obtidos de 16 pacientes com depressão unipolar submetidos a tratamento ambulatorial que não apresentaram melhora clínica com a administração de TCA. A intervenção consistiu na adição de 25 µg de T_3 ou placebo por dia, por duas semanas, antes que os pacientes passassem a receber o tratamento oposto por mais duas semanas. Nenhum efeito benéfico de T_3 foi observado. O único outro estudo randomizado duplo-cego controlado com placebo investigando essa questão foi conduzido com 33 pacientes com depressão unipolar tratados com desipramina ou imipramina por cinco semanas antes da designação aleatória para o tratamento com 37,5 µg de T_3 ou placebo. Após duas semanas de observação, durante as quais os níveis de T_3 foram monitorados, um número significativamente maior de pacientes tratados com o hormônio (10 de 17; 59%) apresentava resposta positiva do que indivíduos que receberam placebo (três de 16; 19%). Um ensaio clínico aberto subsequente em pacientes com depressão resistente à imipramina, usando período prolongado de tratamento com TCA antes da adição de T_3, não foi capaz de demonstrar a ação do hormônio.

24. Há evidências de que os efeitos dos SSRI e da ECT podem ser aumentados pela adição de T_3?

Atualmente, os SSRI (incluindo a fluoxetina e a sertralina) compõem a categoria preferida de antidepressivos nos Estados Unidos. Relatos de caso sugerem que, nesse ponto, os SSRI se comportam da mesma maneira que os TCA. Um estudo recente, de grande porte, duplo-cego e controlado com placebo, para determinar o papel de T_3 como terapia adjuvante não demonstrou a existência de efeitos do hormônio sobre a resposta ao tratamento com paroxetina (um SSRI) em pacientes com doença depressiva grave; um estudo similar, porém, usando sertralina e T_3, pareceu demonstrar uma resposta positiva. No relato de Cooper-Karaz, os respondedores pareciam apresentar baixos níveis circulantes de hormônio tireoidiano antes da instituição do tratamento e as maiores reduções nas concentrações de TSH provocadas pela intervenção. Isso pode indicar que os indivíduos que se beneficiam da administração de T_3 podem ser levemente hipotireoidianos e, assim, a adição do hormônio compensou essa deficiência. É interessante notar que há relatos de que a administração de T_3 aumenta o efeito antidepressivo da ECT.

CAPÍTULO 41 DOENÇAS PSIQUIÁTRICAS E DOENÇA TIREOIDIANA

25. Há alguma doença psiquiátrica que reconhecidamente responda à administração de doses farmacológicas de tiroxina?

Em 10%-15% dos pacientes com transtorno bipolar que apresentam quatro ou mais episódios de psicose maníaco-depressiva ao ano (cicladores rápidos), a prevalência de doença tireoidiana autoimune pode ser maior do que 50%. A intervenção terapêutica padrão, como a administração de lítio, é com frequência decepcionante. Em estudos clínicos abertos, nos quais tais pacientes foram tratados com levotiroxina em doses farmacológicas capazes de suprimir o TSH sérico e elevar os níveis de T_4 em aproximadamente 150% do normal, observou-se redução da amplitude e da frequência das fases maníacas e depressivas; em alguns indivíduos, houve remissão da doença. Com esses resultados encorajadores, a realização de estudos controlados acerca da eficácia da levotiroxina ou da tri-iodotironina parece ser necessária.

26. Os mecanismos da ação do hormônio tireoidiano no cérebro são conhecidos?

Os hormônios tireoidianos desempenham um papel crítico no desenvolvimento e no funcionamento do SNC. Os receptores de tri-iodotironina são encontrados em todo o cérebro e há muitas evidências de que o hormônio tireoidiano regula a função cerebral por meio de interações com o sistema catecolaminérgico. A ação dos hormônios tireoidianos no tecido cerebral é conseguida por meio da ligação de T_3 a seu receptor nuclear. O T_3 deriva de T_4 pela ação da 5'-deiodinase de tipo II (5'D-II), encontrada em todo o SNC.

27. T_4 ou T_3 devem ser usados no tratamento de pacientes deprimidos?

A maioria dos estudos empregando o hormônio tireoidiano como tratamento adjuvante usou T_3, e não T_4, e nas pesquisas em que as vantagens de um sobre o outro foram avaliadas, o T_3 foi considerado superior. Em um ensaio randômico combinando T_4 ou T_3 e antidepressivos, apenas quatro dos 21 pacientes (19%) que receberam 150 µg/dia de T_4 por três semanas responderam ao tratamento, enquanto nove de 17 (53%) responderam à administração de 37,5 µg/dia de T_3. Outros estudos abertos acerca da administração de T_4 a pacientes resistentes a antidepressivos foram publicados, mas a falta de controles dificulta sua interpretação. Um desses trabalhos indicou que os respondedores à levotiroxina apresentavam baixos níveis séricos pré-tratamento de T_4 e T_3 reverso, fazendo com que os autores acreditassem que esses indivíduos tinham hipotireoidismo subclínico. A terapia combinada com T_4 em vez de T_3 pode ser indicada na presença de hipotireoidismo subclínico ou doença bipolar de ciclo rápido. Uma vez que o equilíbrio de T_4 nos tecidos é mais lento do que o de T_3, a realização de tratamento com essa primeira forma do hormônio por pelo menos 6-8 semanas, e preferencialmente por mais tempo, seria necessária para determinar sua eficácia nessa situação.

28. Descreva o mecanismo proposto de associação entre a função tireoidiana e a depressão.

Foi postulado que, na depressão, a atividade da 5'D-II no SNC é deficiente, dando origem a um estado em que o cérebro é hipotireoidiano apesar do eutireoidismo sistêmico. Alternativamente, a atividade coexistente da 5'D-II pode ser deprimida pelos elevados níveis de corticosteroides observados na depressão e no estresse resultante da conversão de T_4 a T_3 reversa pelo "anel interno" da 5-deiodinase cerebral (deiodinase de tipo III [5D-III]), diminuindo as concentrações cerebrais de T_3 e elevando as de T_3 reverso. Note que, na verdade, o tratamento com T_3 é possível, já que esse hormônio não depende do transporte pela transtiretina, sabidamente reduzido na depressão e, portanto, garantindo a disponibilização adequada da molécula aos tecidos cerebrais através da barreira hematoencefálica.

29. Os medicamentos antidepressivos apresentam alguma conexão, quanto ao seu mecanismo, com a ação do hormônio tireoidiano no cérebro?

Demonstrou-se que a desipramina, um TCA, e a fluoxetina, um SSRI, aumentam a atividade da 5'-deiodinase no SNC, presumivelmente aumentando a disponibilidade de T_3 no cérebro. Tal fenômeno pode ser responsável pela eficácia clínica dessas classes de drogas.

30. Quais recomendações podem ser feitas para a avaliação da tireoide em pacientes psiquiátricos?

Parece ser prudente checar os resultados dos exames de função tireoidiana nos pacientes psiquiátricos mais suscetíveis ao desenvolvimento de doença nesse órgão. Mulheres com mais de 45 anos de idade, pacientes portadores de doenças autoimunes, indivíduos com histórico familiar de doença tireoidiana e os tratados com lítio ou os que sofrem de demência devem ser submetidos a exames para detecção de anomalias tireoidianas subjacentes. Nos pacientes tratados com medicamentos que reconhecidamente influenciam a interpretação dos exames de função tireoidiana, os resultados dos exames devem ser interpretados levando tais informações em consideração.

31. Quais pacientes devem receber hormônio tireoidiano com a intenção de aliviar sintomas psiquiátricos?

Recomenda-se que o tratamento com tiroxina seja oferecido a qualquer paciente deprimido que apresente elevação do nível sérico de TSH, principalmente quando acompanhada por maiores títulos de anticorpos antitireoidianos ou baixa concentração de T_4 livre. Nesses indivíduos, a reposição de hormônio tireoidiano pode aliviar a depressão. A terapia antidepressiva, por outro lado, pode ser ineficaz antes da normalização dos parâmetros do eixo tireoidiano. Em pacientes com depressão refratária e função tireoidiana sistêmica normal, o tratamento adjuvante com T_3 pode não ser justificado.

PONTOS-CHAVE: DOENÇAS PSIQUIÁTRICAS E DOENÇA TIREOIDIANA

1. Os sintomas de hipotireoidismo muitas vezes mimetizam os da depressão, enquanto os de hipertireoidismo podem ser confundidos com os de mania ou depressão.

2. Aproximadamente 20% dos pacientes internados com quadros psiquiátricos agudos, incluindo esquizofrenia e doenças importantes da afetividade, mas raramente demência ou alcoolismo, podem apresentar elevações brandas nos níveis séricos de tiroxina (T_4) e, com menor frequência, tri-iodotironina (T_3).

3. A normalização do TSH sérico por meio do tratamento com L-tiroxina pode reverter, completamente, os achados neuropsiquiátricos do hipotireoidismo.

4. Com base nos resultados de estudos prospectivos controlados recentes, não parece haver justificativa para o uso do tratamento combinado com tiroxina e T_3 em pacientes hipotireoidianos que se queixam se episódios depressivos após o restauro do eutireoidismo bioquímico.

5. Um estudo recente, relativamente grande, controlado com placebo para determinar o papel de T_3 não demonstrou a existência de um papel dessa molécula no aumento da resposta do tratamento com paroxetina em pacientes com doença depressiva grave.

6. Recomenda-se que a terapia com tiroxina seja oferecida a qualquer paciente deprimido com elevação da concentração sérica de TSH, principalmente quando acompanhada por aumento dos títulos de anticorpos antitireoidianos ou baixo T_4 livre.

BIBLIOGRAFIA

1. Applehof BC, et al: Triiodothyronine addition to paroxetine in the treatment of major depressive disorder. J Clin Endocrinol Metab 89:6271–6276, 2004.
2. Asher R: Myxoedematous madness. Br Med J 22:555–562, 1949.
3. Bauer M, et al: Effects of supraphysiological thyroxine administration in healthy controls and patients with depressive disorders. J Affective Disorders 68:285–294, 2002.
4. Bauer M, Whybrow PC: Thyroid hormones and the central nervous system in affective illness: interactions that may have clinical significance. Integr Psychiatry 6:75–100, 1988.
5. Bocchetta A, Loviselli A: Lithium treatment and thyroid abnormalities. Clin Pract Epidemiol Ment Health 2:23,2006.
6. Bunevicius R, et al: Effects of thyroxine as compared with thyroxine plus triiodothyronine in patients with hypothyroidism. N Engl J Med 340:424–429, 1999.

CAPÍTULO 41 DOENÇAS PSIQUIÁTRICAS E DOENÇA TIREOIDIANA

7. Chopra IJ, Solomon DH, Huang TS: Serum thyrotropin in hospitalized psychiatric patients: evidence for hyperthyrotropinemia as measured by ultrasensative thyrotropin assay. Metabolism 93:538–543, 1990.

8. Cooper-Karaz R, et al: Combined treatment with sertraline and liothyronine in major depression. Arch Gen Psychiatry 64:679–688, 2007.

9. Fava M, et al: Hypothyroidism and hyperthyroidism in major depression revisited. J Clin Psychiatr 56:186–192, 1995.

10. Fliers E, et al: Efficacy of triiodothyronine (T_3) addition to Paroxetine in major depressive disorder: a randomized clinical trial. In *Annual Meeting of the Endocrine Society, The Endocrine Society*, 2003, Philadelphia, p. S19–22.

11. Gharib H, et al: Consensus statement: Subclinical thyroid dysfunction: a joint statement on management from the American Association of Clinical Endocrinologists, the American Thyroid Association, and the Endocrine Society. J Clin Endocrinol Metab 90:581–585, 2005.

12. Grozinsky-Glasberg S, et al: Thyroxine-triiodothyronine combination therapy versus thyroxine monotherapy for clinical hypothyroidism: meta-analysis of randomized controlled trials. J Clin Endocrinol Metab 91:2592–2599, 2006.

13. Gulseren S, et al: Depression, anxiety, health-related quality of life, and disability in patients with overt and subclinical thyroid dysfunction. Arch Med Res 37:133–139, 2006.

14. Hein MD, Jackson IMD: Thyroid function in psychiatric illness. Gen Hosp Psych 12:232–244, 1990.

15. Hennessey JV, Jackson IMD: The interface between thyroid hormones and psychiatry. Endocrinologist 6:214–223, 1996.

16. Jackson IMD: The thyroid axis and depression. Thyroid 8:951–956, 1998.

17. Jackson IMD, Whybrow PC: The relationship between psychiatric disorders and thyroid function. Thyroid Update 9:1–7, 1995.

18. Joffe RT: Is the thyroid still important in major depression? J Psychiatry Neurosci 31:367–368, 2006.

19. Monzani F, et al: Subclinical hypothyroidism: Neruo-behavioral features and beneficial effect of L-thyroxine treatment. Clin Invest 71:367–371, 1993.

20. Nelson JC: Augmentation strategies in depression 2000. J Clin Psychiatr 61(Suppl 1):13–19, 2000.

21. Pardridge WM: Carrier medicated transport of thyroid hormones through the rat blood-brain barrier: primary role of albumin bound hormone. Endocrinology 105:605–612, 1979.

22. Pollock MA, et al: Thyroxine treatment in patients with symptoms of hypothyroidism but thyroid function tests within the reference range: randomized double blind placebo controlled crossover trial. Br Med J 323:891–895, 2001.

23. Report on myxoedema. Transactions Clin Soc London, 1888.

24. Samuels MH, et al: Health status, mood, and cognition in experimentally induced subclinical hypothyroidism. J Clin Endocrinol Metab 92:2545–2551, 2007.

25. Saravanan P, et al: Psychological well-being in patients on "adequate" doses of L-thyroxine: results of a large, controlled community-based questionnaire study. Clin Endocrinol 57:577–585, 2002.

26. Sarne D, DeGroot LJ: Effects of the environment, chemicals and drugs on thyroid function. Endocrine Education, Inc., 2002. Available at: http://www.thyroidmanager.org.

27. Sawka AM, et al: Does a combination regimen of thyroxine (T_4) and 3,5,30-triiodothyronine improve depressive symptoms better than T4 alone in patients with hypothyroidism? Results of a double-blind, randomized, controlled trial. J Clin Endocrinol Metab 88:4551–4555, 2003.

28. Tremont G, Stern RA: Use of thyroid hormone to diminish the cognitive side effects of psychiatric treatment. Psychopharmacol Bull 33:273–280, 1997.

29. Walsh JP, et al: Combined thyroxine/liothyronine treatment does not improve well-being, quality of life, or cognitive function compared to thyroxine alone: a randomized controlled trial in patients with primary hypothyroidism. J Clin Endocrinol Metab 88:4543–4550, 2003.

30. Whybrow PC: The therapeutic use of triiodothyronine and high dose thyroxine in psychiatric disorders. Acta Med Aust 21:47–52, 1994.

VI. ENDOCRINOLOGIA REPRODUTIVA

DISTÚRBIOS DA DIFERENCIAÇÃO SEXUAL

Craig E. Taplin e Robert H. Slover

CAPÍTULO 42

1. Descreva o primeiro nível de diferenciação sexual.

O primeiro nível de diferenciação sexual é o estabelecimento do sexo cromossômico. A imensa maioria dos lactentes é de mulheres 46XX ou de homens 46XY. O sexo genético determina o sexo gonadal. As estruturas gonadais se diferenciam a partir de uma crista gonadal "bipotencial" ou primordial. O cromossomo Y contém uma área conhecida como região de determinação sexual, ou SRY. O gene SRY inicia a diferenciação da gônada bipotencial em um testículo.

2. Qual é o próximo nível de determinação sexual?

O próximo nível de determinação sexual envolve as estruturas do ducto genital. As estruturas do ducto genital inicialmente são idênticas nos sexos masculino e feminino. No sexo masculino normal, as células testiculares de Leydig produzem testosterona, que é necessária para a manutenção das estruturas wolffianas ipsilaterais (p. ex., vasos deferentes, epidídimo, vesículas seminais). As células de Sertoli do testículo produzem o fator inibidor mülleriano (FIM), que age ipsilateralmente, provocando a regressão das estruturas do ducto mülleriano (trompas de Falópio, útero, terço superior da vagina). Na ausência de testosterona e de FIM, as estruturas dos ductos müllerianos são preservadas, e as estruturas do ducto wolffiano regridem.

3. Discuta o desenvolvimento da genitália externa.

As genitálias externas masculina e feminina provêm das mesmas estruturas embrionárias. Na ausência de estimulação androgênica, essas estruturas permanecem com o padrão feminino, enquanto a presença de androgênios provoca a diferenciação masculina (virilização). Para a virilização completa, a testosterona deve ser convertida em di-hidrotestosterona (DHT) pela enzima 5-alfa redutase, e os receptores androgênicos devem ser funcionais. O excesso de androgênios viriliza uma fêmea. A produção inadequada de androgênios, a incapacidade de converter testosterona em DHT ou a incapacidade de responder aos androgênios, como nos defeitos do receptor androgênico, resultam em virilização deficiente no sexo masculino.

4. Como a decisão sobre determinação do gênero social é feita?

Os hormônios exógenos e endógenos são claramente importantes, assim como o surgimento da genitália. A decisão acerca da determinação do gênero social deve ser cuidadosamente tomada, levando em consideração cada "nível" de determinação sexual. Essa decisão exige uma abordagem multidisciplinar, incluindo genética, endocrinologia, urologia, neonatologia e psicologia. É de vital importância que os pais compreendam completamente e apoiem a decisão, uma vez que a ambivalência sobre a formação sexual pode resultar em confusão de gênero e trauma psicológico.

5. O que é o fator de determinação testicular?

O fator de determinação testicular (TDF) promove a diferenciação da gônada em testículo; o SRY eventualmente foi caracterizado como TDF. O SRY pertence à família das proteínas de ligação do DNA. Manipulações específicas demonstraram que a introdução do SRY resulta em reversão sexual dos camundongos XX, e a mutagênese dirigida ao sítio do gene SRY em camundongos XY produz uma fêmea XY. A ativação do SRY é influenciada pelo gene supressor tumoral de Wilms, WT1. Outros genes que desempenham um papel abaixo do SRY incluem o SOX9 e o GATA4.

6. Descreva a hipótese de Lyon. Em que células os dois cromossomos X são necessários para o desenvolvimento normal?

A Dra. Mary Lyon enfrentou a questão do material X extra nas fêmeas. Resumidamente, se dois cromossomos X são necessários em cada célula, como podem os machos apresentar desenvolvimento normal? Lyon sugeriu que, em cada célula, um dos dois cromossomos X é inativo e que, em uma dada linhagem germinativa, a determinação de qual X está ativo é aleatoriamente determinada. De fato, o X inativo pode ser identificado em muitas células como uma aglomeração de cromatina na membrana nuclear (corpúsculo de Barr). A importante exceção é o ovário, onde os dois cromossomos X funcionais são necessários para desenvolvimento ovariano sustentado normal. Sem dois cromossomos X por célula (como na síndrome de Turner 45 XO), o ovário regride, deixando somente tecido fibroso.

7. Discuta a diferenciação sexual masculina normal.

O feto é sexualmente bipotencial. A Figura 42-1 mostra esquematicamente como o desenvolvimento masculino é realizado. A gônada indiferenciada é derivada do epitélio celômico, do mesênquima e das células germinativas, que, na presença de SRY, dão origem às células de Leydig, às células de Sertoli, aos túbulos seminíferos e às espermatogônias. Os testículos são formados na sétima semana. A produção testicular de testosterona (células de Leydig) leva ao desenvolvimento do ducto wolffiano, enquanto o FIM (células de Sertoli) leva à regressão do ducto mülleriano. A masculinização da genitália externa é mediada pela DHT, que é produzida a partir da testosterona através da ação da enzima 5-alfa redutase.

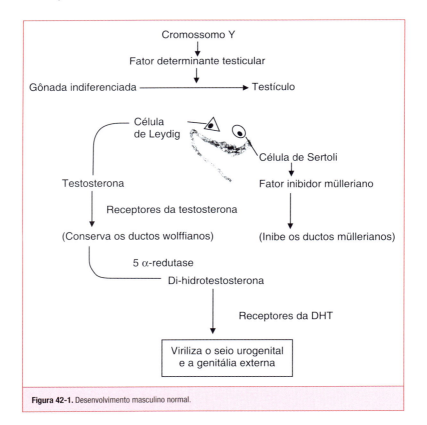

Figura 42-1. Desenvolvimento masculino normal.

8. Descreva a diferenciação sexual feminina normal.
Na ausência de SRY, a gônada indiferenciada dá origem aos folículos, às células da granulosa, da teca e aos óvulos. O desenvolvimento ovariano ocorre entre a 13.ª e a 16.ª semanas de gestação. A ausência de testosterona e de FIM permite a regressão dos ductos wolffianos e a manutenção dos ductos müllerianos, respectivamente. A ausência de DHT resulta na manutenção da genitália externa feminina.

9. Como o desenvolvimento da genitália externa é determinado?
A genitália externa é proveniente do tubérculo urogenital, da tumefação urogenital e das pregas urogenitais. No sexo feminino, eles se tornam o clitóris, os lábios maiores e os lábios menores, respectivamente. No sexo masculino, sob a influência da DHT, o tubérculo genital se transforma na glande do pênis, as pregas urogenitais se alongam e se fundem para formar a diáfise do pênis, e as tumefações genitais se fundem para formar o escroto. A fusão é completada por volta do 70.º dia de gestação, e o crescimento peniano continua até o termo.
A diferenciação feminina não exige ovários ou influência hormonal, enquanto o desenvolvimento normal da genitália masculina necessita da síntese normal de testosterona, da conversão para DHT pela 5-alfa redutase e de receptores androgênicos normais (Fig. 42-2).

PONTOS-CHAVE: DISTÚRBIOS DA DIFERENCIAÇÃO SEXUAL

1. A ambiguidade sexual em neonato deve ser vista como uma emergência médica, social e psicológica, exigindo uma abordagem por equipe multidisciplinar a fim de que seja designado um sexo de atribuição. Os membros da equipe incluem o endócrino-pediatra, o urologista, o geneticista, o pediatra e consultores apropriados.

2. A avaliação da ambiguidade deve considerar as quatro principais categorias de crianças que se apresentam com esse problema, isto é, as mulheres 46XX virilizadas, os homens 46XY subvirilizados, os distúrbios da diferenciação gonadal e as formas não classificadas (criptorquidia, hipospádias, anomalias do desenvolvimento).

3. A causa mais comum de ambiguidade sexual em neonatos é a hiperplasia adrenal congênita devida à deficiência da 21-hidroxilase.

4. Como regra geral, o tecido gonadal contendo material cromossômico Y apresenta maior risco de desenvolvimento de malignidade. Deve ser considerada a remoção cirúrgica dessas gônadas em algum momento.

10. O diagnóstico diferencial dos distúrbios da diferenciação sexual é complexo, mas pode ser simplificado por meio de uma abordagem baseada na compreensão do processo de diferenciação sexual. Você poderia conceber uma classificação?
Existem quatro categorias de ambiguidade (Tabela 42-1):
1. Mulheres virilizadas 46 XX
2. Homens subvirilizados 46 XY
3. Distúrbios da diferenciação gonadal
4. Formas não classificadas, incluindo criptorquidia, hipospádias e anomalias do desenvolvimento

11. O que é uma mulher virilizada?
Uma mulher virilizada (anteriormente denominada pseudo-hermafroditismo feminino) se caracteriza por cariótipo 46 XX, ovários, estruturas ductais müllerianas normais, ausência de estruturas ductais wolffianas e genitália virilizada devido a androgênios durante o primeiro trimestre.

12. Qual é a causa mais comum de uma mulher virilizada?
A causa mais comum é a hiperplasia adrenal congênita (HAC) devida a uma deficiência da 21-hidroxilase. De fato, esse distúrbio é a causa isolada mais comum de ambiguidade sexual. Nessa condição, o gene responsável pela

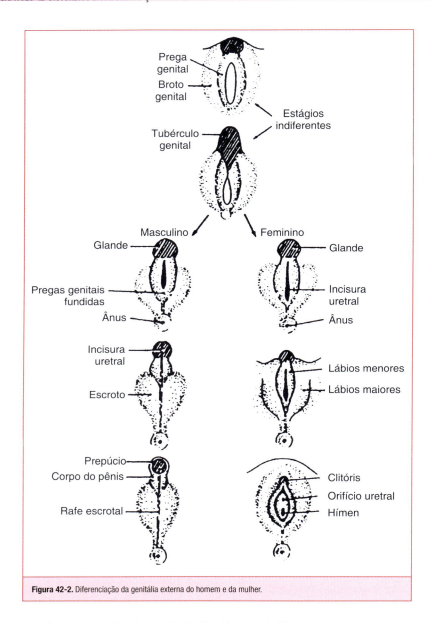

Figura 42-2. Diferenciação da genitália externa do homem e da mulher.

codificação da enzima 21-hidroxilase está inativo. Esse bloqueio enzimático ocorre ao longo da via para o cortisol e a aldosterona. Devido aos níveis ausentes ou baixos de cortisol, o mecanismo de *feedback* produz um aumento do hormônio adrenocorticotrófico (ACTH), que estimula ainda mais a via, resultando no acúmulo de hormônios precursores, cuja dosagem é útil no estabelecimento do diagnóstico. A virilização também pode ser provocada pela ingestão materna de androgênios ou progesteronas sintéticas durante o primeiro trimestre de gestação.

CAPÍTULO 42 DISTÚRBIOS DA DIFERENCIAÇÃO SEXUAL **355**

TABELA 42-2. DIAGNÓSTICO DIFERENCIAL DA AMBIGUIDADE SEXUAL

Mulheres 46 XX virilizadas (pseudo-hermafroditismo feminino)

Hiperplasia adrenal congênita

Deficiência de 21-hidroxilase

Deficiência da 11-β hidroxilase

Deficiência de 3-β-hidroxiesteroide desidrogenase

Androgênios provenientes da mãe e progesteronas sintéticas

Homens 46XY subvirilizados (pseudo-hermafroditismo masculino)

Ausência de resposta testicular à gonadotrofina coriônica humana (hCG) e ao hormônio luteinizante (LH) (agenesia ou hipoplasia das células de Leydig)

Defeitos da biossíntese da testosterona

Hiperplasia adrenal lipoide congênita (deficiência da proteína reguladora aguda da esteroidogênese/StAR)

Deficiência da 3-β-hidroxiesteroide desidrogenase

Deficiência da 17-α-hidroxilase

Deficiência da 17,20-liase (desmolase)

Deficiência da 17-β-hidroxiesteroide desidrogenase

Ausência de resposta periférica ao androgênio

Síndromes de insensibilidade androgênica (defeitos do receptor)

Deficiência da 5α-redutase

Defeitos da síntese, secreção ou resposta ao fator inibidor mülleriano

Ingestão materna de estrogênio ou progesterona

Distúrbios da diferenciação gonadal

Disgenesia gonadal parcial 46 XY

Disgenesia gonadal 45 X/46 XY

"Testículos evanescentes" (regressão testicular embrionária; agonadismo 46 XY; anorquia)

Hermafroditismo verdadeiro

Não Classificado

Em homens

Hipospádias

Criptorquidia

Ambiguidade secundária a anomalias congênitas

Em mulheres

Ausência ou desenvolvimento anormal de vagina, útero e trompas (síndrome de Rokitansky)

---

13. Como os lactentes virilizados do sexo feminino se apresentam?

De importante, os lactentes podem se apresentar com amplo espectro de ambiguidade, variando desde clitoro-megalia isolada a completa fusão das tumefações labiais formando um escroto e um grande falo. (Tome cuidado

356 CAPÍTULO 42 DISTÚRBIOS DA DIFERENCIAÇÃO SEXUAL

com o lactente com testículos bilateralmente não descidos!) Mesmo nas meninas mais virilizadas, uretra peniana é rara.

14. O que é um homem subvirilizado?

Um homem subvirilizado (previamente denominado pseudo-hermafroditismo masculino) se refere a um homem 46 XY que apresenta genitália externa ambígua ou feminina. A anomalia pode variar desde hipospádias a um fenótipo completamente feminino. Esses distúrbios resultam de estímulo androgênico deficiente do desenvolvimento genital, sendo mais frequentemente devidos à agenesia das células de Leydig, defeitos biossintéticos da testosterona, deficiência da 5-alfa-redutase e resistência parcial ou total aos androgênios (defeitos do receptor androgênico).

15. Que meninos com hipospádias devem ser avaliados para ambiguidade sexual?

As hipospádias de primeiro grau (coronais ou glandulares) como única anomalia genital de apresentação não possuem base endócrina aparente e não necessitam de avaliação. A incidência dessa anomalia está entre 1-8 em 1.000 nascimentos. Em contraposição, as hipospádias perineoescrotais constituem uma característica de muitas etiologias de ambiguidade sexual, e uma criança com esse achado deve ser completamente avaliada como ambígua.

16. O que é disgenesia gonadal?

Os pacientes com distúrbios cromossômicos ou genéticos ligados ao Y que provocam defeitos do desenvolvimento de um ou de ambos os testículos são denominados portadores de disgenesia gonadal. Eles se apresentam com genitália ambígua, podendo exibir hipoplasia das estruturas ductais wolffianas e virilização inadequada. O FIM pode estar ausente, permitindo que as estruturas dos ductos müllerianos persistam. A assimetria ductal é, portanto, comum. Os testículos disgênicos contendo Y estão em risco de desenvolvimento de gonadoblastomas e devem ser removidos.

17. Um lactente nasceu com genitália ambígua e o seu sexo é duvidoso. Qual seria a sua postura diante dos pais?

Honestidade e diplomacia são essenciais. Explique que a genitália ainda não está completamente desenvolvida e que exames adicionais são necessários para determinar o sexo do lactente. Referências aos defeitos de nascença mais comumente compreendidos podem ser úteis. Explique que vários dias podem ser necessários para completar os exames e que uma equipe estabelecerá diagnóstico preciso e aconselhamento ponderado. A finalização da certidão de nascimento deve ser adiada, e o lactente deve ser admitido na enfermaria sem atribuição de sexo. Você deve encorajar a família a postergar a escolha do nome do bebê e a não dar um nome aplicável a um ou outro sexo.

18. Que história é necessária para avaliar o lactente?

A história materna é particularmente importante e deve incluir patologias, ingestão de drogas, consumo de álcool e ingestão de hormônios durante a gravidez. A terapia progestacional foi utilizada para ameaça de aborto ou os androgênios foram empregados para a endometriose? A mãe apresenta sinais de excesso de androgênios? Explore a história familiar em busca da ocorrência de ambiguidade, óbitos neonatais, consanguinidade ou infertilidade.

19. Como você direcionaria o exame físico?

O diagnóstico e a etiologia da ambiguidade sexual raramente podem ser feitos por meio do exame isoladamente, mas os achados físicos podem ajudar a direcionar uma avaliação adicional. Procure pelos seguintes:

1. As gônadas estão presentes? Elas possuem tamanho, consistência e posição normais? Uma vez que a descida das gônadas está associada à regressão do ducto mülleriano, gônada palpável implica a ação do FIM naquele lado.
2. Qual é o comprimento fálico? Meça ao longo do dorso do falo, desde o ramo púbico até a ponta da glande. Ao termo, um comprimento do falo esticado de 2,5 cm está 2,5 DP abaixo da média. Avalie a largura e o desenvolvimento fálicos.

CAPÍTULO 42 DISTÚRBIOS DA DIFERENCIAÇÃO SEXUAL **357**

3. Observe a posição do meato uretral e procure evidências de hipospádias e de cordões (curvatura ventral secundária a uretra encurtada).
4. Qual é o grau de fusão das pregas labioescrotais? As pregas podem variar desde lábios maiores normais e escroto completamente fundido. Nos casos sutis, a razão da distância a partir do frênulo posterior do ânus é comparada à distância total desde o meato uretral.
5. Há um orifício vaginal aparente?

20. Que outras áreas devem ser avaliadas?

Algumas formas de hiperplasia adrenal congênita podem provocar hiperpigmentação areolar ou genital, desidratação ou hipertensão. Os estigmas de Turner podem estar presentes, incluindo pescoço alado, linha baixa de implantação dos cabelos e edema das mãos e pés. Outras anomalias congênitas associadas podem indicar um complexo que inclui ambiguidade.

21. Explique quais estudos radiográficos são necessários.

Os estudos estruturais são necessários para abranger a presença de gônadas e de estruturas müllerianas. O ultrassom pélvico por pessoal qualificado e experiente deve ser realizado logo que possível para procurar pelo útero. A presença das gônadas, das trompas de Falópio e de uma cúpula vaginal também pode ser determinada. Se necessário, um genitograma pode ser realizado através da inserção de material de contraste no interior do orifício urogenital (ou orifício vaginal) a fim de definir o tamanho vaginal, a presença de cérvice e de quaisquer fístulas.

22. Explique o papel da cariotipagem.

Um cariótipo é essencial e deve ser obtido rapidamente. Os esfregaços bucais estão absolutamente contraindicados devido à sua imprecisão. Em muitos laboratórios, o cariótipo pode ser completado dentro de 48-72 horas. Alguns laboratórios também podem fazer análise de hibridização *in situ* por fluorescência rápida em busca da presença do gene SRY.

23. Que exame laboratorial é muito útil?

Uma vez que a deficiência da 21-hidroxilase é uma causa comum de ambiguidade sexual, avaliamos o nível de 17-hidroxiprogesterona em todos aqueles lactentes que não apresentam gônadas palpáveis.

24. Como a avaliação adicional é direcionada?

A avaliação adicional deve ser direcionada pela informação fornecida por meio de história, exame e estudos iniciais. A determinação da presença ou ausência de gônadas palpáveis (presumivelmente testículos), presença ou ausência de útero e cariótipo permitem a classificação do lactente como feminino virilizado, masculino subvirilizado, distúrbio da diferenciação gonadal ou uma das formas não classificadas.

25. O lactente não apresenta gônadas palpáveis, exibe pregas labioescrotais fundidas e falo proeminente. O ultrassom revela útero e trompas com possíveis ovários. O cariótipo é 46 XX. Como você procederia?

O lactente é uma mulher virilizada. Se não houver história de ingestão materna de androgênios ou de virilização, o lactente apresenta uma das três formas de HAC. Dessas, a deficiência de 21-hidroxilase é a mais comum e é confirmada por meio do achado de nível sérico elevado de 17-hidroxiprogesterona. Na deficiência da 11-beta-hidroxilase, o 11-desoxicortisol está elevado, enquanto a 17-hidroxipregnenolona e a de-hidroepiandrosterona (DHEA) estão elevadas na deficiência da 3-beta-hidroxiesteroide desidrogenase. Os níveis basais geralmente são diagnósticos, mas podem ser confirmados por um teste de estímulo com ACTH. Os distúrbios eletrolíticos observados nesses distúrbios geralmente não ocorrem antes de 8-14 dias de vida; no entanto, a atividade plasmática da renina estará precocemente elevada, devendo ser dosada como um marcador da perda de sal. A triagem de neonatos em busca de HAC com a dosagem do nível de 17-OHP atualmente é obrigatória em todos os 50 estados norte-americanos e em muitos países.

CAPÍTULO 42 DISTÚRBIOS DA DIFERENCIAÇÃO SEXUAL

26. Um homem subvirilizado representa um dilema diagnóstico mais complexo. Em um lactente com gônadas palpáveis, sem estruturas müllerianas e com cariótipo 46 XY, como você procederia?

Os defeitos na síntese da testosterona incluem três bloqueios enzimáticos comuns às vias adrenal e testicular (defeito da StAR, deficiência da 3-beta-hidroxiesteroide desidrogenase e deficiência da 17-α-hidroxilase). Os bloqueios enzimáticos são diagnosticados por meio do teste de estímulo com ACTH e dosagem dos precursores esteroides. Aqueles com defeitos da StAR não apresentam precursores mensuráveis, mas exibem altos níveis de ACTH e resposta baixa ao cortisol. Os pacientes com deficiência da 17-α-hidroxilase apresentam elevados níveis de progesterona, desoxicorticosterona e corticosterona, com hipertensão associada. Os lactentes com deficiência da 3-beta hidroxiesteroide desidrogenase apresentam níveis elevados de 17-hidroxipregnenolona e DHEA (Fig. 42-3).

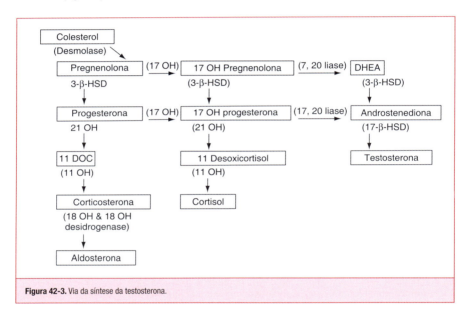

Figura 42-3. Via da síntese da testosterona.

27. Discuta os dois defeitos restantes que envolvem deficiências de enzimas testiculares e não adrenais.

Os dois defeitos restantes na síntese da testosterona envolvem deficiências de enzimas testiculares e não adrenais: a 17,20-liase e a 17-beta-hidroxiesteroide desidrogenase. Desse modo, eles não estão associados a elevações do ACTH ou a distúrbios eletrolíticos. Essas duas deficiências são diagnosticadas por meio da dosagem da resposta do precursor à administração de gonadotrofina coriônica humana (hCG). Os lactentes com deficiência da 17,20-liase apresentam níveis elevados de 17-hidroxipregnenolona e 17-hidroxiprogesterona, enquanto os lactentes com deficiência de 17-beta-hidroxiesteroide desidrogenase apresentam níveis elevados de DHEA e de androstenediona.

28. Que outras possibilidades devem ser investigadas?

- Lactentes com hipoplasia de células de Leydig apresentam baixos níveis de testosterona após a estimulação com hCG, mas função adrenal normal. A biópsia testicular revela túbulos seminíferos normais, mas células de Leydig ausentes ou em pequena quantidade.

CAPÍTULO 42 DISTÚRBIOS DA DIFERENCIAÇÃO SEXUAL **359**

- O estímulo com hCG também permite a dosagem da proporção entre testosterona e di-hidrotestosterona. Se a proporção for elevada, a deficiência de 5-alfa-redutase deve ser suspeitada, podendo ser confirmada a partir de culturas de fibroblastos da pele genital.
- Finalmente, níveis normais de testosterona sem anomalias nos testes de ACTH e hCG levam ao diagnóstico de insensibilidade androgênica parcial (defeitos do receptor androgênico). O diagnóstico é feito por meio da demonstração da ligação anormal do androgênio em culturas de fibroblastos da pele genital em laboratório de pesquisa ou pela análise molecular.

29. O que é insensibilidade androgênica completa?

O receptor androgênico, codificado no cromossomo X, se liga à testosterona e, mais avidamente, à di-hidrotestosterona. A insensibilidade androgênica resulta de anomalias do receptor androgênico. A resistência androgênica completa ocorre com frequência de um em cada 20.000 a um em cada 64.000 indivíduos XY.

30. Como se apresentam os lactentes com insensibilidade androgênica completa?

A insensibilidade androgênica completa (feminização testicular) raramente se apresenta como ambiguidade no período neonatal ou no início da infância. A menos que os testículos tenham descido e sejam palpáveis nos lábios maiores, os lactentes afetados se parecem com mulheres fenotipicamente normais.

As crianças afetadas crescem como mulheres normais até a puberdade. Na puberdade, elas se feminizam com desenvolvimento mamário normal, um vez que os altos níveis de testosterona são aromatizados em estrogênios, mas não apresentam pelos púbicos ou axilares nem menstruações. Devido ao fato de produzirem MIF, carecem de estruturas ductais müllerianas. As estruturas dos ductos wolffianos também são rudimentares ou ausentes porque carecem de receptores testosterônicos normais. A identidade de gênero geralmente é feminina. Os pacientes buscam atenção médica devido à amenorreia primária. O diagnóstico é, portanto, frequentemente feito quando os pacientes estão na metade para o final da adolescência.

31. Quando o tecido testicular intra-abdominal deve ser removido?

Os testículos intra-abdominais da insensibilidade androgênica ou da disgenesia gonadal XY apresentam risco de malignidade (até 20% em algumas séries), particularmente após o início da puberdade. O momento da gonadectomia é discutido. Uma vez que o risco de malignidade é baixo até a puberdade, alguns preferem deixar as gônadas intactas até o desenvolvimento puberal espontâneo; todavia, uma vez que o carcinoma *in situ* foi encontrado em pacientes pré-puberais, outros recomendam a remoção precoce. Se os testículos forem removidos antes da puberdade, a terapia estrogênica será necessária para a progressão puberal normal. Uma vez que a porção superior da vagina é de origem mülleriana, os indivíduos afetados podem possuir vagina encurtada e exigir reparo por meio de cirurgia plástica.

32. Resuma os resultados fisiológicos da deficiência de 5-alfa-redutase.

A deficiência de 5-alfa-redutase compromete a conversão de testosterona a DHT, levando a virilização e diferenciação incompletas da genitália externa, que é dependente da ação da DHT. O distúrbio está particularmente bem documentado em grandes séries de famílias na República Dominicana e em Gaza, nos quais ele é herdado como condição recessiva autossômica.

33. Descreva o quadro clínico nas crianças com deficiência de 5-alfa-redutase.

Os lactentes do sexo masculino com deficiência de 5-alfa-redutase nascem com ambiguidade sexual. A genitália externa varia desde um pênis com hipospádias simples a um fundo de saco vaginal cego e falo semelhante a um clitóris. A apresentação mais comum é um seio urogenital com fundo de saco vaginal cego. Durante a puberdade, os meninos afetados sofrem virilização; as mulheres afetadas são normais.

Tradicionalmente, os lactentes com deficiência da 5-alfa-redutase foram criados como mulheres até a puberdade, depois continuaram a vida como homens e, em alguns casos, alcançaram a fertilidade. Recentemente, contudo, a condição passou a ser identificada precocemente, e os homens afetados são atualmente criados desde o primeiro ano de vida como meninos.

CAPÍTULO 42 DISTÚRBIOS DA DIFERENCIAÇÃO SEXUAL

34. O que é um "hermafrodita verdadeiro"?

O hermafroditismo verdadeiro, um distúrbio da diferenciação gonadal, se refere a indivíduos que possuem tanto elementos ovarianos quanto testiculares. As crianças afetadas podem apresentam ovotéstis bilaterais, um ovário ou testículo em um lado com um ovotéstis do outro, ou um ovário de um lado e um testículo do outro. Uma vez que os efeitos do FIM e da testosterona sobre as estruturas ductais são ipsilaterais e localizados, o desenvolvimento do ducto interno frequentemente é assimétrico. Portanto, trompa de falópio e útero unicorno com estruturas ductais masculinas ausentes ou vestigiais podem se desenvolver no lado sem elementos testiculares, enquanto epidídimo, vaso deferente e vesículas seminais sem estruturas müllerianas podem se desenvolver no lado dos elementos testiculares. A genitália pode ser masculina, feminina ou ambígua, dependendo do tecido testicular funcionante.

35. Por que uma equipe multidisciplinar é necessária na abordagem de um lactente com ambiguidade sexual?

A ambiguidade sexual é uma questão complexa. O diagnóstico preciso é essencial e pode levar algum tempo. A determinação do gênero social deve se basear não somente no diagnóstico subjacente e no cariótipo, mas também no potencial para a função sexual adulta, fertilidade e saúde psicológica. Por esses motivos, as informações provenientes de várias especialidades, incluindo endocrinologia, genética, neonatologia, psicologia e urologia são importantes. Todos os membros da equipe devem se comunicar adequadamente uns com os outros. Os pais devem compreender completamente a recomendação médica para a determinação do gênero social e o tratamento adequado. Eles devem concordar incondicionalmente e dar apoio ao sexo atribuído a fim de evitar a ambivalência, que pode levar a uma confusão de gênero e ao trauma psicológico para a criança.

36. Depois que a etiologia da ambiguidade sexual tiver sido determinada em um lactente, quais fatores devem ser considerados na determinação do gênero social?

O estabelecimento de diagnóstico preciso oferece à equipe terapêutica uma compreensão dos potenciais riscos e benefícios de um ou outro sexo de atribuição. Por exemplo, em um homem insuficientemente virilizado, a diferença de resultados entre crianças com defeitos da síntese de testosterona, insensibilidade androgênica completa e deficiência da 5-alfa-redutase é enorme. Uma criança com defeito da síntese de testosterona pode ser criada como homem ou mulher, dependendo de outros fatores; uma criança com insensibilidade androgênica completa deve ser criada como mulher; um menino com deficiência da 5-alfa-redutase geralmente é criado como homem. Não obstante, as crianças afetadas por qualquer uma das três condições possuem cariótipos 46 XY.

37. Que outros fatores devem ser considerados?

- Qual é o potencial para um aspecto genital não ambíguo?
- Qual é o potencial para uma função sexual normal?
- Existe um potencial para fertilidade?
- Qual foi a exposição hormonal *in utero*, com particular referência à exposição do cérebro em desenvolvimento ao excesso de andrógenos?
- Quais são os fatores que provavelmente irão afetar a identidade de gênero e a saúde psicológico-social?
- O tamanho do falo, a posição ureteral, a anatomia vaginal e a presença ou ausência de estruturas ductais müllerianas ou wolffianas, assim como as características gonadais e o cariótipo, devem ser considerados.

38. Em geral, qual é o gênero de atribuição das mulheres virilizadas?

Às mulheres virilizadas geralmente é atribuído o sexo feminino. Elas apresentam ovários normais, assim como estruturas müllerianas, e, com a correção cirúrgica e a reposição esteroide, podem ter função sexual normal e atingir a fertilidade.

39. Como a atribuição sexual é determinada nos homens subvirilizados?

Os homens subvirilizados frequentemente são inférteis, e a atribuição sexual geralmente tem se fundamentado no comprimento fálico. Uma vez que um pênis esticado com 2,5 cm está 2,5 DP abaixo da média, a um lactente

CAPÍTULO 42 DISTÚRBIOS DA DIFERENCIAÇÃO SEXUAL **361**

com falo menor do que 2,5 cm pode ser atribuído o sexo feminino como sexo de criação. Contudo, o tamanho fálico (pênis ou clitóris) foi questionado como principal fator nas decisões relativas à atribuição sexual. A função social adulta e a realização da função sexual devem constituir os objetivos primários do sexo de atribuição. Se a atribuição do sexo masculino for contemplada, um teste com testosterona de depósito (50 mg a cada 3-4 semanas), por 1-3 meses, indicará se o crescimento fálico é possível.

40. Resuma os fatores que determinam a atribuição sexual em pacientes com disgenesia gonadal.
Em pacientes com disgenesia gonadal e material cromossômico Y, a gonadectomia é necessária, e a fertilidade não é possível. A estrutura dos ductos internos frequentemente também está desorganizada. O pequeno tamanho do falo geralmente leva a uma atribuição sexual feminina.

41. Como a atribuição sexual é determinada em hermafroditas verdadeiros?
Os verdadeiros hermafroditas que apresentam ovário unilateral e estruturas müllerianas podem apresentar puberdade espontânea e fertilidade normal, podendo ser criados como mulheres. O tamanho e a estrutura da genitália externa podem permitir atribuição masculina, mas, mais comumente, a genitália externa é insuficientemente virilizada e os lactentes afetados recebem atribuição sexual feminina.

42. Que princípios se devem ter em mente quando as atribuições sexuais são feitas?
Temos muito a aprender acerca da identidade de gênero e devemos considerar quais decisões podem ser feitas mais tarde do que anteriormente se pensava (como a cirurgia). Algumas intervenções cirúrgicas são cosméticas, e alguns pacientes afetados expressaram o desejo de tomar as decisões na adolescência ou na vida adulta. Esse campo desafia muitas das nossas percepções sobre sexo e gênero, assim como o nosso papel como médicos. Embora o lactente com ambiguidade sexual represente uma emergência médica e social, as decisões devem ser tomadas cuidadosamente, cautelosamente e com toda a informação bioquímica e anatômica necessária disponível. Acima de tudo, a abordagem por uma equipe multidisciplinar deve envolver os pais em uma discussão aberta e honesta das opiniões.

BIBLIOGRAFIA

1. Brown J, Warne G: Practical management of the intersex infant. J Pediatr Endocrinol Metab. 18:3–23, 2005.
2. Eugenides J: *Middlesex* [novel]. Picador, 2003, New York.
3. Goodall J: Helping a child to understand her own testicular feminization. Lancet 337:33–35, 1991.
4. Houk CP, Lee PA: Intersexed states: diagnosis and management. Endocr Metab Clin N Am 34:791–810
5. Jasso N, Boussin L, Knebelmann B, et al: Anti-müllerian hormone and intersex states. Trends Endocrinol Metab 2:227–233, 1991.
6. Kaplan S: *Clinical Pediatric Endocrinology*. Philadelphia, W.B. Saunders, 1990.
7. Low Y, Hutson JM: Murdoch Childrens Research Institute Sex Study Group: rules for clinical diagnosis in babies with ambiguous genitalia. J Paediatr Child Health 39:406–413, 2003.
8. McGillivray BC: The newborn with ambiguous genitalia. Semin Perinatol 16:365–368, 1992.
9. Meyers-Seifer CH, Charest NJ: Diagnosis and management of patients with ambiguous genitalia. Semin Perinatol 16:332–339, 1992.
10. Mulaikal RM, Migeon CJ, Rock JA, et al: Fertility rates in female patients with congenital adrenal hyperplasia due to 21-hydroxylase deficiency. N Engl J Med 316:178–182, 1987.
11. Pagona R: Diagnostic approach to the newborn with ambiguous genitalia. Pediatr Clin North Am 34:1019–1031, 1987.
12. Penny R: Ambiguous genitalia. Am J Dis Child 144:753, 1990.
13. Rangecroft L: British association of paediatric surgeons working party on the surgical management of children born with ambiguous genitalia: surgical management of ambiguous genitalia. Arch Dis Child 88:799–801, 2003.
14. Thigpen AE, Davis DL, Gautier T, et al: Brief report: the molecular basis of steroid 5 alpha-reductase deficiency in a large Dominican kindred. N Engl J Med 327:1216–1219, 1992.
15. Warne GL, Kanumakala S: Molecular endocrinology of sex differentiation. Semin Reprod Med 20:169–180, 2002.
16. Zucker KJ, et al: Psychosexual development of women with congenital adrenal hyperplasia. Hormone Behav 30:300–318, 1996.

CAPÍTULO 43

DISTÚRBIOS DA PUBERDADE

Cristina M. Gerhardt, Sharon H. Travers e Robert H. Slover

1. Que eventos fisiológicos iniciam a puberdade?

A maturação do eixo hipotalâmico-hipofisário inicia a puberdade. O hipotálamo começa a secretar hormônio liberador das gonadotrofinas (GnRH) em pulsos durante o sono e, eventualmente, também durante as horas despertas. Os pulsos de GnRH estimulam a glândula hipófise a secretar pulsos de gonadotrofinas, com predominância do hormônio luteinizante (LH). Em resposta ao aumento da secreção de gonadotrofinas, ocorre aumento da secreção de hormônios gonadais que levam ao desenvolvimento progressivo dos caracteres sexuais secundários e à gametogênese.

2. Defina adrenarca.

Adrenarca se refere ao momento durante a puberdade no qual as glândulas adrenais aumentam a sua produção e secreção de androgênios adrenais. As concentrações plasmáticas de de-hidroepiandrosterona (DHEA) e de sulfato (s) de DHEA, os mais importantes androgênios adrenais, começam a aumentar nas crianças aproximadamente por volta dos 6-8 anos. Todavia, os sinais de adrenarca, como o desenvolvimento de pelos pubianos e axilares, acne e odor corporal, tipicamente não ocorrem até as fases iniciais a intermediárias da puberdade. O controle da secreção androgênica adrenal não está claramente compreendido, mas parece ser separado do GnRH e das gonadotrofinas.

3. Qual é o padrão puberal normal no sexo masculino?

A média etária de início da puberdade em meninos é de 11,5 anos, com variação de 9-14 anos. Em ambos os sexos, a puberdade exige a maturação da função gonadal e secreção aumentada de androgênios adrenais (adrenarca). A primeira evidência de puberdade na maior parte dos meninos é o aumento dos testículos para mais de 4 ml de volume ou mais de 2,5 cm de comprimento. Somente na metade da puberdade, quando os níveis de testosterona estão se elevando rapidamente, é que os meninos experimentam mudança de voz, surgimento de pelos axilares e faciais, e o pico do estirão de crescimento. A espermatogênese está madura em uma média etária de 13,3 anos.

4. Descreva o padrão normal de desenvolvimento puberal feminino.

As meninas geralmente começam a puberdade entre a idade de 8-13 anos (média etária: 10,6 anos para as meninas brancas, 9,8 anos para as meninas hispânicas e 9,5 anos para as meninas negras). O evento puberal inicial é, tipicamente, o surgimento dos brotos mamários, embora, em uma pequena porcentagem das meninas, o desenvolvimento dos pelos pubianos possa aparecer em primeiro lugar e, em uma percentagem ainda menor delas, o ciclo menstrual possa ser o primeiro a surgir. O desenvolvimento mamário inicial frequentemente ocorre assimetricamente, não devendo constituir motivo de preocupação. O desenvolvimento mamário está primariamente sob o controle dos estrogênios secretados pelos ovários, enquanto o crescimento dos pelos pubianos e axilares resulta principalmente dos androgênios adrenais. Ao contrário dos meninos, o estirão de crescimento puberal nas meninas ocorre no início da puberdade. A menarca geralmente ocorre 18-24 meses após o início do desenvolvimento mamário (média etária: 12,8 anos). Conquanto a maior parte das meninas tenha atingido cerca de 97,5% do seu potencial estatural máximo por ocasião da menarca, isso pode variar consideravelmente. Consequentemente, a idade da menarca não constitui necessariamente um bom indicador prognóstico da estatura adulta.

5. O que controla o estirão de crescimento puberal?

Nos meninos e meninas, o estirão de crescimento puberal é primariamente controlado pelo esteroide gonadal, o estrogênio. Em ambos os sexos, os androgênios gonadais (e adrenais) são aromatizados para estrogênios.

CAPÍTULO 43 DISTÚRBIOS DA PUBERDADE **363**

Os estrogênios aumentam a secreção de hormônio do crescimento e IGF-1. Os estrogênios também suprimem a atividade osteoclástica e prolongam a longevidade de osteoblastos e osteócitos. Os androgênios contribuem primariamente para o estirão de crescimento puberal ao serem aromatizados para estrogênios; contudo, eles possuem pequeno papel independente na manutenção da densidade mineral óssea adequada. No final da puberdade, o crescimento linear está quase completo como resultado dos efeitos dos esteroides gonadais sobre a maturação esquelética e fusão epifisária.

6. Como o desenvolvimento puberal é medido?

A maturidade sexual é determinada por meio do exame e é descrita em uma escala concebida por John Tanner em 1969 (Tabela 43-1). Devido às distintas ações dos androgênios adrenais e dos esteroides gonadais, é importante distinguir entre o desenvolvimento mamário e o dos pelos pubianos nas meninas e entre o desenvolvimento genital e dos pelos pubianos em meninos. Em todos os casos, o estágio I de Tanner é pré-puberal, e o estágio V de Tanner é a maturação completa. Além do exame físico, as ferramentas para avaliar o desenvolvimento puberal podem incluir a determinação da idade óssea, a velocidade e o padrão de crescimento e estudos endócrinos específicos.

TABELA 43-1. ESTÁGIOS DE TANNER DE DESENVOLVIMENTO PUBERAL

Características do Estágio		Características do Estágio	
Meninas:	**Desenvolvimento mamário**	**Meninas:**	**Desenvolvimento dos pelos pubianos**
I	Pré-puberal; somente elevação da papila	I	Pré-puberal; sem pelos pubianos
II	Brotos mamários são observados ou palpáveis; aumento da aréola	II	Crescimento esparso de pelos longos, retilíneos ou levemente ondulados, minimamente pigmentados, principalmente nos lábios
III	Aumento adicional da mama e aréola, sem separação dos seus contornos	III	Pelos consideravelmente mais escuros e grossos sobre o monte pubiano
IV	Projeção da aréola e papila para formar o monte secundário acima do nível da mama	IV	Pelos espessos, de tipo adulto, que ainda não se espalham para a superfície medial das coxas
V	Mama de contorno adulto somente com projeção da papila	V	Pelo de tipo e distribuição adulta no clássico triângulo invertido
Meninos:	**Desenvolvimento genital**	**Meninos:**	**Desenvolvimento de pelos pubianos**
I	Pré-puberal; comprimento testicular <2,5 cm	I	Pré-puberal; sem pelos pubianos
II	Testículos >2,5 cm no diâmetro mais largo, adelgaçamento e avermelhamento do escroto	II	Crescimento esparso de pelo pubiano levemente pigmentado, levemente ondulado, principalmente na base do pênis
III	Crescimento do pênis na largura e comprimento e crescimento adicional dos testículos	III	Pelo mais espesso e ondulado, se espalhando para o monte pubiano
IV	Crescimento adicional do pênis com aumento dos testículos; cor da pele escrotal mais escura	IV	Pelo de tipo adulto que ainda não se espalha para a superfície medial das coxas

Continua

TABELA 43-1. ESTÁGIOS DE TANNER DE DESENVOLVIMENTO PUBERAL (*CONT.*)

Características do Estágio		Características do Estágio	
Meninos:	**Desenvolvimento genital**	**Meninos:**	**Desenvolvimento de pelos pubianos**
V	Genitália de tamanho e forma adulta	V	Pelo de tipo adulto espalhado para a parte medial das coxas

Dados de Marshall WE, Tanner JM: Variations in the pattern of pubertal changes in girls. Arch Dis Child 44:291–303,1969; Variations in the pattern of pubertal changes in boys. Arch Dis Child 45:13–23, 1970.

7. O que constitui precocidade sexual em meninos e meninas?

A puberdade precoce é definida como o desenvolvimento puberal ocorrendo abaixo dos limites da idade determinada para o início normal da puberdade. Nas meninas, isso significa puberdade antes dos oito anos, e nos meninos, antes dos nove anos. O desenvolvimento mamário pode ocorrer normalmente em uma idade tão precoce quanto sete anos em meninas brancas e seis anos em meninas negras. Consequentemente, a avaliação e o tratamento de meninas que iniciam a puberdade entre 6-8 anos deve depender de fatores como a história familiar, a rapidez do desenvolvimento, a presença de sintomas do sistema nervoso central (SNC) e a preocupação da família. Nas crianças que se apresentam com sinais puberais iniciais, a puberdade precoce deve ser diferenciada das variantes normais de puberdade, como a telarca prematura benigna e a adrenarca prematura benigna.

8. Que achados clínicos estão associados à puberdade precoce?

A puberdade precoce, independentemente da sua causa, está associada a um aumento do crescimento linear e à maturação esquelética secundária aos níveis elevados de esteroides sexuais. As crianças com puberdade precoce frequentemente são altas para a sua idade durante a infância. Todavia, a maturação esquelética pode se tornar mais avançada do que a estatura, levando à fusão prematura das placas de crescimento epifisário e a um comprometimento da estatura adulta. Além das consequências físicas da puberdade precoce, existem aspectos sociais e psicológicos que o médico deve considerar.

9. Em qual sexo a precocidade é mais prevalente?

A puberdade precoce afeta predominantemente as meninas. A disparidade na prevalência global de precocidade é explicada pelo grande número de meninas precoces com precocidade idiopática central, uma condição que é rara em meninos. Pelo menos 80% de todas as puberdades precoces em meninas são de natureza idiopática central. A prevalência de etiologias orgânicas de puberdade precoce (lesões do SNC, tumores gonadais e doenças subjacentes específicas) é semelhante em ambos os sexos.

10. Que duas condições benignas comuns em meninas frequentemente são confundidas com puberdade precoce?

- A telarca prematura é definida como o desenvolvimento mamário isolado em meninas sem sintomas concomitantes de adrenarca, como pelos púbicos/axilares, odor corporal e acne.
- A adrenarca prematura, que ocorre em ambos os sexos, é definida como o desenvolvimento precoce de pelos pubianos com ou sem pelo axilar, odor corporal e acne. Não há sinais de gonadarca nessa condição; desse modo, as meninas não apresentam desenvolvimento mamário, e os meninos não exibem aumento testicular.

11. Como a telarca prematura benigna é diagnosticada?

Diversas características de telarca prematura a distinguem do desenvolvimento mamário que ocorre na puberdade precoce. Em primeiro lugar, a telarca prematura é mais comum em meninas que estão abaixo de dois ou entre seis

CAPÍTULO 43 DISTÚRBIOS DA PUBERDADE **365**

e oito anos de idade. As meninas com telarca prematura podem apresentar história de desenvolvimento mamário lentamente progressivo ou de crescimento e regressão do tamanho mamário. A taxa de crescimento e a idade óssea não estão aceleradas ao exame físico, e o tecido mamário raramente se desenvolve além dos estágios II ou III de Tanner. A estimulação com GnRH pode provocar resposta predominante do hormônio folículo estimulante (FSH) em contraposição à típica resposta com predominância de LH observada na precocidade central verdadeira.

12. Como a telarca prematura benigna é tratada?

O curso natural da telarca benigna é a regressão do tecido mamário ou a ausência de progressão. Devido à sua natureza benigna, o tratamento não é necessário, exceto para tranquilização e acompanhamento. O acompanhamento é fundamental, uma vez que a telarca prematura eventualmente é o primeiro sinal do que mais tarde se tornará uma puberdade precoce central aparente. A mensuração do diâmetro do tecido mamário durante a visita clínica pode ser útil para comparação em uma visita posterior.

13. Como a adrenarca prematura benigna é diagnosticada?

A adrenarca prematura é provocada pela secreção precoce de androgênios adrenais, primariamente DHEA e DHEA-S, e é suspeitada quando sinais clínicos de exposição androgênica estão presentes, incluindo o crescimento de pelos pubianos ou axilares e o odor corporal. Uma criança que apresenta adrenarca prematura e desenvolvimento de pelos pubianos no estágio II de Tanner exibirá valores de androgênios adrenais semelhantes àqueles normalmente encontrados em uma criança puberal no mesmo estágio de desenvolvimento. Assim como na telarca prematura, a taxa de crescimento e a idade óssea não estão aceleradas. Se os sinais de puberdade estiverem progredindo rapidamente ou se houver evidência de aumento do crescimento linear e de avanço da idade óssea, a dosagem dos androgênios (DHEA-S, androstenediona e testosterona) é realizada para avaliar a presença de algum distúrbio virilizante grave, tal como a hiperplasia adrenal congênita (HAC) ou um tumor adrenal. O nível de 17-hidroxiprogesterona (17-OHP) pode ser obtido como primeira triagem para a HAC por deficiência da 21-hidroxilase não clássica de início tardio ou que tenha passado despercebida.

14. Como a adrenarca prematura benigna é tratada?

O curso natural da adrenarca prematura é o de uma lenta progressão dos sinais sem que haja um efeito sobre o momento da verdadeira puberdade. Uma vez que o desenvolvimento dos pelos pubianos pode constituir o primeiro sinal de puberdade, especialmente em meninas, o acompanhamento é necessário para avaliar evidências de gonadarca (*i.e.*, desenvolvimento mamário).

15. Como a puberdade precoce dependente de GnRH (central) difere da puberdade precoce independente de GnRH (periférica)?

A puberdade precoce central envolve a ativação do gerador de pulsos de GnRH, um aumento na secreção de gonadotrofinas e um aumento resultante na produção de esteroides sexuais. Consequentemente, a sequência de eventos hormonais e físicos na puberdade precoce central é idêntica à progressão da puberdade normal. A puberdade precoce periférica ocorre independentemente da secreção de gonadotrofinas. As causas de puberdade precoce estão listadas na Tabela 43-2.

16. Como o diagnóstico de puberdade precoce é feito?

O diagnóstico de puberdade precoce exige o surgimento dos sinais físicos de puberdade antes dos oito anos em meninas e dos nove anos em meninos. Tanto nos meninos quanto nas meninas, história completa deve ser colhida, com especial consideração para qualquer exposição a esteroides exógenos ou agonistas do receptor estrogênico (como óleo de lavanda ou óleo da árvore do chá), início e taxa de progressão dos sinais puberais, presença ou história de anomalias do SNC e história puberal de outros membros da família. As mensurações da estatura devem ser apontadas em um gráfico de crescimento para determinar a velocidade do crescimento. Um exame físico é realizado com foco no estadiamento de Tanner, na presença de manchas café com leite e nos sinais neurológicos. Um dos primeiros passos na avaliação de uma criança com desenvolvimento puberal precoce é a obtenção de radiografia da mão e punho esquerdos a fim de determinar a maturidade esquelética (idade óssea). Se a idade óssea estiver avançada, uma avaliação adicional está tipicamente justificada.

CAPÍTULO 43 DISTÚRBIOS DA PUBERDADE

TABELA 43-2. CAUSAS DE PUBERDADE PRECOCE

Central (Dependente de GnRH)

Puberdade precoce verdadeira idiopática

Tumores do SNC (hamartomas, tumores hipotalâmicos)

Distúrbios do SNC (meningite, encefalite, hidrocefalia, trauma, abscessos, cistos, granulomas, radioterapia)

Periférico (Independente de GnRH)

Homens

    Tumores (SNC, fígado) secretantes de gonadotrofina coriônica humana (hCG)

    HAC (deficiência de 21-hidroxilase, 3-beta-hidroxiesteroide desidrogenase ou 11-hidroxilase)

    Tumores adrenais

    Tumores testiculares das células de Leydig

    Maturação familial das células de Leydig independentemente de gonadotrofina (testotoxicose)

    Síndrome de McCune-Albright (displasia fibrosa poliostótica)

Mulheres

    Cistos foliculares

    Tumores ovarianos

    Tumores adrenais

    HAC (deficiência de 21-hidroxilase, 3-beta-hidroxiesteroide desidrogenase ou deficiência 11-hidroxilase)

    Estrogênios exógenos

    Síndrome de McCune-Albright (displasia fibrosa poliostótica)

HAC, hiperplasia adrenal congênita; hCG, gonadotrofina coriônica humana; GnRH, hormônio liberador da gonadotrofina; SNC, sistema nervoso central.

---

17. Após estabelecer o diagnóstico genérico de precocidade, como procedo para um diagnóstico específico?

Geralmente é difícil diferenciar, ao exame físico, a precocidade dependente de GnRH (central) da independente de GnRH (periférica), embora em meninos a ausência de aumento testicular sugira precocidade periférica. Conquanto as possíveis causas de puberdade precoce periférica sejam mais numerosas (Tabela 43-2) a precocidade central é responsável pela esmagadora maioria dos casos. Os níveis dos esteroides sexuais, especialmente em meninos, devem ser dosados; níveis de testosterona acima da faixa pré-puberal (>10 ng/dL) confirmam a condição puberal, mas não indicam a causa. Os níveis de estrogênios nas meninas não são tão úteis, uma vez que níveis levemente elevados podem indicar puberdade inicial ou telarca benigna.

18. Isoladamente, que exame é mais importante para o estabelecimento de um diagnóstico específico?

O exame isolado mais importante é o teste de estímulo com GnRH para determinar se as respostas das gonadotrofinas são compatíveis com puberdade precoce central ou periférica. O diagnóstico de puberdade precoce central é feito por meio da demonstração de uma resposta do LH ao GnRH. A dosagem aleatória das gonadotrofinas tipicamente não é útil devido à superposição entre os valores pré-puberais e os valores puberais iniciais até, pelo menos, o estágio III de Tanner. Se dosagem aleatória das gonadotrofinas vier a ser realizada, um ensaio de terceira geração está recomendado porque eles possuem melhor discriminação entre os níveis pré-puberais e puberais.

CAPÍTULO 43 DISTÚRBIOS DA PUBERDADE 367

19. Quando está indicado um estudo do cérebro com imagens de ressonância magnética?

Em meninas com menos de seis anos e em meninos de qualquer idade que são diagnosticados com puberdade precoce central, o estudo com imagens de ressonância magnética (MRI) do cérebro deve ser feito para avaliar a existência de lesões do SNC. É improvável que uma anomalia venha a ser encontrada em meninas entre seis e oito anos, de modo que a necessidade de uma MRI nesse grupo deve ser individualmente avaliada.

20. Que achados sugerem puberdade precoce periférica?

Uma resposta ao LH suprimida ou pré-puberal sugere que altos níveis de esteroides sexuais (provocando *feedback* negativo) estão sendo produzidos independentemente do estímulo com a gonadotrofina, um padrão compatível com a puberdade precoce periférica. Nas meninas, o ultrassom pélvico e os níveis séricos de estradiol são obtidos nesse cenário a fim de avaliar a existência de cisto ovariano, tumor ou síndrome de McCune-Albright. Nos meninos com suspeita de puberdade precoce, estudos laboratoriais adicionais devem incluir níveis séricos de hCG, DHEA-S e androstenediona. A elevação dos androgênios adrenais poderia indicar tumor adrenal ou HAC. A fim de avaliar adicionalmente para HAC, a dosagem dos esteroides intermediários (p. ex., 17-OHP, 17-hidroxipro-gesterona, 11-desoxicortisol), basal ou estimulada pelo hormônio adrenocorticotrófico (ACTH), está recomendada. O aumento assimétrico ou unilateral dos testículos sugere tumor de células de Leydig.

21. Como a puberdade precoce idiopática central é tratada?

As crianças com puberdade precoce central podem ser tratadas com análogos do GnRH, como a leuprolida. Os análogos do GnRH diminuem a expressão dos receptores hipofisários para o GnRH, reduzindo, assim, a secreção de gonadotrofinas. Com o tratamento, as alterações físicas da puberdade regridem ou cessam a sua progressão e o crescimento linear reduz a sua velocidade para uma taxa pré-puberal. Tipicamente, os pelos pubianos e axilares poderão persistir. As estaturas finais projetadas frequentemente aumentam como resultado da redução da velocidade da maturação esquelética. Geralmente, os análogos do GnRH são administrados como injeções intramusculares mensais de depósito e os efeitos colaterais são raros. Após a descontinuação do tratamento, a progressão puberal é retomada e, em meninas, a ovulação e a gravidez foram documentadas. O tratamento é considerado tanto por motivos de ordem psicossocial quanto relativos à estatura final. Por exemplo, em uma menina que esteja próximo à idade puberal normal e que apresente desenvolvimento lentamente progressivo, o tratamento não estará necessariamente indicado. No entanto, uma menina da mesma idade que já tenha progre-dido para a menarca pode se beneficiar psicossocialmente com o tratamento. As crianças em uso de análogos do GnRH devem ser monitoradas a cada quatro a seis meses.

22. Qual é a associação entre hipotireoidismo e precocidade?

Casos raros de hipotireoidismo primário em crianças podem provocar desenvolvimento mamário nas meninas e aumento do tamanho testicular nos meninos. O mecanismo mais provavelmente está relacionado à secreção excessiva de hormônio estimulador da tireoide ou da subunidade alfa, que podem ativar os receptores da gona-dotrofina. Essas crianças geralmente apresentam desaceleração do crescimento em vez de aceleração, como é tipicamente observado na puberdade precoce. As idades ósseas estão tipicamente atrasadas. A reposição com hormônio tireoidiano resulta na regressão das alterações puberais, e nenhum tratamento é necessário.

23. O que é a síndrome de McCune-Albright? Como ela é tratada?

A síndrome de McCune-Albright é uma tríade que consiste em lesões café com leite irregulares ("litoral do Maine"), displasia fibrosa poliostótica e puberdade precoce independente de GnRH. Ela afeta ambos os sexos, mas raramente é observada em meninos. Nas meninas, o desenvolvimento mamário e o sangramento vaginal ocorrem com aumentos esporádicos de estradiol oriundo de cistos ovarianos autonomamente funcionantes. Os níveis séricos de gonadotrofinas estão baixos, e o teste com GnRH evoca uma resposta pré-puberal. No entanto, com o passar do tempo, o estradiol aumentado pode amadurecer o hipotálamo, levando, assim, a uma precoci-dade central verdadeira, dependente de GnRH. A síndrome frequentemente está associada a outras disfunções endócrinas, incluindo hipertireoidismo, hiperparatireoidismo, hiperplasia adrenal, síndrome de Cushing e excesso de hormônio do crescimento. Nos tecidos afetados ocorre mutação ativadora no gene que codifica a subunidade alfa da Gs, a proteína G, que estimula a adenilato ciclase. As células endócrinas com essa mutação apresentam hiperfunção autônoma e secretam quantidade excessiva dos seus respectivos hormônios.

CAPÍTULO 43 DISTÚRBIOS DA PUBERDADE

24. Como a síndrome de McCune-Albright é tratada?

As meninas com a síndrome de McCune-Albright geralmente são tratadas com medicação que iniba a aromatização da testosterona para estrogênio, tal como o letrozol. Outros experimentos foram realizados utilizando tamoxifeno, um antagonista do receptor estrogênico. Nos meninos, o tratamento consiste na inibição da produção de androgênios com cetoconazol ou uma combinação entre um inibidor da aromatase que bloqueie a conversão de androgênio a estrogênio e um antiandrogênio, que antagonize o androgênio no receptor.

25. Descreva a testotoxicose. Como ela é tratada?

A testotoxicose é uma forma autossômica dominante, independente de gonadotrofinas, de precocidade masculina. Os meninos com essa condição começam a desenvolver uma precocidade verdadeira, com aumento testicular bilateral e fálico, com aceleração do crescimento, por volta da idade de quatro anos. Os níveis séricos de testosterona estão elevados, mas as gonadotrofinas séricas encontram-se baixas e o teste com GnRH exibe uma resposta pré-puberal. Por volta da metade da adolescência até a vida adulta, a estimulação com GnRH demonstra resposta puberal com predominância de LH mais típica. Foi descoberto que a causa, em algumas famílias, é uma mutação ativadora do gene que codifica o receptor do LH. Os receptores mutantes para o LH nos testículos são constitutivamente hiperativos e não exigem a ligação do LH para a sua atividade, mas produzem testosterona autonomamente. As opções terapêuticas são as mesmas que aquelas para os meninos com a síndrome de McCune-Albright. Se puberdade precoce central tiver sido induzida, os agonistas do GnRH também constituirão parte do plano de tratamento.

26. Como a deficiência da 21-hidroxilase se apresenta em meninos?

A síndrome adrenogenital mais comum é a deficiência da 21-hidroxilase. As meninas geralmente desenvolvem virilização *in utero*, resultando em ambiguidade sexual. Elas são descobertas ao nascer e devem ser diagnosticadas dentro dos primeiros dias de vida por meio do achado de níveis séricos de 17-OHP grandemente elevados. Os meninos apresentam genitália normalmente formada e, consequentemente, não são identificados no exame físico ao nascerem. Na forma perdedora de sal mais comum dessa doença, os meninos se apresentam com vômitos, choque e distúrbios eletrolíticos em 7-10 dias. Felizmente, com a triagem neonatal para a deficiência de 21-hidroxilase, os meninos estão sendo diagnosticados antes do desenvolvimento de anomalias eletrolíticas potencialmente fatais. Um pequeno subgrupo de meninos e meninas afetados não perde sal, podendo se apresentar com sinais de adrenarca, como pelos pubianos, acne, odor corporal, aceleração do crescimento linear e maturação esquelética, no início ou no fim da infância.

27. Resuma o tratamento da HAC.

O tratamento de todas as formas de HAC é direcionado para a redução dos níveis de androgênios séricos por meio da reposição dos glicocorticoides a fim de reduzir a secreção hipofisária de ACTH. A reposição insuficiente de glicocorticoides levará a um comprometimento da estatura final adulta devido ao avanço da maturação esquelética, enquanto a reposição excessiva com glicocorticoides levará a baixa estatura devido aos efeitos diretos do glicocorticoide sobre o osso. Os marcadores séricos, as curvas de crescimento e as radiografias para idade óssea devem ser cuidadosamente monitorados. Na HAC perdedora de sal, o mineralocorticoide florinef também é necessário. Isso não é necessário nas formas não perdedoras de sal.

28. O que é ginecomastia da adolescência? Quando e como ela deve ser tratada?

Meninos normais, muitas vezes, apresentam aumento mamário unilateral ou bilateral durante a puberdade. O desenvolvimento mamário geralmente começa durante o início da puberdade e se resolve dentro de dois anos. A causa da ginecomastia não está claramente compreendida, mas pode estar relacionada a uma elevada taxa de níveis de estradiol em relação aos níveis de testosterona. O tratamento consiste primariamente em tranquilização e suporte. Contudo, se a resolução não ocorrer ou se o aumento mamário for excessivo, a cirurgia poderá estar justificada. A cirurgia deve ser evitada até que a puberdade esteja completa, a fim de evitar a recorrência da ginecomastia. As condições patológicas associadas à ginecomastia incluem a síndrome de Klinefelter e diversos outros estados de deficiência de testosterona. Os óleos da árvore do chá recente-

CAPÍTULO 43 DISTÚRBIOS DA PUBERDADE **369**

mente foram associados à ginecomastia em meninos. Alguns medicamentos sujeitos a prescrição provocam ginecomastia e galactorreia. As evidências são confusas relativamente à conexão entre o abuso de *cannabis* e ginecomastia.

29. Em que idade o insucesso em iniciar a puberdade necessita de investigação?

A puberdade retardada deve ser avaliada se não houver sinais puberais por volta dos 13 anos em meninas e dos 14 anos em meninos. Uma anomalia no eixo puberal também pode estar presente, como ausência de progressão puberal normal, que é definida como mais de quatro anos entre os primeiros sinais de puberdade e a menarca em meninas ou mais de cinco anos para a conclusão do crescimento genital e meninos.

30. O que é retardo constitucional do crescimento? Como ele afeta a puberdade?

O retardo constitucional do crescimento é a causa mais comum de puberdade retardada. As crianças com esse padrão de crescimento apresentam queda no crescimento linear nos primeiros dois anos de vida; após isso, o crescimento retorna ao normal, embora com crescimento mais baixo do que seria esperado para a estatura dos pais. A maturação esquelética também está retardada, e o início da puberdade é proporcional à idade óssea e não à idade cronológica. Por exemplo, um menino de 14 anos de idade, com idade óssea de 11 anos, iniciará a puberdade adequadamente quando a sua idade óssea estiver perto de 11,5-12 anos.

O retardo puberal posterga o estirão de crescimento puberal e o fechamento das placas de crescimento, de modo que a criança continua a crescer após os seus colegas terem alcançado a estatura final. Uma característica fundamental desse padrão de crescimento é o crescimento linear normal após dois anos de idade. Frequentemente há uma história familiar de "desabrochar tardio".

31. Quando o hipogonadismo é diagnosticado?

O hipogonadismo funcional ou permanente deve ser considerado quando não existem sinais de puberdade e a idade óssea avançou além das faixas etárias normais para o início puberal. Um hábito corporal eunucoide é muitas vezes evidente nas crianças com puberdade anormalmente retardada; redução na proporção corporal superior para inferior e longa envergadura dos braços caracterizam esse hábito. Como regra, os níveis séricos de gonadotrofinas são medidos primeiramente a fim de determinar se existe hipogonadismo hipogonadotrófico (deficiência de gonadotrofinas) ou hipogonadismo hipergonadotrófico (insuficiência gonadal primária). Se a idade óssea de uma criança estiver abaixo da idade normal para o início puberal, os níveis de gonadotrofina não constituem meio confiável para o estabelecimento de um diagnóstico preciso.

32. O que provoca o hipogonadismo hipogonadotrófico?

Gonadotrofinas normais ou suprimidas indicam que existe insuficiência de estímulo hipofisário sobre a produção gonadal de esteroides. As doenças crônicas, a desnutrição e a anorexia podem provocar deficiência de gonadotrofinas que reverte quando a condição subjacente melhora. A hiperprolactinemia também pode se apresentar como puberdade retardada, e em somente 50% das vezes haverá história de galactorreia. Outras endocrinopatias, como diabetes melito, excesso de glicocorticoides e hipotireoidismo, podem provocar hipogonadismo hipogonadotrófico quando não tratadas. A deficiência permanente de gonadotrofinas será suspeitada se essas condições forem descartadas e os níveis de gonadotrofinas estiverem baixos. A deficiência de gonadotrofinas pode estar associada a outras deficiências hipofisárias decorrentes de condições como displasia septo-óptica, tumores como o craniofaringioma, trauma, síndrome da sela vazia, disgenesia hipofisária, cisto da bolsa de Rathke ou irradiação craniana. Diversas síndromes, como a síndrome de Kallmann, a síndrome de Laurence-Moon-Bardet-Biedl e a síndrome de Prader-Willi, também estão associadas a uma deficiência de gonadotrofinas. O abuso de drogas, particularmente heroína ou metadona, foi associado ao hipogonadismo hipogonadotrófico. A deficiência isolada de gonadotrofinas (isto é, ocorrendo sem qualquer outra deficiência hipofisária) frequentemente é mais difícil de diagnosticar, uma vez que os exames hormonais não distinguem definitivamente se uma criança pode produzir gonadotrofinas suficientes ou se ela simplesmente apresenta puberdade muito atrasada. Se a deficiência de gonadotrofinas não puder ser claramente diferenciada da puberdade retardada, um ciclo curto de esteroides sexuais pode ser administrado. Os pacientes com retardo constitucional frequentemente entram na puberdade após essa intervenção. Se a puberdade espontânea não ocorrer

CAPÍTULO 43 DISTÚRBIOS DA PUBERDADE

após esse tratamento, ou após um segundo ciclo, o diagnóstico de deficiência de gonadotrofinas poderá ser feito.

33. O que é síndrome de Kallmann?

A síndrome de Kallmann faz parte de uma classe de distúrbios conhecidos como hipogonadismo hipogonadotrófico idiopático ou hipogonadismo hipotalâmico idiopático. Ele ocorre com uma frequência de 1:10.000 em meninos e de 1:50.000 em meninas. A forma clássica se caracteriza por hipogonadismo hipogonadotrófico com hiposmia ou anosmia. Ela é provocada pela aplasia ou hipoplasia dos bulbos olfatórios e está associada a hipoplasia ou aplasia de outras estruturas do rinencéfalo (p. ex., fenda labial/fenda palatina, surdez congênita e daltonismo). A não descida dos testículos e a ginecomastia são comuns.

34. O que provoca o hipogonadismo hipergonadotrófico?

Níveis elevados de gonadotrofinas indicam que há insuficiência gonadal na produção de esteroides sexuais suficientes para suprimir o eixo hipotalâmico-hipofisário. Esses níveis são diagnósticos para a insuficiência gonadal em dois períodos temporais: antes dos três anos de idade e depois que a idade óssea estiver na idade normal para o início da puberdade ou além dela. As potenciais etiologias são as seguintes:

- Variantes de disgenesia ovariana e testicular (síndrome de Turner, síndrome de Klinefelter, disgenesia gonadal XX ou XY pura)
- Toxinas gonadais (quimioterapia, particularmente agentes alquilantes, tratamento por radiação)
- Defeitos enzimáticos androgênicos (deficiência da 17-α-hidroxilase no indivíduo geneticamente masculino ou feminino, deficiência da 17-cetoesteroide redutase no indivíduo geneticamente masculino)
- Síndrome de insensibilidade completa ou parcial ao androgênio
- Outros distúrbios variados (infecções, autoimunidade gonadal, testículos evanescentes, trauma cirúrgico, torção)
- Galactosemia (somente em meninas)

35. Como a insuficiência gonadal sem causa aparente é avaliada nos meninos?

Os meninos podem apresentar insuficiência gonadal secundária a torção testicular, radiação, quimioterapia ou síndrome dos testículos evanescentes. As síndromes de Noonan e Klinefelter (47XXY) constituem outras potenciais causas de insuficiência testicular primária. Consequentemente, em um menino com elevações inexplicadas de gonadotrofinas, deve ser realizado cariótipo.

36. Descreva a avaliação da insuficiência gonadal em meninas.

Nas meninas com insuficiência gonadal (indicada pelos níveis elevados de gonadotrofinas) e sem causa aparente, uma avaliação do cariótipo deve ser realizada; a síndrome de Turner será a explicação mais provável. A disgenesia gonadal 46XX também pode ocorrer, podendo ser herdada como um traço autossômico recessivo. O cariótipo também identifica a disgenesia gonadal 46XY em indivíduo fenotipicamente feminino que é, de fato, geneticamente masculino. Nessa condição, há completa ausência de desenvolvimento testicular e, consequentemente, exceto pela ausência de gônadas, ocorre a diferenciação genital feminina normal. Se o cariótipo for normal, a avaliação deve procurar por causas de insuficiência ovariana prematura, conforme discutido na pergunta 34.

37. O que é síndrome de Turner?

Qualquer consideração de retardo puberal em meninas deve incluir a possibilidade da síndrome de Turner. Um segundo cromossomo X ausente ou estruturalmente anormal caracteriza a síndrome de Turner. A incidência de síndrome de Turner é de, aproximadamente, 1:2.000 meninas nascidas com vida. Todavia, a anomalia cromossômica é, na verdade, mais comum do que isso; 90% ou mais dos conceptos com síndrome de Turner não sobrevivem além de 28 semanas de gestação, e o cariótipo Xo ocorre em um em cada 15 abortamentos. Na ausência de um segundo cromossomo X funcional, a degeneração dos oócitos é acelerada, deixando fitas fibróticas no lugar de ovários normais. Devido à falência gonadal primária, os níveis séricos de gonadotrofinas se elevam e se encontram elevados ao nascer e, novamente, no momento normal da puberdade.

38. Quais são os achados clínicos nos pacientes com síndrome de Turner?
Veja a Tabela 43-3.

TABELA 43-3. ACHADOS CLÍNICOS EM PACIENTES COM SÍNDROME DE TURNER

Defeitos Primários	Características Secundárias	Incidência (%)
Características Físicas		
Distúrbios do crescimento esquelético	Baixa estatura	100
	Pescoço curto	40
	Proporção anormal entre os segmentos superior e inferior	97
	Cúbito valgo	47
	Metacarpos curtos	37
	Deformidade de Madelung	7,5
	Escoliose	12,5
	Geno valgo	35
	Fácies característico com micrognatia	60
	Elevação do arqueamento do palato	36
Obstrução linfática	Pescoço alado	25
	Linha posterior de implantação dos cabelos baixa	42
	Rotação das orelhas	Comum
	Edema de mãos/pés	22
	Displasia ungueal grave	13
	Dermatóglifos característicos	35
Fatores desconhecidos	Estrabismo	17,5
	Ptose	11
	Nevos pigmentados múltiplos	26
Características Fisiológicas		
Distúrbios do crescimento esquelético	Crescimento insuficiente	100
	Otite média	73
Defeitos cromossômicos nas células germinativas	Insuficiência gonadal	96
Infertilidade		99,9
	Gonadoblastoma	4
Fatores desconhecidos — embriogênicos	Anomalias cardiovasculares	55
	Hipertensão	7
	Anomalias renais e renovasculares	39

Continua

TABELA 43-3. ACHADOS CLÍNICOS EM PACIENTES COM SÍNDROME DE TURNER (CONT.)

Defeitos Primários	Características Secundárias	Incidência (%)
Fatores desconhecidos — metabólicos	Tireoidite de Hashimoto	34
	Hipotireoidismo	10
	Alopecia	2
	Vitiligo	2
	Distúrbios gastrointestinais	2,5
	Intolerância aos carboidratos	40

Dados de Hall J, Gilchrist D: Turner syndrome and its variants. Pediatr Clin North Am 37:1421, 1990.

39. Como a síndrome de Turner é tratada?

Aproximadamente 10%-20% das meninas com síndrome de Turner apresentam alguma função ovariana na puberdade que lhes permite um desenvolvimento mamário inicial. Pequena porcentagem desse grupo também apresenta menstruações normais, e uma porcentagem ainda menor (menos de 1% de todas as meninas com síndrome de Turner) é realmente fértil. A maior parte das meninas com síndrome de Turner necessita da reposição com esteroides gonadais exógenos. Baixas doses de estradiol sem oposição, seguidas por ciclos de estrogênio e progestina, permitem o desenvolvimento dos caracteres sexuais secundários. O momento para o início do estrogênio é crítico, devendo ser decidido por um endocrinologista por meio de discussões com cada paciente e a sua família. A decisão abrange diversos fatores, incluindo estatura final e fatores psicossociais. A baixa estatura das meninas com síndrome de Turner é tratada com hormônio do crescimento. A estatura final nas meninas com síndrome de Turner está relacionada ao momento do início do hormônio do crescimento, com os melhores resultados ocorrendo nas meninas que o iniciaram em idade mais jovem. Consequentemente, o diagnóstico precoce da síndrome de Turner é essencial.

40. Por que os meninos com síndrome de Klinefelter apresentam retardo puberal?

A síndrome de Klinefelter é a causa mais comum de insuficiência testicular. A função das células de Leydig (produção de testosterona) é variável, não obstante a função tubular seminífera ser quase sempre anormal. Embora alguns meninos com a síndrome de Klinefelter possuam capacidade reprodutiva, isso é muito raro. Muitos meninos apresentam início espontâneo de crescimento de pelos pubianos, no entanto, com testículos inadequadamente pequenos. Mesmo esses meninos podem não conseguir continuar na progressão por meio dos padrões adequados de crescimento dos pelos pubianos. A suplementação com testosterona está indicada em muitos meninos ao longo do tempo e, em alguns, é necessária para iniciar a puberdade.

41. Que características ajudam a diagnosticar a síndrome de Klinefelter?

A síndrome de Klinefelter resulta de, no mínimo, um cromossomo X extra; desse modo, o cariótipo mais comum é 47XXY. A incidência é de 1:1.000 indivíduos do sexo masculino nascidos com vida. As proporções eunucoides estão presentes desde o início da infância. As características associadas incluem ginecomastia, estatura elevada, testículos pequenos e gonadotrofinas séricas elevadas. Déficits de aprendizado e problemas comportamentais também podem estar presentes.

42. Descreva a história adequada para um adolescente com retardo puberal.

A história deve incluir questões relativas à presença de doenças crônicas, distúrbios autoimunes, distúrbios nutricionais, histórico de exercícios, galactorreia, história familiar de infertilidade e momento da puberdade nos genitores e irmãos. Ganho ou perda ponderal também devem ser registrados.

CAPÍTULO 43 DISTÚRBIOS DA PUBERDADE   373

43. Descreva o exame físico de um adolescente com retardo puberal.

O exame físico deve incluir a medida da envergadura e da proporção entre os segmentos superior e inferior. As proporções eunucoides ocorrem precocemente nos pacientes com síndrome de Klinefelter e tardiamente naqueles com outras formas de hipogonadismo. Os sinais de doença crônica, desnutrição, anorexia, hipotireoidismo, excesso de glicocorticoides e características de síndrome de Turner (meninas) e de síndrome de Klinefelter (meninos) devem ser registradas. Uma pesquisa meticulosa deve ser feita em busca de quaisquer sinais de puberdade, como pelos pubianos e axilares, acne, tamanho testicular, comprimento peniano (meninos) e desenvolvimento mamário (meninas). O pelo pubiano pode representar somente a produção androgênica adrenal. Volume testicular maior do que 4 ml (comprimento maior do que 2,5 cm) indica estimulação por gonadotrofinas. O efeito estrogênico é avaliado por meio do desenvolvimento mamário e da maturidade vaginal. Além disso, os campos visuais e a olfação devem ser avaliados (80% dos meninos com síndrome de Kallmann apresentam senso olfatório reduzido ou ausente). O gráfico de crescimento deve ser analisado a fim de determinar se há baixa estatura e se o crescimento linear foi normal.

44. Como os estudos radiológicos e os níveis de gonadotrofina podem ser úteis no diagnóstico de retardo puberal?

A avaliação da idade óssea é fundamental na determinação da idade biológica e do momento do desenvolvimento puberal normal. Se o crescimento linear estiver normal e a idade óssea for menor do que a idade normal para o início da puberdade, o diagnóstico provavelmente será retardo constitucional do crescimento. Se o crescimento linear for subnormal, com atraso da idade óssea, pode ser necessário investigar o déficit de crescimento por meio da avaliação do hormônio do crescimento e da condição tireoidiana. Se a idade óssea tiver avançado para além da idade da puberdade normal, os níveis de gonadotrofinas serão úteis na diferenciação entre a deficiência de gonadotrofinas e a insuficiência gonadal primária.

45. Que outros exames laboratoriais são necessários?

Os exames laboratoriais adicionais podem incluir estudos bioquímicos, incluindo eletrólitos, testes de função tireoidiana, estradiol (meninas), testosterona (meninos) e níveis de prolactina. Se as gonadotrofinas estiverem elevadas, a análise cromossômica está indicada para ambos os gêneros a fim de avaliar a presença das síndromes de Turner em meninas e de Klinefelter nos meninos. Na hipótese de gonadotrofinas séricas baixas, os exames olfatórios e a MRI craniana estão recomendadas.

46. Como o retardo puberal é tratado?

O tratamento da puberdade atrasada depende da causa subjacente. Se o desenvolvimento puberal retardado for secundário a anorexia, hipotireoidismo ou enfermidade, o tratamento das condições subjacentes resulta no início espontâneo da puberdade. A puberdade também começa espontaneamente, ainda que tarde, no retardo constitucional do crescimento, de modo que somente a tranquilização do paciente e da família pode ser suficiente. Em alguns pacientes com atraso constitucional pode ser adequado iniciar a puberdade. Nos meninos, um ciclo de quatro a seis meses de testosterona de depósito em baixas doses (50-100 mg intramusculares a cada quatro semanas) pode ser oferecido se a idade óssea for de, pelo menos, 11-12 anos. Esse tratamento resulta em alguma virilização inicial, sem afetar adversamente a estatura final. A puberdade espontânea geralmente se inicia, conforme evidenciado pelo aumento testicular, três a seis meses após o final do ciclo de testosterona. Nas meninas, um ciclo de três meses com estradiol de baixa dosagem (0,25-0,5 mg por via oral diariamente) pode ser oferecido se a idade óssea for de, pelo menos, 10-11 anos. O tratamento é, então, interrompido, e as alterações físicas são avaliadas. O sangramento de retirada é raro após um ciclo de tratamento estrogênico, mas pode ocorrer com ciclos subsequentes.

47. Descreva o tratamento dos meninos com hipogonadismo.

Nos meninos com hipogonadismo hipogonadotrófico para os quais a fertilidade não é uma questão imediata e em todos os meninos com hipogonadismo primário, o tratamento de longo prazo com testosterona é necessário. Enquanto o paciente está crescendo, atenção especial deve ser dada à velocidade de crescimento e à idade óssea. Mais comumente, os ésteres de depósito da testosterona (enantato ou cipionato) são usados em doses de 25-50 mg a cada três a quatro semanas ao longo dos primeiros 1-2 anos de tratamento. Por volta do segundo ou terceiro ano, a dosagem é aumentada para 50-100 mg intramusculares a cada três a quatro semanas. O nível de manutenção adulto é de 200-300 mg intramusculares a cada três a quatro semanas. Alternativamente, adesivo ou gel cutâneo de testosterona pode ser usado.

CAPÍTULO 43 DISTÚRBIOS DA PUBERDADE

48. Como o tratamento estrogênico é administrado às meninas com hipogonadismo?

A terapia de reposição nas meninas hipogonádicas é iniciada com um tratamento com estrogênio em doses muito baixas, sem progesterona, por 12-18 meses. As dosagens usadas variam com base nas projeções para a estatura e na resposta individual. Subsequentemente a esse período de estrogênios sem progesterona, a progesterona é adicionada por 10-12 dias a cada mês, ou uma pílula para controle de natalidade pode ser prescrita. A terapia com progesterona é necessária para contrapor os efeitos do estrogênio no útero; o estrogênio sem oposição pode provocar hiperplasia e carcinoma endometrial. A reposição com esteroides gonadais em ambos os sexos também é necessária para a mineralização óssea normal e para prevenir a osteoporose.

49. Como o hábito corporal e o estilo de vida influenciam o momento da puberdade?

Há maior incidência de amenorreia primária e retardo puberal em meninas com anorexia nervosa e em meninas que são atletas altamente competitivas. Essas meninas apresentam hipogonadismo hipogonadotrófico que parece estar diretamente relacionado às suas baixas proporções entre gordura e massa magra. As meninas com os mais baixos índices de massa corporal (IMC) também apresentam os níveis circulantes mais baixos de leptina e estrogênio, sendo as mais afetadas por atraso puberal ou pela disfunção menstrual. A leptina é um hormônio produzido pelos adipócitos que é importante na sinalização do *feedback* hipotalâmico-hipofisário-gonadal. A sua deficiência foi associada tanto à anorexia quanto à obesidade, estando o hipogonadismo hipogonadotrófico presente em ambos os fenótipos. Parece haver um nível mínimo de leptina que é permissivo para o desenvolvimento puberal. Quando meninas gravemente abaixo do peso melhoram o seu IMC, a puberdade rapidamente sobrevém e progride para a menarca.

50. Defina amenorreia.

Uma menina que não apresentou menarca aos 16 anos de idade ou em um intervalo de quatro anos após o início da puberdade é considerada portadora de amenorreia primária. A amenorreia secundária é diagnosticada se mais de seis meses se passaram desde o último período menstrual ou se não houve sangramento menstrual por um período maior que o período equivalente a três ciclos prévios.

51. Como você começa a avaliação de uma menina com amenorreia?

Para classificar as muitas causas de amenorreia, é útil distinguir as meninas que produzem estrogênio suficiente daquelas que não o fazem através da realização de um teste de progesterona. As meninas que estão produzindo estrogênio apresentam sangramento de retirada após 5-10 dias de progesterona oral, enquanto aquelas que são deficientes em estrogênio apresentam pouco ou nenhum sangramento. Existem duas situações nas quais as meninas possuem estrogênio suficiente mas não apresentam sangramento de retirada: obstrução da cérvix ou ausência da cérvix ou do útero. Na síndrome de Rokitansky, o desenvolvimento deficiente das estruturas müllerianas leva a ausência ou hipoplasia do útero ou da cérvix (ou de ambos). A síndrome de insensibilidade androgênica completa (feminização testicular) em indivíduo geneticamente masculino resulta em fenótipo feminino que apresenta desenvolvimento mamário normal secundário à aromatização da testosterona para estrogênio. A produção do fator inibidor mülleriano nos pacientes com síndrome de insensibilidade androgênica acarreta a regressão das estruturas müllerianas e, consequentemente, ausência de útero. A ausência da cérvix é um achado diagnóstico tanto na síndrome de Rokitansky quanto na síndrome de insensibilidade androgênica completa; consequentemente, exame pélvico deve ser considerado em todas as meninas que se apresentem com amenorreia, especialmente amenorreia primária. As causas de amenorreia associadas à insuficiência estrogênica incluem o hipogonadismo, que é descrito na seção anterior, relativa ao atraso puberal.

52. O que provoca amenorreia nas meninas que estão produzindo estrogênios e que não apresentam obstrução no trato de saída?

A amenorreia em meninas que estão produzindo quantidades normais ou mesmo elevadas de estrogênio constitui uma manifestação de ciclos anovulatórios. Menstruações irregulares também podem constituir um sinal de anovulação crônica; a produção de estrogênio, não oposta pela progesterona, leva a hiperplasia endometrial e a uma descamação intermitente. Uma vez que a menarca é normalmente seguida por um período de ciclos anovulatórios e menstruações irregulares, muitas adolescentes com etiologia patológica podem passar despercebidas. Consequentemente, é importante avaliar todas as meninas que não apresentam menstruações regulares em torno de três anos após a menarca. A causa mais comum de anovulação crônica é a síndrome dos ovários policísticos (PCOS), um distúrbio caracterizado por aumento da produção androgênica ovariana. A apresentação clínica varia, podendo incluir amenorreia, oligomenorreia, sangramento uterino disfuncional, hirsutismo, acne e obesidade. A PCOS será mais detalhadamente discutida em um capítulo separado.

PONTOS-CHAVE: DISTÚRBIOS DA PUBERDADE

1. A puberdade precoce central ocorre mais frequentemente em meninas do que em meninos. Todavia, os meninos com precocidade central apresentam incidência muito mais elevada de patologias do sistema nervoso central.

2. A puberdade precoce deve ser diferenciada das variantes normais de desenvolvimento precoce, ou seja, telarca e adrenarca prematuras benignas.

3. O teste diagnóstico mais útil para avaliar a puberdade precoce é um teste de estímulo com hormônio de liberação da gonadotrofina.

4. As crianças com retardo puberal e crescimento linear normal mais provavelmente apresentarão retardo constitucional do crescimento.

5. A avaliação da idade óssea é o primeiro passo para avaliar uma criança com puberdade atrasada.

6. Depois que tiver sido determinado que uma criança apresenta puberdade anormalmente atrasada, as gonadotrofinas devem ser obtidas. Se as gonadotrofinas estiverem elevadas, a obtenção dos cromossomos será, geralmente, o próximo passo.

BIBLIOGRAFIA

1. Comite F, Shawker TH, Pescovitz OH, et al: Cyclical ovarian function resistant to treatment with an analogue of luteinizing hormone-releasing hormone in McCune-Albright syndrome. N Engl J Med 311:1032, 1984.
2. Evans SJ: The athletic adolescent with amenorrhea. Pediatr Ann 13:605, 1984.
3. Frisch R, Wyshak G, Vincent L: Delayed menarche and amenorrhea in ballet dancers. N Engl J Med 303:17, 1980.
4. Ghai K, Cara JF, Rosenfeld RL: Gonadotropin releasing hormone agonist (Nafarelin) test to differentiate gonadotropin deficiency from constitutionally delayed puberty in teen-age boys—a clinical research center study. J Clin Endocrinol Metab 80:2980, 1995.
5. Grumbach MM, Styne DM: Puberty: ontogeny, neuroendocrinology, physiology, and disorders. In Wilson JD, Foster DW, Kronenberg HM, Larsen PR, editors, *Williams textbook of endocrinology*, ed 9, Philadelphia, 1998, W.B. Saunders, pp. 1509–1625.
6. Grumbach MM: The neuroendocrinology of human puberty revisited. Horm Res 57(suppl 2):2–14, 2002.
7. Hall J, Gilchrist D: Turner syndrome and its variants. Pediatr Clin North Am 37:1421, 1990.
8. Herman-Giddens ME, Slora EJ, Wasserman RC, et al: Secondary sexual characteristics and menses in young girls seen in office practice: a study from the Pediatric Research in Office Setting network. Pediatrics 99:505–512, 1997.
9. Ibanez L, Virdis R, Potau N, et al: Natural history of premature pubarche and auxological study. J Clin Endocrinol Metab 74:254, 1992.
10. Kaplan S, editor: *Clinical pediatric endocrinology.* Philadelphia, 1990, W.B. Saunders.
11. Kaplan S, Grumbach M: Pathophysiology and treatment of sexual precocity. J Clin Endocrinol Metab 71:785, 1990.
12. Kappy MS, Ganong CS: Advances in the treatment of precocious puberty. Adv Pediatr 41:223, 1994.
13. Kulin H, Rester E: Managing the patient with a delay in pubertal development. Endocrinologist 2:231, 1992.
14. Levine M: The McCune-Albright syndrome: the whys and wherefores of abnormal signal transduction. N Engl J Med 325:1738, 1991.
15. Matejek N, Weimann E, Witzel C, et al: Hypoleptinaemia in patients with anorexia nervosa and in elite gymnasts with anorexia athletica. Int J Sports Med 20:451–456, 1999.
16. Pescovitz O: Precocious puberty. Pediatr Res 11:229, 1990.
17. Root AW: Precocious puberty. Pediatr Rev 21:10–19, 2000.
18. Root AW, Diamond FB Jr: Calcium metabolism, normal homeostasis. In Sperling MA, editor, *Pediatric endocrinology,* Philadelphia, 2002, W.B. Saunders, pp. 88–89.
19. Rosenfeld R: Diagnosis and management of delayed puberty. J Clin Endocrinol Metab 70:559, 1990.
20. Rosenfield RL: The ovary and female sexual maturation. In Sperling MA, editor, *Pediatric endocrinology.* Philadelphia, 1996, W.B. Saunders, pp. 75–86.
21. Styne DM: The testes: disorders of sexual differentiation and puberty. In Sperling MA, editor, *Pediatric endocrinology,* Philadelphia, 1996, W.B. Saunders, pp. 423–476.
22. Theinz G, Howald H, Weiss U, Sizonenko PC: Evidence for a reduction of growth potential in adolescent female gymnasts. J Pediatr 122:306, 1993.
23. Wheeler M, Styne DM: Diagnosis and management of precocious puberty. Pediatr Clin North Am 37:1255, 1990.
24. Wu T, Mendola P, Buck GM: Ethnic differences in the presence of secondary sex characteristics and menarche among US girls: the Third National Health and Nutrition Examination Survey, 1988–1994. Pediatrics 110:752–757, 2002.
25. Zachman M: Therapeutic indications for delayed puberty and hypogonadism in adolescent boys. Horm Res 35:141, 1991.

CAPÍTULO 44

HIPOGONADISMO MASCULINO

Derek J. Stocker e Robert A. Vigersky

1. Defina hipogonadismo masculino.

A expressão hipogonadismo masculino se refere à síndrome clínica ou laboratorial que resulta de uma insuficiência da função testicular adequada. Os testículos normais possuem duas funções: a síntese e secreção de testosterona (pelas células de Leydig) e a produção de espermatozoides (pelos túbulos seminíferos). A deficiência de uma ou de ambas as funções é denominada hipogonadismo masculino. Ela pode ser devida à ruptura do eixo hipotálamo-hipófise-gônadas em um ou mais níveis. Dependendo do estágio do desenvolvimento, o hipogonadismo pode exibir manifestações variadas.

2. Quais são as manifestações do hipogonadismo *in utero*?

A deficiência androgênica *in utero* leva a fenótipo feminino ou à genitália ambígua (pseudo-hermafroditismo masculino), sendo mais comumente provocada por um bloqueio na produção de testosterona devido a defeitos enzimáticos congênitos da biossíntese da testosterona. Raramente os tecidos periféricos não podem responder normalmente à testosterona, resultando em síndromes de insensibilidade androgênica de feminização testicular (completa) e na síndrome de Reifenstein (incompleta). Outras manifestações incluem micropênis, hipospádias e criptorquidia.

3. Descreva as manifestações do hipogonadismo peripuberal.

A deficiência de androgênios na infância resulta em desenvolvimento puberal retardado, incompleto ou ausente. As manifestações comuns incluem:

- Proporções eunucoides (relação púbis-vértice/púbis-chão menor do que 0,9; a envergadura dos braços é mais do que 5 cm maior do que a altura (devido ao retardo no fechamento das epífises)
- Testículos pequenos (<20 mL ou <4,5 × 3,0 cm)
- Diminuição dos pelos corporais
- Ginecomastia
- Redução do pico da massa óssea
- Redução da musculatura masculina
- Persistência da voz aguda

4. Resuma as manifestações do hipogonadismo no início da vida adulta.

No início da vida adulta, uma redução da produção de espermatozoides (azoospermia/oligoespermia) sem déficit da produção de testosterona é comum e resulta em infertilidade masculina; portanto, a infertilidade é uma forma de hipogonadismo masculino. Uma redução da produção de testosterona na vida adulta geralmente é acompanhada por declínio na produção de espermatozoides. Quando isso não ocorre, a expressão "eunuco fértil" (proporções eunucoides, baixos níveis de hormônio luteinizante [LH], baixos níveis de testosterona, níveis normais de hormônio folículo estimulante (FSH) e espermatogênese) é adequadamente aplicada. A libido e a potência podem estar diminuídas.

5. Quais são as manifestações de hipogonadismo da metade para o final da vida adulta?

A circunstância mais frequente de ocorrência do hipogonadismo adulto se dá no homem de meia-idade ou senescente que se queixa de redução da libido ou da potência. A análise do sêmen raramente é realizada nesses homens porque geralmente eles não estão preocupados com a fertilidade. Outros achados podem incluir

CAPÍTULO 44 HIPOGONADISMO MASCULINO **377**

osteoporose, redução da produção de androgênios e próstata pequena. Se o início do hipogonadismo for agudo, o paciente pode experimentar ondas de calor e sudorese.

6. Como a produção de testosterona é normalmente regulada?

O LH é episodicamente secretado pela hipófise anterior em resposta a pulsos de hormônio liberador das gonadotrofinas (GnRH), estimulando, assim, a produção de testosterona pelas células de Leydig. Depois que a testosterona é secretada na corrente sanguínea, ela se liga à globulina de ligação dos hormônios sexuais (SHBG). A testosterona não ligada à SHBG (ou "livre") fornece o *feedback* negativo à unidade hipotálamo-hipofisária, inibindo, assim, a produção de LH. Essa alça de *feedback* endócrino clássico serve para manter a testosterona sérica em um nível predeterminado; se a testosterona sérica cair abaixo do valor-alvo, a hipófise é estimulada a secretar LH, que, por sua vez, estimula a produção testicular de testosterona até que os níveis séricos retornem para o valor-alvo. Inversamente, se a testosterona sérica se elevar acima do valor-alvo, a redução da produção de LH resultará em diminuição da produção testicular de testosterona até que os níveis séricos tenham declinado de volta ao valor-alvo. Conquanto a maior parte dos ensaios automatizados para testosterona total seja confiável e geralmente capazes de diferenciar o homem hipogonádico do eugonádico, as anomalias no nível de SHBG podem fornecer níveis falsamente baixos ou altos de testosterona total. A diálise de equilíbrio constitui o "padrão-ouro" para a dosagem da testosterona livre, mas não está comumente disponível, somente devendo ser realizada em laboratório confiável de referência. Os métodos analógicos para determinação da testosterona livre estão mais amplamente disponíveis, mas não são precisos nas faixas mais baixas.

7. Quais são as condições associadas à redução ou aumento dos níveis séricos de SHBG?

Obesidade moderada, síndrome nefrótica, hipotireoidismo e uso de certos medicamentos (particularmente glicocorticoides e esteroides androgênicos) reduzirão os níveis de SHBG, fornecendo baixo nível sérico total de testosterona, enquanto o uso de anticonvulsivantes e de estrogênios, a cirrose hepática, as infecções pelo HIV e o hipertireoidismo podem aumentar a SHBG, provocando alto nível de testosterona total.

8. Descreva como a produção de espermatozoides é normalmente regulada.

A regulação da produção de espermatozoides é complexa e menos claramente compreendida do que a regulação da produção de testosterona. Fatores hormonais e não hormonais são importantes. As células de Sertoli no interior dos túbulos seminíferos parecem desempenhar importante papel coordenador. As células de Sertoli respondem ao FSH produzindo inibina (secretada no sangue) e a proteína de ligação dos androgênios, assim como transferrina e outras proteínas (secretadas no lúmen dos túbulos seminíferos). A inibina parece inibir a produção de FSH pela glândula hipófise, completando desse modo uma alça de *feedback*. Em tese, se a espermatogênese declinasse, a produção de inibina também deveria declinar; desse modo, o efeito de *feedback* negativo sobre a hipófise seria reduzido, levando a aumento da produção de FSH, que, então, presumivelmente, estimularia a espermatogênese. Contudo, nem todos os aspectos desse *feedback* (FSH-inibina-espermatogênese) foram verificados experimentalmente. Além disso, a espermatogênese depende da produção intratesticular de testosterona mediada por receptores androgênicos no interior das células de Sertoli. O começo da espermatogênese durante a puberdade exige tanto LH quanto FSH. No entanto, o reinício do processo, se ele for interrompido por fatores exógenos (veja na sequência), só exige LH (ou gonadotrofina coriônica humana [hCG]), embora o FSH possa ser necessário para a produção de um número normal de espermatozoides.

9. Defina hipogonadismo primário e hipogonadismo secundário.

A insuficiência da função testicular pode resultar de um defeito no testículo ou no nível hipotalâmico-hipofisário. Os distúrbios testiculares que acarretam hipogonadismo são denominados hipogonadismo primário (Fig. 44-1), enquanto os distúrbios da função hipotalâmico-hipofisária que levam ao hipogonadismo são denominados hipogonadismo secundário (Fig. 44-2). Essa distinção tem implicações terapêuticas. Em homens com hipogonadismo secundário, a fertilidade geralmente pode ser restaurada com o tratamento hormonal apropriado. Homens com hipogonadismo primário possuem menos opções e sucesso mais limitado na melhora da fertilidade. Além disso, a avaliação do hipogonadismo secundário pode revelar massa hipofisária ou doença sistêmica como causa subjacente.

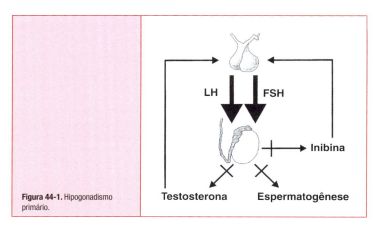

Figura 44-1. Hipogonadismo primário.

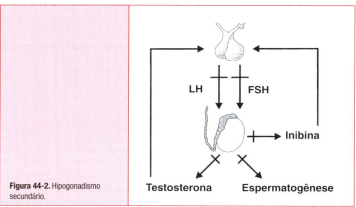

Figura 44-2. Hipogonadismo secundário.

10. Liste as causas congênitas de hipogonadismo primário.
- Síndrome de Klinefelter (47XXY e mosaicos)
- Microdeleções de regiões do fator de azoospermia (AZF) do telômero Yp (15% dos homens com azoospermia não obstrutiva; 5%-10% daqueles com oligoespermia)
- Criptorquidia
- Distrofia miotônica
- Hiperplasia adrenal congênita (deficiência da 3-b-hidroxiesteroide desidrogenase, 17-a-hidroxilase ou da 17-b-hidroxiesteroide desidrogenase)
- Mutações do gene receptor androgênico (qualitativas ou quantitativas)
- Mutações do receptor do LH (fenótipo masculino, se leve; fenótipo feminino, se grave)

11. Liste as causas adquiridas de hipogonadismo primário
- Tratamento para o câncer: quimioterapia (agentes alquilantes > cisplatina e carboplatina) e radioterapia (pode ser permanente com a radiação externa; geralmente transitória com iodo radioativo)
- Medicamentos (p. ex., cetoconazol)
- Lesão testicular

- Hipertireoidismo
- Doença infiltrativa (p. ex., hemocromatose)
- Infecções (p. ex., HIV [pode ser multifatorial], orquite por caxumba)
- Doenças sistêmicas (p. ex., uremia, cirrose): pode ser multifatorial
- Inibidores da 5-alfa redutase (finasterida e dutasterida) reduzem a contagem de espermatozoides

12. O envelhecimento normal está associado ao hipogonadismo primário?

O hipogonadismo sintomático está presente em cerca de 5% da população masculina adulta, mas naqueles homens com mais de 70 anos de idade ele é de cerca de 18%. Nem todo hipogonadismo é sintomático. No entanto, uma série de estudos transversais observou que os homens mais velhos parecem apresentar níveis ligeiramente reduzidos de testosterona sérica total, mas os níveis significativamente reduzidos de testosterona livre (devido a uma elevação da SHBG com a idade) se comparados aos homens mais jovens. Esse declínio está associado a uma elevação do LH e do FSH, sugerindo que seja devido a uma causa gonadal primária. Os estudos demonstraram declínio médio de 1%-2% na testosterona sérica por ano associada ao envelhecimento normal. Para complicar ainda mais a situação está a controversa observação de que tem ocorrido redução dos níveis séricos de testosterona da população nos homens americanos desde meados da década de 1950.

13. Discuta as causas de hipogonadismo secundário.

Qualquer doença que afete o eixo hipotálamo-hipófise pode provocar hipogonadismo secundário. O envolvimento do hipotálamo ou da haste hipofisária interfere com a secreção de GnRH ou com a capacidade do GnRH de se comunicar com a hipófise. Diversas lesões anatômicas da hipófise provocam hipogonadismo secundário ao interferirem com a liberação de LH e FSH. Essas lesões incluem tumores benignos e cistos, tumores malignos (tanto tumores primários do sistema nervoso central quanto tumores metastáticos de origem distante), aneurismas vasculares, doenças infiltrativas (p. ex., hemocromatose), hemorragia hipofisária e trauma hipofisário. Certas doenças inflamatórias (como sarcoidose e histiocitose) também podem afetar o hipotálamo e a hipófise e reduzir a produção de testosterona. Os distúrbios congênitos, nos quais a produção de FSH e LH está comprometida, como a síndrome de Kallmann, também levam ao hipogonadismo secundário. A obesidade e o HIV/Aids também estão associados ao hipogonadismo secundário. Outros incluem o uso de analgésicos narcóticos ou o abuso de esteroides anabolizantes por atletas.

14. Qual é o tumor hipofisário mais comum em adultos?

O tumor hipofisário mais comumente encontrado em adultos é o adenoma secretor de prolactina. Esses tumores provocam hipogonadismo primariamente como resultado da destruição e da compressão local, inibindo a produção e a liberação de LH e FSH. Os níveis elevados de prolactina também podem interromper a secreção de GnRH, embora isso geralmente seja de importância muito menor nos homens do que o efeito de massa.

15. Como os adenomas hipofisários provocam hipogonadismo?

Os adenomas hipofisários que produzem hormônio do crescimento (acromegalia) ou hormônio adrenocorticotrófico (doença de Cushing) e os tumores hipofisários não funcionantes podem, semelhantemente, provocar hipogonadismo secundário através dos seus efeitos de massa.

16. Que sintomas clínicos são observados no hipogonadismo masculino?

A perda da função produtora de espermatozoides pelo testículo leva à infertilidade, geralmente definida como a incapacidade de uma parceira normal conceber após 12 meses de relações sexuais não protegidas. A perda da função produtora de testosterona pelo testículo pode levar à perda da libido e à disfunção erétil, assim como à diminuição de caracteres sexuais secundários, como os pelos faciais e pubianos, e redução do volume testicular para <20 mL ou 3 cm × 5 cm. A redução da produção de testosterona também pode provocar sintomas generalizados, como redução da massa e da força muscular, mal-estar e fadiga. Nos meninos que desenvolvem hipogonadismo antes da maturação sexual, o atraso ou a ausência do início da puberdade é típico. Ginecomastia com sensibilidade é frequentemente observada no hipogonadismo. Uma série de características inespecíficas também está comumente associada ao hipogonadismo, como anemia normocítica normocrômica, concentração deficiente, depressão do humor e aumento da gordura corporal e do índice de massa corporal.

17. Como o hipogonadismo afeta a arquitetura óssea?

A osteoporose é atualmente um resultado bem identificado, tanto do hipogonadismo primário quanto do secundário. A arquitetura trabecular (e a força óssea) é sempre mais gravemente comprometida do que a densidade óssea em homens com hipogonadismo. Desse modo, não é surpreendente que o hipogonadismo seja encontrado em até 30% dos homens com fraturas vertebrais. O estradiol que é aromatizado a partir da testosterona pode ser o fator mais importante na preservação da arquitetura e densidade óssea, tanto em homens quanto em mulheres. Todavia, os receptores também são encontrados no osso, podendo explicar o dismorfismo sexual da densidade óssea.

18. Que exames laboratoriais ajudam a confirmar uma suspeita diagnóstica de hipogonadismo masculino?

As principais funções dos testículos, produção de espermatozoides e produção de testosterona, são rapidamente avaliadas por meio da análise do sêmen e da dosagem da testosterona sérica, respectivamente. Os valores normais de análise do sêmen em homens subsequentemente a 2-3 dias de abstinência são de 20 milhões de espermatozoides/mL, com motilidade de 60% desses espermatozoides. Uma vez que a densidade do esperma é altamente variável de um dia para o outro em todos os homens, uma avaliação precisa geralmente envolve diversas análises de esperma realizadas com o mesmo período de abstinência a cada vez. O melhor exame inicial para a produção de testosterona é a dosagem do nível sérico de testosterona total do início da manhã (08:00), sem jejum. A testosterona sérica também varia consideravelmente de um momento para o outro e da manhã para a noite em resposta à secreção de LH; novamente, diversas amostras podem ser necessárias para estabelecer uma dosagem precisa. Além disso, a maior parte da testosterona sérica está ligada a proteínas plasmáticas, particularmente a SHBG; desse modo, em pacientes que apresentam níveis aumentados e diminuídos de SHBG (discutido anteriormente) e naqueles homens nos quais os níveis de proteínas plasmáticas podem estar afetados, a dosagem da testosterona "livre" fisiologicamente ativa pode se revelar esclarecedor. A medida da densidade óssea com o emprego de um *scan* por absorptiometria por raios X de dupla energia (DXA) pode fornecer informação basal útil e ajudar na decisão de fornecer ou não terapia de reposição androgênica.

PONTOS-CHAVE: HIPOGONADISMO MASCULINO

1. As manifestações de hipogonadismo variam dependendo do estágio de desenvolvimento do paciente quando o hipogonadismo ocorre.

2. Uma redução do volume testicular (menos de 20 mL 3 cm × 5 cm) constitui a manifestação mais comum de hipogonadismo, sendo observada em quase todos os casos de hipogonadismo de longa duração.

3. O diagnóstico de hipogonadismo é rapidamente confirmado por meio de dosagem de testosterona sérica total corretamente obtida ou por análise de sêmen.

4. O hipogonadismo deve ser caracterizado como primário (um distúrbio ao nível dos testículos) ou secundário (um distúrbio ao nível da unidade hipotalâmico-hipofisária) com base nos níveis de LH e de FSH.

5. O hipogonadismo deve ser corrigido até a faixa média da normalidade com testosterona administrada em uma das seguintes maneiras: injeção, adesivo escrotal ou dérmico, gel tópico ou comprimido oral.

6. Os pacientes em uso de reposição com testosterona devem ser monitorados relativamente ao surgimento de ginecomastia, ao tamanho e sintomas prostáticos, elevações do antígeno prostático específico, policitemia, apneia do sono e dificuldades psicológicas.

19. Os exames laboratoriais podem ajudar a diferenciar o hipogonadismo primário do secundário?

O hipogonadismo primário resultante de um distúrbio testicular acarreta declínio na produção de testosterona e espermatozoides, consequente redução dos efeitos do *feedback* negativo sobre a hipófise e correspondente aumento dos níveis séricos de LH e FSH. Inversamente, no hipogonadismo secundário devido a um distúr-

CAPÍTULO 44 HIPOGONADISMO MASCULINO 381

bio hipotalâmico-hipofisário, o LH e o FSH séricos podem estar subnormais ou "inadequadamente" normais (explicável, em parte, pela redução da bioatividade), a despeito de baixa testosterona. Contagem subnormal de espermatozoides e nível normal de testosterona com LH normal e FSH elevado sugerem hipogonadismo primário com disfunção dos túbulos seminíferos e da produção de espermatozoides, mas com função intacta das células de Leydig.

20. Que outros exames diagnósticos são úteis na definição da causa do hipogonadismo masculino?

Os exames diagnósticos adicionais devem se basear na suspeita clínica e nos resultados dos exames prelimi-nares. Por exemplo, nos casos de hipogonadismo secundário, a dosagem da prolactina sérica e a radiografia da hipófise, preferivelmente as imagens de ressonância magnética (MRI) com gadolínio, devem ser realizadas. A tomografia computadorizada da sela geralmente detecta macroadenomas (>1,0 cm), mas deixará escapar muitos microadenomas clinicamente significativos e, portanto, a MRI é preferível. As radiografias simples da sela túrcica não são adequadas para o diagnóstico. A dosagem de outros hormônios hipofisários também pode ser apropriada para avaliar uma possível hipersecreção tumoral (p. ex., doença de Cushing, acromegalia) ou o hipopituitarismo relacionado a um tumor. O exame dos campos visuais estará indicado se um macroadenoma estiver presente ou se houver uma extensão suprasselar. Do mesmo modo, os achados iniciais no hipogonadismo primário podem sugerir exames adicionais. Por exemplo, testículos pequenos e rígidos, ginecomastia, azoospermia, testostero-na sérica discretamente reduzida e altos níveis séricos de LH e FSH em homem jovem podem levar a análise cromossômica para confirmação de uma presunção diagnóstica de síndrome de Klinefelter. A dosagem dos níveis séricos de estradiol podem ser úteis quando a feminização é clinicamente importante, como no hipogonadismo secundário relacionado à produção de estrogênio por tumores testiculares ou adrenais. Se a infertilidade for a questão primária e nenhuma anomalia hormonal for encontrada, causas genéticas devem ser investigadas. Elas incluem exames para síndromes de microdeleção do cromossomo Y. A biópsia testicular raramente fornece informações úteis no estabelecimento de diagnóstico, prognóstico ou tratamento específico.

21. Defina hermafrodita.

O termo hermafrodita se refere a indivíduos que possuem tanto elementos ovarianos quanto testiculares no seu corpo. Eles geralmente apresentam cariótipo 46XX ou 46XX/46XY. Esses indivíduos podem possuir ovário e testículo ou um ovotéstis. Na maioria dos casos, eles apresentam genitália ambígua.

22. Defina pseudo-hermafrodita.

O termo pseudo-hermafrodita se refere a alguém cuja genitália externa não seja compatível com o seu sexo gonadal. Um pseudo-hermafrodita masculino, por exemplo, possui cariótipo 46XY e testículos, mas genitália ambígua ou fenótipo feminino completo. Mais frequentemente isso resulta de distúrbios genéticos das enzimas envolvidas na biossíntese da testosterona, do receptor androgênico ou da enzima 5-alfa-redutase; a gravidade do fenótipo depende da gravidade do defeito genético. Um pseudo-hermafrodita feminino, ao contrário, possui carió-tipo 46XX e ovários, mas genitália externa ambígua. A causa mais comum disso é a hiperplasia adrenal congênita, que resulta em virilização do feto feminino *in utero*.

23. Como o hipogonadismo é tratado?

A deficiência de testosterona é facilmente tratada com a terapia de reposição com testosterona (TRT) (Tabela 45-2). Em geral, o objetivo terapêutico em todas as TRTs é, no hipogonadismo primário, a normalização do LH sérico e a obtenção de um nível sérico total de testosterona na faixa média da normalidade no hipogonadismo secundário. Contudo, em homens idosos, o objetivo do tratamento deve ser a elevação dos níveis séricos de testosterona até a faixa média da normalidade. Atualmente, existe considerável controvérsia sobre se os homens com hipogonadismo associado à idade devem ser tratados com reposição testosterônica. Conquanto alguns estudos de curto prazo tenham demonstrado benefícios terapêuticos, não existem estudos amplos, necessários para esclarecer os critérios para o tratamento, assim como os riscos e benefícios associados à reposição com testosterona nessa população. Além disso, alguns homens idosos com deficiência de testosterona são indiferen-tes em relação à função sexual e podem não desejar a reposição com testosterona. No entanto, em homens com

CAPÍTULO 44 HIPOGONADISMO MASCULINO

deficiência de testosterona de qualquer idade, a baixa densidade óssea e a redução da hematopoiese podem constituir indicações para a TRT mesmo na ausência de redução da libido ou de disfunção erétil. As preparações de testosterona são atualmente designadas como drogas de categoria III de acordo com o Anabolic Steroid Control Act devido à sua potencialidade para abuso por atletas e outros.

24. Quais são os potenciais efeitos adversos do tratamento com testosterona?

Ginecomastia e acne são sintomas raros que podem ocorrer nos primeiros meses após o início do tratamento testosterônico; esses efeitos colaterais podem se resolver com a continuação do tratamento, embora a redução temporária da medicação possa ser útil. Anomalias da função hepática são raras com os preparados injetáveis e transdérmicos atualmente empregados, mas podem ser observadas em preparados orais raramente utilizados. O aumento do hematócrito induzido pela testosterona é comum, especialmente quando as injeções de testosterona são utilizadas, embora uma policitemia clinicamente significativa seja rara, a não ser que esteja havendo abuso da droga. O tratamento com testosterona também pode precipitar ou agravar a apneia do sono; aumentos acentuados do hematócrito podem constituir um indício desse efeito colateral. As reações cutâneas são comumente observadas em pacientes que utilizam adesivo transdérmico e são ocasionalmente, mas menos frequentemente, observadas com o uso do gel. Em meninos que ainda não passaram pela puberdade, o rápido aumento da testosterona sérica após o tratamento inicial pode acarretar consideráveis dificuldades psicológicas e comportamento fisicamente agressivo; iniciar o tratamento com doses menores pode ser útil. O TRT não apresenta efeitos adversos sobre os perfis lipídicos em comparação aos homens eugonádicos, mas o tratamento excessivo pode acarretar diversas anomalias lipídicas, incluindo reduções do nível de lipoproteína colesterol de alta densidade. Não parece haver aumento significativo das doenças cardiovasculares associadas à reposição com testosterona em níveis fisiológicos, e alguns estudos sugeriram até um benefício terapêutico. No entanto, os pacientes com insuficiência cardíaca das classes III e IV devem receber reposição testosterônica com cautela.

25. A reposição com testosterona afeta a próstata nos homens idosos?

Nos homens idosos, os efeitos da testosterona sobre a próstata devem ser considerados, incluindo a possibilidade de precipitação da retenção urinária devido ao aumento prostático induzido pela testosterona. Os estudos de curto prazo não demonstraram quaisquer efeitos histológicos ou sobre a expressão genética da reposição com testosterona. No entanto, o volume prostático aumenta com a terapia testosterônica de longo prazo a um nível comparável ao dos homens eugonádicos, sem qualquer aumento associado significativo dos sintomas, das taxas de fluxo urinário ou dos volumes residuais. Alguns homens podem experimentar sintomas miccionais associados a esse aumento, que eles devem ser instruídos a monitorar. A terapia testosterônica com um adesivo ou gel escrotal (mas não com um adesivo não escrotal) aumenta a di-hidrotestosterona mais do que a testosterona e é a primeira que estimula a próstata. É aconselhável realizar um exame digital retal (EDR) da próstata e monitorar o antígeno prostático específico (PSA) em homens de meia-idade e mais idosos antes de iniciar o tratamento e anualmente daí e diante enquanto eles estiverem recebendo qualquer reposição com testosterona. Embora nenhuma evidência convincente indique que o tratamento com testosterona provoque o câncer de próstata, existe um potencial para a estimulação pela testosterona de um carcinoma prostático oculto. Homens com nível elevado de PSA ou EDR anormal devem ser adicionalmente avaliados, potencialmente incluindo uma biópsia de próstata, antes do início do tratamento com testosterona.

26. Como é tratada a deficiência de produção de espermatozoides no hipogonadismo primário?

Em homens com hipogonadismo, manifestado pelos níveis elevados de FSH sérico, parece não haver tratamento farmacológico eficaz para aumentar a contagem de espermatozoides. Lesões anatômicas, como a varicocele e as obstruções do ducto ejaculatório, podem ser corrigidas cirurgicamente, mas a melhora da espermatogênese pode não sobrevir. Se alguém planeja utilizar uma medicação que sabidamente provoca hipogonadismo (p. ex., agentes quimioterápicos para o câncer), pode ser desejável criopreservar amostras de esperma antes do tratamento, desde que o tratamento não seja excessivamente retardado.

27. Como é tratada a produção deficiente de espermatozoides no hipogonadismo secundário?

A perspectiva é muito menos pessimista no hipogonadismo secundário, particularmente se a condição se desenvolveu após a puberdade. O tratamento com gonadotrofinas (gonadotrofina coriônica humana com ou sem a adição de FSH) pode ser bem-sucedido no restabelecimento da produção de espermatozoides, assim como na de testosterona. O tamanho dos testículos anteriormente ao tratamento frequentemente constitui um indício do prognóstico; o maior tamanho testicular está associado a um melhor resultado. A produção de testosterona e de espermatozoides em homens com hipogonadismo secundário também pode ser aumentada com a administração pulsátil de GnRH através de bomba de infusão portátil, desde que a hipófise tenha conservado a capacidade de produzir gonadotrofinas. O tratamento com gonadotrofinas ou GnRH tende a ser custoso e prolongado.

28. Que alternativa reprodutiva está disponível para homens com hipogonadismo que não respondem ao tratamento?

Nos homens com hipogonadismo primário ou secundário que não responderam ao tratamento específico e que ainda preservam algumas células germinativas nos seus ejaculados ou testículos, a injeção intracitoplasmática de espermatozoide (ICSI) pode oferecer alguma esperança, embora a um elevado custo financeiro. O prognóstico para uma ICSI bem-sucedida depende do local e da extensão das microdeleções no cromossomo Y. Se forem encontradas microdeleções, o paciente deve ser aconselhado acerca da possibilidade de transmiti-las para o seu filho homem. Outras opções de fertilidade que devem ser discutidas incluem o esperma de doador e a adoção.

SITES

1. http://www.endosociety.org/publications/guidelines/final/upload/AndrogensMenGuideline053006.pdf

2. http://www.aace.com/pub/pdf/guidelines/hipogonadism.pdf

3. http://www.nlm.nih.gov/medlineplus/ency/article/000390.htm

4. http://www.hormone.org/public/other.cfm

5. http://www.mayoclinic.com/health/male-hipogonadism/DS00300

BIBLIOGRAFIA

1. Adamopoulos DA, Lawrence DM, Vassilopoulos P, et al: Pituitary-testicular relationships in mumps orchitis and other viral infections. BMJ 1:1177–1180, 1978.
2. Araujo, AB, Esche GR, Kupelian V, et al: Prevalence of symptomatic androgen deficiency in men. J Clin Endo Metab 92:4241–4247, 2007.
3. Amory JK, Wang, C, Swerdloff RS, et al: The effect of 5 reductase inhibition with dutasteride and finasteride on semen parameters and serum hormones in healthy men. J Clin Endo Metab 92:1659–1665, 2007.
4. Bagatell CJ, Bremner WJ: Androgens in men—uses and abuses. N Engl J Med 334:707–714, 1996.
5. Baker HWG, Burger HF, DeKretser DM, et al: Changes in the pituitary-testicular system with age. Clin Endocrinol 5:349–372, 1976.
6. Bannister P, Handley T, Chapman C, Losowsky MS: Hypogonadism in chronic liver disease: impaired release of luteinising hormone. BMJ 293:1191–1193, 1986.
7. Bhasin S. Approach to the infertile man. J Clin Endo Metab 92:1995–2004, 2007.
8. Bhasin S, Cunningham GR, Hayes FJ, et al: Testosterone therapy in adult men with androgen deficiency syndromes: an Endocrine Society Clinical Practice Guideline. J Clin Endo Metab 91:1995–2010, 2006.
9. Byrne M, Nieschlag E: Testosterone replacement therapy in male hypogonadism. J Endocrinol Invest 26:481–489, 2003.
10. Castro-Magana M, Bronsther B, Angulo MA: Genetic forms of male hypogonadism. Urology 35:195–204, 1990.
11. Dada R, Gupta NP, Kucheria K: Molecular screening for Yq microdeletion in men with idiopathic oligospermia and azoospermia. J Biosci 28:163–168, 2003.
12. Gambineri A, Pelusi C, Vicennati V, et al: Testosterone in ageing men. Expert Opin Investig Drugs 10:477–492, 2001.

384 CAPÍTULO 44 HIPOGONADISMO MASCULINO

13. Griffin JE, Wilson JD: The syndromes of androgen resistance. N Engl J Med 302:198–209, 1980.

14. Gromoll J, Eiholzer U, Nieschlag E, Simoni M: Male hypogonadism caused by homozygous deletion of exon 10 of the luteinizing hormone (LH) receptor: differential action of human chorionic gonadotropin. J Clin Endocrinol Metab 85:2281–2286, 2000.

15. Guo CY, Jones TH, Eastell R: Treatment of isolated hypogonadotropic hypogonadism effect on bone mineral density and bone turnover. J Clin Endocrinol Metab 82:658–665, 1997.

16. Harman SM, Metter EJ, Tobin JD, et al: Longitudinal effects of aging on serum total and free testosterone levels in healthy men. Baltimore Longitudinal Study of Aging. J Clin Endocrinol Metab 86:724–731, 2001.

17. Hayes FJ, Seminara SB, Crowley WF: Hypogonadotropic hypogonadism. Endocrinol Metab Clin North Am 27:739–763, 1998.

18. Hopps CV, Mielnik A. Goldstein M, et al: Detection of sperm in men with Y chromosome microdeletions on the AZFa, AZFb and AZFc regions. Hum Reprod 18:1660–1665, 2003.

19. Hsueh WA, Hsu TH, Federman DD: Endocrine features of Klinefelter's syndrome. Medicine 57:447–461, 1978.

20. Kalyani RR, Gavini S, Dobs AS: Male hypogonadism in systemic disease. Endocrinol Metab Clin North Am 36:333–348, 2007.

21. Kidd GS, Glass AR, Vigersky RA: The hypothalamic-pituitary-testicular axis in thyrotoxicosis. J Clin Endo Metab 48:798–802, 1979.

22. Layman LC: Hypogonadotropic hypogonadism. Endocrinol Metab Clin North Am 36:283–296, 2007.

23. Lee PA, O'Dea LS: Primary and secondary testicular insufficiency. Pediatr Clin North Am 37:1359–1387, 1990.

24. Lieblich JM, Rogol AD, White BJ, Rosen SW: Syndrome of anosmia with hypogonadotropic hypogonadism (Kallman syndrome): clinical and laboratory studies in 23 cases. Am J Med 73:506–519, 1982.

25. Marks LS, Mazer NA, Mostaghel E, et al: Effect of testosterone replacement therapy on prostate tissue in men with late-onset hypogonadism. JAMA 296:2351–2361, 2006.

26. Matsumoto AM, Bremner WJ: Endocrinology of the hypothalamic-pituitary-testicular axis with particular reference to the hormonal control of spermatogenesis. Baillieres Clin Endocrinol Metab 1:71–87, 1987.

27. Rhoden EL, Morgentaler A: Risks of testosterone-replacement therapy and recommendations for monitoring. N Engl J Med 29;350:482–92, 2004.

28. Schwartz ID, Root AW: The Klinefelter syndrome of testicular dysgenesis. Endocrinol Metab Clin North Am 20:153–163, 1991.

29. Seminara SB, Hayes FJ, Crowley WF, Jr: Gonadotropin-releasing hormone deficiency in the human (idiopathic hypogonadotropic hypogonadism and Kallmann's syndrome): pathophysiological and genetic considerations Endocrine Rev 19:521–539, 1998.

30. Silveira LF, MacColl GS, Bouloux PM. Hypogonadotropic hypogonadism. Semin Reprod Med 20:327–338, 2002.

31. Snyder PJ, Peachy H, Berlin JA, et al: Effects of testosterone replacement in hypogonadal men. J Clin Endocrinol Metab 85:2670–2677, 2000.

32. Swerdloff RS, Wang C, Cunningham G, et al: Long-term pharmacokinetics of transdermal testosterone gel in hypogonadal men. J Clin Endocrinol Metab 85:4500–4510, 2000.

33. Szulc P, Munoz F, Claustrat B, et al: Bioavailable estradiol may be an important determinant of osteoporosis in men: the MINOS study. J Clin Endocrinol Metab 86:192–199, 2001.

34. Tenover JL: Male hormone replacement therapy including "andropause." Endocrinol Metab Clin North Am 27:969–987, 1998.

35. Whitcomb RW, Crowley WF: Male hypogonadotropic hypogonadism. Endocrinol Metab Clin North Am 22:125–133, 1993.

CAPÍTULO 45

IMPOTÊNCIA

Robert A. Vigersky

1. O que é impotência?

Classicamente, a impotência tem sido definida como a incapacidade de atingir e manter uma ereção de rigidez suficiente para a relação sexual em 50% ou mais das tentativas. Um termo mais descritivo para a impotência é a disfunção erétil.

2. Os homens com disfunção erétil têm distúrbios em outras funções sexuais?

A maioria dos homens com disfunção erétil é capaz de ejacular. A ejaculação precoce pode preceder o desenvolvimento da impotência e, às vezes, é associada a terapia com droga. O desejo sexual (libido) também é geralmente preservado; a perda da libido é sugestiva de hipogonadismo ou doença sistêmica ou psiquiátrica grave.

3. A impotência é comum?

Pelo menos 10 milhões de homens americanos e talvez até 20 milhões são impotentes. Outros 10 milhões podem sofrer de disfunção erétil parcial. A prevalência de impotência aumenta com a idade; cerca de 2% dos homens com 40 anos, 20% com 55 anos, e 50%-75% com 80 anos são impotentes. De interesse, há uma lacuna da libido-potência, em que muitos homens idosos continuam a ter libido ativa, mas apenas 15% deles se empenham na atividade sexual.

4. Como ocorre uma ereção normal?

A ereção é essencialmente um evento vascular que resulta da interação complexa hormonal, vascular, nervo periférico e sistema nervoso central.

5. Explique o papel do sistema nervoso na realização da ereção.

A ereção é geralmente iniciada por vários estímulos psicológicos e/ou fisiológicos no córtex cerebral. Os estímulos são modulados no sistema límbico e outras áreas do cérebro, integrados no hipotálamo, transmitidos à medula espinhal e levados para o pênis através dos nervos autonômicos e sacral espinhal. (Para os estudiosos latinos, estes são os *nervi erigentes* derivados do verbo *erigo*, *erigere*, *erexi*, *erectus*). Nervos sensitivos da glande do pênis potencializam a mensagem e ajudam a manter a ereção durante a atividade sexual por meio de um arco reflexo.

6. Explique os aspectos hormonais da ereção.

Os estímulos do sistema nervoso liberam os neurotransmissores que revertem a constrição tônica do músculo liso mantida pela norepinefrina, endotelina e outros fatores vasoconstritores. Os mais importantes deles são os vasodilatadores potentes, o óxido nítrico (NO) e a prostaglandina E1 (PGE1). Além das fontes neurais, o NO é derivado de células endoteliais que podem explicar por que a integridade do endotélio pode ser necessária para a manutenção de uma ereção. O NO funciona aumentando a guanosina monofosfato cíclica (cGMP) e causando a diminuição do cálcio intracelular. Isso resulta no relaxamento de células musculares lisas vasculares, devido à dissociação da actina e miosina.

7. Que alterações vasculares no pênis resultam em ereção?

Dentro dos dois corpos cavernosos esponjosos do pênis estão milhões de pequenos espaços chamados lacunas, revestidas por uma parede de músculo liso trabecular. Enquanto os neurotransmissores dilatam as artérias

385

cavernosas e dorsal para o pênis e relaxam o músculo liso trabecular, os espaços lacunares no pênis se tornam cheios de sangue. Isso resulta no aprisionamento dos vasos de saída entre as paredes de expansão trabecular e a túnica rígida albugínea que envolve os corpos cavernosos, reduzindo significativamente o retorno venoso do pênis. Esse mecanismo veno-oclusivo é importante, tanto para a rigidez como para a intumescência. A falha da oclusão venosa (fuga venosa) é uma das causas intratáveis da impotência.

8. Que tipos de nervos e neurotransmissores desempenham um papel na ereção peniana?

Pelo menos três sistemas neuroefetores desempenham um papel na ereção peniana. Os nervos adrenérgicos geralmente inibem a ereção; nervos colinérgicos, não adrenérgicos e substâncias não colinérgicas (NANC) melhoram a ereção como segue:

- Nervos simpáticos (via receptores beta-adrenérgicos): constrição das artérias cavernosas e dorsal, contração do músculo liso trabecular
- Nervos parassimpáticos (através de receptores colinérgicos): inibem as fibras adrenérgicas, estimulam fibras NANC
- Mensageiros NANC (NO, polipeptídeo vasoativo intestinal e PGs ou outros fatores derivados do endotélio): dilatação das artérias cavernosas e dorsal, relaxamento do músculo liso trabecular

9. Como ocorre a detumescência?

A fosfodiesterase 5 (PD5), causa diminuição do cGMP, permitindo a reversão do processo, isto é, a detumescência, criando inibidores PD5, como sildenafil, vardenafil e tadalafil, importantes agentes terapêuticos para o tratamento da impotência (veja o seguinte).

10. Quais são as causas mais comuns da impotência?

A frequência das várias causas da impotência é difícil de avaliar por causa do grande número de pacientes que não relata o problema, a confusão a respeito do diagnóstico e a variabilidade na sofisticação da avaliação inicial. As principais causas de impotência nos homens que se apresentam no ambulatório médico são aproximadamente as seguintes:

- Fatores endócrinos (incluindo hiper e hipotireoidismo): 30%
- Diabetes melito e síndrome metabólica: 15%
- Medicamentos: 20%
- Doença sistêmica e alcoolismo: 10%
- Causas vasculares primárias: 5% (alterações do fluxo sanguíneo são cogitadas como causas de impotência, mas as lesões específicas favoráveis à terapia são relativamente raras)
- Causas neurológicas primárias: 5%
- Causas psicogênicas ou desconhecidas: 15%

11. Quais estilos de vida estão associados com a impotência?

- Baixo nível de atividade física
- Comer demais/obesidade
- Fumar
- Ver televisão excessivamente
- Consumo de álcool

12. Além do diabetes, quais são as três causas mais comuns da impotência do sistema endócrino?

- Hipogonadismo (hipergonadotrófico) primário (aumento do hormônio luteinizante [LH] e diminuição da testosterona)
- Hipogonadismo (hipogonadotrófico) secundário (diminuição da LH e diminuição da testosterona)
- Hiperprolactinemia

As causas menos comuns incluem hipertireoidismo, hipotireoidismo, insuficiência adrenal e síndrome de Cushing.

CAPÍTULO 45 IMPOTÊNCIA **387**

13. Descreva os medicamentos mais conhecidos para induzir a impotência.
Medicamentos sem prescrição, como álcool (como o porteiro diz a Macduff, no Ato II, Cena 3, de *Macbeth*: "Provoca o desejo, mas tira o desempenho") e drogas ilícitas, como cocaína, metadona e heroína, podem causar impotência. Os medicamentos mais comumente associados com a impotência incluem o seguinte:

- Agentes anti-hipertensivos, especialmente metildopa, clonidina, betabloqueadores, vasodilatadores (p. ex., hidralazina), diuréticos tiazídicos e espironolactona
- Medicamentos antipsicóticos
- Antidepressivos e tranquilizantes
- Outros (especialmente cimetidina, digoxina, fenitoína, carbamazepina, cetoconazol, metoclopramida e megestrol)

14. Que agentes anti-hipertensivos devem ser utilizados nos pacientes com impotência?
Virtualmente todos os medicamentos para a pressão sanguínea têm sido associados à impotência. Embora haja pouca diferença na taxa total dos problemas de ereção entre os agentes anti-hipertensivos comumente prescritos, inibidores da enzima conversora, bloqueadores dos receptores da angiotensina e bloqueadores dos canais de cálcio são os agentes, pelo menos prováveis, de afetar a capacidade erétil. Quando o bloqueio beta é exigido, antagonistas betasseletivos, como atenolol ou acebutolol, são os preferidos porque têm impacto mínimo sobre a função sexual.

15. O que é impotência "gaguejante"? Qual é o seu significado?
É a impotência alternando com períodos de função sexual inteiramente normal e chamada de impotência gaguejante. A esclerose múltipla (EM) é a causa orgânica mais importante da impotência gaguejante. Pode ser a manifestação inicial da EM e estar presente em até 50% dos homens com a doença.

16. Que tipo de informação histórica ajuda a separar a impotência orgânica da psicogênica?
A impotência psicogênica verdadeira é rara e deve ser um diagnóstico de exclusão. As perguntas que podem ajudar a separar a impotência psicogênica da orgânica estão listadas na Tabela 45-1.

TABELA 45-1. IMPOTÊNCIA ORGÂNICA *VERSUS* PSICOGÊNICA		
	Orgânica	Psicogênica
O início foi abrupto?	Não	Sim
A impotência é estresse-dependente?	Não	Sim
A libido é preservada?*	Sim	Não
Tem ereções de manhã?	Não	Sim
Tem orgasmos?	Sim	Não
Pode se masturbar?	Não	Sim
A impotência ocorre com todas as parceiras?	Sim	Não

* Existe uma correlação entre libido e níveis de testosterona nas populações com hipogonadismo, mas em nível individual a libido não pode ser um discriminador confiável.

17. Nomeie os componentes essenciais de um exame físico de homem queixando-se de impotência.
- Características sexuais secundárias, como desenvolvimento muscular, padrão de cabelo e presença de tecido mamário

CAPÍTULO 45 IMPOTÊNCIA

- Exame vascular, especialmente dos pulsos femorais e extremidade inferior, e presença de sopros
- Exames neurológicos focados, incluindo avaliação da presença de neuropatia periférica com a sensação do toque vibratório e de luz; da neuropatia autonômica usando o reflexo cremastérico, tônus do esfíncter anal ou reflexo bulbocavernoso, avaliação da pressão arterial na posição ereta e supina, medida da frequência cardíaca após a respiração profunda e Valsalva (diabéticos raramente têm neuropatia autonômica como causa da impotência na ausência de neuropatia periférica.)
- Exame da genitália para determinar o tamanho do pênis, forma, presença de placa ou de tecido fibroso (doença de Peyronie), tamanho e consistência dos testículos, exame de próstata
- Exame relevante da tireoide, incluindo tamanho, presença de nódulos e reflexos anormais

18. Qual é a avaliação laboratorial apropriada para homens com impotência?

A avaliação laboratorial deve ser baseada na história e nos resultados do exame físico. É possível descobrir a doença até então desconhecida em 6% dos homens. Geralmente, deve incluir os seguintes:

- Hemograma completo
- Urinálise
- Glicemia de jejum e (se diabético) hemoglobina A_{1c} (HbA1c)
- Perfil lipídico sérico em jejum
- Creatinina sérica
- Tiroxina sérica livre e TSH
- Testosterona sérica, LH e FSH

19. Os níveis de prolactina devem ser medidos em todos os homens impotentes?

Se a prolactina deve ser medida em todos os homens com impotência é algo controverso. Em geral, os pacientes com níveis normais de testosterona e LH e exame neurológico normal não necessitam de medida de prolactina. No entanto, se a testosterona é baixa e associada com LH baixo ou normal-baixo ou se a história ou exame sugerem lesão da hipófise, a prolactina deve ser medida. Como a prolactina interfere com a ação da testosterona, o estado da prolactina deve ser avaliado em pacientes hipogonádicos sem resposta à terapia de reposição de testosterona. O hipotireoidismo e a insuficiência renal também podem elevar a prolactina.

20. O que é índice braquial peniano?

A comparação da pressão arterial sistólica peniana e braquial permite uma avaliação geral da integridade vascular do pênis. Essa técnica não é muito sensível, mas é não invasiva e de fácil execução, podendo ajudar a identificar homens que exigem estudos vasculares mais extensos. A pressão arterial sistólica peniana é obtida com a ultrassonografia Doppler e deve ser a mesma que a pressão sistólica braquial (ou seja, a razão é aproximadamente = 1,0). Índice inferior a 0,7 é altamente sugestivo de impotência vasculogênica. O rendimento diagnóstico é aumentado se o índice peniano braquial é repetido depois de exercitar as extremidades inferiores por vários minutos. Essa manobra pode descobrir uma síndrome do roubo pélvico (perda de ereção devido a movimentos pélvicos), que é caracterizada por uma diferença superior a 0,15 entre o descanso e as taxas de exercício.

21. O que é monitoramento da intumescência peniana noturna?

A maioria dos homens experimenta três a seis ereções durante a fase do sono de movimento rápido dos olhos. Por meio do monitoramento desses eventos pode-se avaliar a frequência, a duração e, com alguns instrumentos, a rigidez da ereção. Esse procedimento ajuda a distinguir a impotência orgânica da psicogênica. Isso pode ser feito em casa semiquantitativamente (usando um Snap-Gauge [Dianon Corporation, Stratford, Connecticut]) ou quantitativamente (usando o RigiScan [Timm Medical Technologies, Inc., Eden Prairie, Minnesota]).

22. Quais são as opções terapêuticas no tratamento da impotência?

Depois de interromper as drogas com a alta probabilidade de causarem impotência ou outras condições subjacentes tratadas agressivamente (p. ex., diabetes melito, hipercolesterolemia), as grandes categorias de terapia disponíveis são as seguintes:

CAPÍTULO 45 IMPOTÊNCIA 389

- Tratamento médico incluindo modificações do estilo de vida e redução de peso
- Injeção intracavernosa
- Uso de alprostadil transuretral (PGE1)
- Ajudas externas mecânicas e de vácuo/dispositivos de sucção
- Tratamentos cirúrgicos
- Terapia psicológica (especialmente na ausência de causa orgânica óbvia)

23. Quais são as opções disponíveis para o tratamento médico?

- Reposição de testosterona em homens hipogonádicos com meta de alcançar nível normal leve de testosterona sérica
- Agonistas dopaminérgicos (bromocriptina ou cabergolina) para reduzir a hiperprolactinemia em homens com testosterona normal sem resposta ao tratamento com testosterona
- Inibidores PD5, como o citrato de sildenafil (Viagra®), vardenafil (Levitra®) ou o tadalafil (Cialis®)
- Bloqueadores do receptor adrenérgico (p. ex., ioimbina, 5,4 mg t.i.d.)
- Remédios à base de plantas (p. ex., o ginseng vermelho coreano, 900 mg t.i.d.)
- Inibidor da recaptação de serotonina para a ejaculação precoce

24. Resuma o papel da injeção intracavernosa.

A injeção intracavernosa de substâncias vasoativas (PGE, papaverina e fentolamina), individualmente ou em combinação (Trimix®) pode ser eficaz para os homens em quem os inibidores de PD5 falharam ou são contraindicados.

25. Liste os procedimentos cirúrgicos utilizados para tratar a impotência.

- Procedimentos de revascularização
- Obliteração de derivações venosas
- Implantes penianos cirúrgicos

26. Quais são as vantagens e desvantagens das diferentes formas da terapia de reposição de andrógenos?

As formas orais de testosterona, como oxandrolona e metiltestosterona, não devem ser utilizadas para o tratamento de longa duração por causa da sua propensão para causar hepatotoxicidade e tumores hepáticos. A fluoximesterona (Halotestin®) não pode ser aromatizada a estrógenos e, portanto, não pode fornecer proteção contra a osteoporose. A dermatite de contato é comum com adesivos de testosterona e pode impedir o seu uso. As alterações de humor com as formas intramusculares de testosterona e a irritação gengival com o sistema bucal não são incomuns. As formas recomendadas de testosterona com as respectivas vantagens e desvantagens estão listadas na Tabela 45-2.

27. Que parâmetros devem ser monitorados nos homens na terapia de testosterona?

Devem ser determinados no início, três meses após o início da terapia e depois seguir pelo menos anualmente após a estabilização do paciente:

- Hematócrito e hemoglobina
- Tamanho da próstata por toque retal
- Soro de antígeno prostático específico (PSA)
- Testes de função hepática
- Desenvolvimento de ginecomastia, acne ou edema
- Níveis séricos de testosterona em todas as formas de tratamento
- Níveis séricos de di-hidrotestosterona naqueles recebendo adesivo escrotal ou gel
- Desenvolvimento ou piora da apneia do sono
- Densidade mineral óssea basal e com 1-2 anos de intervalos

CAPÍTULO 45 IMPOTÊNCIA

TABELA 45-2. FORMAS RECOMENDADAS DA ADMINISTRAÇÃO DE TESTOSTERONA

	Intramuscular	*Patch* Escrotal	*Patch* Dérmico	Gel	Bucal
Marca	Delatestryl/Depo Testosterone	Testoderm®	Androderm/ Testoderm TTS®	AndroGel/ Testim®	Striant®
Dose	50-100 mg semanal ou 100-200 mg quinzenal	4-6 mg qd	2,5-5 mg qd	50 mg qd	30 mg bid
Uso confiável/ adesão	4	2	3	3	?
Dosagem flexível	4	2	2	2	2
Níveis séricos estáveis	1	4	4	4	?
Conveniência	1	2	3	3	2
Efeitos colaterais	2	2	3	1*	?
Custo	1	2	3	3	4

?, dados não disponíveis; 1, mais baixo; 4, mais alto.
*15 minutos de contato vigoroso pele a pele pode transferir uma quantidade significante de testosterona para uma parceira.

28. Em que condições a testosterona terapêutica é absolutamente ou relativamente contraindicada?

Contraindicação absoluta:
- Carcinoma da próstata
- Apneia obstrutiva do sono
- Policitemia vera
- Hipertrofia benigna da próstata sintomática ou grave
- Carcinoma da mama

Contraindicação relativa:
- Nódulo de próstata que não foi biopsiado
- Nível elevado do soro PSA
- Classe III ou IV de insuficiência cardíaca congestiva

29. Como são eficazes os inibidores da PD5?

A introdução dos inibidores seletivos da PD5 (citrato de sildenafil [Viagra®], vadernafil [Levitra®], tadalafil e [Cialis®]) produziu uma mudança de paradigma na abordagem para o tratamento da impotência, reduzindo a importância de se encontrar uma causa específica do problema. Não parece haver nenhuma taquifilaxia aos seus efeitos, pelo menos em cinco anos. Ministrado uma hora antes da atividade sexual prevista (e para o Viagra® evitar refeição gordurosa, que inibe a absorção de um terço), eles são bem-sucedidos em até 80% dos homens com impotência orgânica (embora apenas em cerca de 50%-70% dos homens diabéticos e 50% dos homens idosos). Pode ser usada a testosterona como terapia de resgate nos pacientes que não respondem aos inibidores da PD5 e que também têm baixos níveis de testosterona. Mudar de um inibidor PD5 para outro às vezes também é benéfico.

30. Discuta os efeitos colaterais dos inibidores da PD5.

Os efeitos colaterais associados com os inibidores da PD5 (dor de cabeça, rubor, dispepsia e névoa azulada na visão) raramente causam a interrupção do seu uso. Como causam vasodilatação semelhante ao dos nitratos, são contraindicados em homens que tomam qualquer forma de nitratos. A meia-vida longa do tadalafil (a chamada "pílula do fim de semana") pode revelar-se particularmente problemática se um paciente desenvolver angina no prazo de 72-96 horas após tomá-la. Além disso, os inibidores da PD5 devem ser administrados com cuidado em homens com infarto recente do miocárdio ou acidente vascular cerebral, hipotensão arterial em repouso, classe III ou classe IV de insuficiência cardíaca congestiva e angina instável.

PONTOS-CHAVE: IMPOTÊNCIA

1. Ereções são mediadas por liberações neurais e endoteliais de NO, que induzem a vasodilatação.
2. A causa específica de impotência pode ser diagnosticada em 85% dos homens.
3. Os anti-hipertensivos que são menos propensos a causar impotência são os inibidores da enzima conversora, bloqueadores dos receptores da angiotensina e bloqueadores dos canais de cálcio.
4. Os inibidores da PD5 (sildenafil, vardenafil e tadalafil) são as drogas mais eficazes no tratamento da impotência não hormonal.
5. Os homens tratados com terapia de reposição de testosterona devem ser monitorados anualmente por um exame de toque retal e exames de sangue para dosagem de hemoglobina, antígeno prostático específico, função hepática e testosterona.

31. Quais as interações medicamentosas associadas com inibidores da PD5?

Como os inibidores da PD5 são metabolizados através do CYP3A4, qualquer droga que bloqueie essa enzima (p. ex., eritromicina e outros antibióticos macrolídeos, cetoconazol e outros antifúngicos, inibidores da protease do HIV, como saquinavir e ritonavir, cimetidina) aumenta as concentrações plasmáticas dos inibidores da PD5. Nesses casos, os inibidores da PD5 devem ser iniciados com um quarto a metade da dose usual. Como os inibidores da PD5 podem potenciar o efeito hipotensor dos beta-adrenérgicos, eles devem ser administrados em doses mais baixas (Viagra®) ou evitados (Levitra®) nos homens em uso de bloqueadores alfa para controle da pressão arterial ou para hipertrofia benigna prostática.

32. Quando as injeções intracavernosa ou intrauretral são recomendadas?

A injeção de substância vasodilatadora diretamente no corpo cavernoso do pênis deve ser reservada para os homens nos quais os inibidores da PD5 são ineficazes, contraindicados ou que tenham produzido efeitos adversos intoleráveis. Assim, a terapia alternativa ao PD5 resulta na ereção satisfatória para relações sexuais, em alguns homens com impotência. PGE1 (Caverject®), papaverina e fentolamina podem ser usados sozinhos ou em combinação (Trimix®).

33. Discuta os efeitos colaterais da injeção intracavernosa e intrauretral.

Os efeitos colaterais que dependem do tipo e da quantidade de substâncias injetadas incluem hipotensão, elevação das enzimas hepáticas e dor de cabeça. As complicações locais incluem hematoma, inchaço, injeção inadvertida na uretra e fibrose local com o uso em longo prazo. A complicação mais grave local é o priapismo (ereção sustentada) por mais de quatro horas, que pode exigir a injeção de agonistas beta-adrenérgicos ou aspiração do corpo cavernoso. O PGE1 também está disponível como supositório intrauretral (sistema medicamentoso uretral para ereção [MUSE]) porque é menos invasivo e mais fácil de usar, podendo ser um agente de segunda linha mais adequado que a injeção intracavernosa. Não há estudos controlados que tenham avaliado o sucesso de qualquer abordagem nas falhas do inibidor da PD5.

34. Será que o aparecimento da impotência tem outras implicações para a saúde?
O desenvolvimento da impotência está associado com aumento de 45% do risco de eventos cardiovasculares. Essa é a mesma taxa de outros bem conhecidos fatores de risco, como tabagismo atual e histórico familiar de infarto do miocárdio.

35. Quais futuros tratamentos podem ser acessíveis?
Há novos inibidores da PD5 que estão em testes. Eles têm menor tempo de latência de ação ou ação de duração intermediária. A terapia genética que atinge os canais de potássio no músculo liso peniano está sendo avaliada em ensaios de segurança e eficácia.

36. Quais outras modalidades estão disponíveis para o tratamento de homens impotentes?
Os dispositivos de ereção a vácuo fornecem uma solução mecânica não invasiva para a impotência. Eles são um pouco difíceis de usar e exigem a colocação de um anel oclusivo na base do pênis para impedir o retorno venoso; podem ser particularmente eficazes para os homens que têm vazamento "venoso", como etiologia de sua impotência. O anel constritivo impede a ejaculação retrógrada, devido à constrição uretral. A revascularização cirúrgica tem lugar limitado no tratamento da impotência dos homens por causa da invasividade e da taxa de sucesso limitado. Da mesma forma, a inserção da prótese é raramente executada por causa da disponibilidade de várias alternativas eficazes e não invasivas. Nos homens nos quais a ejaculação precoce é o maior problema, o uso intermitente de inibidores seletivos de recaptação de serotonina tem sido eficaz para retardar o momento da ejaculação.

SITES

1. http://www.endosociety.org/publications/guidelines/final/upload/AndrogensMenGuideline053006.pdf
2. http://ww.impotence.org/
3. http://kidney.niddk.nih.gov/kudiseases/pubs/impotence/index.htm
4. http://www.hormone.org/public/other.cfm

BIBLIOGRAFIA

1. Adams MA, Banting BD, Maurice DH, et al: Vascular control mechanism in penile erection: phylogeny and the inevitability of multiple overlapping systems. Int J Impotence Res 9:85–95, 1997.
2. Andersson KE: Erectile physiological and pathophysiological pathways involved in erectile dysfunction. J Urol 170:S6–S14, 2003.
3. Bagatell CJ, Bremner WJ: Androgens in men—use and abuses. N Engl J Med 334:707–714, 1997.
4. Bhasin S, Cunningham GR, Hayes FJ, et al: Testosterone therapy in adult men with androgen deficiency syndromes: an Endocrine Society Clinical Practice Guideline. J Clin Endo Metab 91:1995–2010, 2006.
5. Cohan P, Korenman SG: Erectile dysfunction. J Clin Endo Metab 86:2391–2394.
6. Cookson MS, Nadig PW: Long–term results with vacuum constriction device. J Urol 149:290–294, 1993.
7. Esposito K, Giugliano F, Di Palo C, et al: Effect of lifestyle changes on erectile dysfunction in obese men: a randomized controlled trial. J Am Med Assoc 291:2978–2984, 2004.
8. Esposito K, Giugliano F, Martedi E, et al: High proportions of erectile dysfunction in men with the metabolic syndrome. Diabetes Care 28:1201–1203, 2005.
9. Feldman HA, Goldstein I, Hatzichristou DJ, et al: Impotence and its medical and psychosocial correlates: results of the Massachusetts male aging study. J Urol 151:54–61, 1994.
10. Goldstein I, Lue TF, Padma–Nathan H, et al: Oral sildenafil in the treatment of erectile dysfunction. N Engl J Med 338:1397–1404, 1998.
11. Goldstein I, Young JM, Fischer J, et al Vardenafil, a new phosphodiesterase type 5 inhibitor, in the treatment of erectile dysfunction in men with diabetes: a multicenter double–blind placebo–controlled fixed–dose study. Diabetes Care 26:777–783, 2003.

CAPÍTULO 45 IMPOTÊNCIA **393**

12. Grimm RH Jr, Grandits GA, Prineas RJ, et al (for the TOHMS Research Group): Long–term effects on sexual function of five antihypertensive drugs and nutritional hygienic treatment in hypertensive men and women. Treatment of Mild Hypertension Study (TOHMS). Hypertension 29:8–14, 1997.

13. Hanash KA: Comparative results of goal oriented therapy for erectile dysfunction. J Urol 157: 2135–2139, 1997.

14. Herrmann HC, Chang G, Klugherz BD, Mahoney PD: Hemodynamic effects of sildenafil in men with severe coronary artery disease. N Engl J Med 342:1622–1626, 2000.

15. Hong G, Ji YH, Hong JH, et al: A double–blind crossover study evaluating the efficacy of Korean red ginseng in patients with erectile dysfunction: a preliminary report. J Urol 168:2070–2073, 2002.

16. Krane RJ, Goldstein I, DeTejada JS: Impotence. N Engl J Med 321:1648–1659, 1989.

17. Krassas GE, Tziomalos K, Papadopoulou F, et al: Erectile dysfunction in patients with hyper– and hypothyroidism: how common and should we treat? J Clin Endo Metab 93:1815–1819, 2008.

18. Lerner SF, Melman A, Christ GJ: A review of erectile dysfunction: new insights and more questions. J Urol 149:1246–1252, 1993.

19. Linet OI, Ogring FG, and the Alprostadil Study Group: Efficacy and safety of intracavernosal prostaglandin in men with erectile dysfunction. N Engl J Med 334:873–878, 1996.

20. Melman A: Gene therapy for male erectile dysfunction. Urol Clin N Am 34: 619–630, 2007.

21. McMahon CG, Touma K: Treatment of premature ejaculation with paroxetine hydrochloride as needed: two single–blind placebo controlled crossover studies. J Urol 161:1826–1830, 1999.

22. Morley JE, Kaiser FE: Impotence: the internists' approach to diagnosis and treatment. Adv Intern Med 38:151–168, 1993.

23. Neisler AW, Carey NP: A critical reevaluation of nocturnal penile tumescence monitoring in a diagnosis of erectile dysfunction. J Nerv Ment Dis 178:78–79, 1990.

24. NIH Consensus Conference: Impotence. JAMA 270:83–90, 1993.

25. Padma–Nathan H, Hellstrom WSG, Kaiser FE, et al: (for the Medicated Urethral System for Erection (MUSE) Study Group): Treatment of men with erectile dysfunction with transurethral alprostadil. N Engl J Med 336:1–7, 1997.

26. Park K, Ku JH, Kim SW, Paick JS: Risk factors in predicting a poor response to sildenafil citrate in elderly men with erectile dysfunction. BJU International 95:366–370, 2005.

27. Porst H, Padma–Nathan H, Giuliano F, et al: Efficacy of tadalafil for the treatment of erectile dysfunction at 24 and 36 hours after dosing: a randomized controlled trial. Urology 62:121–125, 2003.

28. Rajfer J, Aronson WJ, Bush PA, et al: Nitric oxide as a mediator of relaxation of the corpus cavernosum in response to nonadrenergic, noncholinergic neurotransmission. N Engl J Med 326:90–94, 1992.

29. Rendell MS, Rajfer J, Wicker PA, et al: Sildenafil for treatment of erectile dysfunction in men with diabetes. A randomized controlled trial. JAMA 281:421–426, 1999.

30. Rosenthal BD, May NR, Metro MJ, et al: Adjunctive use of Androgel (testosterone gel) with sildenafil to treat erectile dysfunction in men with acquired androgen deficiency syndrome after failure using sildenafil alone. Urology 67:571–574, 2006.

31. Sidi AA: Vasoactive intracavernous pharmacotherapy. Urol Clin N Am 15:95–101, 1988.

32. Thompason IM, Tangen CM, Goodman PJ, et al: Erectile dysfunction and subsequent cardiovascular disease. J Am Med Assoc 294:2996–3002, 2005.

33. Witherington R: Mechanical aids for treatment of impotence. Clin Diabetes 7:1–22, 1989.

CAPÍTULO 46

GINECOMASTIA

Brenda K. Bell e Micol S. Rothman

1. Defina ginecomastia.
A ginecomastia é definida como a presença de tecido mamário palpável no indivíduo do sexo masculino.

2. Como a ginecomastia se apresenta clinicamente?
A ginecomastia geralmente se apresenta como um botão palpável discreto do tecido que irradia abaixo da região do mamilo e aréola. A ginecomastia terá uma textura "arenosa" quando a mama é comprimida entre o polegar e o indicador. O tecido adiposo, ao contrário da ginecomastia, não causará resistência até que o mamilo seja atingido. Se a dúvida persistir, água e sabão sobre a mama podem facilitar o exame por diminuírem o atrito da pele.

3. Qual é o significado da ginecomastia dolorosa?
A ginecomastia é frequentemente assintomática e descoberta incidentalmente. Dor ou sensibilidade recente implica o rápido crescimento do tecido mamário. Isso pode indicar uma causa patológica para a ginecomastia e deve-se pedir nova avaliação.

4. A ginecomastia é sempre bilateral?
O envolvimento tende a ser bilateral, mas a assimetria é comum. A hipertrofia unilateral está presente em 5%-25% dos pacientes e pode ser uma fase preliminar no desenvolvimento da doença bilateral. Nos estudos de autópsia, a hipertrofia unilateral é, na verdade, ginecomastia bilateral em estudos histológicos.

5. Resuma a fisiopatologia da ginecomastia.
A ginecomastia resulta de um desequilíbrio entre o efeito estimulante do estrogênio sobre a proliferação ductal e o efeito inibitório de andrógenos no desenvolvimento da mama. O desequilíbrio é mais comumente causado por aumento da produção de estrogênios, diminuição da produção de testosterona ou aumento da conversão de andrógenos a estrogênios no tecido periférico. Os problemas com a globulina de ligação do hormônio sexual e com a ligação e função do receptor de andrógeno, também podem resultar em ginecomastia.

6. Onde são produzidos os estrogênios no sexo masculino?
A produção testicular direta de estrogênios computa menos de 15% da produção masculina de estrogênio. A maioria dos estrogênios vem da conversão de andrógenos adrenal e testicular para estrogênios nos tecidos periféricos, especialmente o tecido adiposo e o fígado.

7. Qual é a causa mais comum da ginecomastia?
O tecido mamário palpável assintomático é comum em homens normais, especialmente no recém-nascido (60%-90%), na puberdade (60%-70% entre as idades de 12-15 anos) e com o aumento da idade (20%-65% acima de 50 anos). Devido a essa alta prevalência, a ginecomastia é considerada um achado relativamente normal durante esses períodos da vida. A ginecomastia nessas idades é frequentemente chamada de fisiológica ou idiopática.

8. Por que a ginecomastia é tão comum durante essas fases da vida?
A ginecomastia neonatal é devida à transferência placentária de estrógenos. Durante a puberdade inicial, a produção de estrogênios começa mais cedo do que a produção de testosterona, causando desequilíbrio na proporção de andrógenos a estrógenos. Com o envelhecimento, diminui a produção de testosterona, e a conversão

CAPÍTULO 46 GINECOMASTIA **395**

periférica de andrógenos para estrógenos aumenta, frequentemente por causa do aumento do tecido adiposo associado à idade.

9. Quais são as outras causas da ginecomastia?

A ginecomastia idiopática e a puberal compõem a maioria dos casos. As drogas são responsáveis por 10%-20% dos casos, e o hipogonadismo primário, por outros 10%. Os tumores adrenal ou testicular representam menos de 3% dos casos — a ginecomastia pode preceder o desenvolvimento do tumor de testículo. Outras causas combinadas representam menos de 10% dos casos e incluem hipogonadismo secundário, distúrbios andrógeno-resistentes, desnutrição, cirrose, alcoolismo, doença renal, hiperplasia adrenal congênita, tumores extragonadais, ginecomastia da realimentação e hipertiroidismo.

10. Quais drogas causam a ginecomastia?

Muitas drogas têm sido implicadas, algumas com efeitos esteroides conhecidos, outras com nenhum mecanismo claro:

Esteroides anabolizantes	Metildopa	Nifedipina	Inibidores de protease
Andrógenos	Reserpina	Verapamil	Amiodarona
Cremes de estrogênio	Maconha	Anlodipina	Risperidona
Espironolactona	Heroína	Diltiazem	Anfetaminas
Flutamida	Metadona	Captopril	Minociclina
Finasterida	Fenitoína	Enalapril	Etionamida
Acetato de ciproterona	Diazepam	Talidomida	Isoniazida
Ranitidina	Metronidazol	Fluoxetina	Antidepressivos tricíclicos
Cimetidina	Cetoconazol	Fenotiazinas	Hormônio do crescimento
Omeprazol	Quimioterapia	Metotrexato	Teofilina
Digitoxina	Pravastatina	Haloperidol	Auranofina
Domperidona	Atorvastatina	Etretinato	Sulindac
Dietilpropiona	Gabapentina	Penicilamina	Dong Quai
Metoclopramida	Álcool	Melatonina	Lavanda
Óleo da árvore de chá	Tratamento para câncer de próstata com antian-drógenos		

11. Como a ginecomastia causa tumores de testículo?

Os tumores de células germinativas podem produzir gonadotrofina coriônica humana (hCG). Assim como o hormônio luteinizante (LH), o hCG aumenta a produção testicular de estradiol. Os tumores de células de Leydig podem secretar diretamente o estradiol.

12. Quais tumores extragonadais causam a ginecomastia?

Os tumores pancreático, gástrico e de pulmão, o carcinoma de células transicionais da bexiga e o carcinoma de células renais têm sido associados com a produção de hCG. Os hepatomas podem aumentar a atividade de aromatase, que resulta na conversão excessiva de andrógenos para estrógenos

13. Como deve ser a avaliação para a ginecomastia?

A história e o exame físico estão indicados em todos os casos e determinarão a causa em 30%-40% dos pacientes. A ginecomastia é tão comum, no entanto, que muitos especialistas são cautelosos em atribuir importância à detecção de pequena quantidade de tecido mamário em um homem, que de outra maneira seria assintomático. Em adolescentes, não há razão para considerar o teste do sistema endócrino a menos que o alargamento seja maciço ou a ginecomastia persista por mais de dois anos. O desenvolvimento agudo do alargamento e a sensibilidade no sexo masculino com idade superior a 20 anos garante uma avaliação adicional, assim como massas duras, excêntricas e de tamanho maior que 4 cm.

14. Qual informação é importante na história?

Idade	Outras doenças
	Anomalias congênitas
Sintomas da tireoide	Estado nutricional e recentes alterações no peso
Duração do alargamento	Progressão puberal
Drogas	Impotência e libido
Sintomas da mama (sensibilidade, volume de descarga)	
Uso de álcool	

15. O que deve ser observado no exame físico?

As características mais importantes são as do tecido mamário (irregular, firme, excêntrico, descarga mamária), testículos (tamanho, assimetria), abdome (aumento do fígado, ascite, angioma em aranha), características sexuais secundárias, estado da tireoide (bócio, tremores, reflexos) e todos os sinais de excesso de cortisol (giba de búfalo, obesidade central, hipertensão, estrias roxas, fácies de lua cheia).

PONTOS-CHAVE: ABORDAGEM GERAL PARA A GINECOMASTIA

1. O mais importante é a diferenciação entre a ginecomastia e o câncer de mama; se subsistirem dúvidas após o exame físico, obter mamografia.

2. A maioria dos casos é bilateral, assintomática e descoberta incidentalmente. História, exame físico e reavaliação de 3-6 meses são apropriados para tais homens.

3. Rápido alargamento, crescimento maior que 4 cm, dor e idade inferior a 10 anos ou entre 20-50 anos se correlacionam com doença sistêmica/causa patológica para a ginecomastia. Tais homens devem ser avaliados cuidadosamente se a causa não for evidente após a anamnese e o exame físico.

4. Os tumores malignos podem causar ginecomastia, embora raramente. Considere tumores testiculares, pulmonares e abdominais (pâncreas, suprarrenal, gástrico, renal/bexiga).

16. Os testes laboratoriais devem ser requisitados?

Alguns acreditam que os testes hormonais não tenham custo-benefício e sejam favoráveis à solicitação apenas da ultrassonografia, para afastar a incidência de 3% dos tumores feminizantes. A maioria, porém, é favorável à medição das enzimas hepáticas, ureia, creatinina, tireotrofina (TSH) e testosterona (total e livre). Estradiol, hCG, LH e hormônio foliculestimulante (FSH) podem seguir o rastreamento inicial. Se os níveis de hCG ou estradiol estão elevados, é indicada ultrassonografia. Se ela for negativa, devem ser solicitadas radiografias torácica e abdominal, e tomografia computadorizada (TC). Para os pacientes pré-púberes, uma CT adrenal precederia a ultrassonografia testicular.

17. Quais resultados levantam a suspeita de câncer de mama?

O câncer de mama é raro nos homens (0,2%). O risco é maior na síndrome de Klinefelter (3%-6%) e em parentes masculinos de mulheres jovens com câncer de mama. O carcinoma é geralmente unilateral, indolor e não endurecido. Descarga sanguinolenta, ulceração, firmeza, fixação ao tecido subjacente, localização excêntrica e adenomegalia são achados suspeitos. Se a dúvida permanecer, a mamografia ou a biópsia devem ser consideradas. A sensibilidade e a especificidade da mamografia para o diagnóstico do câncer de mama masculino se aproxima de 90%. A precisão diagnóstica da citologia aspirativa por agulha é superior a 90%. Biópsia excisional ou mastectomia seria recomendada para a citologia maligna ou suspeita, ou em caso de mamografia sugestiva de malignidade.

18. A ginecomastia regride espontaneamente?

A ginecomastia de início recente com menos de 3 cm de tamanho irá regredir em 85% dos pacientes. Pode demorar cerca de 18-36 meses para a resolução da ginecomastia durante a puberdade, mas irá resolver em mais de 90% dos meninos púberes. A persistência é incomum após 17 anos de idade. A ginecomastia devida a uma medicação ou doença subjacente também deve se resolver após a descontinuação do agente ou tratamento da doença. O tecido persistente torna-se mais fibroso com o tempo, porém é menos provável de remissão espontânea se estiver presente por mais de 12 meses. O tecido mamário mais altamente desenvolvido (Tanner III, IV e V) também tem menos probabilidade de regredir.

19. Qual é o tratamento quando a ginecomastia não regride?

A terapia hormonal pode ser tentada. Tamoxifeno, clomifeno, danazol, di-hidrotestosterona, testolactona e anastrozol foram utilizados. O tamoxifeno tem menos efeitos colaterais e a maior taxa de resposta, tanto para melhoria na sensibilidade como na diminuição de tamanho. Embora não seja o melhor tratamento, a regressão parcial pode ser vista em cerca de 80% dos pacientes e regressão completa em cerca de 60%. É mais provável que a medicação funcione se a ginecomastia estiver presente há menos de quatro meses e o tamanho do tecido for inferior a 3 cm. O tamoxifeno é administrado na dose de 10 mg duas vezes ao dia, com acompanhamento por três meses para avaliar a resposta. Para a ginecomastia recorrente ou persistente maior que 3 cm, a cirurgia é a terapêutica recomendada. Lipoaspiração/lipoaspiração guiada por ultrassom, excisão ou ambas podem ser utilizadas. Baixa dose de irradiação da mama bilateral e tamoxifeno também têm sido estudados como profilaxia para evitar o desenvolvimento da ginecomastia causada por estrógenos e antiandrógenos utilizados no tratamento do câncer de próstata.

PONTOS-CHAVE: TRATAMENTO DA GINECOMASTIA

1. A maioria dos casos se resolve espontaneamente após a retirada da medicação ou tratamento da doença subjacente.

2. O tratamento médico com o tamoxifeno pode ser tentado por 3-6 meses se desejado.

3. Quanto mais tempo o tecido se encontra presente e quanto maior a quantidade de tecido, menor a probabilidade da resposta ao tamoxifeno. A cirurgia é indicada para esses casos.

BIBLIOGRAFIA

1. Braunstein G: Gynecomastia. N Engl J Med 357:1229–1237, 2007
2. Braunstein G: Pathogenesis and diagnosis of gynecomastia. Up to Date in Endocrinology and Diabetes 11(2):1–11, 2003.
3. Braunstein G: Prevention and treatment of gynecomastia. Up to Date in Endocrinology and Diabetes 11(3):1–9, 2003.
4. Bowers S, Pearlman N, McIntyre R, et al: Cost-effective management of gynecomastia. Am J Surg 176:638–641, 1998.
5. Ersoz H, Onde M, Terekeci H, et al: Causes of gynecomastia in young adult males and factors associated with idiopathic gynecomastia. Int J Androl 25:312–316, 2002.
6. Evans G, Anthony T, Appelbaum A, et al: The diagnostic accuracy of mammography in the evaluation of male breast disease. Am J Surg 181:96–100, 2001.
7. Fruhstorfer B, Malata C: A systematic approach to the surgical treatment of gynecomastia. Br J Plast Surg 56:237–246, 2003.
8. Gruntmanis U, Braunstein G: Treatment of gynecomastia. Curr Opin Investig Drugs 2:643–649, 2001.
9. Henley DV, Lipson N, Korach KS, et al: Prepubertal gynecomastia linked to lavender and tea tree oils. N Engl J Med 356:479–485, 2007.
10. Ismail A, Barth J: Endocrinology of gynaecomastia. Ann Clin Biochem 38:596–607, 2001.
11. Khan H, Blarney R: Endocrine treatment of physiological gynecomastia. BMJ 327:301–302, 2003.
12. Narula HS, Carlson HE: Gynecomastia. Endocrinol Metab Clin N Am 36:497–519, 2007.
13. Widmark A, Fossa S, Lundmo P, et al: Does prophylactic breast irradiation prevent antiandrogen induced gynecomastia? Urology 61:145–151, 2003.
14. Yaturu S, Harrara E, Nopajaroonsri C, et al: Gynecomastia attributable to HCG secreting giant cell carcinoma of the lung. Endocr Pract 9:233–235, 2003.

AMENORREIA

Margaret E. Wierman e Micol S. Rothman

1. Defina amenorreia.

Amenorreia é a ausência de períodos menstruais. Oligomenorreia refere-se à menstruação irregular mais leve. A amenorreia primária é a incapacidade de iniciar a menstruação, enquanto a secundária refere-se à interrupção da menstruação após a menstruação cíclica já estabelecida.

2. Descreva o momento normal da puberdade.

Nas meninas, a puberdade começa geralmente após a idade de oito anos e é anunciada pelo início do desenvolvimento da mama. A idade média para começar a menstruação para essas meninas, nos Estados Unidos, é de 12 anos. Esse evento geralmente sinaliza o fim do processo puberal, ocorrendo após o estirão de crescimento e a finalização da maioria das mudanças somáticas.

3. Resuma o processo subjacente do desenvolvimento puberal.

O processo é desencadeado pelo hormônio liberador de gonadotrofina (GnRH) induzindo a secreção episódica de hormônio luteinizante (LH) e hormônio foliculestimulante (FSH) pela glândula pituitária. A liberação pulsátil de gonadotrofina ativa os ovários, provocando a maturação dos folículos e da produção de estrogênio, e, mais tarde, da progesterona. Esses esteroides gonadais produzem *feedback* no nível do hipotálamo e da hipófise para regular a secreção de GnRH e gonadotrofinas. Um evento de maturação final é o desenvolvimento do *feedback* positivo do estradiol, induzindo o aumento de LH do meio do ciclo, que estimula a ovulação. Em muitas adolescentes, os ciclos menstruais são anovulatórios e, portanto, irregulares durante os primeiros 12-18 meses. À medida que o eixo hipotálamo-pituitária-gonadal (eixo HPG) amadurece, os ciclos ovulatórios se tornam mais frequentes. Em mulheres adultas normais, todos exceto um ou dois ciclos no ano são ovulatórios.

4. Que tipos de distúrbios causam a amenorreia primária?

A amenorreia primária é definida como a falta de menstruação aos 16 anos de idade ou falta de características sexuais secundárias aos 14 anos. É geralmente resultado do desenvolvimento anatômico anormal dos órgãos reprodutivos femininos ou de um distúrbio hormonal que envolve a glândula, o hipotálamo, a hipófise ou os ovários (Tabela 47-1). A presença de características sexuais secundárias normais nessas pacientes sugere um problema anatômico, como a obstrução ou a impossibilidade do desenvolvimento do útero ou da vagina. Por outro lado, a falta de características sexuais secundárias indica provável causa hormonal.

5. O hipotálamo e a hipófise são causas de amenorreia primária?

O hipogonadismo hipogonadotrófico idiopático (IHH) é devido à falta da maturação de neurônios produtores de GnRH durante o desenvolvimento embrionário (também chamado de síndrome de Kallmann quando associado a anosmia). Além disso, recentemente tem sido demonstrado que o sistema kisspeptina/GPR54 regula a secreção de GnRH na puberdade. As mutações nessa via, bem como no receptor do GnRH na hipófise, também podem causar a amenorreia primária. A hipófise também pode ser comprimida por tumores da hipófise, craniofaringiomas e cistos de bolsa de Rathke, causando insuficiência de LH e FSH na adolescência e perturbando a maturação sexual.

400 CAPÍTULO 47 AMENORREIA

TABELA 47-1. CAUSAS DA AMENORREIA PRIMÁRIA

Anatômica

Ausência congênita de ovários, útero ou vagina

Estenose cervical

Hímen imperfurado

Hormonal

Hipotalâmica

Deficiência de GnRH

Hipotalâmica (craniofaringioma)

Hipófise

Prolactinoma

Cisto de Rathke

Pan-hipopituitarismo de mutação genética

Ovariano

Disgenesia gonadal (XO)

Quimioterapia ou radioterapia com prejuízo dos ovários

Síndromes de resistência androgênica (XY)

Outros: hiperplasia adrenal congênita

---

6. Resuma as causas do ovário de amenorreia primária.

Os ovários podem estar prejudicados por causa da disgenesia gonadal devido à síndrome de Turner (cariótipo 45Xo) ou destruição por quimioterapia ou radioterapia antes de concluir a maturação sexual. A presença de genitália ambígua ou gônadas palpáveis na região inguinal ou lábios pode indicar um distúrbio de diferenciação sexual, como a hiperplasia adrenal congênita (HAC) (deficiência 21-hidroxilase) ou uma síndrome de resistência ao andrógeno (feminização testicular), devido a mutações no receptor de andrógenos.

7. Quais transtornos causam a amenorreia secundária?

A amenorreia secundária, que é muito mais comum do que amenorreia primária, ocorre após a puberdade. As causas são descritas na Tabela 47-2. A gravidez deve ser excluída em todas as mulheres com amenorreia. O início da menstruação irregular, depois de ter menstruação regular, e a associação com ondas de calor deve sugerir falência ovariana precoce (isto é, menopausa prematura). A amenorreia hipotalâmica ocorre em 3%-5% das mulheres e é causada pela secreção anormal de gonadotrofina induzida pelo GnRH, muitas vezes devido ao estresse ou distúrbios alimentares, mas é um diagnóstico de exclusão. A hiperprolactinemia é uma causa básica em 10% das mulheres. Os tumores hipofisários podem resultar em amenorreia secundária. As doenças hiperandrogênicas anovulatórias apresentam oligomenorreia ou amenorreia, e sinais e sintomas de excesso de andrógenos, como hirsutismo e acne.

8. Como você avalia um paciente com amenorreia?

É preciso determinar se o distúrbio é anatômico ou hormonal, congênito ou adquirido e onde o defeito está localizado. História completa e exame físico fornecem as primeiras pistas essenciais. O tempo de medição dos níveis séricos de gonadotrofinas (LH e FSH), nos primeiros cinco dias após o início de uma menstruação espontânea ou programada, separa os pacientes em uma das duas categorias. As pacientes com níveis baixos ou normais de LH

CAPÍTULO 47 AMENORREIA **401**

TABELA 47-2.   CAUSAS DA AMENORREIA SECUNDÁRIA

Gravidez

Hipogonadismo hipogonadotrófico

Hiperprolactinemia (de drogas ou prolactinoma)

Tumor da hipófise inibindo a produção de gonadotrofina

Amenorreia hipotalâmica

Hipogonadismo hipergonadotrófico

Insuficiência ovariana precoce (cirúrgica ou autoimune)

Tumores da hipófise produzindo gonadotrofina

Anovulação hiperandrogênica

---

e FSH (hipogonadismo hipogonadotrófico) têm uma doença no nível do hipotálamo ou da hipófise. Entretanto, as pacientes com níveis elevados de LH e FSH (hipogonadismo hipergonadotrófico) podem ter um defeito no nível do ovário ou da unidade hipotálamo-hipófise (p. ex., a síndrome dos ovários policísticos [PCOS], em que o gerador de pulso hipotalâmico de GnRH é anormalmente acelerado, ou tumor da hipófise gonadotrófica que secreta FSH, LH ou ambos).

9. **Discuta as principais causas congênitas de hipogonadismo hipogonadotrófico.**
O hipogonadismo hipogonadotrófico idiopático é devido à deficiência de GnRH. Os pacientes do sexo feminino apresentam amenorreia primária e falta de características sexuais secundárias. Quando associado a anosmia, o distúrbio é denominado síndrome de Kallmann. A deficiência de GnRH ocorre em 1/8.000 do sexo masculino e 1/80.000 do sexo feminino; pode ser ligada ao X, autossômica dominante, autossômica recessiva ou esporádica. A forma ligada ao X está associada a uma mutação no gene KAL-1 que codifica a anosmina, uma proteína de adesão celular neural presumivelmente importante no auxílio da migração dos neurônios GnRH da placa olfatória para o hipotálamo durante o desenvolvimento embrionário. Da mesma forma, as mutações no FGFR1 igualmente comprometem a migração neuronal. Assim, os neurônios GnRH não conseguem atingir o seu alvo no hipotálamo. Todas as outras funções do hipotálamo-hipófise são normais. Recentemente, os pesquisadores descobriram que as mutações no sistema kisspeptina/GPR54, que é importante na secreção de GnRH, também podem causar hipogonadismo hipogonadotrófico idiopático (IHH). A administração de estrógenos é usada para iniciar o desenvolvimento das características sexuais secundárias nesses pacientes; a fertilidade pode ser alcançada usando GnRH pulsátil ou terapia com gonadotrofinas.

10. **Quais são as formas adquiridas mais frequentes de amenorreia por hipogonadismo hipogonadotrófico?**
    - Hiperprolactinemia
    - Amenorreia hipotalâmica

11. **Como a hiperprolactinemia causa amenorreia?**
Os níveis elevados de prolactina podem decorrer de prolactinomas, hipotireoidismo, medicamentos (em geral, medicamentos psicotrópicos) e gravidez. A hiperprolactinemia prejudica a função do eixo HPG em todos os níveis, mas o principal local de inibição é o gerador de pulso hipotalâmico de GnRH. À medida que sobem os níveis de prolactina, os defeitos da fase lútea se desenvolvem, a ovulação cessa e os ciclos menstruais tornam-se mais curtos e irregulares. Maior elevação dos níveis de prolactina estão associados a amenorreia. O tratamento da causa subjacente do nível elevado de prolactina geralmente leva à normalização dos ciclos menstruais.

CAPÍTULO 47 AMENORREIA

12. O que é amenorreia hipotalâmica?

A amenorreia hipotalâmica refere-se à amenorreia decorrente de distúrbios adquiridos do gerador de pulsos de GnRH. Estresse excessivo, exercício e perda de peso atuam centralmente na interrupção do padrão secretor pulsátil de gonadotrofina induzido pelo GnRH. Nos homens, o GnRH induz pulsos de LH que normalmente ocorrem a cada duas horas. Em contrapartida, o padrão de pulso de LH em mulheres deve mudar ao longo do ciclo menstrual, acelerando a cada 90 minutos no início da fase folicular, para cada 30 minutos na ovulação, e depois retardando para cada oito horas durante a fase lútea. O rompimento desse padrão de tempo precisamente cronometrado resulta em anovulação, menstruação irregular e eventualmente amenorreia.

13. Quais são os tipos de defeitos do pulso gerador de GnRH que causam amenorreia hipotalâmica?

A amenorreia hipotalâmica pode resultar de vários tipos de distúrbios de secreção de gonadotrofinas. Algumas mulheres com anorexia nervosa têm pulsações ausentes de LH (padrão pré-púbere), algumas têm pulsações somente à noite (padrão da puberdade inicial) e outras ainda têm pulsos de LH durante o período de 24 horas, mas eles são significativamente reduzidos na amplitude ou frequência.

14. Como você faz o diagnóstico de amenorreia hipotalâmica?

O diagnóstico depende da exclusão de outras causas de amenorreia e, em seguida, depende muito de história de perda de peso, níveis elevados de exercício ou estresse, ou uma combinação deles. Os achados no exame físico de suporte incluem evidências da diminuição dos efeitos de estrogênio e ausência de outras doenças graves. O teste de laboratório geralmente revela estradiol sérico baixo e níveis séricos de LH e FSH baixos ou normal-baixos; o teste para β-hCG é negativo, e o nível de prolactina é normal. Níveis elevados de FSH com baixos níveis de estradiol, ao contrário, indicam provável falência prematura do ovário.

15. Quais são as consequências da deficiência de estrogênio?

As consequências a curto prazo da deficiência de estrogênio podem incluir relações sexuais dolorosas, ondas de calor e distúrbios do sono. Entre as mais importantes consequências a longo prazo estão a osteoporose e a doença arterial coronariana prematura.

16. Quais opções de tratamento estão disponíveis para a amenorreia hipotalâmica?

As intervenções para aumentar o peso do corpo e para reduzir o estresse ou o exercício devem ser tentadas inicialmente. Se essas intervenções são malsucedidas, a terapia de reposição hormonal (geralmente com contraceptivos orais) é instituída. A fertilidade desejada pode ser obtida por indução da ovulação com clomifeno em casos leves ou com gonadotropinas menopáusicas humanas ou a administração pulsátil de GnRH, se a doença é mais grave.

17. Quais transtornos causa a amenorreia com hipogonadismo hipergonadotrófico?

- Insuficiência prematura do ovário (FSH elevado, LH mais alta)
- Síndrome dos ovários policísticos (FSH baixo, LH elevado)
- Gonadotropina secretando tumores de hipófise (FSH e/ou LH elevado)

18. Como você faz o diagnóstico da insuficiência prematura do ovário?

A falência ovariana precoce, que é definida como a menopausa antes dos 40 anos, pode ser causada pela remoção cirúrgica ou destruição imune dos ovários. A destruição autoimune dos ovários é caracterizada por história de puberdade e menstruação regular seguida pelo início precoce das ondas de calor, menstruação irregular e eventual amenorreia. Os níveis elevados de FSH são marca laboratorial de insuficiência gonadal. Para evitar erros de diagnóstico, medições do sangue de FSH, juntamente com a medição de estradiol, devem ser elaboradas na fase folicular precoce (1-5 dias após o início de menstruação espontânea ou induzida) porque os níveis de FSH se elevam juntamente com os de LH no meio do ciclo, nas mulheres ovulando normalmente. Os mosaicos da síndrome de Turner (XO/XX) podem ter várias menstruações antes que entrem na menopausa, portanto um cariótipo pode ser útil se a insuficiência ovariana ocorrer na adolescência ou no início dos 20 anos.

19. Que outros distúrbios podem coexistir com a insuficiência ovariana precoce?
Os pacientes e os familiares estão sob o risco de outras doenças autoimunes, incluindo insuficiência adrenal primária (doença de Addison), doenças autoimunes da tireoide (doença de Graves, doença de Hashimoto), diabetes melito tipo 1, anemia perniciosa (deficiência de vitamina B12), doença celíaca e doenças reumáticas.

20. Quais são as opções de tratamento para as mulheres com falência ovariana precoce?
A terapia de substituição hormonal, geralmente em combinação com a progesterona, é fundamental para diminuir a perda óssea na pós-menopausa e doença arterial coronariana prematura. As novas opções de fertilidade em mulheres com insuficiência ovariana prematura inclui a incubação dos ovos de doadores com o esperma do parceiro em protocolos de fertilização *in vitro*, juntamente com a preparação hormonal do paciente para lhe permitir transportar o feto no útero.

21. O que é anovulação hiperandrogênica?
A anovulação hiperandrogênica refere-se ao conjunto de distúrbios que se apresentam com a menstruação irregular ou amenorreia e sinais de excesso de androgênios, tais como hirsutismo e acne. Os distúrbios nesse grupo incluem SOPC, tumores dos ovários ou glândulas suprarrenais produtores de androgênio, síndrome de Cushing, CAH (forma clássica ou atenuada) e obesidade induzida por amenorreia.

PONTOS-CHAVE: AMENORREIA

1. A amenorreia com deficiência de estrogênio pode resultar em osteoporose e doença cardiovascular prematura.
2. A hiperprolactinemia e a amenorreia hipotalâmica são as causas mais comuns de amenorreia com níveis baixos de estrógeno e do hormônio foliculestimulante (FSH).
3. A menopausa prematura (FSH elevado e E baixo) é uma doença autoimune, e os pacientes correm o risco de outras doenças autoimunes, como doença da tireoide, anemia perniciosa, doença celíaca e doenças reumáticas.
4. A anovulação hiperandrogênica refere-se à amenorreia com hirsutismo e acne.
5. A doença do ovário policístico é comum, associada com os riscos de infertilidade, câncer de endométrio, síndrome metabólica e diabetes tipo 2.

---

22. Como os tumores causam anovulação hiperandrogênica?
Os tumores são suspeitados pela rápida progressão do hirsutismo e virilização (recessão temporal de cabelo, aumento do clitóris, atrofia da mama) e por níveis séricos elevados de androgênios; eles podem ser excluídos por um nível sérico de testosterona inferior a 200 ng/dL ou sulfato de de-hidroepiandrosterona (DHEAS) em níveis inferiores a 1.000 ng/mL.

23. Quais características clínicas e bioquímicas sugerem que uma paciente com hirsutismo tem CAH?
A CAH (mais comumente devida à deficiência da 21-hidroxilase) se apresenta na infância com genitália ambígua em meninas ocasionalmente com síndrome perdedora de sal. Na adolescência, ela é detectada com pubarca precoce e menstruação irregular. A história familiar e a etnia (judeus Ashkenazi, italianos, hispânicos) aumentam a suspeita de CAH. A CAH é diagnosticada por elevados níveis de 17-hidroxiprogesterona, basais (>2-3 ng/mL) ou estimulados pelo hormônio adrenocorticotrófico (ACTH) (>10 ng / mL).

24. Quando você deve suspeitar de amenorreia induzida por obesidade?
A amenorreia induzida por obesidade é sugerida por história de puberdade normal e menstruação até que o ganho de peso progressivo desencadeie o desenvolvimento de hirsutismo, acne, oligomenorreia e, mais tarde, amenorreia. As mulheres afetadas têm baixos níveis séricos de FSH e LH na fase folicular, em contraste com as mulheres com SOPC (veja a discussão subsequente).

404 CAPÍTULO 47 AMENORREIA

25. Descreva a fisiopatologia da amenorreia induzida por obesidade.

O tecido adiposo contém aromatase e enzimas 5-alfa-redutase. A aromatase converte andrógenos a estrógenos; quando a aromatase está presente em quantidade aumentada, como na obesidade, níveis séricos de estrógenos constantemente elevados são produzidos (mais do que os níveis normalmente flutuantes), inibindo a secreção de LH e FSH e, assim, prejudicando a ovulação normal. O aumento da atividade da 5-alfa-redutase, que converte a testosterona em di-hidrotestosterona (DHT), resulta na produção excessiva de DHT, promovendo o desenvolvimento de hirsutismo e acne. O tratamento primário com perda de peso geralmente resulta no restabelecimento da função reprodutiva normal.

26. Como a paciente com SOPC se apresenta clinicamente?

A maioria das pacientes com SOPC apresenta na adolescência história de menarca precoce (<12 anos) e menstruação irregular persistente. O hirsutismo e a acne começam na adolescência e são outras características comuns da doença. Aproximadamente 60% dos pacientes iniciam com excesso de peso em seus 20-30 anos. Os pacientes também têm frequentemente sinais de resistência à insulina, incluindo acantose *nigricans*, lesões cutâneas aveludadas, hiperpigmentadas, no pescoço e nas axilas. A menstruação irregular anovulatória leva à infertilidade, e a exposição resultante do estrogênio sem oposição pela progesterona aumenta o risco de hiperplasia endometrial e carcinoma.

27. Descreva a patogênese da SOPC.

Os peritos discordam quanto ao fato de a SOPC ser um distúrbio primário do sistema nervoso central, das glândulas suprarrenais ou dos ovários. Os dados existentes apoiam a presença de pulso hipotalâmico gerador de GnRH anormal que, ao contrário da amenorreia hipotalâmica, é muito lento, mas demasiado rápido na SOPC. A resposta à gonadotrofina da hipófise ao GnRH é taxa-dependente; os pulsos rápidos de GnRH estimulam a secreção de LH, mas inibem a produção de FSH. O aumento da proporção secretora de LH/FSH resulta no múltiplo recrutamento dos folículos ovarianos, mas não de um folículo dominante, e a incapacidade de desencadear uma elevação de LH pelo GnRH causa anovulação e o aparecimento de cistos múltiplos subcapsulares. O padrão de GnRH determina níveis constantes de estrogênio e a produção de andrógenos reforçada pelos ovários. Alguns sugeriram que um defeito primário ovariano provoca o pulso anormal de LH induzido pelo GnRH. Os pró-hormônios ovarianos (de-hidroepiandrosterona [DHEAS] e androstenediona) e a testoterona podem ser elevados; por razões pouco claras, os andrógenos adrenais DHEA e DHEAS podem estar aumentados também. Os altos níveis de androgênios circulantes diminuem a produção hepática da globulina ligadora dos hormônios sexuais (SHBG), permitindo que mais andrógeno livre se direcione para a pele e os folículos capilares, induzindo o desenvolvimento da acne e do hirsutismo. A resistência à insulina desempenha também um papel na manifestação clínica final, pois a hiperinsulinemia aumenta a produção de androgênios ovarianos e reduz ainda mais os níveis de SHBG.

28. Quais são os critérios para o diagnóstico da SOPC?

Os critérios do National Institutes of Health de 1990 foram alterados pelos de Rotterdam, em 2003. Os critérios de Rotterdam incluem dois dos três seguintes: oligoovulação ou anovulação, sinais clínicos ou bioquímicos de hiperandrogenismo e ovários policísticos. Outras etiologias, como síndrome de Cushing, CAH e tumor androgenossecretor, devem ser excluídas.

29. Quais são as opções de tratamento para as pacientes com SOPC?

As metas iniciais são suprimir a produção e a ação de andrógenos e garantir a descamação regular do endométrio para diminuir o risco do desenvolvimento de hiperplasia. As pílulas de controle de natalidade são o tratamento de escolha; um antiandrógeno, como a espironolactona, pode ser adicionado se o hirsutismo for um problema grave. O ciclo intermitente com a medroxiprogesterona (Provera®) é uma alternativa para a proteção do endométrio, mas não suprime os andrógenos elevados e o impacto final sobre a morfologia e a função ovariana. A fertilidade pode ser conseguida com o citrato de clomifeno ou gonadotrofinas da menopausa humana. Um estudo recente demonstrou que o citrato de clomifeno é mais eficaz do que a metformina, um sensibilizador de insulina, para a indução da ovulação e aumento dos nascidos vivos. Houve maior incidência de nascimentos múltiplos no grupo de clomifeno (5% × 0) do que no grupo da metformina. O experimento mostrou resultados contrários a

CAPÍTULO 47 AMENORREIA 405

outros estudos menores anteriores, que encontraram taxas similares na ovulação entre os dois medicamentos, mas não informaram a taxa dos nascidos vivos. As pacientes nesse estudo também eram mais pesadas, com IMC médio de 36,0 e 35,6 no grupo de clomifeno e metformina, respectivamente, embora os resultados não fossem diferentes quando se observou o subgrupo de pacientes com IMC <30.

30. Existe um papel para os sensibilizadores de insulina no tratamento das mulheres com SOPC?

Os estudos têm demonstrado que a redução da resistência à insulina e os níveis séricos de insulina com metformina resulta em decréscimos modestos nos níveis séricos de andrógenos, diminuição da pressão arterial, melhora dos lipídios, com algumas melhorias na regularidade menstrual, e melhora da ovulação em resposta ao citrato de clomifeno. Os sensibilizadores de insulina da classe das tiazolidinedionas têm se mostrado promissores, mas as recentes preocupações cardiovasculares limitam o seu uso. Dados sobre a terapia de combinação com pílulas anticoncepcionais, antiandrogênios e sensibilizadores de insulina ainda não estão disponíveis. Os preditores de respostas à metformina podem incluir pacientes com histórico familiar de diabetes tipo 2, história de rápido ganho de peso e falta de obesidade grave. O teste oral de tolerância à glicose deve ser considerado em pacientes com SOPC.

31. Quais são as consequências a longo prazo da SOPC?

As consequências a longo prazo incluem infertilidade, obesidade, síndrome metabólica com hipertensão arterial, adiposidade central, dislipidemia e aumento do risco de intolerância à glicose e diabetes tipo 2. Os estudos epidemiológicos ainda não definiram um aumento nítido de eventos cardiovasculares, mas estudos de longo prazo estão em andamento.

BIBLIOGRAFIA

1. Berga SL: Functional hypothalamic chronic anovulation. In Adashi WY, Rock JA, Rosenwaks Z, editors, *Reproductive endocrinology, surgery, and technology*, Philadelphia, 1996, Lippincott-Raven, pp. 1061–1075.
2. Cumming DC: Exercise-associated amenorrhea, low bone density, and estrogen replacement therapy. Arch Intern Med 156:2193–2195, 1996.
3. Kiningham RB, Apgar BS, Schwenk TL: Evaluation of amenorrhea. Am Fam Physician 53:1185–1194, 1996.
4. Legro RS: A 27-year-old woman with a diagnosis of polycystic ovary syndrome. JAMA 297:509–519, 2007.
5. Legro RS, Barnhart HX, Schlaff WD, et al: Clomiphene, metformin, or both for infertility in the polycystic ovary syndrome. N Engl J Med 356:551–566, 2007.
6. Norman RJ, Dewailly D, Legro RS, et al: Polycystic ovary syndrome. Lancet 370:685–597, 2007.
7. Pralong FP, Crowley WF Jr: Gonadotropins: normal physiology. In Wierman ME, editor, *Diseases of the pituitary: diagnosis and treatment*, Totowa, 1997, Humana Press, pp. 203–219.
8. Schlechte JA: Differential diagnosis and management of hyperprolactinemia. In Wierman ME, editor, *Diseases of the pituitary: diagnosis and treatment*, Totowa, 1997, Humana Press, pp. 71–77.
9. Taylor AE, Adams JM, Mulder JE, et al: A randomized, controlled trial of estradiol replacement therapy in women with hypergonadotropic amenorrhea. J Clin Endocrinol Metab 81:3615–3621, 1996.
10. Warren MP: Anorexia, bulimia, and exercise-induced amenorrhea: medical approach. Curr Ther Endocrinol Metab 6:13–17, 1997.
11. Welt CK, Hall JE: Gonadotropin deficiency: differential diagnosis and treatment. In Wierman ME, editor, *Diseases of the pituitary: diagnosis and treatment*, Totowa, 1997. Humana Press, pp. 221–246.
12. Wierman ME: Gonadotropin releasing hormone. In Adashi WY, Rock JA, Rosenwaks Z, editors, *Reproductive endocrinology, surgery, and technology*, Philadelphia, 1996, Lippincott-Raven, pp. 665–681.

CAPÍTULO 48

GALACTORREIA

William J. Georgitis

1. Defina galactorreia.

Galactorreia é a secreção do leite materno não associada à amamentação. Também pode ser definida como uma secreção semelhante ao leite da mama de mulher não grávida. A produção de leite que persiste por seis meses após o desmame também deve ser considerada galactorreia e devidamente investigada para detecção de uma causa patológica.

2. Que hormônios afetam a lactação?

Estrogênio e prolactina são necessários para a produção de leite. Estrogênios promovem a proliferação celular e o desenvolvimento ductular. A prolactina aumenta drasticamente durante a gravidez, estimulando maior diferenciação dos ácinos para preparar a mama para a produção de proteína do leite. Paradoxalmente, os altos níveis de estrogênio inibem a produção de leite durante a gravidez. Pouco tempo após o parto, os níveis de estrogênio diminuem e começa a lactação. Conforme demonstrado por estudos com culturas de tecidos, hormônio do crescimento, insulina e cortisol são fatores permissivos necessários para que as células mamárias cresçam. Os androgênios inibem o crescimento e a diferenciação da mama. A galactorreia raramente ocorre em homens, mas pode ocorrer na presença de excesso de prolactina e de alteração da taxa normal de androgênio e estrogênio (Fig. 48-1).

3. Quão comum é a galactorreia?

Bastante comum. A frequência de galactorreia acumulada ao longo da vida varia de 2%-20%. A galactorreia não deve ocorrer em nuligrávidas, mulheres na pós-menopausa ou em homens.

4. A galactorreia tem a aparência de leite?

Nem sempre. Pequenas quantidades de líquido seroso podem ser secretadas a partir das mamas da maioria das mulheres nulíparas normais, tornando importante a determinação de que uma secreção do mamilo seja realmente leite antes de solicitar exames complementares. O leite materno é uma emulsão de gordura e água com proteínas, incluindo mais de 100 componentes conhecidos. O teor de gordura do leite varia, e a aparência macroscópica pode variar de leitoso a opalescente até claro. O exame microscópico pode ser usado para confirmar que a secreção da mama é galactorreia, revelando glóbulos de gordura. Exames especiais com corante para gordura e a análise química para detecção de lactato ou proteínas específicas do leite raramente são necessários para se ter certeza de que a secreção da mama é leite.

5. A galactorreia sempre é secretada de ambas as mamas?

Não. A galactorreia pode ser unilateral ou bilateral. Embora os pacientes frequentemente sejam os primeiros a observar a galactorreia devido a secreções no mamilo ou roupas manchadas, alguns podem não perceber a galactorreia. A galactorreia provocada pela compressão do mamilo é chamada de galactorreia por expressão mamilar em distinção à galactorreia espontânea.

6. Liste um diagnóstico diferencial para galactorreia.

O diagnóstico diferencial para galactorreia pode ser tanto longo como complexo. As causas de galactorreia não puerperal não são facilmente organizadas em uma sequência lógica. Algumas listas categorizam diagnósticos por localização anatômica, alguns pela causalidade, e outros pelos sinais ou sintomas. A maioria das tentativas de uma abordagem estruturada para o diagnóstico diferencial torna-se menos estruturada à medida que a lista avança. Uma mudança no sexo frequentemente complica as coisas. A Tabela 48-1 lista as potenciais causas de galactorreia. Para mais clareza, exemplos selecionados são apresentados entre parênteses.

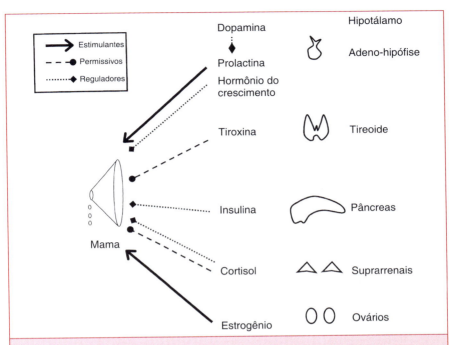

Figura 48-1. Hormônios essenciais para a lactação. Setas em negrito indicam principais hormônios estimulantes, setas tracejadas indicam hormônios permissivos e setas pontilhadas indicam hormônios que desempenham papéis predominantemente reguladores.

TABELA 48-1. CAUSAS DE GALACTORREIA NÃO PUERPERAL

Idiopáticas	Endocrinopáticas
Tumores hipofisários	Hipotireoidismo primário
Prolactinoma	Hipertireoidismo
Somatotropinoma	Insuficiência suprarrenal primária
Distúrbios hipotalâmicos	Estrogênios endógenos
Tumor (craniofaringioma)	Carcinoma adrenocortical
Doença infiltrativa (sarcoidose)	Ativação de arco reflexo
Ruptura infundibular (traumatismo)	Estimulação do mamilo
Medicamentos	Irritação do nervo torácico (herpes)
Psicotrópicos (risperidona)	Outras associações
Anti-hipertensivos (metildopa)	Estresse
Canabinoides (morfina)	Síndrome da sela vazia
Estrogênios (contraceptivos orais)	Insuficiência renal ou hepática
Antieméticos (metoclopramida)	Síndrome do ovário policístico

CAPÍTULO 48 GALACTORREIA

7. Que medicamentos causam galactorreia?

Os medicamentos psicotrópicos são os principais responsáveis. Os mais comuns são fenotiazinas, antidepressivos tricíclicos, haloperidol, benzodiazepínicos, butirofenonas, anfetaminas e monoamina oxidase (MAO). Outros fármacos comumente prescritos implicados como causas incluem cimetidina, metoclopramida, verapamil e estrogênios em diversas formulações. Os níveis de prolactina podem aumentar 10-20 vezes acima do limite superior do normal, com algumas medicações antipsicóticas com 17%-78% das mulheres sofrendo de amenorreia com ou sem galactorreia. O eixo hipofisário-gonadal em homens é menos afetado por medicamentos psicotrópicos. A risperidona é um fármaco particularmente notável, que produz níveis de prolactina de até 400 ng/ml.

8. Com que frequência deve-se obter uma história menstrual de mulher com galactorreia?

Sempre. É imperativo obter uma história menstrual detalhada de qualquer mulher com galactorreia. A causa fisiológica mais comum de amenorreia-galactorreia é a gravidez. Esse diagnóstico deve ser considerado em primeiro lugar. Uma mulher com galactorreia sem amenorreia tem apenas uma chance de 20% de abrigar um tumor da hipófise. A prevalência de um tumor da hipófise aumenta para 34% quando a amenorreia acompanha a galactorreia.

9. Que porcentagem de mulheres com hiperprolactinemia tem galactorreia?

Nem todas as mulheres com hiperprolactinemia têm galactorreia. As mulheres com níveis elevados de prolactina têm prevalência de galactorreia que varia de 50%-80%. Além disso, o grau de elevação da prolactina correlaciona-se precariamente com a quantidade de lactação. No entanto, o grau de elevação de prolactina não fornece pistas importantes para a etiologia, como discutido nas perguntas adiante.

10. Discuta as variações fisiológicas nos níveis de prolactina.

A prolactina é um hormônio dinâmico e não estático. Ele se eleva após as refeições e em resposta a hipoglicemia, convulsões, relação sexual e estimulação vigorosa do mamilo. Os níveis normais variam até 20 ng/mL e apresentam variação diurna. Muitos laboratórios atualmente relatam faixas normais específicas para cada sexo, que variam mais para mulheres do que para homens.

11. Como o grau de elevação da prolactina ajuda a determinar a causa da galactorreia?

A galactorreia induzida por fármacos é geralmente acompanhada de níveis moderadamente elevados de prolactina sérica. A maioria dos medicamentos causa galactorreia bloqueando competitivamente os receptores de dopamina. A hiperprolactinemia branda pode também resultar de processos da hipófise, hipotálamo ou parasselares. Lesões de massa que comprimem ou perturbam as conexões normais portais hipotálamo-hipófise possibilitam o aumento dos níveis de prolactina a partir da perda da influência de retenção normal de dopamina. Tanto os tumores induzidos por fármacos como os da região hipofisária sem secreção de prolactina estão associados a níveis de prolactina que variam de 20-100 ng/mL. Os níveis de prolactina acima de 100 ng/ml são mais frequentemente causados por gravidez ou prolactinomas. Em uma não gestante, as chances de se encontrar um prolactinoma são proporcionais ao grau de hiperprolactinemia. Níveis acima de 300 ng/ml geralmente indicam a presença de prolactinoma prontamente demonstrável com os atuais métodos de imagem hipofisária. Os pacientes com níveis que variam de 100-300 ng/ml também devem fazer exames de imagem da hipófise. Se não for encontrado um tumor e o tratamento não for recomendado, é preciso continuar a vigilância; a maioria realmente tem microprolactinomas que não são detectados porque seu tamanho é inferior ao poder de resolução dos atuais protocolos de corte para obtenção das imagens.

12. Que outros exames laboratoriais devem ser incluídos na avaliação de galactorreia?

Além do teste de gravidez obrigatório para toda mulher potencialmente fértil, deve-se medir o hormônio estimulador da tireoide (TSH) de toda paciente. Hipotireoidismo primário pode apresentar-se como a síndrome amenorreia-galactorreia. Hiperplasia maciça na hipófise pode mimetizar um adenoma hipofisário. Hiperplasia maciça pode até causar hemianopsia bitemporal devido à compressão quiasmática óptica, como observado com extensão suprasselar de tumores de hipófise. Os sinais de hipotireoidismo podem ser sutis em mulheres jovens. Portanto, é fundamental que o TSH seja medido em cada caso. Seria um prejuízo grave para o paciente deixar de diagnosticar hipotireoidismo primário como a causa da amenorreia-galactorreia por muitas razões. Tanto a

CAPÍTULO 48 GALACTORREIA **409**

hiperplasia da hipófise como a amenorreia-galactorreia desaparecem gradualmente com terapia com tiroxina. O tratamento com agonistas dopaminérgicos como bromocriptina e cabergolina é mais caro que a terapia com tiroxina para hipotireoidismo. Preocupações recentes sobre as mudanças nas válvulas cardíacas com esses agentes utilizados em doses mais elevadas para a doença de Parkinson levaram à retirada de pergolida do mercado e reforçam a importância da utilização desses agentes de maneira criteriosa. Agonistas de dopamina comumente causam efeitos colaterais, como náuseas, embora a cabergolina seja mais bem tolerada do que outros agentes. Finalmente, o tratamento do hipotireoidismo, mesmo no paciente que parece assintomático, muitas vezes tem benefícios reconhecidos, tanto pelo médico como pelo paciente, em retrospecto.

13. Parece estranho que o hipertireoidismo esteja listado logo abaixo do hipotireoidismo como causa de galactorreia. Como isso aconteceu?

Um único artigo relatou alta prevalência de galactorreia determinada pela compressão do mamilo e mama em pacientes com hipertireoidismo. Os níveis de prolactina estavam normais e o mecanismo de galactorreia é obscuro. Como esses pacientes não apresentavam galactorreia sintomática com subsequente hipertireoidismo definido como etiologia, e não foi demonstrado que a galactorreia exprimível desaparece após o tratamento do hipertireoidismo, a pertinência dessa observação para a prática clínica é de importância questionável. Talvez o hipertireoidismo deva ser retirado da lista de distúrbios incluídos no diagnóstico diferencial de galactorreia.

14. Descreva o mecanismo proposto para a galactorreia após cirurgia torácica ou associada a lesões dolorosas da parede torácica.

A galactorreia, por vezes, aparece após cirurgia de grande porte, envolvendo tanto o tórax como o abdome. No período pós-operatório, os níveis de prolactina de uma mulher podem aumentar enquanto os níveis de estrogênio caem — uma relação que favorece o aleitamento. Não há maior frequência de galactorreia após a cirurgia da parede torácica em comparação com outros grandes procedimentos cirúrgicos. A hiperprolactinemia pós-operatória não é sustentada. A galactorreia também ocorre com *herpes zoster* envolvendo os nervos que suprem os dermátomos na região peitoral. Os níveis de prolactina são semelhantes aos de hiperprolactinemia induzida por fármacos, que vão até cerca de 100 ng/ml. O aumento da secreção de prolactina resulta da estimulação de um reflexo do arco reflexo neural entre a mama e a unidade hipofisário-hipotalâmica.

15. Galactorreia na insuficiência renal parece estranho. Qual é a ligação?

A hiperprolactinemia na insuficiência renal é modesta. É o resultado da redução da depuração metabólica de prolactina, mas medicamentos com ações inibidoras da dopamina também podem contribuir para a elevação da prolactina. A maioria dos pacientes com insuficiência renal com níveis elevados de prolactina não tem galactorreia.

16. A galactorreia pode ocorrer na ausência de excesso de prolactina?

Sim. Um terço das mulheres com acromegalia tem galactorreia. A galactorreia frequentemente resulta de um de dois mecanismos, mas existe um terceiro mecanismo. O primeiro é a secreção de prolactina pelo tumor hipofisário em si. O segundo mecanismo comum é a liberação de prolactina, devido à ruptura da haste hipofisária e da perda da contenção tônica constante da inibição de dopamina sobre a secreção de prolactina lactotrófica.

O terceiro mecanismo é observado no raro paciente acromegálico com galactorreia que tem níveis normais, e não elevados, de prolactina. A molécula do hormônio do crescimento humano de 191 aminoácidos tem 16% de homologia estrutural com a prolactina humana de 198 aminoácidos. Vinte e quatro por cento dos primeiros 50 aminoácidos são semelhantes. Em pacientes acromegálicos normoprolactinêmicos com galactorreia, a galactorreia provavelmente resulta de ativação cruzada de receptores de prolactina da mama em níveis muito elevados de hormônio de crescimento.

17. A galactorreia está associada a risco aumentado de câncer de mama?

Não. Quando ocorre secreção da mama no câncer de mama, uma massa palpável geralmente está presente. Não é uma característica comum de apresentação do câncer de mama. Mesmo a galactorreia sanguinolenta resulta, com mais frequência, de doenças benignas, como mastite. Algumas evidências sugerem que o risco de câncer de mama é reduzido em mulheres na pré-menopausa que amamentaram.

CAPÍTULO 48 GALACTORREIA

18. São usados medicamentos para galactorreia pós-parto?

Não mais. Embora os agonistas de dopamina bromocriptina e cabergolina sejam fármacos de escolha para pacientes com prolactinomas, eles também são eficazes para outras causas de galactorreia, como galactorreia pós-parto. No entanto, em 1994, o fabricante de bromocriptina retirou a lactação pós-parto como indicação de tratamento após relatos de casos de efeitos colaterais vasculares atribuídos à bromocriptina, como acidente vascular cerebral e isquemia miocárdica. As mulheres que optam por não amamentar podem utilizar outras medidas para controlar a galactorreia pós-parto. Medidas para aliviar o desconforto do ingurgitamento mamário pós-parto incluem roupas que forneçam suporte firme para as mamas, analgésicos e compressas de gelo.

19. E a galactorreia nos homens?

Os homens raramente procuram avaliação de galactorreia como queixa principal à apresentação, apesar da prevalência de 5% dos homens em algumas séries de pacientes avaliados para galactorreia. A galactorreia é rara, mesmo em homens com hiperprolactinemia, devido à falta de pré-ativação de estrogênio necessária para preparar a mama para a produção de leite. Apesar da raridade de galactorreia em homens, qualquer homem com galactorreia deve ser examinado para detecção de síndromes feminilizantes e tumor hipofisário produtor de prolactina.

20. A galactorreia sempre requer tratamento?

Nem sempre. Geralmente, a galactorreia não acompanhada de amenorreia, infertilidade, baixa massa óssea ou fraturas de fragilidade, ou de um tumor da hipófise, não tem consequências graves a longo prazo se não tratada. O tratamento é indicado para restaurar a fertilidade e pode ser indicado quando há presença de tumor hipofisário se o tumor for grande ou causar sintomas.

21. Os microadenomas requerem tratamento?

Os microadenomas que, por definição, têm menos de 1 cm de diâmetro, raramente parecem crescer até macroadenomas. A melhora espontânea com a queda dos níveis de prolactina e retorno da menstruação pode ocorrer. No entanto, se infertilidade ou deficiência de estrogênio e baixa massa óssea estiverem presentes, mesmo as microprolactinomas podem exigir tratamento. Pelo fato de os macroadenomas realmente existirem, a observação continuada é necessária em todos os pacientes com microprolactinomas.

22. Por que os macroadenomas devem ser tratados?

Os macroadenomas associados à galactorreia podem exigir tratamento para preservar a visão ameaçada pela expansão do tumor em direção ao quiasma óptico. O tratamento pode ser necessário para controlar a cossecreção de outro hormônio hipofisário que causa uma condição mórbida. A cossecreção do hormônio do crescimento pode causar acromegalia, e o excesso de tireotropina pode resultar em bócio e hipertireoidismo. Apesar da questão de potencial secreção de múltiplos hormônios, o fato é que os tumores mais comuns que apresentam galactorreia são prolactinomas.

23. Como os macroadenomas são tratados?

Inicialmente, a cirurgia transesfenoidal para pequenos prolactinomas apresentou sucesso no pós-operatório em cerca de 80% dos casos em comparação com a menor taxa de sucesso de 50% para macroprolactinomas. A cirurgia transesfenoidal como tratamento inicial de escolha para microprolactinomas caiu em desuso quando as taxas de recorrência avaliadas em vários anos de pós-operatório variaram de 17%-91%. Atualmente, a terapia clínica com agonistas de dopamina é a terapia de primeira linha para todas as categorias de tamanho de prolactinomas.

24. Como os agonistas dopaminérgicos funcionam no tratamento dos macroadenomas?

Os agonistas dopaminérgicos bromocriptina e cabergolina baixam os níveis de prolactina, reduzem os tumores e podem restaurar a função menstrual cíclica em mulheres pré-menopáusicas com prolactinomas. Os níveis séricos de prolactina devem ser reduzidos para a normalidade ou próximo dela para restabelecer a menstruação e controlar a galactorreia. A galactorreia pode diminuir horas após o início do tratamento. Alguma redução no tamanho do tumor ocorre em nove de cada 10 pacientes. Uma redução de 25% no tamanho ocorre em quase oito de 10.

A cirurgia e a radioterapia são eficazes para os tumores que não respondem aos medicamentos e para o paciente intolerante ao fármaco ocasional. A radioterapia estanca o crescimento do tumor e provoca declínio gradual nos níveis de prolactina durante muitos anos. Esse declínio lento da prolactina é acompanhado por aumento progressivo da prevalência de hipopituitarismo induzido por radiação. Cirurgia e radioterapia devem atualmente ser vistas como adjuvantes ao tratamento clínico, e não como tratamento primário para a maioria dos pacientes com prolactinoma.

25. O que é macroprolactinemia?
Raramente, a hiperprolactinemia resulta da formação de multímeros de prolactina no soro de pacientes sem qualquer sinal de disfunção reprodutiva ou tumor da hipófise. Isso tem sido chamado de macroprolactinemia. Os laboratórios podem investigá-lo por meio de várias técnicas, incluindo a adição de polietileno glicol para a análise e estudos de diluição seriada. Prosseguir com a realização de exames de imagem da hipófise, nesses casos, pode ser enganador por causa da alta frequência de anormalidades da hipófise não relacionadas e incidentalomas.

26. O que é a síndrome sinalizada pela falta de lactação pós-parto?
A síndrome de Sheehan, que é a necrose hipofisária associada ao parto, pode levar à falha de lactação e de menstruação após o parto. Perda de pelos pubianos e axilares também pode ocorrer se as deficiências de prolactina e gonadotrofinas forem acompanhadas de perda de secreção de androgênios suprarrenais dependentes de corticotropina. A necrose hipofisária ocorre após partos complicados por hipotensão decorrente de sepse ou hemorragia. Nos Estados Unidos, a insuficiência hipofisária decorrente da síndrome de Sheehan é geralmente limitada a funções deficientes da hipófise anterior. Em algumas áreas do mundo com menor disponibilidade de cuidados obstétricos, a necrose da hipófise posterior pode ser mais extensa, resultando na deficiência de vasopressina e diabetes insípido neurogênico. O mecanismo para isso parece ser hipotensão mais prolongada e grave, que conduz a extensão do infarto hipofisário, envolvendo a neuro-hipófise, bem como a adeno-hipófise.

27. Hipócrates falou sobre amenorreia ou galactorreia?
Seus aforismos mostram que sim: "Se uma mulher que não está grávida nem deu à luz produz leite, sua menstruação parou" (Aforismos, Seção V, N.º 39).

Nos tempos atuais, é concebível que uma mulher com galactorreia e amenorreia, depois de pesquisar na internet procurando conselhos médicos, possa procurar tratamento e exames de imagem da hipófise, já tendo descartado gravidez com um *kit* de teste feito em casa, hipotireoidismo com TSH realizado em um laboratório de referência solicitado pelo próprio paciente (nos Estados Unidos) e confirmação de hiperprolactinemia, com resultados a partir do mesmo exame laboratorial autodirigido.

Hipócrates também falou sobre o início da gravidez e o enjoo matinal: "Se as menstruações são suprimidas, sem ser acompanhadas por tremor ou febre, mas por falta de apetite, pode-se suspeitar de gravidez" (Aforismos, Seção V, N.º 61). Esse aforismo lembra-nos que a amenorreia em mulheres em idade reprodutiva deve sempre tornar a gravidez a primeira consideração.

PONTOS-CHAVE: GALACTORREIA

1. Muitos medicamentos podem causar galactorreia.
2. Estrogênio e prolactina são necessários para a produção de leite.
3. Níveis altos de estrogênio podem inibir a lactação.
4. Nem todas as secreções mamilares são galactorreia, mas se houver presença de glóbulos de gordura no líquido a secreção é leite e há presença de galactorreia.
5. Hiperprolactinemia pode inibir a menstruação.

PRINCIPAIS SEGREDOS

1. Os níveis de prolactina aumentam durante a gravidez, sobrepondo-se à faixa de elevação encontrada com prolactinomas.

2. Hipotireoidismo primário pode causar amenorreia, galactorreia e aumento da hipófise, e isso mimetiza um prolactinoma.

3. A ausência de aleitamento pós-parto pode significar necrose da hipófise (síndrome de Sheehan).

4. Lesões dolorosas da parede torácica podem provocar galactorreia.

5. Quando a prolactina é elevada, sem interrupção da função menstrual ou galactorreia, a macroprolactinemia causada pela circulação de multímeros de prolactina é um diagnóstico possível.

SITE

Family Practice Notebook. Disponível em: http://www.fpnotebook.com

BIBLIOGRAFIA

1. Bevan JS, Webster J, Burke CW, Scanlon MF: Dopamine agonists and pituitary tumor shrinkage. Endocr Rev 13:220–240, 1992.
2. Biller BM: Diagnostic evaluation of hyperprolactinemia. J Reprod Med 44(12 Suppl):1095–1099, 1999.
3. Dalkin AC, Marshall JC: Medical therapy of hyperprolactinemia. Endocrinol Metab Clin North Am 18:259–276, 1989.
4. Falkenberry SS: Nipple discharge. Obstet Gynecol Clin North Am. 29:21–29, 2002.
5. Fiorica JV: Nipple discharge. Obstet Gynecol Clin North Am 21:453–460, 1994.
6. Fradkin JE, Eastman RC, Lesniak MA, et al: Specificity spillover at the hormone receptor—exploring its role in human disease. N Engl J Med 320:640–645, 1989.
7. Kapcala LP: Galactorrhea and thyrotoxicosis. Arch Intern Med 144:2349–2350, 1984.
8. Kleinberg DL, Noel GL, Frantz AA: Galactorrhea: a study of 235 cases, including 48 pituitary tumors. N Engl J Med 296:589–600, 1977.
9. Klibanski A, Biller BMK, Rosenthal DI, et al: Effects of prolactin and estrogen deficiency in amenorrheic bone loss. J Clin Endocrinol Metab 67:124–130, 1988.
10. Larsen PR: Physiology and disorders of pituitary hormone axes, prolactin. Disorders of the female reproductive system. In *Williams textbook of endocrinology*, 10th ed, Philadelphia, 2003, Elsevier, pp. 207–203, 614–620.
11. Luciano AA: Clinical presentation of hyperprolactinemia. J Reprod Med 44(12 Suppl):1085–1090, 1999.
12. Mah PM, Webster J: Hyperprolactinemia: etiology, diagnosis, and management. Semin Reprod Med. 20:365–374, 2002.
13. Mehta AE, Reyes FI, Faiman C: Primary radiotherapy of prolactinomas: eight- to 15-year follow-up. Am J Med 83:49–58, 1987.
14. Molitch ME, Elton RL, Blackwell RE, et al: Bromocriptine as primary therapy for prolactin-secreting macroadenomas: results of a prospective multicenter study. J Clin Endocrinol Metab 60:698–705, 1985.
15. Pena KS, Rosenfeld JA. Evaluation and treatment of galactorrhea. Am Fam Physician 63:1763–1770, 2001.
16. Poretsky L, Garber J, Kleefield J: Primary amenorrhea and pseudoprolactinoma in a patient with primary hypothyroidism: reversal of clinical, biochemical and radiologic abnormalities with levothyroxine. Am J Med 81:180–182, 1986.
17. Rayburn WF: Clinical commentary: the bromocriptine (Parlodel) controversy and recommendations for lactation suppression. Am J Perinatol 13:69–71, 1996.

CAPÍTULO 48 GALACTORREIA 413

18. Schlechte JA: Prolactinoma. N Engl J Med 349:2035–2041, 2003.
19. Thomson JA, Davies DL, McLaren EH, et al: Ten-year follow-up of microprolactinoma treated by transsphenoidal surgery. BMJ 309:1409–1410, 1994.
20. Wieck A, Haddad PM. Anti-psychotic-induced hyperprolactinemia in women: pathophysiology, severity and consequences. Selective literature review. Br J Psychol 182:199–204, 2003.

CAPÍTULO 49

HIRSUTISMO E VIRILIZAÇÃO

Tamis M. Bright e Raul E. Storey

1. Defina hirsutismo.
Hirsutismo é o crescimento excessivo de pelos terminais nas áreas dependentes de androgênio: lábio superior, queixo, costeletas, lóbulos das orelhas, ponta do nariz, costas, tórax, aréolas, axilas, parte inferior do abdome, triângulo púbico e parte anterior das coxas. O hirsutismo é frequentemente associado a menstruação irregular e acne. O hirsutismo deve ser distinguido da hipertricose, que é um aumento não dependente de androgênio do velo. O hirsutismo atinge 5%-10% das mulheres.

2. Defina virilização.
A virilização consiste em hirsutismo, acne e menstruação irregular juntamente com sinais de masculinização: engrossamento da voz, aumento da massa muscular, calvície temporal, clitoromegalia e aumento da libido. A virilização resulta de altos níveis circulantes de androgênios, próximo ou na faixa correspondente ao sexo masculino e geralmente é causada por tumor secretor de androgênio.

3. Onde os androgênios são produzidos?
Vinte e cinco por cento da testosterona provêm dos ovários, 25% provêm das glândulas suprarrenais e 50% provêm da conversão periférica de androstenediona, que é produzida pelos ovários e glândulas suprarrenais. A testosterona é convertida em di-hidrotestosterona (DHT) pela enzima 5-alfa-redutase, que está presente nos folículos pilosos, ou em estradiol pela enzima aromatase, presente no tecido adiposo (Fig. 49-1). A DHT é responsável pela transformação do velo em pelo terminal. Os folículos pilosos também contêm as enzimas que convertem a desidroepiandrosterona (DHEA), que é produzida pelas glândulas suprarrenais e androstenediona, em testosterona.

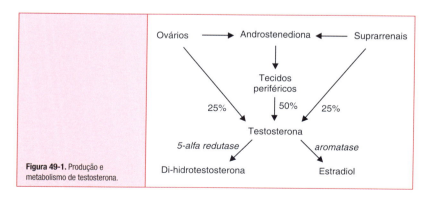

Figura 49-1. Produção e metabolismo de testosterona.

4. O que provoca hirsutismo?
O hirsutismo é causado por hiperandrogenismo. Os androgênios transformam o velo fino, felpudo, minimamente pigmentado nas áreas sensíveis ao androgênio em pelo grosso, pigmentado, terminal. Um aumento em qualquer um dos esteroides androgênicos pode causar níveis elevados de DHT no folículo piloso e resultar em hirsutismo.

CAPÍTULO 49 HIRSUTISMO E VIRILIZAÇÃO **415**

Os baixos níveis de globulina ligadora de hormônios sexuais (SHBG), que são produzidos pelo fígado, podem promover o hirsutismo. Oitenta por cento da testosterona circulante estão ligados à SHBG, 19% estão ligados à albumina e 1% é livre. Reduções na SHBG aumentam a fração livre do hormônio disponível para os pelos sensíveis ao androgênio.

O aumento da atividade de 5-alfa-redutase, mesmo com níveis normais de androgênios circulantes, também pode causar hirsutismo pela conversão excessiva de testosterona em DHT.

5. Liste as condições que resultam em hirsutismo.

- Síndrome do ovário policístico (SOP)
- Prolactinoma
- Hiperplasia congênita da suprarrenal (HCS)
- Hipotireoidismo
- Hirsutismo idiopático/familiar
- Hipertecose ovariana
- Síndrome de Cushing
- Medicamentos

6. Descreva a fisiopatologia da SOP.

A causa exata da SOP é desconhecida, mas as pacientes acometidas têm apresentado taxa acelerada de secreção do hormônio pulsátil liberador de gonadotrofina (GnRH) a partir do hipotálamo. O perfil de secreção de gonadotrofinas é altamente dependente da taxa de pulsatilidade do GnRH. Os pulsos rápidos de GnRH estimulam a secreção do hormônio luteinizante (LH), mas não do hormônio foliculestimulante (FSH), a partir da glândula hipofisária. O aumento da razão de secreção de LH/FSH resulta em parada do desenvolvimento do folículo ovariano com formação de cistos e hipertrofia das células da teca, levando à produção constante de estrogênio e aumento da produção de androgênio com anovulação crônica.

7. Como a SOP se apresenta?

A SOP acomete 5%-10% das mulheres na pré-menopausa e é uma causa comum de hirsutismo e oligomenorreia. O hirsutismo é gradualmente progressivo, começando geralmente na puberdade, e a maioria das pacientes tem menstruação irregular desde o início da menarca. No entanto, em um estudo de pacientes hirsutas com ciclos menstruais regulares, 50% tinham ovários policísticos. Pacientes com SOP também têm, frequentemente, resistência à insulina e hiperinsulinemia. Pelo fato de a insulina diminuir a SHBG e aumentar a resposta do androgênio ovariano à estimulação de LH, a hiperinsulinemia contribui para a elevação dos níveis de androgênios livres na SOP. Assim, a SOP apresenta-se como um espectro: algumas pacientes têm manifestações mínimas, enquanto outras têm toda a constelação de hirsutismo, acne, obesidade, infertilidade, amenorreia ou oligomenorreia, alopecia de padrão masculino, acantose *nigricans*, hiperinsulinemia e hiperlipidemia.

8. Descreva a fisiopatologia do hiperandrogenismo na HCS.

A HCS resulta de uma deficiência de uma das enzimas principais na via de biossíntese do cortisol; frequentemente, apresenta-se com puberdade precoce e hirsutismo infantil. A HCS de início parcial ou tardia, devido a deficiências mais leves das mesmas enzimas, pode causar hirsutismo pós-puberal. Noventa por cento dos casos de HCS são causados por deficiência de 21-hidroxilase, que causa um defeito na conversão de 17-hidroxiprogesterona (17-OHP) em 11-desoxicortisol e da progesterona em desoxicorticosterona (DOC). A taxa baixa resultante de produção de cortisol leva à hipersecreção de hormônio adrenocorticotrófico hipofisário (ACTH), que estimula a superprodução de 17-OHP e progesterona, assim como androgênios suprarrenais, principalmente androstenediona (Fig. 49-2). O hirsutismo resulta do excesso de androgênios.

9. Outras causas de HCS resultam em hirsutismo?

A deficiência de 11-beta-hidroxilase diminui a conversão de 11-deoxicortisol em cortisol e de DOC em corticosterona. Isso estimula a hipersecreção de ACTH, com consequente superprodução de 11-desoxicortisol, DOC e androstenediona. As pacientes também costumam desenvolver hipertensão a partir do mineralocorticoide,

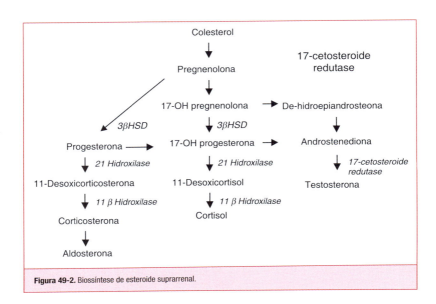

Figura 49-2. Biossíntese de esteroide suprarrenal.

DOC. A deficiência de 3-beta-desidrogenase (3β HSD) diminui a conversão de pregnenolona em progesterona e 17-hidroxi-pregnenolona em 17-DHP. Esse defeito aumenta a pregnenolona, a 17-hidroxipregnenolona e os androgênios de DHEA, sulfato de de-hidroepiandrosterona (DHEAS) e androstenediol, que promovem o desenvolvimento de hirsutismo. A deficiência de 17-cetosteroide redutase diminui a conversão de androstenediona em testosterona, DHEA em androstenediol e estrona em estradiol. Os pacientes acometidos têm elevados níveis basais de androstenediona, DHEA e estrona (Fig. 49-2).

10. Descreva a fisiopatologia do hirsutismo idiopático e familiar.

Acredita-se que o hirsutismo idiopático seja causado pelo aumento da atividade cutânea de 5-alfa redutase ou aumento da sensibilidade aos androgênios. O hirsutismo familiar é uma tendência étnica para ter maior densidade de folículos pilosos por unidade de área da pele. Os mediterrânicos e hispânicos têm densidade capilar aumentada, enquanto os asiáticos têm menor densidade. As pacientes com hirsutismo idiopático ou familiar normalmente têm o início do hirsutismo logo após a puberdade, com progressão lenta subsequente. Elas têm ciclos menstruais e de fertilidade normais, bem como um perfil hormonal normal.

11. Como a síndrome de Cushing, prolactinomas e hipotireoidismo causam hirsutismo?

Todas as causas de síndrome de Cushing podem resultar em hipertricose devido ao aumento de velo na face, testa, membros e tronco, causado pela hipersecreção de cortisol. A síndrome de Cushing decorrente de tumor suprarrenal também pode produzir hirsutismo e virilização devido a um aumento da secreção de androgênios com o cortisol.

A hiperprolactinemia suprime a atividade de GnRH, que diminui a secreção de LH pulsátil da glândula hipófise, resultando em diminuição da produção de estrogênio ovariano e amenorreia. A prolactina também aumenta os androgênios suprarrenais, DHEA e DHEAS. O hipotireoidismo diminui o SHBG, levando a um aumento da testosterona livre.

12. Qual é a fisiopatologia do hiperandrogenismo na hipertecose ovariana?

A hipertecose ovariana é uma condição não neoplásica dos ovários com ilhas de proliferação de células da teca luteinizadas no estroma ovariano. A hipertecose provoca superprodução de testosterona, androstenediona e DHT a um nível ainda mais elevado do que geralmente é observado na SOP. LH e FSH são normais ou baixos e o grau de resistência à insulina e hiperinsulinemia é maior do que na SOP.

13. Que medicamentos podem causar hirsutismo?
Danazol, testosterona, glicocorticoides, metirapona, fenotiazinas, esteroides anabolizantes e contraceptivos orais contendo norgestrel e noretindrona podem causar hirsutismo. Fenitoína, ciclosporina, diazóxido, minoxidil, glicocorticoides, estreptomicina, penicilamina e psoralenos podem provocar hipertricose.

14. Que condições causam virilização?

Tumores ovarianos	Distúrbios suprarrenais
Tecoma	HCS
Fibrotecoma	Adenoma
Tumores de células granulosas e granulosas-teca	Carcinoma
Arrenoblastoma (tumores de células de Sertoli-Leydig)	
Tumores de células do hilo	
Tumor de resto suprarrenal do ovário	
Luteoma da gravidez	

PONTOS-CHAVE: PATOGENIA DO HIRSUTISMO E VIRILIZAÇÃO

1. O hirsutismo é o crescimento excessivo de pelos terminais e é frequentemente associado a menstruação irregular.
2. A virilização consiste em hirsutismo e irregularidades menstruais associados a sinais de masculinização.
3. Hirsutismo e virilização geralmente resultam de excesso de androgênios.
4. As causas mais comuns de hirsutismo são síndrome do ovário policístico, hiperplasia suprarrenal congênita (HCS), hirsutismo idiopático/familiar e medicamentos.
5. As causas mais comuns de virilização são tumores ovarianos, tumores suprarrenais e HCS.

15. Quando uma paciente deve ser avaliada para hirsutismo?
Qualquer paciente com desenvolvimento rápido de hirsutismo ou coexistência de amenorreia, menstruação irregular ou virilização deve ser avaliada. Uma paciente com ciclos menstruais regulares, que mostra preocupação significativa sobre hirsutismo também pode justificar um exame diagnóstico.

16. Que informação é importante para a anamnese?
- Idade de início, progressão e extensão do crescimento dos pelos
- Medidas atuais de depilação e frequência de uso
- Idade da menarca, regularidade da menstruação e fertilidade
- História familiar de hirsutismo
- Mudança na libido ou mudança na voz

- Sintomas da doença de Cushing, prolactinoma ou hipotireoidismo
- Medicamentos

17. Que achados são importantes no exame físico?
- Distribuição e grau de hirsutismo
- Aumento da massa muscular, calvície temporal, clitoromegalia ou acne
- Obesidade
- Acantose *nigricans*
- Defeitos de campo visual
- Fácies de lua cheia, pletora, giba de búfalo, coxins de gordura supraclaviculares, estrias ou pele fina
- Galactorreia
- Bócio, perda da lateral das sobrancelhas, edema periorbital, pele seca ou reflexos retardados
- Massas abdominais ou pélvicas

18. Que exames laboratoriais devem ser solicitados para uma paciente com hirsutismo?
Exames laboratoriais devem ser orientados pelos resultados da anamnese e exame físico. Muitos autores argumentam contra os exames em pacientes com ciclos menstruais regulares e apenas progressão gradual do hirsutismo. No entanto, os níveis séricos de testosterona total, DHEAS, 17-OHP, LH e FSH podem ser exames úteis, dependendo de cada paciente. Pacientes com sinais ou sintomas de hipotireoidismo, hiperprolactinemia ou síndrome de Cushing também devem ser avaliadas com exames de TSH, prolactina ou cortisol da urina de 24 horas, respectivamente. Caso contrário, esses exames não precisam ser obtidos para cada paciente.

19. Como os resultados desses exames laboratoriais são interpretados?
Para paciente sem sinais de virilização, é importante diferenciar hirsutismo idiopático, SOP e HCS porque cada um é tratado de maneira diferente. Testosterona total, DHEAS e 17-OHP ajudam na diferenciação. O hirsutismo idiopático tem níveis normais nos três exames. SOP tem leve aumento de testosterona, DHEAS normal ou ligeiramente aumentada e 17-OHP normal. HCS tem testosterona e DHEAS elevadas e elevação branda a acentuada de 17-OHP. Um nível de fase folicular matinal de 17-OHP superior a 500 ng/dl (normal ≤200 ng/dl) é diagnóstico. Na maioria dos pacientes com SOP, o LH está elevado, o FSH é normal ou baixo e a proporção de LH/FSH deve ser superior a 2. No entanto, nem todos as pacientes com SOP têm LH elevado, especialmente aquelas com obesidade; assim, LH e FSH são úteis na confirmação, mas sem excluir o diagnóstico de SOP.

20. O que você faz se uma paciente tem elevações limítrofes (200-500 ng/dL) de 17-OHP?
O nível elevado limítrofe requer um exame de estimulação de ACTH com a avaliação dos níveis de 17-OHP no momento basal e 60 minutos após a estimulação com ACTH. Os níveis são então colocados em um nomograma para determinar portadores normais, heterozigotos do gene 21-OH e os pacientes com deficiência de 21-OH de início tardio. Alguns pacientes com deficiência de 21-OH de início tardio têm níveis normais de momento basal de 17-OHP; entretanto, os níveis estimulados por ACTH geralmente são diagnósticos.

21. Que exames laboratoriais devem ser solicitados para uma paciente com virilização?
Uma paciente com virilização deve ser avaliada para determinar se tem um tumor de ovário, um tumor suprarrenal ou HCS. Assim como nas pacientes sem virilização, os exames devem incluir testosterona sérica total, DHEAS e 17-OHP. Um nível acentuadamente aumentado de testosterona (>200 ng/dl) com valores normais nos outros exames indica tumor de ovário. Níveis altos de DHEAS com ou sem níveis altos de testosterona sugerem tumor suprarrenal. Os níveis aumentados de 17-OHP com elevações modestas de DHEAS e testosterona são mais compatíveis com HCS. Os valores laboratoriais que sugerem tumores devem ser acompanhados com ultrassonografia transvaginal dos ovários ou tomografia computadorizada (TC) das suprarrenais ou dos ovários. Se nenhuma massa for encontrada, exame com iodocolesterol das glândulas

CAPÍTULO 49 HIRSUTISMO E VIRILIZAÇÃO **419**

suprarrenais ou amostragem venosa dos ovários ou suprarrenais pode ser realizado para localização antes da remoção cirúrgica.

22. Como a SOP é tratada em paciente que deseja engravidar?

Se a principal preocupação da paciente for a fertilidade, o clomifeno é o fármaco usual de escolha. Se o clomifeno falhar na indução da ovulação, a administração de gonadotrofina cíclica é frequentemente útil. GnRH pulsátil também tem sido usada com algum sucesso. Em pacientes obesas, demonstrou-se que a redução de peso isoladamente aumenta a taxa de ovulação espontânea. Se a hipersecreção de um componente de androgênios suprarrenais (DHEAS) parece estar presente, dexametasona em baixa dose pode ser adicionada em doses de 0,125-0,375 mg à noite. Esse esquema pode melhorar a taxa de ovulação, bem como reduzir o hirsutismo. Nas pacientes resistentes ao tratamento clínico, a destruição cirúrgica de pequenas partes dos ovários induz a ovulação em algumas. A ressecção em cunha dos ovários foi substituída por diatermia ovariana laparoscópica, na qual *laser* ou eletrocautério é usado para destruir partes dos ovários.

23. Como a SOP é tratada em paciente que não deseja engravidar?

Se a fertilidade não é a questão, contraceptivos orais ou progestinas cíclicas são utilizados para induzir a menstruação regular e, assim, diminuir o risco de câncer de endométrio. As preparações que contêm progestinas androgênicas, como norgestrel e noretindrona, devem ser evitadas. A redução de peso deve ser incentivada. Como observado anteriormente, a dexametasona pode ser adicionada em pacientes com DHEAS elevado; no entanto, isso pode aumentar a glicose em paciente já sem tolerância à glicose. Se o hirsutismo não melhorar com essas medidas, os agentes enumerados nas perguntas 24 e 27-30 podem ser necessários.

24. O que pode ser feito sobre a hiperinsulinemia da SOP?

Pacientes com SOP devem ser avaliadas com um exame de glicemia de jejum ou um teste oral de tolerância à glicose e perfil lipídico, devido à elevada prevalência de intolerância à glicose, diabetes e hiperlipidemia nesse distúrbio. Esses problemas devem ser tratados separadamente porque eles não são resolvidos por tratamento de hiperandrogenismo apenas. O sensibilizador de insulina metformina e as tiazolidinedionas têm sido utilizados em pacientes com SOP com e sem aumento dos níveis de glicose. O tratamento com troglitazona, a primeira tiazolidinediona, reduziu os androgênios e aumentou a SHBG, mas foi retirado do mercado devido à toxicidade hepática. As tiazolidinedionas mais recentes rosiglitazona e pioglitazona, assim como a metformina, melhoram a resistência à insulina, diminuem os androgênios, aumentam a SHBG, melhoram a regularidade da menstruação e aumentam a fertilidade. Em pacientes não controladas apenas com metformina, há alguma vantagem adicional na combinação com a pioglitazona, resultando em novos aumentos de SHBG, sensibilidade à insulina e melhora da regularidade menstrual. O peptídeo hipotalâmico somatostatina principalmente diminui a secreção do hormônio do crescimento, mas também diminui a resposta do LH ao GnRH e inibe a liberação de insulina pancreática. Portanto, octreotide, um análogo da somatostatina, e a formulação de liberação contínua, octreotide-LAR, têm sido investigados no tratamento de SOP. Octreotide-LAR reduz a insulina, melhora a sensibilidade à insulina, diminui os androgênios, melhora o hirsutismo e aumenta a ovulação. Embora o octreotide padrão mostre resultados semelhantes, suas múltiplas injeções diárias por via subcutânea a tornam uma escolha ruim em comparação com a dosagem de octreotide-LAR de uma injeção intramuscular a cada 28 dias.

25. Qual é o tratamento para HCS?

A reposição de glicocorticoides diminui a secreção de ACTH e, consequentemente, reduz a produção excessiva de androgênios suprarrenais. A reposição de mineralocorticoides é também necessária em algumas causas de HCS. O tratamento com os esquemas listados nas perguntas 26-30 pode acelerar a melhora do hirsutismo.

26. Descreva como os contraceptivos orais são utilizados para o tratamento do hirsutismo.

Pílulas anticoncepcionais orais (ACO) são a terapia mais comumente utilizada. Elas aumentam os estrogênios séricos e SHBG, o que diminui os níveis de testosterona livre. As preparações monofásicas e trifásicas funcionam igualmente bem. Acredita-se que as preparações que contenham as progestinas desogestrel, norgestimato, drospirenona e gestodeno são melhores porque são as menos androgênicas. Os potenciais efeitos colaterais incluem ganho de peso, inchaço, náuseas, labilidade emocional, dor na mama e trombose venosa profunda.

27. Descreva como os antiandrogênios são utilizados para o tratamento do hirsutismo.

A espironolactona é um bloqueador de receptor androgênico e um fraco inibidor da produção de testosterona. Os efeitos colaterais incluem diurese, fadiga e hemorragia uterina disfuncional. As doses iniciais são de 25-100 mg duas vezes ao dia, reduzidas para 25-50 mg/dia depois que se observa seu efeito. Flutamida, um bloqueador do receptor de androgênio é dosado a 62,5-250 mg uma ou duas vezes por dia. Os efeitos colaterais incluem aumento dos testes de função hepática (TFH) e hepatotoxicidade fatal rara. A finasterida, um inibidor de 5-alfa redutase, diminui de maneira eficaz o hirsutismo. Os efeitos colaterais incluem cefaleia e depressão. A dosagem é de 2,5-7,5 mg/dia. Os antiandrogênios geralmente são usados em combinação com ACO para efeitos aditivos e para fornecer controle de natalidade adequado porque os antiandrogênios podem feminilizar um feto do sexo masculino.

28. Descreva como os agonistas de GnRH são utilizados para o tratamento do hirsutismo.

Ao fornecer níveis de GnRH constantes em vez de pulsáteis para a hipófise, os agonistas de GnRH reduzem a secreção de gonadotrofinas e, assim, diminuem a produção ovariana de estrogênio e androgênio. A reposição de estrogênio deve ser administrada para evitar as ondas de calor, secura vaginal e perda de densidade óssea. Leuprolida (3,75 mg/mês por via intramuscular), buserelina ou *spray* nasal de nafarelina (três vezes/dia) e implantes subcutâneos de goserelina efetivamente reduzem o hirsutismo. Alguns estudos demonstram um efeito maior do que os ACO isoladamente, enquanto outros apresentam efeitos semelhantes. As preparações são caras e, portanto, normalmente reservadas para SOP graves.

PONTOS-CHAVE: DIAGNÓSTICO E TRATAMENTO DE HIRSUTISMO E VIRILIZAÇÃO

1. O exame laboratorial apropriado inclui pelo menos testosterona total, sulfato de de-hidroepiandrosterona e 17-hidroxiprogesterona.

2. O tratamento do hirsutismo geralmente é com a combinação de pílulas contraceptivas orais, espironolactona, eflornitina e medidas estéticas; no entanto, os agonistas do hormônio liberador de gonadotropina e antiandrogênios podem ser usados.

3. As pacientes com síndrome de ovário policístico podem apresentar melhora dos sintomas se tratadas com sensibilizadores de insulina.

4. O tratamento de virilização é a remoção cirúrgica do tumor ou tratamento com esteroides para HCS.

29. Que agente tópico é aprovado para o tratamento do hirsutismo?

O cloridrato de eflornitina a 13,9% é o mais novo agente para o tratamento do hirsutismo facial. O cloridrato de eflornitina inibe irreversivelmente a ornitina descarboxilase, uma enzima necessária para a divisão das células do folículo piloso. A inibição da ornitina descarboxilase resulta em diminuição da taxa de crescimento capilar. Em ensaios clínicos, 58% das pacientes apresentaram melhora acentuada ou alguma melhora em comparação com 34% dos controles, após 24 semanas de tratamento. Os efeitos colaterais mais comuns encontrados foram acne, pseudofoliculite de barba, ardência, formigamento, eritema ou prurido sobre a área aplicada. Geralmente, os efeitos colaterais desapareceram sem tratamento e raramente precisaram de interrupção da medicação. O creme é aplicado na face, duas vezes por dia. O hirsutismo das pacientes retornou ao momento basal oito semanas após a descontinuação da medicação.

30. Que medidas estéticas podem ser usadas para o tratamento do hirsutismo?

Clareamento, raspagem, arrancamento, depilação com cera e eletrólise são medidas eficazes que podem ser usadas isoladamente ou em combinação com os tratamentos descritos anteriormente. Eles removem os pelos terminais que já estão presentes enquanto a paciente espera por medicamentos para diminuir o crescimento novo e a taxa de transformação em pelos terminais.

A remoção do pelo com auxílio de *laser* é um tratamento eficaz para o hirsutismo. É um procedimento ambulatorial que usa rubi, alexandrita, diodo ou *lasers* de ítrio-alumínio-granada ou terapia de luz intensa pulsada, que causam lesão térmica do folículo piloso. São necessários pelo menos três a seis tratamentos com 2-2,5 meses de intervalo. As técnicas resultam em remoção do pelo, e um período de 2-6 meses antes do crescimento do pelo, que é mais fino e mais leve. *Lasers* de alexandrita e diodo parecem ser os mais eficazes. Pacientes com pele clara e cabelos escuros têm os melhores resultados com menos efeitos colaterais. Os efeitos colaterais incluem desconforto mínimo, edema e eritema local com duração de 24-48 horas, petéquias raras e hiperpigmentação infrequente de duração inferior a seis meses.

31. Como você escolhe o tratamento adequado para o hirsutismo da paciente?

A maioria das pacientes recebe um teste de ACO, com ou sem espironolactona, e são aconselhadas a usar medidas estéticas enquanto aguardam a ação dos medicamentos. O novo creme tópico de cloridrato de eflornitina pode ser usado isoladamente ou em combinação com outras medidas. Devido aos seus efeitos secundários mais graves e ao custo mais elevado, os outros medicamentos são reservados para os casos mais graves em que os ACO e a espironolactona falham. Independentemente da terapia escolhida, a paciente deve estar ciente de que os resultados não serão observados por pelo menos 3-6 meses. Embora muitos medicamentos e combinações tenham sido utilizados, apenas o cloridrato de eflornitina tópico está atualmente aprovado pelo Food and Drug Administration para o tratamento de hirsutismo. Infelizmente, a maioria das pacientes terá uma recaída de hirsutismo aproximadamente 12 meses após a descontinuação do tratamento clínico.

SITES

1. Atlas of Dermatology. Disponível em: http://www.dermis.net/dermisroot/en/35888/diagnose.htm
2. eMedicine. Disponível em: http://www.emedicine.com/med/topic1017.htm

BIBLIOGRAFIA

1. Blank SK, McCartney CR, Marshall JC: The origins and sequelae of abnormal neuroendocrine function in polycystic ovary syndrome. Hum Reprod Update 12:351–361, 2006.
2. Lowenstein EJ: Diagnosis and management of the dermatologic manifestations of the polycystic ovary syndrome. Dermatol Ther 19:210–223, 2006.
3. Moghetti P, Tosi F, Tosti A, et al: Comparison of spironolactone, flutamide, and finasteride efficacy in the treatment of hirsutism: a randomized, double blind, placebo-controlled trial. J Clin Endocrinol Metab 85:89–94, 2000.
4. Ortega-González C, Luna S, Hernández L, et al: Responses of serum androgen and insulin resistance to metformin and pioglitazone in obese, insulin-resistant women with polycystic ovary syndrome. J Clin Endocrinol Metab. 90:1360–1365, 2005.
5. Pasquali R, Gambineri A: Insulin-sensitizing agents in polycystic ovary syndrome. Eur J Endocrinol 154:763– 775, 2006.
6. Randall VA, Lanigan S, Hamzavi I, Chamberlain JL: New dimensions in hirsutism. Lasers Med Sci 21:126–133, 2006.

CAPÍTULO 49 HIRSUTISMO E VIRILIZAÇÃO

7. Rosenfield R: Hirsutism. N Engl J Med 353:2578–2588, 2005.
8. Speroff L, Fritz M: *Clinical gynecologic endocrinology and infertility*, ed 7, Baltimore, 2004, Lippincott Williams & Wilkins.
9. Smith SR, Piacquadio DJ, Beger B, Littler C: Eflornithine cream combined with laser therapy in the management of unwanted facial hair growth in women: a randomized trial. Dermatol Surg 32:1237–1243, 2006.
10. Wolf JE Jr, Shander D, Huber F, et al: Randomized, double-blind clinical evaluation of the efficacy and safety of topical eflornithine HCl 13.9% cream in the treatment of women with facial hair. Int J Dermatol 46:94–98, 2007.

MENOPAUSA

William J. Georgitis

1. Defina a menopausa.
A menopausa é a cessação da função ovariana cíclica normal. A menopausa abrange cerca de um terço da vida de uma mulher; começa com a fase de transição que abrange os últimos anos reprodutivos até o final da menstruação e depois se estende para o resto da vida. O final da menstruação sinaliza a menopausa para cada mulher e, portanto, só pode ser estabelecida retrospectivamente.

2. Quando os ciclos ovulatórios diminuem na frequência?
Os ciclos ovulatórios geralmente diminuem na frequência em torno de 38-42 anos.

3. Quando ocorre geralmente a menopausa?
A idade mediana para a última menstruação é de 51,4 anos. O intervalo para a menopausa é amplo. Noventa por cento das mulheres deixam de menstruar com 55 anos.

4. O que determina o período da menopausa?
A menstruação cessa quando o fornecimento de ovócitos ovarianos está esgotado. O pico do número de ovócitos encontrados no período uterino declina rapidamente. Aproximadamente 80% dos ovócitos desaparecem antes do nascimento. É um fato curioso que a atresia, em vez da ovulação, é o destino da maioria dos ovócitos (Fig. 50-1).

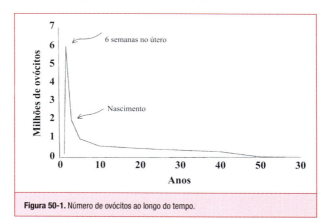

Figura 50-1. Número de ovócitos ao longo do tempo.

5. O que é falência ovariana prematura? Qual a causa?
A cessação da função cíclica do ovário antes dos 35 anos é considerada prematura. Um fornecimento inadequado de folículos a partir do nascimento ou a atresia folicular acelerada resulta em menopausa prematura. As causas para a falência ovariana prematura incluem ooforite por caxumba, radioterapia, quimioterapia, destruição autoimune e defeitos genéticos. A incidência da falência ovariana prematura nas mulheres nos Estados Unidos é de cerca de 0,3%. Aproximadamente 146.000 casos ocorreram em 2000.

CAPÍTULO 50 MENOPAUSA

6. Será que a idade da menopausa varia com raça, tamanho corporal, idade da menarca, geografia ou condições socioeconômicas?

Não. Entretanto, as evidências de que esses fatores não são importantes no momento da menopausa continuam a ser escassas. Sabe-se que a menopausa ocorre cerca de dois anos antes em fumantes e que as mulheres nulíparas tendem a experimentar menopausa mais cedo do que as mulheres multíparas. Presumivelmente, o número de meses de gestação aumenta a duração da função reprodutiva da mulher multípara. A gravidade dos calorões da menopausa parece variar um pouco com a raça.

7. Será que a aparência dos ovários muda com a menopausa?

Sim, cada ovário diminui e sua superfície se torna enrugada. A ultrassonografia transvaginal, em 58.673 mulheres demonstrou que o volume médio do ovário foi de 4,9 cm³ em mulheres na pré-menopausa e 2,2 cm³ nas pós-menopausadas. A espessura cortical diminui, enquanto as células intersticiais e hilares se tornam mais proeminentes, dando aspecto de estroma hiperplásico.

8. Qual é o estrogênio circulante predominante na menopausa?

O estradiol é o estrogênio mais abundante do soro durante os anos reprodutivos. Na menopausa, a estrona passa a ser o principal estrogênio. A estrona é predominantemente derivada da conversão, no tecido adiposo, da androstenediona adrenal. A estrona é biologicamente menos potente do que o estradiol. As alterações atróficas após a menopausa afetam a mama, a mucosa vaginal e a musculatura pélvica, especialmente em mulheres mais magras, com baixa massa de tecido adiposo, podendo levar a mulher a procurar ajuda para os sintomas relacionados a essas mudanças, incluindo dispareunia, incontinência urinária e adaptação às mudanças na configuração do corpo.

9. O que é um *flash* quente? Deve ser chamado de *flush*?

Esses termos se referem a períodos da menopausa com duração de segundos a minutos ou, raramente, até uma hora. Os sintomas incluem súbita vermelhidão da pele acompanhada por sensação de calor. Em algumas mulheres, isso é seguido por sudorese profusa. A temperatura da superfície corporal aumenta e a temperatura central cai, ambas mediadas pela dilatação vasomotora dos vasos sanguíneos superficiais, mediada pelo eixo hipotalâmico. A fisiologia do *flush* ou *flash* é complexa. Catecolaminas, prostaglandinas, endorfinas e todos os outros neuropeptídeos parecem participar.

Ambos os termos, *flash* e *flush*, aparecem na literatura médica. Cada um é adequadamente descrito, com *flush* enfatizando apropriadamente a vasodilatação e *flash* significando o início abrupto e a duração curta dos acessos. Muitas mulheres na menopausa também descrevem auras prodrômicas.

10. Os fogachos são acompanhados por picos de hormônio luteinizante. O excesso de hormônio luteinizante aciona as crises?

Não. A oscilação do hormônio luteinizante (LH) é um epifenômeno. As mulheres hipofisectomizadas faltando o LH pulsátil ainda podem enfrentar os fogachos na menopausa. Além disso, as mulheres com disgenesia gonadal têm níveis muito elevados de gonadotrofinas, mas podem deixar de manifestar os fogachos após o tratamento com estrogênio e a retirada posterior. O hipotálamo parece exigir uma ação inicial dos estrógenos, demonstrando a instabilidade vasomotora episódica em resposta aos níveis de deficiência de estrogênio.

11. Todas as mulheres desenvolvem fogachos vasomotores na menopausa? Será que eles duram indefinidamente?

Aproximadamente 85% das mulheres experimentam os sintomas vasomotores após a menopausa. A gravidade dos sintomas parece estar relacionada com a taxa de declínio nos níveis de estrogênio. As mulheres com queda abrupta nos níveis de estrogênio após ovariectomia são as mais afetadas. Se não forem tratados, os fogachos tendem a diminuir.

CAPÍTULO 50 MENOPAUSA **425**

12. Todos os sintomas da menopausa estão claramente relacionados com a deficiência do estrogênio?

Não. Muitos sintomas são claramente inespecíficos e poderiam ter outras etiologias. Considerar a fadiga, o nervosismo, a cefaleia, a insônia, a depressão, a irritabilidade, as dores articulares, as dores musculares, as tonturas, as palpitações e o formigamento. O formigamento é uma parestesia assemelhando-se à sensação de formigas sobre a pele.

13. Que mudanças fisiológicas importantes acompanham a menopausa?

Os fogachos, a atrofia urogenital, a perda de cálcio ósseo, o aumento das taxas de doença cardíaca coronária e as alterações no perfil lipídico, incluindo taxas de colesterol de lipoproteínas de baixa densidade e triglicérides, com diminuição do colesterol da lipoproteína de alta densidade, todos ocorrendo durante a menopausa.

14. Qual é a principal causa de morte em mulheres na pós-menopausa?

A doença cardiovascular. Uma em cada duas mulheres morrerá de doença cardíaca ou acidente vascular cerebral, enquanto apenas uma em cada 25 morrerá de câncer de mama.

15. Será que a menopausa masculina existe?

Não, realmente. Embora os homens possam sofrer de fogachos e perda óssea acelerada semelhante às mulheres hipogonádicas, tais sintomas não representam um evento fisiologicamente programado. Um homem queixando-se de fogachos deve primeiro realizar um teste rápido para confirmar o hipogonadismo. Após o diagnóstico de hipogonadismo masculino ser confirmado, deve ser realizada uma cuidadosa investigação para a causa.

16. Os registros históricos indicam que a idade da menarca tem diminuído ao longo dos séculos, talvez como resultado de melhor nutrição e saúde geral. Isso também é válido para o momento da menopausa?

Não. Embora a idade média da primeira menstruação possa ter ficado menor, como resultado de melhor nutrição e saúde em geral, uma tendência de baixa da idade média da menopausa não tem sido registrada. Talvez os estudos em andamento poderão confirmar tais mudanças no futuro.

17. Como se estabelece o diagnóstico da menopausa?

Em mulher com mais de 45 anos, 12 meses de amenorreia secundária é suficiente para o diagnóstico da menopausa. O exame pélvico pode confirmar a impressão, mostrando sinais de atrofia da mucosa vaginal. Muitas vezes, o exame pélvico pode ser normal.

Os testes laboratoriais isoladamente também não são confiáveis para o diagnóstico. No final dos anos férteis da mulher, os níveis séricos de hormônio foliculestimulante (FSH) aumentam gradualmente. Os períodos anovulatórios ocorrem e podem ser acompanhados por menorragia. Quando a menorragia é bem estabelecida, as gonadotrofinas podem tornar-se tonicamente elevadas. O FSH aumenta 10-20 vezes, enquanto as elevações de LH são mais modestas, na faixa de três elevações. Os níveis de FSH acima de 40 UI/L são geralmente considerados como diagnóstico de menopausa ou falência ovariana. No entanto, as ondas de calor e a elevação da gonatrofina podem não estar presentes na menopausa, especialmente na presença de obesidade. Entretanto, os níveis elevados de gonadotrofinas sozinhos podem ser enganosos porque o aumento no meio do ciclo de gonadotrofinas antes da ovulação pode elevar os níveis de FSH e LH para níveis semelhantes ao observados na menopausa.

18. Quais vias de administração podem ser usadas para a reposição hormonal na menopausa e como os estrogênios são eficazes no alívio dos fogachos?

As vias de administração incluem oral, tópica e vaginal. Todas são eficazes, com a dose relacionada à resposta. Os esquemas para administração dos hormônios incluem o uso sequencial de estrogênio e progestogênio para imitar as variações hormonais normais ao longo do ciclo menstrual; a administração contínua combinada de estrogênio e progestogênio; e a terapia de ciclo longo, em que o progestogênio é administrado poucas vezes por ano, em vez de doses mensais. A realização de ensaios randomizados de tratamento com estrógeno demonstra a redução da gravidade dos fogachos em 80%-95%.

19. Quais são as indicações mais comuns para a terapia de reposição hormonal na menopausa?
As indicações mais comuns são para o alívio dos sintomas vasomotores ou os sintomas associados com a atrofia urogenital. Os cursos de curta duração do tratamento são agora mais frequentemente recomendados do que a substituição ao longo da vida.

PONTOS-CHAVE: MENOPAUSA

1. A menopausa abrange cerca de um terço da vida da mulher.

2. A média do volume ovariano determinado por ultrassom transvaginal de 2,2 cm³ em mulheres na pós-menopausa é inferior à metade do volume encontrado em mulheres pré-menopáusicas.

3. A reposição hormonal após a menopausa ainda pode ser usada para aliviar os fogachos da menopausa.

4. A terapia de reposição de andrógenos para as mulheres na pós-menopausa é controversa.

5. A fase de transição da menopausa, com sintomas ou mudanças sutis nos parâmetros menstruais e nos níveis hormonais, precede a última menstruação em vários anos.

---

20. Quais níveis de estradiol e estrona são alcançados com a reposição?
Os estrogênios equinos orais conjugados (0,625 mg), estradiol micronizado (1,0 mg) e sulfato de estrona (1,25 mg) determinam o pico dos níveis de estradiol igual a 30-40 pg/mL e o pico dos níveis de estrona igual a 150-250 pg/mL. Os estrogênios intravaginais determinam níveis de cerca de um quarto dos obtidos com esquemas orais.

21. Os níveis de gonadotrofina podem ser usados para monitorar a adequação ou segurança da reposição?
Não. Ao contrário do hipotireoidismo primário, em que o TSH sérico pode ser usado para individualizar os requisitos da substituição da tiroxina, os níveis de gonadotrofina permanecem elevados, apesar da reposição de esteroides sexuais em muitas mulheres pós-menopáusicas. Essa elevação pode resultar de deficiência da inibina, um hormônio polipeptídeo produzido normalmente pelas células da granulosa do ovário para inibir a secreção de FSH. Se a terapia com estrogênio é utilizada para o alívio dos sintomas da menopausa, ela deve ser avaliada pela resposta dos sintomas e sinais e não pelo nível de gonadotrofina.

22. Uma grande mudança no uso da reposição de estrogênio surgiu de resultados de ensaios patrocinados pela Women's Health Initiative. Quais foram os ensaios e os resultados que mudaram tão drasticamente o parecer médico e a opinião pública sobre o uso de reposição hormonal para a menopausa?
Em 2002, o Women's Health Initiative (WHI) publicou os resultados de ensaios da terapia hormonal, da investigação das doenças cardiovasculares e dos riscos de eventos trombóticos associados ao uso de estrogênio isolado e estrogênio com a progesterona em 27.347 mulheres pós-menopáusicas. Os riscos foram maiores que os benefícios.

Tanto o estrogênio isolado como o estrógeno combinado com esquemas de reposição de progesterona aumentaram o risco de derrame e coágulos de sangue, deixando de prevenir doenças cardíacas.

Um inquérito antes do WHI mostrou que apenas 3%-10% das mulheres permaneceram na reposição hormonal por mais de cinco anos.

CAPÍTULO 50 MENOPAUSA 427

23. O que aconteceu com as vendas de Premarin®?

O nome Premarin® deriva tanto dos estrógenos conjugados que contém quanto do fato de ser derivado da urina de éguas gestantes. As vendas tiveram dois grandes declínios nos últimos 50 anos; quase dobraram de 1960-1975, quando o tratamento da deficiência de estrogênio foi amplamente divulgado por leigos na literatura. Os ensaios clínicos publicados, em 1975, relatando o aumento do risco de câncer de endométrio do tratamento de estrogênio provocaram a primeira maior queda de vendas. A adição de progesterona e o entusiasmo rejuvenescido para a terapia de substituição da menopausa para prevenir a osteoporose e melhorar o perfil lipídico, na esperança de prevenir as doenças cardiovasculares, conduziram a uma recuperação nas vendas. Em 1992, o Premarin® tornou-se a droga mais frequentemente prescrita nos Estados Unidos. A segunda maior queda nas vendas do Premarin® seguiu-se à publicação do WHI, em 2002, que divulgou um aumento do risco cardiovascular e câncer de mama. As vendas diminuíram abruptamente em 50%.

As publicações mais recentes do WHI sugerem que o uso a curto prazo de reposição hormonal na menopausa não é associado com risco aumentado de câncer de mama, ataque cardíaco ou derrame. Portanto, a reposição hormonal para melhorar a qualidade de vida, aliviando os sintomas vasomotores da menopausa, pode aumentar mais uma vez. As baixas doses e o uso a curto prazo agora são recomendados. Seu uso em mulheres mais velhas deve ser determinado caso a caso, levando em consideração fatores individuais de risco para doença cardiovascular.

24. Que terapias alternativas podem ser utilizadas para a mulher na menopausa, em vez da reposição de estrogênio?

A clonidina, ao deitar, pode ser tentada para o alívio dos fogachos, mas os efeitos colaterais, incluindo a boca seca e a hipotensão, limitam o seu uso. A medroxiprogesterona em comprimido diário ou como injeção de depósito a cada três meses também pode aliviar os fogachos. Os efeitos colaterais são comuns. Alguns pacientes respondem favoravelmente ao antidepressivo fluoxetina, mas os estudos randomizados dos inibidores seletivos da recaptação da serotonina e recaptação serotonina-norepinefrina nem sempre confirmaram a sua eficácia. A gabapentina mostra capacidade modesta de reduzir os fogachos, mas também tem efeitos colaterais. As preparações de plantas e suplementos alimentares não são reguladas pela U.S. Food and Drug Administration (FDA), e os dados de eficácia e segurança são escassos. As alternativas amplamente utilizadas para os hormônios prescritos para os fogachos incluem *cohosh* preto e soja, que têm benefícios atribuídos aos fitoestrogênios e os efeitos colaterais que levaram as agências de regulamentação de alguns países a recomendar a utilização por um período não inferior a seis meses. Os esquemas da administração de estrogênio, apesar de amplamente divulgados, também não estão regulamentados e, assim, há falta de normas para a composição comparável à aprovação do FDA da prescrição de medicamentos hormonais. Essas preparações contêm estrogênios que, provavelmente, apresentam riscos semelhantes aos outros prescritos.

25. E sobre o diagnóstico da deficiência androgênica e seu tratamento na menopausa?

A Endocrine Society publicou uma declaração de consenso desencorajando fazer o diagnóstico da deficiência androgênica em mulheres devido à inexistência de uma síndrome clínica bem definida e à falta de dados normativos sobre os níveis de testosterona durante o curso da vida. O tratamento a curto prazo com a testosterona em condições selecionadas, como a menopausa cirúrgica, pode ser eficaz, mas o uso generalizado de testosterona por mulheres não é recomendável porque as indicações para o tratamento são atualmente insuficientes e os elementos de segurança em estudos de longo prazo ainda são escassos.

26. Qual livro da web você poderia recomendar para os profissionais de saúde que procuram informações sobre a menopausa?

Endotext.com tem uma seção intitulada "Female Reproductive Endocrinology", Robert W. Rebar, editor; o capítulo 11 é "Menopause and Hormone Replacement", de Michelle P. Warren e Jennifer E. Dominguez.

27. Quais *sites* têm bons materiais sobre a menopausa para as pacientes?

Para começar, podem ser incluídos dois endereços: acog.org e menopause.org, representando o American College of Obstetricians and Gynecologists e o North American Menopause Society, respectivamente.

PRINCIPAIS SEGREDOS

1. A menopausa ocorre cerca de dois anos antes em fumantes.
2. As nulíparas apresentam a menopausa mais cedo do que as mulheres multíparas.
3. A idade mediana para a última menstruação é de 51,4 anos.
4. A falência ovariana prematura é indicada pela cessação da função cíclica do ovário antes dos 35 anos de idade.

PONTOS-CHAVE: PALAVRAS CHAVES

- *Flush* e *flash*
- Falência ovariana prematura
- Gonadotrofina
- Ovócitos

SITES

1. http://www.Endotext.com
2. http://www.acog.org
3. http://www.menopause.org

BIBLIOGRAFIA

1. Amundsen, DW, Diers CJ: The age of menopause in medieval Europe. Hum Biol 45:605–612, 1973.
2. Daly E, Gray A, Barlow D, et al: Measuring the impact of menopausal symptoms on the quality of life. BMJ 307:836–840, 1993.
3. Grady, D: Clinical practice. Management of menopausal symptoms. N Engl J Med 355:2338–2347, 2006.
4. McKinlay SM, Brambilla DJ, Posner JG: The normal menopause transition. Maturitas 14:103–115, 1992.
5. Pavlik EJ, DePriest PD, Gallion HH, et al: Ovarian volume related to age. Gynecol Oncol 77:410–412, 2000.
6. Rossouw JE, Anderson GL, Prentice RL, et al: Risks and benefits of estrogen plus progestin in healthy postmenopausal women: principal results from the Women's Health Initiative randomized controlled trial. JAMA 228:321–333, 2002.
7. Walsh BW, Ginsburg ES: Menopause. In Ryan KJ, editor, *Kistner's gynecology & women's health*, ed 7, St. Louis, 1999, Mosby, pp. 540–569.
8. Wierman, ME, Basson R, Davis SR, et al: Androgen therapy in women: an Endocrine Society clinical practice guideline. J Clin Endocrinol Metab 91:3697–3710, 2006.

USO E ABUSO DE ESTEROIDES ANDROGÊNICOS ANABOLIZANTES E PRECURSORES ANDROGÊNICOS

Kurt J. Reyes e Homer J. LeMar, Jr.

1. O que são esteroides androgênicos anabolizantes?

Esteroides androgênicos anabolizantes (EAAs) formam um grupo de hormônios esteroides derivados de uma modificação química da testosterona. Seu nome geralmente é encurtado para esteroides anabolizantes. O termo "anabolizante" diz respeito à capacidade desses hormônios de promoverem um equilíbrio positivo de nitrogênios e aumento da massa corporal magra. O androgênico diz respeito à masculinização induzida por esses hormônios. Apesar de a potência variar entre os vários EAAs, todos possuem propriedades androgênicas e anabolizantes.

2. Resuma os efeitos biológicos dos EAAs.

Os EAAs endógenos possuem vários efeitos. Os mais proeminentes são efeitos sobre a diferenciação sexual masculina e características sexuais secundárias, incluindo crescimento e desenvolvimento da próstata, vesículas seminais, pênis e escroto, barba, pelos pubianos torácicos e axilares, espessamento das cordas vocais e dilatação da laringe. Os EAAs promovem retenção de nitrogênio, aumento da massa corporal magra e alteram a distribuição de gordura. Eles também estimulam a liberação de fatores de coagulação e eritropoietina com aumento secundário no hematócrito.

3. Como os EAAs exercem seus efeitos?

Os EAAs atuam através da ligação a um receptor específico conhecido como receptor androgênico. Os efeitos androgênicos e anabolizantes parecem ser mediados através do mesmo receptor. A testosterona pode se ligar diretamente ao receptor androgênico ou ser convertida pela 5-alfa redutase em di-hidrotestosterona, que se liga ao receptor mais fortemente do que a testosterona. Parte da testosterona é convertida em estradiol por uma enzima nos tecidos periféricos chamada aromatase. O estradiol pode então se ligar ao receptor de estrogênio.

4. Onde se localizam os receptores androgênicos?

Os receptores androgênicos estão presentes em vários tecidos, incluindo órgãos reprodutores, músculo esquelético, osso, rins, fígado, cérebro, músculo cardíaco, pele, tecido adiposo, tecido hematopoiético, laringe e timo.

5. Por que é necessário modificar a testosterona para tornar os EAAs clinicamente úteis?

Quando administrada por via oral, a testosterona é rapidamente metabolizada pelo efeito de primeira passagem através do intestino e fígado. O efeito de primeira passagem impede qualquer elevação significativa nos níveis plasmáticos de testosterona com a ingestão oral de testosterona não modificada. A injeção intramuscular de testosterona não modificada também não é útil, pois a absorção é muito rápida e a duração tem ação curta.

6. Como a testosterona é modificada para formar os EAAs?

A alquilação da testosterona na porção 17-alfa confere resistência contra o metabolismo hepático e resulta na possibilidade de administração oral dos EAAs. A esterificação da testosterona na posição 17-b-hidroxi resulta em uma molécula hidrofóbica, que permite que a testosterona seja misturada em um veículo oleoso (óleo de gergelim) e administrada por injeção intramuscular. Além disto, o acréscimo de cadeias de carbono à estrutura em anel da testosterona aumenta e estende a duração da ação.

7. Quais rotas de administração estão disponíveis?

A testosterona é encontrada em formas oral, parenteral, *patch* (adesivo) e em gel. Também existem preparações sublingual e transbucal.

8. Quais são as indicações para a terapia EAAs?

Os EAAs estão indicados para uso no hipogonadismo masculino, retardo constitucional do crescimento e puberdade, edema angioneurótico hereditário, endometriose e doença fibrocística da mama; eles também podem ser benéficos em pacientes com anemia aplástica ou hipoplástica. Os androgênios são úteis na anemia da doença renal em estágio terminal, mas seu uso foi largamente substituído pela eritropoietina recombinante. As indicações dos agentes específicos estão listadas na Tabela 51-1.

9. Existem outros usos potenciais para os EAAs?

Os EAAs podem ajudar os homens idosos pelo aumento do peso corporal e massa muscular, prevenindo contra a perda de massa óssea e melhorando o hematócrito. Eles também são úteis como contraceptivos masculinos. Ambas as áreas estão sob investigação. Os EAAs são potencialmente úteis em muitos outros distúrbios, incluindo doença pulmonar obstrutiva crônica severa e outras síndromes debilitantes, distúrbios autoimunes, outros distúrbios hematológicos, hepatite alcoólica, síndrome de Turner (melhorando a estatura) e osteoporose.

10. Qual das indicações na pergunta 8 é a mais comum para uso dos EAAs?

Provavelmente nenhuma. O uso ilegal dos EAAs para melhorar o desempenho desportivo ou a aparência física provavelmente representa o uso isolado mais comum. O abuso disseminado se baseia na crença de que as propriedades anabolizantes melhoram a resposta ao treinamento físico, especialmente treinamento com pesos.

PONTOS-CHAVE: INDICAÇÕES PARA ESTEROIDES ANDROGÊNICOS ANABOLIZANTES

1. Hipogonadismo masculino
2. Retardo constitucional do crescimento e puberdade
3. Edema angioneurótico hereditário
4. Endometriose
5. Doença fibrocística da mama
6. Anemias aplástica e hipoplástica

11. O abuso de EAAs é comum?

A verdadeira prevalência do abuso dos EAAs não é conhecida. Estima-se que 2-3 milhões de atletas norte-americanos utilizaram anabolizantes. Aproximadamente 50%-80% dos fisiculturistas, levantadores de peso e levantadores de "arranque" podem utilizar EAAs.

12. Qual é a população de risco para o uso ilegal de EAAs?

O uso é mais elevado entre fisiculturistas e participantes de esportes que favoreçam atletas maiores ou mais fortes. Como os EAAs podem aumentar o hematócrito por meio do aumento da produção de eritropoietina, também podem ser utilizados por atletas que participam de esportes de resistência. As pesquisas demonstram uma prevalência de 5%-11% de uso entre estudantes de nível médio. A maioria dos usuários é do sexo masculino, apesar de até 2% poderem ser mulheres. Outros fatores de risco incluem o envolvimento em esportes escolares e o uso de outras drogas ilícitas, álcool ou tabaco.

CAPÍTULO 51 USO E ABUSO DE ESTEROIDES ANDROGÊNICOS ANABOLIZANTES E PRECURSORES ANDROGÊNICOS **431**

TABELA 51-1. ESTEROIDES ANDROGÊNICOS ANABOLIZANTES DISPONÍVEIS NOS ESTADOS UNIDOS

EAA	Uso
Agentes Parenterais	
Cipionato de testosterona	Hipogonadismo masculino
Enantenato de testosterona	Hipogonadismo masculino; retardo da puberdade; câncer metastático de mama (esquelético) 1-5 anos após a menopausa
Propionato de testosterona	Hipogonadismo masculino; retardo da puberdade
Patches transdérmicos de testosterona	Hipogonadismo masculino; retardo da puberdade
Testosterona transdérmica em gel	Hipogonadismo masculino; retardo da puberdade; preocupações com a transmissão para parceiras do sexo feminino improvável, mas há o risco teórico
Agentes Orais (17-a-metilados)	
Metil testosterona	Hipogonadismo masculino; retardo da puberdade; combinado com estrogênios para sintomas vasomotores da menopausa; câncer metastático de mama (esquelético) 1-5 anos após a menopausa
Oxandrolona	Promove ganho de peso após cirurgia extensa, trauma ou infecções crônicas, terapia prolongada com corticoides; dor óssea na osteoporose
Estanozolol	Angioderma hereditário
Danazol	Endometriose; doença fibrocística da mama; angioderma hereditário
Fluoroximesterona	Hipogonadismo masculino; retardo da puberdade; câncer de mama responsivo a androgênios (recorrente) 1-5 anos após a menopausa
Agente Sublingual	
Testosterona ciclodextrina	Hipogonadismo masculino
Agente Bucal	
Sistema de testosterona bucal	Hipogonadismo masculino
Sob Investigação	
Buciclato de testosterona	Preparação de liberação mantida com ação durante até 12 semanas
Undecenoato de testosterona	Preparação de liberação mantida com ação durante até 8 semanas

13. Os EAAs realmente ajudam os atletas?

Tanto atletas como treinadores provavelmente responderiam, sem pensar, que sim. Os EAAs utilizados em conjunção com a ingestão adequada de proteínas e carboidratos e com o treinamento adequado em atletas experientes parecem induzir ganhos maiores e mais rápidos do que o treinamento e a dieta isolados. No passado, os estudos foram incapazes de demonstrar ganhos consistentes em tamanho e força com o uso de EAAs no

432 CAPÍTULO 51 USO E ABUSO DE ESTEROIDES ANDROGÊNICOS ANABOLIZANTES E PRECURSORES ANDROGÊNICOS

homem eugonádico. Entretanto, um estudo que comparou doses suprafisiológicas de enantato de testosterona com placebo em homens eugonádicos, encontrou claros aumentos no tamanho e na força muscular, com ou sem treinamento com pesos.

14. Como os EAAs ajudam os atletas?

Os mecanismos propostos para o aumento do tamanho, força e desempenho incluem os efeitos anabolizantes da maior retenção de nitrogênio e síntese de proteína, efeitos anticatabólicos do bloqueio do cortisol em seu receptor e o efeito psicológico de aumento da motivação.

15. Quais doses de EAAs são utilizadas nas tentativas de aumentar o desempenho desportivo e a aparência física?

As doses utilizadas para propósitos ilícitos são acentuadamente mais elevadas (10 vezes ou mais) do que as doses terapêuticas. Além disso, vários agentes são utilizados nos regimes de empilhamento ou ciclos. As drogas geralmente são utilizadas em ciclos de 6-12 semanas com períodos variáveis sem uso da droga, mas alguns atletas podem utilizá-las durante um ano ou mais. A gonadotrofina coriônica humana pode ser utilizada no final de um ciclo para estimular a função gonadal. Pouco se sabe sobre as doses precisas ou sobre os regimes de empilhamento; entretanto, algumas informações anedóticas estão disponíveis, e exemplos de dosagens são fornecidos na Tabela 51-2 em comparação com as doses terapêuticas usuais.

TABELA 51-2. COMPARAÇÃO ENTRE AS DOSES TERAPÊUTICAS *VERSUS* ABUSO DOS EAAs*

EAA	Dose Terapêutica	Abuso
Cipionato de testosterona	200 mg a cada 2 semanas	200-800 mg/semana
Enantato de testosterona	200 mg a cada 2 semanas	200-800 mg/semana
Oxandrolona	2,5 mg 2-4 vezes ao dia	2,5-8 mg/dia ou mais
Estanozolol	2 mg 3 vezes/dia, depois uma vez ao dia em dias alternados	8-12 mg/dia

EAAs, Esteroides androgênicos anabolizantes.
*As doses para abuso são estimativas oriundas de dados anedóticos e podem variar de modo considerável entre usuários individuais. Dois a cinco ou mais EAAs geralmente são combinados em doses como essas ou maiores, gerando doses totais ainda maiores.

16. Como os atletas conseguem os EAAs?

Os EAAs podem ser contrabandeados de outros países onde podem ser comprados com facilidade sem prescrição. Alguns médicos também os prescrevem, e alguns EAAs podem ser obtidos com veterinários. Existe um mercado negro significativo, no qual algumas preparações são fraudulentas e potencialmente perigosas. Uma simples pesquisa na Internet fornece várias companhias fora dos Estados Unidos que não solicitam prescrição para EAAs. Além disso, os sites da Internet também sugerem várias estratégias para evitar ou reduzir os efeitos colaterais dos EAAs.

17. Quais são os efeitos adversos potenciais do uso de EAAs?

Ampla gama de efeitos colaterais ocorreu com o uso e o abuso de EAAs. Veja Tabela 51-3.

18. E os efeitos colaterais em mulheres e crianças?

Todos os efeitos adversos mencionados anteriormente podem ocorrer em mulheres e crianças. As mulheres podem experimentar oligomenorreia ou amenorreia com a inibição da secreção de gonadotrofina. Esses efeitos podem ser revertidos com a interrupção do uso de EAAs. Os efeitos virilizantes, incluindo hirsutismo, clitoromegalia e alteração no timbre da voz, podem ser irreversíveis. O fechamento epifisário prematuro com redução na altura final do adulto é uma preocupação adicional em adolescentes que utilizam EAAs.

CAPÍTULO 51 USO E ABUSO DE ESTEROIDES ANDROGÊNICOS ANABOLIZANTES E PRECURSORES ANDROGÊNICOS **433**

TABELA 51-3. EFEITOS ADVERSOS POTENCIAIS DO USO E ABUSO DOS EAAs

Sistema Afetado	Efeitos Adversos
Reprodutor	Atrofia testicular, oligospermia, azospermia e priapismo
Hepatotoxicicidade	Hepatite colestática, peliose hepática (cistos hepáticos hemorrágicos) e tumores hepáticos malignos e benignos; predominantemente com os agentes orais 17-alquilados
Cardiovascular	Acidente vascular cerebral e infarto do miocárdio registrado em levantadores de peso
Hematológico	Elevações na contagem de plaquetas e agregação; trombose ventricular e embolia sistêmica foram registradas
Psicológico	Comportamento agressivo, sintomas psicóticos, dependência e síndrome de abstinência
Perfil lipídico	Diminuição da lipoproteína de alta densidade e elevação dos níveis de lipoproteína de baixa densidade
Pele	Aumento da produção de sebo e acne, calvície com padrão masculino
Infecções	Infecções locais no sítio da injeção, artrite séptica e HIV/hepatite pelo compartilhamento de agulhas
Ginecomastia	Causada pela aromatização para estradiol; não presente com androgênios modificados que não podem ser aromatizados (androgênios 5-a reduzidos)
Outros efeitos	Ganho de peso pela retenção de líquido e aumento da massa corporal magra

19. Quais EAAs apresentam menos probabilidades de causar efeitos adversos?

Todos os EAAs podem causar efeitos adversos significativos. Entretanto, toxicidade hepática e desarranjos lipídicos são vistos predominantemente com os EAAs alquilados orais. Ésteres parenterais, *patches* e apresentações em gel são mais seguros a esse respeito.

20. O que tem sido feito dentro dos Estados Unidos e em todo o mundo para prevenir contra o abuso de EAAs?

Nas seções 351, 352, 353 e 355 do ato 21 USCA da Food, Drug and Cosmetic, essas substâncias estão sob a regulação da Food and Drug Administration, necessitando de prescrição por um médico licenciado. O Anabolic Steroids Control Act, de 1990, tornou os EAAs substâncias controladas tipo III. A posse com intenção de comércio constitui crime federal. Mais recentemente, foi criada a World Anti-Doping Agency em um esforço de coordenar uma estratégia mundial para a detecção de auxílios ergogênicos ilegais utilizados por atletas de competição. O Anabolic Steroids Control Act, de 2004, tornou os pró-hormônios substâncias controladas tipo III, a despeito do fato de os pró-hormônios não serem comprovadamente anabolizantes.

21. O que está sendo feito em nível individual para prevenir contra o abuso de EAAs?

Em relação ao uso por atletas, dosagens rotineiras e aleatórias foram implementadas. Como atletas profissionais e amadores despendem vasta quantidade de energia, tempo e recursos durante a preparação para seus esportes, acredita-se que o medo de serem impedidos de participar de competições servirá como um fator de inibição eficiente.

PONTOS-CHAVE: EFEITOS E EFEITOS COLATERAIS DOS ESTEROIDES ANDROGÊNICOS ANABOLIZANTES

1. Efeitos biológicos incluem crescimento e desenvolvimento da próstata, vesícula seminal, pênis e escroto, pelos da barba, pubianos, do tórax e axila, e espessamento das cordas vocais e dilatação da laringe
2. Efeitos colaterais comuns dos esteroides androgênicos anabolizantes (EAA) incluem retenção de líquidos, atrofia testicular, oligospermia, azospermia, ginecomastia, hepatite colestática, peliose hepática, tumores hepáticos benignos e malignos, diminuição da lipoproteína de alta densidade e elevação da lipoproteína de baixa densidade.
3. O uso ilegal dos EAAs para aumentar o desempenho desportivo ou a aparência física provavelmente representa a utilização mais comum.

22. Quais testes de rastreamento são utilizados para detectar EAAs em atletas?
A espectrometria de massa e a cromatografia a gás podem detectar andrógênios diferentes da testosterona quando utilizados no momento do teste. Para detectar o uso de testosterona exógena, um aumento da proporção de testosterona X epitestosterona na urina (superior a 6:1) pode ser confirmatório. Além disso, amostras de urina com alta proporção de testosterona em relação ao hormônio luteinizante (LH; >30) sugere abuso de EAAs porque a secreção do LH é suprimida em indivíduos que utilizam testosterona.

23. O que são os precursores androgênicos ou pró-hormônios?
São compostos vendidos e anunciados como metabolizados para testosterona ou outros metabólitos ativos. A literatura atual para substanciar essas alegações é esparsa e os resultados são mistos.

24. Quais são os efeitos de qualquer um dos precursores androgênicos?
A resposta é mista (Tabela 51-4). Os estudos demonstram que homens jovens e atletas treinados e não treinados não demonstram aumento na testosterona sérica em doses baixas a moderadas. Existe certa evidência de que altas doses de androstenediona ou androstenediol em alguns homens jovens podem demonstrar elevação aguda dos níveis séricos de testosterona (em horas). Outros estudos demonstram homens mais velhos (>30 anos de idade) que já apresentam níveis baixos de testosterona, com aumento responsível à dose da testosterona sérica sob uso de certos pró-hormônios.

25. Os precursores androgênicos, como a androstenediona e a de-hidroepiandrosterona, aumentam os níveis de testosterona em mulheres?
Sim. Ao contrário dos homens, o uso desses precursores/pró-hormônios demonstrou aumentos na testosterona sérica sem aumentos significantes no estradiol em mulheres. Ver Tabela 51-5.

26. Os precursores androgênicos se mostraram anabólicos em homens ou mulheres?
Não. Os dados atuais não demonstram nenhum efeito anabólico dos precursores androgênicos.

CAPÍTULO 51 USO E ABUSO DE ESTEROIDES ANDROGÊNICOS ANABOLIZANTES E PRECURSORES ANDROGÊNICOS

TABELA 51-4. SUMÁRIO DOS PRECURSORES ANDROGÊNICOS: ALTERAÇÕES SÉRICAS AGUDAS E CRÔNICAS EM HOMENS

Precursor	Alteração Aguda da Testosterona Sérica	Alteração Aguda do Estrogênio Sérico	Alteração Crônica da Testosterona Sérica	Alteração Crônica do Estrogênio Sérico	Efeitos Anabólicos
Androstenediona	100-200 mg; sem alteração; 300 mg: aumento em alguns: inibidor da aromatase e/ou inibidor da 5-a-redutase: sem elevação	Elevações dependentes da dose	Sem alteração	Elevação	Sim em homens hipogonádicos
Androstenediol	Oral: sem alteração; sublingual: elevação (pelo efeito de primeira passagem)	Elevação	Sem alteração	Elevação	Nenhum, mas faltam evidências
DHEA	Sem alteração	Elevação	Sem alteração	Sem dados	Sem benefícios

DHEA, de-hidroepiandosterona.

TABELA 51-5. SUMÁRIO DOS PRECURSORES ANDROGÊNICOS: ALTERAÇÕES SÉRICAS AGUDAS E CRÔNICAS EM MULHERES

Precursor	Alteração Aguda da Testosterona Sérica	Alteração Aguda do Estrogênio Sérico	Alteração Crônica da Testosterona Sérica	Alteração Crônica do Estrogênio Sérico	Efeitos Anabólicos
Androstenediona	50-100 mg: elevação	Nenhuma em doses entre 50-100 mg; elevação com dose de 300 mg	Sem dados		

SITES

1. Anabolic Steroid Abuse. Disponível em: http://www.steroidabuse.org/
2. National Institute of Drug Abuse. Disponível em: http://www.nida.nih.gov/infofacts/steroids.html
3. NFL Players Association, site sobre substâncias proibidas. Disponível em: http//www.nflpa.org/RulesAndRegs/RulesAndRegulation.aspx

BIBLIOGRAFIA

1. Bahrke M, Yesalis C, Kopstein A, et al: Risk factors associated with anabolic-androgenic steroid use among adolescents. Sports Med 29:397–405, 2000.
2. Basaria S, Wahlstrom J, Dobs A: Clinical review 138: anabolic-androgenic steroid therapy in the treatment of chronic diseases. J Clin Endocrinol Metab 86:5108–1517, 2001.
3. Bhasin S, Storer TW, Berman N, el al: The effects of supraphysiologic doses of testosterone on muscle size and strength in normal men. N Engl J Med 335:1–7, 1996.
4. Catlin DH: Anabolic steroids. In DeGroot LJ, et al, editors: *Endocrinology*, ed. 3, Philadelphia, 1995, W.B. Saunders, pp. 2362–2376.
5. Dickerman RD, McConathy WJ, Zachariah NY: Testosterone, sex-hormone binding globulin, lipoproteins, and vascular disease risk. J Cardiovasc Risk 4:363–366, 1997.
6. Fudala P, Weinrieb R, Calarco J, et al: An evaluation of anabolic-androgenic steroid abusers over a period of 1 year: seven case studies. Ann Clin Psych 15:121–30, 2003.
7. Griffin J, Wilson J: Disorders of the testes and the male reproductive tract. In William RH, Larsen PR, Kronenberg HM, et al, editors, *Williams textbook of endocrinology*, ed. 10, Philadelphia, 2003, W.B. Saunders, pp. 747–751.
8. Hameed A, Brothwood T, Bouloux P: Delivery of testosterone replacement therapy. Curr Opin Invest Drugs 4:1213–1219, 2003.
9. Kouri EM, Pope HG Jr, Oliva PS: Changes in lipoprotein-lipid levels in normal men following administration of increasing doses of testosterone cypionate. Clin J Sports Med 6:152–157, 1996.
10. Ravaglia G, Forti P, Maioli F, et al: Body composition, sex steroids, IGF-1, and bone mineral status in aging men. J Gerontol A Biol Sci Med Sci 55:516–521, 2000.
11. Rhoden EL, Morgentaler A: Risks of testosterone replacement therapy and recommendations for monitoring. N Engl J Med 350:482–492, 2004.
12. Storer TW, Magliano L, Woodhouse L, et al: Testosterone dose-dependently increases maximal voluntary strength and leg power, but does not affect fatigability or specific tension. J Clin Endocrinol Metab 88:1478–1485, 2003.
13. Foster ZJ, Housner JA: Anabolic-androgenic steroids and testosterone precursors: ergogenic aids and sport. Curr Sports Med Rep 3:234–241, 2004.

VII. TÓPICOS DIVERSOS

NEOPLASIA ENDÓCRINA MÚLTIPLA

Arnold A. Asp

1. Quais são as síndromes de neoplasia endócrina múltipla (MEN, *multiple endocrine neoplasia*)?

Existem três distúrbios pluriglandulares hereditários bem caracterizados nos quais várias glândulas endócrinas sofrem transformação neoplásica e se tornam hiperfuncionais. Todos esses distúrbios são geneticamente transmitidos de modo autossômico dominante. Eles incluem MEN-I, MEN- IIa e MEN-IIb.

2. Defina MEN-I.

MEN-I consiste em hiperplasia ou transformação neoplásica das paratireoides, ilhotas pancreáticas e pituitária.

3. Defina MEN-IIa.

MEN-IIa consiste na hiperplasia ou transformação neoplásica das células parafoliculares da tireoide (carcinoma medular da tireoide, CMT), glândulas paratireoidianas e medula adrenal (feocromocitoma).

4. Defina MEN IIb.

MEN-IIb consiste em hiperplasia ou transformação neoplásica das células parafoliculares da tireoide (CMT) e medula adrenal (feocromocitoma) com desenvolvimento concomitante de neuromas em mucosas.

5. Como tantos órgãos endócrinos podem ser afetados nessas síndromes?

Essa questão é assunto de controvérsia e pesquisa. As células que compreendem muitos órgãos endócrinos são capazes de descarboxilar vários aminoácidos e converter as moléculas para aminas ou peptídeos que atuam como hormônios ou neurotransmissores. Essas células foram classificadas como células precursoras da captação e descarboxilação das aminas (APUD, *amine precursor uptake and decarboxylation*) e são consideradas embriologicamente de origem neuroectodérmica. As células APUD contêm marcadores em sua origem neuroendócrina comum, incluindo enolase neurônio-específica e cromogranina A. A transformação neoplásica de células APUD muito depois de a organogênese se completar parece ser causada por uma mutação de células embrionárias (perda de um gene supressor de tumor na MEN-I ou mutação de um proto-oncogene para um oncogene na MEN II-a e MEN II-b) em um gene que é expresso somente nas células neuroectodérmicas. Quando as células neuroectodérmicas migram para órgãos específicos em desenvolvimento, a mutação genética também é distribuída para esses órgãos. Isso pode explicar o desenvolvimento eventual dos tumores em tecidos tão diversos.

6. O que é síndrome de Wermer?

Esse é um epônimo para a síndrome MEN-I. Wermer reconheceu inicialmente a associação de hiperplasia paratireoide, tumores pituitários multicêntricos e tumores de ilhotas pancreáticas em vários parentes e descreveu a síndrome em 1954. Apesar de a transformação neoplásica ocorrer mais comumente nas paratireoides, pituitária e pâncreas, distúrbios hiperplásicos da cortical adrenal e nodulares da tireoide têm sido descritos. Tumores carcinoides, especialmente envolvendo órgãos próximos ao trato digestivo superior (timo, pulmão, estômago e duodeno) são incomuns, mas também foram registrados na síndrome MEN-I.

CAPÍTULO 52 NEOPLASIA ENDÓCRINA MÚLTIPLA

7. Qual a frequência da síndrome de Wermer?

A síndrome de Wermer é a forma mais comum de MEN. Sua prevalência estimada varia de 2-20 por 100.000 pessoas. A síndrome se caracteriza por alto grau de penetrância; a expressão aumenta com a idade.

8. O hiperparatireoidismo na MEN-I é similar ao hiperparatireoidismo primário esporádico?

Não. O hiperparatireoidismo associado com MEN-I resulta da hiperplasia de todas as quatro glândulas, enquanto o hiperparatireoidismo primário esporádico geralmente é caracterizado por alteração adenomatosa em uma única glândula. O hiperparatireoidismo é a manifestação mais comum e precoce da MEN-I, ocorrendo em 80%-95% dos casos. Foi descrito em pacientes com até 17 anos de idade e se desenvolve em quase todos os pacientes com MEN-I por volta dos 40 anos de idade.

9. O que causa a hiperplasia das glândulas paratireoides afetadas pela MEN-I?

A hiperplasia das glândulas paratireoides afetada pela MEN-I resulta da expansão de vários clones celulares, enquanto os adenomas esporádicos da paratireoide resultam da ativação de um único clone celular. Vários grupos descreveram um fator mitogênico (provavelmente o fator de crescimento de fibroblastos básico) no soro de pacientes com MEN-I. Esse fator potencializa o crescimento hiperplásico do tecido paratireoidiano. As complicações do hiperparatireoidismo na MEN-I são semelhantes àquelas do hiperparatireoidismo esporádico e incluem nefrolitíase, osteoporose, alterações do estado mental e fraqueza muscular.

10. Resuma a terapia para as glândulas paratireoides hipoplásicas.

A terapia, tanto para os adenomas esporádicos como para as glândulas hiperplásicas associadas à MEN-I, depende da ressecção cirúrgica. No hiperparatireoidismo primário esporádico, a remoção do adenoma solitário é curativa em 95% dos casos. Na hiperplasia associada à MEN-I, pelo menos 3,5 glândulas hiperplásicas devem ser ressecadas para restaurar uma normocalemia. Somente 75% dos pacientes ficam normocalcêmicos após a cirurgia; 10%-25% apresentam hipoparatireoidismo. Infelizmente, o remanescente paratireoide no paciente com MEN-I apresenta grande propensão de regenerar; 50% dos casos se tornam hipercalcêmicos novamente 10 anos após a cirurgia. Essa taxa de recorrência determina que a cirurgia seja retardada até que as complicações da hipercalcemia sejam intermitentes ou os níveis de gastrina estejam elevados, como será discutido a seguir.

11. É comum a transformação neoplásica das ilhotas pancreáticas nos casos de MEN-I?

A transformação neoplásica das ilhotas pancreáticas é a segunda manifestação mais comum da MEN-I, ocorrendo em aproximadamente 66%-80% dos casos.

12. Quais tipos de tumores pancreáticos são encontrados na síndrome MEN-I?

Os tumores pancreáticos na síndrome MEN-I geralmente são multicêntricos e capazes de elaborar vários peptídeos e aminas biológicas. Eles são, por convenção, classificados com base na síndrome clínica produzida pelo produto secretório predominante. Esse grupo de tumores caracteristicamente progride da hiperplasia para malignidade com metástases, tornando a ressecção curativa improvável. Os tumores do pâncreas se originam de células normais das ilhotas pancreáticas (eutópicos) ou células que não são constituintes normais do pâncreas adulto (ectópicos).

13. Qual é o tipo mais comum de tumor pancreático na MEN-1?

Os gastrinomas são os tumores pancreáticos mais comuns na síndrome MEN-I (47%-78% dos casos). Eles são tumores ectópicos; as células G normalmente estão presentes somente no pâncreas fetal. Os gastrinomas também podem ocorrer de modo independente da MEN-I (em somente 15%-48% de todos os pacientes com gastrinomas é feito diagnóstico de MEN-I em estágio mais avançado). Os gastrinomas associados com MEN-I são múltiplos e geralmente extrapancreáticos, ocorrendo na parede duodenal e linfáticos retroperitoneais.

14. Descreva os sintomas dos gastrinomas associados com MEN-I.

Secreção excessiva de gastrina por esses tumores causa produção prolífica de ácido gástrico, levando a úlceras duodenais e jejunais e diarreia. O débito basal de ácido excede os 15 mmol/h, e os níveis séricos basais em jejum de gastrina geralmente excedem 300 pg/mL.

CAPÍTULO 52 NEOPLASIA ENDÓCRINA MÚLTIPLA 439

15. Quais outras condições podem causar hipergastrinemia?

A hipergastrinemia também pode resultar de qualquer condição que estimule secreção normal de gastrina (hipercalcemia) ou que interfira com a produção normal de ácido gástrico e *feedback* para as células G (acloridria, obstrução da saída gástrica, antro retido com procedimento de Billroth II, vagotomia, uso de bloqueadores de histamina-2 [H_2] e inibidores de bomba de prótons). O hiperparatireoidismo (veja as perguntas 8 e 9), portanto, pode elevar falsamente os níveis séricos de gastrina.

16. Como os gastrinomas são distintos de outras causas de hipergastrinemia?

Um teste de estimulação com secretina pode ajudar na diferenciação entre os gastrinomas e outros estados hipergastrinêmicos; os níveis séricos de gastrina em pacientes com gastrinomas aumentam em pelo menos 200 pg/mL. Mais informações sobre os gastrinomas são encontradas no Capítulo 54.

17. Qual é o segundo tipo mais comum de tumor pancreático na MEN-I?

Os insulinomas constituem o segundo grupo de tumores mais comuns das ilhotas pancreáticas na síndrome MEN-I (12%-36% dos tumores de ilhotas) e o tipo eutópico mais comum. A secreção persistente ou desordenada de insulina causa hipoglicemia severa; concentrações inapropriadamente elevadas de insulina, pró-insulina e peptídeo C estão presentes no soro. Os insulinomas associados com síndrome MEN-I frequentemente são mais multicêntricos e malignos do que os tumores esporádicos. Eventualmente se descobre uma síndrome MEN-I em aproximadamente 1%-5% de todos os pacientes com insulinoma. Uma excelente discussão sobre o diagnóstico e a terapia é encontrada no Capítulo 54.

18. Quais outros tumores pancreáticos podem ser observados na MEN-I?

Os tumores pancreáticos menos frequentemente associados com MEN-I incluem glucagonomas, somatostatinomas e tumores secretores de polipeptídeo vasoativo intestinal (VIPomas). As síndromes associadas e a terapia também são descritas no Capítulo 54.

19. Como são tratados os tumores pancreáticos mais comuns na MEN-I?

Os gastrinomas multicêntricos raramente são curados por cirurgia (10%-15% dos casos). Felizmente, os sintomas de hipergastrinemia podem ser farmacologicamente controlados com a administração de bloqueador H_2, inibidor de bomba de prótons ou octreotide. As metástases para o fígado se tornam cada vez mais comuns quando os gastrinomas excedem 3 cm de diâmetro, levando a maioria dos cirurgiões a reservar a excisão dos tumores com mais de 3 cm. Os gastrinomas expressam receptores de superfície para somatostatina, potencializando o uso da cintilografia para receptor da somatostatina em combinação com a vigilância por imagens anuais de ressonância magnética (RM)/tomografia computadorizada (TC) para monitorar a progressão do tumor.

20. Resuma a abordagem para o tratamento da hipoglicemia associada com os insulinomas.

Os insulinomas, ao contrário dos gastrinomas, produzem hipoglicemia devastadora, que é difícil de contrabalançar farmacologicamente. Sem uma farmacoterapia efetiva de longa duração, a ressecção cirúrgica do tumor é necessária na maioria dos pacientes. Felizmente, quando o maior tumor é excisado, muitos dos sintomas do paciente melhoram. A localização é realizada antes da cirurgia com ultrassonografia endoscópica, RM/TC ou pela comparação dos níveis de insulina na veia hepática direita após a infusão seletiva das artérias intrapancreáticas com gluconato de cálcio. A ultrassonografia intraoperatória também pode ajudar na localização precisa no momento da cirurgia.

21. Quais tumores pituitários estão associados com MEN-I?

Os tumores pituitários ocorrem em 50%-71% dos casos de MEN-I. Eles podem resultar tanto de uma transformação neoplásica das células pituitárias anteriores com expansão clonal para um tumor, como de uma estimulação excessiva da pituitária por fatores liberadores hipotalâmicos produzidos ectopicamente por carcinoides ou ilhotas pancreáticas.

CAPÍTULO 52 NEOPLASIA ENDÓCRINA MÚLTIPLA

22. Quais tumores pituitários são mais comumente associados com MEN-I?

Os prolactinomas são os tumores pituitários mais comuns associados com MEN-I, constituindo 60% do total. Os sintomas de hiperprolactinemia (galactorreia e amenorreia em mulheres, impotência em homens) são a terceira manifestação mais comum da MEN-I. Os tumores tipicamente são multicêntricos e grandes, mas respondem aos antagonistas da dopamina, como o bromocriptina. Nas primeiras séries, os tumores pituitários descritos como adenomas cromófobos eram, na realidade, prolactinomas que continham grânulos secretórios esparsos e se coravam fracamente. Esses tumores também são discutidos no Capítulo 20.

23. Qual é o segundo tumor pituitário mais comum na MEN-I?

O segundo tipo de tumor pituitário mais encontrado é o tumor produtor de hormônio do crescimento, que é encontrado em 10%-25% dos pacientes. A produção excessiva do hormônio de crescimento resulta em gigantismo em crianças e acromegalia em adultos. Os tumores geralmente são multicêntricos e podem resultar da secreção do hormônio liberador do hormônio do crescimento pelos tumores pancreáticos ou carcinoides. O diagnóstico e a terapia são descritos no Capítulo 21.

24. Quais outros tumores pituitários podem ser vistos no MEN-I?

Os tumores produtores de corticotropina (adrenocorticotropina [ACTH]) que causam a síndrome de Cushing podem estar associados com MEN-I. Esses tumores resultam da transformação neoplásica da pituitária ou da elaboração de hormônio liberador de corticotropina pelos tumores pancreáticos ou carcinoides. O diagnóstico e a terapia são descritos no Capítulo 23.

25. O que causa MEN-I?

O gene que predispõe ao desenvolvimento de MEN-I (gene de suscetibilidade para MEN-I) se localiza no braço longo do cromossomo 11 (11q13) e codifica uma proteína conhecida como menina (menin em inglês), que atua como um supressor do tumor. O probando herda do parente afetado um alelo que predispõe para MEN-I, enquanto um alelo normal é passado pelo parente não afetado. O gene para esse supressor de tumor incomumente é suscetível à mutação. Quando uma mutação somática inativa o alelo normal, a função de supressão é perdida, permitindo que ocorra a hiperplasia da glândula.

26. Como um parente deve ser avaliado depois que um probando é identificado?

Portadores do defeito genético devem ser inicialmente identificados, a extensão determinada de seus envolvimentos orgânicos, e a família rastreada para portadores adicionais do gene de suscetibilidade. Como mencionado anteriormente, as mutações no gene que codifica para o supressor do tumor, menina, estão aparentes em pacientes com MEN-I e podem ser utilizadas para identificar portadores do distúrbio em um futuro próximo. Apesar de a análise mutacional com o uso de técnicas de reação de cadeia de polimerase previamente estar restrita a laboratórios de pesquisa, os testes clínicos para mutações no gene MEN-I já estão disponíveis para detectar doença entre parentes afetados.

27. Em que idade se deve começar o rastreamento?

As manifestações da síndrome MEN-I raramente ocorrem antes dos 15 anos de idade; portanto, a população em risco não deve ser submetida a rastreamento antes disso. Quase todas as pessoas em risco desenvolvem o distúrbio por volta dos 40 anos de idade; o rastreamento pode ser desnecessário em membros com mais de 50 anos que comprovadamente estão livres da doença.

28. Sumarize os testes utilizados para o rastreamento dos indivíduos MEN-I.

Como o hiperparatireoidismo é temporalmente a primeira manifestação da síndrome MEN-I, as concentrações séricas de cálcio constituem o melhor teste de rastreamento para identificar portadores. Evidências bioquímicas de hiperparatireoidismo em membro de uma família com MEN-I estabelecem um estado de portador presumido. A avaliação deve focalizar a delineação do envolvimento pancreático e pituitário. Os níveis séricos de gastrina demonstram a presença de gastrinoma, enquanto os níveis de prolactina na maioria das vezes revelam a presença de doença pituitária (especialmente em mulheres). Os dois últimos testes apresentam bom custo-benefício somente na doença estabelecida e não devem ser utilizados para o rastreamento preliminar de parentes (a menos que os sintomas de hipergastrinemia ou prolactinoma estejam presentes). A frequência do rastreamento não foi estudada de modo prospectivo, mas os intervalos recomendados variam de 2-5 anos.

PONTOS-CHAVE: MEN-1

1. MEN-I consiste na transformação neoplásica em pelo menos duas destas três glândulas: paratireoides, pâncreas e pituitária.

2. MEN-I resulta de uma mutação que inativa o supressor de tumor menina no cromossomo 11. Os testes clínicos de rotina para mutação já estão disponíveis.

3. A terapia para MEN-I inclui ressecção cirúrgica do tecido paratireoidiano hiperplásico e dos adenomas pituitários; a cura cirúrgica dos tumores pancreáticos associados geralmente não é possível.

29. O que é síndrome de Sipple?
Esse é o epônimo para MEN-IIa. Sipple reconheceu e descreveu um paciente que faleceu com aneurisma intracerebral, e durante a autópsia foi encontrado CMT, feocromocitoma e hiperparatireoidismo. O distúrbio é herdado de modo autossômico dominante e exibe alto grau de penetrância e expressividade variável. É menos comum do que a síndrome MEN-I.

30. A forma de CMT associada com MEN-IIa é similar à forma esporádica de CMT?
Não. O CMT resulta da transformação maligna das células parafoliculares (ou células C) que normalmente elaboram calcitonina e estão dispersas por toda a glândula. O CMT é responsável por 2%-10% de todas as malignidades da tireoide. A forma esporádica de CMT, como descrito no Capítulo 37, é mais comum (75% de todos os CMT), ocorre de forma solitária (<20% multicêntricos) e metastatiza para linfáticos locais, pulmão, osso e fígado no curso inicial da doença (metástases podem ocorrer com tumores primários de menos de 1 cm de diâmetro). O CMT esporádico ocorre mais comumente na população idosa (pico de idade: 40-60 anos) e geralmente se localiza nos dois terços superiores da glândula.

31. Sumarize as características essenciais do CMT associado com MEN-IIa.
O CMT associado com MEN-IIa é multicêntrico (90% no momento do diagnóstico), ocorre em idade mais jovem do que o CMT esporádico (em até dois anos) e geralmente apresenta melhor prognóstico do que a forma esporádica. O CMT ocorre em quase 95% de todos os casos de MEN-IIa e geralmente é o primeiro tumor a aparecer.

32. A diarreia é um achado comum no CMT associado com MEN-IIa?
A calcitonina ou outros peptídeos elaborados pelo tumor podem causar diarreia secretória que é persistente em 4%-7% dos pacientes no momento do diagnóstico, mas se desenvolve em 25%-30% durante o curso da doença.

33. Como o CMT associado com MEN-II é tratado?
As células parafoliculares em pacientes com MEN-IIa caracteristicamente progridem através de um estado de hiperplasia de célula C para hiperplasia nodular e para degeneração maligna durante um período variável. É imperativo que os pacientes em risco sejam diagnosticados enquanto ainda estão no estágio de hiperplasia de célula C; a tireoidectomia total previne contra degeneração maligna e metástases.

34. Como a hiperplasia de células C é detectada?
A detecção da hiperplasia de células C é facilitada pelo teste de estimulação com pentagastrina. O CMT também expressa peptídeos e hormônios não comumente elaborados pelas células parafoliculares, incluindo somatostatina, hormônio liberador da tirotrofina, peptídeo intestinal vasoativo, pró-opiomelanocortina, antígeno carcinoembriogênico e neurotensina.

CAPÍTULO 52 NEOPLASIA ENDÓCRINA MÚLTIPLA

35. Qual é a segunda neoplasia mais comum associada com MEN-IIa?

Os feocromocitomas ocorrem em 50%-70% dos casos de MEN-IIa e são bilaterais em até 84% dos pacientes. Em comparação com a forma esporádica, os feocromocitomas associados com MEN-IIa secretam maiores quantidades de epinefrina. Portanto, a hipertensão é menos comum e a excreção urinária de catecolaminas pode ser acima do normal mais adiante no curso da doença.

36. Resuma o tratamento dos feocromocitomas associados com MEN-IIa.

A ressecção cirúrgica está indicada, mas as controvérsias cercam a necessidade de ressecção profilática das adrenais contralaterais não envolvidas, 50% das quais desenvolvem feocromocitomas dentro de 10 anos após a cirurgia inicial. O diagnóstico e o tratamento dos feocromocitomas são discutidos no Capítulo 28.

37. O hiperparatireoidismo associado com MEN-IIa é similar ao encontrado na MEN-I?

Sim, mas é menos comum, envolvendo somente 40% dos casos. Não foi descrito fator mitogênico (como na MEN-I) no soro desses pacientes.

38. Qual é a base genética para a síndrome MEN-IIa?

A MEN-IIa é causada por uma mutação ativadora do proto-oncogene RET localizado no cromossomo 10q11.2. O gene codifica um receptor tirosino quinase que fosforila e ativa enzimas críticas para o desenvolvimento celular. O ligador que normalmente ativa a tirosino quinase é o fator neurotrópico derivado de célula glial (GDNF, *glial cell-derived neurotropic factor*). Quando o GDNF se liga, dois receptores se ligam (homodimerização) e ocorre a fosforilação de enzimas. A mutação do proto-oncogene para oncogene resulta na ativação constitutiva da enzima, causando fosforilação não regulada de outras enzimas importantes. A herança de um oncogene RET de parente afetado é suficiente para causar síndrome MEN-IIa em um descendente. Cinco mutações distintas envolvendo os exons 10 e 11 foram descritas em 98% de 203 parentes com o distúrbio.

39. Como um parente deve ser rastreado após a identificação de um probando com MEN-IIa?

Como explicado na pergunta 26, o rastreamento geralmente leva à diferenciação entre portadores do gene dos membros da família não envolvidos e à subsequente delineação do envolvimento orgânico nos membros afetados. Entretanto, ao contrário da MEN-I, o sequenciamento direto do DNA do oncogene RET causando MEN-IIa está clinicamente disponível. Com uma análise em duplicata apropriada dos resultados positivos e negativos dos testes, o ensaio oferece quase 100% de precisão na identificação dos indivíduos afetados. A análise genética do parente deve ser realizada para identificar a mutação específica do oncogene RET; a caracterização do oncogene familiar elimina a necessidade de rastreamentos bioquímicos repetitivos dos não portadores nas gerações subsequentes.

40. Como a MEN-IIa é tratada?

Como a hiperplasia de célula C foi descrita em portadores de genes de até dois anos de idade, a tireoidectomia total é sugerida em indivíduos afetados antes dos cinco anos de idade. Uma alternativa para a tireoidectomia profilática é realizar testes anuais de estimulação com pentagastrina e adiar a cirurgia até que um resultado positivo seja obtido. Como o feocromocitoma associado à MEN-IIa pode produzir grande quantidade de epinefrina que não causa hipertensão, coletas anuais de urina para catecolaminas devem ser obtidas em todos os portadores do gene. Os níveis séricos do cálcio devem ser avaliados a cada dois anos. Depois que a presença da síndrome foi estabelecida, o rastreamento para o envolvimento adrenal e paratireoide deve continuar durante toda a vida.

41. O que compreende a síndrome MEN-IIb?

A síndrome MEN-IIb é a associação de CMT e feocromocitoma com vários neuromas mucosos no indivíduo afetado ou parente. O hiperparatireoidismo não está associado com MEN-IIb. A síndrome é menos comum do que a MEN-IIa e é mais comumente esporádica do que familiar, mas se herdada é transmitida de modo autossômico dominante.

42. Quais achados aumentam a suspeita de síndrome MEN-IIb?

A ocorrência de múltiplos neuromas mucosos na região distal da língua, lábios e ao longo do trato gastrintestinal sempre deve levantar a suspeita de MEN-IIb. Outras manifestações de MEN-IIb incluem hábito marfanoide (sem ectopia da lente do cristalino ou aneurismas aórticos), hipertrofia dos nervos da córnea e deslizamento da epífise femoral (epifisiólise).

43. Como a MEN-IIb deve ser tratada?

O CMT associado com essa síndrome é mais agressivo do que as outras formas; lesões metastáticas foram descritas na infância. Devido à propensão para metástases precoces, muitos defendem que a criança com a síndrome seja submetida à tireoidectomia total assim que a cirurgia puder ser tolerada. Os feocromocitomas ocorrem em quase a metade dos pacientes e seguem um curso similar aos pacientes com síndrome MEN-IIa.

44. Qual o índice de mortalidade geral associado com MEN-IIb?

A mortalidade geral na MEN-IIb é mais severa; a idade média de morte dos pacientes com MEN-IIa é de 60 anos, enquanto em pacientes com MEN-IIb a morte ocorre em média aos 30 anos.

45. Sumarize as recomendações de rastreamento para MEN-IIb.

O rastreamento dos membros familiares com estimulação da pentagastrina para CMT deve começar no nascimento e continuar durante a vida até que a tireoidectomia seja indicada. O rastreamento para feocromocitoma deve começar aos cinco anos e continuar durante toda a vida.

46. O que causa MEN-IIb?

Mais de 95% dos parentes com MEN-IIb são portadores de uma mutação do proto-oncogene RET no códon 918 (éxon 16). Esse oncogene codifica uma substituição de metionina para treonina, resultando na ativação do meio mais interno da tirosino quinase do mesmo receptor associado com MEN-IIa.

47. As apresentações clínicas e os prognósticos das síndromes MEN mudaram desde o momento das descrições originais?

Sim. Quando as síndromes MEN foram inicialmente descritas, a maioria dos pacientes se apresentava com envolvimento de todos os órgãos mencionados anteriormente devido às limitações das capacidades diagnósticas. No momento, o diagnóstico precoce do probando e o rastreamento agressivo dos parentes podem permitir a detecção da hiperplasia e levar à cirurgia profilática ou terapia clínica, que limitam a morbidade e a mortalidade.

PONTOS-CHAVE: MEN-IIA E MEN-IIB

1. MEN-IIa consiste na transformação neoplásica das paratireoides, células parafoliculares C da tireoide e medula adrenal.

2. MEN-IIb consiste na transformação neoplásica das células parafoliculares C da tireoide e medula adrenal, com neuromas mucosos.

3. Os testes genéticos para mutação RET causando síndromes MEN-II já estão disponíveis.

BIBLIOGRAFIA

1. Benson L, Ljunghall S, Akerstrom G, et al: Hyperparathyroidism presenting as the first lesion in multiple endocrine neoplasia type 1. Am J Med 82:731–737, 1987.

2. Brandi ML, Auerbach GD, Fitzpatrick LA, et al: Parathyroid mitogenic activity in plasma from patients with familial multiple endocrine neoplasia type 1. N Engl J Med 314:1287–1293, 1986.

3. Brandi ML, Gagel RF, Angeli A, et al: Guidelines for diagnosis and therapy of MEN type 1 and type 2. J Clin Endocrinol Metab 86:5658–5671, 2001.

4. Cadiot G, Laurent-Piug P, Thuille B, et al: Is the multiple endocrine neoplasia type 1 gene a suppressor for fundic argyrophil tumors in Zollinger-Ellison syndrome? Gastroenterology 105:579–582, 1993.

5. Chandrasekharappa SCV, Guru SC, Manickam P, et al: Positional cloning of the gene for multiple endocrine neoplasia type 1. Science 276:404–407, 1997.

6. Eng C: The RET proto-oncogene in multiple endocrine neoplasia type 2 and Hirschsprung's disease. N Engl J Med 335:943–951, 1996.

7. Eng C, Clayton D, Schuffenecker I, et al: The relationship between specific RET proto-oncogene mutations and disease phenotype in multiple endocrine neoplasia type 2. JAMA 276:1575–1579, 1996.

8. Gagel RF: Multiple endocrine neoplasia. In Wilson JD, Foster DW, editors, *Williams' Textbook of Endocrinology*, 9th ed. Philadelphia, W.B. Saunders, 1998, pp. 1637–1649.

9. Gicquel C, Bertherat J, Le Bouc Y, et al: The pathogenesis of adrenocortical incidentalomas and genetic syndromes associated with adrenocortical neoplasms. Endocrinol Metab Clin North Am 29:1–13, 2000.

10. Grauer A, Raue F, Gagel RF: Changing concepts in the management of hereditary and sporadic medullary thyroid carcinoma. Endocrinol Metab Clin North Am 19:613–635, 1990.

11. Herman V, Draznin NZ, Gonsky R, Melmed S: Molecular screening of pituitary adenomas for gene mutations and rearrangements. J Clin Endocrinol Metab 77:50–55, 1993.

12. Kopp P. Applications of molecular biology and genetics in endocrinology. Endocr Pract 13:534–541, 2007.

13. Marx SJ (moderator): Multiple endocrine neoplasia type 1: clinical and genetic topics. Ann Intern Med 129:484–494, 1998.

14. Marx SJ, Vinik AI, Santen RJ, et al: Multiple endocrine neoplasia type 1: assessment of laboratory tests to screen for the gene in a large kindred. Medicine 65:2226–2241, 1986.

15. Phay JE, Moley JF, Lairmore TL: Multiple endocrine neoplasias. Semin Surg Oncol 18:324–332, 2000.

16. Saad MF, Ordenez NG, Rashid RK, et al: Medullary carcinoma of the thyroid. Medicine 63:319–342, 1984.

17. Santoro M, Carlomagno F, Romano A, et al: Activation of RET as a dominant transforming gene by germline mutations of MEN-IIa and MEN-IIb. Science 267:381–383, 1995.

18. Tham E, Grandell U, Lindgren E, et al: Clinical testing for mutations in the MEN-I gene in Sweden: a report of 200 unrelated cases. J Clin Endocrinol Metab 92: 3389–3395, 2007.

19. Veldius JD, Norton JA, Wells SA, et al: Surgical versus medical management of multiple endocrine neoplasia (MEN) type 1. J Clin Endocrinol Metab 82:357–364, 1997.

SÍNDROMES POLIENDÓCRINAS AUTOIMUNES

Arnold A. Asp

1. Defina as síndromes poliendócrinas autoimunes. Quantas formas clínicas existem?

As síndromes poliendócrinas autoimunes (SPAs) são distúrbios nos quais duas ou mais glândulas endócrinas se encontram hipo ou hiperfuncionantes de modo simultâneo como resultado de uma disfunção autoimune. Teoriza-se que um defeito no subgrupo de células T supressoras permite de modo inadvertido a ativação dos braços celular e humoral do sistema imune. A natureza dessa disfunção é desconhecida. As duas formas clínicas amplamente reconhecidas são apropriadamente designadas SPA tipo 1 e SPA tipo 2. A ligação clínica comum entre as síndromes é a insuficiência adrenal.

2. Há evidência de disfunção neuroendócrina autoimune associada com SPAs?

Sim. Doenças do tecido conjuntivo e hematológicas e distúrbios autoimunes gastrointestinais estão comumente associados com as SPAs.

3. O que constitui uma SPA tipo 1?

A SPA do tipo 1 é um distúrbio pediátrico caracterizado pela presença de uma combinação de dois entre os três distúrbios a seguir: hipoparatireoidismo, insuficiência adrenal e candidíase mucocutânea crônica. Geralmente, o hipoparatireoidismo e a candidíase se apresentam por volta dos cinco anos de idade. A insuficiência adrenal ocorre por volta dos 12 anos de idade, e todas as manifestações estão presentes aos 15 anos. Alguns dos indivíduos afetados desenvolvem somente uma manifestação. Outras condições endócrinas também podem ocorrer; as maiores séries de pacientes apresentaram as seguintes manifestações endócrinas:

- Hipoparatireoidismo: 89%
- Doença da tireoide: 12%
- Insuficiência adrenal: 60%
- Diabetes melito tipo 1: 1%-4%
- Insuficiência gonadal: 45%

4. Existem manifestações não endócrinas com a SPA tipo 1?

Sim. A candidíase mucocutânea crônica ocorre em 75% dos pacientes, a doença celíaca em 25%, alopecia em 20%, anemia perniciosa em 16% e hepatite crônica autoimune em 9%. Distrofia do esmalte dentário, vitiligo, ceratopatia e hipoplasia dos dentes e unhas também podem ocorrer, levando a uma designação alternativa para a SPA tipo 1: distrofia autoimune poliendocrinopatia candidíase ectodérmica.

5. Explique a etiologia da SPA tipo 1.

Mutações no gene regulador autoimune (AIRE, *autoimune regulator*) no cromossomo 21 causa a SPA tipo 1, que é herdada em um padrão autossômico recessivo. Não parece haver associação com o antígeno leucocitário humano (HLA, *human leukocyte antigen*). A causa da candidíase não é conhecida, apesar de a hipersensibilidade retardada ser defeituosa nos pacientes afetados. Anticorpos para enzimas adrenais (21-hidroxilase, uma enzima na via biossintética para aldosterona e cortisol) e para antígenos paratireoides mal caracterizados foram descritos por alguns grupos.

CAPÍTULO 53 SÍNDROMES POLIENDÓCRINAS AUTOIMUNES

6. Qual terapia pode ser oferecida?

O rastreamento anual dos níveis séricos de cálcio, cortisol estimulado pela cosintropina e enzimas hepáticas é realizado nos afetados até os 15 anos de idade. A insuficiência adrenal e o hipoparatireoidismo são tratados com glicocorticoides e suplementação com cálcio/vitamina D oral, respectivamente. A candidíase mucocutânea é tratada com fluconazol. O uso profilático de imunossupressores, como a ciclosporina, não é recomendado.

7. Quais distúrbios estão associados com a SPA do tipo 2?

A SPA do tipo 2 ocorre na vida adulta e consiste em insuficiência adrenal autoimune com doença tireoidiana autoimune e/ou diabetes melito do tipo 1. A idade de início dos sintomas tende a ser entre 20-30 anos; metade dos casos é esporádica e metade é familiar. O envolvimento dos órgãos endócrinos é o seguinte:

- Insuficiência adrenal: 100%
- Diabetes melito do tipo 1: 50%
- Doença tireoidiana autoimune: 70%
- Insuficiência gonadal: 5%-50%

Muito raramente, o hipoparatireoidismo geriático pode ser encontrado em pacientes idosos com SPA tipo 2.

8. Qual é o distúrbio inicial mais comum na SPA tipo 2?

A insuficiência adrenal é o distúrbio inicial em 50% dos casos, enquanto a insuficiência adrenal com diabetes melito está presente no momento do diagnóstico em 20% dos casos. Nos 30% restantes, a insuficiência adrenal ocorre após outro tipo de disfunção endócrina. Entre 69%-90% dos pacientes apresentam anticorpos circulantes para 21-hidroxilase.

9. Quais distúrbios tireoidianos estão associados com a SPA tipo 2?

Os distúrbios tireoidianos associados com a SPA tipo 2 incluem doença de Graves (50%) e doença de Hashimoto ou tireoidite atrófica (50%). Como esperado, as imunoglobulinas estimuladoras da tireoide (TSI) estão presentes nos casos de hipertireoidismo, enquanto anticorpos para peroxidase tireoidiana ou tireoglobulina estão presentes nos casos de hipotireoidismo.

10. Resuma a significância dos anticorpos citoplásmicos de ilhotas (ICAs, *islet cell antibodies*) na SPA tipo 2.

Os ICAs citoplásmicos estão presentes em pacientes com SPA tipo 2 e diabetes melito; entretanto, o significado desses anticorpos é questionável. Os pacientes com SPA tipo 2 que apresentam ICA mas não diabetes podem não apresentar comprometimento da função das células beta e subsequentemente desenvolvem diabetes em uma taxa de 2% ao ano, enquanto os parentes de primeiro grau de indivíduos diabéticos tipo 1 não SPAs ICA-positivos desenvolvem diabetes em uma taxa de 8% ao ano.

11. Qual é a frequência da insuficiência gonadal na SPA tipo 2?

A insuficiência gonadal é mais comum em mulheres do que em homens e está associada com anticorpos para o tecido gonadal.

12. Existem anormalidades não endócrinas descritas na SPA tipo 2?

Sim. Em aproximadamente 5% dos casos, outros distúrbios autoimunes são encontrados, incluindo vitiligo, anemia perniciosa, alopecia, miastenia grave, doença celíaca, síndrome de Sjögren e artrite reumatoide.

13. Como os parentes com suspeita de SPA tipo 2 devem ser avaliados?

Como a SPA tipo 2 aparece em várias gerações e como pode haver um lapso de 20 anos entre o desenvolvimento das diversas insuficiências de órgãos endócrinos, os pacientes afetados devem ser rastreados pela avaliação dos níveis séricos de glicose, tireotrofina (TSH) e vitamina B12 a cada 3-5 anos. Sintomas de insuficiência adrenal devem ser investigados por meio da avaliação dos níveis de cortisol estimulado pela cosintropina. Os parentes de primeiro grau devem ser orientados sobre a síndrome e aconselhados a se submeterem a um rastreamento a cada 3-5 anos. Anticorpos para peroxidase tireoidiana ou tireoglobulina são tão comuns na população em geral que impedem seu uso como teste de rastreamento.

14. Explique a etiologia da SPA tipo 2.

A base genética da SPA tipo 2 é incerta, apesar de parecer estar associada com um fenótipo HLA-DR3 que pode ser permissivo para o desenvolvimento de autoimunidade. Anticorpos específicos para órgãos podem causar disfunção orgânica; por exemplo, TSI/TRAb causa doença de Graves e anticorpos antiacetilcolina podem causar miastenia grave ou, como anticorpos antitireoglobulina, podem ser o epifenômeno da doença. A única anormalidade consistente observada nos pacientes afetados é uma diminuição da função das células T supressoras.

15. O que é síndrome POEMS?

A síndrome POEMS é um distúrbio de etiologia desconhecida, sem relação com a SPA dos tipos 1 e 2, que parece apresentar base imunológica. O acrônimo destaca as características cardinais da síndrome: polineuropatia, organomegalia, endocrinopatia, componente monoclonal e alterações cutâneas (*skin changes*). Todos os sintomas são considerados secundários a uma discrasia de plasmócitos (gamopatias monoclonais de significado indeterminado; plasmacitoma; mieloma osteoesclerótico, osteolítico ou misto) que produz a gamopatia monoclonal.

PONTOS-CHAVE: SÍNDROMES POLIENDÓCRINAS MÚLTIPLAS

1. A síndrome poliendócrina autoimune (SPA) do tipo 1 é uma síndrome pediátrica marcada por hipoparatireoidismo, insuficiência adrenal e candidíase mucocutânea.

2. A SPA tipo 1 é herdada de modo autossômico recessivo e é clinicamente aparente por volta dos 15 anos de idade.

3. A SPA tipo 2 consiste em insuficiência adrenal, disfunção tireoidiana e diabetes melito tipo 1.

4. A SPA tipo 2 associada com falência de órgãos progride durante vários anos durante a vida adulta e afeta várias gerações.

5. Tanto a SPA tipo 1 como a tipo 2 manifestam disfunções orgânicas neuroendócrinas, primariamente doenças gastrointestinais e dermatológicas.

16. Qual epônimo está associado com POEMS?

Outro nome para o distúrbio é síndrome de Crow-Fukase.

17. Como a POEMS geralmente se apresenta?

A maioria dos pacientes são homens de origem asiática entre 45-55 anos de idade, mas qualquer grupo étnico de qualquer sexo é suscetível. A apresentação mais comum é a de uma neuropatia sensorimotora distal, simétrica e periférica. Geralmente há perda da sensação vibratória e dolorosa, e diminuição dos reflexos tendinosos profundos nas extremidades inferiores. A neuropatia é lentamente progressiva. Eletromiografias e biópsias nervosas são mais consistentes com desmielinização e degeneração axonal. Neuropatia autônoma não foi observada. Papiledema está presente em 40%-80% dos casos. Os danos nervosos podem resultar de uma reatividade cruzada da mielina com a imunoglobulina monoclonal A (IgA) ou proteínas M da IgG produzidas por plasmacitomas em lesões ósseas escleróticas, mas evidências de deposição de imunoglobulina intraneural não foram encontradas em todas as séries.

18. Como a organomegalia se manifesta?

Hepatomegalia (incomum no mieloma múltiplo), esplenomegalia ou ambas são observadas em aproximadamente dois terços dos casos POEMS. A hepatomegalia pode estar associada com fibrose e disfunção hepática.

19. Quais sistemas endócrinos estão envolvidos?

Diabetes melito tipo 2 comumente é encontrado em ambos os sexos (28%-48%), assim como o hipotireoidismo primário (45%-59%) ou, raramente, insuficiência adrenal. Tanto homens como mulheres manifestam níveis

CAPÍTULO 53 SÍNDROMES POLIENDÓCRINAS AUTOIMUNES

séricos de estrogênio elevados, que podem promover hiperprolactinemia com galactorreia e amenorreia ou impotência. Anticorpos para a tireoide ou glândulas adrenais não foram detectados de modo consistente.

20. Quais alterações cutâneas podem ser encontradas?

As alterações cutâneas incluem esclerose, hipertricose, hiperpigmentação e hiperidrose.

21. Como se trata a síndrome POEMS?

O tratamento da POEMS se baseia na eliminação dos plasmacitomas com radiação ou quimioterapia, que, se bem-sucedida, resulta na melhora da polineuropatia e redução da organomegalia. Deficiências endócrinas são tratadas com reposição hormonal.

BIBLIOGRAFIA

1. Ahonen P, Myllarniemi S, Sipila I, et al: Clinical variation of autoimmune polyendocrinopathy-candidiasisectodermal dystrophy (APECED) in a series of 68 patients. N Engl J Med 322:1829–1836, 1990.
2. Betterle C, Grehhio NA, Volpato M: Autoimmune polyglandular syndrome type 1. J Clin Endocrinol Metab 83:1049–1055, 1998.
3. Consortium TF-GA: An autoimmune disease, APECED, caused by mutations in a novel gene featuring two PHDtype zinc finger domains. The Finnish-German APECED Consortium. Autoimmune Polyendocrinopathy Candidiasis Ectodermal Dystrophy. Nat Genet 17:399–403, 1997.
4. Eisenbarth GS, Verge CF: The immunoendocrinopathy syndromes. In Wilson JD, Foster DW, editors, *Williams' textbook of endocrinology,* ed 9, Philadelphia, 1998, W.B. Saunders, pp. 1651–1662.
5. Gavalas NG, Kemp EH, Krohn KJ, et al: The calcium-sensing receptor is a target of autoantibodies in patients with autoimmune polyendocrine syndrome type 1. J Clin Endocrinol Metab 92:2107–2114, 2007.
6. Gianani R, Eisenbarth GS: Autoimmunity to gastrointestinal endocrine cells in autoimmune polyendocrine syndrome type 1 [editorial]. J Clin Endocrinol Metab 88:1442–1444, 2003.
7. Kutteh WH: Immunology of multiple endocrinopathies associated with premature ovarian failure. Endocrinologist 6:462–466, 1996.
8. Leshin M: Polyglandular autoimmune syndromes. Am J Med Sci 290:77–88, 1985.
9. Perheentupa J: Autoimmune polyendocrinopathy-candidiasis-ectodermal dystrophy. J Clin Endocrinol Metab 91:2843–2850, 2006.
10. Mhyre AG, Halonen M, Eskelin P, et al: Autoimmune polyendocrine syndrome. Clin Endocrinol 45:211–217, 2001.
11. Soubrier M, Dubost JJ, Sauvezie B: POEMS syndrome: a study of 25 cases and a review of the literature. Am J Med 97:543–553, 1994.
12. Soubrier M, Sauron C, Souweine B, et al: Growth factors and proinflammatory cytokines in the renal involvement of POEMS syndrome. Am J Kid Dis 34:633–638, 1999.

TUMORES ENDÓCRINOS DO PÂNCREAS

Michael T. McDermott

1. Quais são os tumores endócrinos do pâncreas?

Esses tumores se originam nas ilhotas do pâncreas e geralmente recebem seu nome de acordo com os hormônios que secretam. Eles incluem os tumores que secretam insulina (insulinomas), gastrina (gastrinomas), polipeptídeos intestinais vasoativos (VIPomas, *vasoactive intestinal polypeptide*), glucagon (glucagonomas), somatostatina (somatostatinomas), fator liberador de corticotropina (CRFomas, *corticotropin-releasing factor*), hormônio adrenocorticotrópico (ACTHomas), fator liberador de hormônio de crescimento (GRFomas) e polipeptídeo pancreático (PPomas) (Fig. 54-1).

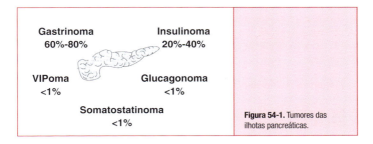

Figura 54-1. Tumores das ilhotas pancreáticas.

2. Os tumores endócrinos do pâncreas geralmente são benignos ou malignos?

Os insulinomas geralmente são benignos (80%-90%); os outros tumores endócrinos do pâncreas são frequentemente malignos (50%-80%).

3. Os tumores endócrinos do pâncreas estão associados com outros distúrbios endócrinos?

Até 10% dos tumores endócrinos do pâncreas ocorrem como parte de uma síndrome de neoplasia endócrina múltipla tipo 1 (MEN-I, *multiple endocrine neoplasia*). O distúrbio hereditário consiste em tumores pituitários, tumores endócrinos do pâncreas e hiperparatireoidismo. O hiperparatireoidismo geralmente precede os tumores pituitário e pancreático. A condição é causada por uma mutação hereditária no gene menina.

4. Quais são os insulinomas?

Os insulinomas são discretos tumores produtores de insulina dentro do pâncreas. Eles pertencem a um grupo maior de distúrbios hiperinsulinêmicos pancreáticos de células beta que incluem insulinomas, hiperplasia de ilhotas e nesidioblastose (neoproliferação das células beta ao longo dos ductos pancreáticos).

5. O que é a tríade de Whipple?
- Hipoglicemia
- Sintomas durante a hipoglicemia
- Alívio dos sintomas com a correção da hipoglicemia

450 CAPÍTULO 54 TUMORES ENDÓCRINOS DO PÂNCREAS

6. Quais níveis de glicose são considerados hipoglicemia?

Níveis de glicose abaixo de 45 mg/dL comumente são considerados hipoglicêmicos, mas o melhor critério para hipoglicemia continua sendo controverso.

7. Quais são os sintomas de hipoglicemia?

Os sintomas hipoglicêmicos são classificados de acordo com seu tipo e apresentação em relação às refeições. Sintomas como confusão, fala arrastada, visão turva, convulsões e coma resultam da liberação inadequada de glicose para o cérebro (neuroglicopenia). Sintomas como tremores, sudorese, palpitações e náusea resultam de uma descarga contrarregulatória de catecolaminas (adrenérgica). Quando os sintomas ocorrem dentro de cinco horas após a refeição anterior, são considerados "pós-prandiais"; se ocorrem mais de 5 horas após a refeição, são considerados do "jejum". Os insulinomas, na maioria das vezes, causam sintomas neuroglicopênicos de jejum, apesar de sintomas pós-prandiais e adrenérgicos também poderem ocorrer.

8. Como é feito o diagnóstico de um insulinoma?

O diagnóstico requer a documentação de uma hipoglicemia sintomática com hiperinsulinemia endógena. A hipoglicemia hiperinsulinêmica é definida como uma hipoglicemia com nível sérico de insulina de 3 uU/mL ou superior, peptídeo C de 0,2 nmol/L ou superior e pró-insulina de 5 pmol/L ou superior. Se o paciente não se apresenta sintomático durante um episódio, o médico deve tentar provocar hipoglicemia para realizar o diagnóstico. Isso geralmente requer jejum prolongado (até 72 horas) com amostra de sangue para níveis de glicose, insulina, peptídeo C, pró-insulina e beta-hidroxibutirato a cada seis horas até que a glicose esteja abaixo de 60 mg/dL, e a partir daí a cada 1-2 horas, bem como durante a ocorrência de quaisquer sintomas. O peptídeo C e a pró-insulina são marcadores de secreção endógena de insulina. Um rastreamento medicamentoso para uso de sulfonilureias também é recomendado.

9. Como os insulinomas podem ser distinguidos de outras causas de hipoglicemia hiperinsulinêmica?

A hipoglicemia hiperinsulinêmica pode ser causada pelos insulinomas, administração ilícita de insulina e uso de medicação. A Tabela 54-1 ilustra como essas entidades podem ser distinguidas.

TABELA 54-1. INSULINOMAS *VERSUS* OUTRAS CAUSAS DE HIPOGLICEMIA HIPERINSULINÊMICA

Teste	Insulinoma	Uso Ilícito de Insulina	Uso de Sulfonilureia ou Meglitinida
Insulina	↑	↑	↑
Peptídeo C	↑	↓	↑
Pró-insulina	↑	↓	NI
Rastreamento de drogas	Neg	Neg	Pos

10. Como se pode localizar um insulinoma?

Uma imagem de tomografia computadorizada (TC) ou imagem de ressonância magnética (RM) geralmente é o primeiro procedimento de localização; a sensibilidade registrada dessas técnicas varia de 15%-90% nos estudos mais recentes. A ultrassonografia endoscópica do pâncreas apresenta maior sensibilidade (56%-93%) e pode detectar tumores de até 2-3 mm de tamanho. Infusões intra-arteriais de cálcio pancreático com mensurações das alterações nos níveis de insulina na veia hepática direita geram resultados similares ou superiores. A tomografia com emissão de pósitrons com fluo-18-L-di-hidroxifenilalanina também pode ser útil se os estudos anteriores falham na identificação do tumor. A ultrassonografia intraoperatória é altamente precisa e útil para a detecção de pequenos tumores que não puderam ser localizados antes da cirurgia.

CAPÍTULO 54 TUMORES ENDÓCRINOS DO PÂNCREAS 451

11. Qual é o tratamento para um insulinoma?

A cirurgia é o tratamento de escolha. Quando a cirurgia não é desejada ou quando os tumores são irressecáveis, a terapia clínica consiste em várias pequenas refeições por dia (geralmente seis ou mais) e o uso de medicações que inibem a secreção de insulina. A medicação mais efetiva para esse propósito é o diazóxido oral; outras drogas que podem ser úteis incluem propranolol, bloqueadores de canal de cálcio, diuréticos tiazídicos e fenitoína. O octreotide raramente é benéfico. A quimioterapia utilizando estreptozotocina com doxorubicina ou 5-fluorouracil reduz os sintomas e melhora a sobrevivência em pacientes com insulinomas malignos.

12. Quais são as manifestações clínicas dos gastrinomas?

Os gastrinomas secretam gastrina em excesso, que estimula a secreção de ácido gástrico. Os pacientes desenvolvem severa úlcera péptica, geralmente associada com diarreia secretória. Esse distúrbio também é conhecido como síndrome de Zollinger-Ellison.

13. Os gastrinomas sempre se originam das ilhotas pancreáticas?

Os gastrinomas podem se originar das ilhotas pancreáticas, mas também podem ocorrer no duodeno e estômago.

14. Como é feito o diagnóstico dos gastrinomas?

O diagnóstico é feito pela demonstração da presença de alta acidez gástrica (pH <3,0) em associação com nível sérico de gastrina em jejum superior a 1.000 pg/mL ou gastrina moderadamente elevada que aumenta para mais de 200 pg/mL dentro de 15 minutos após a administração intravenosa de secretina.

15. Qual é a melhor forma de localizar um gastrinoma?

A localização do tumor pode ser obtida por meio de várias técnicas, incluindo imagens de TC, RM, ultrassonografia endoscópica, imagem com uso de octreotide, amostra venosa portal trans-hepática e infusões arteriais seletivas de secretina com mensurações da gastrina na veia hepática direita.

16. Como os gastrinomas são tratados?

A maioria dos gastrinomas benignos e alguns gastrinomas malignos podem ser curados por meio da cirurgia. Nos casos em que isso não é possível, a atenção deve ser direcionada para a redução da produção excessiva de ácido gástrico. Inibidores de bomba de prótons são as drogas de escolha para esse propósito. Octreotide (Sandostatin, 50-500 mcg 2-3 vezes ao dia subcutaneamente) ou octreotide de longa atuação (Sandostatin LAR, 10-30 mg a cada mês, em injeção intraglútea) também são agentes altamente efetivos para essa condição. Altas doses de bloqueadores de histamina-2 também podem ser úteis, mas raramente são adequadas isoladamente. Pacientes refratários podem necessitar de gastrectomia total e vagotomia para alívio da dor.

17. Como tratar um gastrinoma maligno?

Como a maioria dos gastrinomas é maligna, a quimioterapia geralmente é necessária. As combinações mais efetivas de quimioterapia incluem: estreptozotocina, 5-fluorouracil e leucovirina; lomustina e 5-fluorouracil; etoposídeo, doxorubicina e 5-fluorouracil; cisplatina, dacarbazina e alfa-interferon. Finalmente, a embolização do tumor em conjunção com infusões intra-arteriais diretas de agentes de quimioterapia demonstrou resultados promissores como procedimento paliativo.

18. Quais são as características dos glucagonomas?

O glucagon antagoniza os efeitos da insulina no fígado pela estimulação da glicogenólise e gliconeogênese. Os glucagonomas, que secretam glucagon em excesso, causam diabetes melito, perda de peso, anemia e eritema cutâneo característico, o eritema migratório necrolítico. Os pacientes afetados também apresentam diátese tromboembólica. O diagnóstico depende do achado de elevação do glucagon sérico (>500 pg/mL). Técnicas similares às utilizadas para os gastrinomas são úteis na localização desses tumores.

19. Como os glucagonomas são tratados?

As opções de tratamento incluem cirurgia para doença localizada, octreotide para reduzir a secreção de glucagon e regimes de quimioterapia similares aos utilizados para os gastrinomas. A anticoagulação crônica para reduzir o risco de eventos tromboembólicos também deve ser considerada. Finalmente, suplementos de zinco e infusões intermitentes de aminoácidos podem ajudar a reduzir o eritema cutâneo e melhorar a sensação geral de bem-estar do paciente.

20. Quais são as características dos somatostatinomas?
Entre seus efeitos sistêmicos múltiplos, a somatostatina inibe a secreção de insulina e enzimas pancreáticas, produção de ácido gástrico e a contração da vesícula biliar. Os somatostatinomas secretam somatostatina em excesso, causando diabetes melito, perda de peso, esteatorreia, hipocloridria e colelitíase. O diagnóstico é feito pelo achado de nível sérico significantemente elevado de somatostatina.

PONTOS-CHAVE: TUMORES ENDÓCRINOS PANCREÁTICOS

1. Os insulinomas, na maioria dos casos, causam hipoglicemia em jejum com sintomas neuroglicopênicos, mas algumas vezes causam sintomas principalmente pós-prandiais.

2. As suspeitas de insulinomas são investigadas pela mensuração da glicose sérica, insulina, peptídeo C e pró-insulina, e rastreamento para sulfonilureias durante episódio sintomático ou jejum supervisionado de 72 horas.

3. O tratamento para um insulinoma é cirurgia, quando possível, ou várias refeições frequentes ou o uso de medicamentos, como o diazóxido.

4. Os gastrinomas (síndrome de Zollinger-Ellinson) causam úlcera péptica agressiva, que algumas vezes é associada com diarreia secretória.

5. Os gastrinomas são diagnosticados pelo achado de gastrina sérica acentuadamente elevada ou aumento proeminente na gastrina sérica após a administração intravenosa de secretina em paciente com acidez gástrica significativa.

6. O tratamento para um gastrinoma é a cirurgia, quando possível, ou a redução da produção de ácido gástrico com o uso de altas doses de inibidores de bomba de prótons ou gastrectomia, se necessário.

21. Qual é o tratamento dos somatostatinomas?
A cirurgia é o tratamento de escolha. Quando a cirurgia não é possível, a secreção de somatostatina e o tamanho do tumor podem ser reduzidos pelos mesmos regimes de quimioterapia utilizados para outros tumores endócrinos pancreáticos.

22. Quais são as características dos VIPomas?
Os VIPomas causam diarreia aquosa, hipocalemia e acloridria (síndrome WDHA, cólera pancreática). Também são conhecidos como síndrome de Verner-Morrison. O diagnóstico é feito pelo achado de níveis séricos elevados de VIP.

23. Como os VIPomas são tratados?
A cirurgia é o tratamento de escolha. O octreotide reduz efetivamente a diarreia na maioria dos pacientes. A radioterapia e a quimioterapia também podem reduzir efetivamente a diarreia e o tamanho do tumor.

24. Discuta brevemente os outros tumores endócrinos do pâncreas.
Os outros tumores endócrinos do pâncreas são raros. Os CRFomas e os ACTHomas levam ao desenvolvimento de síndrome de Cushing, e os GFRomas causam acromegalia. Os PPomas inicialmente são assintomáticos, mas eventualmente crescem para produzir efeitos de massa sem síndrome de hipersecreção hormonal reconhecível. Os procedimentos de localização e os tratamentos são similares aos descritos anteriormente para outros tumores endócrinos do pâncreas.

BIBLIOGRAFIA

1. Arnold R, Simon B, Wied M: Treatment of neuroendocrine GEP tumors with somatostatin analogues. Review. Digestion 62(Suppl S1):84–91, 2000.
2. Baudin E: Gastroenteropancreatic endocrine tumors: clinical characterization before therapy. Nat Clin Pract Endocrinol Metab 3:228–238, 2007.
3. Boukhman MP, Karam JM, Shaver J, et al: Localization of insulinomas. Arch Surg 134:818–822, 1999 (discussion 822–823).
4. Doppman JL, Chang R, Fraker DL, et al: Localization of insulinomas to regions of the pancreas by intra-arterial stimulation with calcium. Ann Intern Med 123:269–273, 1995.
5. Hirshberg B, Livi A, Bartlett DL, et al: Forty-eight hour fast: the diagnostic test for insulinoma. J Clin Endocrinol Metab 85:3222–3226, 2000.
6. Jaffe BM: Current issues in the management of Zollinger-Ellison syndrome. Surgery 111:241–243, 1992.
7. Jensen RT: Pancreatic endocrine tumors: recent advances. Ann Oncol 10(Suppl 4)160–170, 1999.
8. Kar P, Price P, Sawers S, et al: Insulinomas may present with normoglycemia after prolonged fasting but glucose-stimulated hypoglycemia. J Clin Endocrinol Metab 91:4733–4736, 2006.
9. Kauhanen S, Sappanen M, Minn H, et al: Fluorine-18-L-dihydroxyphenylalanine (F18DOPA) positron emission tomography as a tool to localize an insulinoma or B-cell hyperplasia in adult patients. J Clin Endocrinol Metab 92:1237–1244, 2007.
10. Krejs GJ, Orci L, Conlon M, et al: Somatostatinoma syndrome: biochemical, morphologic and clinical features. N Engl J Med 301:283–292, 1979.
11. Leichter SB: Clinical and metabolic aspects of glucagonoma. Medicine 59:100–113, 1980.
12. Moertel CG, Johnson CM, McKusick MA, et al: The management of patients with advanced carcinoid tumors and islet cell carcinomas. Ann Intern Med 120:302–309, 1994.
13. Perry RR, Vinik AI: Diagnosis and management of functioning islet cell tumors. J Clin Endocrinol Metab 80:2273–2278, 1995.
14. Ricke J, Klose K: Imaging procedures in neuroendocrine tumors. Digestion 62(Suppl S1):39–44, 2000.
15. Service FJ: Classification of hypoglycemic disorders. Endocrinol Metab Clin North Am 28:501–517, 1999.
16. Service FJ: Recurrent hyperinsulinemic hypoglycemia caused by an insulin-secreting insulinoma. Nat Clin Pract Endocrinol Metab 2:467–470, 2006.
17. Service FJ, McMahon MM, O'Brien PC, et al: Functioning insulinomas—incidence, recurrence, and long-term survival of patients: a 60-year study. Mayo Clin Proc 66:711–719, 1991.
18. Wermers RA, Fatourechi V, Krols LK: Clinical spectrum of hyperglucagonemia associated with malignant neuroendocrine tumors. Mayo Clin Proc 71:1030–1038, 1996.

CAPÍTULO 55

SÍNDROME CARCINOIDE

Michael T. McDermott

1. Quais são os tumores carcinoides? Como eles são classificados?
Os tumores carcinoides são neoplasias que se originam das células enterocromafins ou de Kulchitsky. Eles são classificados de acordo com seus sítios de origem como carcinoides de órgãos relacionados ao trato digestivo superior (brônquios, estômago, duodeno, dutos biliares, pâncreas), médio (jejuno, íleo, apêndice, cólon ascendente) ou posterior (cólons transverso e descendente, reto). Ocasionalmente também ocorrem nos ovários, testículos, próstata, rins, mama, timo ou pele.

2. Defina síndrome carcinoide.
A síndrome carcinoide é um distúrbio de mediação humoral que consiste em eritema cutâneo (90%), diarreia (75%), broncoespasmo (20%), fibrose endocárdica (33%), lesões valvulares cardíacas à direita e, ocasionalmente, fibrose pleural, peritoneal ou retroperitoneal.

3. Quais são os mediadores bioquímicos da síndrome carcinoide?
Os tumores carcinoides produzem uma variedade de mediadores humorais, incluindo serotonina, cromogranina A, histamina, prostaglandinas, bradicinina, taquicininas, neurotensina, motilina e substância P. Diarreia e formação de tecido fibroso podem ser causadas pela serotonina, enquanto o eritema e a sibilação provavelmente são causados pela histamina, prostaglandinas ou quininas (Fig. 55-1).

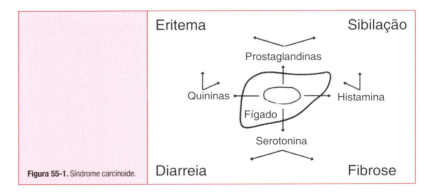

Figura 55-1. Síndrome carcinoide.

4. Por que a pelagra algumas vezes acompanha a síndrome carcinoide?
A pelagra é causada pela deficiência de niacina, que resulta quando o tumor diverge em grande quantidade de triptofano da síntese da niacina para produzir serotonina.

5. Por que os tumores carcinoides intestinais causam síndrome carcinoide de modo infrequente?
A síndrome carcinoide ocorre quando os mediadores humorais entram na circulação sistêmica em grande quantidade. Os carcinoides intestinais solitários secretam mediadores na circulação portal, onde são quase totalmente

metabolizados pelo fígado e nunca atingem a circulação sistêmica. A síndrome carcinoide geralmente não ocorre com esses tumores, a menos que haja metástases hepáticas que prejudiquem o metabolismo do mediador ou caso secretem mediadores diretamente na veia hepática. Entretanto, carcinoides extraintestinais podem causar síndrome carcinoide na ausência de metástases, já que secretam mediadores no sistema venoso que não passam inicialmente pelo fígado.

6. Os tumores carcinoides causam qualquer outra síndrome humoral?
Os carcinoides também podem secretar fator liberador da corticotropina (CRF) ou corticotropina (adrenocorticotropina [ACTH]), causando síndrome de Cushing, ou fator liberador de hormônio de crescimento (GRF), causando acromegalia. Estas síndromes foram registradas principalmente com os tumores carcinoides brônquicos e pancreáticos.

PONTOS-CHAVE: SÍNDROME CARCINOIDE

1. A síndrome carcinoide resulta da produção tumoral de mediadores humorais que causam eritema, broncoespasmo, diarreia e formação de tecido fibroso.

2. A maioria dos pacientes com síndrome carcinoide apresenta extensas metástases hepáticas que dificultam a eliminação de metabólitos dos mediadores secretados pelo tumor primário ou que secretam os mediadores diretamente na veia hepática.

3. A síndrome carcinoide é diagnosticada pela demonstração de excreção urinária acentuadamente elevada de ácido 5-hidroxindolacético (5-HIAA) ou níveis séricos elevados de serotonina ou cromogranina A.

4. O tratamento para a síndrome carcinoide é a cirurgia, quando possível, ou a paliação dos sintomas com a administração de medicamentos que reduzam a secreção dos mediadores humorais ou antagonizem seus efeitos.

5. Uma crise carcinoide pode ser precipitada quando um paciente com tumor carcinoide recebe medicação adrenérgica ou simpaticomimética ou um inibidor da monoamino oxidase (MAO).

6. Uma crise carcinoide é mais bem tratada com octreotide intravenoso e hidrocortisona, evitando o uso de agentes adrenérgicos e simpaticomiméticos.

7. Como é feito o diagnóstico da síndrome carcinoide?
O diagnóstico é feito pelo achado de excreção urinária acentuadamente elevada de ácido 5-hidroxindolacético, um produto da degradação da serotonina, ou concentrações séricas elevadas de serotonina ou cromogranina A. Apesar de ser um marcador não específico dos tumores neuroendócrinos, a cromogranina A é um dos marcadores mais sensíveis de tumores carcinoides e outros tumores endócrinos gastropancreáticos, incluindo aqueles que se originam no intestino anterior.

8. Qual é o tratamento da síndrome carcinoide?
A cirurgia pode ser curativa quando a síndrome carcinoide resulta de um tumor carcinoide extraintestinal que não metastatizou. A maioria dos pacientes com síndrome carcinoide, entretanto, apresenta metástases extensas no momento do diagnóstico. O objetivo da terapia, portanto, geralmente não é o da cura, mas fornecer cuidados paliativos e prolongar a sobrevida. Medicamentos para o controle dos sintomas (eritema, diarreia, broncoespasmo) e quimioterapia para reduzir o tamanho do tumor são as estratégias gerais de tratamento mais efetivas.

9. Como se controlam os sintomas da síndrome carcinoide?
Os sintomas mais incômodos que os pacientes com síndrome carcinoide experimentam são o eritema intenso e a diarreia frequente. Octreotide, um análogo da somatostatina, é altamente efetivo no controle da maioria das síndromes carcinoides. A Tabela 55-1 lista as várias medicações ou combinações que podem ser tentadas para o alívio dos sintomas.

CAPÍTULO 55 SÍNDROME CARCINOIDE

TABELA 55-1. MEDICAÇÕES PARA O ALÍVIO DOS SINTOMAS RELACIONADOS COM A SÍNDROME CARCINOIDE

Medicações para o Controle do Eritema Carcinoide

Octreotide (Sandostatin)	50-150 mcg 2 ou 3 vezes/dia via subcutânea
Octreotide, longa duração (Sandostatin LAR)	10-30 mg a cada mês intraglúteos
Fentolamina (Vigamed)	25-50 mg 1-3 vezes/dia
Fenoxibenzamina (Diebenzyline)	30 mg/dia
Cipro-heptadina (Periactin)	2-4 mg 3 ou 4 vezes ao dia
Metisergida (Deserila)	2 mg 3 vezes ao dia
Proclorperazina (Compazina)	5-10 mg a cada 4-6 horas
Clorpromazina (Amplictil)	10-25 mg a cada 4-6 horas
Clonidina (Catapres)	0,1-0,2 mg 2 vezes ao dia
Metildopa (Aldomet)	250 mg 3 vezes ao dia
Cimetidina (Tagamet) mais:	300 mg 3 vezes ao dia
Difenidramina (Benadril)	50 mg 4 vezes ao dia
Glicocorticoides	

Medicações para o Controle da Diarreia Carcinoide

Medidas antidiarreicas padronizadas mais:	
Octreotide (Sandostatin)	50-150 mcg 2 ou 3 vezes/dia via subcutânea
Octreodide, longa duração (Sandostatin LAR)	10-30 mg a cada mês intraglúteos
Clonidina (Catapres)	0,1-0,2 mg 2 vezes ao dia
Cipro-heptadina (Periactin)	2-4 mg 3 ou 4 vezes ao dia
Metisergida (Deserila)	2 mg 3 vezes ao dia
Ondansetron (Zofran)	8 mg 3 vezes ao dia

10. Que regimes de quimioterapia são mais efetivos nos tumores carcinoides?

Apesar de não ser curativa na maioria dos casos, a quimioterapia pode reduzir a carga tumoral total suficientemente para reduzir os sintomas carcinoides. Os regimes de quimioterapia a seguir consequentemente demonstraram a maior eficácia nesses pacientes: estreptozotocina, 5-fluorouracil e leucovirina; lomustina e 5-fluorouracil; etoposídeo, doxorubicina e 5-fluorouracil; cisplatina, dacarbazina e interferon gama. Outra abordagem promissora para a diminuição do volume dos tumores hepáticos é a embolização da artéria hepática, juntamente com infusões diretas intra-arteriais de quimioterapia.

11. O que é uma crise carcinoide?

A crise carcinoide é um episódio agudo de eritema severo, broncoespasmo e hipotensão. Esses episódios são mais comumente provocados pela administração de agentes adrenérgicos, como epinefrina e aminas simpaticomiméticas ou inibidores da monoamino oxidase (MAO) em pacientes com tumores carcinoides subjacentes. Os pacientes não precisam ter experimentado sintomas prévios de síndrome carcinoide para apresentar uma crise carcinoide.

CAPÍTULO 55 SÍNDROME CARCINOIDE **457**

12. Como pode ser prevenida uma crise carcinoide?

Pacientes com síndrome carcinoide conhecida não devem receber epinefrina, aminas simpaticomiméticas ou inibidores da MAO. Quando esses pacientes necessitam de procedimentos cirúrgicos, eles devem ser pré-preparados com octreotide (Sandostatina), 100 mcg por via subcutânea, 30-60 minutos antes da cirurgia. Os anestesistas devem ser notificados de que o paciente possui síndrome carcinoide.

13. Uma crise carcinoide pode ser prevista?

Pacientes com tumores carcinoides que não desenvolveram síndrome carcinoide podem ser testados em relação a seus potenciais de desencadear uma crise carcinoide. Esse teste comumente é realizado com um teste de provocação com epinefrina; os pacientes recebem *bolus* intravenosos (IV) progressivos de epinefrina a cada cinco minutos, começando com uma dose de 1 μg e aumentando, se necessário, para 10 μg, monitorando a frequência cardíaca e a pressão arterial a cada 60 segundos. Uma resposta positiva consiste em um eritema ou queda da pressão arterial de 20 mm sistólica ou 10 mm diastólica, 45-120 minutos após a injeção. Todos os pacientes submetidos a teste devem ter cateteres venosos e serem monitorados cuidadosamente durante todo o teste; preparações de fentolamina IV 5 mg e metoxamina 3 mg também devem estar disponíveis para reverter uma crise se ela ocorrer.

14. Descreva o tratamento de uma crise carcinoide.

Um tratamento efetivo para uma crise carcinoide aguda é a administração de octreotide IV e hidrocortisona. Se essa manobra não for bem-sucedida, outras opções disponíveis incluem metotrimeprazina (um agente antissero-tonina), metoxamina (um vasoconstritor direto), fentolamina (um bloqueador alfa adrenérgico), ondansetron (um antagonista do receptor da serotonina) e glucagon. É importante evitar o uso de agentes adrenérgicos e simpati-comiméticos em pacientes com suspeita de crise carcinoide porque essas drogas podem piorar significantemen-te a condição. As doses de medicamentos dos regimes para essa condição estão listadas na Tabela 55-2.

TABELA 55-2. TRATAMENTO DA CRISE CARCINOIDE

Medicação	Regime de Dose
Octreotide (Sandostatin)	50 mcg IV durante 1 min, depois 50 mg IV durante 15 min
Hidrocortisona (Solu-Cortef)	100 mg IV durante 15 min
Metotrimeprazina (Neozine)	2,5-5,0 mg lentamente IV
Metoxamina (Vasoxil)	3-5 mg lentamente IV, seguido por uma infusão
Fentolamina (Vigamed)	5 mg lentamente IV
Ondansedron (Zofran)	20 mg IV durante 15 min
Glucagon	0,5-1,5 mg lentamente IV

IV, intravenoso.
De Warner RRP: Gut neuroendocrine tumors. In Bardin CW, editor, *Current Therapy in Endocrinology and Metabolism*, ed 6, St. Louis, 1997, Mosby, pp. 606-614.

BIBLIOGRAFIA

1. Baudin E. Gastroenteropancreatic endocrine tumors: clinical characterization before therapy. Nat Clin Pract Endocrinol Metab 3:228–238, 2007.
2. Fehmann HC, Wulbrand U, Arnold R: Treatment of endocrine gastroenteropancreatic tumors with somatostatin analogues. Recent results. Cancer Res 153:15–22, 2000.

CAPÍTULO 55 SÍNDROME CARCINOIDE

3. Feldman JM: The carcinoid syndrome. Endocrinologist 3:129–135, 1993.

4. Galanis E, Kvols LK, Rubin J: Carcinoid syndrome. J Clin Oncol 16:796–798, 1998.

5. Halford S, Waxman J: The management of carcinoid tumors. Q J Med 91:795–798, 1998.

6. Janmohamed S, Bloom SR: Review: Carcinoid tumours. Postgrad Med J 73:207–214, 1997.

7. Kulke MH, Mayer RJ: Review: Carcinoid tumors. N Engl J Med 340:858–868, 1999.

8. Oberg K: Carcinoid tumors: current concepts in diagnosis and treatment. Oncologist 3:339–345, 1998.

9. O'Toole D, Ducreaux M, Bommelaer G, et al: Treatment of carcinoid syndrome: a prospective crossover evaluation of lanreotide versus octreotide in terms of efficacy, patient acceptability, and tolerance. Cancer 88:770–776, 2000.

10. Soga J, Yakuwa Y, Osaka M: Carcinoid syndrome: a statistical evaluation of 748 reported cases. J Exp Clin Cancer Res 18:133–141, 1999.

11. Stuart K, Levy DE, Anderson T, et al: Phase II study of interferon gamma in malignant carcinoid tumors (E9292): a trial of the Eastern Oncology Group. Invest New Drugs 22:75–81, 2004.

MANIFESTAÇÕES CUTÂNEAS DO DIABETES MELITO E DAS DOENÇAS DA GLÂNDULA TIREOIDE

CAPÍTULO 56

Gary Goldenberg e James E. Fitzpatrick

1. Com que frequência os pacientes com diabetes melito demonstram uma doença de pele associada?

A maioria dos estudos publicados relata que 30-50% dos pacientes com diabetes melito acabam desenvolvendo uma doença de pele atribuída à sua doença primária. Entretanto, se incluirmos achados sutis, como, por exemplo, alterações das unhas, alterações vasculares e alterações do tecido conjuntivo cutâneo, a incidência se aproxima de 100%. As doenças de pele aparecem mais frequentemente nos pacientes com diabetes melito conhecido, mas as manifestações cutâneas também podem ser um sinal precoce de diabetes não diagnosticado.

PONTOS-CHAVE: MANIFESTAÇÕES CUTÂNEAS

1. Pacientes com diabetes melito demonstram achados cutâneos atribuídos ao diabetes em quase 100% dos casos.
2. O caso mais frequente de acantose *nigricans* é o diabetes associado à resistência à insulina e à obesidade.
3. A necrobiose lipoídica é uma dermatite granulomatosa tipicamente associada ao diabetes melito em quase dois terços dos casos.
4. O escleredema do adulto, uma doença caracterizada pelo acúmulo de colágeno e mucina na pele, é mais frequentemente associado ao diabetes melito.
5. O mixedema generalizado é o principal sinal cutâneo característico de hipotireoidismo.

2. Há doenças de pele que são patognomônicas do diabetes melito?

Sim. *Bullosis diabeticorum* (erupções bolhosas do diabetes, bolhas diabéticas) é específico para o diabetes melito, mas é incomum. A *bullosis diabeticorum* ocorre mais frequentemente em pacientes com diabetes grave, particularmente aqueles associados a neuropatias periféricas. Em geral, todos os outros achados cutâneos relatados podem ser encontrados em alguns indivíduos normais. Entretanto, algumas condições cutâneas (p. ex., necrobiose lipoídica *diabeticorum*) demonstram forte associação com o diabetes.

3. O que é *bullosis diabeticorum*?

Bullosis diabeticorum é uma alteração bolhosa que ocorre primariamente nas extremidades distais dos diabéticos. Normalmente aparece como bolhas espontâneas e tensas que são assintomáticas, exceto pela sensação de queimação. O mecanismo exato é desconhecido, mas grande porcentagem dos pacientes apresenta neuropatia periférica, retinopatia ou nefropatia.

4. Quais são as alterações cutâneas mais frequentemente encontradas nos diabéticos?

Veja a Tabela 56-1. As alterações cutâneas mais frequentes são: cascalho digital, telangiectasia do leito da unha, rosto vermelho (rubeose), apêndices cutâneos (acrocórdons), dermopatia diabética, pele amarela,

CAPÍTULO 56 MANIFESTAÇÕES CUTÂNEAS DO DIABETES MELITO E DAS DOENÇAS DA GLÂNDULA TIREOIDE

unhas amarelas e púrpura petequial nos pés. As alterações cutâneas menos frequentes que estão intimamente associadas ao diabetes melito incluem necrobiose lipoídica *diabeticorum*, erupções bolhosas do diabetes, acantose nigricans e escleredema do adulto.

TABELA 56-1. ACHADOS CUTÂNEOS FREQUENTES NO DIABETES MELITO

Achados Cutâneos	Incidência nos Controles (%)	Incidência nos Diabéticos (%)
Cascalhos digitais	21	75
Telangiectasia do leito da unha	12	65
Rubeose (rosto vermelho)	18	59
Apêndices na pele	3	55
Dermopatia diabética	Incomum	54
Pele amarela	24	51
Unhas amarelas	Incomum	50
Eritrasma	Incomum	47
Pele espessa diabética	Incomum	30

5. O que são cascalhos digitais (*finger pebbles*)?

Cascalhos digitais são pápulas pequenas, múltiplas e agrupadas que tendem a afetar as superfícies extensoras dos dedos, particularmente próximo às articulações dos dedos. Elas são assintomáticas e podem ser extremamente sutis na aparência. Histologicamente, os cascalhos digitais são devidos ao aumento do colágeno nas papilas dérmicas. A patogênese não é entendida.

6. O que é acantose *nigricans*?

Acantose *nigricans* é uma condição cutânea devida à hiperplasia papilomatosa (semelhante à verruga) da pele. Ela está associada a diversas condições, incluindo diabetes melito, obesidade, acromegalia, síndrome de Cushing, alguns medicamentos e malignidades subjacentes. Na acantose *nigricans* associada ao diabetes dependente de insulina, ela foi associada à resistência à insulina por três mecanismos: tipo A (defeito no receptor), tipo B (anticorpos antirreceptor) e tipo C (defeito pós-receptor). É sugerido que, nas situações de resistência à insulina, existe hiperinsulinemia que compete pelos receptores do fator de crescimento semelhante à insulina nos queratinócitos e assim estimula o crescimento epidérmico. No caso de hipercortisolismo, como visto na doença de Cushing, existe resistência à insulina induzida, a qual se acredita que induz o crescimento epidérmico.

7. Qual é a aparência da acantose *nigricans*?

Ela é mais observada nas dobras axilares, inframamárias e do pescoço, onde aparece como pele aveludada hiperpigmentada que tem a aparência de estar "suja" (Fig. 56-1). A parte superior das articulações dos dedos também pode manifestar pequenas pápulas que são semelhantes aos cascalhos digitais, exceto que elas são mais pronunciadas (Fig. 56-2).

8. O que é dermopatia diabética?

A dermopatia diabética (manchas na canela ou manchas pigmentadas pré-tibiais) é a afecção mais frequente dos diabéticos, inicialmente se apresentando como máculas eritematosas marrons a castanho-avermelhado que tipicamente medem 0,5-1,5 cm com escala variável na superfície pré-tibial (Fig. 56-3). As lesões são tipicamente assintomáticas, mas ocasionalmente coçam ou estão associadas à sensação de queimação. Os pacientes com dermopatia diabética são mais prováveis de apresentar retinopatia, nefropatia e neuropatia. Ela cicatriza com

CAPÍTULO 56 MANIFESTAÇÕES CUTÂNEAS DO DIABETES MELITO E DAS DOENÇAS DA GLÂNDULA TIREOIDE 461

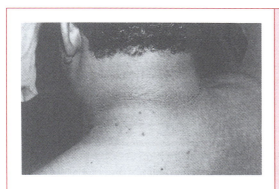

Figura 56-1. Acantose *nigricans*. Hiperpigmentação aveludada característica das áreas de flexura.

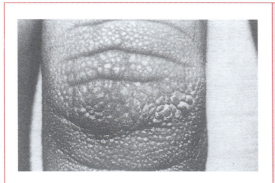

Figura 56-2. Acantose *nigricans*. Lesões papilomatosas típicas nos dedos.

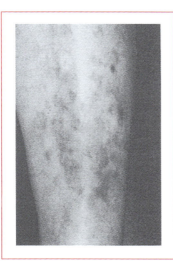

Figura 56-3. Dermopatia diabética. Máculas marrons características nas áreas pré-tibiais.

462 CAPÍTULO 56 MANIFESTAÇÕES CUTÂNEAS DO DIABETES MELITO E DAS DOENÇAS DA GLÂNDULA TIREOIDE

variados graus de atrofia e hiperpigmentação após 1-2 anos. A patogênese é desconhecida, mas biópsias da pele das lesões demonstram microangiopatia diabética caracterizada por proliferação de células endoteliais e espessamento da membrana basal das arteríolas, capilares e vênulas. Embora muitos médicos atribuam essas lesões ao trauma, isso não foi confirmado por um estudo incomum no qual os pacientes com diabetes melito não desenvolveram lesões após serem batidos na superfície pré-tibial com um martelo de borracha dura! Não se conhece tratamento efetivo.

9. O que é necrobiose lipoídica *diabeticorum*?

A necrobiose lipoídica *diabeticorum* é uma doença que mais frequentemente ocorre nas áreas pré-tibiais, embora possa ocorrer em outros locais. Lesões precoces se apresentam como pápulas ou placas eritematosas não diagnosticadas que se desenvolvem em lesões anulares caracterizadas por coloração amarelada ou castanho-amarelada, vasos sanguíneos dilatados e atrofia epidérmica central. As lesões avançadas são características e geralmente podem ser diagnosticadas pela aparência clínica. Menos frequentemente, podem se desenvolver úlceras. As biópsias são geralmente diagnosticadas e demonstram granulomas cercados que revestem grandes zonas de colágeno necrótico e esclerótico. Achados adicionais incluem espaços vasculares dilatados, plasmócitos e aumento da gordura dérmica. A patogênese é desconhecida, mas as causas sugeridas incluem um complexo de vasculite imunológica e um defeito na agregação plaquetária.

10. Qual é a relação da necrobiose lipoídica *diabeticorum* com o diabetes melito?

Em um grande estudo de pacientes com necrobiose lipoídica *diabeticorum*, 62% tinham diabetes. Aproximadamente metade dos pacientes não diabéticos tinha testes de tolerância à glicose anormais e quase a metade dos não diabéticos tinha história familiar de diabetes. Entretanto, a necrobiose lipoídica *diabeticorum* estava presente em apenas 0,3% dos pacientes com diabetes. O termo "necrobiose lipoídica" é usado para pacientes que têm a alteração sem associação ao diabetes. Devido à forte associação entre essas condições, os pacientes que apresentam necrobiose lipoídica devem ser analisados para o diabetes; os pacientes com teste negativo devem ser reavaliados periodicamente.

11. Como a necrobiose lipoídica *diabeticorum* deve ser tratada?

A necrobiose lipoídica ocasionalmente pode se resolver sem tratamento. Ela não parece responder a tratamentos de diabetes em novos casos ou ao controle rigoroso do diabetes estabelecido. As lesões recentes podem responder ao tratamento com potentes corticosteroides tópicos ou intralesionais. Os casos mais graves podem responder ao tratamento oral com estanozolol, niacinamida, pentoxifilina, micofenolato mofetil ou ciclosporina. Os casos graves com úlceras recalcitrantes podem necessitar de enxerto cirúrgico.

12. As infecções cutâneas são mais frequentes na população diabética do que na população-controle?

Sim, mas as infecções cutâneas provavelmente não são tão comuns como a maioria da população médica acredita. Os estudos mostram que um aumento na incidência das infecções cutâneas está fortemente correlacionado com os níveis elevados da média da glicose plasmática.

13. Quais são as infecções cutâneas bacterianas mais frequentes associadas ao diabetes melito?

As infecções cutâneas mais graves e mais frequentemente associadas ao diabetes melito estão relacionados às úlceras de pé diabético e amputações. Um estudo em autópsias revelou que 2,4% de todos os diabéticos têm ulcerações cutâneas infecciosas nas extremidades, comparados com 0,5% de uma população-controle. Embora não haja estudos bem controlados, percebe-se que as infecções cutâneas com estafilococos, incluindo as infecções de furúnculos e de feridas, são mais frequentes e graves nos diabéticos. O eritrasma, uma infecção bacteriana superficial benigna causada pelo *Corynebacterium minutissimum*, estava presente em 47% dos adultos diabéticos em um estudo. Clinicamente, a infecção apresenta-se como lesões maculares castanho-amareladas a castanho-avermelhadas em escala menor em áreas intertriginosas, como, por exemplo, na virilha. Como os organismos produzem porfirinas, o diagnóstico pode ser feito pela demonstração de uma espetacular fluorescência vermelho-coral com lâmpada de Wood.

14. Qual é a infecção fúngica mucocutânea mais frequentemente associada ao diabetes melito?
A infecção fúngica mucocutânea mais frequentemente associada ao diabetes melito é a candidíase, geralmente provocada pela *Candida albicans*. As mulheres são particularmente propensas a desenvolver vulvovaginite. Um estudo demonstrou que dois terços de todos os diabéticos apresentam culturas positivas para *Candida albicans*. Em mulheres com sinais e sintomas de vulvovaginite, a incidência de culturas positivas se aproxima de 99%. Semelhantemente, as culturas positivas são extremamente frequentes em homens e mulheres diabéticos que se queixam de coceira anal. Outras formas mucocutâneas de candidíase incluem afta, *perlèche* (queilite angular), intertrigo, erosão interdigital blastomicética crônica (Fig. 56-4), paroníquia (infecção dos tecidos moles ao redor da placa da unha) e onicomicose (infecção da unha). Os mecanismos parecem ser devidos ao aumento dos níveis de glicose que serve como substrato para as espécies de *Candida* proliferarem. Os pacientes com candidíase cutânea recorrente de alguma forma devem ser analisados para o diabetes.

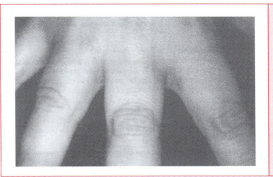

Figura 56-4. Erosão interdigital blastomicética crônica. Infecção de *Candida* nos espaços interdigitais em paciente diabético. Um nome muito comprido para uma infecção muito pequena!

15. Por que os diabéticos em cetoacidose são especialmente propensos à mucormicose?
Alguns zigomicetos, incluindo as espécies *Mucor*, *Mortierella*, *Rhizopus* e *Absidia*, são termotolerantes, preferem pH ácido, crescem rapidamente na presença de altos níveis de glicose e estão entre os poucos fungos que utilizam cetonas como substrato para o crescimento. Dessa forma, os diabéticos em cetoacidose promovem um ambiente ideal para a proliferação desses fungos. Felizmente, essas infecções fúngicas fulminantes e muitas vezes fatais são raras.

16. Existe alguma complicação cutânea associada ao tratamento para diabetes melito?
Sim. As reações adversas à insulina injetada são relativamente comuns. As incidências relatadas variam de 10-56%, dependendo do estudo. Em geral, essas complicações podem ser divididas em três categorias: reações devidas a injeções mal aplicadas (p. ex., injeção intradérmica), reações idiossincráticas e reações alérgicas. Vários tipos de reações alérgicas foram descritas, incluindo urticárias localizadas e generalizadas, reação de Arthus e hipersensibilidade retardada localizada. Os agentes hipoglicêmicos ocasionalmente podem produzir reações cutâneas adversas, incluindo fotossensibilidade, urticária, eritema multiforme e eritema nodoso. A clorpropamida em particular pode produzir uma reação de rubor quando consumida com bebida alcoólica.

17. O que é escleredema do adulto?
O escleredema do adulto é um endurecimento que muito frequentemente se apresenta na região posterior do pescoço, costas e ombros. Menos frequentemente, ele pode ser mais abrangente e comprometer rosto, abdome e extremidades. Ele é mais frequentemente associado ao diabetes dependente de insulina e menos frequentemente

associado às gamopatias monoclonais e infecções por estreptococos. As biópsias demonstram aumento do colágeno dérmico e do ácido hialurônico (mucina dérmica). A patogênese não é conhecida. Quando associado ao diabetes dependente de insulina, o escleredema do adulto é crônico e refratário ao tratamento.

18. Quais são as manifestações cutâneas mais importantes da condição de hipotireoidismo?
O mixedema generalizado é o sinal cutâneo mais característico do hipotireoidismo. Outros achados cutâneos incluem xerose (pele seca), hiperqueratose folicular (Fig. 56-5), perda difusa dos cabelos (especialmente o um terço exterior das sobrancelhas), unhas secas e frágeis, coloração amarelada da pele e acropatia tireoidiana (espessamento da parte distal dos dedos). Essas mudanças da pele são reversíveis com a reposição apropriada dos hormônios da tireoide.

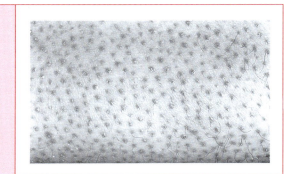

Figura 56-5. Hipotireoidismo. Marcada hiperqueratose folicular desaparece rapidamente com a reposição dos hormônios da tireoide.

19. Por que os pacientes com hipotireoidismo frequentemente apresentam a pele amarelada?
A coloração amarela é devida ao acúmulo de caroteno (carotenodermia) na camada superior da epiderme (estrato córneo). O caroteno é excretado tanto pelas glândulas sudoríparas quanto pelas glândulas sebáceas e tende a se concentrar na palma das mãos, na sola dos pés e no rosto. Os níveis aumentados de caroteno são provavelmente secundários à dificuldade hepática de converter o betacaroteno em vitamina A.

20. Quais são os achados clínicos no mixedema generalizado?
O mixedema generalizado é caracterizado por pele pálida, cerosa e edematosa que não é deprimível. Essas mudanças são mais notáveis na área periorbital, mas também podem ser observadas nas extremidades distais, lábios e língua (Fig. 56-6).

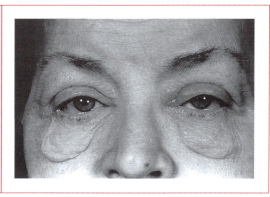

Figura 56-6. Mixedema generalizado. Pele pálida e cerosa das pálpebras superiores associada ao marcado edema pendente das pálpebras inferiores. Essas mudanças desaparecem rapidamente com a reposição hormonal.

CAPÍTULO 56 MANIFESTAÇÕES CUTÂNEAS DO DIABETES MELITO E DAS DOENÇAS DA GLÂNDULA TIREOIDE

21. Qual é a patogênese do mixedema generalizado?
A pele demonstra aumento no acúmulo de mucopolissacarídeos dérmicos, dos quais o ácido hialurônico (substância base) é o mais importante. Estudos também demonstraram que aumento no escape transcapilar de albumina sérica para a derme aumenta a aparência edematosa. Nenhuma dessas mudanças é permanente, sendo reversíveis com o tratamento de reposição.

22. Qual a diferença entre o mixedema generalizado e o mixedema pré-tibial?
O mixedema generalizado está associado somente à situação de hipotireoidismo, enquanto o mixedema pré-tibial está caracteristicamente associado à doença de Graves. Os pacientes com mixedema pré-tibial podem ter hipotireoidismo, hipertireoidismo ou eutireoidismo quando a alteração cutânea aparece. A patogênese não foi provada, mas foi demonstrado que o soro dos pacientes com mixedema pré-tibial pode estimular a produção de mucopolissacarídeos ácidos pelos fibroblastos. Os fibroblastos da área pré-tibial são mais sensíveis quando estimulados do que os fibroblastos de outras áreas, o que explicaria a tendência dessas lesões de ocorrerem em áreas pré-tibiais. A natureza desses fatores circulantes é desconhecida, mas imunoglobulinas antitireoide que se ligam aos fibroblastos podem ser a causa. Também foi postulado que as células T ativadas induzem a proliferação de fibroblastos e a produção de mucopolissacarídeos ácidos.

23. Quais são as manifestações do mixedema pré-tibial?
O mixedema pré-tibial ocorre em aproximadamente 3-5% dos pacientes com doença de Graves. A maioria dos pacientes apresenta exoftalmia associada. A acropatia tireoidiana também está presente em 1% dos pacientes com doença de Graves (Fig. 56-7). Clinicamente, o mixedema pré-tibial é caracterizado por placas edematosas e endurecidas em áreas pré-tibiais, embora outros locais do corpo também possam estar envolvidos. As placas são em geral nitidamente demarcadas, mas variantes difusas também são relatadas. A superfície da pele sobrejacente é geralmente normal, embora ela possa ser salpicada com pequenas pápulas. A cor varia de pele ruborizada a vermelho-acastanhada (Fig. 56-8). Hipertricose sobrejacente pode estar presente em raras ocasiões. Histologicamente, o mixedema pré-tibial demonstra acúmulo maciço de ácido hialurônico dérmico.

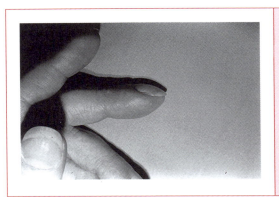

Figura 56-7. Acropatia tireoidiana. Paciente com doença de Graves demonstrando inchaço do tecido mole e aumento da curvatura da placa da unha.

24. Como o mixedema pré-tibial é tratado?
Estudos comparando as diferentes modalidades de tratamento ainda não foram realizados. Porque a condição não é prejudicial ao paciente e porque pode se resolver espontaneamente, o tratamento nem sempre é indicado. Muitos casos respondem ao potente corticosteroide tópico sob oclusão ou a corticosteroides intralesionais. Os casos mais extensos podem ser tratados com corticosteroides sistêmicos orais. O tratamento da doença da tireoide não afeta os achados cutâneos.

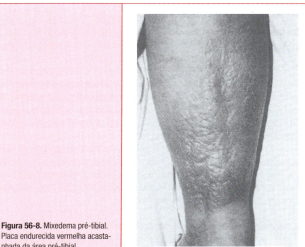

Figura 56-8. Mixedema pré-tibial. Placa endurecida vermelha acastanhada da área pré-tibial.

25. Quais são as manifestações cutâneas do hipertireoidismo?
Estudos mostraram que até 97% de todos os pacientes com hipertireoidismo desenvolvem manifestações cutâneas. Os achados cutâneos mais frequentes incluem eritema cutâneo, rubor evanescente, escoriações, pele lisa, hiperpigmentação, pele úmida (devido ao aumento da sudorese), mixedema pré-tibial, prurido (coceira) e pele quente. As unhas são frequentemente fracas e podem se separar do leito subjacente (onicólise). O cabelo também pode ficar mais fino do que o normal.

26. Que efeitos a obesidade tem na função e na fisiologia da pele?
A obesidade afeta a função e a fisiologia da pele de várias maneiras. A função de barreira da pele é alterada em indivíduos obesos, que apresentam significativo aumento na perda da água transepidermal. A elevação de andrógenos, insulina, hormônio do crescimento e IGF-1 visto em pacientes obesos está relacionada a aumento na função da glândula sebácea e na produção de sebo, exacerbando doenças, como, por exemplo, a acne vulgar. A atividade das glândulas sudoríparas apócrinas e écrinas também é aumentada nos pacientes obesos. O fluxo linfático é diminuído nos indivíduos obesos, levando ao acúmulo de líquido linfático rico em proteínas no tecido subcutâneo, que por sua vez leva ao linfedema. Em estudos com animais, a obesidade está associada às alterações na estrutura e na função do colágeno, e à dificuldade da cicatrização de lesões.

27. Quais são algumas das manifestações cutâneas da obesidade?
Os pacientes obesos apresentam muitas manifestações cutâneas, incluindo as mudanças relacionadas à resistência à insulina, bem como condições infecciosas, mecânicas e inflamatórias. Estas incluem acantose *nigricans* (discutida anteriormente), acrocórdons (apêndices na pele), queratose pilar, estrias distendidas e hidradenite supurativa.

28. A obesidade agrava alguma doença cutânea?
Sim. A obesidade agrava múltiplas doenças cutâneas, incluindo intertrigo, hidradenite supurativa, celulite, psoríase e insuficiência venosa crônica. As infecções cutâneas bacterianas também são agravadas pela obesidade. Estas abrangem infecções superficiais, como a foliculite, as infecções profundas, como a celulite, e a fasciíte necrotizante.

CAPÍTULO 56 MANIFESTAÇÕES CUTÂNEAS DO DIABETES MELITO E DAS DOENÇAS DA GLÂNDULA TIREOIDE 467

PRINCIPAIS SEGREDOS

1. *Bullosis diabeticorum* é o único achado cutâneo patognomônico do diabetes melito.

2. A acantose *nigricans* está associada a várias endocrinopatias, incluindo diabetes melito (mais frequente), acromegalia e síndrome de Cushing, além de várias alterações genéticas, medicamentosas e malignidades.

3. A mucormicose é mais frequente em diabéticos com cetoacidose porque os fungos são termotolerantes, crescem bem em pH ácido, crescem rapidamente na presença de muita glicose e são um dos poucos tipos de fungos que podem utilizar cetonas como substrato nutricional.

4. A perda de um terço lateral das sobrancelhas é um achado cutâneo clássico associado ao hipotireoidismo.

5. Os pacientes com hipotireoidismo têm a pele amarelada por causa da carotenodermia, que é devida ao acúmulo de caroteno na camada superior da epiderme.

BIBLIOGRAFIA

1. Anderson CK, Miller OF III: Triad of exophthalmos, pretibial myxedema, and acropachy in a patient with Graves' disease. J Am Acad Dermatol 48:970–972, 2003.
2. Bello YM, Phillips TJ: Necrobiosis lipoidica. Indolent plaques may signal diabetes. Postgrad Med 109:93–94, 2001.
3. Ferringer T, Miller FIII: Cutaneous manifestations of diabetes mellitus. Dermatol Clin 20:483–492, 2002.
4. Hollister DS, Brodell RT: Finger "pebbles." A dermatologic sign of diabetes mellitus. Postgrad Med 107:209–210, 2000.
5. Jabbour SA: Cutaneous manifestations of endocrine disorders: a guide for dermatologists. Am J Clin Dermatol 4:315–331, 2003.
6. Lipsky BA, Berendt AR: Principles and practice of antibiotic therapy of diabetic foot infections. Diabetes Metab Res Rev 16(Suppl 1):S42–S46, 2000.
7. Niepomniszcze H, Amad RH: Skin disorders and thyroid diseases. J Endocrinol Invest 24:628–638, 2001.
8. Pirotta SS, Johnson JD, Young G, Bezzant J: Bullosis diabeticorum. J Am Podiatr Assoc 85:169–171, 1995.
9. Shemer A, Bergman R, Linn S, et al: Diabetic dermopathy and internal complications in diabetes mellitus. Int J Dermatol 37:113–115, 1998.
10. Stoddard ML, Blevins KS, Lee ET, et al: Association of acanthosis nigricans with hyperinsulinemia compared with other selected risk factors for type 2 diabetes in Cherokee Indians: the Cherokee Diabetes Study. Diabetes Care 25:1009–1014, 2002.
11. Yosipovitch G, DeVore A, Dawn A: Obesity and the skin: skin physiology and skin manifestations of obesity. J Am Acad Dermatol. 56:901–916, 2007.

CAPÍTULO 57

ENVELHECIMENTO E ENDOCRINOLOGIA

Heather E. Brooks, Wendy M. Kohrt e Robert S. Schwartz

1. Que efeitos o envelhecimento possui sobre o peso corporal?

O envelhecimento está associado a importantes alterações na composição corporal que podem ser influenciadas pelo ambiente endócrino e que, por sua vez, podem ter importantes consequências endócrinas/metabólicas. Nos estudos por amostragem, o peso corporal aumenta até por volta dos 55 anos de idade e, então, declina. Isso pode ser devido à morte dos pacientes mais pesados durante a meia-idade. Estudos prospectivos sugerem que a perda ponderal começa a declinar após a idade dos 65-70 anos. Essa redução no peso corporal, seja intencional ou não, parece estar associada a aumento da mortalidade, morbidade e invalidez. A explicação para isso não está clara, mas é possível que qualquer perda de peso sustentada possa, de fato, ser verdadeiramente não intencional, uma vez que a verdadeira perda ponderal é excepcionalmente difícil de manter. A perda ponderal em face de doença ou de enfermidade que eleve os níveis das citoquinas pode predispor a uma desproporcional perda ponderal sob a forma de massa magra (massa muscular), exacerbando, assim, a sarcopenia relacionada à idade e levando a um estado catabólico.

2. Que alterações na massa magra ocorrem com o envelhecimento?

Há inevitável perda de massa corporal magra, principalmente de massa muscular esquelética, com o envelhecimento. Essa perda de massa muscular associada ao envelhecimento foi denominada sarcopenia e responsabilizada por muito (mas não todo) declínio relacionado à idade da força e da energia muscular. Em estudos por amostragem, perda de 20-30% de massa magra foi detectada entre as idades de 30-80 anos. O declínio na força é ainda maior, com os estudos longitudinais encontrando perda de até 60% entre as idades de 30-80 anos. Além disso, a perda de força e energia não é tão linear quanto a perda de massa muscular, parecendo progredir mais rapidamente nas idades mais avançadas. Um declínio de 25% da força foi detectado precisamente entre as idades de 70-75 anos. A energia (trabalho por unidade de tempo) pode declinar em até mesmo o dobro da taxa da força. Essas alterações na massa magra, massa muscular, força e energia apresentam consequências complexas porém importantes para as pessoas idosas.

Um conceito recente, denominado obesidade sarcopênica, considera o grau de adiposidade relativo à massa magra. Atualmente, devido à ausência de um consenso relativo à definição de obesidade sarcopênica, a sua prevalência e relevância clínica não foram claramente estabelecidas.

3. Que alterações na massa e densidade óssea ocorrem com o envelhecimento?

Dados prospectivos indicam que o pico da massa óssea ocorre durante os últimos anos da adolescência nas mulheres e cerca de uma década depois entre os homens. Devido à íntima vinculação estrutural e funcional entre músculos e ossos, a ocorrência do pico da massa óssea provavelmente corresponde ao pico de desenvolvimento da musculatura esquelética. Acredita-se, em geral, que a massa óssea seja mantida ou se reduza lentamente (<0,2% ao ano) pelo menos até a idade de 40 anos em mulheres e 50 anos nos homens. Intuitivamente, espera-se que o declínio da atividade física durante a meia-idade induza a uma taxa ainda mais rápida de perda óssea. Todavia, o aumento do peso corporal que tipicamente também ocorre durante a meia-idade pode, em grande medida, se contrapor a isso através de um aumento das forças mecânicas que atuam sobre o esqueleto durante a atividade de sustentação de peso. Também parece haver inevitável perda de massa óssea na velhice, elevando o risco de osteoporose nos homens idosos e aumentando o risco de osteoporose nas mulheres na menopausa. Tanto na mulher idosa quanto no homem idoso, a redução do mineral ósseo no quadril parece estar acelerada (≈1% por ano) relativamente às alterações na coluna, que podem aumentar com a idade avançada. As fraturas

CAPÍTULO 57 ENVELHECIMENTO E ENDOCRINOLOGIA

por compressão vertebral e o desenvolvimento de osteófitos extravertebrais levam a um aumento da densidade mineral óssea (DMO) que não é refletido em aumento da força óssea vertebral. A utilidade da DMO da coluna no diagnóstico de osteoporose está, por conseguinte, comprometido nessa situação extremamente importante.

4. A menopausa apresenta efeito independente sobre a massa óssea?

Ocorre, indubitavelmente, um declínio acelerado da DMO por volta da época da menopausa nas mulheres. O que permanece um tanto controverso é se o aumento da reabsorção induzido pela menopausa diminui após uns poucos anos ou persiste ainda mais na velhice. A esse respeito, estudos observacionais de mulheres com idade de 65 anos ou mais indicam que a taxa de perda óssea continua a aumentar com a idade, particularmente na região do quadril. Isso é corroborado por observações de que os marcadores séricos de renovação óssea (*turnover*) aumentam na menopausa e permanecem elevados ao longo da velhice.

5. Podem os exercícios de levantamento de peso prevenir a perda óssea relacionada à menopausa?

É improvável que mesmo os exercícios vigorosos de levantamento de peso possam efetivamente neutralizar os efeitos deletérios da deficiência estrogênica sobre DMO. Atletas mais idosas que não estão em uso de terapia de reposição hormonal apresentam DMO mais baixa do que as atletas na pré-menopausa. Além disso, as atletas jovens com disfunção do ciclo menstrual podem apresentar níveis de DMO na faixa osteopênica (1,0-2,5 DP abaixo do pico médio de DMO) e até mesmo na faixa osteoporótica (>2,5 DP abaixo do pico médio da DMO), a despeito da sua participação em esportes que envolvam altos níveis de sobrecarga mecânica (p. ex., ginástica, corridas de distância).

6. Os hormônios sexuais influenciam a resposta esquelética ao exercício?

Embora os efeitos diretos dos estrogênios sobre o metabolismo ósseo sejam bem conhecidos, evidências crescentes indicam que as respostas das células ósseas ao estresse mecânico envolvem a ativação do receptor alfa do estrogênio. Os efeitos da deficiência de hormônios sexuais relacionada à idade sobre a função e densidade do receptor no osso permanecem desconhecidos. Em modelos animais, foi descoberto que os efeitos do estresse mecânico na presença de estrogênios (em fêmeas) ou androgênios (em machos) sobre a resposta proliferativa óssea são cumulativos ou possivelmente sinergísticos (isto é, mais do que cumulativos). Também existem evidências dos efeitos cumulativos ou sinergísticos do exercício e dos estrogênios sobre a DMO em mulheres na pós-menopausa.

7. A massa adiposa aumenta ou se redistribui com o envelhecimento?

Ocorre aumento da adiposidade total e um desvio no sentido de uma distribuição mais abdominal da gordura com o avançar da idade. O aumento da adiposidade central se inicia no homem jovem após a puberdade, mas isso não parece ocorrer na mulher até por volta do momento da transição menopausal. Conquanto se tenha pensado que a perda de massa magra constituísse o determinante primário da incapacidade física na idade avançada, estudos recentes indicam que a adiposidade aumentada constitui um fator prognóstico independente e, quiçá, mais forte, de incapacidade nos indivíduos idosos. O aumento da adiposidade visceral abdominal (juntamente com o declínio da atividade física) desempenha importante papel no aumento associado à idade da resistência insulínica, provavelmente contribuindo para a elevada incidência e prevalência de diabetes melito do tipo 2 e de síndrome metabólica na idade avançada.

8. A menopausa desencadeia um aumento da obesidade abdominal nas mulheres?

Comparações por amostragem de mulheres ao longo do espectro etário sugerem que a largura da cintura aumente mais rapidamente nas mulheres com 50 anos de idade ou mais do que nas mulheres jovens. Estudos prospectivos indicam que os aumentos na circunferência da cintura estão relacionados tanto à idade cronológica quanto à idade ovariana, com os aumentos mais rápidos na medida da cintura ocorrendo nas mulheres na perimenopausa. As mulheres na pré-menopausa tratadas com agonistas do hormônio de liberação das gonadotrofinas para suprimir os hormônios sexuais ganham 1-2 kg de massa adiposa em quatro a seis meses, com um aumento desproporcional nas regiões corporais centrais. Diversos experimentos randomizados e controlados

CAPÍTULO 57 ENVELHECIMENTO E ENDOCRINOLOGIA

forneceram evidências de que as mulheres na pós-menopausa em terapia hormonal ganham menos peso e apresentam menor aumento na circunferência abdominal do que as mulheres tratadas com placebo. Os efeitos observados parecem ser levemente mais amplos com os estrogênios sem oposição com progesterona. Ainda não foi determinado se os estrogênios especificamente previnem ou atenuam o acúmulo intra-abdominal de gordura.

9. Quais são os resultados dos estudos prospectivos sobre a perda de peso voluntária em idosos?

Existem poucos estudos sobre a perda ponderal intencional nos idosos. As dietas hipocalóricas foram eficazes na redução dos fatores de risco cardiovascular com melhoria da tolerância à glicose, aumento da sensibilidade insulínica, redução da gordura visceral, redução da pressão sanguínea e aumento da função pulmonar. A dieta e o exercício melhoram a dor, a incapacidade e a função física em pacientes com osteoartrite. No entanto, perda ponderal intencional também está associada à perda de massa magra (muscular e óssea), que pode exacerbar a sarcopenia e os riscos de osteoporose. Existe alguma evidência de que a combinação entre exercício e dieta para a perda ponderal preserva melhor a massa magra do que a dieta isoladamente e melhora a debilidade e os fatores de risco cardiovasculares (p. ex., glicose, triglicerídios (TG), ácidos graxos e pressão sanguínea mais baixos e menor circunferência abdominal). Recomenda-se que a perda ponderal induzida pela dieta seja tentada em combinação com exercícios a fim de ajudar a conservar a musculatura, com aporte dequado de cálcio e vitamina D a fim de auxiliar na manutenção da massa óssea.

10. Por que o nível da vitamina D é importante nos adultos mais idosos?

Foi descoberto que a suplementação com vitamina D reduz a incidência de fraturas osteoporóticas nos idosos. Isso pode ocorrer através de um aumento da mineralização óssea e de uma melhora da função muscular e da redução das quedas. A deficiência de vitamina D é definida como o nível de 25-hidroxivitamina D (25-OHD) de menos de 25 ng/mL (50 nmol/L). Foi estimado que mais de 40% das mulheres idosas vivendo em comunidade nos Estados Unidos sejam deficientes de vitamina D e que essa prevalência seja ainda maior naquelas que residem em instituições de amparo. Existem múltiplas causas de deficiência de vitamina D em adultos idosos, incluindo redução da síntese cutânea, redução da exposição ao sol, redução da ingestão, comprometimento da absorção, do transporte ou da hidroxilação hepática da vitamina D oral, medicamentos que alteram o metabolismo da vitamina D, enfermidades crônicas associadas à má absorção e doença hepática e renal. A suplementação com vitamina D3 (colecalciferol) é, *grosso modo*, três vezes mais eficaz no aumento agudo da 25-OHD quando comparada à vitamina D2 mais amplamente disponível (ergocalciferol), constituindo, portanto, o tipo preferido de reposição.

A DMO é adversamente afetada quando o nível sérico de 25-OHD é menor do que 40 ng/dL. Foi descoberto que a suplementação com 700-800 UI/dia de vitamina D3, ou 100.000 UI a cada três meses, reduz a incidência de fraturas. Atualmente, não existem evidências da eficácia antifraturas da suplementação com D2, conquanto, devido ao seu menor custo, esse seja o tipo mais comum de reposição disponível.

A deficiência de vitamina D também provoca fraqueza muscular. A força muscular proximal está linearmente relacionada aos níveis séricos de 25-OHD quando esses níveis são menores do que 40 ng/mL. A suplementação com vitamina D foi associada a uma redução de 22% nas quedas. Os residentes em instituições de amparo escolhidos aleatoriamente para receber 800 UI/dia de vitamina D2 mais cálcio apresentaram redução de 72% nas quedas.

Além do seu importante papel no metabolismo ósseo e mineral, postula-se que a deficiência da vitamina D influencie a função imune, o risco de câncer, a produção de paratormônio e renina, e a secreção de insulina.

11. Quais são as recomendações para a ingesta diária de vitamina D em adultos idosos?

Muitos especialistas acreditam que as recomendações atuais do Instituto de Medicina para a ingesta de vitamina D de 400 UI/dia para aqueles entre 51-70 anos de idade e de 600 UI para os de mais de 70 anos continua sendo inadequada. Foi sugerido que 800-1.000 UI/dia constituam um objetivo mais apropriado nessa população. Uma estratégia com boa relação custo-benefício para a correção da deficiência de vitamina D e manutenção de níveis adequados em adultos idosos seria um comprimido de 50.000 UI de vitamina D2 uma vez por semana por oito semanas, seguido por 50.000 UI de vitamina D2 a cada duas a quatro semanas, ou 1.000 UI de vitamina D3 diariamente daí em diante.

CAPÍTULO 57 ENVELHECIMENTO E ENDOCRINOLOGIA **471**

12. Que intervenções foram associadas ao aumento da longevidade? Elas demonstraram funcionar em seres humanos?

Estudos em leveduras, vermes, moscas, roedores e mamíferos demonstraram que a restrição calórica (RC; 30-40% de redução da ingestão energética diária) aumenta a duração média (isto é, a expectativa de vida média) e máxima da vida. Curiosamente, a geração de um equilíbrio energético negativo em roedores através do aumento do gasto energético (exercício) resulta em melhorias na duração média da vida semelhantes àquelas da RC, mas não aumenta a duração máxima da vida. Estudos de longo prazo da RC em seres humanos e outros primatas estão em andamento, mas estudos de curto prazo sugerem que a RC produza efeitos fisiológicos, metabólicos e hormonais que se comparam a muitos dos efeitos positivos encontrados em outras espécies.

Estima-se que um quarto a um terço das diferenças na expectativa de vida em seres humanos seja explicado por fatores genéticos, mas atualmente não existem marcadores biológicos definitivos ou genes associados à longevidade em seres humanos. Colaborações em grande escala, como o consórcio pan-europeu Genetics of Healthy Aging e o The Longevity Consortium dos Estados Unidos, estão estudando diferentes populações para enfrentar essa questão.

13. O que acontece com os níveis de testosterona e estradiol durante o envelhecimento em homens?

As concentrações totais de testosterona (TT) declinam com a idade. Além disso, os níveis da globulina de ligação dos hormônios sexuais (SHBG) aumentam com a idade, o que resulta em redução relativa ainda maior com a idade da biodisponibilidade calculada e da testosterona livre (TL) (declínios de −14,5% para TT *versus* −27% da TL por década de envelhecimento).

Os níveis de estradiol plasmático total em homens adultos não se alteram significativamente com a idade, mas os níveis de estradiol biodisponível e livre diminuem devido ao aumento da SHBG com o envelhecimento (o estradiol se liga à SHBG com metade da afinidade da testosterona). Em termos absolutos, os níveis séricos de estrogênio dos homens idosos são um pouco mais altos do que aqueles das mulheres na pós-menopausa (média de 33 pg/mL *versus* 21 pg/mL).

14. Qual é a causa das reduções dos níveis de testosterona com o envelhecimento?

Além de um declínio relacionado à idade, as alterações na saúde e em fatores do estilo de vida, como ganho ponderal, enfermidade, cessação do tabagismo, medicações múltiplas e viuvez, podem reduzir a TT. Por exemplo, o declínio da TT associado à obesidade progressiva (−12%) é comparável àquele associado a 10 anos de envelhecimento entre indivíduos cuja condição da obesidade é estável (−13%). Baixos níveis endógenos de testosterona são prognósticos do futuro desenvolvimento de síndrome metabólica, mortalidades cardiovascular, respiratória e de todas as causas, e declínio cognitivo. Ainda não se sabe se a elevação dos níveis de testosterona através da suplementação se traduz em redução da mortalidade.

Também parece existir um declínio secular nos níveis totais de testosterona (isto é, redução dos níveis idade-específicos de testosterona em coortes de nascimentos recentes comparados a coortes de nascimento anterior) observado em coortes nos Estados Unidos e na Dinamarca. Contudo, enquanto houve redução concomitante da testosterona biodisponível na coorte dos Estados Unidos, não houve redução secular na T livre calculada na coorte dinamarquesa como resultado do SHBG mais baixo. Ainda constitui uma área atual de investigação se essas alterações da T total ou biodisponível estão relacionadas às reduções seculares na fertilidade masculina e nas contagens de espermatozoides. As causas dessas tendências seculares são desconhecidas, mas elas foram atribuídas a diferenças em técnicas de ensaio, a alterações da saúde e do estilo de vida (p. ex., aumento dos níveis de obesidade) ou a exposições ambientais ainda não identificadas.

15. Qual é a prevalência de hipogonadismo em homens idosos?

A prevalência exata é desconhecida devido à falta de consenso sobre a definição de hipogonadismo com o envelhecimento. O desenvolvimento de uma definição consensual é complicado por uma série de fatores: (1) se devem existir faixas de referência específicas por idade ou se os níveis de testosterona em todos os homens devem ser comparados aos níveis masculinos jovens; (2) se a definição deve se basear nos níveis de testosterona totais (SHBG + ligado à albumina + livre), biodisponíveis (ligado à albumina + livre) ou nos

CAPÍTULO 57 ENVELHECIMENTO E ENDOCRINOLOGIA

níveis de testosterona livre; (3) considerações relativas à confiabilidade e variabilidade dos imunoensaios em comparação à espectroscopia de massa; (4) as fórmulas para cálculo da biodisponibilidade e testosterona livre podem não ser válidas em algumas outras populações; (5) se a definição de hipogonadismo deveria se relacionar somente com concentração sérica, com concentração mais sintomas ou simplesmente aos sintomas isoladamente. Quando definido como TT de menos de 300 ng/dL e TL menor do que 5 ng/dL, quase 50% dos homens com idades de 50 anos ou mais com hipogonadismo eram assintomáticos e 65% dos homens com sintomas apresentaram níveis normais de testosterona. A prevalência de deficiência androgênica sintomática é estimada como sendo de, no mínimo, 5% em homens com idades entre 50-70 anos e em 18% nos homens mais velhos.

16. Existem benefícios na suplementação da testosterona nos homens mais velhos?

Nos poucos experimentos controlados randomizados que foram conduzidos em homens idosos e saudáveis, a maioria encontrou aumento ou estabilização da massa livre de gorduras (osso e músculo) e redução da massa gordurosa (incluindo as vísceras abdominais) em resposta à testosterona. É duvidoso se esse efeito fisiológico se traduz em melhorias da função e da força. Além disso, as melhorias da função sexual e no sentimento de bem-estar foram inconsistentes.

A ausência de achados consistentes entre esses experimentos de suplementação de testosterona provavelmente está relacionada à variabilidade nos estudos de coortes (p. ex., níveis basais de testosterona, sintomas, composição orgânica, comorbidades, função física), ao tipo de terapia de suplementação com testosterona (p. ex., oral, transdérmica, intramuscular, à dosagem e concentração média de testosterona alcançada) e à duração da intervenção (p. ex., meses *versus* anos).

17. Existem evidências de efeitos adversos da suplementação de testosterona?

A reposição suprafisiológica do homem eugonádico parece ser prejudicial, tanto para a função hepática quanto para a cognição. Um efeito colateral constante da reposição de testosterona é um aumento da hemoglobina. Surpreendentemente, efeitos prostáticos adversos não foram uniformemente observados. A reposição com testosterona em homens hipogonádicos pode resultar em pequeno aumento inicial do antígeno prostático-específico (PSA), mas a maior parte dos estudos de intervenção em homens com níveis baixos a normais de testosterona não encontrou aumento persistente do PSA, sintomas de hipertrofia prostática benigna (HPB) ou da incidência de câncer prostático. Outros efeitos colaterais potenciais incluem o agravamento do edema e da acne. Existem somente uns poucos estudos que comentaram os efeitos da suplementação ou reposição de testosterona na apneia obstrutiva de sono e estes não foram uniformes.

18. Os homens idosos saudáveis devem receber suplementação com testosterona?

A testosterona baixa pode ser uma causa ou uma consequência da síndrome metabólica, constituindo um fator prognóstico de mortalidade. Adicionalmente, concentrações endógenas mais elevadas de testosterona estão associadas a mortalidade mais baixa. Se isso ocorre porque a testosterona baixa constitui um biomarcador para doença subjacente ou uma causa dela, ainda é desconhecido.

Não está claro se o declínio dos níveis de testosterona com a idade é fisiológico ou patológico. Em um ou outro caso, uma importante questão é se a suplementação com testosterona atenua o declínio fisiológico ou leva a melhorias na composição corporal, função física, cognição e mortalidade. As diretrizes clínicas práticas atuais estão baseadas em evidências de baixa qualidade e na opinião de especialistas. As evidências atuais das pesquisas não definem claramente (1) quem deve ser suplementado, (2) qual formulação é preferida, (3) qual é a melhor dosagem de reposição/suplementação para maximizar os efeitos anabólicos e minimizar os efeitos colaterais, (4) qual deve ser o nível alvo de testosterona, (5) por quanto tempo devem os indivíduos ser respostos/suplementados, (6) em que idade deve ser iniciada a reposição/suplementação e (7) quais são os efeitos benéficos esperados (prevenção primária *versus* secundária e/ou tratamento) ou os efeitos colaterais esperados. Nesse momento, a suplementação com testosterona deve ser reservada para uma minoria de homens com níveis francamente baixos de testosterona sérica e sintomas clínicos evidentes de hipogonadismo, que não apresentam clara contraindicação existente para a terapia androgênica (câncer prostático, uropatia obstrutiva grave, doença hepática e policitemia).

CAPÍTULO 57 ENVELHECIMENTO E ENDOCRINOLOGIA 473

19. A terapia estrogênica deve ser dada para mulheres na pós-menopausa?

Essa tem sido uma área de tremenda controvérsia desde a conclusão dos experimentos da Women's Health Initiative (WHI). Semelhantemente aos debates envolvendo a reposição com testosterona, existe controvérsia relativamente a quem deve ser tratado (idade, anos de menopausa, sintomatologia), através de qual formulação (estrogênios conjugados *versus* estradiol, progesterona *versus* acetato de medroxiprogesterona [AMP], progestinas contínuas *versus* intermitentes), em que dose (nível fixo *versus* nível de estradiol sérico), por qual via (oral, transdérmica, transvaginal) e por qual duração de tempo. Os experimentos WHI geraram importantes resultados, mas levantaram questões igualmente importantes. Os estrogênios conjugados orais, com ou sem AMP, podem não apresentar os mesmos efeitos (bons ou maus) com o estradiol transdérmico com ou sem progesterona intermitente. Os experimentos do WHI pareceram sustentar a "hipótese da época", de que os benefícios cardiovasculares podem ocorrer quando o tratamento é iniciado próximo à época da menopausa. No entanto, o início do tratamento hormonal após 10 ou mais anos de deficiência estrogênica pode aumentar o risco de eventos cardiovasculares.

A perda do estrogênio com a menopausa parece estar ligada a alterações deletérias da composição corporal, incluindo aumento do acúmulo central de gordura e redução da DMO, que se traduz no longo prazo em aumento do risco de doença cardiovascular e fraturas. Adicionalmente, a perda do estrogênio está associada a ondas de calor, redução da qualidade do sono, secura vaginal e agravamento dos distúrbios do humor, cuja soma equivale à redução da qualidade de vida para muitas mulheres.

Atualmente, a terapia estrogênica está indicada para alívio dos sintomas da menopausa não aliviados por outros métodos, utilizando a dosagem mais baixa pelo tempo mais curto possível. O estradiol transdérmico parece estar associado a menos eventos tromboembólicos do que os estrogênios orais. Uma vez que os estrogênios conjugados contínuos associados ao AMP foram associados a aumento da incidência de CA invasivo de mama no WHI (enquanto os estrogênios conjugados isoladamente não o foram), a progesterona intermitente pode constituir a melhor alternativa para a proteção do endométrio.

20. Como a concentração de de-hidroepiandrosterona se altera com o avançar da idade?

A de-hidroepiandrosterona (DHEA) e o seu sulfato (DHEAS), coletivamente denominados DHEA/S, são os hormônios esteroides mais abundantes em seres humanos, com aproximadamente 95% provindos das glândulas adrenais. O DHEAS é considerado um dos melhores marcadores biológicos do envelhecimento humano. O pico dos níveis séricos de DHEAS é atingido no início da terceira década e, depois, declina continuamente. Por volta da idade de 60-70 anos, os níveis circulantes são somente cerca de 20% dos níveis do pico. A redução da DHEAS com o envelhecimento não representa declínio geral da função adrenal, uma vez que alterações semelhantes não ocorrem com outros hormônios adrenais.

21. Quais são os efeitos biológicos do DHEAS?

A despeito da abundância de DHEAS e das alterações características relacionadas à idade, pouco se sabe sobre os reais efeitos biológicos do DHEAS em seres humanos. Acredita-se que as ações do DHEAS em seres humanos sejam primariamente mediadas através da sua conversão para hormônios sexuais e, assim, ele pode funcionar como um grande reservatório de pré-hormônio. O DHEA é o precursor de 30-50% dos androgênios em homens idosos e de mais de 70% dos androgênios nas mulheres idosas; ele também constitui uma importante fonte de estrogênios em homens e mulheres na pós-menopausa. O declínio do DHEA/S com o envelhecimento pode contribuir para as alterações fisiológicas que ocorrem como resultado da deficiência de hormônios sexuais (p. ex., a perda de massa óssea e muscular). Outros efeitos biológicos propostos do DHEAS incluem aumento do fator de crescimento semelhante à insulina do tipo 1 (IGF-1), efeitos antiglicocorticoides e efeitos anti-inflamatórios através da ação agonista com o receptor de peroxissomo alfa ativado por proliferador (PPARa).

22. Quais são os efeitos hormonais da suplementação com DHEA?

Nos Estados Unidos, o DHEA é considerado um suplemento alimentar e, consequentemente, não é uma droga regulada pela Food and Drug Administration. Por conseguinte, os produtos vendidos sem prescrição variam grandemente nas quantidades do hormônio bioativo que contêm (se é que o contêm), podendo possuir perfis farmacocinéticos bastante diferentes. Também a variabilidade entre os lotes de uma mesma marca podem ser grandes. A despeito de ser rotulado como suplemento dietético, o DHEA apresenta efeitos mensuráveis sobre as concentrações dos

474 CAPÍTULO 57 ENVELHECIMENTO E ENDOCRINOLOGIA

hormônios. Em adultos idosos, DHEA em 50 mg de hormônio bioativo por dia resulta em aumentos de 300-600% na concentração plasmática de DHEAS em homens e mulheres, em aumento de 100% da testosterona plasmática em mulheres com alterações não significativas em homens, em elevação de 70-300% do estradiol plasmático em mulheres e de 30-200% em homens, e em aumentos da IGF-1 de 25-30% em mulheres e de 5-10% em homens. Todavia, os efeitos fisiológicos da suplementação com DHEA em seres humanos parecem ser bastante variáveis.

23. Faça um resumo dos estudos controlados sobre a administração de DHEA em adultos idosos.

Em experimentos recentes, randomizados e controlados com placebo, de um a dois anos, a reposição isolada da DHEA em adultos idosos não resultou em alterações significativas da massa adiposa ou muscular, ou em melhorias metabólicas. Estudos com DHEA mais estímulo de exercício (de duração, de resistência ou ambos) demonstraram efeitos mistos. Nas mulheres na pós-menopausa, 12 semanas de DHEA não foram mais eficazes do que placebo na potenciazação dos efeitos dos exercícios de duração e de resistência sobre a composição corporal, metabolismo da glicose e lipídico. Em contraposição, 16 semanas de DHEA melhoraram os testes de volume e força muscular, se comparados ao placebo, quando combinados com exercícios de resistência de homens e mulheres idosos.

Estudos dos efeitos do DHEA sobre a DMO demonstraram tendências consistentes para aumentos dos índices no quadril, mas melhorias em outros locais parecem ser mais específicas por estudo e sexo. Nenhum dos estudos até o momento foi capaz de demonstrar eficácia antifratura. Embora os aumentos da DMO em resposta à terapia de reposição de curto prazo com DHEA tenham sido pequenos (1-2%), os efeitos da terapia mais prolongada (mais de um a dois anos) sobre a atenuação do declínio da DMO relacionado à idade não são conhecidos.

Experimentos sobre a reposição com DHEA não demonstraram efeitos adversos significativos (tais como aumentos do PSA), mas experimentos muito mais amplos seriam necessários para estabelecer a sua segurança e eficácia.

24. Descreva as alterações no eixo hormônio do crescimento/IGF-1 com o envelhecimento.

O envelhecimento está associado a significativo declínio da área sob a curva (AUC) do hormônio do crescimento (GH), assim como do número e da amplitude dos picos de GH. Essas alterações da secreção do GH estão associadas a um declínio constante do IGF-1 após a idade de 30 anos. Por volta dos 65 anos de idade, a maior parte dos indivíduos apresenta concentração de IGF-1 próxima ou abaixo do limite inferior da normalidade para indivíduos jovens saudáveis. O declínio observado no eixo GH/IGF-1 parece ocorrer acima do nível da hipófise, uma vez que o tratamento crônico com hormônio de liberação do hormônio do crescimento (GHRH) ou outros secretagogos do GH (GHS) alivia grande parte desse declínio. A causa da queda da atividade do eixo não está clara, mas poderia ser explicada por alterações do GHRH relacionadas à idade, à somatostatina ou ao tônus da grelina. A grelina parece ser o ligante natural para o receptor do GH. Conquanto haja íntima relação fisiológica entre a secreção de GH e o sono de ondas lentas, não está claro se a alteração do eixo GH/IGF-1 é a consequência ou a causa das profundas alterações relacionadas à idade na arquitetura do sono.

25. O declínio do eixo GH/IGF-1 está relacionado às alterações associadas à idade da composição e função corporal?

Muitas das alterações da composição corporal que ocorrem com o envelhecimento parecem compatíveis com um estado de deficiência da GH/IGF-1. De fato, adultos com deficiência de GH podem apresentar muitas das mesmas anomalias fisiológicas dos indivíduos mais velhos, incluindo:

- Redução das massas corporal magra e muscular
- Redução da força e da capacidade aeróbica
- Excesso de gordura total, central e intra-abdominal
- Alta incidência de síndrome metabólica
- Redução da massa e densidade óssea
- Redução ou ausência do sono de ondas lentas
- Elevada incidência de distúrbios do humor (depressão)

26. A reposição de GH está recomendada para os idosos saudáveis?

Embora a terapia com GH melhore a composição corporal, a densidade óssea e os níveis de colesterol, podendo reduzir a mortalidade em pacientes mais jovens que são claramente deficientes de GH, a eficácia e a segurança do tratamento

CAPÍTULO 57 ENVELHECIMENTO E ENDOCRINOLOGIA **475**

para idosos de outra forma "saudáveis" é controvertido. Uma revisão sistemática recente de experimentos clínicos de GH em idosos saudáveis concluiu que o tratamento não aumenta as concentrações de IGF-1, embora as mulheres possam exigir doses mais altas de GH por períodos mais prolongados do que os homens para atingir níveis fisiológicos de reposição. Independentemente de doses mais altas por quilo de peso corporal, as mulheres não demonstraram consistentemente aumento da massa corporal magra ou a redução da massa adiposa que ocorreu nos homens. Além disso, a tradução em alterações clinicamente significativas da força, função, densidade óssea e na melhoria dos parâmetros metabólicos têm sido difíceis de demonstrar. O tratamento com GH está associado a diversos efeitos adversos importantes, como incidência adicional significativa, comparada ao placebo, de edema do tecido conjuntivo (42%), artralgias (16%), síndrome do túnel do carpo (15%), ginecomastia (6%), comprometimento da glicose de jejum (CGJ) ou de comprometimento da tolerância à glicose (CTG) novos (4%) e diabetes de início novo (4%).

A experiência clínica limitada no tratamento com GH em idosos saudáveis sugere que, embora o GH possa melhorar minimamente a composição corporal, não melhora outros resultados clinicamente relevantes como força ou função, estando associado a elevadas taxas de eventos adversos. Além disso, modelos com invertebrados e roedores sugerem que atividade mais baixa do eixo do GH possa ser protetora para a longevidade. Com base nas evidências disponíveis, o GH não pode ser recomendado para uso entre os idosos saudáveis. Grandes experimentos controlados randomizados são necessários para determinar a segurança e a eficácia do GH combinado a uma intervenção com exercícios e hormônios sexuais, seus efeitos sobre populações debilitadas não saudáveis e outras estratégias de reposição como o GHRH.

27. A suplementação com GHRH afeta a secreção de GH, o sono e a cognição?

Os idosos frequentemente experimentam falta de sono e sensação de cansaço durante o dia. Isso pode ser devido à quase total perda do sono de ondas lentas (estágios 3 e 4). De interesse, os períodos de sono de ondas lentas nos indivíduos mais jovens coincidem exatamente com os picos noturnos de secreção de GH. De fato, existem dados animais e alguns dados humanos sugerindo que suplementação adequadamente programada possa reiniciar a secreção pulsátil do GH e estimular o sono de ondas lentas. Também existem evidências que sugerem que a suplementação crônica com GHRH possa melhorar a função cognitiva, especialmente a velocidade psicomotora e de processamento perceptivo, assim como a memória.

28. O que acontece ao eixo hipotálamo-pituitária-adrenal (HPA) com o envelhecimento?

Como é o caso da maior parte dos hormônios, a distinção entre os efeitos independentes das alterações relacionadas à idade e aqueles relacionados à composição corporal sobre o eixo HPA é desafiadora. Por exemplo, os níveis matinais de cortisol tendem a ser mais baixos e a responsividade do eixo HPA induzida pelo estresse tende a ser maior nos idosos se comparada a adultos jovens, mas esses achados também estão associados à obesidade central (comumente encontrada com o envelhecimento; ver discussão prévia). Contudo, diversas características parecem ser exclusivas do envelhecimento. Em primeiro lugar, existem evidências de um avanço de fases caracterizado por precocidade do pico matinal do cortisol. Em segundo lugar, o nadir noturno do cortisol parece ser mais alto nas pessoas mais idosas, resultando em diminuição da amplitude diurna. Em terceiro lugar, o *feedback* negativo mediado pelo cortisol está diminuído. No total, as concentrações séricas médias de cortisol nas 24 horas são 20-50% mais altas tanto nas mulheres quanto nos homens idosos, provavelmente refletindo a soma das alterações da eliminação dos glicocorticoides, da responsividade do eixo HPA ao estresse e do *feedback* negativo central mediado pelos glicocorticoides.

Ainda é uma área de investigação em andamento se o aumento sistêmico ou local da exposição dos idosos aos glicocorticoides (através da 11-beta-hidroxiesteroide desidrogenase-1) contribui para as alterações relacionadas à idade, como obesidade central, resistência insulínica, redução da massa corporal magra, aumento do risco de fraturas, redução da qualidade do sono e memória deficiente (todos sintomas comuns do excesso de cortisol).

29. Qual é o nível normal de hormônio estimulador da tireoide (TSH) em adultos idosos?

Essa é uma área de debates. O pensamento convencional tem sido de que tanto a secreção quanto a eliminação dos hormônios tireoidianos se reduzem com o avançar da idade, sendo o efeito final, nos indivíduos saudáveis, livres de disfunção tireoidiana ou de anticorpos tireoidianos, uma concentração de hormônio estimulador da tireoide (TSH) semelhante àquela dos adultos jovens. No entanto, estudos epidemiológicos

CAPÍTULO 57 ENVELHECIMENTO E ENDOCRINOLOGIA

recentes do National Health and Nutrition Examination Survey (NHANES) sugerem que a distribuição e a frequência dos picos do TSH aumentam com a idade, mesmo após a exclusão dos indivíduos com disfunção ou anticorpos tireoidianos. A identificação de faixas de referência específicas por idade teria implicações importantes na definição do hipotireoidismo subclínico nos idosos e dos objetivos terapêuticos para a reposição hormonal tireoidiana.

30. Que condições tireoidianas são mais prevalentes com o envelhecimento?

Os nódulos tireoidianos aumentam com a idade, com prevalência estimada de 37-57%. O risco de malignidade em um nódulo também aumenta com a idade. A taxa de carcinomas em nódulos tireoidianos está aumentada em adultos com idade acima dos 60 anos, sendo mais alta em homens do que em mulheres.

A causa mais frequente de hipertireoidismo em adultos idosos é o bócio multinodular tóxico, e não a doença de Graves. Os sintomas de apresentação do hipertireoidismo podem ser mais atípicos, sendo os sintomas apáticos mais comuns em comparação com os pacientes mais jovens.

O hipotireoidismo aumenta significativamente com a idade devido a múltiplas condições, incluindo disfunção tireoidiana autoimune, uso de medicamentos e patologia não tireoidiana, que podem levar a baixas concentrações séricas do hormônio tireoidiano. A incidência de mixedema e coma é alta nos adultos mais idosos.

O hipotireoidismo subclínico aumenta com a idade, mas a verdadeira incidência depende da definição dos limites superiores da normalidade para o TSH. Por exemplo, 15% das pessoas livres de doença nos Estados Unidos acima da idade de 80 anos apresentam níveis de TSH maiores do que 4,5 mUI/L, mas se a definição fosse mudada para a de um TSH maior do que 2,5 a incidência seria da ordem de 40%.

31. O hipotireoidismo subclínico deve ser tratado nos idosos?

De modo oposto ao consenso existente relativamente ao tratamento do hipertireoidismo subclínico, que pode levar ao risco de fibrilação atrial e osteoporose, o tratamento do hipotireoidismo subclínico permanece sendo uma área de debate. Um motivo é a incerteza acerca da definição de "faixa de normalidade" para o TSH com o envelhecimento. Adicionalmente, não existem evidências definitivas a favor do tratamento de rotina dos pacientes com TSH menor do que 10 mUI/L sobre resultados como função cardíaca e hiperlipidemia.

32. Que implicações a prescrição de hormônios tireoidianos genéricos pode ter para os idosos?

Um importante ponto a ser lembrado é de que, mesmo em dosagens idênticas, as diferentes marcas de hormônios podem variar em relação à biodisponibilidade e à potência hormonal entre os diferentes lotes de hormônio. A diferença pode ser pequena, mas nos pacientes mais idosos com metabolismo mais lento isso pode ter efeitos significativos.

33. Que fatores devem ser levados em conta quando forem determinados os objetivos terapêuticos do tratamento do diabetes do tipo 2 nos pacientes mais idosos?

Pelo menos 20% dos pacientes acima dos 65 anos de idade apresentam diabetes e espera-se que esse número cresça rapidamente nas próximas décadas. Nos pacientes abaixo da idade de 65 anos, o controle intensivo da pressão sanguínea e o tratamento dos lipídios melhoram as metas macrovasculares em dois a três anos; o controle glicêmico rígido não melhora os resultados microvasculares senão após, aproximadamente, oito anos. Não existem dados de experimentos clínicos sobre as consequências macrovasculares ou microvasculares do controle glicêmico intensivo especificamente nos adultos mais idosos. No entanto, os riscos do controle glicêmico intensivo (hipoglicemia, múltiplos medicamentos e interações droga-droga e droga-enfermidade) provavelmente serão maiores nos adultos idosos do que nos mais jovens devido à elevada prevalência de síndromes geriátricas comuns, incluindo múltiplos medicamentos, depressão, comprometimento cognitivo e quedas injuriantes.

A American Diabetes Association e a American Geriatrics Society recomendaram que um objetivo razoável para a Hb_{A1C} nos adultos idosos relativamente saudáveis com boa condição funcional é de 7% ou menos. Nos adultos mais idosos que estão fragilizados, que apresentam expectativa de vida de menos de cinco anos ou nos quais os riscos do controle glicêmico intensivo parecem sobrepujar os benefícios, um objetivo menos rigoroso, como 8%, pode ser apropriado.

34. Que medicamentos devem ser considerados para o tratamento do diabetes nos adultos idosos?

Cuidados especiais são necessários na prescrição e no monitoramento da terapia medicamentosa no paciente idoso com diabetes. A metformina frequentemente está contraindicada devido à insuficiência renal. Deve-se lembrar que, isoladamente, a creatinina sérica frequentemente não reflete adequadamente a taxa de filtração glomerular nos pacientes idosos; a idade e o peso corporal devem ser levados em consideração. As tiazolidinedionas não devem ser usadas em pacientes com insuficiência cardíaca congestiva (graus III e IV da New York Heart Association), e evidências recentes sugerem que elas possam contribuir para a osteoporose. Os secretagogos da insulina, como as sulfonilureias, podem provocar hipoglicemia, e os idosos podem estar particularmente predispostos. A terapia insulínica exige boas habilidades visuais e motoras, e capacidade cognitiva do paciente ou de um responsável, podendo provocar hipoglicemia. A hipoglicemia nos indivíduos idosos pode ser particularmente difícil de identificar, podendo ser incorretamente diagnosticada como comprometimento cognitivo irreversível. O tratamento do diabetes pode ser aprimorado nos pacientes com comprometimento visual através do uso de dispositivos como lentes de aumento, para ajudar a enxergar as seringas, ou canetas de insulina pré-carregadas.

A maior parte dos pacientes idosos com diabetes também estará em uso de outros medicamentos para doenças cardiovasculares comórbidas. Quando do tratamento da hipertensão, os inibidores da enzima conversora da angiotensina e bloqueadores do receptor da angiotensina aumentaram o risco de redução da função renal e de hipercalemia, e os diuréticos hidroclorotiazida/de alça estão associados a aumento do risco de hipocalemia, arritmia, poliúria, incontinência urinária, desidratação e quedas. Os inibidores da 3-hidroxi-3-metil-glutaril-CoA redutase (estatinas), especialmente em um cenário de múltiplos medicamentos, podem levar a interações droga-droga baseadas no metabolismo hepático e ao aumento do risco de rabdomiólise. Finalmente, a aspirina aumenta o risco de sangramento gastrointestinal nos adultos idosos.

PONTOS-CHAVE: HORMÔNIOS E ENVELHECIMENTO

1. A perda ponderal nos idosos obesos está associada à melhora dos fatores de risco cardiovasculares, mas o exercício pode ser necessário para atenuar a perda da massa muscular e óssea durante a perda de peso e para proporcionar alívio contra debilidade.

2. Vitamina D e cálcio adequados são essenciais para a prevenção de quedas e fraturas.

3. A maior parte dos eixos hormonais está associada a um gradual declínio ao longo do tempo, que se inicia por volta da idade de 30 anos, com exceção do declínio relativamente rápido do estrogênio associado à menopausa feminina.

4. No homem, a testosterona sérica total se reduz com o tempo, mas existem numerosas outras tendências independentes de saúde, estilo de vida e seculares que podem acelerar esse declínio.

5. Faixas de referência específicas por idade para o hormônio estimulador da tireoide podem ser adequadas e ter importantes implicações na definição de hipotireoidismo subclínico em adultos idosos.

6. Os clínicos que cuidam de adultos idosos com diabetes devem levar em consideração a heterogeneidade clínica e funcional dos seus pacientes quando do ajuste e priorização dos objetivos terapêuticos e do esquema medicamentoso de um dado indivíduo.

MENSAGEM PARA LEVAR PARA CASA: NÃO EXISTE UMA FONTE HORMONAL DA JUVENTUDE

1. A atividade física e a restrição calórica de longo prazo apresentam melhores evidências de melhora dos aumentos associados à idade na adiposidade e dos fatores de risco cardiovasculares.

2. A terapia estrogênica é discutível a não ser para o tratamento de graves sintomas pós-menopausa, mas pode haver benefícios cardiovasculares se o tratamento for iniciado precocemente (próximo da menopausa).

3. A terapia com testosterona para os homens idosos hipogonádicos geralmente está associada ao aprimoramento da composição corporal (redução da massa adiposa e aumento da massa livre de gordura), mas permanece incerto se existem verdadeiros benefícios metabólicos ou funcionais.

4. A terapia de reposição com de-hidroepiandrosterona aumenta os níveis de estradiol, de testosterona (somente nas mulheres), de IGF-1 e a densidade mineral óssea, mas não parece estar associada a uma melhoria evidente do metabolismo ou composição corporal em seres humanos idosos.

5. A suplementação com hormônio do crescimento parece ser mais eficaz no aumento da massa corporal magra nos homens idosos do que nas mulheres idosas. Essas alterações não demonstraram se traduzir em melhorias funcionais e o tratamento está associado a altas taxas de eventos adversos.

BIBLIOGRAFIA

1. American Diabetes Association: Standards of Medical Care in Diabetes 2008. Diabetes Care 31:S12–S54, 2008.
2. Araujo AB, Esche GR, Kupelian V, et al: Prevalence of symptomatic androgen deficiency in men. J Clin Endocrinol Metab 92:4241–4247, 2007.
3. Gozansky WS, Van Pelt RE, Jankowski CM, et al: Protection of bone mass by estrogens and raloxifene during exercise-induced weight loss. J Clin Endocrinol Metab 90:52–59, 2005.
4. Holick MF: Vitamin D deficiency. N Engl J Med 357:266–281, 2007.
5. Jankowski CM, Gozansky WS, Schwartz RS, et al: Effects of dehydroepiandrosterone replacement therapy on bone mineral density in older adults: a randomized, controlled trial. J Clin Endocrinol Metab 91:2986–2993, 2006.
6. Kaufman JM, Vermeulen A: The decline of androgen levels in elderly men and its clinical and therapeutic implications. Endocr Rev 26:833–876, 2005.
7. Kennedy BK, Steffen KK, Kaeberlein M: Ruminations on dietary restriction and aging. Cell Mol Life Sci 64:1323–1328, 2007.
8. Laron Z: Do deficiencies in growth hormone and insulin-like growth factor-1 (IGF-1) shorten or prolong longevity? Mech Ageing Dev 126:305–307, 2005.
9. Liu H, Bravata DM, Olkin I, et al: Systematic review: the safety and efficacy of growth hormone in the healthy elderly. Ann Intern Med 146:104–115, 2007.
10. Miner MM, Seftel AD: Testosterone and ageing: what have we learned since the Institute of medicine report and what lies ahead? Int J Clin Pract 61:622–632, 2007.
11. Sherlock M, Toogood AA: Aging and the growth hormone/insulin like growth factor-I axis. Pituitary 10:189–203, 2007.
12. Sowers M, Zheng H, Tomey K, et al: Changes in body composition in women over six years at midlife: ovarian and chronological aging. J Clin Endocrinol Metab 92:895–901, 2007.
13. Surks MI, Hollowell JG: Age-specific distribution of serum thyrotropin and antithyroid antibodies in the U.S. population: implications for the prevalence of subclinical hypothyroidism. J Clin Endocrinol Metab 92:4575–4582, 2007.
14. Travison TG, Araujo AB, Kupelian V, et al: The relative contributions of aging, health, and lifestyle factors to serum testosterone decline in men. J Clin Endocrinol Metab 92:549–555, 2007.
15. Vanderschueren D, Venken K, Ophoff J, et al: Clinical review: sex steroids and the periosteum—reconsidering the roles of androgens and estrogens in periosteal expansion. J Clin Endocrinol Metab 91:378–382, 2006.
16. Villareal DT, Banks M, Sinacore DR, et al: Effect of weight loss and exercise on frailty in obese older adults. Arch Intern Med 166:860–866, 2006.
17. Villareal DT, Holloszy JO: DHEA enhances effects of weight training on muscle mass and strength in elderly women and men. Am J Physiol Endocrinol Metab 291:E1003–E1008.
18. Villareal DT, Miller BV III, Banks M, et al: Effect of lifestyle intervention on metabolic coronary heart disease risk factors in obese older adults. Am J Clin Nutr 84:1317–1323, 2006.
19. Wierman ME, Kohrt WM: Vascular and metabolic effects of sex steroids: new insights into clinical trials. Reprod Sci 14:300–314, 2007.

CIRURGIA ENDÓCRINA

Christopher D. Raeburn, Jonathan A. Schoen e Robert C. McIntyre, Jr.

CAPÍTULO 58

TIREOIDE

1. Liste os possíveis resultados de aspiração por agulha fina de nódulos da tireoide e descreva a intervenção cirúrgica adequada.

- Não diagnósticos: Repetir uma vez, usando orientação ultrassonográfica. Realizar lobectomia da tireoide se ainda não diagnóstico.
- Benigno: A taxa de falsos-negativos para a aspiração por agulha fina (PAAF) é inferior a 5%. Um nódulo de tireoide assintomático pode ser acompanhado de maneira segura se a PAAF for benigna.
- Maligno: Pacientes com achados de câncer na PAAF podem submeter-se a uma cirurgia definitiva para o câncer. A taxa de falsos-positivos para PAAF é inferior a 5%.
- Suspeito: Um resultado de PAAF de "suspeita de câncer de tireoide" está associado a um risco de até 75% de ser maligno. Os pacientes podem receber a opção de lobectomia da tireoide ou tireoidectomia; porém, os pacientes com nódulos grandes (>4 cm), história familiar de câncer da tireoide, exposição à radiação no pescoço ou doença nodular bilateral devem ser submetidos a tireoidectomia. Se uma lobectomia for realizada e a patologia final for câncer, a maioria dos pacientes necessita de uma segunda operação para tireoidectomia completa. Uma biópsia por congelação intraoperatória é por vezes utilizada para determinar se lobectomia ou tireoidectomia é adequada; entretanto, a precisão do corte congelado para nódulos da tireoide não é muito melhor do que a PAAF, não sendo utilizada rotineiramente.
- Folicular: Um resultado de neoplasia folicular em PAAF é tratado de maneira semelhante ao de um resultado suspeito; no entanto, o diagnóstico de câncer folicular exige a constatação de invasão capsular, vascular ou linfática no corte permanente, de forma que o corte congelado intraoperatório não é útil. O paciente tem a opção de lobectomia da tireoide ou tireoidectomia. Se a patologia final for compatível com carcinoma folicular (15-20%), a tireoidectomia completa geralmente é exigida.

2. A orientação ultrassonográfica deve ser utilizada para todas as PAAF de nódulos da tireoide?

A orientação ultrassonográfica para PAAF de nódulos de tireoide facilmente palpáveis aumenta o custo sem melhorar a precisão do diagnóstico e não deve ser usada rotineiramente. No entanto, recomenda-se que todos os pacientes com nódulo palpável de tireoide sejam submetidos a ultrassonografia da tireoide. Isso frequentemente detectará nódulos adicionais não palpáveis, componentes sólidos em nódulos primariamente císticos e nódulos posicionados, posteriormente, sendo que todos eles podem requerer orientação ultrassonográfica.

3. Quais são as diferenças entre tireoidectomia total, quase total e subtotal?

A tireoidectomia total remove todo o tecido macroscopicamente visível da tireoide. A tireoidectomia quase total remove todo o tecido macroscopicamente visível da tireoide, exceto uma pequena quantidade (<1 g) adjacente ao local onde o nervo laríngeo recorrente entra na laringe. A tireoidectomia total e a quase total têm desfechos oncológicos equivalentes e frequentemente são consideradas sinônimos. Uma tireoidectomia subtotal deixa mais de 1 g de tecido tireoidiano e não é uma cirurgia adequada para câncer. Ela é usada ocasionalmente em pacientes com bócio multinodular benigno ou hipertireoidismo, em uma tentativa de deixar tireoide suficiente para que não

479

CAPÍTULO 58 CIRURGIA ENDÓCRINA

seja necessária reposição do hormônio da tireoide. No entanto, isso aumenta o risco de recorrência da doença em comparação com a tireoidectomia quase total.

4. Qual é a extensão adequada de tireoidectomia para carcinoma bem diferenciado de tireoide?

A maioria dos pacientes com carcinoma bem diferenciado da tireoide (papilífero, folicular, células de Hürthle) deve ser submetida a uma tireoidectomia total ou quase total. Vários estudos têm mostrado que, para tumores maiores, a tireoidectomia total ou quase total, em comparação com ressecções menos extensas, resulta em menores taxas de recorrência e sobrevida melhorada. Um recente estudo analisou os dados do National Cancer Data Base e constatou que não houve diferença no desfecho (recidiva ou sobrevida) entre pacientes submetidos a lobectomia *versus* tireoidectomia total ou quase total, quando o tamanho do tumor era menor que 1 cm. No entanto, a tireoidectomia total ou quase total para tumores com mais de 1 cm resultou em menor recorrência e melhora da sobrevida em comparação com pacientes que foram submetidos a lobectomia. Esse desfecho melhorado foi observado até mesmo no subgrupo de pacientes com tumores de 1-2 cm de tamanho. Portanto, a maioria dos pacientes deve submeter-se a tireoidectomia total ou quase total. Além disso, a tireoidectomia total ou quase total facilita o tratamento pós-operatório com iodo radioativo e possibilita a vigilância precisa em longo prazo para recorrência da doença através da medição de tireoglobulina.

5. Um paciente foi submetido a lobectomia da tireoide devido a um nódulo suspeito de tireoide, e a patologia final revelou carcinoma papilífero. Como você decide se a tireoidectomia completa é necessária?

Na maioria dos casos, a tireoidectomia completa seria indicada; no entanto, pacientes com câncer bem diferenciado de tireoide podem ser estratificados em populações de risco baixo, intermediário e alto. Os principais determinantes que aumentam o risco são a idade (>45), o tamanho do tumor (>2 cm), a invasão local e metástases distantes. A lobectomia pode ser um tratamento suficiente para pacientes de baixo risco que satisfaçam os seguintes critérios: idade jovem (<45), tumor de menos de 1 cm, sem nódulos na tireoide residual, sem metástases regionais ou distantes, sem história de exposição de radiação para o pescoço e sem história familiar de câncer de tireoide.

6. O risco de complicações é maior nos pacientes tratados com lobectomia seguida pela finalização da tireoidectomia comparados com aqueles que se submetem a tireoidectomia total na cirurgia inicial?

Não. Em mãos experientes, a finalização da tireoidectomia é uma cirurgia segura. As taxas de lesões temporárias e permanentes do nervo laríngeo recorrente e hipocalcemia temporária e permanente são equivalentes quando se realiza tireoidectomia em uma etapa *versus* duas etapas.

7. Descreva o tratamento cirúrgico adequado para carcinoma medular de tireoide.

O carcinoma medular de tireoide não é sensível ao iodo radiativo ou à supressão do hormônio estimulador da tireoide (TSH); portanto, a tireoidectomia total é o único tratamento. Devido à alta incidência de envolvimento de linfonodos regionais, esvaziamento cervical central é realizado no momento da tireoidectomia. Alguns cirurgiões também defendem esvaziamento cervical bilateral modificado de rotina na cirurgia inicial, devido ao risco de metástases linfonodais laterais (cerca de 75% ipsilaterais e 50% contralaterais ao tumor da tireoide). Apesar dessa abordagem agressiva, a normalização da calcitonina ocorre em apenas cerca de 50% dos pacientes. Outra abordagem é a realização de esvaziamento cervical lateral seletivamente com base em linfonodos clínica ou ultrassonograficamente anormais.

8. Discuta o papel da cirurgia no carcinoma anaplásico da tireoide.

O carcinoma anaplásico da tireoide é um dos tumores sólidos mais agressivos conhecidos e raramente é curável. No momento do diagnóstico, 50% dos pacientes apresentam metástases distantes e 95% têm invasão local que impede ressecção curativa. A cirurgia é geralmente restrita a um papel diagnóstico ou paliativo. A ressecção cirúrgica paliativa e a traqueostomia devem ser reservadas para sintomas de disfagia ou comprometimento das vias aéreas, respectivamente, porque elas não prolongam a sobrevida. Uma tentativa de ressecção curativa deve ser reservada para pacientes mais jovens, sem doença distante e somente quando toda doença cervical e

CAPÍTULO 58 CIRURGIA ENDÓCRINA 481

mediastinal macroscópica puder ser ressecada sem morbidade excessiva. Nesse subgrupo restrito de pacientes, a cirurgia de intenção curativa, combinada com radiação externa adjuvante, quimioterapia ou ambas demonstrou prolongar a sobrevida em comparação com pacientes tratados com terapia adjuvante isolada.

9. O que é esvaziamento cervical central e radical modificado?

Um esvaziamento cervical central remove todos os linfonodos peritireoidianos e do sulco traqueoesofágico (nível VI) a partir do osso hioide superiormente até à abertura do tórax. Lateralmente, a dissecção estende-se de carótida a carótida. A propagação lateral da doença geralmente envolve linfonodos jugulares altos, médios e baixos (níveis II-IV) e raramente posteriores (nível V). O esvaziamento cervical radical modificado, por vezes chamado de dissecção funcional, remove todo o tecido linfático de níveis II a IV (e às vezes V) e poupa a veia jugular interna, o músculo esternocleidomastóideo e o nervo acessório espinal porque o sacrifício dessas estruturas (dissecção radical) não melhora o desfecho.

10. Qual é a incidência de metástases linfonodais no carcinoma bem diferenciado da tireoide e quando um esvaziamento cervical é indicado?

O câncer bem diferenciado de tireoide (predominantemente papilífero) envolve linfonodos cervicais em 30-80% dos casos. Ao contrário de muitas outras doenças malignas, a presença de metástase linfonodal não piora o desfecho para a maioria dos pacientes com câncer bem diferenciado de tireoide, e o esvaziamento cervical de rotina não melhora, de maneira evidente, o desfecho, exceto para os pacientes no grupo de alto risco. Por essas razões, a decisão de realizar esvaziamento cervical para câncer de tireoide bem diferenciado é um tanto controversa. A seguir estão algumas diretrizes gerais:

- Todos os pacientes com linfonodos clinicamente palpáveis exigem dissecção compartimental (central e/ou lateral).
- Deve-se realizar ultrassonografia pré-operatória completa do pescoço em pacientes com citologia de PAAF maligna. Quaisquer linfonodos laterais suspeitos devem ser submetidos a biópsia de PAAF e, em caso positivo, devem ser removidos através de esvaziamento cervical formal, ao mesmo tempo que a tireoidectomia.
- As diretrizes da American Thyroid Association recomendam que o esvaziamento cervical central de rotina deve ser considerado no momento da tireoidectomia para todos os pacientes submetidos a cirurgia para carcinoma papilífero. Essa recomendação baseia-se na observação de que o esvaziamento cervical central pode melhorar a sobrevida (em comparação com controles históricos) e reduzir o risco de recorrência linfonodal que exige mais uma cirurgia na região central do pescoço.

11. Quando a cirurgia é indicada para o câncer recorrente da tireoide?

Na suspeita de recorrência da doença no pescoço, constituída por linfonodos palpáveis ou sonograficamente suspeitos, deve ser feita a biópsia de PAAF. A confirmação de recorrência linfonodal deve ser tratada com esvaziamento cervical. A recorrência em área já submetida a esvaziamento cervical formal pode ser um desafio. Depois que um esvaziamento cervical foi realizado, o esvaziamento cervical de repetição é praticamente impossível devido à cicatrização dos planos de tecido. Se a recorrência for palpável, a excisão local frequentemente pode ser realizada. Se não for palpável, a ultrassonografia intraoperatória pode às vezes ser usada para localizar a lesão e guiar o cirurgião. Para os pacientes que são candidatos precários à cirurgia ou foram submetidos a várias cirurgias no pescoço, a injeção percutânea de etanol de metástases de linfonodos cervicais é uma alternativa. O iodo radiativo é a terapia padrão para a doença metastática distante, mas metástases isoladas podem ser cirurgicamente ressecadas ou tratadas com radiação externa.

12. Quantas vezes um cisto da tireoide deve ser aspirado se houver reacúmulo de líquido? O líquido do cisto deve ser enviado para citologia?

Os cistos de tireoide são benignos, na maioria das vezes. O procedimento inicial de diagnóstico e tratamento é a aspiração. O desaparecimento completo de uma lesão palpável é o tratamento adequado para cistos de tireoide; no entanto, cerca de 50% reacumulam líquido. Se houver recorrência do cisto após uma segunda aspiração, deve-se considerar a excisão cirúrgica. Os resultados da citologia do líquido são tipicamente inespecíficos; no entanto, pode ser prudente realizar a citologia em cistos que reacumulam líquido. Se o nódulo não desaparecer

CAPÍTULO 58 CIRURGIA ENDÓCRINA

completamente após a aspiração, pode ser um cisto complexo, que está associado a maior potencial maligno. Portanto, a PAAF do componente sólido deve ser realizada.

13. Liste as indicações para tireoidectomia no hipertireoidismo.

Nos Estados Unidos, a tireoidectomia não é comumente realizada para hipertireoidismo, a menos que secundária a um único adenoma com hiperfuncionamento ou devido a bócio multinodular tóxico contendo um nodo suspeito. Apesar do sucesso excelente, do baixo índice de recidiva, segurança e retorno mais rápido a um estado de eutireoidismo, menos de 10% dos pacientes com hipertireoidismo são submetidos a tireoidectomia.

14. Liste possíveis indicações para tireoidectomia em pacientes com hipertireoidismo.

- Falha de medicamentos antitireoidianos
- Bócio grande e baixa captação de iodo
- Sintomas de compressão, como disfagia, estridor ou rouquidão
- Nódulos suspeitos para câncer
- Crianças
- Paciente grávida, difícil de ser clinicamente tratada
- Jovens do sexo feminino que querem engravidar em um futuro próximo
- Não adesão ao tratamento
- Preocupações estéticas
- Oftalmopatia de Graves grave

15. Como os pacientes com hipertireoidismo devem ser preparados para a cirurgia?

É importante tornar os pacientes eutireoidianos antes da cirurgia para hipertireoidismo para evitar a tempestade tireoidiana perioperatória. Os medicamentos antitireoidianos administrados por quatro semanas antes da cirurgia geralmente são adequados. Alguns cirurgiões usam solução saturada de iodeto de potássio (SSKI ou solução de Lugol, 3-5 gotas três vezes ao dia) por 3-5 dias antes da cirurgia para diminuir a vascularização do bócio e reduzir o risco de hemorragia. Os pacientes que estão muito sintomáticos podem beneficiar-se do bloqueio beta pré-operatório. Para obter indução mais rápida de um estado eutireoidianotireoide, os pacientes também podem receber dexametasona, que pode levar T4 e T3 aos padrões de normalidade em menos de sete dias.

16. Qual é a extensão da tireoidectomia para o hipertireoidismo?

A controvérsia sobre a extensão adequada da tireoidectomia para o hipertireoidismo reside no desejo de tornar o paciente eutireoidianotireoide sem indução de hipotireoidismo, ao mesmo tempo em que se equilibra o risco de recorrência. Muitos cirurgiões preferem realizar tireoidectomia quase total, que cura de maneira bem-sucedida o hipertireoidismo em quase 100% dos pacientes; no entanto, faz isso com o inconveniente de hipotireoidismo uniforme. Pacientes dispostos a aceitar o risco de recorrência do hipertireoidismo podem ser submetidos a tireoidectomia subtotal, o que deixa cerca de 4-8 g de tecido tireoidiano visível com suprimento sanguíneo adequado. A tireoidectomia subtotal resulta em estado eutireoidiano (não há necessidade de terapia de reposição tireoidiana no pós-operatório) em aproximadamente 60% dos pacientes, mas tem incidência de 5-10% de hipertireoidismo persistente ou recorrente.

17. Quais são as complicações da tireoidectomia?

A tireoidectomia é um procedimento seguro, com tempo médio de internação em grandes séries de menos de 1,5 dia. As taxas de incidência de complicações específicas após a tireoidectomia são as seguintes:
- Hematoma cervical: 1%
- Lesão do nervo laríngeo recorrente: 1%
- Lesão do nervo laríngeo superior: 1%
- Hipocalcemia temporária: 10-15%
- Hipoparatireoidismo permanente: 1-5%
- Mortalidade: 0,3%

CAPÍTULO 58 CIRURGIA ENDÓCRINA

18. Qual é o significado do achado incidental de uma área quente em tireoide observada por tomografia por emissão de pósitrons?
O exame de tomografia por emissão de pósitrons (PET) de corpo total com fluorodeoxiglicose (FDG) é cada vez mais utilizado como ferramenta diagnóstica ou de acompanhamento de pacientes com vários tipos de câncer. A área focal de aumento da captação da FDG no interior da tireoide é incidentalmente observada em até 4% das PET. O risco de malignidade nessas lesões varia de 25-50%. Assim, os incidentalomas de tireoide observados em exames PET têm alta taxa de malignidade e justificam avaliação diagnóstica adequada.

19. Qual é a terapia apropriada para bócio intratorácico?
Os bócios intratorácicos são tipicamente bócios cervicais com extensão do mediastino, embora os bócios intratorácicos primários realmente ocorram secundariamente à descida anormal da tireoide durante o desenvolvimento. A incidência do carcinoma residente em bócios intratorácicos é relatada como sendo de 17%; além disso, aproximadamente 40% dos pacientes apresentam sintomas de compressão resultantes da pressão sobre as vias aéreas, esôfago, estruturas vasculares ou nervos. A ablação com iodo radiativo não é normalmente recomendada devido ao risco de aumento temporário do bócio durante o início do tratamento, resultando potencialmente em comprometimento da via respiratória ameaçador da vida. Assim, a presença de bócio intratorácico é geralmente aceito como uma indicação de tireoidectomia. Pelo fato de o suprimento arterial dos bócios intratorácicos originarem-se no pescoço, a grande maioria desses tumores pode ser removida através de abordagem cervical. A extensão até o mediastino posterior, malignidade ou compressão da veia cava pode exigir abordagem combinada cervical e esternotomia, embora isso seja necessário em menos de 5% dos casos.

20. Quando os cistos do ducto tireoglosso devem ser removidos? Descreva a cirurgia.
Durante o desenvolvimento embrionário da tireoide, há formação de um divertículo a partir do forame cego na base da língua, que desce como ducto tireoglosso para a futura posição anatômica da tireoide que recobre a superfície anterolateral dos anéis da traqueia superior. O ducto tireoglosso normalmente desaparece durante o desenvolvimento, mas em casos raros persiste como um ducto patente ou um cisto de ducto tireoglosso. Os pacientes podem queixar-se de infecção, dor ou sintomas compressivos, ou eles podem ter preocupações estéticas. Devido ao risco de infecção, os cistos do ducto tireoglosso devem ser removidos, que exige a excisão de todo o cisto e do trato do cisto desde a origem no forame cego até o cisto em si. Pelo fato de o trato quase sempre passar através do osso hioide, o centro do hioide deve ser ressecado para diminuir o risco de reincidência; isso não provoca qualquer deficiência e não requer nenhum reparo.

PONTOS-CHAVE: CIRURGIA DE TIREOIDE

1. Todos os pacientes com nódulo palpável de tireoide devem ser submetidos a ultrassonografia da tireoide.
2. Aspiração por agulha fina (PAAF) é o teste mais importante de diagnóstico na avaliação de um nódulo de tireoide.
3. A tireoidectomia total ou quase total (em oposição à lobectomia da tireoide) é indicada para todos os tipos de câncer bem diferenciado da tireoide de 1 cm ou mais.
4. O envolvimento linfonodal no câncer de tireoide deve ser tratado com dissecção sistemática em compartimentos do linfonodo.
5. O nível de tireoglobulina sérica estimulado por hormônio estimulador da tireoide é o teste preferido para detectar recorrência clinicamente não aparente de câncer de tireoide papilífero.
6. Áreas quentes achadas incidentalmente em uma tomografia por emissão de positronstireoide têm alta taxa de malignidade e devem ser avaliadas por PAAF guiada por ultrassonografia.

PARATIREOIDE

21. Discuta as indicações da paratireoidectomia.

Pacientes com sintomas clássicos de hiperparatireoidismo (nefrolitíase, doenças ou fraturas ósseas graves ou síndrome neuromuscular evidente) deverão ser submetidos a paratireoidectomia; no entanto, a maioria dos pacientes com hiperparatireoidismo (HPT) não apresenta os sintomas clássicos. O National Institutes of Health (NIH) estabeleceu critérios para ajudar os clínicos na determinação de quais pacientes assintomáticos com HPT devem ser submetidos a cirurgia:

- Cálcio de mais de 1,0 mg/dl acima do normal
- Cálcio na urina de 24 horas superior a 400 mg
- *Clearance* de creatinina reduzido em mais de 30%
- Densidade óssea mineral reduzida em mais de 2,5 desvios padrões abaixo do valor de pico médio de adultos (escore T)
- Idade inferior a 50 anos
- Pacientes que não desejam ou não podem submeter-se a vigilância

Sintomas inespecíficos, como fadiga, lentificação mental, dores musculoesqueléticas e depressão, não foram incluídos nas indicações de NIH para a cirurgia, mas são comumente relatados pelos pacientes. Em comparação com controles (pacientes submetidos à cirurgia de tireoide), pacientes com HPT apresentam pontuação significativamente menor nos questionários pré-operatórios sobre qualidade de vida. Vários estudos indicam melhorias nesses desfechos relatados pelos pacientes após paratireoidectomia. Um desses estudos comparou um grupo de pacientes que prrenchia os critérios do NIH e submeteu-se a paratireoidectomia com outro grupo que não preencheu os critérios do NIH, mas ainda se submeteu à cirurgia. O grau de comprometimento pré-operatório na qualidade de vida e a melhora no pós-operatório foi equivalente entre os grupos. Assim, muitos pacientes com HPT "assintomática" que não atendem a nenhum dos critérios do NIH ainda são submetidos a paratireoidectomia.

22. Quando os estudos de localização pré-operatória na paratireoide devem ser realizados?

Um cirurgião experiente de paratireoide não precisa fazer a localização pré-operatória antes de uma exploração inicial bilateral do pescoço. No entanto, a localização pré-operatória possibilita paratireoidectomia minimamente invasiva. Pacientes com história prévia de cirurgia de pescoço, e certamente todos os pacientes com hiperparatireoidismo persistente ou recorrente, devem ser submetidos a estudos pré-operatórios de localização antes de reexploração planejada. O melhor estudo de localização disponível é a cintilografia com tecnécio 99mTc-sestamibi, embora a ultrassonografia, a tomografia computadorizada (TC), a ressonância magnética (MRI), a arteriografia com ou sem coleta venosa possam ser úteis em determinadas situações, especialmente hiperparatireoidismo persistente ou recorrente.

23. Defina paratireoidectomia minimamente invasiva.

A paratireoidectomia convencional implica exploração cervical bilateral, identificação de todas as quatro glândulas e remoção da(s) glândula(s) macroscopicamente aumentada(s). O desenvolvimento de estudos precisos de localização pré-operatória e um ensaio rápido intraoperatório do hormônio da paratireoide (ioPTH) fomentaram o desenvolvimento de abordagens minimamente invasivas à paratireoidectomia. Uma abordagem unilateral direcionada utiliza exames de imagem pré-operatórios para limitar a dissecação a um lado. A glândula anormal é encontrada e removida, e depois de 10-15 minutos, uma amostra de sangue pós-excisão é retirada; o nível de PTH é então comparado com uma amostra de sangue pré-excisão. Uma redução da PTH para 50% do nível pré-operatório e para a faixa normal prevê a remoção bem-sucedida de todas as glândulas anormais, e a cirurgia é terminada. Se o PTH não cair de maneira apropriada, todas as quatro glândulas devem ser identificadas porque o paciente provavelmente tem doença multiglandular.

24. O que é paratireoidectomia radioguiada minimamente invasiva?

A paratireoidectomia radioguiada minimamente invasiva (PRMI) é uma segunda alternativa à paratireoidectomia convencional e envolve exame de tecnécio 99mTc-sestamibi na manhã da cirurgia. Uma pequena sonda gama de

CAPÍTULO 58 CIRURGIA ENDÓCRINA **485**

mão é usada intraoperatoriamente para localizar a glândula anormal. Realiza-se incisão direcionada e a glândula é removida. Exame de PTH intraoperatório é frequentemente usado para excluir o pequeno número de pacientes com doença multiglandular (5%).

25. Resuma as vantagens das abordagens minimamente invasivas.

Vários estudos têm mostrado as abordagens minimamente invasivas como sendo tão seguras e eficazes como a paratireoidectomia convencional. Alguns estudos descobriram que as abordagens minimamente invasivas são eficientes, em termos de tempo e custo, porque limitam a quantidade de dissecção necessária e podem ser realizadas sem internação. Pelo fato de a abordagem minimamente invasiva ser tipicamente realizada através de uma incisão menor, a estética é melhorada.

26. Descreva quando um ensaio ioPTH deve ser utilizado.

Um teste rápido de PTH intraoperatório (ioPTH) possibilita a avaliação intraoperatória do sucesso funcional da cirurgia. Esse teste é realizado através da coleta de uma amostra de sangue antes da cirurgia e 10 minutos após a glândula anormal suspeita ser retirada. Uma redução do ioPTH para 50% do nível pré-operatório e em direção à faixa normal prevê a remoção bem-sucedida de todas as glândulas anormais, e a cirurgia é concluída. O ioPTH é mais útil em pacientes com hiperplasia, naqueles submetidos a nova cirurgia e durante paratireoidectomia minimamente invasiva. A taxa de doença multiglandular é de aproximadamente 5%, quando o ioPTH é usado para determinar a conclusão da ressecção, enquanto a taxa é de 10-35% quando se realiza paratireoidectomia convencional (ou seja, a exploração cervical bilateral e a remoção de paratireoides macroscopicamente aumentadas). Portanto, a utilização de ioPTH pode evitar a remoção desnecessária de glândulas que parecem aumentadas mas não são hiperfuncionais.

27. Qual é o sucesso esperado da cirurgia para hiperparatireoidismo primário?

A paratireoidectomia é altamente bem-sucedida para hiperparatireoidismo primário, corrigindo hipercalcemia em mais de 95% dos pacientes quando realizada por um cirurgião experiente. A densidade óssea aumenta na grande maioria dos pacientes. A paratireoidectomia bem-sucedida reduz de maneira significativa o risco de recorrência de cálculos renais. Quase todos os pacientes apresentam melhora dos sintomas vagos, não específicos, de hiperparatiroidismo.

28. Descreva o tratamento adequado para a "ausência" de paratireoide.

Apesar de técnica operatória meticulosa durante a paratireoidectomia convencional (identificação de todas as quatro glândulas), o cirurgião encontra ocasionalmente "ausência de uma glândula". Até 20% das glândulas paratireoides são ectópicas. Uma busca sistemática das localizações ectópicas mais comuns é necessária para um desfecho bem-sucedido nesses pacientes. Quando três glândulas normais foram identificadas e a quarta glândula não está na posição normal, o local ectópico mais provável depende de a glândula faltante for superior ou inferior.

29. Liste os locais prováveis para uma glândula paratireoide ectópica inferior.

- Ligamento tireotímico
- Timo
- Mediastino fora do timo
- Glândula não descida

30. Liste os locais prováveis para uma glândula paratireoide ectópica superior.

- Posterior à tireoide
- Sulco traqueoesofágico
- Retroesofágica
- Mediastino posterossuperior
- Intratireoide

CAPÍTULO 58 CIRURGIA ENDÓCRINA

31. O que ocorre se um paciente tiver doença multiglandular da paratireoide?

Um adenoma único é de longe a causa mais comum de hiperparatireoidismo primário; no entanto, 10-15% dos pacientes têm doença multiglandular. Isso pode ser secundário a qualquer um dos vários adenomas ou hiperplasia de quatro glândulas. A hiperplasia pode ser esporádica ou secundária a uma neoplasia endócrina múltipla (NEM) ou pode ser causada por hiperparatireoidismo secundário ou terciário. Quando quatro glândulas são hiperplásicas, o paciente deve submeter-se a paratireoidectomia subtotal (remoção de 3,5 glândulas [SPTx]) ou total com autotransplante de tecido da paratireoide (TPTx + AT). O sucesso de qualquer abordagem depende de se encontrarem todas as quatro glândulas. A maioria dos pacientes (95%) terá níveis de cálcio normal e níveis baixos ou normais de hormônio da paratireoide no início do período pós-operatório; no entanto, o hiperparatireoidismo recorrente ocorre em 10-30% dos pacientes.

32. Discuta as vantagens e desvantagens de SPTx *versus* TPTx + AT.

Geralmente acredita-se que a SPTx tem menor incidência de hipocalcemia pós-operatória temporária; no entanto, a taxa de hipoparatireoidismo permanente é semelhante com ambas as abordagens (10-15%). A vantagem de TPTx + AT é que a hipercalcemia persistente ou recorrente (10-15%) pode ser tratada com a remoção parcial ou total dos enxertos (em geral localizados em um músculo do antebraço), sob anestesia local, enquanto a mesma complicação que ocorre após SPTx exige repetição da cirurgia no pescoço com maior morbidade. Um pequeno estudo prospectivo e randomizado demonstrou claro benefício de TPTx + AT para hiperparatireoidismo secundário em doentes com insuficiência renal, resultando em um retorno mais rápido da homeostase do cálcio normal e alívio dos sintomas.

33. Como o autotransplante é realizado?

O autotransplante é realizado com a colocação de 10-15 enxertos de peças de 1 mm de paratireoide em dois ou três bolsos distintos formados no músculo esternocleidomastóideo ou em um músculo do antebraço e marcado com sutura não absorvível e clipes metálicos para fácil identificação. A colocação do enxerto no antebraço facilita a cirurgia subsequente, caso o paciente desenvolva hiperparatireoidismo recorrente devido a hiperplasia do enxerto.

34. Liste as complicações da paratireoidectomia e sua prevalência.

- Hiperparatireoidismo persistente ou recorrente: 1-12%
- Hipocalcemia transitória: 10-25%
- Hipoparatireoidismo permanente: 2-5%
- Lesão permanente do nervo laríngeo recorrente: menos de 1%
- Lesão temporária do nervo laríngeo recorrente: 3%
- Mortalidade: menos de 0,5%

35. Defina hiperparatireoidismo persistente ou recorrente.

O hiperparatireoidismo persistente é definido como falha dos níveis de cálcio e de PTH em normalizar ou permanecer normal nos primeiros seis meses após a cirurgia, enquanto o hiperparatireoidismo recorrente é definido por recorrência de hipercalcemia após seis meses.

36. Discuta a abordagem de pacientes com hiperparatireoidismo persistente ou recorrente.

A abordagem de pacientes com hiperparatireoidismo persistente ou recorrente requer confirmação do diagnóstico (exclua hipercalcemia hipocalciúrica familiar, deficiência de vitamina D etc.), estimativa da gravidade da doença, revisão cuidadosa dos relatórios cirúrgicos e de patologia e localização pré-operatória. Causas de falha incluem falta de adenoma em posição normal, glândulas ectópicas, ressecção inadequada na doença multiglandular e glândulas supranumerárias.

37. Discuta as opções para o tratamento de hiperparatireoidismo persistente ou recorrente.

Localização pré-operatória é geralmente obtida por exame com tecnécio 99mTc-sestamibi. A repetição da exploração cervical é bem-sucedida em normalizar os níveis de PTH em cerca de 85% dos pacientes e pode ser auxiliada por ultrassonografia intraoperatória e dosagem de ioPTH. O tecido da paratireoide mediastinal é mais frequentemente removido através da abordagem transcervical, mas toracoscopia ou esternotomia mediana podem ser necessárias em 1-2% do tempo. A ablação angiográfica de tecido da paratireoide mediastinal com uso de altas doses de contraste iônico pode ser bem-sucedida em pacientes selecionados com alto risco cirúrgico.

38. Como se reconhece um câncer da paratireoide?

O câncer de paratireoide é o mais raro de todos os tumores da glândula endócrina, com uma incidência relatada de menos de 1% em pacientes com hiperparatireoidismo primário. É difícil distinguir o câncer de paratireoide das causas benignas mais comuns de hiperparatireoidismo, e o diagnóstico muitas vezes não é suspeitado no pré-operatório. O câncer de paratireoide deve ser suspeitado no pré-operatório quando os pacientes se apresentam com hipercalcemia sintomática de início rápido, grave (>14 mg/dl), níveis de PTH muito altos (>5 vezes o normal), massa cervical palpável ou rouquidão. Deve ser suspeitado no intraoperatório quando o tumor é grande, firme, fibrosado ou invade a tireoide ou outras estruturas circunvizinhas. O desfecho bem-sucedido exige o reconhecimento precoce e a ressecção completa do tumor e de quaisquer estruturas envolvidas.

39. Descreva o tratamento do câncer da paratireoide.

A cirurgia é o pilar do tratamento para o câncer da paratireoide porque a radiação e a quimioterapia têm apresentado poucos benefícios. Invasão local e linfonodos patológicos devem ser considerados como câncer. Qualquer lesão suspeita da paratireoide deve ser cuidadosamente removida sem afetar a cápsula da paratireoide porque isso pode resultar em derramamento e recorrência local do tumor. Se uma glândula paratireoide for obviamente anormal e infiltrar outros tecidos, aqueles tecidos devem ser ressecados em blocos com o tumor, sempre que possível, incluindo o lobo tireoidiano ipsilateral, quando necessário. A remoção dos linfonodos centrais do lado do tumor é indicada na operação inicial. Quaisquer linfonodos laterais evidentemente aumentados devem ser ressecados em um esvaziamento cervical adequado. Os esvaziamentos profiláticos do pescoço não mostraram nenhum benefício. O diagnóstico histopatológico do câncer também é difícil; portanto, o corte congelado intraoperatório raramente é útil, a não ser para confirmar o tecido da paratireoide.

40. Dê taxas de recorrência e sobrevida para o câncer da paratireoide.

As taxas de recorrência são altas e dependem de o paciente ter sido submetido a paratireoidectomia de rotina para suposta doença benigna (>50% de recorrência) ou uma ressecção em bloco para suspeita de câncer (10-33%). Apesar dessa alta taxa de recorrência, a sobrevida prolongada ainda é possível. O National Cancer Data Base relata taxas de sobrevida de 5-10 anos de 85,5-49,1%, respectivamente.

PONTOS-CHAVE: PARATIREOIDE

1. Indicações de paratireoidectomia no hiperparatireoidismo primário incluem os sintomas clássicos de nefrolitíase e síndrome óssea ou neuromuscular evidente.

2. Indicações em pacientes assintomáticos incluem cálcio sérico elevado (>1,0 mg/dl acima do normal), idade inferior a 50 anos, osteoporose, cálcio urinário elevado (>400 mg/dia) e *clearance* de creatinina reduzido.

3. A cirurgia para hiperparatireoidismo primário resulta em normocalcemia em mais de 95% dos pacientes quando realizada por cirurgião experiente de paratireoide.

4. O câncer da paratireoide é raro, mas deve ser suspeitado em pacientes com massa palpável e hipercalcemia sintomática, que é grave e de início rápido.

CAPÍTULO 58 CIRURGIA ENDÓCRINA

GLÂNDULAS SUPRARRENAIS

41. Todas as massas suprarrenais descobertas incidentalmente devem ser ressecadas?

Não. Massas suprarrenais clinicamente não aparentes são comuns (6% nas séries de autópsia, 4% na série de TC abdominal), e a maioria é de adenomas benignos, não secretores, que não requerem tratamento. A decisão de remover cirurgicamente um incidentaloma suprarrenal baseia-se no tamanho do tumor, características de imagem e atividade bioquímica.

42. Resuma a avaliação laboratorial apropriada de uma massa adrenal.

Tumores suprarrenais hormonalmente ativos devem ser ressecados, e observa-se que até 20% dos incidentalomas suprarrenais têm disfunção hormonal subclínica. Assim, os pacientes devem ser triados para síndrome de Cushing subclínica, feocromocitoma silencioso e, se hipertenso, para hiperaldosteronismo, através dos seguintes exames:

- Exame de urina de 24 horas de cortisol urinário livre e/ou teste de supressão noturna com 1 mg de dexametasona
- Metanefrinas e catecolaminas fracionadas urinárias de 24 horas
- Em pacientes hipertensos: razão da aldosterona plasmática-atividade de renina plasmática pela manhã

A triagem de rotina para detecção de excesso de andrógenos ou estrógenos não se justifica porque os tumores suprarrenais de secreção de hormônios sexuais são raros e geralmente ocorrem na presença de manifestações clínicas.

43. Que estudos de imagem estão disponíveis para avaliação de patologia renal?

O estudo de imagem apropriado para as lesões suprarrenais depende do diagnóstico. Para os tumores suprarrenais descobertos incidentalmente, o exame de TC suprarrenal é uma escolha adequada. Isso envolve imagens de cortes finos através das suprarrenais, com e sem contraste intravenoso, e imagens atrasadas para avaliar a rapidez com que o contraste esvanece. Para adenomas produtores de cortisol e a maioria dos feocromocitomas, os exames de tomografia computadorizada são precisos porque os tumores são geralmente maiores que 2 cm no momento em que são diagnosticados. A RM é essencialmente equivalente à TC para tumores suprarrenais; no entanto, pode ser superior em doença recorrente ou metastática e para feocromocitomas. Os exames com metaiodobenzilguanidina (MIBG) são os melhores para feocromocitomas recorrentes ou não suprarrenais. Aldosteronomas tipicamente apresentam menos de 2 cm de diâmetro e, portanto, a sensibilidade dos exames de TC é de apenas 85%. Quando o exame de TC não demonstra um adenoma, a amostragem venosa suprarrenal é útil para diferenciar adenomas pequenos de hiperplasia bilateral.

44. Que achados da TC ou RM ajudam a distinguir entre tumores benignos e malignos?

Embora a maioria dos incidentalomas suprarrenais seja benigna, uma série de mais de 2.000 pacientes descobriu que o carcinoma adrenocortical representa 4,7% dos tumores e o câncer metastático outros 2,5%. O tamanho da massa e seu surgimento na imagem são os dois principais previsores de malignidade. O carcinoma adrenocortical é responsável por 2% dos tumores com menos de 4 cm, mas até 25% dos tumores maiores que 6 cm. O teor de lipídios da massa suprarrenal e a rapidez do desaparecimento do contraste também são características importantes da TC para diferenciar tumores benignos de câncer de suprarrenal, feocromocitoma e doença metastática. Os adenomas benignos normalmente têm alto teor lipídico (baixa atenuação) e depuração rápida do contraste (>50% de depuração, *washout*, em 10 minutos após o contraste). As características de imagem que se seguem são utilizadas para estimar o potencial maligno dos incidentalomas suprarrenais.

- Tumores benignos são tipicamente menores que 4 cm, homogêneos, com bordas lisas e baixa atenuação (<10 unidades Hounsfield [HU]) e depuração rápida de contraste.
- Tumores malignos são normalmente >6 cm, heterogêneos, com bordas irregulares, e apresentam aumento da atenuação (>10 HU) e depuração mais lenta do contraste.

45. Discuta o papel da biópsia percutânea na avaliação de uma massa suprarrenal.

A biópsia percutânea é raramente indicada; no entanto, as metástases são a causa de incidentaloma suprarrenal em aproximadamente metade dos pacientes que têm história prévia de doença maligna. Portanto, a biópsia per-

CAPÍTULO 58 CIRURGIA ENDÓCRINA **489**

cutânea é reservada para pacientes com história de câncer para avaliar se há metástases e é realizada apenas se o resultado for influenciar o tratamento. É sempre necessário excluir primeiramente feocromocitoma. A taxa de complicações é de 3%, sendo mais comumente relatados sangramento, dor, infecção e disseminação maligna do trato da biópsia.

46. Liste as indicações para a cirurgia.

- Tumor unilateral com sinais ou sintomas de disfunção hormonal
- Disfunção hormonal subclínica
- Tamanho maior que 6 cm (algumas fontes recomendam um limiar de 4 cm)
- Tamanho inferior a 6 cm, com sinais radiográficos preocupantes: crescimento rápido, aspecto heterogêneo, bordas irregulares, atenuação alta (>10-20 HU) ou depuração tardia do contraste

47. Descreva a técnica aberta para adrenalectomia.

Existem muitas abordagens cirúrgicas para as glândulas suprarrenais. A adrenalectomia aberta convencional pode ser realizada através de uma abordagem anterior (transperitoneal), anterolateral (extraperitoneal) ou posterior (retroperitoneal). Raramente, uma abordagem toracoabdominal combinada é necessária para lesões extremamente grandes ou malignas.

48. Discuta o papel da cirurgia laparoscópica.

Os progressos das técnicas cirúrgicas laparoscópicas têm sido aplicados à adrenalectomia; atualmente, a maioria dos cirurgiões endócrinos concorda que a adrenalectomia laparoscópica é o procedimento de escolha para os tumores benignos suprarrenais, com adrenalectomia aberta reservada para tumores malignos. A adrenalectomia laparoscópica tem sido associada a diminuição da internação, menos dor no pós-operatório, menor perda de sangue, período mais curto de recuperação e satisfação global do paciente aumentada em comparação com as técnicas abertas.

49. Que abordagens são usadas para a cirurgia laparoscópica?

Tal como acontece com a adrenalectomia aberta, várias abordagens laparoscópicas estão disponíveis. A técnica mais comum é através de uma abordagem anterolateral, que proporciona exposição excelente mas não possibilita a remoção de ambas as glândulas sem reposicionamento do paciente. Uma abordagem anterior fornece acesso a ambas as glândulas suprarrenais, mas a exposição é mais difícil. A abordagem posterior endoscópica evita entrar na cavidade peritoneal por completo; no entanto, essa abordagem proporciona um espaço de trabalho limitado e pode dificultar a remoção das lesões maiores.

50. Resuma o sucesso em longo prazo da adrenalectomia para tumores funcionais.

Após adrenalectomia para aldosteronomas, a pressão sanguínea é melhorada em 60-70%; contudo, apenas 33% não necessitam de tratamento anti-hipertensivo. O nível de aldosterona normaliza, e a hipocalemia é corrigida em pelo menos 95%; porém, o efeito em longo prazo sobre a hipertensão arterial é variável. Os fatores que predizem normotensão pós-operatória são menor idade (<40), curta duração de hipertensão (<6 anos), dois ou menos anti-hipertensivos e sem história familiar de hipertensão. Em pacientes idosos com hipertensão arterial grave, de longa duração, associada a disfunção renal, a adrenalectomia pode não normalizar a pressão arterial, mas muitas vezes resulta em controle mais fácil da hipertensão arterial com menos medicamentos ou doses menores. A adrenalectomia unilateral é 95% eficaz no tratamento de adenomas produtores de cortisol; a adrenalectomia bilateral, em pacientes que não são bem-sucedidos na hipofisectomia para síndrome de Cushing ACTH-dependente, é ligeiramente menos eficaz, com aproximadamente 25% dos pacientes com sintomas persistentes, hipertensão ou diabetes. Para os pacientes submetidos a adrenalectomia unilateral para a síndrome de Cushing, o eixo hipotalâmico hipofisário-suprarrenal recupera-se em um tempo médio de nove meses. Pacientes submetidos a adrenalectomia bilateral requerem reposição hormonal por toda a vida. A adrenalectomia para feocromocitomas benignos não familiares é curativa na maioria dos casos; no entanto, uma taxa de recorrência tardia de 5-10% foi relatada e, portanto, esses pacientes devem ser submetidos a vigilância ao longo da vida com mensurações anuais da catecolamina e metanefrina na urina de 24 horas.

CAPÍTULO 58 CIRURGIA ENDÓCRINA

51. Descreva o tratamento adequado da neoplasia maligna suprarrenal.

O carcinoma adrenocortical é um câncer raro (1-2 por milhão) e agressivo que é frequentemente metastático no momento do diagnóstico. Aproximadamente 60% dos carcinomas adrenocorticais são tumores funcionais, e o tamanho médio dos tumores no momento do diagnóstico é maior que 10 cm. A taxa de sobrevida global de cinco anos é de aproximadamente 25% e depende em grande parte da fase de diagnóstico. Os pacientes submetidos à ressecção completa de tumores pequenos (<5 cm), sem invasão local (estágio 1), têm sobrevida de cinco anos em 60%, enquanto pacientes com metástases ou invasão de outros órgãos (estágio 4) têm sobrevida média inferior a 12 meses. A única chance de cura é a cirurgia, que deve ser oferecida a todos os pacientes sem metástases, com risco cirúrgico razoável. A cirurgia deve ser considerada para pacientes jovens com metástase isolada, facilmente ressecável. Apesar das taxas de resposta limitadas, pacientes com estágio 3 ou 4 da doença frequentemente recebem terapia adjuvante com mitotano (quimioterapia ± citotóxica), radioterapia, ou ambos, devido à alta taxa de recorrência (até 85%).

52. Descreva o tratamento adequado do feocromocitoma.

A maioria dos feocromocitomas é de tumores benignos, esporádicos, e a adrenalectomia é curativa em quase todos os pacientes. No entanto, aproximadamente 10% dos feocromocitomas são malignos, e a diferenciação de lesões benignas e malignas é histopatologicamente difícil. A ressecção cirúrgica oferece a única chance de cura; por isso, deve-se tomar cuidado para não romper o tumor durante a ressecção e a ressecção em bloco de qualquer estrutura invadida pelo tumor deve ser realizada quando viável. A sobrevida em cinco anos é de aproximadamente 40% e depende da integralidade da ressecção e se há presença de metástases distantes.

53. O que é adrenalectomia com preservação cortical e quando é indicada?

Aproximadamente 20-30% dos feocromocitomas ocorrem em pacientes com predisposição hereditária, como neoplasia endócrina múltipla tipo 2, síndrome de von Hippel-Lindau, neurofibromatose tipo I ou defeitos nos genes que codificam as subunidades succinato desidrogenase D e B. Esse subgrupo de pacientes está em risco aumentado de desenvolver feocromocitoma bilateral e recorrente. Para evitar insuficiência suprarrenal, esses pacientes podem ser submetidos a uma adrenalectomia com preservação cortical. Ela é, na verdade, uma adrenalectomia parcial em que o tumor e uma margem de suprarrenal normal são ressecados. Os tumores que ocorrem nas porções medial e lateral da suprarrenal são mais tratáveis com essa abordagem. Tal abordagem equilibra a vantagem de evitar a reposição hormonal com um risco ligeiramente maior de feocromocitoma recorrente no remanescente suprarrenal.

54. Como os pacientes com feocromocitoma devem ser preparados para a cirurgia?

O estresse da anestesia ou da manipulação do tumor durante a cirurgia pode resultar em aumento rápido nos níveis circulantes de catecolaminas e precipitar uma crise hipertensiva ou arritmia mesmo em pacientes que não tiveram hipertensão pré-operatória significativa. Assim, todos os pacientes devem ser submetidos a bloqueio alfa-adrenérgico pré-operatório usando fenoxibenzamina ou outro alfa-antagonista seletivo. A adição de um betabloqueador pode ser feita para controlar a taquicardia, se necessário, mas somente após o início de um alfabloqueador. O betabloqueio nunca deve ser iniciado primeiro porque o efeito alfa-adrenérgico sem oposição pode causar uma crise hipertensiva. Os bloqueadores dos canais de cálcio têm se mostrado uma alternativa segura para os antagonistas adrenérgicos. Por causa do estado hiperadrenérgico, pacientes com feocromocitoma tipicamente apresentam contração de volume e podem tornar-se ortostáticos no início do alfabloqueio. A expansão de volume é realizada instruindo-se os pacientes a aumentar a sua ingestão de sal (>5 g/dia) após o início dos alfabloqueadores. Intraoperatoriamente, a pressão arterial do paciente pode mudar drasticamente durante a manipulação do tumor e a ligadura da veia suprarrenal. Um anestesista experiente preparado para essas mudanças hemodinâmicas é essencial para uma cirurgia segura.

PONTOS-CHAVE: GLÂNDULAS SUPRARRENAIS

1. Tumores suprarrenais menores do que 4 cm raramente são malignos; porém, 25% dos tumores maiores que 6 são malignos.

2. O adenoma produtor de cortisol é o tumor suprarrenal funcional mais comum.

3. Pacientes com tumores suprarrenais descobertos incidentalmente devem ser avaliados por teste noturno de supressão com 1 mg de dexametasona, metanefrinas e catecolaminas fracionadas de urina de 24 horas e, os pacientes hipertensos, pela razão da aldosterona plasmática-atividade de renina plasmática.

4. A adrenalectomia laparoscópica é agora a abordagem preferida para a maioria dos tumores suprarrenais; no entanto, as taxas de recorrência podem ser maiores do que a abordagem aberta se o tumor for maligno.

TUMORES NEUROENDÓCRINOS DO PÂNCREAS E TRATO GASTROINTESTINAL

55. Quão comum são os tumores endócrinos pancreáticos?
Os tumores endócrinos pancreáticos (TEP) são os tumores neuroendócrinos mais comuns que ocorrem no abdome, mas são muito menos comuns do que o adenocarcinoma do pâncreas, sendo responsáveis por apenas 7% dos tumores pancreáticos malignos.

56. A maioria dos TEP é funcional?
Aproximadamente metade dos TEP é não funcional; contudo, até 80% irão secretar peptídeos biologicamente inativos, como cromograninas, enolase específica do neurônio e polipeptídeo pancreático. Os TEP não funcionais tipicamente apresentam-se de maneira semelhante ao adenocarcinoma pancreático, com dor abdominal e obstrução do ducto biliopancreático, ou são encontrados incidentalmente. O diagnóstico definitivo de TEP não funcional muitas vezes não é realizado até que seja feita uma histopatologia final. Comparados com o adenocarcinoma do pâncreas, os pacientes submetidos a ressecção para TEP malignos têm melhorado a sobrevida média (13 meses *versus* 60 meses).

57. Quais são os tipos de TEP funcionais?
Insulinoma é o TEP funcional mais comum (60-70%), e mais de 90% são benignos. O gastrinoma é o segundo TEP funcional mais comum (20-30%) e aproximadamente 50% são malignos. O glucagonoma vem a seguir, sendo 80% malignos. Os tumores que secretam peptídeo intestinal vasoativo (VIPoma) e somatostatinomas são ainda mais raros.

58. Como deve ser feita a imagem do TEP funcional?
Quando há suspeita de tumor hormonalmente ativo, o diagnóstico deve ser confirmado bioquimicamente antes de qualquer imagem ser realizada. Isso é importante, não só por motivos de custo-benefício, mas também para a segurança do paciente, porque alguns estudos de localização são invasivos. Devido ao tamanho pequeno de muitos TEP, a localização pré-operatória é muitas vezes difícil, e a extensão dos exames pré-operatórios necessária é controversa. Ultrassonografia, TC, RM e angiografia relataram sensibilidade em torno de 60%. Os exames com octreotide são altamente sensíveis (85%), especialmente para as metástases, na localização da maioria dos TEP, com exceção dos insulinomas (sensibilidade de 50%). A estimulação arterial provocativa (secretina para gastrinomas e cálcio para insulinomas) e a coleta venosa hepática têm maior sensibilidade, e substituíram a amostragem da veia porta, mas a sua invasividade e capacidade de apenas regionalizar um tumor os tornam menos desejáveis. Relatos recentes mostraram que a ultrassonografia endoscópica é o teste pré-operatório mais sensível para a localização de TEP, embora seja invasiva e altamente dependente do operador.

492 CAPÍTULO 58 CIRURGIA ENDÓCRINA

59. Quão importante é a localização dos TEP funcionais antes da cirurgia?

Quando realizada por cirurgião experiente, a palpação intraoperatória com ultrassonografia intraoperatória vai localizar quase 100% dos TEP. Por conseguinte, muitos cirurgiões acreditam que os esforços exaustivos para localizar tumores de células das ilhotas no pré-operatório são injustificadas. Eles preferem obter ultrassonografia ou exame de TC intraoperatórios para identificar tumores evidentemente invasivos ou metastáticos e, então, depender da palpação e da ultrassonografia intraoperatória para a localização do tumor. Todos os pacientes submetidos a reexploração para detecção de TEP devem ser submetidos a estudos de localização pré-operatória completos.

60. Qual é o tratamento cirúrgico apropriado para insulinomas?

Os insulinomas são responsáveis por aproximadamente 90% dos TEP não familiares. O tamanho pequeno desses tumores e a raridade da malignidade possibilitam enucleação simples (60% dos casos) ou pancreatectomia distal (35% dos casos) na grande maioria dos casos. Raramente a pancreaticoduodenectomia formal é necessária (<5% dos casos), mais tipicamente para tumores malignos. A laparoscopia para enucleação ou pancreatectomia distal é usada seletivamente em alguns centros.

61. Descreva a abordagem cirúrgica para gastrinomas.

A abordagem cirúrgica aos gastrinomas é mais complexa porque esses tumores são mais frequentemente malignos e ocorrem fora do pâncreas em até 50% dos casos. Os tumores que ocorrem distais ao colo do pâncreas devem ser removidos por ressecção pancreática formal, devido à alta incidência de malignidade. Os tumores na cabeça do pâncreas frequentemente podem ser enucleados, reservando pancreaticoduodenectomia formal para tumores mais invasivos ou aqueles em estreita proximidade com o ducto pancreático. A avaliação cuidadosa do duodeno por meio de palpação, transiluminação endoscópica ou duodenotomia é necessária para identificar tumores dentro da parede duodenal, que ocorrem frequentemente e podem ser muito pequenos. Pequenas lesões da submucosa podem ser enucleadas, mas uma ressecção de espessura completa da parede do duodeno pode ser necessária. A propensão de esses tumores apresentarem metástases para os linfonodos exige dissecção de linfonodos regionais em todos os pacientes.

62. Como podem ser tratados outros tumores de células das ilhotas que ocorrem esporadicamente?

Outros tumores de células das ilhotas são geralmente grandes e 50% são malignos, exigindo uma abordagem cirúrgica individualizada nesses casos raros.

63. Os TEP que ocorrem em pacientes com MEN 1 devem ser abordados de maneira diferente daqueles que ocorrem esporadicamente?

Sim. Aproximadamente 70% dos pacientes com MEN 1 desenvolvem tumores de ilhotas pancreáticas, sendo o gastrinoma o mais comum. Devido à natureza multifocal e à displasia difusa das células das ilhotas observadas nesses pacientes, a cirurgia agressiva raramente resulta em cura bioquímica. As taxas de morbidade e mortalidade da ressecção cirúrgica agressiva combinada com a baixa taxa de cura e a disponibilidade de opções eficazes de tratamento paliativo para pacientes sintomáticos influenciam muitos clínicos a tratarem os pacientes clinicamente, a menos que haja suspeita de malignidade. Outros cirurgiões adotam abordagem mais agressiva, citando estudos recentes que demonstram redução do desenvolvimento de metástases no fígado e melhora da sobrevida naqueles submetidos a cirurgia. Além disso, os tumores maiores observados em exames pré-operatórios (>2 cm) frequentemente são responsáveis por sintomas e, por conseguinte, a extirpação cirúrgica desses tumores pode ser benéfica. A ressecção formal do pâncreas distal acompanhada de enucleação de tumores na cabeça do pâncreas é necessária. A busca por tumores de duodeno e ressecção dos linfonodos deve acompanhar a ressecção dos tumores pancreáticos.

64. Discuta o papel da cirurgia para metástases hepáticas a partir de tumores neuroendócrinos.

Pacientes submetidos a ressecção de metástases hepáticas isoladas de tumores neuroendócrinos experimentam melhora dos sintomas em 95% dos casos e têm sobrevida prolongada (taxas de sobrevida em cinco anos de

CAPÍTULO 58 CIRURGIA ENDÓCRINA **493**

60-75% *versus* 25-30%), em comparação com pacientes com tumor semelhante não submetidos a ressecção hepática. Os pacientes com metástases hepáticas não ressecáveis ou aqueles com risco cirúrgico proibitivo podem beneficiar-se de ablação criocirúrgica ou térmica por radiofrequência.

65. Descreva a apresentação dos tumores neuroendócrinos não pancreáticos (tumores carcinoides).

Os carcinoides brônquicos podem apresentar hemoptise ou síndrome carcinoide. Os carcinoides gástricos são frequentemente encontrados incidentalmente em endoscopia, mas também podem causar sintomas como dor ou sangramento. Os tumores neuroendócrinos do intestino delgado são os mais suscetíveis de provocar a síndrome carcinoide, o que geralmente não ocorre até que o paciente tenha desenvolvido metástases para o fígado. Esses tumores frequentemente resultam em reação desmoplásica (fibrótica) do mesentério adjacente, transformando-se em obstrução intestinal. Os carcinoides do intestino posterior não costumam produzir hormônios ativos e normalmente são encontrados incidentalmente durante a endoscopia realizada por outras razões.

66. Descreva a síndrome carcinoide.

A síndrome carcinoide resulta da produção e liberação de serotonina de tumores neuroendócrinos, mais comumente os do intestino delgado. O fígado metaboliza a serotonina em produtos inativos e, assim, a maioria dos pacientes não desenvolve a síndrome carcinoide até que tenham desenvolvido metástases hepáticas, o que possibilita que a serotonina entre na circulação sistêmica. Os pacientes frequentemente apresentam dor abdominal intermitente, breves episódios de rubor e diarreia. Sintomas semelhantes aos da asma, hipotensão e insuficiência cardíaca (endocardite marântica) também podem ocorrer.

67. Depois de um paciente ser diagnosticado com síndrome carcinoide, qual é o próximo passo?

O tumor deve ser localizado. Essa meta pode ser difícil devido ao tamanho pequeno da maioria dos tumores carcinoides. Os tumores surgem no intestino delgado e apêndice em quase 70% dos pacientes e, portanto, um estudo contrastado do intestino delgado ou TC abdominal é frequentemente o estudo inicial realizado. Se esses testes não conseguem localizar o tumor, uma radiografia de tórax ou TC de tórax (ou ambos) deve ser obtida para excluir carcinoide brônquico. A cintilografia com metaiodobenzilguanidina ou octreotide é algumas vezes capaz de localizar tumores não encontrados pelos métodos convencionais.

68. Descreva o tratamento cirúrgico adequado para tumores carcinoides.

Os carcinoides brônquicos tendem a se espalhar locorregionalmente e, portanto, devem ser ressecados por lobectomia formal, quando possível. Os carcinoides intestinais gástricos e intestinais sem metástases devem ser extirpados por ressecção segmentar e dissecção do linfonodo. Os carcinoides do apêndice são tipicamente descobertos de maneira incidental e ocorrem mais comumente na ponta do apêndice. As lesões distais de menos de 2 cm são adequadamente tratadas por apendicectomia. Presença de um carcinoide perto da base do apêndice, carcinoide de tamanho maior do que 2 cm ou linfonodos macroscopicamente envolvidos exigem hemicolectomia direita formal. Os carcinoides retais geralmente apresentam sangramento ou são incidentalmente encontrados na endoscopia. Cirurgia extensa para carcinoides retais não oferece nenhuma vantagem de sobrevida sobre a excisão local.

69. Discuta o papel da cirurgia na síndrome carcinoide.

Pacientes com tumores hepáticos cirurgicamente ressecáveis apresentam melhora dos sintomas e sobrevida comparável àquela dos tumores endócrinos pancreáticos metastáticos para o fígado. O desenvolvimento de análogos da somatostatina tem possibilitado o controle bem-sucedido dos sintomas na maioria dos pacientes com síndrome carcinoide e metástases hepáticas difusas. Quimioterapia sistêmica e embolização da artéria hepática não foram eficazes em promover alívio a esses pacientes; no entanto, a quimioembolização seletiva da artéria hepática tem sido bem-sucedida em reduzir a carga tumoral e aliviar os sintomas em até 80% dos pacientes. Os pacientes que não respondem ao tratamento clínico paliativo podem beneficiar-se de ressecção da maior parte do tumor agressivo por ressecção do tumor primário e do maior número possível de metástases hepáticas.

PONTOS-CHAVE: TUMORES NEUROENDÓCRINOS DO PÂNCREAS E TRATO GASTROINTESTINAL

1. O insulinoma é o tumor endócrino pancreático mais comum; é geralmente benigno e pode ser tratado por enucleação.

2. O gastrinoma geralmente é maligno e pode ocorrer no pâncreas, duodeno e linfonodos.

3. A cintilografia com octreotide e ultrassonografia endoscópica são os estudos de imagens pré-operatórios mais úteis para gastrinoma.

4. A estimulação arterial com coleta venosa hepática substituiu a amostragem venosa portal para localização de tumores das células das ilhotas.

5. Os tumores endócrinos pancreáticos em pacientes com neoplasia endócrina múltipla tipo 1 são frequentemente multifocais e habitualmente tratados clinicamente por causa do baixo índice de cura após a cirurgia.

6. A ressecção de metástases hepáticas isoladas de tumores neuroendócrinos melhora os sintomas e prolonga a sobrevida.

CIRURGIA BARIÁTRICA

70. Defina obesidade. Quão comum ela é?

A obesidade é definida simplesmente como o excesso de gordura corporal. O grau de gordura corporal em relação ao peso é calculado pelo índice de massa corporal (IMC; kg/m^2). A obesidade cursa com IMC de 30 ou mais. A obesidade mórbida cursa com IMC 40 ou mais. O aumento do IMC correlaciona-se com o aumento de problemas de saúde, como diabetes melito, hipertensão, apneia do sono e síndromes de Pickwick, asma, doença arterial coronária, cardiomiopatia, doença do refluxo gastroesofágico, doença articular degenerativa, hiperlipidemia, esteatose hepática, gota, incontinência urinária, doença da vesícula biliar, distúrbios psicológicos, irregularidades menstruais e determinados tipos de câncer (endométrio, cólon, mama pós-menopausa e rins). O mais importante, IMC superior a 40, aumenta em duas vezes o risco de morte por todas as causas. Sessenta e quatro por cento ou 127 milhões de adultos nos Estados Unidos são considerados acima do peso e 31% ou 60 milhões de adultos são considerados obesos.

71. Quais são as limitações do IMC?

O IMC pode ser enganoso naqueles com maior proporção de gordura em relação ao músculo (idosos) ou naqueles com proporção anormalmente elevada de músculo (fisiculturistas).

72. Qual o grau de sucesso de um tratamento não cirúrgico da obesidade?

Evidências sugerem que o tratamento não cirúrgico (dieta/modificação de comportamento, programas de exercícios e apoio psicológico) para a obesidade mórbida tem taxa de falha de mais de 90%. Da mesma forma, o tratamento farmacológico da obesidade mórbida tem sido prejudicado pelos efeitos colaterais graves e, em geral, tem encontrado resultados decepcionantes.

73. Quais são as indicações para a cirurgia para obesidade?

Uma conferência de consenso do NIH, realizada em 1991, recomendou que os pacientes a seguir fossem considerados para cirurgia bariátrica:
- IMC maior que 40
- IMC de 35-40, se associado a outros problemas médicos graves que possam vir a melhorar com a redução de peso

Os pacientes devem estar bem informados e motivados, e ter apresentado falhas nas tentativas não operatórias de perda de peso antes de serem considerados para a cirurgia.

CAPÍTULO 58 CIRURGIA ENDÓCRINA   495

74. Liste as contraindicações das cirurgias bariátricas.
- Distúrbios endócrinos que causam a obesidade mórbida
- Instabilidade psicológica
- Uso abusivo de álcool ou drogas
- Comorbidades que resultam em risco anestésico proibitivo
- Transtornos de compulsão alimentar

75. Categorize as várias opções cirúrgicas para redução de peso.
As opções cirúrgicas para redução de peso podem ser divididas em restritivas ou disabsortivas; no entanto, alguns procedimentos usam um componente de ambos.

76. Liste as opções para a cirurgia restritiva.
Gastroplastia por banda vertical: um dispositivo de grampeamento é utilizado para dividir o estômago verticalmente ao longo da curvatura menor, iniciando no ângulo de His, criando uma pequena bolsa (20 ml). Um dispositivo protético é então envolto em torno da saída da bolsa para evitar que ela dilate com o tempo. Essa cirurgia caiu em desuso devido ao pouco sucesso em longo prazo e apenas raramente é executada.

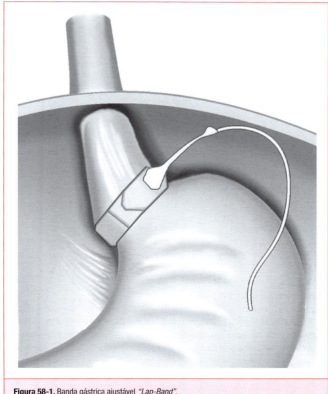

Figura 58-1. Banda gástrica ajustável *"Lap-Band"*.

Banda gástrica (Fig. 58-1): esse procedimento atualmente é comumente realizado por laparoscopia e envolve a colocação de uma banda regulável em torno da parte superior do estômago para criar uma pequena bolsa (20 ml). A banda é ligada a um reservatório colocado no tecido subcutâneo, que possibilita o ajuste da banda.

Gastrectomia tubular (*sleeve*) (Fig. 58-2): esse procedimento está ganhando popularidade, e envolve o grampeamento e a remoção da maior parte do corpo e fundo gástricos. Isso resulta em estômago longo, em forma de tubo, e piloro intacto. Os pacientes perdem peso devido ao efeito restritivo e por causa de uma redução da grelina, um hormônio produzido no estômago que ajuda a regular a ingestão de alimentos. Esse procedimento é usado, às vezes, como a operação inicial de pacientes com IMC muito alto. Depois que o paciente perdeu parte do seu excesso de peso, uma segunda operação é realizada, geralmente um processo de *bypass*, para conseguir a perda de peso adicional.

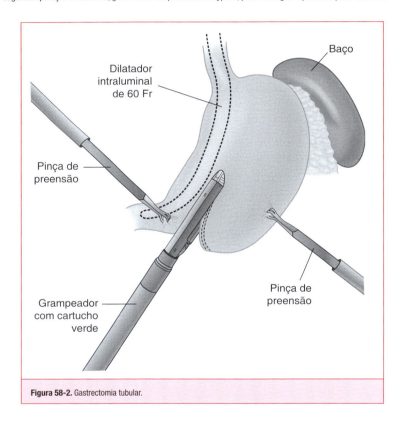

Figura 58-2. Gastrectomia tubular.

77. Qual é a opção para a cirurgia disabsortiva?

O desvio biliopancreático, com ou sem *switch* duodenal (desvio duodenal). Uma gastrectomia subtotal é realizada, deixando um remanescente gástrico de 250-500 ml. O intestino delgado é dividido 200-300 cm proximal à válvula ileocecal e o íleo é anastomosado ao estômago. O jejuno é ligado ao lado do íleo, aproximadamente 50-100 cm a partir da válvula ileocecal. Um desvio duodenal é semelhante, mas, em vez de uma gastrectomia subtotal, uma gastrectomia tubular é realizada com anastomose do íleo para o duodeno logo após o piloro. O desvio biliopancreático resulta em má absorção através da criação de um curto canal comum para a digestão e absorção dos alimentos. É eficaz na redução do peso, mas tecnicamente mais desafiadora, e tem algum risco de desnutrição, anemia e diarreia.

CAPÍTULO 58 CIRURGIA ENDÓCRINA **497**

78. Explique a opção combinada.

Conhecida como *bypass* gástrico em Y de Roux (Fig. 58-3), a parte superior do estômago é grampeada (e geral-mente dividida) horizontalmente, criando uma bolsa do estômago proximal pequena, de 15-30 ml. Esse pequeno reservatório restringe a quantidade de alimentos que pode ser ingerida de uma só vez. O jejuno é então dividido imediatamente distal ao ligamento de Treitz, e a extremidade distal é anastomosada à bolsa do estômago proximal. A extremidade proximal do jejuno é então anastomosada ao lado do jejuno 75-150 cm distal à gastrojejunostomia. O comprimento dessa extremidade de Roux determina o grau de má absorção e normalmente é tornado mais longo para os pacientes com IMC muito elevado. Esse procedimento é agora comumente realizado utilizando a técnica laparoscópica.

79. Quanto peso os pacientes perdem após a cirurgia bariátrica?

O sucesso após a cirurgia bariátrica é determinado tanto pela perda de peso como pela melhora nas comorbida-des relacionadas à obesidade. No entanto, muitos estudos cirúrgicos relatam o desfecho como a porcentagem de perda de excesso de peso (PEP) e consideram perda de pelo menos 50% de excesso de peso como um critério mínimo para o sucesso. A banda gástrica (*lap band*) tipicamente produz 40-60% de PEP gradualmente ao longo de 2-3 anos, mas tem uma taxa de falha de 20%. O *bypass* gástrico geralmente produz 60-80% de PEP rapida-mente durante dois anos, mas tem alguma reincidência e uma estimativa de 10% de falha. O desvio biliopancreático é sem dúvida o procedimento de perda de peso mais eficaz e resulta na perda de 80% de excesso de peso mantida em longo prazo. A gastrectomia tubular atualmente está sendo estudada para o sucesso em longo prazo e até o momento mimetiza o *bypass* gástrico em termos de eficácia na perda de peso.

80. Quais são os efeitos da cirurgia bariátrica sobre as comorbidades relacionadas à obesidade?

A perda de peso de longo prazo após a cirurgia bariátrica demonstrou reduzir de maneira significativa a obe-sidade relacionada com comorbidades. Aproximadamente 85% dos pacientes com diabetes, hiperlipidemia e síndrome de hipoventilação da obesidade terão melhorado ou sido curados em dois anos após a cirurgia. Na ver-dade, o *bypass* gástrico está sendo atualmente estudado como uma opção cirúrgica para resolução de diabetes tipo 2 em pessoas sem obesidade grave. A hipertensão também melhora ou desaparece em mais de dois terços dos pacientes após a perda de peso bem-sucedida. Efeitos salutares sobre outras comorbidades, como asma, depressão e dores artríticas, e o desemprego, são frequentemente observadas após a cirurgia.

81. Quais são as complicações da cirurgia bariátrica?

A mortalidade perioperatória para a banda gástrica é de 0,1%, para o *bypass* gástrico é de 0,5-1%, e para o desvio biliopancreático, de 1-3%. A técnica laparoscópica mudou o padrão de complicações perioperatórias. Em-bora as complicações da ferida e as complicações pós-operatórias cardiopulmonares sejam menos frequentes, estenose anastomótica, hemorragia gastrointestinal (GI) e obstrução intestinal ocorrem mais frequentemente com técnicas laparoscópicas se comparada com as técnicas abertas. A média de permanência hospitalar após a cirurgia bariátrica laparoscópica é de 2-3 dias, que é significativamente menor do que após a cirurgia aberta (5-7 dias). A banda gástrica geralmente é realizada como procedimento ambulatorial ou estada de 24 horas. Cada procedimento tem o seu próprio risco exclusivo de complicações, sendo que a banda gástrica tem o menor número de complicações graves e o desvio biliopancreático tem as maiores.

82. Dê a incidência de complicações após procedimentos bariátricos laparoscópicos em geral.

- Vazamento anastomótico (1-2%)
- Estenose anastomótica (5-10%)
- Obstrução intestinal pós-operatória (3%)
- Sangramento GI (2%)
- Cálculos biliares (10%)
- Desnutrição proteico-calórica (3-5%)
- Anemia (30%)
- Deficiência vitamínica (30%)
- Complicações na ferida (infecção, deiscência e hérnia) (4-5%)
- Deslizamento da banda ou erosão para o estômago (1-5%)

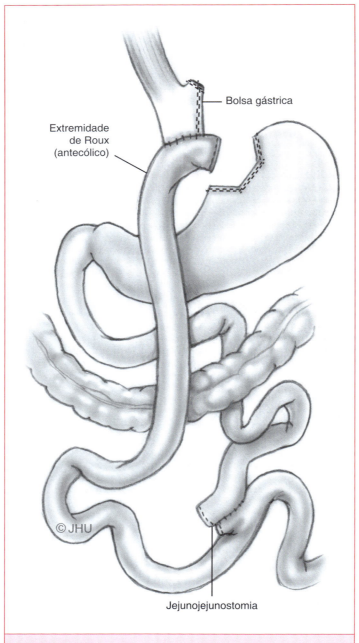

Figura 58-3. *Bypass* gástrico em Y de Roux.

PONTOS-CHAVE: CIRURGIA BARIÁTRICA

1. A cirurgia é a única terapia que consistentemente resulta em significativa perda de peso em longo prazo em pacientes obesos mórbidos.

2. *Bypass* gástrico laparoscópico em Y de Roux é atualmente a cirurgia bariátrica mais comum realizada nos Estados Unidos e resulta em perda de 60-80% do excesso de peso.

3. Perda de peso cirúrgica reduz significativamente as comorbidades relacionadas à obesidade e é uma cura para o diabetes melito.

SITE

http://endocrinesurgeons.org/home.html

BIBLIOGRAFIA

TIREOIDE

1. Abraham-Nordling M, Törring O, Hamberger B, et al: Graves' disease: a long-term quality-of-life follow up of patients randomized to treatment with antithyroid drugs, radioiodine, or surgery. Thyroid 15:1279–1286, 2005.
2. Bilimoria KY, Bentrem DJ, Ko CY, et al: Extent of surgery affects survival for papillary thyroid cancer. Ann Surg 246:375–381, 2007.
3. Choi JY, Lee KS, Kim HJ, et al: Focal thyroid lesions incidentally identified by integrated 18F-FDG PET/CT: clinical significance and improved characterization. J Nucl Med 47:609–615, 2006.
4. Cooper DS, Doherty GM, Haugen BR, et al: Management guidelines for patients with thyroid nodules and differentiated thyroid cancer. Thyroid 16:109–142, 2006.
5. Fialkowski EA, Moley JF: Current approaches to medullary thyroid carcinoma, sporadic and familial. J Surg Oncol 94:737–747, 2006.
6. White ML, Gauger PG, Doherty GM: Central lymph node dissection in differentiated thyroid cancer. World J Surg 31:895–904, 2007.
7. Yang J, Schnadig V, Logrono R, Wasserman PG: Fine-needle aspiration of thyroid nodules: a study of 4703 patients with histologic and clinical correlations. Cancer 111:306–311, 2007.

PARATIREOIDE

8. Allendorf J, DiGorgi M, Spanknebel K, et al: 1112 consecutive bilateral neck explorations for primary hyperparathyroidism. World J Surg 31:2075–2080, 2007.
9. Bilezikian JP, Potts JT Jr, Fuleihan Gel-H, et al: Summary statement from a workshop on asymptomatic primary hyperparathyroidism: a perspective for the 21st century. J Clin Endocrinol Metab 87:5353–5361, 2002.
10. Eigelberger MS, Cheah WK, Ituarte PH, et al: The NIH criteria for parathyroidectomy in asymptomatic primary hyperparathyroidism: are they too limited? Ann Surg 239:528–535, 2004.
11. Mazzaglia PJ, Berber E, Kovach A, et al: The changing presentation of hyperparathyroidism over 3 decades. Arch Surg 143:260–266, 2008.
12. Richards ML, Wormuth J, Bingener J, Sirinek K: Parathyroidectomy in secondary hyperparathyroidism: is there an optimal operative management? Surgery 139:174–180, 2006.
13. Rodgers SE, Perrier ND: Parathyroid carcinoma. Curr Opin Oncol 18:16–22, 2006.

14. Sharma J, Mazzaglia P, Milas M, et al: Radionuclide imaging for hyperparathyroidism (HPT): which is the best technetium-99m sestamibi modality? Surgery 140:856–863, 2006.
15. Udelsman R, Donovan PI: Remedial parathyroid surgery: changing trends in 130 consecutive cases. Ann Surg 244:471–479, 2006.
16. Westerdahl J, Bergenfelz A: Unilateral versus bilateral neck exploration for primary hyperparathyroidism: five-year follow-up of a randomized controlled trial. Ann Surg 246:976–980, 2007.

GLÂNDULAS SUPRARRENAIS

17. Allolio B, Fassnacht M: Clinical review: adrenocortical carcinoma: clinical update. J Clin Endocrinol Metab 91:2027–2037, 2006.
18. Giacchetti G, Mulatero P, Mantero F, et al: Primary aldosteronism, a major form of low renin hypertension: from screening to diagnosis. Trends Endocrinol Metab 19:104–108, 2008.
19. Palazzo FF, Sebag F, Sierra M, et al: Long-term outcome following laparoscopic adrenalectomy for large solid adrenal cortex tumors. World J Surg 30:893–898, 2006.
20. Porterfield JR, Thompson GB, Young WF Jr, et al: Surgery for Cushing's syndrome: an historical review and recent ten-year experience. World J Surg 32:659–677, 2008.
21. Poulose BK, Holzman MD, Lao OB, et al: Laparoscopic adrenalectomy: 100 resections with clinical long-term follow-up. Surg Endosc 19:379–385, 2005.
22. Young WF Jr: Clinical practice. The incidentally discovered adrenal mass. N Engl J Med 356:601–610, 2007.
23. Zarnegar R, Lee J, Brunaud L, et al: Good blood pressure control on antihypertensives, not only response to spironolactone, predicts improved outcome after adrenalectomy for aldosteronoma. Surgery 142:921–929, 2007.

TUMORES NEUROENDÓCRINOS DO PÂNCREAS E TRATO GASTROINTESTINAL

24. Alexakis N, Neoptolemos JP: Pancreatic neuroendocrine tumours. Best Pract Res Clin Gastroenterol 22:183–205, 2008.
25. Kouvaraki MA, Shapiro SE, Cote GJ, et al: Management of pancreatic endocrine tumors in multiple endocrine neoplasia type 1. World J Surg 30:643–653, 2006.
26. Musunuru S, Chen H, Rajpal S, et al: Metastatic neuroendocrine hepatic tumors: resection improves survival. Arch Surg 141:1000–1004, 2006.
27. Nikfarjam M, Warshaw AL, Axelrod L, et al: Improved contemporary surgical management of insulinomas: a 25-year experience at the Massachusetts General Hospital. Ann Surg 247:165–172, 2008.
28. Norton JA, Fraker DL, Alexander HR, et al: Surgery increases survival in patients with gastrinoma. Ann Surg 244:410–419, 2006.
29. Perez EA, Koniaris LG, Snell SE, et al: 7201 carcinoids: increasing incidence overall and disproportionate mortality in the elderly. World J Surg 31:1022–1030, 2007.

CIRURGIA BARIÁTRICA

30. Anthone GJ, Lord RV, DeMeester TR, Crookes PF: The duodenal switch operation for the treatment of morbid obesity. Ann Surg 238:618–627, 2003.
31. Biertho L, Steffen R, Ricklin T, et al: Laparoscopic gastric bypass versus laparoscopic adjustable gastric banding: a comparative study of 1,200 cases. J Am Coll Surg 197:536–544, 2003.
32. Brolin RE: Bariatric surgery and long-term control of morbid obesity. JAMA 288:2793–2796, 2002.
33. Lee WJ, Lee YC, Ser KH, et al: NIH Consensus Conference. Gastrointestinal surgery for severe obesity. Ann Int Med 115:956–961, 1991.
34. Podnos Y, Jimenez JC, Wilson SE, et al: Complications after laparoscopic gastric bypass. Arch Surg 138:957–961, 2003.
35. Schauer PR, Burguera B, Ikramuddin S, et al: Effect of laparoscopic Roux-en Y gastric bypass on type 2 diabetes mellitus. Ann Surg 238:467–484, 2003.
36. Sjo¨strو¨m L, Narbro K, Sjöström CD, et al: Effects of bariatric surgery on mortality in Swedish obese subjects. N Engl J Med 357:741–752, 2007.

ENDOCRINOLOGIA EM CONVÊNIOS MÉDICOS

Elliot G. Levy

CAPÍTULO 59

1. Defina convênios médicos.

Nos Estados Unidos, American College of Physicians/American Society of Internal Medicine define convênios médicos como "um sistema de prestação de cuidados de saúde oferecido por profissionais contratados, no qual as entidades responsáveis pelo financiamento do custo dos cuidados de saúde exercem influência sobre a tomada de decisões clínicas daqueles que prestam os cuidados e saúde em uma tentativa de fornecer cuidados de saúde que tenham uma boa relação custo-benefício, sejam acessíveis e de qualidade aceitável".

2. Só existe um tipo de convênio médico?

Os convênios médicos, nos Estados Unidos, na verdade constituem um espectro de sistemas de prestação e cuidados de saúde que variam desde o seguro indenizatório gerenciado através de empresas de prestadores preferenciais (PPO) e planos de pontos de serviços (POS) a diversos tipos de empresas de manutenção de saúde (HMO). Coletivamente, essas entidades são denominadas empresas de convênios médicos (MCO). Em maior ou menor extensão, todos os sistemas de cuidados gerenciados tentam transferir o risco financeiro, de um modo ou de outro, para os profissionais de saúde.

3. Quem é o contato inicial do paciente em um ambiente de convênios médicos?

Na maior parte dos casos, nos Estados Unidos, o contato inicial do paciente se dá com um profissional de saúde, convenientemente denominado "profissional de cuidados primários" (PCP). Essa pessoa geralmente é um médico, como um médico de família, uma clínica de família ou um clínico geral, mas frequentemente pode ser um médico que se especializou em medicina interna ou um clínico com uma subespecialidade (como endocrinologia) que aprecie a prática dos cuidados primários além da sua subespecialidade ou não tenha trabalho suficiente na subespecialidade para preencher o seu horário. O PCP também pode ser um profissional de saúde com habilitação para atendimento primário, como uma enfermeira especializada ou um médico assistente. Algumas MCO usam médicos em grandes estruturas semelhantes a clínicas em um esforço para controlar os custos. Em outras situações, os PCP trabalham fora dos consultórios da sua prática privada — de certo modo, misturando os seus pacientes particulares (ou não MCO) com seus pacientes das HMO ou PPO.

4. Pediatras e ginecologistas funcionam como PCP?

Houve um movimento ao longo dos últimos anos para permitir que os pediatras se tornassem PCP para as crianças e que os especialistas em obstetrícia e ginecologia se tornassem PCP para mulheres em idade fértil, que frequentemente não têm necessidade de consultar outros tipos de médicos.

5. Como o paciente entra em contato com um subespecialista?

Só é permitido que o paciente consulte um subespecialista, como um endocrinologista, com a recomendação de um PCP. Geralmente, não é permitido que o endocrinologista funcione como PCP e subespecialista dentro de uma dada HMO. Nessas situações, quando um endocrinologista plenamente treinado está atuando como PCP, ele não pode nem realizar os procedimentos típicos da especialidade e deverá referenciá-los para outro endocrinologista.

6. O que as MCO entendem como "quadro" de prestadores?

Depois que a MCO tiver se estabelecido em uma comunidade, ela começa a desenvolver um "quadro" de todos os profissionais de que necessita, incluindo PCP, subespecialistas médicos, cirurgiões e subespecialistas

502 CAPÍTULO 59 ENDOCRINOLOGIA EM CONVÊNIOS MÉDICOS

cirúrgicos, pediatras, ginecologistas obstetras e dermatologistas. Simultaneamente, a MCO contrata hospitais (estrategicamente localizados ao redor da comunidade na qual ela quer "penetrar"), clínicas de repouso, agências de saúde domiciliar, centros de fisioterapia, centros de diálise, centros de pacientes externos, laboratórios clínicos (comerciais) e, algumas vezes, até mesmo centros ambulatoriais ou nutricionistas para a educação de diabéticos.

7. Explique o livreto diretório da MCO.

O quadro de prestadores é publicado anualmente em um diretório que possui uma diversidade de nomes (p. ex., lista de prestadores preferenciais), sendo distribuído para todos os participantes da MCO. Esse diretório algumas vezes é denominado "lista". Ele é usado pelos pacientes para determinar que PCP está disponível para o seu uso (embora em algumas HMO os novos pacientes sejam imediatamente designados para um PCP da escolha da HMO). Ele é usado por um PCP para saber quais subespecialistas, centros de diagnóstico e laboratórios utilizar. Ele também é utilizado pela própria MCO como ferramenta de marketing para solicitar negócios para si própria, orgulhosamente mostrando que subespecialistas pertencem ao seu quadro de prestadores. É, consequentemente, necessário estar na lista para receber encaminhamentos dessa HMO. No entanto, a sua presença nessa lista como subespecialista não significa que você receberá encaminhamentos. Os cuidados de saúde para a MCO são, então, prestados por esse grupo inteiro de profissionais de saúde, todos os quais sob contrato com a HMO para prestar os cuidados do modo e pelo preço que foi negociado. Assim, a MCO conseguiu fazer aquilo que o sistema de cuidados de saúde nunca foi capaz de fazer por si mesmo — organizar todos os cuidados de saúde em uma unidade.

8. Explique a opção POS.

Em alguns casos, a opção POS permite que o paciente consulte qualquer especialista, embora a tabela de reembolsos seja diferente. Além disso, as despesas próprias do paciente (copagamento) são frequentemente muito maiores. A opção POS difere grandemente entre as empresas de seguros que o oferecem.

9. Como as MCO são comparadas com as outras unidades de negócios?

Quando se observa de longe o sistema de cuidados gerenciados, ele não é muito diferente de qualquer outra unidade de negócio que tenha de negociar com fornecedores para a prestação de serviços que ela não pode prestar por si própria. Pense em uma unidade de negócios, como a indústria de navios de cruzeiro, que negocia com seus próprios empregados, assim como com profissionais de entretenimento, médicos, fornecedores de alimentos, fornecedores de combustível, portos e agentes de viagem para proporcionar para os seus consumidores (passageiros) um pacote total para o seu lazer. Do mesmo modo, as MCO tentaram organizar o sistema de cuidados de saúde nos Estados Unidos. Ele é um sistema claramente privado, não regulado pelo governo, lucrativo (na maior parte dos casos), com o objetivo primário de obter lucros para os seus acionistas enquanto se empenham em conter os custos de todo o sistema de cuidados de saúde. As MCO não lucrativas não são necessariamente mais eficientes na prestação de cuidados para os seus membros e muitas vezes possuem os mesmos problemas fiscais que as MCO lucrativas.

10. Qual é a diferença entre PPO e uma HMO?

Uma empresa de prestadores preferenciais (PPO) é um plano, conforme originalmente concebido há 10-20 anos, que contrata prestadores independentes a taxas remuneradas com desconto pelos serviços. No início do funcionamento do sistema PPO, os seus representantes se aproximavam de um PCP ou um especialista e ofereciam uma tabela de remuneração com descontos para um médico em troca do potencial de ele vir a ser especificamente referenciado para um grupo de pacientes que, de outro modo, não seriam capazes de se consultar com aquele médico. Ali se desenvolveu o conceito de "quadros" (isto é, as "listas" discutidas anteriormente), em que uma lista de profissionais aceitos seria fornecida aos pacientes cobertos pelo plano, que devem concordar em utilizar somente os médicos desse quadro para que os seus cuidados sejam cobertos pelo plano. Esse conceito foi modificado muitas vezes (veja a pergunta 12).

A HMO foi originalmente definida como uma organização pré-paga que oferecia serviços de cuidados de saúde abrangentes para membros voluntariamente alistados em troca de uma quantidade pré-paga fixa de dinheiro. Atualmente, uma HMO pode ser um plano de saúde que coloca o risco das despesas médicas sobre alguns prestadores ou um plano de saúde que utiliza os PCP como agentes de triagem.

CAPÍTULO 59 ENDOCRINOLOGIA EM CONVÊNIOS MÉDICOS 503

11. Existem outros tipos de planos das MCO?

Na medida em que foi feita pressão sobre negócios com grande número de empregados que não estavam satisfeitos com os tipos originais de planos e com os custos envolvidos com os prêmios anuais de alguns planos, muitas outras opções de seguros foram criadas.

12. O que são as políticas mistas?

As políticas mistas incluem as PPO com um PCP designado e cobertura completa para encaminhamento para especialidades dentro da rede de prestadores contratados, mas com pagamento parcial para o uso de especialistas fora da rede. Os planos podem ter deduções diferentes para consultas no consultório, hospitalizações e medicamentos de marca *versus* medicamentos genéricos. Em algumas HMO, uma clínica inteira oferece todos os cuidados de saúde, e os encaminhamentos devem ser feitos internamente. Outras HMO podem contratar alguns médicos dentro de uma comunidade para serem PCP, e outros médicos para serem especialistas. Os encaminhamentos podem ser cuidadosamente examinados, e os PCP podem ser indiretamente penalizados através da retenção dos bônus ou até mesmo repreendidos quando referenciarem muitos pacientes para especialistas. Foram criados muito outros planos na tentativa das empresas de seguros de oferecer opções para os empregadores que satisfaçam as necessidades dos empregados, mas que mantenham o custo baixo para o empregador. Em muitas MCO, um médico deve oferecer cuidados tanto para HMO quanto para pacientes de PPO, embora algumas vezes com diferentes tabelas de remuneração. Algumas MCO permitem que os médicos participem de uma ou outra.

13. Como um endocrinologista entra para uma HMO?

Assim como existem muitas opções para a prática médica, muitas são as opções de ingresso em uma HMO. Em alguns casos, um endocrinologista é empregado através de um grupo de prática docente de um grande centro médico ou de uma grande clínica de profissionais médicos na qual todos os membros são participantes do plano específico. Mais provavelmente ele se tornará um prestador logo que as suas credenciais sejam aprovadas pela MCO. Em áreas do país com carência de endocrinologistas, você será abordado por muitas MCO para participar imediatamente. Na maior parte das vezes, se um endocrinologista decidir praticar sozinho ou se unir a um grupo de profissionais em uma área onde a MCO esteja satisfeita com os médicos que já estão no seu quadro, entrar para uma HMO pode ser difícil; em alguns casos, isso pode ser impossível. Tentar abrir um consultório próprio como endocrinologista geral em uma área de grande penetração de HMO pode ser extremamente difícil e frustrante. Algumas vezes, contudo, a MCO está sob pressão para aumentar o número de endocrinologistas, especialmente em algumas áreas geográficas, e dá boas-vindas às solicitações de novos médicos. Em outros casos, as MCO recebem requisições específicas de pacientes ou empregadores para incluir nos seus quadros certos grupos de médicos que não eram anteriormente participantes. Em geral, o processo de solicitação, revisão da solicitação e aprovação final para participação pode ser bastante prolongado, talvez muito mais do que seis meses. Durante esse período, o médico não pode atender pacientes para a MCO.

14. Como o paciente da HMO chega ao seu consultório?

Depois que um PCP determinar que não possui a experiência ou a especialização para tratar determinado problema endócrino, o paciente é encaminhado para o seu consultório. Algumas vezes, o encaminhamento é feito pela HMO do paciente ou "central", como é frequentemente denominada. O paciente deve ter em mãos algum tipo de formulário de encaminhamento, seja um formulário de autorização ou um protocolo especial, dando a você a autorização específica para avaliar e tratar o paciente. Sem o formulário de encaminhamento ou algum tipo de encaminhamento definitivo feito pela central, você não será compensado pela visita da consulta. Cada visita subsequente deverá ser autorizada do mesmo modo ou o pagamento será retido. Pode ser frustrante quando um paciente chega para uma consulta de acompanhamento no consultório médico sem o formulário de autorização. Naturalmente o médico deseja atender o paciente e já bloqueou aquele horário da sua agenda para a consulta. Não obstante, a HMO definitivamente recusará emitir um formulário de encaminhamento retroativo e, mais provavelmente, o médico não receberá nenhuma compensação pela consulta.

CAPÍTULO 59 ENDOCRINOLOGIA EM CONVÊNIOS MÉDICOS

15. O que você espera poder fazer pelo paciente na consulta inicial ou em visitas subsequentes de acompanhamento?

Em geral, lhe será permitido colher a história, realizar o exame físico e solicitar exames diagnósticos simples sem discussões. Os exames de sangue costumam ser permitidos, embora as amostras geralmente tenham de ser enviadas para o laboratório que a MCO tenha contratado (veja a pergunta 17). Outros exames terão de ser aprovados por escrito pela central da HMO ou pelo escritório principal da HMO, dependendo da política de cada companhia em particular. A aprovação de procedimentos simples, como cintilografias de tireoide, estudos ultrassonográficos, tratamento por iodo radioativo e mesmo biópsias por aspiração com agulha fina (PAAF), podem levar horas a dias. Algumas HMO exigem que os PCP agendem todos os exames, o que pode ser um problema, uma vez que você pode não saber quando ou em que lugar o estudo está agendado, ou quando marcar o retorno do paciente para discutir os resultados. Quanto mais caro é o exame (como, por exemplo, uma MRI), mais difícil será obtê-lo.

16. Pode-se utilizar o próprio laboratório do consultório médico (LCM) para os pacientes das HMO?

Conquanto muitos endocrinologistas possuam os seus próprios laboratórios autorizados a realizar determinados exames endócrinos, normalmente não se pode utilizá-los para os pacientes das HMO. Frequentemente, a HMO negociou tabelas especiais com laboratórios comerciais. A situação pode gerar problemas logísticos no seu consultório se você trabalhar com diversas HMO, todas elas empregando diferentes laboratórios comerciais. Os seus técnicos de laboratório devem controlar com precisão que amostras vão para onde. Além disso, algumas HMO exigem que os pacientes façam a coleta de todos os testes no consultório do PCP. Essa exigência é especialmente problemática porque algumas vezes você não saberá se o paciente foi ao consultório do PCP para realizar a coleta de sangue e os resultados dos exames podem não ser encaminhados para você até que o paciente retorne para uma consulta de acompanhamento. Você pode ter de ligar para o consultório do PCP para que os resultados lhe sejam fornecidos por telefone ou fax.

17. Que problema potencialmente grave pode surgir com relação aos serviços de patologia?

Os endocrinologistas frequentemente realizam a PAAF de um nódulo tireoidiano. A maioria dos endocrinologistas confia nas interpretações de um laboratório em particular, frequentemente em um contexto universitário. A MCO pode não possuir um contrato com aquele laboratório, podendo exigir o uso de um laboratório completamente diferente para a interpretação da citologia. Algumas vezes, os patologistas naquele laboratório podem não estar acostumados a interpretar as PAAF de tireoide e os resultados que você receberá poderão não ser tão precisos. Esse problema em particular está sendo atualmente enfrentado pela American Thyroid Association e pelo College of American Pathologists.

18. O que acontece se o seu paciente mudar de emprego e receber um seguro de saúde de uma empresa para a qual você não está prestando serviços ou se o empregador do paciente mudar de seguro porque o preço do plano original era muito alto?

Obviamente, esse problema é altamente frustrante, tanto para o paciente quanto para o médico. O conceito de lealdade de longo prazo foi alterado. Ocasionalmente, uma opção de POP pode estar disponível no novo plano, mas frequentemente o paciente se cansa de arcar com o copagamento extra. Algumas vezes, o médico dará um desconto ao paciente a fim de continuar a sua relação profissional. Outras vezes, os pacientes sentem tanta confiança na opinião do seu médico que pagam os honorários daquele médico do próprio bolso, especialmente se o paciente só tiver de ser atendido uma ou duas vezes por ano. Existem movimentos no Congresso para permitir a continuação da relação médico-paciente. Até que isso ocorra, o médico terá de compreender que a perda de pacientes desse modo pode ser inevitável. Ele deve sempre dar boas-vindas ao paciente que retornar para a sua prática se a situação do seguro mudar.

19. Descreva o processo pelo qual o endocrinologista submete a conta pelos serviços prestados ao paciente.

Depois que os endocrinologistas terminarem a consulta do paciente, eles geralmente preenchem uma "superconta" anotando o tipo de consulta ambulatorial realizada, qualquer exame diagnóstico solicitado que seja realizado

CAPÍTULO 59 ENDOCRINOLOGIA EM CONVÊNIOS MÉDICOS **505**

na própria clínica e o código adequado do diagnóstico que cobre a condição clínica do paciente. O médico, então, encaminha o boletim médico e a superconta para um funcionário administrativo, encerrando, assim, a interação médico-paciente do dia. O que acontece dali em diante geralmente é um completo mistério para a maior parte dos médicos. Uma secretária ou assistente administrativa normalmente introduz os boletins médicos e o diagnóstico em algum tipo de sistema de gerenciamento médico, onde um pedido de ressarcimento é gerado e enviado eletronicamente ou através de um formulário para a seguradora. Esta examina o pedido e, eventualmente, é emitido um cheque para cobrir aquilo que a seguradora considerar adequado. O cheque retorna para o consultório do médico após algum período de tempo e um funcionário administrativo deposita o pagamento. Havia um certo "código de honra" no passado, através do qual a companhia de seguros confiava no médico. Este não é mais o caso.

20. Por que os pagamentos frequentemente atrasam?

As MCO são famosas por reter os pagamentos. Existem todos os tipos de justificativas:
- Rebaixamento deliberado do código (isto é, afirmar que o serviço prestado era realmente um serviço de nível 3, embora a solicitação de ressarcimento tenha sido submetida no nível 4)
- Agrupamento (isto é, incluir a fatura do componente médico do tratamento de um paciente hipertireoidiano com o custo do radiofármaco)
- Pagamentos atrasados (retenção do ressarcimento por 6-8 em vez de 2-3 semanas)
- Negativa criminosa dos ressarcimentos (como afirmar, inapropriadamente, que não há cobertura, ausência de autorização, condição preexistente inexistente ou a conclusão incorreta do formulário do seguro).

21. Que problemas podem resultar de tais práticas?

Esses problemas resultam em pagamentos inadequados (sempre menor do que o esperado), tempo prolongado antes que os pedidos de ressarcimento sejam finalmente resolvidos e quantidades intermináveis de formulários, tempo administrativo e perda de receita. De fato, recentemente foi impetrada uma ação judicial contra cinco MCO, proposta em nome da Florida Medical Association, California Medical Association, Texas Medical Association e Medical Association of Georgia devido ao uso de tais práticas. Por esse motivo, os médicos devem compreender todos os potenciais problemas antes de firmarem um contato para atender pacientes para uma MCO específica ou continuar o atendimento a esses pacientes sem verificar com os seus escritórios de faturamento para descobrir que tipo de problemas pode existir.

22. É aconselhável continuar atendendo pacientes para as MCO se esses problemas existem?

Essa se torna uma decisão pessoal e financeira que cada médico ou grupo de profissionais terá de tomar. Alguns médicos trabalham para uma empresa com uma base estritamente salarial. Atender todos os pacientes é só uma parte do que eles têm de fazer. Os médicos que estão na prática individual ou em pequenos grupos devem estar conscientes de todos os problemas, de modo que a decisão de começar ou continuar a atender pacientes é feita pelos motivos econômicos corretos. Muitos médicos reagem movidos pelo medo ou pela raiva, as piores emoções para se invocar quando uma decisão econômica tem de ser tomada.

23. Explique por que os médicos devem estar envolvidos em todos os aspectos da relação com a MCO.

Os médicos devem estar envolvidos em todos os aspectos da relação com a MCO, desde a negociação do contrato até o monitoramento contínuo dos problemas diários do atendimento de pacientes para a MCO em particular e ter consciência dos problemas de ressarcimento. O prestador deve monitorar as cobranças, acompanhar de perto os reembolsos e ressubmeter os que forrem rejeitados, tiverem seus códigos rebaixados ou retidos por um longo período de tempo sem pagamento. O médico deve ter certeza de que a cobrança dos reembolsos não seja esquecida e que todas as cobranças sejam ativamente perseguidas, especialmente quando o pagamento de uma terceira parte (isto é, de uma companhia de seguros) estiver envolvido. Os médicos ou as suas equipes devem ter uma política de pressão para garantir que os encaminhamentos sejam obtidos, que os reembolsos sejam submetidos no prazo e que os pagamentos devidos sejam recebidos.

CAPÍTULO 59 ENDOCRINOLOGIA EM CONVÊNIOS MÉDICOS

24. Que preocupações especiais se aplicam aos médicos que atuam em pequenos grupos?

Os médicos que atuam em pequenos grupos devem ter certeza de que a MCO em questão esteja contribuindo em quantidades significativas para o rendimento bruto da clínica para que valha a pena a briga envolvida no atendimento desses pacientes. À medida que um médico em particular ficar mais e mais ocupado, pode ser mais vantajoso substituir os pacientes de uma HMO com baixa tabela de ressarcimento por pacientes de uma HMO com tabelas mais altas. Talvez o médico só possa atender os pacientes cobertos por PPO de pagamentos mais altos ou escolha não estar envolvido com nenhuma MCO, se houver pacientes suficientes para preencher os seus horários. Para aqueles que são novos na prática, pode ser compensador atender mais e mais pacientes, a despeito dos problemas associados.

25. Que armadilhas os médicos devem evitar quando tomarem decisões sobre a sua participação em MCO?

A decisão de fazer parte da equipe de uma MCO ou de renunciar a uma equipe particular não deve ser uma decisão emocional, tal como o medo de que, se você não aceitar um contrato com aquilo que você considera uma tabela de reembolso inadequada, outro endocrinologista o faça. Além disso, não tome a decisão com raiva quando uma empresa negar o pagamento ou rebaixar os códigos de uma série de reembolsos sem um bom motivo. Calcule bem os aspectos financeiros associados a abandonar uma instituição em vez de um pedido de desligamento sem raiva. De fato, em primeiro lugar tente solucionar o problema com a MCO, depois observe todas essas questões e decida se o desligamento é adequado por motivos econômicos, não pelos emocionais.

26. Que fatores deveriam ser levados em conta na decisão de renovar o contrato com uma MCO específica?

Contratos com a maior parte das HMO têm renovação a cada ano. Os médicos têm a oportunidade de decidir se o contrato deve ser continuado. A decisão de continuar deve se basear em fatos, não em sentimentos: controle das receitas, administração dos reembolsos e tabela de honorários.

27. Explique o controle das receitas.

Os médicos devem controlar as suas receitas durante cada ano, de todos os pagadores, a fim de ter certeza de que nenhuma MCO seja responsável por uma porcentagem tão grande da sua prática que abandonar a empresa ou, ainda pior, ser abandonado por ela, possa resultar em uma imensa perda de receita. Ninguém pode dizer com certeza qual deve ser a porcentagem ideal, mas alguns médicos utilizam 10-15% como limite de corte. Todavia, o médico deve ser cauteloso ao virar as costas para os novos encaminhamentos daquela HMO, uma vez que pode haver alguma obrigação contratual que deva ser seguida.

28. Que fatores são relevantes para a administração dos reembolsos?

O programa de administração da prática profissional deve ser capaz de fornecer informações, como quantos reembolsos para cada MCO tiveram sua codificação rebaixada, foram agrupados ou negados. Quantos reembolsos tiveram o seu pagamento atrasado por mais de três semanas? Quantas vezes o funcionário do faturamento teve de ligar para a empresa antes que o pagamento fosse finalmente recebido? Cada vez que um reembolso não é pago adequada ou imediatamente, custos administrativos são associados à coleta desses honorários. Esses custos adicionais reduzem efetivamente a quantidade esperada de reembolso. Além disso, converse com as secretárias para descobrir os tipos de conflitos que são encontrados no recebimento de encaminhamentos, no agendamento de procedimentos e para que os exames laboratoriais sejam feitos imediatamente. Elas poderão orientá-lo na sua decisão.

29. Como você avalia a tabela de honorários?

Depois que a decisão de continuar a atender os pacientes de uma MCO tiver sido tomada, o médico deve olhar para a tabela de honorários. Tente não assinar um documento que expresse o reembolso em termos de porcentagem de cuidados médicos ou algum outro padrão de valor. Tente ser específico no fornecimento de uma lista de códigos de consultas ambulatoriais que será usada e pactue um critério para decidir que documentação será necessária para cada nível. Também forneça à empresa uma lista de procedimentos e exames que você irá rea-

CAPÍTULO 59 ENDOCRINOLOGIA EM CONVÊNIOS MÉDICOS | 507

lizar no seu consultório e chegue a um acordo sobre uma tabela de honorários. Tenha certeza de que a empresa aprova o reembolso esperado para cada item. Essa estratégia evitará uma grande discussão quando surgirem códigos rebaixados ou negações.

30. Os médicos devem consultar um advogado antes de assinar um contrato com uma MCO?

Sim. Não espere compreender o contrato que lhe será oferecido. Tenha um advogado, especialmente um bem versado na legislação de planos de saúde, que o reveja e aponte os problemas potenciais. Muitos médicos relutam em gastar dinheiro com isso, mas essa relutância é imediatista.

31. Os médicos podem negociar os termos dos contratos da MCO?

Contratos são sempre abertos a discussão. Não ache que você não pode negociar em outros termos que não os inicialmente oferecidos.

32. O médico precisa ser um bom homem de negócios para sobreviver em um ambiente de cuidados gerenciados?

Infelizmente, sim. A maior parte dos médicos vai à escola de medicina para aprender como se tornar bons médicos. Eles trabalham duro durante as suas residências e pós-graduações para aprender tanta medicina interna e endocrinologia quanto puderem. Mas, provavelmente, nada lhes será ensinado sobre a administração da sua prática profissional, habilidades de negociação contratual e custo-benefício nos cuidados médicos. Além disso, o papel tradicional de um médico como aquele que cura o doente sem se preocupar com a retribuição, já que os médicos "sempre viveram vida boa", não é mais aplicável. Está ficando muito caro administrar um consultório sem ter consciência dos custos de cada aspecto da prática, o fluxo de renda e o resultado financeiro. Alguns médicos vendem a sua clínica a fim de não terem de lidar com esses problemas, somente para descobrir que o trabalho para uma empresa de gerenciamento de médicos, no hospital que adquire as clínicas ou em grupos muito grandes cria um conjunto de problemas completamente diferente, que eles nunca esperaram.

Para ter uma prática profissional financeiramente bem-sucedida, o médico deve ter uma atitude completamente diferente daquela dos médicos de uma geração atrás. O médico tem de ver a prática profissional como um negócio, e a prestação de cuidados de saúde somente como uma parte dessa prática. Toma tempo, esforço, aprendizado com a experiência e mesmo erros para ser bem-sucedido. Os médicos possuem elevadas habilidades intelectuais. Eles devem aplicar essas habilidades no aprendizado dos aspectos negociais das suas práticas. A combinação entre uma carreira em endocrinologia clínica com um bem-sucedido fluxo de renda certamente é possível e deve constituir o objetivo de todos os especialistas em endocrinologia.

BIBLIOGRAFIA

1. Levy EG: On entering private practice: a personal perspective. A guide for the young endocrinologist about to embark on a career in private practice. Endocrinologist 9:119, 1999.
2. Levy EG: *Private practice—what you don't learn as a resident,* Endocrine Society Press, Chevy Chase, MD, 2007.

CAPÍTULO 60

SONO E ENDOCRINOLOGIA

Roger A. Piepenbrink, Brian T. Allenbrand e William C. Frey

A medicina do sono é uma fronteira relativamente nova, especialmente quando relacionada com a endocrinologia. Este capítulo aborda o sono humano normal e o envolvimento do sistema endócrino, desenvolvendo os aspectos endócrinos da privação do sono e a apneia obstrutiva do sono. Concentra-se nas consequências para a saúde do sono perturbado e em melhorias que resultam do tratamento bem-sucedido de anormalidades do sono.

1. Os distúrbios do sono causam doenças endócrinas ou a doença endócrina causa distúrbios do sono?

Os distúrbios do sono são comuns em muitas condições endócrinas, e as doenças endócrinas podem ter distúrbios do sono associados. Por exemplo, pacientes acromegálicos estão em risco para a apneia do sono. Excesso de androgênios pode piorar a apneia obstrutiva do sono (AOS), assim como o hipotireoidismo. Tireotoxicose pode contribuir para a insônia. Atualmente, sabe-se que o sono perturbado está associado a um aumento do risco de diabetes e obesidade.

2. Quais são os estágios do sono?

O sono é organizado em sono do movimento não rápido dos olhos (sono NREM) e sono do movimento rápido dos olhos (REM) (Tabela 60-1). No ensino clássico, NREM era organizado em quatro fases. Tipicamente, os adultos

TABELA 60-1. COMPARAÇÃO ENTRE AS FASES DO SONO

Características	NREM	REM
Capacidade de resposta a estímulos	Reduzida	Reduzida a ausente
Atividade simpática	Reduzida	Reduzida ou variável
Atividade parassimpática	Aumentada	Acentuadamente aumentada
Movimentos dos olhos	MOL	REM
Frequência cardíaca	Bradicardia	Taqui/bradi
Frequência respiratória	Reduzida	Variável; apneias podem ocorrer
Tônus muscular	Reduzido	Acentuadamente reduzido
Tônus muscular das vias respiratórias superiores	Reduzido	Moderadamente reduzido a ausente
Fluxo sanguíneo cerebral	Reduzido	Acentuadamente aumentado
Outras características	Sonambulismo Terrores noturnos	Sonhos

Modificado de Chokroverty, S: Disorders of Sleep. In: NEUROLOGY Capítulo XIII; American College of Physicians Medicine, Novembro, 2006 WebMD Inc.
REM, movimentos oculares rápidos; MOL, movimentos oculares lentos.

entram no sono através da fase 1 do sono, que é caracterizada no eletroencefalograma (EEG) por ondas de frequência mista de baixa amplitude. Quando se entra na fase 2, o EEG mostra predominantemente fusos de sono e complexos K. O Manual da Academia Americana de Medicina do Sono de 2007 (AASM, de American Academy of Sleep Medicine) combina as fases 3 e 4 em uma fase, N3, ou sono de ondas lentas (SOL). Na SOL, o EEG desacelera e é associado a um aumento progressivo do número de ondas delta, que são caracterizadas pelo aumento da amplitude e redução da frequência. Pode levar até 100 minutos para o primeiro ciclo do sono NREM terminar, mas uma vez concluído ele anuncia o primeiro período REM. Embora o REM não seja definido por padrões característicos do EEG, o EEG pode ser semelhante ao da fase 1. A verdadeira marca do sono REM, contudo, é o movimento rápido dos olhos em todas as direções, em comparação com os movimentos oculares lentos (MOL) na fase 1 do sono na eletro-oculografia (EOG). Também definidora do REM é a atonia muscular, geralmente manifestada em tônus reduzido na eletromiografia (EMG) e ausência de movimento do músculo do queixo. Os únicos músculos somáticos que trabalham na fase REM são os músculos extraoculares e o diafragma!

3. **Como é a progressão das fases do sono em uma noite de sono habitual?**
Nos humanos, os sonos NREM e REM tipicamente se alternam em ciclos de 90-120 minutos (Fig. 60-1). Quatro a seis ciclos ocorrem durante um período de sono normal, dependendo da duração do sono. Cada ciclo é semelhante, com o início do sono começando na fase 1, progredindo para a fase 2, em seguida para SOL e sem despertar

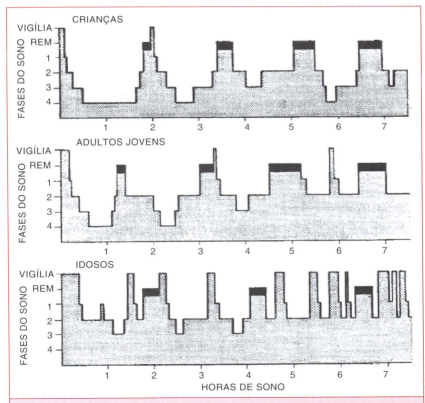

Figura 60-1. Fases do sono. De Kales AM, Kales JD: Sleep disorders. N Engl J Med 1974; 290(9): 487-499. Usada com permissão, Copyright 1974 Massachusetts Medical Society. Todos os direitos reservados.

significativo de volta à fase 2. Em uma típica noite de sono de adultos, a fase 1 será composta de até 5% do total de sono, a fase 2 até 50%, SOL até 20% e REM até 25%. O SOL é predominantemente experimentado no primeiro terço do sono, e o REM, na última metade do sono. Atingir o SOL tem significado neuroendócrino.

4. Quais são as mudanças fundamentais no sistema nervoso em NREM *versus* sono REM e que outras diferenças são observadas entre as fases do sono NREM e REM (Tabela 60-1)?

O sono é caracterizado por inconsciência reversível e responsividade variável a estímulos. Há uma mudança no sistema nervoso autônomo (SNA) no sono, com predominância do sistema nervoso parassimpático (SNP) no sono NREM e especialmente no REM. Há diminuição do tônus do sistema nervoso simpático (SNS) em NREM, que também é normalmente o caso em REM, mas o tônus simpático em REM pode ser variável. Em NREM, há diminuições da frequência respiratória (FR), frequência cardíaca (FC), pressão arterial (PA) e débito cardíaco. O REM normal é caracterizado por oscilações na PA, FC e FR. O sonho e a transição de hipotonia muscular somática para atonia (que inclui tônus muscular da via respiratória reduzido a ausente) também são eventos do REM. O REM pode ter alguns períodos de diminuição ou ausência de respiração. As taxas metabólicas cerebrais para glicose e oxigênio diminuem durante o sono NREM, mas aumentam para níveis acima dos de vigília em REM.

5. Quais são os dois mecanismos cerebrais responsáveis pela ciclagem dos hormônios hipofisários anteriores em um período de 24 horas?

Há dois processos cerebrais distintos, mas interligados que regulam o sono e a liberação de hormônio em um período de 24 horas. O primeiro processo é o relógio de 24 horas mestre do cérebro, o chamado processo C, de processo circadiano. O outro é a homeostase sono-vigília (HSV), também conhecido como processo S. A HSV é dependente do processo C, mas o processo circadiano não é dependente de HSV. O processo C é regulamentado no núcleo supraquiasmático hipotalâmico (NSC). Ele recebe uma variedade de sinais e trabalha com a melatonina da glândula pineal. Além disso, o processo C recebe estímulos ambientais, sendo que o mais forte é a luz. O NSC usa mecanismos autônomos, intrínsecos elétricos e moleculares para manter um ritmo de quase 24 horas. O processo de HSV relaciona a quantidade e a intensidade do sono com a duração de vigília prévia. Assim, se alguém fica 24 horas sem dormir, em seguida há um aumento da pressão para dormir. A pressão para dormir é menor quando há mais descanso. Essa pressão aumenta durante o dia e atinge um pico pouco antes da meia-noite. A interação desses dois processos, processo C e processo S, influencia os geradores hipotalâmicos de liberação ou inibição de hormônios que influenciam a função hipofisária anterior.

6. Como as fases do sono mudam durante a vida?

À medida que envelhecemos, o tempo total de sono diminui e o sono começa a se fragmentar (Fig. 60-1). O tempo de sono diminui com a idade de 16-18 horas por dia em um recém-nascido para 9-10 horas em uma criança de 10 anos a 7 ½-8 horas no adulto médio, até seis horas em uma pessoa de 80 anos. O sono de um recém-nascido é de até 50% de sono REM e cai para 25% do sono quando ele atinge um ano de idade (25% é a porcentagem usual de REM para um adulto). Há também uma diminuição progressiva de SOL com o envelhecimento. Essa perda de SOL também tem repercussões endócrinas, já que a liberação do hormônio hipofisário anterior é associada a SOL. Esse fato contesta a afirmação de que a liberação do hormônio é unicamente baseada em um ciclo de *feedback*.

7. Dê o nome de dois hormônios que são elevados no início do sono e os dois hormônios que são elevados no final do sono.

Lembre-se de que o SOL predomina no primeiro terço do sono e que o REM predomina na segunda metade do sono. O hormônio do crescimento (GH, de *growth hormone*) e a prolactina (PRL) são relacionados com o SOL (Tabela 60-2). Os picos noturnos de GH e PRL estão associados ao primeiro período de SOL. As mulheres têm um pico de GH no meio do dia também. O aumento de PRL e GH é perdido se o paciente fica sem dormir e retorna se o paciente recupera o sono. É o início do sono e não a hora do dia que desencadeia a liberação desses hormônios. Os hormônios que aumentam mais tarde durante o sono são o cortisol e a testosterona. A testosterona aumenta logo após a meia-noite, e o cortisol começa sua ascensão às duas da madrugada, atingindo um pico

CAPÍTULO 60 SONO E ENDOCRINOLOGIA

TABELA 60-2. INFLUÊNCIA PRIMÁRIA EM UMA VARIAÇÃO DE 24 HORAS		
Hormônio	**Homeostase Sono-Vigília**	**Circadiano**
GH	+++	+
PRL	+++	++
TSH	++	+++
Testosterona	–	+++
Cortisol	+	+++

entre 6-9 da manhã. O momento e a quantidade de sono REM estão relacionados com o aumento desses dois hormônios, no homem, durante o período tardio do sono. Mas o ritmo de 24 horas, tanto para a testosterona como para o cortisol, é principalmente controlado pela ritmicidade circadiana (processo C) e não pela homeostase do dormir-acordar (processo S).

8. Como é que os níveis de gonadotrofinas variam com o sono?

Eles variam com o sono de acordo com o sexo e o estágio de maturidade. Antes da puberdade, há liberação diurna pulsátil de gonadotrofina, que é aumentada com o início do sono. Uma das características da puberdade para a criança é a maior amplitude noturna de LH e FSH. Tanto o processo S como o processo C contribuem para esse pico noturno em crianças púberes. À medida que o homem púbere entra na idade adulta, também há aumento do LH diurno; assim, a variação em um ciclo de 24 horas é menos aparente. Em homens adultos, o LH tem baixa amplitude, mas a testosterona é significativamente aumentada. Isso sugere que o processo de SOL está envolvido. De fato, os níveis plasmáticos de testosterona livre são aumentados até que o primeiro REM ocorra.

9. O padrão de LH é o mesmo nas mulheres?

Nas mulheres, o LH plasmático é significativamente influenciado pelo ciclo menstrual. Há, no entanto, alguma modulação dos níveis de LH, já que a frequência de pulso de LH diminui durante o sono. Nas fases folicular e lútea iniciais, a amplitude dos pulsos de LH na verdade aumenta. A frequência, no entanto, diminui e a lentificação da frequência de pulso de LH noturno torna-se evidente. No meio e no fim das fases folicular e lútea, essa lentificação é menos evidente a ausente. Nas mulheres na pós-menopausa, há elevação dos níveis de FSH e LH, sem variação circadiana.

10. Os hormônios esteroides gonadais seguem as mudanças de FSH e LH mencionados na pergunta anterior?

Gonadotrofinas têm amplitude e frequência de pulso que não se refletem nos esteroides gonadais (isto é, os esteroides gonadais não têm pulsações). Para as meninas púberes, há uma elevação durante o dia de estradiol. Para os meninos púberes, o aumento da testosterona coincide com a elevação das gonadotrofinas, como descrito, com níveis mínimos de testosterona tarde da noite e níveis mais elevados no início da manhã. Em mulheres pós-menopáusicas, as gonadotrofinas aumentam na tentativa de estimular a produção de estradiol, e não há um padrão circadiano consistente de gonadotrofinas.

11. Que fatores influenciam a liberação do hormônio estimulador da tireoide (TSH)?

A liberação de TSH está essencialmente relacionada com o ritmo circadiano, embora haja influência do processo S. A liberação de TSH em homens jovens saudáveis mostra um declínio no final da tarde, uma elevação circadiana no início da noite e, em seguida, um declínio nos níveis logo após o início do sono. Acredita-se que a influência inibitória do sono no TSH seja do SOL, uma vez que continua a traçar um declínio noturno atingindo valores diurnos. Com a perda de sono aguda, o TSH tem sua retomada habitual no início da noite aproximadamente às seis horas da noite, mas depois continua a aumentar até um máximo de quase o dobro do normal no meio do período

512 CAPÍTULO 60 SONO E ENDOCRINOLOGIA

do sono habitual. A perda do efeito inibitório do sono sobre a elevação do TSH circadiano pode contribuir para os valores elevados de TSH observados em pacientes internados agudamente doentes.

12. Como a liberação de cortisol e TSH é circadiana, seus níveis são paralelos durante a noite e o dia?

O TSH é influenciado pelo processo C e, em menor medida, pelo processo de HSV. O cortisol é influenciado principalmente pelo processo circadiano, com alguma influência do processo S (Tabela 60-2). Então, uma mudança de um ciclo sono-vigília influencia a liberação desses hormônios, mas em graus diferentes. Em geral, as oscilações do TSH precedem as do cortisol, sendo que o cortisol atinge o pico mais tarde e mantém-se por mais tempo. O TSH começa a aumentar em ritmo circadiano, alcança níveis máximos por volta da metade do sono (meia-noite às duas da madrugada) e seu ponto mais baixo de 1,5 microIU/mililitro no meio da tarde. Então, o TSH estabiliza-se parando uma possível subida após o início do sono, o que reflete a supressão de TSH durante o sono. Em um estudo com homens jovens saudáveis durante a privação do sono noturno entre 10 horas da noite e seis horas da manhã (supressão de HSV removida), o TSH mais do que duplicou. Ou seja, o TSH passou de seu nadir da tarde de aproximadamente 1,5 microIU/ml para um novo pico de aproximadamente 3,8 microIU/ml às duas da madrugada. No seguimento da recuperação do sono (10 da manhã às seis da noite), o TSH voltou para uma média de 1,25 microIU/ml. O cortisol, por outro lado, aumenta abruptamente depois da meia-noite, atinge seu pico por volta de 6-9 horas da manhã, em seguida diminui ao longo do dia (atingindo um nadir à meia-noite). Está bem documentado que as interrupções do sono noturno estão associadas a elevações de curto prazo do TSH. Os níveis de TSH normalizam quando o sono noturno normal é retomado. Interrupções repetidas e prolongadas do sono noturno resultam em elevação do cortisol.

13. Que mudanças no sono irão influenciar os níveis de cortisol?

Os insones, cujo tempo total de sono/tempo total na cama é inferior a 70% do normal, têm níveis de cortisol significativamente maiores à noite e no início do sono. Em um estudo com adultos jovens cujos ritmos circadianos foram perturbados por um voo da Europa para os Estados Unidos, os padrões de secreção de GH ajustaram-se dentro de alguns dias para o novo ciclo sono-vigília, mas os níveis de cortisol mantiveram-se dissociados por duas semanas. Acredita-se que essa dissociação contribua para os sintomas da síndrome de *jet lag*.

14. Como os processos circadiano e de sono-vigília influenciam os níveis de glicose e insulina?

Os níveis de glicose e insulina são influenciados por ambos os processos. Estudos em adultos normais têm demonstrado aumento de 30% na glicose e de 60% nos níveis de insulina durante o sono noturno. Na privação de sono, as taxas de secreção de glicose e insulina aumentam no momento do sono habitual, embora em um grau muito menor, sugerindo modulação circadiana. No sono de recuperação, no entanto, a secreção das taxas de insulina e glicose aumentam acentuadamente, sugerindo modulação pelo sono por si só.

15. Como o envelhecimento muda a liberação hormonal?

Alterações da arquitetura do sono com o envelhecimento levam a alterações hormonais. Lembre-se de que o GH e o PRL aumentam principalmente em relação ao SOL do NREM, enquanto o TSH, o cortisol e a testosterona têm aumentos que são principalmente circadianos. Como há menos SOL com o envelhecimento (Fig. 60-1), há diminuição da secreção de GH e PRL noturno. Em geral, a extensão da liberação do hormônio diminui do jovem para o idoso. A extensão das mudanças circadianas do cortisol e TSH são menos drásticas com o envelhecimento. As oscilações de TSH noite-dia também se tornam moderadas com a idade.

16. Qual é a definição de distúrbios respiratórios do sono (DRS) e como isso difere da apneia obstrutiva do sono (AOS)?

A confusão surge quando os termos de distúrbios respiratórios relacionados com o sono (DRRS), DRS e AOS, são utilizados indiferentemente na literatura e em relatórios de laboratório de sono. DRRS e DRS são títulos da doença sob os quais outras doenças estão presentes (muito parecido com DPOC, que abrange uma referência geral para outras entidades de doenças específicas). DRRS, por um lado, contém, por exemplo, síndromes de apneia do sono

CAPÍTULO 60 SONO E ENDOCRINOLOGIA **513**

central do adulto e pediátricas, e síndromes da apneia obstrutiva do sono. AOS, por outro lado, é um distúrbio específico diagnosticado com polissonografia (PSG). Ela pode ser suspeitada com base nas queixas do paciente ou parceiro de cama. Essas queixas incluem: episódios de sono involuntários durante a vigília, sonolência diurna, sono não reparador, fadiga ou insônia, despertar do sono com apneia, arfando ou com engasgo, ronco alto e interrupções da respiração. Os critérios da PSG não são tão rigorosos se associados a queixas do paciente ou parceiro de cama. Acompanhada das queixas, a PSG deve ter cinco ou mais eventos respiratórios por hora de sono associados a aumento do esforço respiratório. Sem um histórico de queixas, a PSG deve conter 15 ou mais desses eventos respiratórios. Em um caso ou no outro, chegar a um diagnóstico de AOS inclui descartar distúrbios clínicos, neurológicos e/ou desordens de abuso de substância. É importante lembrar que alguns medicamentos prescritos podem também aumentar o risco de AOS.

17. O que são eventos respiratórios?

Eventos respiratórios são apneias, hipopneias e despertares relacionados com esforço respiratório (DRER). Um episódio de apneia é uma diminuição do fluxo de ar de pelo menos 90% a partir da linha de base que dura pelo menos 10 segundos (tente segurar sua respiração por 10 segundos!). Hipopneia é definida como 10 segundos de pelo menos uma diminuição de 30% no fluxo de ar que resulta em 4% ou mais de dessaturação na oximetria de pulso. Por outro lado, os critérios de DRER devem ser procurados caso um evento observado não atenda aos critérios de apneia ou hipopneia. DRER é definida como uma sequência de respirações superior a 10 segundos de duração que está associada a um aumento do esforço respiratório e resulta em um despertar do sono. A AASM orienta que as apneias, hipopneias e DRER, se houver, sejam marcadas na interpretação da PSG de rotina. O número médio de apneias e hipopneias em uma hora é chamada de índice de apneia-hipopneia (IAH). Mas, se houver presença de DRER, o número médio de apneias, hipopneias e DRER deve ser calculado. Isso é chamado de índice de distúrbio respiratório (IDR). Observe que o IAH não é igual ao IDR, mas esses termos são usados indistintamente — essa alternância pode gerar confusão.

18. Qual é a prevalência de AOS?

A prevalência depende da definição de AOS. As primeiras pesquisas epidemiológicas, principalmente de homens brancos, estimou que até 4% tiveram AOS (60-90% eram obesos). A prevalência clássica de AOS para adultos entre 30-60 anos é de 24% nos homens e 9% nas mulheres. Em pacientes não obesos, as características genéticas craniofaciais como retrognatismo estão correlacionados com AOS. À medida que os dados sobre AOS amadurecem, a prevalência pode tornar-se única para populações ou etnias. Em homens não obesos, asiáticos e trabalhadores de escritórios, o IMC e a idade foram positivamente correlacionados com AOS, mas o peso estava menos correlacionado em indivíduos brancos, não asiáticos. Acredita-se que os fatores de risco para AOS, além de adiposidade, como estreitamento da faringe, retrognatismo ou micrognatismo e colapsabilidade faríngea, assumem maior significado patológico em indivíduos chineses.

19. Defina privação do sono. É comum?

A privação do sono pode ser aguda ou crônica. Por definição, ficar sem dormir por 24 horas é perda aguda de sono, enquanto dormir menos de seis horas por noite durante seis noites ou mais é considerado privação crônica do sono. Pacientes em nações industrializadas estão dormindo menos. Nos Estados Unidos, por exemplo, mais de 30% dos adultos com menos de 64 anos de idade relatam dormir menos de seis horas por noite, não deixando qualquer dúvida de que muitos pacientes estão acumulando a privação crônica do sono.

20. Quais são as principais características da privação de sono em comparação com a apneia do sono?

Na privação de sono, a pessoa não dorme, mas respira normalmente. Na AOS, a pessoa dorme, mas não respira bem durante o sono. A AASM classifica a privação do sono volitiva como síndrome do sono insuficiente induzido quando ela está associada a sonolência diurna. Pode-se medir objetivamente a sonolência diurna excessiva (SDE) com uma ferramenta padronizada (Tabela 60-3), como a Escala de Sonolência de Epworth (ESE). Uma pontuação da ESE de mais de 9 é compatível com SDE. Pacientes com diminuição aguda ou crônica de sono resistem ao impulso de dormir sem comprometimento da troca gasosa. Na AOS, há uma repetição do colapso das vias aéreas

514 CAPÍTULO 60 SONO E ENDOCRINOLOGIA

TABELA 60-3. ESCALA DE SONOLÊNCIA DE EPWORTH

Qual a probabilidade de você cochilar ou adormecer nas seguintes situações? Isso se refere ao seu modo habitual de vida nos últimos tempos. Use a seguinte escala para escolher o número mais adequado para cada situação:

0 = nenhuma chance de cochilar

1 = pequena chance de cochilar

2 = chance moderada de cochilar

3 = chance alta de cochilar

Situação

Sentado e lendo

Assistindo TV

Sentado inativo em um lugar público (por exemplo, um teatro ou uma reunião)

Como passageiro em um carro por uma hora sem parar

Deitado para descansar à tarde, quando as circunstâncias permitem

Sentado e conversando com alguém

Sentado tranquilamente depois de um almoço sem álcool

Em um carro, enquanto parado por alguns minutos no tráfego

A interpretação é a soma das pontuações atribuídas a cada situação

- 0-6 você está dormindo o suficiente

- 6-8, pontuação média, população normal

- >9 consulte um médico

A Escala de Sonolência de Epworth foi validada principalmente em apneia obstrutiva do sono. Ela é usada para medir a sonolência diurna excessiva e é repetida após a administração do tratamento (p. ex., CPAP) para documentar a melhora dos sintomas.

---

superiores, o que induz episódios de apneia e hipopneia, apesar do esforço respiratório torácico e abdominal persistente. Isso leva a um aumento da carga mecânica sobre as vias aéreas superiores, parede torácica e diafragma. O que se segue são hipóxia, hipercapnia e aumento acentuado do tônus adrenérgico. A AOS muitas vezes leva a uma ruptura ou fragmentação do ciclo do sono-vigília habitual e da capacidade de resposta do sistema endócrino. Ambos podem contribuir para a fadiga e a sonolência diurna. Se SDE for secundária à privação do sono, a continuidade do sono do paciente é normal e frequentemente associada a um aumento do SOL. Lembre-se da influência inibitória do sono de recuperação diurno (SRD) sobre o TSH, que ocorreu se a SRD foi consequente à privação do sono noturno (veja a pergunta 12).

21. Devido ao aumento do tônus do SNS (veja a pergunta 4), a comorbidade de AOS interfere na avaliação de metanefrinas e catecolaminas quando da triagem para feocromocitoma?
Sim. AOS resulta em liberação adequada de catecolaminas em resposta ao estresse fisiológico ou doença, assim como infarto do miocárdio, acidentes vasculares cerebrais e insuficiência cardíaca aguda estão associados a aumentos adequados de catecolaminas. Se uma coleta de 24 horas for realizada no caso de AOS não diagnosticada ou mal tratada, provavelmente conterá níveis elevados de metanefrinas e catecolaminas. Isso pode falsamente sugerir um diagnóstico de feocromocitoma.

CAPÍTULO 60 SONO E ENDOCRINOLOGIA **515**

22. Que doenças endócrinas estão associadas à AOS?

As doenças mais comuns são hipotireoidismo, acromegalia e síndrome dos ovários policísticos (SOP). Apesar de já se ter acreditado que todos os pacientes com AOS têm hipotireoidismo subclínico, foi demonstrado não ser esse o caso. Evidências nos últimos quatro anos sugerem que a prevalência de AOS em pacientes com hipotireoidismo é de cerca de 30%. A AOS é reversível na maioria desses pacientes, uma vez tratados adequadamente com reposição de hormônio tireoidiano. Em um estudo prospectivo de homens e mulheres não obesos, de meia-idade, com hipotireoidismo sintomático recém-diagnosticado, 30% tiveram AOS diagnosticado por PSG no início do estudo. Oitenta e quatro por cento desses indivíduos apresentaram reversão da AOS com normalização do TSH. Finalmente, os níveis de insulina e as medidas de tolerância à glicose na SOP foram fortemente correlacionados com risco e a gravidade da AOS. Além disso, entre as mulheres com SOP com tolerância normal à glicose, os níveis de insulina foram significativamente maiores naquelas de alto risco de AOS em comparação com as de baixo risco de AOS, independentemente do índice de massa corporal.

23. Qual a diferença entre apneia do sono por excesso de GH e apneia do sono devido à deficiência de hormônio da tireoide?

O excesso de GH está associado a uma proporção elevada de apneia do sono central, enquanto o hipotireoidismo é quase uniformemente associado à apneia obstrutiva do sono. Até 60% dos acromegálicos são subsequentemente diagnosticados com apneia do sono por estudos de PSG. Em uma série, mais de 30% tinham apneia do sono central. Não se trata de macroglossia, pois a endoscopia revelou pouca movimentação da língua oclusiva posterior durante o sono. Essa afirmação é reforçada pela observação de que esses pacientes têm níveis mais baixos de dióxido de carbono arterial durante a vigília e maior capacidade de resposta ventilatória quando comparados àqueles com AOS. O mecanismo para apneia do sono central nesses pacientes não está claro.

24. Como a privação do sono influencia a tolerância à glicose?

Em um estudo, após uma semana de sono, quatro horas por noite, houve aumentos na resistência à insulina pós-prandial. Durante a restrição do sono, a tolerância à glicose é aproximadamente 40% pior do que quando comparada a um grupo com extensão do sono. Curiosamente, descobriu-se que a primeira fase de liberação de insulina é a que está significativamente reduzida. Quando os indivíduos com privação do sono entram no sono da recuperação (dormindo durante o dia devido à privação de sono), há elevações acentuadas dos níveis de insulina e glicose, o que indica que o sono também exerce influências modulatórias na regulação da glicose independentemente do ritmo circadiano.

25. Qual é a evidência que liga AOS ao metabolismo da glicose anormal?

Ronco, privação de sono e AOS têm sido relacionados ao risco de diabetes melito tipo 2 (DM2). Dados colhidos de diversas populações de pacientes sugerem que a gravidade da AOS é um risco para o desenvolvimento de DM2. Atualmente, os dados disponíveis não comprovam definitivamente a causalidade direta. Ronco, em não obesos asiáticos e especialmente nos obesos, foi independentemente associado a alterações em exames de tolerância à glicose oral e a maiores porcentagens de HbA1c. Em estudos epidemiológicos, a qualidade do sono foi positivamente correlacionada com o risco de desenvolver DM2. Estudos observacionais demonstraram que pacientes que relatam menos de seis horas de sono por noite têm maior prevalência de intolerância à glicose e DM2. Muito recentemente, verificou-se que a duração do sono (<6 e >8 horas por noite) foi preditiva de aumento da incidência de DM2. AOS, diagnosticada por PSG, está independentemente associada a um metabolismo anormal da glicose. Outro estudo recente estende essa associação independente através de uma avaliação rigorosa dos potenciais fatores de confusão, sobrepeso/obesidade. Nessa análise transversal de 2.588 pacientes, foi demonstrado que glicemia de jejum alterada (GJA), intolerância à glicose (IG) e diabetes oculto estão associados (mas em graus diferentes) à AOS, tanto nos subgrupos de peso normal (IMC <25 kg/m^2) como nos de sobrepeso/obesos. Isso sugere que os indivíduos com AOS apresentam risco especial para o diabetes e suas complicações cardiovasculares.

26. Quais são os dois principais mecanismos subjacentes ao desenvolvimento de metabolismo anormal da glicose em pacientes com apneia do sono?

A característica da AOS é a redução do fluxo aéreo, que tipicamente é associada a hipoxemia intermitente e fragmentação do sono. Em estudos em animais, tem-se demonstrado que a sensibilidade à insulina varia de

CAPÍTULO 60 SONO E ENDOCRINOLOGIA

acordo com a hipoxemia intermitente, independentemente da ativação do SNS. Além disso, tem sido demonstrado que em homens não diabéticos com sobrepeso a ligeiramente obesos, cada diminuição de 4% na saturação de oxigênio está associada a um risco aumentado em aproximadamente duas vezes para intolerância à glicose. A fragmentação do sono também tem sido associada ao metabolismo anormal da glicose. Em um estudo com adultos saudáveis, a supressão seletiva de SOL (sem diminuir o tempo total de sono) foi associada à diminuição da sensibilidade à insulina em quase 25%. Isso sugere que os baixos níveis de SOL nos idosos e obesos pode contribuir para o aumento da incidência de DM2.

27. No que diz respeito à causalidade, o uso de CPAP melhora os parâmetros anormais do metabolismo de glicose?

Sim. Experimentos que relatam definições de adesão à CPAP e os experimentos que demonstram não haver alteração no IMC durante o período do estudo realmente demonstram melhora. Um estudo de pacientes não diabéticos com AOS moderada a grave relatou que a CPAP melhorou significativamente a sensibilidade à insulina depois de apenas dois dias de tratamento e que a melhora se manteve durante os três meses de acompanhamento sem alterações significativas no peso corporal. Curiosamente, essa influência foi mais acentuada na população de não obesos. Em contrapartida, esse mesmo laboratório não mostrou melhora na sensibilidade à insulina nos pacientes obesos com DM2.

28. O uso eficaz de CPAP nos pacientes com AOS leva à perda de peso?

Sim, aparentemente funcionando através de dois mecanismos distintos. Primeiro, o paciente com apneia do sono tratada geralmente acorda mais descansado e com uma sensação de vitalidade ou energia melhorada. Uma vez em tratamento, os pacientes com AOS tratada mostraram até mesmo que se exercitam mais. Em segundo lugar, o tratamento da apneia do sono resulta na normalização da leptina, o chamado hormônio da saciedade. Como será descrito adiante, a leptina é suprimida durante a privação do sono e a apneia do sono não tratada.

29. Quais são os efeitos da privação do sono sobre a leptina (hormônio da saciedade) e grelina (hormônio da fome)?

Com a privação do sono, a leptina (da palavra grega *leptos*, que significa "magro") diminui e a grelina (da raiz original *ghre* que significa "crescer") aumenta. No sono mais longo que a média, a leptina aumenta e a grelina diminui. Tem sido documentado que a liberação de leptina é comprometida no paciente com privação do sono de tal forma que, ao longo de um período de seis meses, o paciente com privação do sono ganha uma média de 4,5 kg a mais que os pacientes descansados.

30. O declínio da testosterona observado com o envelhecimento está relacionado com as mudanças associadas ao padrão de sono do envelhecimento?

Como discutido anteriormente, o envelhecimento está associado a menor tempo de sono e menos tempo de sono de ondas lentas. Em homens idosos, a amplitude dos pulsos de LH é menor, mas a frequência é maior. O aumento de testosterona relacionado com o sono ainda é observado, embora a amplitude seja menor. O aumento de testosterona noturna que leva ao primeiro REM, contudo, não é mais observado no paciente idoso. Além disso, a relação dos níveis de LH com latência para o primeiro período de REM é menos proeminente com o envelhecimento.

31. Como o androgênio influencia o sono?

Testosterona exógena pode piorar a AOS existente ou levar a mudanças associadas à apneia do sono. Um ensaio clínico controlado randomizado revelou que a administração de doses elevadas de testosterona em homens idosos, com hipogonadismo, saudáveis em outros aspectos, reduziu o tempo total de sono e piorou a apneia do sono coexistente não diagnosticada. Embora não tenha havido nenhum relato fundamentado de redução da cognição e de prejuízo da capacidade de dirigir com hipogonadismo, cabe ao prescritor examinar o paciente para a possibilidade de AOS não diagnosticada.

32. Como o painel da testosterona muda com a AOS e o tratamento de AOS influencia o painel?

As alterações do androgênio na AOS são distintas daquelas observadas no envelhecimento e na obesidade (Tabela 60-4). Na AOS, há reduções no hormônio sexual que liga a globulina e a testosterona livre e total sem

TABELA 60-4. ALTERAÇÕES ANDROGÊNICAS EM CIRCUNSTÂNCIAS COMUNS

Condição	SHBG	Testosterona Total	Testosterona Livre
Envelhecimento	↑	↓	↓
Obesidade	↓	↓	Normal
AOS	↓	↓	↓

aumentos concomitantes nas gonadotrofinas. De fato, um estudo mostrou distúrbios de pulso de LH com AOS não tratada. Curiosamente, os níveis de testosterona melhoraram com o tratamento de AOS, seja por CPAP ou com UPPP. Esses achados apontam para uma anomalia do hipotálamo relacionada com os baixos níveis de testosterona de AOS não tratada.

33. **Quão bem os profissionais de saúde de clínicas de diabetes estão examinando seus pacientes para detecção de AOS? Quais seriam boas ferramentas para se fazer a anamnese e o exame físico?**
Um estudo de pacientes diabéticos, utilizando uma mensuração clínica validada e questionário para quantificar o risco de AOS e sonolência, revelou que 56% dos pacientes relataram ronco, 29% tinham fadiga ao acordar e 34% relataram sentir-se cansados durante o período de vigília. Os autores do estudo concluíram que 56% dos inquiridos apresentavam alto risco de AOS. Esse achado corrobora um apelo a uma maior vigilância na triagem de AOS em diabéticos, dada a elevada prevalência de DRS encontrada nessa população de pacientes. Algumas ferramentas de triagem podem ser úteis para esse fim. O IMC é proporcional à AOS e o tamanho do pescoço maior que 43 cm é o achado físico mais sensível. Algumas mudanças craniofaciais, como retrognatismo, também colocam o paciente em alto risco. Lembre-se de que um paciente com AOS frequentemente não tem consciência das alterações neurocognitivas que se desenvolveram lentamente com o tempo e, portanto, ele pode não apresentar história compatível com AOS, a menos que questionado de maneira direta.

PONTOS-CHAVE: SONO E ENDOCRINOLOGIA

1. Doenças endócrinas associadas a sono anormal incluem acromegalia, hipertireoidismo, hipotireoidismo e síndrome do ovário policístico.

2. O sono normal preserva o ciclo hormonal normal de 24 horas. A privação do sono e a apneia obstrutiva do sono podem prejudicar o ciclo hormonal.

3. Mecanismos responsáveis por ciclos hormonais de 24 horas são circadianos, homeostáticos sono-vigília ou ambos. Esses mecanismos do sono são distintos e sobrepostos sobre os mecanismos de *feedback* clássico responsáveis pelos níveis hormonais.

4. As mudanças da arquitetura do sono com a idade incluem menor tempo de sono total e menos HSV.

5. AOS exige PSG para o diagnóstico.

6. A perda aguda de sono elimina a supressão noturna de TSH.

7. A privação do sono perturba a HSV que está associada à diminuição dos níveis hormonais relacionados ao HSV (GH e PRL).

8. A privação de sono de curto prazo aumenta os níveis de cortisol, suprime a secreção de insulina e diminui a tolerância à glicose. A leptina aumenta e a grelina diminui, e esses pacientes ganham peso, em comparação com pacientes sem privação do sono.

9. A AOS resulta em mudanças hormonais menos previsíveis dependendo do grau de fragmentação do sono, aumento do tônus adrenérgico e hipóxia. É associada a diminuição da sensibilidade à insulina e piora da tolerância à glicose proporcional à gravidade da doença.

10. O tratamento eficaz da AOS melhora a arquitetura do sono, normaliza a liberação de hormônios e melhora o metabolismo de glicose anormal.

SITES

1. Sleep Research Society
http://www.sleepresearchsociety.org/

2. NIH, NHLBI, National Center on Sleep Disorders Research
http://www.nhlbi.nih.gov/about/ncsdr/index.htm

3. American Academy of Sleep Medicine
http://www.aasmnet.org

BIBLIOGRAFIA

1. Aurora RN, Punjabi, NM: Sleep apnea and metabolic dysfunction: cause or correlation? Sleep Medicine Clinic 2:237–250, 2007.
2. Chokroverty, S: Disorders of Sleep. In: NEUROLOGY Chapter XIII; American College of Physicians Medicine. November 2006 WebMD Inc.
3. Grunstein, R. Chapter 105: Endocrine Disorders. In: Kryger, MH et al: Principles and Practice of Sleep Medicine, 4th edition. Elsevier Saunders. 2005.
4. Iber C, et al: The American Academy of Sleep Medicine Manual for the Scoring of Sleep and Associated Events: Rules, Terminology and Technical Specifications, 1st ed. Westchester, Illinois: American Academy of Sleep Medicine, 2007.
5. Ip MS, et al: A community study of sleep disordered breathing in middle-aged Chinese men in Hong Kong. Chest 119: 62–69, 2001.
6. Jha A, Surendra KS, et al: Thyroxine replacement therapy reverses sleep disordered breathing patients with primary hypothyroidism. Sleep Medicine 7:55–61, 2006.
7. Jun J, Polotsky VY: Sleep disordered breathing and metabolic effects: evidence from animal models. Sleep Medicine Clinic 2:263–277, 2007.
8. Kales A, Kales JD: Sleep disorders: Recent findings in the diagnosis and treatment of disturbed sleep. N Engl J Med 290 (9):487–499, 1974.
9. Kelly E, et al: Are we missing OSAS in the diabetic clinic? European Journal of Internal Medicine 19 e13, 2008.
10. Knutson KL, et al: The metabolic consequences of sleep deprivation. Sleep Medicine Reviews 11:163–178, 2007.
11. Liu PY, et al: Androgens, obesity and sleep-disordered breathing in men. Endocrinology and Metabolism Clinics of North America 36:349–363, 2007.
12. Punjabi NM, et al: Sleep-disordered breathing and insulin resistance in middle-aged and overweight men. Am J Respir Crit Care Med 165:677–682, 2002.
13. Seicean S, et al: Sleep disordered breathing and impaired glucose metabolism in normal-weight and overweight/obese individuals: The Sleep Heart Health Study. Diabetes Care 31(5):1001–1006, 2008.
14. Spiegel K, Leproult R, et al: Leptin levels are dependent on sleep duration: relationships of sympathovagal balance, carbohydrate regulation, cortisol, and thyrotropin. JCEM 89:5762–5771, 2004.
15. Spiegel K, et al: Impact of sleep debt on metabolic and endocrine function. The Lancet 354:1435–1439, 1999.
16. Tasali E, et al: Obstructive Sleep Apnea and Type 2 Diabetes: Interacting Epidemics. Chest 133:496–506, 2008.
17. Tasali E, et al: Slow wave sleep and the risk of type 2 diabetes in humans. Proceedings of the National Academy of Science USA 105(3):1044–1049, 2008.

CAPÍTULO 60 SONO E ENDOCRINOLOGIA 519

18. Tasali E, et al: Relationships between sleep disordered breathing in glucose metabolism in polycystic ovarian syndrome. JCEM 91(1):36–42, 2006.

19. Tuomilehto H, et al: Sleep duration is associated with an increased risk for prevalence of type 2 diabetes in middle-aged women–The FIN-D2D survey. Sleep Medicine 9:221–227, 2008.

20. Young WF, Jr: Chapter 15 Endocrine Hypertension. In: Kronenberg HM, et al (ed) Williams Textbook of Endocrinology 11th edition Saunders, 2008.

21. Zee PC, Manthena, P: The brain's master circadian clock: implications and opportunity for therapy of sleep disorders. Sleep Medicine Reviews 11:59–70, 2007.

CAPÍTULO 61

ESTUDOS DE CASOS ENDÓCRINOS

Michael T. McDermott

1. **Uma mulher de 34 anos de idade apresenta hipertensão de início recente. O seu nível de potássio sérico é de 2,7 mEq/L. A triagem hormonal inicial mostra aldosterona plasmática (AP) de 55 ng/dL (normal (nl), 1-16) e renina plasmática (RP) de 0,1 ng/mL/h (nl, 0,15-2,33). Exames subsequentes revelam AP após a infusão de dois litros de soro fisiológico de 54 ng/dL (nl, 1-8). Qual é o diagnóstico provável?**

A presença de hipertensão e hipocalemia sugere aldosteronismo primário (síndrome de Conn). O nível de AP está elevado, a RP está suprimida e a relação AP/RP é maior do que 20, sustentando esse diagnóstico. Ele é confirmado pelo insucesso na supressão da AP após a expansão volumétrica com soro fisiológico. A próxima etapa será determinar se a causa é um adenoma produtor de aldosterona ou uma hiperplasia adrenal bilateral. Uma tomografia computadorizada (TC) abdominal deverá ser realizada a seguir. Devido à idade jovem e ao nível sérico de potássio muito baixo, um adenoma adrenal produtor de aldosterona é a causa mais provável. O tratamento do adenoma produtor de aldosterona é a cirurgia. A espironolactona deve ser administrada pré-operatoriamente para controlar a pressão sanguínea e normalizar o potássio sérico (Cap. 27).

2. **Uma executiva de 32 anos de idade desenvolve amenorreia. Ela não perdeu peso recentemente, mas afirma que o seu trabalho é muito estressante. A avaliação revela os seguintes resultados laboratoriais: estradiol sérico = 14 pg/mL (nl, 23-145), hormônio luteinizante (LH) = 1,2 mLU/mL (nl, 2-15), hormônio folículo estimulante (FSH) = 1,5 mUI/mL (nl, 2-20), prolactina = 6,2 ng/mL (nl, 2-25), hormônio estimulante da tireoide (TSH) = 1,2 mU/L (nl, 0,5-5,0) e teste sérico de gravidez negativo. A varredura com imagens de ressonância magnética (MRI) da sua glândula hipófise é normal. Qual é o diagnóstico provável?**

A paciente apresenta amenorreia secundária com baixos níveis de estradiol e gonadotrofinas. Esse quadro clínico é mais compatível com amenorreia hipotalâmica, que, algumas vezes, ocorre em mulheres que se exercitam excessivamente ou têm emprego estressante. O distúrbio resulta da reduzida frequência de pulsos do hormônio liberador das gonadotrofinas (GnRH) no hipotálamo. O tratamento consiste no controle do estresse e, se as menstruações não reiniciarem, terapia de reposição estrogênica (Cap. 47).

3. **Uma mulher nulípara de 48 anos de idade se apresenta com sintomas de tireotoxicose. Ela apresenta discreto bócio, sem hipersensibilidade e sem exoftalmia. Ela não faz uso de medicamentos nem realizou procedimentos radiológicos recentes. Os seguintes resultados foram encontrados na avaliação da tireoide: T$_4$ livre = 3,5 ng/dL, TSH <0,1 mU/L, captação de iodo radioativo (RAIU) de 24 horas = 1% (nl, 20-35%), tireoglobulina = 35 ng/mL (nl, 2-20) e velocidade de hemossedimentação = 10 mm/h. Qual é o diagnóstico provável?**

A paciente apresenta tireotoxicose clínica e bioquímica, mas a RAIU está baixa. O diagnóstico diferencial inclui tireoidite pós-parto, tireoidite silenciosa, tireoidite subaguda, tireoidite factícia e tireotoxicose induzida por iodo. Ela nunca esteve grávida e nega uso de medicação e exposição recente ao iodo. A glândula sem hipersensibilidade, a tireoglobulina elevada e a velocidade de hemossedimentação normal são mais compatíveis com a tireoidite silenciosa. Uma fase tireotóxica transitória (1-3 meses) seguida por uma fase hipotireoidiana (1-3 meses) é espe-

CAPÍTULO 61 ESTUDOS DE CASOS ENDÓCRINOS **521**

rada antes que a condição se resolva; contudo, 20% dos pacientes permanecem hipotireoidianos. Se sintomática, a fase tireotóxica é mais bem tratada com betabloqueadores, e a fase hipotireoidiana pode ser controlada, se necessário, com levotiroxina (Caps. 33 e 35).

4. Um homem de 38 anos de idade apresenta doença arterial coronariana, xantomas nos tendões de Aquiles e o seguinte perfil lipídico: colesterol = 482 mg/dL, triglicerídeos (TG) = 152 mg/dL, lipoproteína colesterol de alta densidade (HDL) = 42 mg/dL e lipoproteína colesterol de baixa densidade (LDL) = 410 mg/dL. Qual é o diagnóstico provável?
Elevações significativas do colesterol total e do colesterol LDL, com TG normal, xantomas tendinosos e doença arterial coronariana prematura são mais compatíveis com diagnóstico de hipercolesterolemia familiar heterozigótica. Esse distúrbio geralmente é devido a uma deficiência ou anomalia dos receptores para a LDL ou a uma anormalidade da molécula da apoproteína B-100. Uma redução agressiva dos lipídios com combinações de estatinas, ezetimibe, resinas de ácidos biliares, niacina e, eventualmente, plasmaférese ou aférese de LDL, está indicada (Cap. 6).

5. Um homem de 28 anos de idade vem ao médico devido à infertilidade. Nele são encontrados testículos pequenos e rígidos, e ginecomastia. Os exames laboratoriais mostram as seguintes anormalidades: testosterona = 260 ng/dL (nl, 300-1.000), LH = 88 mUI/L (nl, 2-12) e FSH = 95 mUImL (nl, 2-12). Qual é o diagnóstico provável?
O paciente apresenta hipogonadismo hipergonadotrófico com pequenos testículos rígidos e ginecomastia, o que é mais compatível com diagnóstico de síndrome de Klinefelter. Esses pacientes geralmente apresentam cariótipo 47XXY. A reposição androgênica é o tratamento de escolha (Cap. 44).

6. Uma enfermeira de 38 anos de idade se apresenta em estado de estupor; o nível sanguíneo de glicose é de 14 mg/dL. Mais sangue é colhido e a paciente é rapidamente ressuscitada com glicose intravenosa. Exames adicionais no sangue colhido revelam o seguinte: insulina sérica = 45 (normal <22), peptídeo C = 4,2 ng/mL (nl, 0,5-2,0) e pró-insulina = 0,6 ng/dL (nl, 0-0,2). Uma triagem para sulfonilureias é negativa. Qual é o diagnóstico provável?
A paciente apresenta hipoglicemia hiperinsulinêmica. O diagnóstico diferencial inclui insulinoma, injeções de insulina às escondidas e ingestão oral de sulfonilureias. Os níveis elevados de peptídeo C e de pró-insulina são mais compatíveis com insulinoma. Após um procedimento adequado de localização, a remoção cirúrgica constitui o tratamento de escolha (Cap. 54).

7. Uma mulher de 28 anos de idade com diabetes do tipo 1 desenvolve amenorreia. Exames adicionais revelam os seguintes valores hormonais séricos: estradiol = 15 pg/mL (nl, 23-145), LH = 78 mUI/mL (nl, 2-15), FSH = 92 mUI/mL (nl, 2-20), prolactina = 12 ng/mL (nl, 2-25), TSH = 1,1 mU/L; o teste de gravidez é negativo. Qual é o diagnóstico mais provável?
A paciente apresenta amenorreia secundária com baixos níveis de estradiol e gonadotrofinas elevadas. O diagnóstico diferencial inclui falência ovariana precoce e síndrome do ovário resistente. Em paciente com outra doença autoimune (diabetes melito do tipo 1), o diagnóstico mais provável é o de falência ovariana precoce. A terapia de reposição hormonal é o tratamento de escolha (Cap. 47).

8. Uma mulher de 34 anos de idade se apresenta com galactorreia, amenorreia, cefaleias, fadiga e ganho ponderal. A avaliação laboratorial revela o seguinte: prolactina = 58 ng/mL (nl, 2-25), T_4 livre = 0,2 ng/dL (nl, 4,5-12) e TSH >60 mU/L (nl, 0,5-5,0). Ela apresenta glândula hipófise aumentada na MRI. Qual é o diagnóstico mais provável?
A paciente apresenta níveis séricos de prolactina discretamente elevados, aumento hipofisário e grave hipotireoidismo primário. Todo o seu quadro clínico mais provavelmente será explicado exclusivamente pelo hipotireoidismo,

CAPÍTULO 61 ESTUDOS DE CASOS ENDÓCRINOS

que é uma causa bem conhecida de hipersecreção secundária de prolactina e aumento hipofisário devido a uma hiperplasia do tireotrofo. Todas as anomalias devem se resolver depois que uma reposição hormonal tireoidiana adequada for estabelecida (Caps. 20 e 48).

9. **Uma menina de seis anos de idade desenvolveu recentemente aumento mamário e alguns pelos pubianos. Ela não se queixa de cefaleias e apresenta bom estado geral de saúde. A sua irmã mais velha entrou na puberdade aproximadamente aos oito anos de idade. A sua altura está no 90.º percentil para a sua idade, e o seu exame físico revela estágio III de Tanner de desenvolvimento mamário e estágio II de Tanner de crescimento de pelos pubianos. Os exames abdominal e pélvico são normais. Os testes laboratoriais mostram os seguintes resultados: LH = 7 mUI/mL (nl, 2-15), FSH = 8 mUI/mL (nl, 2-20), prolactina = 6 ng/mL (nl, 2-25), TSH = 1,9 mU/L (nl, 0,5-5,0) e MRI da hipófise normal. A sua idade óssea está 1,8 ano à frente da idade cronológica. Qual é o diagnóstico provável?**

A paciente apresenta puberdade precoce verdadeira dependente de gonadotrofinas. A etiologia inclui tumores hipofisários e hipotalâmicos, mas a maior parte dos casos em meninas é idiopática. A MRI hipofisária normal aponta para um diagnóstico de puberdade precoce idiopática. Um análogo de ação prolongada do GnRH deve interromper com sucesso o seu desenvolvimento prematuro e lhe permitir entrar na puberdade em um momento posterior, mais apropriado (Cap. 43).

10. **Um jovem de 19 anos de idade se apresenta com sede e diurese excessivas. A avaliação laboratorial mostra o seguinte: glicose sérica = 88 mg/dL, sódio sérico = 146 mEq/L, osmolalidade sérica = 298 mOsm/kg e volume urinário = 8.800 mL/24 h. Um teste de restrição hídrica é realizado, mostrando osmolalidade urinária de 90 mOsm/kg sem resposta à restrição hídrica e aumento da osmolalidade urinária para 180 mOsm/kg após a administração da vasopressina. Qual é o diagnóstico provável?**

O paciente apresenta poliúria, polidipsia e urina maximamente diluída. O diagnóstico diferencial inclui diabetes insípido central, diabetes insípido nefrogênico e polidipsia primária. A ausência de resposta à restrição hídrica e o aumento de mais de 50% na osmolalidade urinária após administração de vasopressina são mais compatíveis com diabetes insípido central. Este pode ser causado por lesões inflamatórias ou maciças no hipotálamo, mas frequentemente é idiopático. Uma MRI da região hipofisário-hipotalâmica deve ser realizada. O tratamento de escolha é a desmopressina intranasal ou oral (Caps. 18 e 24).

11. **Uma mulher de 25 anos de idade se apresenta com aspecto cushingoide. Os resultados dos exames hormonais são os seguintes: cortisol urinário de 24 horas = 318 µg/dL (nl, 20-90), cortisol sérico matinal = 28 µg/dL (nl, 5-25) e hormônio adrenocorticotrófico (ACTH) plasmático matinal = 65 pg/mL (nl, 10-80). Após uma dose oral de 8 mg de dexametasona ao deitar, o cortisol sérico matinal = 3 µg/dL. Qual é o diagnóstico provável?**

As características cushingoides e a excreção urinária elevada de cortisol confirmam o diagnóstico de síndrome de Cushing. A causa geralmente é um adenoma hipofisário produtor de ACTH (65-80%), produção ectópica de ACTH (10-15%) ou adenoma adrenal produtor de cortisol (10-15%). O nível plasmático normal de ACTH, que é inadequado para o elevado nível de cortisol, e a supressão do cortisol sérico com altas doses de dexametasona são mais compatíveis com adenoma hipofisário (doença de Cushing). Isso pode ser confirmado através de MRI da glândula hipófise e, possivelmente, da coleta de amostras no seio petroso inferior. A remoção cirúrgica transesfenoidal constitui o tratamento de escolha (Cap. 23).

CAPÍTULO 61 ESTUDOS DE CASOS ENDÓCRINOS **523**

12. Um menino de oito anos de idade com insuficiência adrenal conhecida se queixa de parestesias nos lábios, mãos e pés e de cãibras musculares intermitentes. Ele apresenta sinais de Chvostek e de Trousseau positivos ao exame. Os resultados dos exames de sangue são os seguintes: cálcio = 6,2 mg/dL (nl, 8,5-10,2), fósforo = 5,8 mg/dL (nl, 2,5-4,5), paratormônio (PTH) intacto = 6 pg/mL (nl, 10-65) e 25-hidroxivitamina D = 42 ng/mL (nl, 30-100). Qual é o diagnóstico mais provável?

Hipocalcemia, hiperfosfatemia e baixo nível sérico de PTH são diagnósticos de hipoparatireoidismo primário. Esse distúrbio, que frequentemente é de natureza autoimune, pode ocorrer em associação com insuficiência adrenal como parte da síndrome poliendócrina autoimune do tipo I (SPA I). O tratamento dessa condição é a suplementação de cálcio juntamente com a administração de calcitriol. O calcitriol é necessário porque a carência de PTH torna esses pacientes incapazes de converter 25 hidroxivitamina D em 1,25 di-hidroxivitamina D nos rins, e este último metabólito da vitamina D é necessário para a absorção intestinal normal de cálcio (Caps. 16 e 53).

13. Um homem de 52 anos de idade apresenta história pessoal e familiar de doença arterial coronariana precoce, consumo mínimo de álcool e ausência de xantomas ao exame físico. Ele apresenta os seguintes resultados nos exames séricos: colesterol = 328 mg/dL, TG = 322 mg/dL, HDL = 35 mg/dL, LDL = 229 mg/dL, apoproteína B = 178 mg/dL (nl, 60-130), fenótipo apoproteína E = E3/E3, TSH = 2,1 mU/L (nl, 0,1-4,5) e glicose = 85 mg/dL. Qual é o diagnóstico provável?

O paciente apresenta elevações tanto do colesterol quanto dos TG séricos e nenhum distúrbio detectado que provoque dislipidemia secundária. O diagnóstico diferencial inclui hiperlipidemia combinada familiar e disbetalipoproteinemia familiar. O nível elevado de apoproteína B e o fenótipo apoproteína E normal são mais compatíveis com hiperlipidemia combinada familiar. A principal prioridade terapêutica é a redução da LDL com uma estatina. Depois que o colesterol estiver abaixo da meta do National Cholesterol Education Program (NCEP), elevações persistentes dos TG devem ser contornadas com a possível adição de fibrato, niacina ou óleos de peixe (Cap. 6).

14. Um homem de 58 anos de idade recentemente desenvolveu diabetes melito, perda ponderal e erupção cutânea que é mais proeminente nas nádegas; um dermatologista diagnostica a lesão como eritema migratório necrolítico. Qual é o provável diagnóstico subjacente?

Diabetes melito, perda ponderal e eritema migratório necrolítico são virtualmente diagnósticos de um tumor endócrino pancreático secretor de glucagon (glucagonoma). O diagnóstico pode ser confirmado através do achado de nível sérico elevado de glucagon. Após os procedimentos adequados de localização, a cirurgia constitui o tratamento de escolha, se possível. A quimioterapia deve ser considerada nos tumores malignos não ressecáveis ou para os restos tumorais (Cap. 54).

15. Uma mulher de 29 anos de idade apresenta hipercalcemia assintomática. Sua mãe e uma irmã também apresentam hipercalcemia e realizaram explorações cervicais malsucedidas em busca de supostos tumores de paratireoides. Resultados dos exames adicionais: cálcio sérico = 11,0 mg/dL (nl, 8,5-10,2), fósforo = 3,0 mg/dL (nl, 2,4-4,5), creatinina = 0,9 mg/dL, PTH intacto = 66 pg/mL (nl, 10-65), 25-hidroxivitamina D = 42 ng/mL (nl, 30-100), cálcio urinário de 24 horas = 13 mg (nl, 100-300) e creatinina = 1.100 mg. Qual é o diagnóstico provável?

A imensa maioria dos pacientes com hipercalcemia e nível ligeiramente elevado de PTH sérico apresenta hiperparatireoidismo. Todavia, nesse caso, a excreção urinária muito baixa de cálcio e história familiar de paratireoidectomias mal-sucedidas apontam para um provável diagnóstico de hipercalcemia hipocalciúrica familiar. O diagnóstico é confirmado através do achado de uma razão entre a eliminação de cálcio/creatinina (cálcio urinário × creatinina sérica/cálcio sérico × creatinina urinária) de menos de 0,01. Esse distúrbio autossômico dominante resulta de uma mutação inativadora heterozigótica no gene que codifica o receptor de cálcio. Os receptores mutantes, presentes na paratireoide e nas células tubulares renais, possuem um limiar elevado para o

524 CAPÍTULO 61 ESTUDOS DE CASOS ENDÓCRINOS

reconhecimento do cálcio. O resultado é um equilíbrio fisiológico no qual a hipercalcemia coexiste com elevações leves do PTH e uma baixa excreção urinária de cálcio. O distúrbio não provoca morbidade e não exige tratamento (Caps. 13 e 14).

16. **Um homem de 39 anos de idade HIV-positivo, com pneumonia por *Pneumocystis carinii*, apresenta os seguintes valores hormonais tireoidianos séricos: T_4 = 4,0 mg/dL (nl, 4,5-12,0), T_3 = 22 mg/dL (nl, 90-200), captação de T_3 em resina = 48% (nl, 35-45%) e TSH = 1,3 mU/L (nl, 0,5-5,0). Qual é mais provavelmente o diagnóstico endócrino?**
O T_3 muito baixo, o T_4 discretamente baixo, a elevada captação de T_3 em resina e o TSH normal são mais compatíveis com a síndrome do eutireoidiano doente. Esse não é um distúrbio tireoidiano primário, mas, ao contrário, trata-se de um conjunto de anomalias do hormônio tireoidiano circulante que ocorrem na presença de enfermidades não tireoidianas; ele é corrigido quando a patologia subjacente se resolve. O tratamento da condição através da administração de hormônio tireoidiano não é atualmente recomendado, embora isso permaneça controvertido (Cap. 39).

17. **Uma jovem de 18 anos de idade ainda não começou a menstruar. Ela apresenta altura de 1,42 m, útero pequeno e nenhum desenvolvimento mamário. Os resultados dos exames hormonais são os seguintes: estradiol = 8 pg/mL (nl, 23-145), LH = 105 mUI/mL (nl, 2-15), FSH = 120 mUI/mL (nl, 2-20), prolactina = 14 ng/mL (nl, 2-15) e TSH = 1,8 mU/L (nl, 0,5-5,0). Qual é o diagnóstico mais provável?**
Amenorreia primária, baixa estatura, baixo nível sérico de estradiol e gonadotrofinas elevadas são mais compatíveis com o diagnóstico de síndrome de Turner. Esse distúrbio, caracterizado por disgenesia ovariana, está associado ao cariótipo 45XO. Essas pacientes devem receber terapia de reposição hormonal com estrogênio e progesterona. O tratamento com hormônio do crescimento (GH) deve ser considerado porque ele tem demonstrado melhorar o crescimento longitudinal e a estatura final (Cap. 47).

18. **Uma mulher de 62 anos de idade se apresenta para avaliação de nefrolitíase recente e dor lombar. A sua ingesta estimada de cálcio é de 800 mg/dia e ela não toma vitaminas. O seu exame físico não apresenta alterações. As radiografias de coluna revelam osteopenia e uma fratura de compressão na segunda vértebra lombar (L2). A avaliação laboratorial mostra o seguinte: cálcio sérico = 13,0 mg/dL (nl, 8,5-10,5), fósforo = 2,3 mg/dL (nl, 2,5-4,5), albumina = 4,4 g/dL (nl, 3,2-5,5), PTH intacto = 72 pg/mL (nl, 11-54) e cálcio urinário nas 24 horas = 312 mg (nl, 100-300). Qual é o diagnóstico mais provável?**
Hipercalcemia, hipofosfatemia e níveis séricos elevados de PTH são característicos de hiperparatireoidismo primário. A única outra causa de hipercalcemia com aumento dos níveis séricos de PTH é a hipercalcemia hipocalciúrica familiar. O hiperparatireoidismo geralmente é devido a um adenoma paratireoidiano solitário, mas os casos familiares e aqueles associados às síndromes de neoplasia endócrina múltipla (NEM) mais frequentemente apresentam hiperplasia das quatro glândulas. As indicações cirúrgicas incluem níveis séricos de cálcio maiores do que 1 mg/dL acima da faixa da normalidade, cálcio urinário maior do que 400 mg/24 h, cálculos renais, comprometimento renal, osteoporose ou sintomas relacionados ao hiperparatireoidismo. A observação isoladamente ou o tratamento com bisfosfonatos pode ser apropriado para os pacientes com doença assintomática ou somente com perda óssea moderada (Cap. 14).

19. **Uma mulher de 32 anos de idade se apresenta com fadiga, palpitações, sudorese profusa e labilidade emocional de início recente. Ela deu à luz o seu segundo filho há oito semanas. O seu pulso é de 100/min e ela apresenta leve retração palpebral, tremor fino nas mãos e glândula tireoide levemente aumentada e sem hipersensibilidade. Ela não está amamentando o seu bebê. Os testes laboratoriais são os seguintes: TSH <0,03 mU/L (nl, 0,5-5,0), T_4 livre = 3,8 ng/dL (nl, 0,7-2,7) e a RAIU é menor do que 1% em quatro e 24 horas. Qual é o diagnóstico provável?**
A tireotoxicose pós-parto é mais frequentemente devida à doença de Graves ou à tireoidite pós-parto. A RAIU diferenciará as duas, sendo elevada na doença de Graves e muito baixa na tireoidite pós-parto. Essa paciente

CAPÍTULO 61 ESTUDOS DE CASOS ENDÓCRINOS **525**

apresenta tireoidite pós-parto, uma condição causada pela inflamação linfocítica com extravasamento de hormônio tireoidiano a partir da glândula inflamada. Frequentemente há uma fase tireotóxica (durando 1-3 meses) seguida por uma fase hipotireoidiana (durando 1-3 meses) com eventual retorno ao eutireoidismo, embora quase 20% continuem permanentemente hipotireoidianas. O tratamento consiste em betabloqueadores, se necessário, para controle dos sintomas na fase tireotóxica, e levotiroxina se necessário, para o controle dos sintomas na fase hipotireoidiana (Caps. 33 e 35).

20. **Um homem de 70 anos de idade se queixa de história de um ano de fraqueza, perda ponderal e tremores nas mãos. Ele foi tratado com amiodarona por aproximadamente três anos devido a um diagnóstico de *flutter* atrial paroxístico. Os exames laboratoriais mostram o seguinte: TSH <0,01 mU/L (nl, 0,5-5,0), T_4 livre = 3,35 ng/dL (nl, 0,7-2,7) e a RAIU foi de 2,7% em seis horas e de 4,1% em 24 horas. A cintilografia tireoidiana exibiu captação escassa e irregular do traçador. Qual é o diagnóstico provável?**

Esse homem mais provavelmente apresenta tireotoxicose induzida pela amiodarona (TIA). Essa condição ocorre em até 10% dos pacientes em uso de amiodarona, que possui um conteúdo de iodo muito elevado. Existem dois subtipos: a TIA do tipo 1 resulta da sobrecarga de iodo e ocorre principalmente em pacientes com bócios subjacentes; a TIA do tipo 2 resulta da lesão folicular tireoidiana induzida pela droga. Ambas estão associadas a RAIU baixa. Não existem exames que diferenciem confiavelmente os dois subtipos, embora bócio subjacente e RAIU detectável sejam mais comuns na TIA do tipo 1. O tratamento da TIA do tipo 1 consiste na administração de tionamidas, com ou sem perclorato de potássio, enquanto a TIA do tipo 2 pode responder à terapia com esteroides. Os casos difíceis podem exigir plasmaférese, diálise ou tireoidectomia (Cap. 33).

21. **Um jovem de 20 anos de idade comparece à consulta devido a um insucesso na entrada na puberdade. Ele apresenta testículos pequenos e maleáveis, ausência de ginecomastia e redução do sentido do olfato. A avaliação laboratorial é a seguinte: testosterona sérica = 70 ng/dL (nl, 300-1.000), LH = 2,0 mUI/mL (nl, 2-12), FSH = 1,6 mUI/mL (nl, 2-12), prolactina = 7 ng/mL (nl, 2-20), e TSH = 0,9 mU/L (nl, 0,5-5,0). A MRI da glândula hipófise é normal. Qual é o diagnóstico provável?**

Esse quadro é mais compatível com o hipogonadismo hipogonadotrófico idiopático, também conhecido como síndrome de Kallmann. Esse distúrbio é devido a uma deficiência de GnRH, resultante do fracasso da migração fetal dos neurônios secretores de GnRH a partir da placa olfatória para o hipotálamo. Mutações do gene Kal foram detectadas em alguns pacientes. O desenvolvimento deficiente do bulbo olfatório provoca anosmia associada. A terapia androgênica está indicada para promover masculinização adequada. Quando desejado, esses pacientes também podem se tornar férteis recebendo tratamento com preparados de GnRH ou gonadotrofinas (Caps. 43 e 44).

22. **Um homem de 32 anos de idade se queixa de impotência e cefaleias retro-orbitais intermitentes ao longo do último ano. Ele é adotado e não conhece a história da sua família natural. Ele apresenta perda bitemporal dos campos visuais, mas o seu exame não apresenta outras alterações. Os exames laboratoriais revelam o seguinte: cálcio sérico = 11,8 mg/dL (nl, 8,5-10,5), fósforo = 2,5 mg/dL (nl, 2,5-4,5), albumina = 4,8 g/dL (nl, 3,2-5,5), PTH intacto = 58 pg/mL (nl, 11-54) e prolactina = 2.650 ng/mL (nl, 0-20). Qual é o diagnóstico provável?**

Esse paciente apresenta um prolactinoma, manifestado por impotência, cefaleias, hemianopsia bitemporal e nível sérico de prolactina significativamente elevado. A hipercalcemia com nível sérico de PTH elevado indica que ele também apresenta hiperparatireoidismo. A síndrome NEM do tipo 1 (NEM 1), que consiste em hiperparatireoidismo, tumores hipofisários e tumores endócrinos pancreáticos, resulta de uma mutação hereditária no gene menina. Esse paciente deve ser triado em busca de gastrinoma e insulinoma através da dosagem sérica de gastrina, insulina, pró-insulina e glicose em seguida a jejum noturno. Depois dos estudos de imagem hipofisários, ele deve ser tratado com um agonista da dopamina, cirurgia transesfenoidal ou ambos e, subsequentemente, com cirurgia de paratireoides (Caps. 20 e 52).

CAPÍTULO 61 ESTUDOS DE CASOS ENDÓCRINOS

23. **Uma mulher de 52 anos de idade se queixa de história de um ano de duração de fadiga progressiva, olhos inchados, pele seca e discreto ganho ponderal. Ela teve acromegalia que foi tratada com cirurgia transesfenoidal e radioterapia há 10 anos. O exame físico mostra campos visuais normais, leve edema periorbital e pele seca. Os exames laboratoriais revelam o seguinte: GH = 1,2 ng/mL (nl, <2,0), fator 1 de crescimento semelhante à insulina (IGF-1) = 258 mg/mL (nl, 182-780), TSH = 0,2 mU/L (nl, 0,5-5,0) e T_4 livre = 0,6 ng/dL (nl, 0,7-2,7). Qual é a causa mais provável dos sintomas dessa paciente?**

Essa paciente apresenta hipotireoidismo central devido a uma lesão hipofisária decorrente dos efeitos combinados da cirurgia e do tratamento radioterápico do seu tumor hipofisário 10 anos antes. Um intervalo tão prolongado no desenvolvimento dessa condição não é raro. O diagnóstico de hipotireoidismo central se baseia na presença de sintomas de deficiência hormonal tireoidiana, baixo T_4 livre e TSH baixo ou normal-baixo. O tratamento consiste na reposição com levotiroxina em doses suficientes para aliviar os sintomas e manter o nível sérico de T_4 nos limites médios ou superiores da normalidade. Uma vez que a secreção de TSH está comprometida, o nível sérico de TSH não pode ser usado para monitorar a resposta terapêutica dessa paciente. A avaliação do seu eixo hipófise-adrenal também está indicada (Caps. 18 e 34).

24. **Uma mulher de 32 anos de idade se queixa de dor profunda em ambas as coxas. Ela foi diagnosticada como portadora de diabetes melito do tipo 1 aos 20 anos de idade. Atualmente apresenta 2-3 evacuações por dia. As suas menstruações são regulares. A sua dieta é bem balanceada, com ingestão adequada de cálcio e ela toma um multivitamínico. O exame físico é normal. Os estudos laboratoriais mostram o seguinte: cálcio sérico = 8,2 mg/dL (nl, 8,5-10,5), fósforo = 2,3 ng/dL (nl, 2,5-4,5), fosfatase alcalina = 312 U/L (nl, 25-125), PTH = 155 pg/mL (nl, 11-54) e 25 hidroxivitamina D = 7 ng/mL (nl, 30-100). Explique os achados nessa paciente e sugira um provável diagnóstico subjacente.**

O seu perfil bioquímico de hipocalcemia, hipofosfatemia, fosfatase alcalina elevada e hiperparatireoidismo secundário significativo sugere deficiência de vitamina D, o que é confirmado pelo baixo nível sérico de 25-hidroxivitamina D. A intolerância à lactose pode provocar diarreia crônica, mas raramente resulta em má absorção de vitamina D e cálcio. A doença celíaca (enteropatia sensível ao glúten), que ocorre com frequência aumentada em pacientes com diabetes melito do tipo 1, deve ser suspeitada. O diagnóstico pode ser confirmado através da dosagem dos anticorpos para a transglutaminase tecidual ou por uma biópsia do intestino delgado. O tratamento é a eliminação do glúten (trigo, centeio, cevada, aveia) da dieta e a suplementação com cálcio e vitamina D (Cap. 11).

25. **Um homem de 42 anos de idade comparece à consulta para avaliação de uma erupção cutânea que se desenvolveu recentemente. Ele é sabidamente portador de diabetes melito do tipo 2. Ele ingere 2-3 bebidas alcoólicas várias noites por semana. O exame físico mostra xantomas eruptivos (pápulas vermelhas com coroas douradas) sobre todo o seu corpo, mais proeminentes nas nádegas, coxas e antebraços. Os estudos laboratoriais revelam o seguinte: glicose = 310 mg/dL, hemoglobina A_{1c} (HbA1C) = 12,9%, colesterol = 1.082 mg/dL e TG = 8.900 mg/dL. Discuta a causa e o tratamento do seu distúrbio lipídico.**

Esse paciente apresenta grave elevação dos TG séricos. Essa condição geralmente resulta da combinação entre uma causa secundária de elevação de TG (diabetes melito não controlado, uso excessivo de álcool) e um distúrbio hereditário dos TG (hipertrigliceridemia familiar ou hiperlipidemia familiar combinada). O seu LDL colesterol não pode ser avaliado até que os níveis séricos de TG sejam menores do que 400 mg/dL. Uma vez que ele está em risco de desenvolvimento de pancreatite aguda, a prioridade é reduzir rapidamente o seu nível sérico de TG para menos de 1.000 mg/dL. Esse objetivo pode ser alcançado mais eficazmente com uma dieta muito pobre em gorduras (menos de 5% de gorduras) temporária, controle da glicose sanguínea e descontinuação do álcool. Os níveis de TG cairão em cerca de 20% por dia com esse esquema. Um fibrato ou óleo de peixe (ou ambos) deverá ser, então, adicionado e ele deverá submetido a uma dieta da American Heart Association. O controle do diabetes deve ser continuado, e a ingestão alcoólica desestimulada (Cap. 6).

CAPÍTULO 61 ESTUDOS DE CASOS ENDÓCRINOS 527

26. Uma mulher de 26 anos de idade pede para ser testada para a presença de um tipo de câncer de tireoide que foi recentemente encontrado na sua mãe e em dois de cinco irmãos. Ela informa que apresentou cefaleias e palpitações intermitentes ao longo do último ano. A sua pressão sanguínea é de 164/102. Ela apresenta um nódulo tireoidiano de 1 cm à esquerda sem linfadenopatia associada. Os exames laboratoriais revelam os seguintes resultados: cálcio sérico = 11,2 mg/dL (nl, 8,5-10,5), fósforo = 2,4 mg/dL (nl, 2,5-4,5), albumina = 4,5 g/dL (nl, 3,2-5,5), PTH intacto = 55 pg/mL (nl, 11-54), calcitonina = 480 pg/mL (nl, 0-20) e catecolaminas urinárias = 1.225 mg (nl, 0-200). Discuta o seu diagnóstico e tratamento.

O nódulo tireoidiano, a calcitonina sérica elevada e a história familiar tornam o diagnóstico de câncer medular de tireoide (CMT) provável. A sua hipertensão, cefaleias, palpitações e catecolaminas urinárias elevadas indicam um provável feocromocitoma. Ela também apresenta hiperparatireoidismo. A NEM do tipo 2A (NEM 2A) consiste em CMT, feocromocitoma e hiperparatireoidismo. Trata-se de uma síndrome autossômica dominante que resulta de uma mutação da linhagem germinativa no gene Ret. Após a administração de bloqueadores alfa e o controle da pressão sanguínea, o tratamento dessa paciente consistiria na remoção do(s) feocromocitoma(s) seguida pela posterior remoção das glândulas tireoide e paratireoide anormais. A triagem dos membros da família para o gene Ret/CMT também deve ser realizada (Caps. 37 e 52).

27. Um homem de 68 anos de idade se queixa de história de 10 anos de dor progressiva nos bordos anteriores das tíbias, joelhos e braço esquerdo. Ele também observa perda progressiva da audição. O exame físico revela hipersensibilidade acima do cotovelo esquerdo e aumento com arqueamento dos bordos anteriores das tíbias. A cintilografia óssea exibe intensa captação em ambas as tíbias e úmero esquerdo. Os raios X do esqueleto mostram dilatação com múltiplas áreas líticas focais e escleróticas nas tíbias e na porção distal do úmero esquerdo. A avaliação laboratorial revela: cálcio sérico = 9,8 mg/dL (nl, 8,5-10,5) e fosfatase alcalina = 966 U/L (nl, 25-125). Qual é o diagnóstico provável?

Dor e deformidade óssea, redução da audição e níveis séricos de fosfatase alcalina acentuadamente elevados sugerem o diagnóstico de doença de Paget. Uma intensa captação de radioisótopos na cintilografia óssea sustenta esse diagnóstico, e os achados característicos nas radiografias de esqueleto o confirmam. As opções terapêuticas incluem analgésicos, bisfosfonatos orais ou intravenosos intermitentes e calcitonina, todos os quais poderão controlar, mas não curar, a doença (Cap. 12).

28. Um jovem de 19 anos de idade experimentou fadiga, fraqueza muscular e vertigens ao longo das últimas semanas. Esta manhã ele desmaiou quando saiu ao ar livre para se exercitar. A sua pressão sanguínea é de 95/60 e o seu pulso é de 110. A sua pele está fria, seca e bronzeada. A palpação da sua tireoide está normal. Os exames laboratoriais mostram o seguinte: hematócrito = 36%, glicose = 62 mg/dL, sódio = 120 mEq/L, potássio = 6,7 mEq/L, creatinina = 1,4 mg/dL e ureia = 36 mg/dL. Que distúrbio endócrino deveria ser considerado e avaliado?

Hiponatremia com hipercalemia sempre sugere insuficiência adrenal primária (doença de Addison). Fadiga, fraqueza, hipotensão, pele bronzeada, anemia, azotemia e hipoglicemia também são compatíveis com esse diagnóstico. A causa mais comum é a destruição autoimune das glândulas adrenais. O diagnóstico é feito através do teste de estimulação com a cosintropina, que mostra baixo nível sérico basal de cortisol que é incapaz de aumentar após a administração de ACTH. Durante a crise adrenal, porém, não há tempo para esperar pelo resultado dos exames. Quando o diagnóstico é suspeitado, deve-se colher sangue para a dosagem do cortisol sérico e, então, iniciar o tratamento com líquidos e glicocorticoides intravenosos (hidrocortisona, 100 mg a cada seis horas). As condições precipitantes devem ser ativamente pesquisadas e tratadas. Depois que o paciente estiver estável, ele poderá ser passado para hidrocortisona e fludrocortisona orais para manutenção crônica. O diagnóstico será provável se o cortisol sérico dosado durante a crise estiver baixo, mas isso deve ser confirmado através da repetição do teste de estímulo com a cosintropina após a recuperação do evento agudo (Cap. 30).

CAPÍTULO 62

PESSOAS FAMOSAS COM DOENÇAS ENDÓCRINAS

Kenneth J. Simcic e Michael T. McDermott

1. **Nomeie a estrela do basquete universitário formado pela Gonzaga University, que foi diagnosticado com diabete tipo 1 aos 14 anos.**
   Adam Morrison. Após seu último período na faculdade, Morrison compartilhou o prêmio de Jogador do Ano de basquete universitário com J. J. Redick da Duke. Ele foi, então, selecionado o terceiro *overall* pela Associação de Basquete Nacional (NBA) em 2006, pelo Charlotte Bobcats.

2. **Essa estrela da corrida feminina se curou da doença de Graves e continuou a ganhar o título de "Mulher mais Rápida do Mundo" nos Jogos Olímpicos de Verão de 1992, em Barcelona. Quem é ela?**
   Gail Devers. Devers repetiu o feito como campeã nos 100 metros para mulheres nos Jogos Olímpicos de 1996 em Atlanta. Ela desfrutou de notável longevidade em seu esporte. Em fevereiro de 2007, aos 40 anos, ela ganhou os 60 metros com barreiras nos Jogos de Mellrose com um tempo de 7,86 segundos.

3. **Nomeie o ator anão que ganhou fama por seu papel como Tattoo na série de televisão *Ilha da Fantasia* (1977-1984).**
   Herve Villechaize (1943-1993). A baixa estatura de Villechaize era devida à acondroplasia. Sua estatura adulta era de apenas 96 cm.

4. **A atriz de televisão e cinema Mary Tyler Moore possui qual doença endócrina?**
   Diabetes tipo 1. Moore foi diagnosticada aos 33 anos. Seu diabetes complicou-se pela retinopatia e infecções recorrentes nos pés.

5. **George Bush e sua esposa Barbara foram diagnosticados com a doença de Graves durante sua presidência (1989-1993). Como a doença de Graves do presidente se apresentava clinicamente?**
   Fibrilação atrial. (A doença de Graves da senhora Bush foi também complicada pela oftalmopatia. Em acréscimo ao iodo radioativo para o seu hipertireoidismo, ela também precisou de tratamento com glicocorticoides e terapia de radiação orbital para a doença em seu olho.)

PONTOS-CHAVE:

1. Como muitas doenças endócrinas são comuns, não é surpreendente que pessoas famosas tenham ou tiveram essas doenças.
2. A maioria das doenças endócrinas é curável ou tratável.
3. Muitas pessoas famosas realizaram grandes feitos, apesar de suas doenças endócrinas.
4. A vida dessas pessoas famosas pode servir como fonte de coragem para pacientes que sofrem de condições endócrinas similares.

CAPÍTULO 62 PESSOAS FAMOSAS COM DOENÇAS ENDÓCRINAS

6. O crítico de filme ganhador do prêmio Pulitzer, Roger Ebert, foi diagnosticado com qual doença endócrina aos 59 anos?

Câncer papilífero da glândula tireoide (tratado com tireoidectomia e iodo radioativo). Ebert possui um fator de risco maior. Quando criança, ele recebeu tratamento radioativo para uma infecção no ouvido.

7. Nomeie o gigante acromegálico que fez a personagem Jaws no filme de James Bond *O Espião que me Amava* (1977) e *Moonraker — 007 contra o Foguete da Morte* (1979).

Richard Kiel (Kiel tem 2,18 metros de estatura).

8. Nomeie o ator anão de 81 cm, mais conhecido por seu papel como Mini-Me no filme *Austin Powers: o Agente Bond Cama* (1999).

Vern Troyer. O nanismo de Toyer é secundário à condrodisplasia. Ele já atuou em mais de 15 filmes.

9. Qual ator falecido, que apareceu no filme *O Jovem Frankenstein* (1974), possuía uma oftalmopatia de Graves óbvia?

Marty Feldman (1933-1982).

10. Esculturas egípcias antigas e pinturas sugerem que Tutancâmon (1357-1339 a.C.) e outros faraós da décima oitava dinastia egípcia possuíam qual doença endócrina?

Ginecomastia. Uma síndrome de excesso de aromatase hereditária é uma possível explicação para esse achado histórico.

11. Qual famoso patinador no gelo masculino superou uma falha no crescimento relacionada a uma doença na infância para ganhar a medalha de ouro nos Jogos Olímpicos de Inverno em Sarajevo, em 1984?

Scott Hamilton. Quando criança, Hamilton sofreu da síndrome de Shwachman, uma rara doença do pâncreas. Sua estatura adulta é de 1,59 m. Hamilton também foi diagnosticado com câncer testicular aos 38 anos e com craniofaringioma aos 46 anos.

12. Como o craniofaringioma de Scott Hamilton foi tratado?

Após uma biópsia para confirmar o diagnóstico, Hamilton foi tratado com radiocirurgia por faca gama.

13. Em 1999, Tipper Gore, a esposa do antigo vice-presidente Al Gore, sofreu cirurgia para qual doença endócrina?

Nódulo na glândula tireoide (benigno).

14. Nomeie o falecido lutador profissional (e ator) que era bastante conhecido por sua estatura e características faciais acromegálicas.

Andre "O Gigante" Rousimoff (1947-1993).

15. Charles Sherwood Stratton (1838-1883) alcançou uma estatura adulta de apenas 1,01 m. Qual era o seu nome de circo?

General Tom Thumb. Em 1863, Stratton se casou com sua companheira, também pequena e artista de circo, Lavinia Warren, cuja estatura era de apenas 80 cm.

16. A atriz Catherine Bell, que estrelou como Lt. Col. Sarah "Mac" MacKenzie na série de televisão *JAG* (1995-2005), foi tratada para qual doença da glândula tireoide?

Câncer papilífero da glândula tireoide.

CAPÍTULO 62 PESSOAS FAMOSAS COM DOENÇAS ENDÓCRINAS

17. A atriz ganhadora do Oscar, Halle Berry, foi diagnosticada com qual doença endócrina aos 21 anos?

Diabetes (provavelmente tipo 1).

18. Após o tratamento de sucesso para a doença de Graves, esse jogador de golfe profissional comandou o time dos Estados Unidos na Copa Ryder de 1999, na qual foi chamado de melhor retorno na história da Copa Ryder. Quem é ele?

Ben Crenshaw.

19. O vocalista Rod Stewart sofreu cirurgia para qual doença endócrina?

Câncer da glândula tireoide (mais provavelmente, papilífero). Foram necessários nove meses para a recuperação da voz de Stewart após a cirurgia.

20. Ron Santo ganhou seis prêmios Luva de Ouro e jogou em nove All Star Games, enquanto jogava na terceira base pelo Chicago Cubs. Ele foi diagnosticado com diabetes tipo 1 em qual idade?

Dezoito anos, logo após assinar seu primeiro contrato para jogar na maior liga de beisebol. Desde sua retirada do beisebol, Santo sofreu uma série de complicações macrovasculares devido ao diabetes: a doença da artéria coronária exigiu operação de *bypass* quádruplo dessa artéria e a implantação de um desfibrilador cardíaco automático, e amputação bilateral abaixo dos joelhos devido à doença vascular periférica.

21. Nomeie o anão de 1,08 m e 29,48 kg que bateu uma vez pelo St. Louis Browns em 19 de agosto de 1951.

Eddie Gaedel (1925-1961). Gaedel correu por quatro arremessos do arremessador Bob Cain do Detroit Tigers.

22. Gheorghe Muresan, do Washington Bullets, é o jogador mais alto na história da NBA (2,30 m). Quais tratamentos ele tem recebido para sua acromegalia e gigantismo?

Cirurgia transesfenoidal da hipófise, radiação da hipófise e injeções de análogos da somatostatina. (Nota: Shaquille O'Neal tem 2,16 m de estatura).

23. Em seus seis anos de carreira na NBA (Washington Bullets, 1993-1997; New Jersey Nets, 1998-2000), Muresan comandou a liga duas vezes em qual categoria?

Porcentagem de cestas em campo (temporada 1995-1996: 0,584; temporada 1996-1997: 0,604).

24. Independentemente da sua habilidade de atuação, parece que todo gigante famoso consegue um papel para atuar em um filme. Gheorghe Muresan estrelou em qual filme com Billy Cristal?

Meu Gigante Favorito (1998).

25. O falecido ator Rondo "O Creeper" Hatton possuía fortes características faciais acromegálicas. Ele representou o vilão em vários filmes de terror, como *A Pérola da Morte* (1944), *A Casa dos Horrores* (1946) e *O Homem Bruto* (1946). Quantos anos tinha Hatton na época de sua morte?

Hatton morreu de um infarto do miocárdio aos 51 anos. Na época de sua morte, ele também, ao que consta, sofria de diabetes e perda da visão. Todas essas condições eram, provavelmente, sequelas da sua acromegalia não tratada.

26. Nicole Johnson tinha 24 anos quando foi coroada *Miss* America 1999. Aos 19 anos, ela foi diagnosticada com qual doença endócrina?

Diabetes tipo 1.

27. **Nomeie o antigo chefe do gabinete da Justiça da Suprema Corte dos Estados Unidos que morreu de câncer anaplásico da glândula tireoide aos 80 anos.**
William Rehnquist. Rehnquist foi diagnosticado com câncer anaplásico em outubro de 2004 e morreu menos de um ano depois, em setembro de 2005.

28. **Os vocalistas ganhadores do Grammy Johnny Cash (1932-2003), Ella Fitzgerald (1917-1996), Waylon Jennings (1937-2002) e Luther Vandross (1951-2005) morreram de complicações de qual doença endócrina?**
Diabetes tipo 2.

29. **A estrela de corrida Carl Lewis competiu em cinco Jogos Olímpicos consecutivos. Ele é um dos três atletas que conseguiram ganhar nove medalhas de ouro em uma carreira olímpica. Com qual doença endócrina ele foi diagnosticado aos 35 anos?**
Hipotireoidismo primário (secundário a tireoidite de Hashimoto).

30. **Nomeie o nadador americano que foi diagnosticado com diabetes tipo 1 18 meses antes de ganhar duas medalhas de ouro nos Jogos Olímpicos de 2000 em Sydney, Austrália.**
Gary Hall, Jr.

31. **Carla Overbeck, estrela do futebol feminino e capitã do time olímpico dos Estados Unidos, medalha de ouro em 1996, foi diagnosticada com qual doença endócrina aos 32 anos?**
Doença de Graves.

32. **Baseado em uma história real, o filme *O Óleo de Lorenzo* (1992) retratou o empenho familiar com qual doença rara da glândula suprarrenal?**
Adrenoleucodistrofia. O personagem principal do filme, Lorenzo Odone, foi diagnosticado com essa condição aos cinco anos.

33. **Apesar do diabetes tipo 1, essa antiga estrela da Liga Nacional de Hóquei comandou o Philadelphia Flyers em sucessivos campeonatos da Copa de Stanley em 1973-1974 e 1974-1975.**
Bobby Clarke. O diabetes de Clarke foi diagnosticado aos 13 anos.

34. **O exigente Triatlon Ironman requer 3,86 km de natação, seguido por 180 km de corrida de bicicleta e 42,16 km de corrida. Nomeie o membro que foi três vezes da equipe nacional dos Estados Unidos para o Triatlon de Longo Percurso, que foi diagnosticado com diabetes tipo 1 aos 24 anos.**
Jay Hewitt. Hewitt começou a competir no triatlo após seu diagnóstico de diabete.

PRINCIPAIS SEGREDOS

1. Embora o diabetes tipo 1 seja uma doença grave, os atletas com essa condição têm sido capazes de competir e ter sucesso em nível profissional em quase todos os esportes.

2. O feito da estrela de corrida Gail Devers enfatiza o excelente prognóstico do tratamento correto da doença de Graves.

3. Possivelmente, as mais fascinantes de todas as doenças endócrinas sejam as doenças do crescimento. Isso explica por que anões e gigantes são tão populares como artistas de circo e atores de filme.

CAPÍTULO 62 PESSOAS FAMOSAS COM DOENÇAS ENDÓCRINAS

4. A curabilidade da maioria dos cânceres da glândula tireoide é demonstrada pela vida de Rod Stewart, Catherine Bell e Roger Ebert.

5. A alta mortalidade de acromegalias não tratadas é demonstrada pela vida curta do lutador Andre "O gigante" Rousimoff e o ator Rondo Hatton.

BIBLIOGRAFIA

1. Dawson LY: Skating at the cutting edge: Bobby Clarke. Diab Forecast (March): 6–19, 1994.
2. Mandernach M: Short hitter, long memory. Sports Illustrated (September) 2:5, 1996.
3. Montville L: Giant. Sports Illustrated October 2:50–56, 1995.
4. Paulshock BZ: Tutankhamun and his brothers: familial gynecomastia in the eighteenth dynasty. JAMA 244:160–164, 1980.
5. Ford-Martin P. Famous people who have diabetes: http://diabetes.about.com/cs/diabetesfame/. Accessed November 23, 2003.
6. Famousheights.com: http://www.famousheights.com. Accessed November 23, 2003.
7. Shomon M: Famous People w/Thyroid Conditions: http://www.thyroid.about.com/cs/amouspeople/. Accessed November 23, 2003.
8. Mazur ML: Here she is Miss America. Diab Forecast (July):49–51, 1999.
9. Drimmer F: *Very special people*. New York, 1991, Carol Publishing Group.
10. Falcon M, Shoop SA: Roger Ebert reviews his thyroid cancer (April 5, 2002): http://www.usatoday.com/news/ health spotlight/2002/03/20-ebert.htm. Accessed November 23, 2003.
11. D'Arrigo T: Hot shot NBA rookie Adam Morrison scores with control. Diab Forecast (February):42–45, 2007.
12. Lerner BH: When illness goes public. Baltimore, 2006, Johns Hopkins University Press.

CURIOSIDADES ENDÓCRINAS

Michael T. McDermott, MD

1. Quem é o homem mais alto já registrado?

O homem com a maior estatura clinicamente documentada foi Robert Wadlow, de Atlon, Illinois. Ele tinha 2,72 m de estatura e pesava 199 kg quando morreu em 1940 aos 22 anos; ele tinha 2,17 m aos 13 anos. Sua condição foi o resultado de um tumor na hipófise, que secreta hormônio de crescimento, que se desenvolveu antes do fechamento das placas epifisárias do esqueleto (gigantismo). O homem mais alto atualmente vivo é Xi Shun, da China, que mede 2,35 m de estatura.

2. Nomeie a mulher mais alta já registrada.

Zeng Jinlian, da província de Hunan, na China, é a mulher mais alta em registro. Ela tinha 2,45 m de estatura justamente antes da sua morte aos 17 anos, em 1982; ela tinha 2,16 m aos 13 anos. Ela também teve um tumor relacionado à secreção de hormônio do crescimento que se desenvolveu durante a infância.

3. Quanto media o homem mais baixo já registrado?

Gul Mohammed, da Índia, media 57 cm de estatura em 1990; ele morreu em 1997. O homem mais baixo atualmente vivo é Younis Edwan, da Jordânia, que tem 65 cm de estatura.

4. Quem é a mulher mais baixa já registrada?

A mulher adulta mais baixa em registro foi Pauline Musters, da Holanda. Ela tinha 56 cm de estatura e pesava quatro quilos, pouco antes da sua morte aos 19 anos, em 1985. Devido às suas proporções relativamente normais, acredita-se que ela possuía uma deficiência do hormônio de crescimento, embora os ensaios desse hormônio não fossem, evidentemente, disponíveis em 1985.

5. Quem possuiu a mais variável estatura adulta?

Adam Rainer, da Áustria, era um anão de 1,17 m aos 21 anos, mas rapidamente cresceu, tornando-se um gigante de 2,17 m aos 32 anos, em 1931. Ele tinha 2,33 m de estatura quando morreu em 1950, aos 51 anos.

6. Qual é a tribo africana mais alta?

As tribos watusi (ou tutsi) do Sudão, Ruanda, Burundi e República da África Central são as mais altas do mundo. A média de estatura dos homens é de 1,94 m e das mulheres é de 1,77 m. Acredita-se que a alta estatura deles seja uma adaptação genética.

7. Qual é a tribo mais baixa?

Os pigmeus de Mbuti, da África Central, possuem a menor média de estatura. A média de estatura dos homens é de 1,36 m e das mulheres é de 1,33 m. Acredita-se que a baixa estatura deles seja resultado de uma resistência genética ao hormônio de crescimento, possivelmente devido a receptores do hormônio de crescimento deficientes.

534 CAPÍTULO 63 CURIOSIDADES ENDÓCRINAS

8. Quem foi o homem mais pesado já registrado?
Jon Brower Minnoch, da Ilha de Bainbridge, em Washington, tinha 1,84 m de estatura e pesava aproximadamente 522 kg quando foi admitido no hospital, aos 37 anos, com insuficiência cardíaca congestiva. Ele permaneceu no hospital por dois anos numa dieta de 1.200 calorias e perdeu 177 kg; sua perda de peso de 344 kg é também um recorde. Ele pesava 297 kg quando morreu aos 42 anos, em 1983. Sua esposa pesava 41 quilos.

9. Quanto pesava a mulher mais pesada já registrada?
A mulher mais pesada já registrada foi Rosalie Bradford que pesava 447 kg em 1987. Ela também mantém o recorde pela perda de peso, tendo perdido 342 kg ao longo de sete anos.

10. Qual é a maior taxa de peso ganho já registrado?
Arthur Knorr, dos Estados Unidos, ganhou 109 kg durante os últimos seis meses da sua vida, uma média de ganho de peso de 597 g por dia. Já que 1 kg de gordura possui cerca de 7.500 kcal, esse fato representa um excesso de ingestão (acima do gasto calórico) de 5.600 kcal por dia. Doris James mantém o recorde para as mulheres, ganhando 122 kg no último ano da sua vida (um excesso de 3.150 kcal/dia), morrendo aos 38 anos com o peso de 251 kg.

11. Qual o tamanho da maior cintura já registrada?
Walter Hudson, de Nova York, possuía 1,77 m de cintura, alcançando um máximo de peso de 446 kg e uma cintura de três metros de tamanho.

12. Quem são os gêmeos mais pesados já registrados?
Billy McCrary e Benny McCrary, de Hendersonville, na Carolina do Norte, pesavam 277 e 269 kg, respectivamente. Ambos possuíam 2,13 m de cintura. Um dos irmãos morreu em um acidente de motocicleta, mas o outro estava vivo até o período desta publicação.

13. Qual é o maior tempo de sobrevivência de uma pessoa sem comida ou bebida?
Andreas Mihavecz, da Áustria, foi preso em 1979. Os guardas o esqueceram e não deram comida nem água por 18 dias, tempo após o qual ele foi achado ainda vivo.

14. Qual o maior número conhecido de crianças nascidas de uma mulher em uma vida inteira?
Uma camponesa da Shuya, no leste de Moscou, na Rússia, deu à luz 69 crianças, de 1725 a 1765. Ela teve 27 gravidezes, gerando 16 pares de gêmeos, sete grupos de triplos e quatro grupos de quádruplos. Sessenta e sete crianças sobreviveram à infância. O marido dela teve mais 18 crianças com uma segunda esposa.

15. Quem é a mulher mais velha a dar à luz já conhecida?
Adriana Emilia Illiescu, da Romênia, deu à luz sua filha por cesariana, em 2005, aos 66 anos e 230 dias. Donna Maas, da Califórnia, é a mulher mais velha a dar à luz gêmeos do sexo masculino, por cesária, em 2004, aos 57 anos e 286 dias.

16. Qual é o maior número já relatado de múltiplos nascimentos para uma única gestação?
Dez nascimentos (decáduplos) foram relatados no Brasil (1946), na China (1936) e na Espanha (1924). Nove nascimentos (nônuplos) foram relatados na Austrália (1971), na Filadélfia (1972) e em Bangladesh (1977). O maior número de sobreviventes em uma gestação múltipla é de sete (sétuplos), que ocorreram em três ocasiões. As mães eram Bobby McCaughey, de Nebrasca (1997), Nikem Chukwu, do Texas (1998), e Hasna Mohammed Humair, da Arábia Saudita (1998).

17. Qual é o maior peso de uma criança ao nascimento já registrado?
Anna Bates morava em Seville, Ohio, e deu à luz um menino com 10,8 kg que morreu 11 horas depois, em 1879. Anna tinha 2,26 m de estatura. Carmelina Fedele, da Itália, deu à luz, em 1955, a criança mais pesada que sobreviveu e pesava 10,2 quilos.

18. Qual é a idade mais avançada de um humano já registrada?
Jeanne Louise Calment, de Arles, França, viveu 122 anos e 164 dias. Ela morreu em 4 de agosto de 1997. O homem mais velho foi Shigechiyo Izumi, do Japão, que viveu 120 anos e 237 dias. Ele morreu em 1986.

19. Qual é o maior nível de glicose no sangue já registrado?
Um menino de 12 anos com diabetes melito recém-descoberta, que ainda estava consciente, quando foi constatado que tinha um nível de glicose sanguínea de 2.350 mg/dL em 1995.

20. Qual é o recorde para a maior produção de pedras no rim por um indivíduo?
Don Winfield, do Canadá, que apresentou 3.711 pedras no rim em um período de 15 anos (1986-2001).

21. Qual é o maior tumor já registrado?
Um cisto ovariano de 148,77 kg foi removido de uma mulher no Texas em 1905.

22. Qual é o cabelo mais longo já registrado?
Hoo Sateow, da Tailândia, possuía um cabelo de 5,14 m de comprimento em 1997. Ele não cortou o cabelo por 70 anos.

23. Qual é o recorde da distância caminhada por um indivíduo em 24 horas?
O recorde para os homens é de 228,92 km por Jesse Castenda, dos Estados Unidos, em 1976. O recorde para as mulheres é de 211,25 km, por Annie Van der Meer-Timmerman, da Holanda, em 1986. O recorde de 24 horas para um indivíduo em cadeira de rodas é de 124,85 km por Nik Nikzaban, do Canadá, em 2000.

24. O rei Davi de Israel tinha uma doença endócrina?
"Quando o rei Davi estava velho e com idade avançada, apesar de estenderem cobertas sobre ele, não se conseguia mantê-lo quente. Seus criados, então, disseram a ele: 'Permita que uma jovem donzela o atenda, soberano rei, e cuide do senhor. Se ela dormir com sua majestade real, o senhor ficará quente.' A moça, que era muito bonita, cuidava do rei e se preocupava com ele, mas o rei não teve relações com ela." (I Reis 1, 1-4). Alguns especulavam que o rei Davi era afligido por hipotireoidismo.

25. Qual doença endócrina Golias de Gath possivelmente possuía?
Golias de Gath, que foi morto por uma pedra arremessada por Davi (I Samuel 17, 1-51), provavelmente media 2,07 m. Sua alta estatura podia resultar de um tumor na hipófise, que secreta o hormônio do crescimento. Outros complementam que a facilidade com que a pedra de Davi se encaixou no crânio de Golias podia ser devido a hiperparatireoidismo e seu comportamento estranho resultado de hipoglicemia devida a um insulinoma.

26. Qual doença endócrina o presidente John F. Kennedy possuía?
Kennedy possuía insuficiência primária da glândula suprarrenal — doença de Addison. Ele manteve a doença durante os últimos anos da sua vida e a presidência através de terapia com glicocorticoides orais.

SITE

http://www.guinnessworldrecords.com

BIBLIOGRAFIA

1. Baumann G, Shaw MN, Merimee TJ: Low levels of high affinity growth hormone-binding protein in African Pygmies. N Engl J Med 320:1705–1709, 1989.
2. Farlan D, editor *The Guinness book of world records*, New York, 1991, Bantam Books.
3. Folkard C, editor: *The Guinness book of world records*, New York, 2003, Bantam Books.
4. Glenday C, editor: *The Guinness book of world records,* New York, 2007, Bantam Books.
5. *The New American Bible.* Catholic Publishers, Thomas Nelson, Inc. (Camden, NJ) 1971.

ÍNDICE

Os números de páginas seguidos por *t* indicam tabelas; *f*, figuras. Os números de páginas em **negrito** indicam capítulos completos.

A

A Princesa Prometida (*Princess Bride*), (filme), 190

Ablação de metaiodobenzilguanidina (MIBG), como tratamento do feocromocitoma maligno, 255, 259

Aborto, espontâneo
  anticorpos relacionados à TPO, 336
  síndrome relacionada ao ovário policístico, 50

Absorção do precursor de amina e células de descarboxilação (APUD), 437

Absortiometria
  fóton dual (DPA), 102
  fóton simples (SPA), 102, 103*t*
  radiográfico, 102
  raio X de energia dual (DEXA), 89-90, 102, 103, 103 *t*, 104*f*, 105, 142, 380
  raio X de energia simples (SEXA), 102

Acantose *nigricans*, 418, 459, 460, 461*f*, 467

Acetaminofeno, efeito na secreção do hormônio antidiurético, 210*t*

Acetato de cálcio, como tratamento da hipocalcemia, 152*t*

Acetato de ciproterona, como causa da ginecomastia, 395

Acetato de megestrol, 267

Aceto-hexamida, efeito na secreção do hormônio antidiurético, 210*t*

Ácido hialurônico, 465

Ácido valproico, efeito nos resultados do teste de função da tireoide, 344*t*, 345

Ácido zoledrônico (Reclast), 93
  como tratamento da doença de Paget do osso, 120
  como tratamento da hipercalcemia da malignidade, 146-147
  como tratamento da hipercalcemia, 132, 132*t*

Acidose, metabólica, 17
  relacionada ao aldosteronismo, 245, 245*f*

Acne, 362
  relacionada à anovulação hiperandrogênica, 403
  relacionada à síndrome de Cushing, 198*t*

Acondroplasia, 528

Aconselhamento genético, para pais de pacientes com hiperplasia adrenal congênita, 277

Acromegalia, 185, 186*t*, 187, 188q, 237, 379, 409
  apneia obstrutiva do sono associada com, 514-515
  causas de mortalidade na, 185
  como fator de risco da apneia noturna, 508

diabetes melito associado com, 172
em atletas, 530
em atores, 190, 529, 530
hormônio liberador do hormônio de crescimento com, 514-515
não tratada, 530, 532
relacionada com tumor endócrino pancreático, 452-453
síndromes metabólicas associadas com, 187, 187*t*
tratamento para, 188, 190

Acropatia, tireoide, 283, 464, 464*f*, 465, 465*f*

Adenocarcinoma
  como causa da hipercalcemia, 145
  de sitio primário desconhecido, 178
  pancreática, 491

Adenoma
  adrenal
    como causa da síndrome de Cushing, 199*t*
    produtor de aldosterona, 245, 246, 247, 248
    produtor de cortisol, 488-489, 491q
  como causa de virilização, 417
  degeneração hemorrágica do, 304
  folicular benigno, diferenciado do câncer folicular de tireoide, 308
  gonadotrofo, 194, 195
  hipofisária, 174
    como causa da síndrome de Cushing, 198, 200, 201, 203, 204
    como causa do hipogonadismo, 379
    secretor de hormônio estimulador da tireoide, 284
    secretor de prolactina, 379
    secretora de hormônio adrenocorticotrófico, 522
  paratireoide, 136, 486
    esporádico, 438
    localização pré-operatória do, 141
    síndromes de neoplasias endócrinas múltiplas relacionadas ao, 438
  tireoide tóxica, como causa do hipertireoidismo, 283

Adolescentes
  ginecomastia nos, 394-395
  tratamento da hiperplasia adrenal congênita nos, 276

Adrenalectomia
  como tratamento da síndrome de Cushing, 202-203
  indicações para, 489
  laparoscopia, 489-490, 491q

poupadora do córtex, 490
  resultados na, 489
  técnica aberta para, 489
Adrenalite, autoimune, 261. *Ver também* Doença de Addison
Adrenarca
  definição de, 362
  precoce, 364
    benigna, 364, 365
Adrenocorticotropina. *Ver* Hormônio adrenocorticotrópico (ACTH)
Adrenoleucodistrofia, 531
AEIOU TIPSS mnemônico, para a etiologia do estado mental alterado, 20
Agentes anti-hipertensivos, como causa da disfunção erétil, 387
Agentes antirreabsorptivos, como profilaxia e tratamento da, 93, 94, 95
Agentes hipoglicemiantes orais
  uso em pacientes grávidas, 49, 60
  uso em pacientes hospitalizados, 42
Agonistas de dopamina, 181, 183, 389
Agonistas do hormônio liberador de gonadotropina, 420
Água
  como porcentagem do corpo humano, 205, 205*f*
  excreção renal diminuída de, 211
  passagem pela membrana celular da, 206
Água corporal. *Ver também* Água corporal total
  distribuição da, 205, 206-207
  regulação hormonal da, 209
  transcelular, 205-206
Água corporal total, 205
  entrada e saída de, 209
  níveis anormais de, 212
    tratamento para, 219-220
  relação com
    concentração plasmática de potássio (P$_K$), 208
    concentração plasmática de sódio (P$_{Na}$), 208
Água potável, excessiva, 216
Albumina, relação com os níveis séricos de cálcio, 124, 148
Aldosterona, 205, 207
  biossíntese da, 246
  carcinoma adrenocortical produtor, 257, 257*f*
  deficiência da, 171-172, 272
Aldosteronismo
  idiopática, 245, 246, 248-249
  primária (síndrome de Conn), **245-250**, 257, 520
    definição do, 245
    diagnóstico do, 247
    relacionado a carcinoma adrenocortical, 257
  relacionado a adenoma, 246
  remediável com glicocorticoide, 246, 247, 249
Aldosteronoma, 488
  adrenalectomia para, 489
Alendronato (Fosamax), 93, 100, 120
Alimentação enteral, nos pacientes hiperglicêmicos, 45
Alimento, efeito térmico do, 79
Alopecia, 446, 464
Alterações no estado mental
  AEIOU TIPSS mnemônico para, 20
  relacionadas com síndrome hiperglicêmica hiperosmolar, 20

Altura. *Ver também* Baixa estatura
  efeito da puberdade precoce na, 364
  gráficos de crescimento da, 228, 229
  média dos pais, 229
  medida da, 227-228, 229, 365
  na menarca, 362
  na síndrome de Klinefelter, 372
  recordes mundiais de, 533
Amamentação
  betabloqueadores usados durante a, 336
  como contraindicação do exame com radioiodo, 335
  como contraindicação na terapia com radioiodo, 287, 336
  em mulheres com diabetes gestacional, 62
  medicação antitireoide usada durante a, 334, 335, 336
  tratamento de tumor secretor de prolactina durante a, 183
Amenorreia, **399-405**
  associada ao hirsutismo, 417
  avaliação da, 374
  ciclos anovulatórios relacionados à, 374
  definição de, 374, 399
  hipotalâmica, 400, 402, 401*t*, 520
  primária, 374
    causas da, 373, 399, 400, 400*t*
    definição da, 399
  relacionada à menopausa, 425
  relacionada à obesidade, 403-404
  secundária, 374, 400, 401*t* 521
American Association of Clinical Endocrinologists, 9, 28
American College of Sports Medicine, 85
American Diabetes Association, 9, 12, 28, 34, 476
American Dietetic Association, 34
American Heart Association, 12, 85
Amilina, 14-15
  análogo injetável da, 33
Amilorida, como tratamento do diabetes insipido, 219
Aminoglicosídeos, como causas da hipocalcemia, 151
Amiodarona
  como causa da doença da tireoide, 299
  como causa da tireoidite, 300
  como causa da tireotoxicose, 525
Amiodipina, como causa da ginecomastia, 395
Amitriptilina, efeito na secreção do hormônio antidiurético, 210*t*
Amlodipina, como causa da ginecomastia, 395
Amostra venosa adrenal, 247-248
Amostragem do seio petroso inferior (IPSS), para a avaliação da síndrome de Cushing, 201-202, 203*f*
Análise de gases arteriais sanguíneos, na cetoacidose diabética, 18
Análise de sêmem, 380
Análogos agonistas do hormônio liberador de gonadotropina, 195
Análogos da insulina, 14
  uso durante a gravidez, 53
Análogos do hormônio liberador de gonadotropina, 522
Anastrozol, como tratamento da ginecomastia, 397
"André, o gigante", 190, 529, 532
Androgênio(s). *Ver também* Hiperandrogenismo; Testosterona
  como causa da apneia do sono, 516

como causa da ginecomastia, 395
como causa do crescimento excessivo, 237
deficiência do, durante a menopausa, 427
efeito na resposta esquelética ao exercício, 469
na puberdade, 362, 363
produção do, 414, 414*f*
produzido pelo carcinoma adrenocortical, 257, 257*f*
Anemia
aplástica, tratamento para, 430
deficiência de ferro, 86
hipoplásica, tratamento para, 430
perniciosa, 403, 446
relacionada com o hiperparatiroidismo, 138*t*
Anfetaminas
como causa da galactorreia, 408
como causa da ginecomastia, 395
efeitos nos resultados dos testes de função da tireoide, 344*t*
relação com a fentermina, 83
Anfotericina, efeito na secreção do hormônio antidiurético, 211*t*
Angiotensina II, 207
Anorexia nervosa, 344, 373, 402
Anormalidades congênitas, relacionadas com diabetes materno, 49
Ansiedade
relacionada com doença da tireoide, 342, 342*t*
relacionada com hipoglicemia, 21*t*
Antagonistas de receptor de vasopressina, 220
Antebraço, medida de massa óssea no, 106, 107*f*, 108
Antiandrogênios, como tratamento do hirsutismo, 420
Anticonvulsivantes, efeito nos resultados dos testes de tireoide, 344*t*
Anticorpos antitireoidianos. *Ver também* anticorpos TPO
medidas dos, 280
passagem placentária dos, 330
Anticorpos de células da ilhota citoplásmica (ICA), 446
Anticorpos estimuladores do receptor do hormônio estimulador da tireoide, 333
Anticorpos heterófilos anticamundongo (HAMA), 282
Anticorpos TPO, 62, 298-299, 298*t*, 336, 343
Antidepressivos. *Ver também* Antidepressivos tricíclicos
efeitos na função da tireoide dos, 345-346
resistência aos, 346
uso como adjuvante na terapia com hormônio da tireoide, 346-347
uso em pacientes com doença da tireoide, 346
Antidepressivos tricíclicos
como causa de galactorreia, 408
como causa da ginecomastia, 395
interação com terapia com hormônio da tireoide, 346-347
uso em pacientes com doença da tireoide, 346
Antígeno leucocítico humano (HLA), como marcador do diabetes melito tipo 1, 10
Antígeno prostático específico (PSA), 382
Aparatos eréteis a vácuo, 392
Aparência cushingóide, 522
Apneia do sono, 508, 513
da deficiência do hormônio da tireoide, 515

do excesso de hormônio de crescimento, 515
obstrutiva, 512-513, 514, 516
testosterona na, 516-517
relacionada com acromegalia, 186
Apolipoproteínas, 65, 67, 523
Apoplexia, hipofisária, 168
Arginina vasopressina. *Ver* Hormônio antidiurético
Aromatase, 404
Arritmias
relacionadas com hipocalcemia, 150
relacionadas com tempestade da tireoide, 320, 320*f*
Artéria carótida, compressão da, relacionada com tumor hipofisário interno, 174, 175*f*
Artrite
artrite reumatoide relacionada com a síndrome poliendócrina autoimune, 446
relacionada com hiperparatiroidismo, 138*t*
Aspiração com agulha fina
de cistos na tireoide, 304, 481-482
de nódulos na tireoide, 304, 305, 326, 327, 479, 483
na gestão dos cuidados, 504
do câncer da tireoide, 305, 479
Aterosclerose, 67, 69
relacionada com resistência à insulina, 23
Ativador do receptor do fator nuclear K (RANK), 92, 94
Atividade física. *Ver também* Efeito do exercício na longevidade, 477
Atletas olímpicos
abuso de hormônio de crescimento entre, 241
desordens endócrinas nos, 529, 531-532
Atletas
abuso de esteroide anabólico-androgênico por, 430, 431-432, 432*t*
prevenção do, 433-434
testes de pesquisa para, 434
abuso de testosterona nos, 381
abuso do hormônio de crescimento em, 239, 241-242, 243
atletas olímpicos
abuso do hormônio do crescimento entre, 241
desordens endócrinas nos, 529, 531-532
baixa estatura nos, 530
desordens endócrinas no, 529, 530, 531-532
famosos, desordens endócrinas em, 528
mulher
perda de mineral ósseo em, 469
puberdade retardada em, 373
Atores, desordens endócrinas nos, 190, 528, 529-530
Atorvastatina, 71, 73
como causa da ginecomastia, 395
Auranofin, como causa da ginecomastia, 395
Autoimunidade, gonadal, 370
Autonomia da tireoide, 283

B
Baixa estatura, 232*f*. *Ver também* Nanismo
causas endócrinas da, 233
constitucional, 230-232, 231*f*, 233*f*
familiar (genética), 230, 231*f*, 237

idiopática, 236
recordes mundiais de, 529, 533
relacionada com deficiência do hormônio de crescimento, 239-240
relacionada com hiperplasia adrenal congênita, 272, 276
relacionada com síndrome de Turner, 371, 524
testes laboratoriais para avaliação da, 233-234
tratamento com hormônio de crescimento para, 240
Balanço de cálcio, 125, 125*f*
Balanço de energia, 79-80
Banda gástrica, 496, 496*f*
Barorreceptores, 208, 207*t*
Bates, Anna, 534
Bebedores de cerveja, resultado da urina nos, 142
Beethoven, Ludwig van, 117
Bell, Catherine, 529, 532
Benzodiazepinas, como causa da galactorreia, 408
Berry, Halle, 529-530
Betabloqueadores
administração antes da cirurgia de feocromocitoma, 255
como tratamento da tempestade da tireoide, 322
como tratamento do feocromocitoma maligno, 259
passagem transplacentária dos, 331
uso durante a amamentação, 336
uso durante a gravidez, 334
uso em pacientes com disfunção erétil, 387
Bicarbonato, como tratamento da cetoacidose diabética, 19
Bisfosfonatos
como causa da hipercalcemia, 151
como profilaxia e tratamento da osteoporose, 93, 96, 100
como tratamento da hipercalcemia, 133*t*
como tratamento do hiperparatireoidismo, 143
como tratamento ósseo na síndrome de Paget, 120-121, 122
Bloqueadores alfa-adrenérgicos
administração antes da cirurgia de feocromocitoma, 255
como tratamento do feocromocitoma maligno, 259
Bloqueadores de canais de cálcio
como tratamento da disfunção erétil, 391
uso em pacientes com disfunção erétil, 387
Bloqueadores de receptores adrenérgicos, como tratamento da disfunção erétil, 389
Bloqueadores do receptor de angiotensina
como causa da disfunção erétil, 391
uso em pacientes com disfunção erétil, 387
Bloqueadores do receptor de angiotensina
como tratamento da nefropatia diabética, 27
uso nos idosos, 477
Bócio, 306q
da gravidez, 329, 330, 332
definição de, 302
difuso não tóxico, 302
difuso tóxico. *Ver também* Doença de Grave
eutireoidiano, 302
fetal, 334
intratorácico, 483
multinodular, 284, 305
tóxico, 283, 476
relacionado ao lítio, 302, 345

tratamento para, 306
Bomba de insulina, 13, 33-34, 33*t*, 33
risco associado com, 34
taxas basais para, 38
diurna, 39
noturna, 39
uso de insulina de longa duração com, 39
uso durante a gravidez, 52-53
Bombas de infusão, bolhas de ar nos tubos das, 36
Bradford, Rosalie, 534
Bradicardia, coma e mixedema relacionados com, 322, 323*f*
Bromocriptina
como tratamento do macroadenoma, 411
efeito na secreção do hormônio antidiurético, 210*t*
Bupropiona (Wellbutrin), como tratamento da obesidade, 84
Bush, Barbara, 528
Bush, George Herbert Walker, 528
Butirofenonas
como causa da galactorreia, 408
efeito na secreção do hormônio antidiurético, 210*t*
Bypass gástrico, 496
Y de Roux, 497, 497*f*

C
Cabelo
o mais longo já registrado, 535
perda de (alopecia), 446, 464
Cabergolina, como tratamento do macroadenoma, 411
Cafeína, efeito nos níveis sanguíneos de glicose, 36
Cálcio. *Ver também* Hipercalcemia; Hipocalcemia
excreção urinária de, 125, 145, 146, 157
24 horas, 143, 158
como excreção fracionada (FECa), 131, 132, 137
nas dietas restritivas de cálcio, 158
ingestão na dieta do, 91-92
absorção e excreção do, 125
avaliação do, 91
interação com hormônios reguladores de cálcio, 127, 128*t*, 148
metabolismo do, 125, 127, 129*f*
níveis séricos do
determinações básicas do, 156
efeitos do pH sérico no, 148
fontes de, 125, 125*f*
na hipercalcemia, 124, 129
na hipercalcemina do tratamento de malignidade, 146-147
no hiperparatiroidismo, 136, 140
nos pacientes com pedras nos rins, 157
regulação dos, 148, 149
relação com os níveis séricos de albumina, 124, 148
transferência materno-fetal do, 145
tratamento renal do, 156, 157
Calcitonina
como hipercalcemia do tratamento da malignidade, 146-147
como marcador do câncer medular da tireoide, 315
como profilaxia e tratamento da osteoporose, 93

como tratamento da hipercalcemia, 132, 132t, 133t
como tratamento da síndrome de Paget do osso, 120
  resistência ao, 120
interação com cálcio sérico, 128t, 148
Calcitriol (1,25-di-hidroxivitamina D), 125-126
como tratamento do hiperparatireoidismo, 139
na regulação do cálcio plasmático, 129
no metabolismo da vitamina D, 125
Cálculo renal. *Ver também* Pedras nos rins; Nefrolitíase
  definição de, 154
Cálculos renais de fosfato de cálcio, 155f, 162
Calment, Jeanne Louise, 534-535
Calorimetria, indireta, 79
Câncer. *Ver também tipos específicos de câncer*
  como causa da hipercalcemia, 131, **145-147**
  como causa da hipocalcemia, 151
  lesões esqueléticas associadas com, 131
  relacionado com a obesidade, 76
Câncer adrenal, **257-260**, 488. *Ver também* Carcinoma
  adrenocortical
  como causa de virilização, 418-419
  como causa primária do aldosteronismo, 246
  de origem metastática, 259
  secretor de hormônio sexual, 488
  tratamento para, 488, 489
Câncer da tiroide, 303-304, 308-319, 318q
  anaplásico, 304t, 308, 308f, 314
    controle cirúrgico do, 480-481
    em pessoas famosas, 531
    mutações na proteína p53 no, 318
  de origem metastática, 304t
  defeitos moelculares associados com, 317
  diferenciado, 309
    definição de, 308
    dissecção de pescoço no, 310, 311
    doença de Graves associada, 310
    marcador tumoral para, 318
    metastático, 310, 312
    nos nódulos "frios" da tireoide, 316
    oncogene ret/ptc no, 318
    recorrente, 313
    terapia com radioiodo para, 311, 312
    tireoidectomia para, 480
    tiroidite linfocística crônica associada, 310
    tratamento cirúrgico para, 310, 311, 483
    tratamento para, 318
  em idosos, 476
  folicular, 304t, 308, 308f, 309, 310
    aspiração com agulha fina do, 305, 479
    diferenciado de adenomas foliculares benignos, 308
    metastático, 310
  medular, 131, 304t, 308, 314, 527
    como causa da síndrome de Cushing, 199t
    controle cirúrgico do, 480
    esporádico, 314–315
    forma hereditária do, 315
    manifestações extratiroidais do, 315

síndrome da neoplasia endócrina múltipla associada, 441, 442, 443
taxa de sobrevivência no, 316
tratamento para, 316
metastático para osso, 131
papilar, 304t, 308, 308f, 309
controle cirúrgico do, 481
durante a gravidez, 338
em atores, 529
em pessoas famosas, 529, 530
metastático, 309
níveis de tiroglobulina sérica no, 480
relacionado com exposição à radiação, 529
tiroidectomia do, 480
radiação relacionada, 313
recorrente, controle cirúrgico do, 481
scans de corpo inteiro no, 311, 313
Câncer da paratireoide
diagnóstico do, 487
recorrente, 487
relacionado com hiperparatireoidismo, 136
taxas de sobrevivência para, 487
Câncer de bexiga, 131, 145
Câncer de cabeça e pescoço, como causa da hipercalcemia, 131, 145
Câncer de mama
como causa da acromegalia ou gigantismo, 187
como causa da hipercalcemia, 131, 145
em homens, 397
em relação à galactorreia, 410
metastático, 131, 178
na mulher pós-menopausa, 425
relacionado com a terapia de reposição de estrogênio, 427
Câncer de próstata, metastático, 131, 178
Câncer de pulmão
como causa da ginecomastia, 395
como causa da hipercalcemia, 131, 145
como causa de acromegalia ou gigantismo, 187
metastático, 131, 178
Câncer endometrial, relacionado com a terapia de reposição de estrogênio, 427
Câncer esofagiano, como causa da hipercalcemia, 145
Câncer hepático, metastático, 178
Câncer nasofaríngeo, metastático, 178
Câncer pancreático
como causa da hipercalcemia, 145
metastático, 178
Câncer renal
como causa da hipercalcemia, 145
metastático, 178
Câncer/tumores ovarianos
como causa de acromegalia ou gigantismo, 187
como causa de hipercalcemia, 145
como causa de virilização, 417, 418-419
Câncer/tumores testiculares, 529
como causa de ginecomastia, 395
Candidíase, 445, 446
Captopril, como causa da ginecomastia, 395

Carbamazepina
efeito na secreção do hormônio antidiurético, 210*t*
efeito nos resultados do teste de função da tireoide, 344*t*
efeitos na função da tireoide da, 345
Carboidratos
como tratamento da hipoglicemia relacionada com o diabetes, 23
fontes alimentares de, 34
Carbonato de cálcio, como tratamento da hipocalcemia, 152*t*
Carcinoma adrenocortical, 257
características clínicas do, 257
metastático, 258
não funcional, 257
prognóstico do, 258
recorrente, 258
tratamento para, 257, 489
Carcinoma cortical adrenal. *Ver* Carcinoma adrenocortical
Carcinoma de célula de Hürthle, 308
Carcinoma de célula escamosa, como causa da hipercalcemia, 145
Carcinoma de célula renal
como causa da hipercalcemia, 131
como causa de ginecomastia, 395
Carcinoma de célula transicional, da bexiga, 395
Carcinoma hipofisário, 177, 178
Cariotipagem
para atribuição de sexo, 357
para avaliação da insuficiência gonadal, 370
para diagnóstico da síndrome de Klinefelter, 372
para o diagnóstico da puberdade retardada, 375
Carotenoderma, 464, 467
Cascalhos digitais, 460, 460*t*
Cash, Johnny, 531
Caspases, 14
Castenda, Jesse, 535
Catarata
relacionada com diabetes melito, 25
relacionada com hipocalcemia, 150-151
Catecolaminas, na apneia obstrutiva no sono, 514
Celebridades, com desordens endócrinas, **528-532**
Células beta, destruição das, relacionada com o diabetes melito, 11, 12, 14
Células de Hürthle, 313
Células de Kulchitsky, 454
Células de Leydig, 352
hipoplasia das, 358-359
Células de Sertoli, 351, 352, 377
Células enterocromafins, 454
Células parafoliculares, 314
Celulite, 466
Cereal, efeito nos níveis sanguíneos de glicose, 36
Cérebro
conteúdo de água no, 205
efeito da hipernatremia no, 213
efeito da hiponatremia no, 212
Cetoacidose diabética, 17
causas da, 17

como causa do edema cerebral, 19
definição de, 17
diagnóstico da, 18
durante a gravidez, 47, 54-55
sinais e sintomas da, 18
tratamento para, 18, 19
Cetoconazol
como causa da ginecomastia, 395
como causa da hipocalcemia, 151
como tratamento da síndrome de McCune-Albright, 367
Cetonas, 17, 18
Chá de óleo de árvore como causa de ginecomastia, 395
Chiado, relacionado com síndrome carcinóide, 454, 454*t*
Choque
nas mulheres na pós-menopausa, 425
relacionado com terapia de reposição de estrogênio, 427
Chukwu, Nikem, 534
Cialis (tadalafil), como tratamento da disfunção erétil, 386, 389, 390, 391
Ciclofosfamida, efeito na secreção do hormônio antidiurético, 211*t*
Ciclos ovulatórios, diminuição na frequência relacionada com a idade nos, 423
Ciclosporina, como causa do hirsutismo, 417
Cifoplastia, como tratamento de fratura vertebral, 96
Cimetidina
como causa de galactorreia, 408
como causa de ginecomastia, 395
como tratamento na síndrome carcinoide, 456*t*
Cinacalcet, 126, 131
como tratamento da hipercalcemia, 132*t*, 133*t*, 134
como tratamento do hiperparatireoidismo, 143
Cintigrafia com octreotide, 493
Cintilografia com metaiodobenzilguanidina (MIBG), para localização do feocromocitoma, 254-255, 488
Cintilografia de corpo inteiro, em pacientes com câncer da tireoide, 311
Cintura, circunferência, 12, 76
a maior já registrada, 534
aumento na pós-menopausa na, 469
Cipionato de testosterona, 373
Cipro-heptadina, como tratamento da síndrome carcinoide, 456*t*
Cirrose
como causa de hiponatremia, 214*t*
níveis de globulina ligante de hormônio sexual na, 377
Cirurgia adrenal, 491q
Cirurgia bariátrica, 85-86, 494-498, 498q
complicações da, 86, 497-498
contraindicações da, 495
disabsortiva, 495
restritiva, 495
resultados da, 85-86
taxa de mortalidade associada com, 86
técnicas laparoscópicas na, 85
Cirurgia da paratireoide, 484, 487q
Cirurgia da tireoide, 479

Cirurgia endócrina, **479-501**
  adrenal, 488
  bariátrica, 495
  gastrointestinal, 490
  pancreática, 490
  paratireoide, 484
  tireoide, 479
Cirurgia torácica, como causa de galactorreia, 409
Cirurgia transesfenoidal
  como tratamento da doença de Cushing, 202-203, 204, 522
  como tratamento de acromegalia, 188, 190
  como tratamento de gigantismo, 188
  como tratamento de macroadenoma, 410
  como tratamento de tumor hipofisário, 176
Cistinúria, 162*t*
Cistos
  da fenda/bolsa de Rathke, 174, 369, 399, 400*t*
  da paratireoide, 306
  da tireoide, 304
    aspiração do, 481-482
  do ducto tireoglosso, 483-484
  ovarianos, 535
Citrato de cálcio, como tratamento da hipocalcemia, 152*t*
Citrato de potássio, como tratamento da nefrolitíase, 161, 162*t*, 163
Citrato de sildenafil (Viagra), como tratamento da disfunção erétil 386, 389, 390, 391
Citrato, níveis urinánios de, 159
Citraval, como tratamento da hipocalcemia, 152*t*
Clarke, Bobby, 531
Clearance de creatinina, no hiperparatireoidismo, 142, 143
Clofibrato, efeito na secreção do hormônio antidiurético, 210*t*
Clomifeno, como tratamento da ginecomastia, 397
Clonidina, como tratamento das luzes/descargas quentes, 427
Cloreto de cálcio, como tratamento da hipocalcemia, 152*t*
Clorpromazina, como tratamento da síndrome carcinoide, 456*t*
Clorpropamida, efeito na secreção do hormônio antidiurético, 210*t*
Cocaína, como causa de impotência, 387
Cognição, efeito do hormônio liberador do hormônio de crescimento na, 475
Cohosh preto, como tratamento de fogachos/calorões, 427
Colchicina, efeito na secreção do hormônio antidiurético, 211*t*
Colesterol, 65
Cólicas, relacionadas com hipocalcemia, 150
Coluna vertebral
  como local de metástase, 131
  medida de massa óssea na, 106, 107*f*, 108
Coma, mixedema, 322, 323
  definição de, 322
  sintomas do, 322, 323*f*
  tratamento para, 323, 324
Condrodisplasia, 529
Condução, por pacientes diabéticos, 23

Conseco, Jose, 239
Contagem de carboidrato, com terapia intensiva de insulina, 34
Contracepção. *Ver também* Contraceptivos orais
  esteroides anabólico-androgênicos como, 430
  nas mulheres diabéticas, 62, 63
Contraceptivos orais
  como causa de hirsutismo, 417
  como tratamento do hirsutismo, 420, 421
Controle da internação, do diabetes e hiperglicemia, **41-47**
Controle do diabetes e julgamento das complicações (DCCT), 13, 18, 28, 49
Convênios de saúde (HMO), 501
  diferenciada das organizações provedoras preferenciais (PPO), 502
  encaminhamentos por, 503, 504
  endocrinologistas nas, 501, 503, 504-505
  relações com laboratórios de consultórios médicos, 504
  tipo de política misturada das, 503
Convênios médicos, endocrinologia nos, **501-508**
  definição de, 501
Convulsões
  relacionadas com coma mixedema, 322, 323*f*
  relacionadas com feocromocitoma, 252
  relacionadas com hipoglicemia, 21*t*
Coração, conteúdo de água do, 205
Córnea, depósito de fosfato de cálcio na, 138, 138*t*
Corrente sanguínea, principais lipídeos e lipoproteínas na, 65
Corticosteroides. *Ver* Glicocorticoides
Cortisol
  como marcador da síndrome de Cushing, 199, 200
  deficiência do
    relacionada com doença da hipófise anterior, 171
    relacionada com insuficiência adrenal, 170, 263, 264-265
  elevação relacionada ao sono do, 510-511, 511*t*
  função do, 197
  na cetoacidose diabética, 17
  níveis excessivos de, 197
  produzido por carcinoma adrenocortical, 257, 257*f*
  regulação do, 197
  ritmo circadiano do, 512
Cortisona
  como tratamento da insuficiência adrenal, 265-266
  potência da, 266*t*
Costelas
  como local de metástases, 131
  doença de Paget das, 119
Crânio, "sal e pimenta", 139
Craniofaringioma, 168, 174, 369, 399, 400*t*, 529
Cremes com estrogênio, como causa da ginecomastia, 395
Crenshaw, Ben, 530
Crianças. *Ver também* Infantil; Neonatos
  insuficiência hipofisária em, 169
  medida de altura em, 227-228
  padrões de sono nas, 509*f*, 510
  síndrome de Cushing em, 199
  tratamento da hiperplasia adrenal congênita em, 275
  uso de esteroide anabólico-androgênico em, 432

Criptorquidismo, 376
Crise adrenal, 171, 264, 272, 273
Crise carcinoide, 457
Cristais urinários, em pacientes com pedra renal, 162
Cromogranina A, 455
Cromossomo X, com relação à hipótese de Lyon, 352
Crystal, Billy, 530
Curva de crescimento
anormal, 229
padronizada, 228

D
Danazol
como causa do hirsutismo, 417
como tratamento da ginecomastia, 397
Davi, rei de Israel (caráter bíblico), 535
Defeitos na proteína esteriogênica regulatória aguda (StAR), 358
Defeitos no campo visual, 194
Deficiência de 17,20-liase, 358
Deficiência de 17-cetoesteroide redutase, 370
Deficiência de vitamina D, 137, 526
como causa de hiperparatireoidismo, 143
como causa de hipocalcemia, 139
como causa de osteomalácia, 113
como causa de raquitismo, 110, 113
condições associadas com, 111-112
em idosos, 470
tratamento para, 115
Deficiências de micronutrientes, relacionadas com cirurgia bariátrica, 86
Deficiências de vitamina D, relacionadas com cirurgia bariátrica, 86-87
Deficiências no gene *CYP21A2*, 270-271
Deidroepiandrosterona (DHEA), 414, 474, 478
como tratamento da insuficiência adrenal, 266
efeitos biológicos da, 473
efeitos hormonais do, 473-474
na hiperplasia adrenal congênita, 418-419
na puberdade precoce, 366
na puberdade, 362
na redução relacionada com, 473
nos tumores adrenais, 418-419
Demeclociclina, efeito na secreção do hormônio antidiurético, 210*t*
"Demência do mixedema", 342, 346
Denosumab, 94
Densidade mineral óssea
aumento relacionado com de-hidroepiandrosterona na, 474
deficiência de vitamina D relacionada com a perda de, 470
em pacientes com terapia da osteoporose, 95
em pacientes com terapia de glicocorticoides, 100
perda relacionada com a idade, 468-469
Densitometria do mineral ósseo, 89-90, **102-109**
densidade absoluta do mineral ósseo, 90
em homens, 105, 380

em não caucasianos, 105
escores T na, 90, 103, 104*f*, 105-106, 106-108
escores Z na, 90, 103, 104*f*, 105-106, 106-108
interpretação dos, 106-108, 107*f*
métodos absortométricos na
fóton duplo (DPA), 102
fóton simples (SPA), 102, 103*t*
radiográfica, 102
raios X de dupla energia (DEXA), 89-90, 102, 103, 103*t*, 104*f*, 105, 142, 380
raios X de energia simples (SEXA), 102
Deoxicorticosterona, 415-416, 416*f*
Depressão
desordens da tireoide associadas com, 342, 342*t*, 343
função da tireoide na, 348
hipotireoidismo como mímica da, 342, 342*t*
relacionada com a síndrome de Cushing, 197, 199
terapia antidepressiva para
como adjuvante na terapia com hormônio da tireoide, 346-347, 347-348
efeitos do, na função de tireoide, 345-346
em pacientes com doenças da tireoide, 346
resistência à, 346
Deprivação de água, recorde mundial para, 534
Deprivação de sono, 513, 515
como causa de ganho de peso, 516
Dermopatia, diabética, 460, 462, 460*t*, 461*f*
Descargas mamilares, 412
Descolamento de retina, relacionado com retinopatia diabética, 27
Desenvolvimento da mama, 362, 363*t*, 399
em homens. *Ver* Ginecomastia
induzido pelo hipotiroidismo, 367
na telarca precoce, 364
Desidratação
relacionada com a síndrome hiperosmolar hiperglicêmica, 20
relacionada com cetoacidose diabética, 18
relacionada com hipercalcemia, 145
Desmopressina
como tratamento do diabetes insipido, 218
efeito na secreção do hormônio antidiurético, 210
Desordem do humor, relacionada com doença da tireoide, 342*t*
Desordens anovulação/anovulatórias, 374
hiperandrogênica, 400, 403
perimenopausa, 425
Desordens autoimunes
diabetes melito tipo 1 como, 11
hipocalcemia associada com, 151
Desordens da pele, relacionadas com diabetes melito e desordens da tireoide, **459-467**
acantose *nigricans*, 459, 460, 461*f*
bullous diabeticorum, 459
cascalhos digitais, 460, 460*t*
dermopatia diabética, 460-462, 460*t*, 461*f*
escleroderma *adultorum*, 459, 463-464
incidência de, 459, 462

infecções bacterianas, 462-463, 466
infecções fúngicas, 463
mais comuns, 460, 460*t*
necrobiose lipoídica *diabeticorum*, 459, 462
relacionadas com hipertireoidismo, 466
relacionadas com obesidade, 466-467
relacionadas com tratamento do diabetes melito, 463
Desordens da proteína ligante da tireoide, 191-192
Desordens das proteínas ligantes do hormônio da tireoide, 280, 280t
Desordens de diferenciação gonadal. *Ver* Diferenciação sexual, desordens da
Desordens do crescimento, **227-238**
avanço constitucional do crescimento, 237
causas das, 230, 237
crescimento excessivo, 237-238
retardo constitucional do crescimento, 238, 369, 373, 374, 430
terapia com testosterona para, 233
testes laboratoriais para avaliação das, 233-234
Desordens do pé, relacionadas com diabetes melito, 26
Desordens do sono, no idoso, 475
Desordens gastrointestinais
relacionada com hipercalcemia, 124
relacionada com hiperparatiroidismo, 138*t*
relacionadas com neuropatia autonômica diabética, 26
Desordens lipídicas, **65-75**. *Ver também* Dislipidemia; Hiperlipidemia
Desordens neurológicas
relacionadas com hiperparatireoidismo, 138*t*
relacionadas com síndrome hiperglicêmica hiperosmolar, 20
Desordens neuromusculares, relacionadas com hiperparati-reoidismo, 138*t*
Desordens parasselares, como causa da insuficiência hipofisária, 167
Desordens psiquiátricas, relacionadas com doença da tireoide, **342-350**
Desvio biliopancreático, 496, 497
Detumescência, 386
Devers, Gail, 528, 531
Dexametasona
administração pré-operatória da, 482
como tratamento da hiperplasia adrenal congênita, 276
potência da, 266*t*
Dextrose, como tratamento da hipoglicemia, 39
Diabetes insipido, 172, 210
central, 216, 217*t*, 218, 522
como causa da hipernatremia, 218*t*
diferenciado da ingestão excessiva de água, 216
dipsogênico, 216
nefrogênico, 209, 216, 217*t*, 218, 219
pós-operatório, 176, 177
tratamento para, 177*t*, 218-219
Diabetes melito, **9-16**
aconselhamento da pré-concepção no, 48
como causa da disfunção erétil, 386-387, 388
complicações agudas do, 17

cetoacidose diabética, 17, 18, 19
síndrome hiperglicêmica hiperosmolar, 17, 19-20, 20-21
hipoglicemia, 21, 21*t*, 22, 23, 25*t*
complicações crônicas do
comum, 23
desordens alimentares, 26
efeito do controle glicêmico nas, 28-29, 31
macrovascular, 23, 28
mecanismos das, 23-24
microvascular, 23
nefropatia, 23, 25, 26
neuropatia, 23, 26
retinopatia, 23, 24, 24*t*, 25
controle da internação do, **41-47**
controle glicêmico no, 13, 15-16, 28-29, 31, 128
durante a gravidez, 48, 49, 52, 54
internação, **41-47**
definição de, 9
diagnóstico do, 10, 10*t*
durante a gravidez, **47-64**. *Ver também* Diabetes melito, gestacional
classificação de White do, 51, 51-52*t*
gestacional, 9*t*, 54
avaliação de risco para, 55, 56
classificação de White do, 52*f*
como fator de risco do diabetes melito tipo 2,10*t*, 55, 56-57
complicações do, 55, 57, 57*f*, 58
controle do, 56, 59, 60, 61
controle pós-parto do, 61
definição de, 55
diagnóstico do, 55
riscos maternos no, 55
sequela de longo prazo do, 56
testes diagnósticos para, 55, 56, 56*t*
padrões de cuidados para, 13
prevalência do, 9
relacionado à acromegalia, 172
relacionado ao glucagom, 523
relacionado com obesidade, 76
secundário a outras desordens, 9*t*
terapia com incretina para, 9, 15
terapia com insulina para, 14
em combinação com a pramlintida, 33
dosagens no, 45
após a alta hospitalar, 45
para o diabetes gestacional, 60
em pacientes hospitalizados, 41-42, 44-45
para a síndrome hiperglicêmica hiperosmolar, 21
intravenoso, 42-43, 44, 45, 221
em pacientes com suporte nutricional, 45
durante a gravidez, 52-53, 55
escala flutuante, 43
intensivo (basal-bolus), 13, 14, **31-41**, 31, 32, 32*t*, 34, 35, 37, 36*f*, 38, 44-45
para a cetoacidose diabética, 18, 19
tipo 1, 9*t*

durante a gravidez, 52, 53, 54
em atletas, 528, 531
em pessoas famosas, 528, 529-531
fatores genéticos no, 10-11
patogênese do, 11
pesquisa para, 9
prevenção do, 11-12
relacionado com a síndrome poliendócrina autoimune, 445
terapia com insulina para, 13, 14
tireoidite pós-parto associada com, 62
tipo 2, 9t
abordagem atual para o controle do, 13-14
durante a gravidez, 53-54
em idosos, 469, 476-478
em pessoas famosas, 531
estudo prospectivo do Reino Unido (UKPDS) em, 13, 14
fatores de risco para, 10t
fatores genéticos no, 10-11
patogênese do, 11
pesquisa de apneia obstrutiva do sono na, 517-518
pesquisa para, 10
prevenção do, 11
relacionado com a síndrome POEMS, 448
relacionado com apneia obstrutiva do sono na, 508, 515-516
terapia oral para, 15-16, 15t
tratamento ótimo para, 14
tratamento para, 476-478
Diabeticorum bolhosa, 459, 467
Diaforese
relacionada com feocromocitoma, 251-262, 252f
relacionada com hipoglicemia, 21t
Diálise, como tratamento da hipercalcemia, 132t, 133t
Diarreia
como causa da hiponatremia, 214t
relacionada com a tempestade da tireoide, 320, 320f
relacionada com câncer medular da tireoide, 441
relacionada com hipernatremia, 218t
relacionada com neuropatia autonômica diabética, 26
relacionada com síndrome carcinoide, 454, 454f, 455, 456t
Diazepam, como causa da ginecomastia, 395
Diazóxido, como causa de hirsutismo, 417
Dica mnemônica para VITAMINS TRAP, 129
classificação da severidade da, 124
de malignidade, 140, 140t, **145-147**
humoral, 145
osteolítica local, 145, 146
definição de, 124
diferenciada de hiperparatireoidismo primário, 139
hipocalciúrica familiar, 523-524
diagnóstico da, 131-132
diferenciada do hiperparatireoidismo primário, 137
mecanismos da, 130-131, 130t
prevalência da, 124
tratamento para, 124, 131, 132, 132t, 133, 133t

Dieta
Atkins, 82, 159-160
baixa em carboidrato,82
baixa em proteína, 27
no diabetes gestacional, 61
Ornish, 82
South Beach, 82
zona, 82
Dieta do "chá com torradas", 209, 223
Dieta muito baixa em calorias, 82
Dietas pobres em proteína, como tratamento da nefropatia diabética, 27
Dietilpropiona, como causa da ginecomastia, 395
Difenidramina (Benadril), no tratamento da síndrome carcinoide, 456t
Diferenciação sexual
desordens da, **351-361**. *Ver também* genitália, ambígua
feminina, 353
masculina, 352, 352f
Digitoxina, como causa da ginecomastia, 395
Di-idrotestosterona, 361, 414, 414f
como tratamento da ginecomastia, 397
1,25-di-idroxivitamina D. *Ver* Calcitriol
Diltiazem, como causa da ginecomastia, 395
Disbetalipoproteinemia familiar, 68, 69, 523
Disfunção erétil, **385-393**
"balbuciante", 387
definição de, 385
diagnóstico da, 391
orgânica *versus* psicogênica, 387, 390t
relacionada à neuropatia autonômica diabética, 26
tratamento para, 389, 390, 390t, 391, 391q, 392
inibidores de fosfodiesterase 5, 385, 389, 390, 391, 392
procedimentos cirúrgicos, 389
terapia de reposição da testosterona, 389, 390t
Disfunção gonadal, elevação da prolactina na, 181
Disgenesia gonadal, 356, 370
avaliação do sexo na, 361
Disgerminoma, pineal, 168
Dislipidemia
primária, 68
secundária, 69
Displasia
poliostótica fibrosa, 367
septo-ótica, 369
Dissecção de pescoço
na cirurgia da paratireoide, 484
no controle do câncer de tireoide, 310, 311, 481
Distúrbios respiratórios do sono, 512-513
Diuréticos
como causa da hipernatremia, 218t
como causa da hipocalcemia, 151
como causa da hiponatremia, 211, 214t
tiazídicos
como causa da hiponatremia, 223
como tratamento das nefrolitíases, 163
indicações de uso dos, 100-101

ÍNDICE 547

Doença cardiovascular
   disfunção erétil como fator de risco para, 392
   na mulher pós-menopausa, 425
   relacionada com a síndrome de Cushing, 198
   relacionada com o diabetes melito, 28
      prevenção da, 28
   relacionada com o feocromocitoma, 252
   relacionada com obesidade, 76, 77f
   relacionada com terapia de reposição de estrogênio,
      423, 427
Doença celíaca (psilose), 11, 111, 403, 446
Doença da artéria coronária
   marcadores inflamatórios da, 74
   nas mulheres grávidas, 50
   prevenção relacionada com terapia de redução lipídica
      na, 72, 73
   relacionada com deficiência de estrogênio, 402
   relacionada com lipoproteína de baixa densidade elevada,
      69
   risco de estratificação para, 70
Doença de Addison, 261, 403, 527-528, 535
Doença de Creuutzfeldt-Jakob, 240
Doença de Graves
   associada com câncer de tireoide bem diferenciado, 310
   associada com diabetes melito, 11
   como causa do hipertireoidismo, 283
   definição de, 283
   diferenciada de
      hiperêmese da gravidez, 332
      tireotoxicose transitória gestacional, 332
   durante a gravidez, 332, 333
   em atletas, 528, 531
   em atores, 529
   em mulheres em idade reprodutiva, 335
   em pessoas famosas, 528, 531
   hipotireoidismo relacionado com lítio associado com, 345
   mixedema pré-tibial associado com, 465
   nódulos da tireoide associados com, 316
   oftalmopatia da, 283, 284, 287, 528, 529
   pós-parto, 335
   relacionada com a síndrome poliendócrina autoimune,
      446
Doença de Paget do osso, **117-123**, 122q, 527
   achados histológicos na, 119
   achados radiográficos associados com, 118-119
   anormalidades laboratoriais associadas com, 119
   causas da, 120
   complicações da, 121-122
   definição da, 117
   desordens associadas com, 117
   diagnóstico da, 117
   fases da, 117, 118
   maligna, 121-122
   manifestações clínicas da, 117, 118f
   tratamento para, 120, 121, 121t
      resistência à, 120
Doença de Peyronie, 388
Doença fibrocística, da mama, 430

Doença hepática. *Ver também* Cirrose
   como causa da hipocalcemia, 149, 149t
Doença óssea
   como causa da hipocalcemia, 149
   doença de Paget do osso, **177-123**, 122q, 527
      achados histológicos na, 119
      achados radiográficos associados com, 118-119
      anormalidades laboratoriais associadas com, 119
      causas da, 120
      complicações da, 121-122
      definição da, 117
      desordens associadas com, 117
      diagnóstico da, 117
      fases da, 117, 118
      maligna, 121-122
      manifestações clínicas da, 117, 118t
      resistência ao tratamento na, 120
      tratamento para, 120, 121, 121t
Doença renal
   como causa da hipocalcemia, 149, 149t
   estágio final, anemia de, 430
Doenças/desordens da tireoide
   autoimune, 297, 402–403
   autoimune, depressão associada com, 343
   desordens psiquiátricas associadas com, 342–350
   durante a gravidez, 328–341, 337q
   relacionadas com a idade, 476
   relacionadas com amiodarona, 299
   síndrome poliendócrina autoimune relacionada com,
      445, 446
Domperidona, como causa da ginecomastia, 395
Dong Quai, como causa da ginecomastia, 395
Dopamina, como marcador do feocromocitoma, 252
Dor no pescoço, 304
Dores de cabeça, relacionadas ao feocromocitoma, 251,
   252f
Drogas ilícitas, com causa da disfunção erétil, 387
Ducto tireoglosso, cistos do, 483-484
Duloxetina, 27
Duto mülleriano
   desenvolvimento do, 351
   manutenção do, 353

E
Ebert, Roger, 529, 532
"Ecstasy", efeito na secreção do hormônio antidiurético,
   211t
Edema
   angioneurótico hereditário, 430
   cerebral, relacionado com a cetoacidose diabética, 19
   macular diabético, 24t, 25, 27
   pulmonar, relacionado com o feocromocitoma, 252
Edwan, Younis, 533
Efeito termogênico, do alimento, 79
Efeito Wolff-Chaikoff, 285
Eflornitina, 420-421
Eixo da tireoide, em pacientes deprimidos e hospitalizados,
   344

Eixo hipófise-tireoidiano, efeito do lítio no, 345
Eixo hipotalâmico-hipofisário
  no hipogonadismo, 379
  no início da puberdade, 362
Eixo hipotalâmico-hipofisário-adrenal
  em desordens psiquiátricas, 343
  mudanças relacionadas com a idade no, 475
  supressão do, 204
Eixo hipotalâmico-hipofisário-gonadal, em homens
  hipogonadismo, 376
Eixo hipotalâmico-hipofisário-tireoide, 291*f*
  supressão do, 332
Ejaculação precoce, 385
Eliminação de água livre, 221-222
Emergências da tireoide, 320–324
Enalapril, como causa de ginecomastia, 395
Enantato de testosterona, 373
Endocrinologia
  estudos de casos na, **520-536**
  fatos e figuras interessantes na, **533-536**
Endocrinologistas, nos convênios médicos (HMOs), 501,
  503, 504-505
Endometriose, 430
Enemas, como causa da hipocalcemia, 151
Ensaio de normetanefrina, 253
Ensaios de ácido vanil mandélico, 253
Ensaios de calcitonina, 280-281
Ensaios de tireoglobulina, 280
Ensaios de tiroxina
  livre, 279
  total, 279-280
Ensaios de tri-iodotironina
  livre, 279
  total, 279-280
Ensaios do hormônio da paratireoide
  intraoperatório, 484-485
  para o diagnóstico da hipercalcemia, 140
Ensaios para hormônio estimulador da tireoide, 279
Envelhecimento, **468-478**. *Ver também* Pessoas idosas
Epinefrina
  como marcador do feocromocitoma, 252
  na cetoacidose diabética, 17
Equação MDRD, 142, 143
Ereção, peniana
  mecanismos da, 385, 386
  normal, 385
Eritrasma, 460*t*
Escala de sonolência, 513, 514*t*
"Escala flutuante", 43
Escleroderma *adultorum*, 459, 463-464
Esclerose múltipla, como causa da disfunção erétil, 387
Esmalte dentário, distrofia do, na síndrome poliendócrina
  autoimune,445
Espermatogênese, 377
  diminuição relacionada com hipogonadismo na, 382, 383
  idade de início da, 362
Espironolactona
  como causa de ginecomastia, 395

como tratamento do hirsutismo, 420, 421
como tratamento para hiperplasia adrenal congênita, 275
Estado de tireoide doente, 344
Estado eutireoidiano
  pós-operatório, 482
  pré-operatório, 482
Estágios de Tanner, do desenvolvimento pubertal, 363,
  363*t*, 365
Estatinas. *Ver* Inibidores de 3-hidroxi-3-metilglutaril coenzima A redutase
Esteroides adrenais, biossíntese dos, 415, 416*f*
Esteroides anabólicos-androgênicos, **429-436**
  abuso do, 430, 431-432, 432*t*
    prevenção do, 433-434
    testes de pesquisa dos, 434
  como causa da ginecomastia, 395
  como causa do hirsutismo, 417
  como profilaxia e tratamento da osteoporose, 93, 94, 95
  definição dos, 429
  dosagens dos, 432, 432*t*
  efeitos adversos dos, 432, 433, 433q, 433*t*
  efeitos biológicos dos, 429
  formulações dos, 431*t*
  indicações para uso dos, 430, 430q
  vias de administração dos, 430
Esteroides gonadais
  como profilaxia e tratamento da osteoporose induzida por
    glicocorticoides, 100
  ritmo circadiano dos, 511
Esteroides. *Ver também* Glicocorticoides
  descontinuação dos, 268-269
  potências relativas dos, 266, 266*t*
Estirão, puberal, 227, 362-363, 368, 399
Estoques renais de cistina, 162, 163
Estoques renais de oxalato de cálcio, 155*f*, 157, 159, 162
Estradiol
  como componente na terapia de reposição do estrogênio, 426
  na ginecomastia, 396-397
  nos homens mais velhos, 471
  secretado por tumores na célula de Leydig, 395
Estreptomicina, como causa de hirsutismo, 417
Estrogênio(s)
  como causa da galactorreia, 408
  como profilaxia e tratamento da osteoporose, 93
  deficiência do
    consequências da, 402
    durante a menopausa, 425
  efeito na resposta esquelética ao exercício, 469
  em homens mais velhos, 471
  em homens, 394
  na lactação, 406, 407*f*, 411
  na menopausa, 424
  no desenvolvimento da mama, 362
  no estirão de crescimento da puberdade, 362, 365
  produção excessiva do, 237
Estroma de Riedel, 300
Estrona, como componente na terapia de reposição do
  estrogênio, 426

ÍNDICE 549

Estrôncio, 93
Estruturas de dutos de Wolff, regressão das, 351, 353
Estudo de prevenção do diabetes tipo 1, 11-12
Estudo escandinavo de sobrevida com sinvastatina, 28
Estudo Prospectivo de Diabetes do Reino Unido (UKPDS), 13, 14, 28
Estudos de caso, na endocrinologia, **520-528**
Estudos de gêmeos, de diabetes melito, 11
Etidronato
  como preventivo de fratura osteoporótica, 100
  como tratamento da doença de Paget do osso, 120
Etionamida, como causa da ginecomastia, 395
Etretinato, como causa da ginecomastia, 395
Eunucos, "fértil", 376
European Nicotinaide Diabetes Intervention Trial (ENDIT), 12
Eventos respiratórios, 513
Exames com radioiodo
  de nódulos na tireoide, 316
  durante a gravidez, 334, 335
  nas mulheres em amamentação, 335
Exames ósseos, da doença de Paget do osso, 118
Excreção fracionada de cálcio (FECa)
  na hipercalcemia hipocalciúrica familiar, 131, 132
  no hiperparatireoidismo, 137
Exercício
  para o controle do diabetes gestacional, 60, 61
  para perda de peso, 85
  resposta esquelética ao, 469
  suporte de peso, efeito na perda óssea, 469
Expectativa de vida, 471
  recordes mundiais para, 534-535
  redução relacionada com hipopituitarismo na, 171
Exposição à radiação, como causa do câncer de tireoide, 313
Extremidades, como local de metástase, 131
Ezetimiba, 71, 72

F
Faraós, ginecomastia nos, 529
Fármacos. *Ver também nomes dos fármacos específicos*
  como causa da disfunção erétil, 387
  como causa da ginecomastia, 395
  como causa da hipocalcemia, 151
  efeitos nos testes diagnósticos do feocromocitoma, 253
  passagem transplacentária de, 330
Fármacos anti-inflamatórios não esteroidais, efeito na secreção do hormônio antidiurético, 210-211*t*
Fármacos antitireoide, 285, 286
  efeitos colaterais dos, 286
  eficácia dos, 286
  uso durante a amamentação, 335, 336
  uso durante a gravidez, 333-334, 335
Fármacos calcimiméticos, 126, 134, 143
Fase de transição da menopausa, 426
Fator de inibição mülleriano, 351, 352*f*, 359, 374
Fator de necrose tumoral α, na apoptose de célula beta, 14
Fator de necrose tumoral, 145
Fator determinante de testículo, 351

Fator α de transformação do crescimento, 145
Fatos nutricionais, nos rótulos alimentares, 35*t*
Febre, relacionada com tempestade da tireoide, 320, 320*f*, 321*t*
Fedele, Carmelina, 534
Feldman, Marty, 529
Feminilização, testicular (síndrome da resistência ao androgênio), 356 359, 376, 400
Fenda/bolsa de Rathke, cistos da, 174, 369, 399, 400*t*
Fenfluramina, 83
Fenitoína
  como causa da ginecomastia, 395
  como causa de hirsutismo, 417
  efeito na secreção do hormônio antidiurético, 210*t*
  efeito nos resultados no teste de função da tireoide, 344it, *345*
Fenobarbital
  como causa da hipocalcemia, 151
  efeito nos resultados no teste de função da tireoide, 344*t*, 345
Fenômeno da refeição de restaurante, 36
Fenômeno de Houssay, 169
Fenômeno de Jod-Basedow, 284
Fenômeno do alimento nos dedos, 36
Fenômeno do alvorecer, 36
Fenômeno do café, 36
Fenômeno do chuveiro, 36
Fenômeno do cochilo, 36
Fenômeno do furto de glicose fetoplacentária, 58
Fenotiazinas
  como causa da galactorreia, 408
  como causa da ginecomastia, 395
  como causa de hirsutismo, 417
  efeito na secreção do hormônio antidiurético, *211t*
Fenoxibenzamina, como tratamento do feocromocitoma maligno, 259
Fentermina, 82, 83
Fentolamina
  como tratamento da crise carcinoide, 457, 457*t*
  como tratamento da disfunção erétil, 389
  como tratamento da síndrome carcinoide, 456*t*, 457
Feocromocitoma, **251-257**
  características clínicas do, 251
  como causa da síndrome de Cushing, 199*t*
  definição do, 251
  diagnóstico do, 253
  diagnóstico errado da apneia obstrutiva do sono como, 514
  incidência do, 251
  localização do, 251, 254-255
  maligno, 255, 257, 258-259
  manifestações cardiovasculares do, 252
  metastático, 251
  "regra dos 10" para, 251
  relacionado com a síndrome de Sipple, 131
  relacionado com síndromes neoplásicas endócrinas múltiplas, 437, 442, 443
  silencioso, 488

testes diagnósticos do, 253
tratamento para, 255, 490
Ferfenazina, efeito nos resultados dos testes de função da tireoide, 344*t*
Feto
desenvolvimento de bócio no, 334
efeito da doença de Grave materna no, 332
efeito no controle da glicose materna no, 48
exposição a iodo radioativo no, 334, 335
hipertireoidismo no, 333
hipotireoidismo no, 335
síntese de hormônio da tireoide no, 331
tratamento da hiperplasia adrenal congênita no, 277
Fezes, perda de água corporal nas, 208
Fibrilação atrial, 252, 528
Fibrilação ventricular, relacionada com feocromocitoma, 252
Fibrose, relacionada com a síndrome carcinoide, 454, 454*f*
Fibrotecoma, como causa de virilização, 417
Fígado
conteúdo de água do, 205
metástases relacionadas com tumor neuroendócrino no, 492
Finasterida, como tratamento do hirsutismo, 420
Fitoestrogênios, como tratamento das luzes/descargas quentes, 427
Fitoterápicos, para a disfunção erétil, 389
Fitzgerald, Ella, 531
Flufenazina, efeito na secreção do hormônio antidiurético, 210*t*
Fluido amniótico, peptídeo relacionado ao hormônio da tireoide no, 145
Fluido extracelular, 205, 206*f*
conteúdo de glicose do, 221
Fluido intracelular, 205, 206*f*
Fluoreto de sódio, como profilaxia e tratamento da osteoporose, 93
Fluoreto, como causa da hipocalcemia, 151
Fluoxetina
como causa da ginecomastia, 395
efeito na secreção do hormônio antidiurético, *211t*
Flutamida
como causa da ginecomastia, 395
como tratamento da hiperplasia adrenal congênita, 275
Fogachos/calorões, 424, 425, 473
definição de, 424
pós-menopausa, 424
tratamento para, 425, 427
Força, mudanças relacionadas com a idade na, 468
Formigamento, 457
Fórmula de Cockroft-Gault, 142, 143
Foscarnet, como causa da hipocalcemia, 151
Fosfatase alcalina
como marcador do remodelamento ósseo, 95-96
como marcador ósseo da síndrome de Paget, 119, 121
Fosfato
deficiência do, 111*t*, 112-113. *Ver também* Hipofosfatemia
excessiva, como causa de hipocalcemia, 149
interação com hormônios reguladores do cálcio, 127, 128*t*

Fósforo, níveis séricos do
na dieta restritiva de fósforo, 158
na hipercalciúria, 158
Fosfato de cálcio, deposição corneana de, 138, 138*t*
Fraqueza muscular, relacionada com deficiência de vitamina D, 470
Fraturas
de Colle, 89
fatores de risco para, 102
osteoporótica, 89, 92
avaliação de risco para, 106
em homens, 96
prevenção das, 93, 94, 100, 470
vertebral, 91, 96, 379, 468
por fragilidade, 89
prevenção das, 100
Fraturas de Milkman, 114
Função da tireoide, efeito do lítio na, 302, 303f
Furosemida, 222-223
como causa da hipocalcemia, 151
como tratamento da hipercalcemia, 132, 132*t*, 133*t*

G
Gabapentina (Neurontin), 27
como causa da ginecomastia, 395
como tratamento dos fogachos/calorões, 427
Gaedel, Eddie, 530
Galactorreia, **406-413**
definição de, 181, 406
diagnóstico diferencial da, 406, 407*t*
em homens, 406, 410
Hipócrates na, 411-412
induzida por fármaco, 408, 411
não tratada, 410
pós-parto, 410
relacionada com tumores hipofisários secretores de prolactina, 181
Galactosemia, 370
Gânglio basal, calcificação do, 150
Ganho de peso, relacionado com deprivação de sono, 516
Gasto de energia
atividade física (PAEE), 79
componentes do, 79
papel no desenvolvimento da obesidade, 79
Gasto de energia na atividade física (PAEE), 79
Gastrectomia, *sleeve*, 496, 496*f*
Gastrinoma, 449, 449*f*, 492, 493
diagnóstico do, 451, 452
duodenal, 451
gástrico, 451
localização do, 451
maligno, 451
manifestações clínicas do, 451
relacionado com síndromes neoplásicas endócrinas múltiplas, 438, 439, 448
tratamento para, 451, 452
Gastroparesia, 26, 27, 28
Gastroplastia, banda vertical, 495

Gêmeos, o mais pesado em registros, 534
General Tom Thumb, 529
Genitália
    ambígua, 376, 400
        abordagem multidisciplinar para, 360
        avaliação da, 353, 356-357
        avaliação do sexo em, 351, 359, 360, 361
        com relação à interação pais-médico, 356
        correção cirúrgica da, 275
        diagnóstico diferencial da, 353, 355*t*
        relacionada com hiperplasia adrenal congênita, 273-274, 368
    externa
        desenvolvimento da, 351, 353
        diferenciação da, 354*f*
    feminina, desenvolvimento da, 351, 353
    masculina, desenvolvimento da, 351, 352, 353
Gigantismo, 185, 186, 187, 531
    em atletas, 530
    em atores, 529, 530
    hormônio liberador do hormônio de crescimento no, 187
    tratamento para, 188
Ginecologistas, como clínicos gerais, 501
Ginecomastia, 376, **394-398**
    adolescente, 368
    apresentação clínica da, 394
    bilateral e assintomática, 394, 396
    definição de, 394
    diferenciado de câncer de mama, 396, 397
    dolorosa, 394
    fisiopatologia da, 394
    nos faraós egípcios, 529
    regressão espontânea da, 397
    relacionada com a síndrome de Klinefelter, 372
    relacionada com a terapia de reposição da testosterona, 380
    tratamento para, 397, 397q
Glândula hipofisária
    ausência de, 168
    disgenesia da, 369
    metástases para, 178
Glândula prostática, efeito da terapia de reposição de testosterona na, 382
Glândula tireoide
    ablação da, 192–193
    absorção de fluorodeoxiglicose dentro da, 483
    aspiração da, 481–482
    cistos da, 304
    palpação da, no hipotiroidismo, 291
Glândulas paratireoides
    "ausentes" (ectópicas), 485
    hiperplasia relacionada com síndrome neoplásica endócrina múltiplas das, 438
Glaucoma, relacionado ao diabetes melito, 25
Gliburida, 49, *211t*
Glicocorticoides
    como causa da hiperglicemia, 45
    como causa da supressão adrenal, 268

como causa de hirsutismo, 417
como causa de osteoporose, **99-101**
como tratamento da hipercalcemia, 132, 133*t*
como tratamento da hiperplasia adrenal congênita, 419
como tratamento da insuficiência adrenal, 265-266
    "dose de estresse", 261, 267
    em pacientes sob cuidados intensivos, 265
como tratamento do coma mixedematoso, 323
como tratamento na síndrome carcinoide, 456*t*
deficiência de, 261
funções dos, 197
ingestão acidental ou intencional de, 204
níveis excessivos de. *Ver* Síndrome de Cushing
retirada dos, como causa da insuficiência adrenal, 261
Glicose
    liberada durante o sono, 512
    no diabetes melito, 10, 10*t*
    no pré-diabetes, 10-11
    produção hepática prejudicada de, 5o
    utilização durante a gravidez, 47, 48
Globulina ligante da tireoide, na gravidez, 328
Globulina ligante de hormônio sexual, 377, 380, 394, 415, 416
Globulina, relação com níveis séricos de cálcio, 124
Glucagon
    como causa da hipocalcemia, 151
    como tratamento da hipoglicemia, 23, 40
    como tratamento da síndrome carcinoide, 457, 457*t*
    na cetoacidose diabética, 17
Glucagonoma, 49, 449*f*, 523
    características do, 451
    relacionado com as síndromes neoplásicas endócrinas múltiplas, 439
    tratamento para, 452
Gluceptato de cálcio, como tratamento da hipocalcemia, 152*t*
Gluconato de cálcio, como tratamento da hipocalcemia, 152*t*
Glutetimida, como causa da hipocalcemia, 151
Golias de Gath, 535
Gonadotropina coriônica humana (hCG), 191
    como mediador do hipertireoidismo, 332
    efeitos estimulantes da tiroxina da, 329
    interação com receptores do hormônio estimulador da tireoide, 331
    na ginecomastia, 395, 396-397
Gonadotropina(s)
    como tratamento do hipogonadismo, 383
    deficiência de, 171, 369
    nas mulheres pós-menopausa, 426
    no início da puberdade, 362
    variação relacionada com o sono nas, 511
Gonadotropinoma, 191, 194, 195
Gore, Tipper, 529
Gota, tofácea, 159
Gráficos de crescimento, 228, 229
Granulosa, como causa de virilização, 417
Gravidez
    cirurgia da tireoide durante, 335

como causa de amenorreia, 400, 401*t*
controle glicêmico durante, 41, 42
diabetes durante, **47-64**
doença da tireóide durante, **328-341**
doença de Graves durante, 332
fármaco antitireoide usado durante, 333-334, 335
função da tireoide durante, 328
hipertiroidismo durante, 331, 332, 333
   fetal, 333
   subclínico, 333-334
hiponatremia durante, 225-226
hipotireoidismo durante, 336
insuficiência cardíaca congestiva durante, 332
metabolismo energético durante, 47, 48
mudanças metabólicas durante, 47, 48
necessidades de hormônio da tireoide durante, 337
recordes mundiais para, 534
síndrome dos ovários policísticos durante, 419
terapia com radioiodo como contraindicação para, 287
teste de função da tireoide durante, 328-329, 328*t*
tireotoxicose durante, 287-288, 331
tratamento de hiperplasia adrenal congênita durante, 276
tratamento de tumor secretor de prolactina durante, 183
Grelina, 79

H
Hall, Gary Jr., 531
Haloperidol
   como causa da galactorreia, 408
   como causa da ginecomastia, 395
   efeito na secreção do hormônio antidiurético, 210*t*
Hamilton, Scott, 529
Haste hipofisária
   compressão relacionada com tumor hipofisário da, 175
   ruptura da, 167
Hatton, Rondo, "*The Creeper*", 530, 532
Hemocromatose, 172
Hemoglobina A$_{1c}$, 13, 14, 28, 49
Hemorragia
   pós-parto, 168
   subaracnoide, 224-225
Heparina, como causa de hipocalcemia, 151
Hepatite, autoimune, 445
Hepatomegalia, relacionada com a síndrome POEMS, 448
Hermafroditismo
   definição de, 381
   "verdadeiro", 360
      avaliação do sexo no, 361
Heroína, 344*t*, 387, 395
Hidradenite supurativa, 466
Hidrocortisona
   como tratamento da crise carcinoide, 457, 457*t*
   como tratamento da hiperplasia adrenal congênita, 275, 276
   como tratamento da insuficiência adrenal, 265-266
   em pacientes na unidade de terapia intensiva, 265
   "dose de estresse", 267
   como tratamento do coma mixedematoso, 323
   potência da, 266*t*

3β-hidroxiesteroide desidrogenase, 270
   deficiência da, 273, 358
17β-hidroxiesteroide desidrogenase, deficiência da, 358
11β-hidroxilase
   deficiência da, 270, 271
   funções da, 270
17α-hidroxilase
   deficiência da, 270, 358, 371
   funções da, 270
21-hidroxilase
   deficiência da, 270, 271, 272, 365, 400, 415
      como causa de ambiguidade sexual, 354, 357
      forma eliminadora de sal da, 272
      relacionada com hiperplasia adrenal congênita, 275, 368
      relacionada com hirsutismo, 418
   funções da, 270
   genes que codificam, 270, 271
17-hidroxiprogesterona, 415, 418
   como causa de ambiguidade sexual, 357
1,25-hidroxivitamina D
   como marcador do hiperparatireoidismo, 139, 140
   como tratamento da hipocalcemia, 150, 152
   como tratamento primário do hipoparatireoidismo, 523
   interação com cálcio e fosfato, 128*t*, 149
25-hidroxivitamina D, 125
   como indicador dos estoques corporais totais de vitamina D, 151
   conversão à 1,25-hidroxivitamina D, 146
Hiperaldosteronismo. *Ver* Aldosteronismo
Hiperandrogenismo, 414-415
   relacionado com hiperplasia adrenal congênita, 415
   relacionado com hipertecose ovariana, 417
Hipercalcemia, **124-136**, 131q
   causas da, 129, 130-131, 130*t*
      hiperparatireoidismo, 136, 137, 140, 140*t*
      lítio, 134-135
      síndromes neoplásicas endócrinas múltiplas, 131
Hipercalciúria
   absortiva, 154
   como causa de nefrolitíase, 154, 163
   definição, 154
   idiopática, 154, 157, 158, 158*t*
   renal, 154
Hipercalemia, relacionada com insuficiência adrenal, 262-263
Hipercolesterolemia
   familiar, 68
   heterozigótica familiar, 521
   poligênica, 68-69
Hiperêmese da gravidez, 331
   diferenciada da doença de Graves, 332
Hipergastrinemia, 439
Hiperglicemia
   causas comuns da, 35
   causas misteriosas ou randômicas da, 36
   como componente da síndrome metabólica, 12
   fator de correção P$_{Na}$ para, 220

in utero, 59
pós-prandial, 48
rebote, 39
relacionada a esteroides, 45
relacionada com a cetoacidose diabética, 17
relacionada com a síndrome hiperglicêmica hiperosmolar, 20
relacionada com diabetes melito, 10*t*, 11, 13
  como causa das complicações microvasculares, 23
  controle da internação da, **41-47**
  durante a gravidez, 48, 49
  efeito fetal/teratogênico da, 48, 49, 54
  pós-prandial, durante a gravidez, 49
  sintomas da, 17
relacionada com o supertratamento da hipoglicemia, 23
Hiperinsulinemia, relacionada com síndrome ovariana policística, 415, 419
Hiperlipidemia
  como fator de risco do diabetes melito, 10*t*
  familiar combinada, 68, 69, 526-527, 529
  nos pacientes diabéticos, 28
Hipernatremia
  avaliação do estado do volume na, 217
  causas da, 217, 218*t*
  efeitos cerebrais da, 213
  severidade da, 212
  sinais e sintomas da, 212
  tratamento para, 217, 219*t*
Hiperoxalúria, 158-159, 162*t*
Hiperparatireoidismo, **136-145**
  controle cirúrgico do, 479
  definição de, 136
  medida de massa óssea no, 106, 108
  persistente ou recorrente, 486-487
  primário, 136, 141q, 485, 530
    achados radiográficos no, 138
    assintomático, 142
    controle cirúrgico do, 141, 142, 486
    diagnóstico diferencial do, 131, 137, 139, 140, 140*t*
    diagnóstico do, 136, 137
    esporádico, 438
    localização do tumor paratireoide no, 141
    mudanças anatômicas associadas com, 136
    mudanças fisiopatológicas associadas com, 139
    normocalcêmico, 143-144
    prevalência e incidência do, 136
    sinais e sintomas do, 137, 138, 138*t*
    tratamento médico para, 143
  razão cloreto:fosfato no, 129, 137
  relacionada com síndromes neoplásicas endócrinas múltiplas, 438, 486, 527
  secundário, 139, 139*t*
  sintomas do, 484
  terciário, 139, 139*t*
Hiperpigmentação
  relacionada com insuficiência adrenal, 261-262, 262-263
  relacionado com hormônio adrenocorticotrópico, 198

Hiperplasia
  adrenal congênita, **270-279**, 365, 366. *Ver também* 21-Hidroxilase, deficiência de
    aconselhamento genético relacionado com, 277
    como causa de amenorreia, 400*t*
    como causa de genitália ambígua, 400
    como causa de hirsutismo, 403, 415
    como causa de virilização feminina, 354-355, 357
    como causa de virilização, 417, 418-419
    defeitos enzimáticos associados com, 270
    definição de, 270
    diagnóstico de, 274
    em homens, 272, 273
    em mulheres, 272, 354-355, 357
    em pacientes mais velhos, 275
    em recém-nascidos, 127, 275
    fenótipo na, 271
    formas raras de, 271
    início não clássico/atrasado, 273
    pesquisa para, 275
    tratamento para, 132, 275, 276, 277, 368, 419
    tratamento pré-natal para, 277
  adrenal primária, 245, 246, 249
  bilateral, da zona glomerulosa, 245
  célula C, 442
  corticotrofo, 204
  hipofisária, diferenciada dos tumores secretores de hormônio estimulador da tireoide, 194
Hiperprolactinemia, 172, 386-387
  como causa de amenorreia, 401
  como causa de galactorreia, 408
Hiperqueratose, folicular, 464
Hiperquilomicronemia, familiar, 68, 69
Hipertecose ovariana, 415, 417
Hipertensão
  como componente da síndrome metabólica, 12
  essencial, diferenciada do feocromocitoma, 253
  relacionada com aldosteronismo, 245*f*
  relacionada com diabetes melito, controle "suave" da, 13
  relacionada com feocromocitoma, 251, 252*f*
  relacionada com hipercalcemia, 124
  relacionada com hiperparatireoidismo, 138*t*
  relacionada com hipoglicemia, 21*t*
  relacionada com obesidade, 76, 77*f*
  relacionada com síndrome de Cushing, 197
  relacionada com síndrome neoplásica endócrina múltipla, 442
Hipertireoidismo, **283-289**
  apático, 284
  autoimune, 332
  causas comuns do, 287, 288
  causas mais comuns de, 283
  como causa da disfunção erétil, 386-387
  desordens da pele associada com, 466
  diferenciado da tireotoxicose, 283
  durante a gravidez, 331, 332
    fetal, 333
    subclínico, 333-334

formas raras do, 284
Jod-Basedow, 302
neonatal, 333
pós-parto, 334
primário
como causa da síndrome da galactorreia, 409
níveis do hormônio estimulador da tireoide no, 279
recorrente, 482
resistência do hormônio da tireoide associada com, 192
sintomas psicológicos do, 342, 342*t*
tratamento para, 285, 286, 287, 288
tireoidectomia, 482
Hipertricose, relacionada com mixedema pré-tibial, 465
Hipertrigliceridemia, 69, 526-527
causas da, 70
como componente da síndrome metabólica, 12
como fator de risco do diabetes melito, 10*t*
familiar, 526-527
severa, 74
tratamento para, 72, 73
Hiperuricosúria, 159, 162*t*
Hipoalbuminemia, como causa da hipocalcemia, 148
Hipoalfalipoproteinemia, familiar, 69
Hipocalcemia, **148-153**
causas da, 148, 149
definição de, 148
diagnóstico diferencial da, 149, 149*t*
efeitos na função cardíaca da, 150
hiperparatiroidismo associado com, 139
nas unidades de terapia intensiva, 151
relacionada a fármacos, 151
relacionada com câncer, 151
sintomas da, 150-151
tratamento para, 152, 152*t*
Hipocalemia, relacionada com aldosteronismo, 245, 245*f*, 248
Hipocitratúria, 159, 162*t*
Hipócrates, 411-412
Hipofosfatemia, relacionada com hiperparatiroidismo, 140
Hipoglicemia
como componente da tríade de Whipple, 21
hiperinsulinêmica, 25*t*, 450, 450*t*, 521
jejum (pós-absortivo), 25*f*
níveis de glicose na, 449
pós-prandial, 14
relacionada com diabetes melito, 13, 42, 43
durante a gravidez, 53
induzida por terapia, 22
relacionada com insulinoma, 386, 439, 450, 450*t*
sinais e sintomas da, 21, 21*t*, 450
suscetibilidade a, 22
tratamento para, 23
em pacientes hospitalizados, 43
em pacientes inconscientes, 23
terapia com glucagon, 40
Hipogonadismo
diagnóstico do, 369
em homens, **376-384**

definição de, 376
diagnóstico do, 380-381
do meio para o final da idade adulta, 376, 471-472
no início da idade adulta, 376
tratamento para, 381-382, 430, 431*t*
hipergonadotrópico, 370, 386-387, 400-401, 521
hipogonadotrópico, 369, 373
causas congênitas do, 401
como causa de amenorreia, 400-401, 402
idiopático (síndrome de Kallmann), 369, 399, 401, 525
in utero, 376
primário, 377-378, 378*f*, 379, 395
diferenciado do adenoma gonadotrófico, 195
diferenciado do hipogonadismo secundário, 380-381
em homens, 377
secundário, 377, 378*f*, 379
causas do, 379
como causa da ginecomastia, 395
tratamento para, 177*t*
em homens, 373, 380, 381, 382
em mulheres, 373
Hipomagnesemia, como causa da hipocalcemia, 149
Hiponatremia
adaptação cerebral à, 213
avaliação do volume na, 214*t*, 215
causas da, 205, 211, 214*t*
exercional, 224
pressão vascular efetiva (PVE) na, 208
relacionada com insuficiência adrenal,32
severidade da, 212
sinais e sintomas da, 213
tratamento para, 214, 214*t*, 222-223
com antagonistas do receptor de vasopressina, 220
Hipoparatireoidismo
autoimune, 151
como causa da hipocalcemia, 149, 149*t*
primário, 523
relacionado com hiperparatiroidismo autoimune, 445
Hipopituitarismo, **167-173**
relacionado ao tratamento de tumor da hipófise, 176, 177
relacionado com tumores hipofisários, 175
tratamento para, 172-173, 177, 177*t*
Hipospádia, 356, 376
Hipotensão
ortostática/postural, 26, 27
relação com supressão adrenal, 268
relacionada a doença aguda, 268
relacionada com insuficiência adrenal, 261-262
Hipotermia, relacionada com coma mixedematoso, 322, 323*f*
Hipótese de Lyon, 352
Hipotireoidismo, **290-295**, 521-522
associado com apneia obstrutiva do sono, 514-515
causas do, 290
central, 526
como causa da disfunção erétil, 386-387
como causa da hiponatremia, 212, 214*t*
como causa da puberdade precoce, 367

como causa de desordens da pele
   mixedema generalizado, 459, 464, 464f, 465
   mixedema pré-tibial, 459, 465, 466f
como causa do hirsutismo, 415, 416
diferenciado de
   mixedema, 294
   síndrome do eutireoidiano doente, 325
durante a gravidez, 328, 329, 336
em homens mais velhos, 476
em populações psiquiátricas, 344
fetal, 335, 338
mimetizando depressão, 342, 342t
neonatal, 330, 338
níveis de globulina ligante de hormônio sexual no, 377
níveis de prolactina no, 388
prevalência do, 290
primário
   como causa da síndrome da galactorreia, 408-409
   em pessoas famosas, 531
   níveis do hormônio estimulador da tireoide no, 279
   relacionado com a síndrome POEMS, 448
relacionado com lítio, 345
secundário, 170, 170f
sintomas do, 290, 291
   sintomas neuropsiquiátricos, 349
subclínico, 290, 292
   anormalidades neuropsiquiátricas associadas com, 346
   em adultos mais velhos, 476
testes laboratoriais de diagnóstico para, 291-292
tratamento para, 177t, 292-293, 294, 365
Hipoventilação, relacionada com coma mixedema, 322, 323f
Hirsutismo, **414-423**
definição de, 414
diagnóstico de, 420q
familiar, 416
idiopático, 416, 418
induzido por fármaco, 417
patogênese do, 416, 418
relacionado com carcinoma adrenocortical, 257
relacionado com hiperplasia adrenal congênita, 403
relacionado com síndrome de Cushing, 198, 198t
tratamento cosmético para, 421
tratamento para, 420-421, 420q
História menstrual, 408
Homens
hipogonadismo nos, 373, 380, 381, 382
osteoporose os, 96, 97, 380
subvirilização nos, 353, 355t, 358
   atribuição de sexo nos, 360
Homeostasia sono-vigília, 510
Homocistinúria, 237-238
Hormônio adrenocorticotrópico (ACTH)
atividade reguladora de cortisol pelo, 197
deficiência do, 170, 261
   como causa da insuficiência hipofisária, 167, 167f
na hiperplasia adrenal congênita, 368
na hiperplasia adrenal, 272
na insuficiência adrenal, 263, 264

na síndrome de Cushing, 198, 199, 200, 201-202
síndrome ectópica do, 199, 199t, 203f
Hormônio antidiurético. *Ver também* Síndrome da secreção inapropriada do hormônio antidiurético
deficiência do, como causa da insuficiência hipofisária, 167, 167f
na sede, 209
papel no metabolismo corporal de água, 209
secreção do
   estimulação relacionada ao terceiro espaço, 205
   fatores que afetam, 210, 210-211, 210-211t
"hormônio da fome", 79
Hormônio de crescimento
abuso do, **239-244**
ações do, 239, 240t
como causa de ginecomastia, 395
como profilaxia e tratamento da osteoporose, 93
como tratamento da hiperplasia adrenal congênita, 265-276
deficiência do, 238q, 239
   causas da, 234
   como causa da insuficiência hipofisária, 167, 167f
   diagnóstico da, 234
   em adultos, 240, 241
   idiopática, 234
   isolada, 234, 235
   sinais e sintomas do, 239-240
   testes laboratoriais para avaliação, 234, 235
   tratamento para, 172-173, 177t
definição de, 239
efeito do hormônio liberador do hormônio de crescimento no, 475
efeitos antienvelhecimento do, 242-243
elevação relacionada com sono do, 510-511,511f
fontes cadavéricas de, 240
função do, 185
mudanças relacionadas com a idade no, 474
na acromegalia, 186
na cetoacidose diabética, 17
regulação hormonal do, 185
ritmo circadiano no, 512
secreção excessiva de,185, 186, 239
   como causa da apneia do sono, 515
Hormônio estimulador da tireoide
como causa de bócio, 302
como indicador da tireotoxicose, 284
durante a gravidez, 328, 329, 332, 337, 338
   supressão do, 333
em desordens psiquiátricas, 343, 344
em idosos, 475, 476, 477
na galactorreia, 408-409
na síndrome do eutireoidiano doente, 325-326
no hipotireoidismo, 170
ritmo circadiano do, 343, 511-512
subunidade alfa do, 174
supressão do
   como tratamento do câncer medular da tireoide, 480
   relacionado com nódulos da tireoide, 316

Hormônio folículo estimulante, 191
deficiência do, como causa da insuficiência hipofisária, 167, 167f
na ginecomastia, 396-397
na menopausa, 425
no hipogonadismo masculino, 380
no hirsutismo, 415, 418
no início da puberdade, 399
subunidade alfa do, 174
variação relacionada ao sono do, 511
Hormônio liberador de corticotropina, 197
Hormônio liberador de cortisol, 204
Hormônio liberador de gonadotropina
defeitos geradores de pulso no, 400-401, 402
deficiência do, como causa da amenorreia, 401
na síndrome do ovário policístico, 415
na testotoxicose, 367
no hipogonadismo, 379
no início da puberdade, 362, 365, 399
Hormônio liberador de tireotropina
no hipotireoidismo, 170
passagem transplacentária de, 330
resposta embotada ao
em desordens afetivas, 343
na depressão, 343
Hormônio liberador do hormônio de crescimento, 239, 449
secreção excessiva da, 187
Hormônio luteinizante, 191
deficiência do, como causa da insuficiência hipofisária, 167f
na espermatogênese, 377
na menopausa, 425
no hipogonadismo, 380, 400-401
no hirsutismo, 415, 418
no início da puberdade, 362, 399
nos fogachos/calorões, 424
relação com os níveis de testosterona, 377
subunidade alfa do, 174
variação relacionada com o sono no, 511
Hormônios da tireoide. *Ver também* tiroglobulina; hormônio estimulante da tireoide; hormônio liberador de tirotrofina; tiroxina; tri-iodotironina
como tratamento do coma mixedema, 323
deficiência de, como causa da apneia do sono, 515
efeito na função cerebral, 348
passagem transplacentária dos, 330
relacionados com lítio, 345
secreção relacionada com lítio dos, 345
síntese fetal de, 331
supressão dos, 322
Hormônios esteroides, produzidos por carcinoma adreno-cortical, 257f
Hormônios glicoproteicos, 191
Hormônios reguladores de cálcio, interação com cálcio e fosfato, 127, 128t, 148
Hormônios sexuais, efeito na resposta esquelética ao exercício, 469
Hudson, Walter, 534
Humair, Hasna Mohammed, 534

I

Ibandronato (Boniva), 93
Idade óssea
na puberdade retardada, 373, 375
no hipogonadismo, 373
Ifosfamida, efeito na secreção do hormônio antidiurético, 211t
IGF-1 (Fator-1 de crescimento tipo insulina), 185, 234, 235
atividade inibidora do hormônio de crescimento do, 239
como marcador da acromegalia, 186, 234, 235
mudanças relacionadas à idade na, 474
Íleo, relacionado com coma mixedematoso, 322, 323f
Illiescu, Adriana Emilia, 534
Imagem por ressonância magnética (MRI)
cerebral, para avaliação da puberdade precoce, 366
para adenomas produtores de aldosterona, 247-248
para avaliação da insuficiência adrenal, 264
para avaliação da síndrome de Cushing, 201-202
para avaliação do aldosteronismo primário, 247
para localização do feocromocitoma, 251, 254
para síndrome de Paget do osso, 118
para tumores da adrenal, 488
para tumores hipofisários, 175
para tumores secretores de prolactina, 182
Implantes/próteses penianas, 389, 392
Impotência. *Ver* Disfunção erétil
Inanição, recordes mundiais para, 534
Inatividade física
como causa da disfunção erétil, 386
como causa de obesidade, 78
como fator de risco do diabetes melito, 10t
Incidentaloma
adrenal, 273, 488
tireoide, 483
Inconsciência, relacionada com hipoglicemia, 21t, 23
Incretinas, 15
Índice de massa corporal (IMC), 494
cálculo da, 76
como indicador para a cirurgia bariátrica, 85
na obesidade e no sobrepeso, 76, 80, 82
Índice peniano braquial, 388
Infarto do miocárdio, como causa da cetoacidose diabética, 17
Infecção pelo vírus da imunodeficiência humana (HIV), 377
Infecções bacterianas, cutâneas
exacerbação relacionada com a obesidade, 466
relacionadas ao diabetes melito, 462-463
Infecções fúngicas. *Ver também* Candidíase
cutânea, relacionada ao diabetes melito, 463
Infecções por *Pneumocytis carinii*, 296
Infecções
como causa da cetoacidose diabética, 17
relacionadas à síndrome de Cushing, 198
Infertilidade
feminina, relacionada com insuficiência ovariana policística, 404
masculina
definição de, 379

relacionada com hipogonadismo, 376, 379
   tratamento para, 383
Ingestão calórica, na obesidade, 79-80
Ingestão de fluido, efeito na formação de pedra no rim, 159-160, 161
Inibidores da 3-hidroxi-3-metilglutaril coenzima A redutase, 71
   aumentos da dosagem dos, 72
   como tratamento para a hipertrigliceridemia, 72
   descontinuidade antes da concepção, 50
   efeitos adversos dos, em adultos mais velhos, 477
   para o aumento da lipoproteína de alta densidade, 72
   uso em pacientes diabéticos dos, 28
Inibidores da dipeptidil peptidase (DPP-IV), 15, 15*t*
Inibidores da proteína de transferência colesterilester (CETP), 72
Inibidores de aromatase, como tratamento da síndrome de McCune-Albright, 367
Inibidores de enzima conversora de angiotensina (IECA)
   como causa da hiponatremia, 209
   como causa da impotência, 391
   como tratamento da nefropatia diabética, 27
   contra indicação durante a gravidez, 50
   uso durante o período pós-parto, 62
   uso em idosos, 477
   uso em pacientes com disfunção erétil, 387
Inibidores de fosfodiesterase 5, como tratamento da disfunção erétil, 385, 389, 392
   definição de, 390
   efeitos colaterais dos, 391
   efetividade dos, 390
   interações com fármacos dos, 391
Inibidores de lipase, intestinal, como profilaxia da diabetes melito, 11
Inibidores de monoamino oxidase
   como causa de galactorreia, 408
   efeito na secreção do hormônio antidiurético, 211*t*
Inibidores de protease, como causa de ginecomastia, 395
Inibidores de reabsorção de serotonina-noradrenalina, 27
Inibidores seletivos de reabsorção de serotonina
   aumento da eficácia da tri-iodotironina dos, 347-348
   como tratamento da disfunção erétil, 389
   efeito na secreção do hormônio antidiurético, 210*t*
Inibina, 377
Iniciativa de Saúde das Mulheres, 426, 427, 472, 473
Injeção intracitoplasmática de espermatozoides (ICSI), 383
Injeções intracavernosas, Como tratamento da disfunção erétil, 389, 391
Injeções intrauretrais, como tratamento da disfunção erétil, 391
Insensibilidade ao androgênio, 370, 376
   completa, 359
   parcial, 358-359
Insuficiência cardíaca congestiva, durante a gravidez, 332
Insuficiência cardíaca
   como contraindicação da terapia de reposição da testosterona, 382
   congestiva, durante a gravidez, 332

Insuficiência da glândula suprarrenal, **261-270**
   autoimune, 262*t*
   causas da, 261, 262*t*
      deficiência de hormônio adrenocorticotrópico, 170
      síndrome de POEMS, 448
      síndrome poliendócrina autoimune, 445, 446
   central, 264
   como causa da disfunção erétil, 386-387
   como causa da hiponatremia, 212
   como doença potencialmente fatal, 171
   crônica, 265-266, 266-267
   definição e categorização da, 261
   em ambientes críticos, 264-265
   níveis de cortisol na, 170
   primária, 261, 523
      diferenciada da insuficiência adrenal central, 262, 264
   secundária, 171, 268
   tratamento para, 177*t*
Insuficiência gonadal
   em homens, 370
   em mulheres, 370
   relacionada à síndrome poliendócrina autoimune, 445, 446
Insuficiência hipofisária. *Ver* Hipopituitarismo
Insuficiência ovariana policística, 50, 374, 403, 415
   apneia obstrutiva do sono associada com, 514-515
   apresentação clínica da, 404
   como causa da amenorreia, 402
   como causa do diabetes melito, 10*t*
   como causa do hirsutismo, 415
   consequências de longo prazo da, 405
   diagnóstico da, 404
   durante a gravidez, 419
   hiperinsulinemia associada com, 419
   patogênese da, 404
   tratamento para, 404-405, 419, 420
Insuficiência ovariana precoce, 400, 401*t*, 403, 423, 428, 521
Insuficiência renal
   como causa de galactorreia, 409
   como causa de hiperparatireoidismo, 139
   como causa de hiponatremia, 214*t*
   crônica, como causa de osteomalácia e raquitismo, 113
   diferenciada de hiperparatireoidismo, 137
   paratormônio na, 137
   prolactina na, 388
   relacionada com hiperparatireoidismo, 138*t*
   terapia com hormônio de crescimento para, 240
Insuficiência venosa, exacerbação relacionada com obesidade da, 466
Insulina
   de ação curta, 32
   de ação rápida, 39
   de longa duração, 32
   deficiência da, relacionada com diabetes melito, 14
   deficiência da, relacionada com gravidez, 59
   desnaturação da, 36

inalada, 14, 32
liberada durante o sono, 512
Insulina aspart (NovoLog), 32, 53
Insulina detemir (Levemir), 14, 32, 32*t*
Insulina glargina (Lantus), 14, 32, 32*t*
uso durante a gravidez, 53
Insulina glulisina (Apidra), 32
Insulina Lispro (Humalog), 32, 32*t*, 53
Insulina protamina neutra Hagedorn, 32
Insulinoma, 449, 449*f*, 491, 492
definição de, 449
diagnóstico do, 450, 452
hipoglicemia associada com, 439
localização do, 450
relacionado com síndromes neoplásicas endócrinas
múltiplas, 439
tratamento para, 451, 452
Interleucina 1-beta, na apoptose na célula beta, 14
Intertrigo, 466
Intolerância à glicose
como fator de risco do diabetes melito, 10*t*
relacionada com apneia obstrutiva do sono, 515-516
relacionada com deprivação do sono, 515
Intoxicação com água, pós-operatória, 176
Iodeto de potássio, 482
Iodo
como causa de tireoidite, 300
como causa de tireotoxicose, 525
como causa do fenômeno Jod-Basedow, 284
como tratamento do hipertireoidismo, 285
deficiência do
como causa do bócio, 302
durante a gravidez, 329, 330
ingestão na dieta de, durante a gravidez, 330
passagem transplacentária de, 330
IPSS (amostragem no seio petroso inferior), para a avaliação
da síndrome de Cushing, 201-202, 203*f*
Irregularidades menstruais. *Ver também* Amenorreia;
Oligomenorreia
relacionado com hirsutismo, 417
relacionado com síndrome de Cushing, 197
relacionado com síndrome dos ovários policísticos, 415
Isoniazida
como causa da ginecomastia,395
como causa da hipocalcemia, 151
Izumi, Shigechiyo, 534-535

J
James, Doris, 534
Jeng, Jinlian, 533
Jennings, Waylon, 531
Jinlian, Jeng, 533
Johnson, Nicole, 530
Jones, Marion, 239

K
Kennedy, John F., 535
Kiel, Richard, 529

Knorr, Arthur, 534
Kocher, Theodor, 306

L
Lactação. *Ver também* Amamentação
ausência no pós-parto da, 411, 412
efeitos hormonais na, 406
Lavanda, como causa da ginecomastia, 395
Laxantes, como causa da hipocalcemia, 151
Leite materno, peptídeo relacionado com hormônio da
tireoide no, 145
Leito ungueal, telangiectasia do, 460*t*
Leptina, 71, 78-79
deficiência da, 78, 79, 373
Lesões na parede do tórax, como causa da galactorreia,
409, 412
Letrozol, 367
Levitra (vardenafil), como tratamento da disfunção erétil,
386, 389, 390, 391
Levotiroxina, 323
como tratamento da síndrome do eutireoidiano doente,
326
como tratamento do hipotireoidismo, 292-293
dosagem durante a gravidez, 337
Lewis, Cart, 531
Libido, 385
Linfoma
como causa de hipercalcemia, 131, 146
tireoide, 304*t*
Linfonodos, metástases de câncer de tireoide para, 481, 483
Lipoproteína (a), 67-68
Lipoproteína de alta densidade (HDL), 65
aumento relacionado com a terapia de redução lipídica
na, 71, 73
função e metabolismo da, 67
níveis baixos da, como fator de risco da doença da artéria
coronária, 69
redução relacionada com a menopausa na, 425
Lipoproteína de baixa densidade (LDL), 65
familiar baixa, 71
função e metabolismo das, 67
níveis elevados da, 69
na menopausa, 425
objetivos do tratamento para, 70, 71
terapia de redução dos, 28, 71
Lipoproteínas
definição de, 65
metabolismo das, 66, 66*f*, 66*t*
tamanho e número das, 74
Lipoproteínas de densidade muito baixa, 65
Litíase renal. *Ver também* Pedras nos rins; Nefrolitíase
definição de, 154
Lítio, 348
como causa da hipercalcemia, 134-135
como causa do bócio, 302, 345
como causa do hipotireoidismo, 345
como tratamento do hipertireoidismo, 285
efeito na função da tireoide, 302, 303*f*

efeito na secreção do hormônio antidiurético, 210*t*
efeito no eixo hipófise-tireoidiano, 345
efeito nos resultados dos testes de função da tireoide, 344*t*
Litotripsia de onda de choque extracorpórea, 163
Livros de dieta, 83
Lobectomia, tireoide, 479, 480
Luteoma da gravidez, 417

M

Maas, Donna, 534
Macbeth (Shakespeare), 387
Macroadenoma,170, 170*f*, 172, 175, 410, 411
   assintomático, 172, 175
Macroprolactinemia, 411, 412
Macrossomia, 48, 57, 57*f*
Mama, doença fibrocística da, 430
Manchas café com leite, 255, 365
Manchas na pele, 185, 460*t*
Mandíbula, osteonecrose da, 94, 120-121
Marcha, recordes mundiais para, 535
Marijuana, como causa de ginecomastia, 395
Massa corporal magra, mudanças relacionadas com a idade
   na, 468
Massa de gordura corporal, mudanças relacionadas com a
   idade na, 469
Massa muscular
   aumento relacionado com esteroide anabólico-androgê-
     nico na, 430
   perda relacionada com a idade da, 468
Massa óssea
   classificação da, 105
   medida da. *Ver* Densitometria do mineral ósseo
   perda de. *Ver também* Osteoporose
     fatores de risco para, 90
     relacionada com a idade, 468-469
     relacionada com a menopausa, 469
     relacionada com glicocorticoides, 99
     relacionada com prolactina sérica elevada, 182
Massas adrenais. *Ver também* Câncer adrenal; Tumores
   adrenais
   avaliação laboratorial das, 488
   biópsia percutânea das, 488-489
   descoberta incidentalmente, 258, 259
Maturação esquelética, 362
   na puberdade precoce, 364
Maturação sexual. *Ver* Puberdade
McCaughey, Bobby, 534
McCrary, Benny, 534
McCrary, Billy, 534
Medicações para perda de peso, 84
   fentermina, 83
   orlistat (Xenical), 82, 84
   sibutramina, 82
   topiramato, 84
Medicações psicotrópicas
   como causa da galactorreia, 408
   efeito nos resultados do teste de função da tireoide, 344*t*

Medicamentos antipsicóticos, efeito nos resultados dos
   testes da tireoide, 344*t*, 345
Medida da densidade óssea. *Ver* Densitometria do mineral
   ósseo
Medroxiprogesterona, como tratamento dos fogachos/
   calorões, 427
Meglitinidas, como tratamento do diabetes melito, 15*t*
Melanoma, metastático para o osso, 131
Melatonina, como causa da ginecomastia, 395
Menarca, 362
   idade de início da, 399, 425
Meningioma, 174
Menopausa, **423-428**
   definição de, 423
   homem, 425
   idade de início da, 423, 423*f*, 424, 425, 428
   mudanças na adiposidade central durante a, 469
   perda de densidade mineral óssea na, 469
   precoce. *Ver* Insuficiência ovariana precoce
   sites na internet sobre, 427, 428, 428q
Menstruação. *Ver também* Menarca
   hipoglicemia durante, 22
Merriman, Sean, 239
Metabolismo da água, **205-228**. *Ver também* Água corporal;
   Água corporal total
   problemas clínicos na, 210q, 221-226
Metabolismo de catecolamina, efeito de fármacos no, 253
Metabólitos de vitamina D. *Ver também* 1,25-Hidroxivitami-
   na D; 25-Hidroxivitamina D
   como tratamento de osteomalácia ou raquitismo, 115
Metadona
   como causa da disfunção erétil, 387
   como causa da ginecomastia, 395
   efeito nos resultados dos testes de função da tireoide,
     344*t*
Metanefrinas
   na apneia obstrutiva do sono, 514
   plasma livre, como marcador do feocromocitoma, 253,
     254
Metástases. *Ver também* Metastático *sob os tipos específicos de câncer*
   para o fígado, 492
   para o osso, 131
   relacionado com síndrome carcinoide, 455
Metástases ósseas, 131
Metformina
   como profilaxia do diabetes melito, 11
   como tratamento do diabetes melito, 14, 15*t*
   contraindicações para, 49, 476
   uso em pacientes grávidas, 49
   uso em pacientes hospitalizados, 42
Metildopa
   como causa de ginecomastia, 395
   como tratamento da síndrome carcinoide, 456*t*
Metilprednisolona
   como tratamento da hipercalcemia, 132*t*
   potência da, 266*t*
Metiltestosterona, 389

Metimazol
passagem transplacentária do, 334
uso durante a gravidez ou amamentação, 334
Metimazol, 306
como tratamento do hipertireoidismo, 285
passagem transplacentária de, 331
Metirapona, como causa de hirsutismo, 417
Metoclopramida, 28
como causa de galactorreia, 408
como causa de ginecomastia, 395
Metotrexato, como causa de ginecomastia, 395
Metotrimaprazina, como tratamento da crise carcinoide, 457, 457*t*
Metoxamina, como tratamento da crise carcinóide, 457, 457*t*
Metoxiflurano, efeito na secreção do hormônio antidiurético, *211t*
Metronidazol, como causa de ginecomastia, 395
Miastenia grave, 446
Microadenoma, 175
assintomático, 175
diferenciado de macroadenoma, 174
Microalbuminúria, 13
Micropênis, 376
Mieloma
como causa da hipercalcemia, 131
metastático para o osso, 131
Mihavecz, Andreas, 534
Mineralocorticoides
como tratamento da hiperplasia adrenal congênita, 275, 276, 419
deficiência dos, 261
Minnoch, Jon Brower, 533-534
Minociclina, como causa de hirsutismo, 417
Mixedema
diferenciado do hipotireoidismo, 294
generalizado, 459, 464, 464*f*, 465
pré-tibial, 283, 459, 465, 566*f*
Modificação da dieta em estudo de doença renal, 27
Mohammed, Gui, 533
Mola hidatiforme,332
Monitoramento da glicose
contínua, 52
no diabetes gestacional, 59
pós-parto, 61
Monitoramento da tumescência peniana noturna, 388
Moore, Mary Tyler, 528
Morfina, efeito na secreção do hormônio antidiurético, *211t*
Morrison, Adam, 528
Mucormicose, 467
Mulheres
esteroide anabólico-androgênico nas, 432
uso de precursor androgênico (pró-hormônio) nas, 434-436, 435*t*
Muresan, Gheorghe, 530
Músculo, conteúdo de água do, 205
Músicos, desordens endócrinas nos, 530, 531
Muster, Pauline, 533
Mutações no gene regulador autoimune (AIRE), 445

N
Nanismo, 528, 529, 531
"Não percepção da hipoglicemia", 22, 52
Narcóticos, efeito nos testes de função da tireoide, 344*t*
Náuseas, relacionadas com tempestade da tireoide, 320, 320*f*
NCEP ATP III , 12, 70, 73
Necrofibrose lipoídica diabeticorum, 459, 462
Nefrocalcina, 156
Nefrocalcinose, definição de, 154
Nefrolitíase, **154-166**
cálcio hiperuricosúrico, 159
definição de, 154
normocalciúrico, 155
relacionada com hipercalcemia, 124
relacionada com hipercalciúria, 154, 163
tratamento para, 161, 161q, 162, 162*t*, 163, 164
Nefropatia diabética, 25, 26
durante a gravidez, 51, 55
Neonatos
ginecomastia nos, 394-395
hiperplasia adrenal congênita nos, 275
hipertireoidismo nos, 333
Nervi erigentes, 385
Nervos cranianos, compressão relacionada a tumor hipofisário dos, 174, 175*f*
Neurite, ótica, relacionada com hipocalcemia, 150-151
Neurofibromatose, associado com feocromocitoma, 255
Neuropatia
diabética, 26
autonôma, 26
dolorosa, 27
relacionada com disfunção erétil, 388
Neurotransmissores, na ereção do pênis, 385, 386
NHANES, 78
Niacina, como terapia de redução de lipídio, 71, 72
Nicotina. *Ver também* Fumo
efeito na secreção do hormônio antidiurético, *211t*
Nifedipina, como causa da ginecomastia, 395
Nikzaban, Nik, 535
Nitrato de gálio, como tratamento da hipercalcemia, 132, 132*t*, 133*t*, 146-147
Nitratos, como contraindicação aos inibidores de fosfodiesterase 5, 391
Níveis sanguíneos de glicose. *Ver também* Hiperglicemia; Hipoglicemia
o maior jamais registrado, 535
Nódulos da tireoide, 305
aspiração com agulha fina dos, 304, 305, 316, 317, 479, 483
aumento relacionado com a idade dos, 476
autonomicamente funcionantes (AFTNs), 283
detecção dos, 316
diagnóstico diferencial dos, 303
durante a gravidez, 338–339
em Tipper Gore, 529
frios, 285, 305, 316
maligno, 303–304, 316

na gestão dos cuidados, 504
prevalência dos, 303, 316
quente, 305
quente, 305
tratamento para, 306–307
Norepinefrina, como marcador do feocromocitoma, 252
Norgestrel, como causa do hirsutismo, 417
Nutrição parenteral total, em pacientes hiperglicêmicos, 45

O

Obesidade, **76-88**
abdominal
aumento relacionado com a idade da, 469-470
aumento relacionado com a menopausa na, 469, 470
consequências adversas na saúde da, 76, 77*f*
amenorreia, 403-404
complicações fisiológicas, 77-78
desordens da pele, 466-467
diabetes melito, 10*t*
doença crônica, 78
resistência à insulina, 11
consequências econômicas da, 77
conteúdo de água corporal na, 205*t*
definição de, 76, 82, 494
diminuição da testosterona na, 471
em crianças, 237
fatores genéticos na, 78
função e fisiologia da pele na, 466
mórbida, definição de, 494
níveis de globulina ligante de hormônio sexual na, 377
prevalência da, 78, 494
recordes mundiais para, 533-534
relacionada com síndrome de Cushing, 197, 198*t*
sarcopênica, 468
tratamento para, 79, 80
cirúrgica, 80, 82, 494
dieta, 80, 81
exercício, 80
farmacoterapia, 80, 82, 84
não cirúrgica, 494
teoria da mudança aplicada à, 80, 81
Ocitocina
deficiência de, como causa da insuficiência hipofisária, 167, 167*f*
efeito na secreção do hormônio antidiurético, 210
Octreotide
como tratamento da acromegalia, 189
como tratamento da crise carcinoide, 457, 457*t*
como tratamento da síndrome carcinoide, 456*t*
como tratamento de tumor secretor de hormônio estimulador da tireoide, 192
Odansetrona, como tratamento da crise carcinoide, 457, 457*t*
Odone, Lorenzo, 531
Oftalmopatia
diabética, 24, 24*t*, 25
relacionada com a síndrome de Graves, 283, 284, 287, 528, 529

Óleo de peixe, como tratamento da hipertrigliceridemia, 72
"Olhos órfãos de Annie", 308
Oligomenorreia, 400, 418
relacionada à síndrome de Cushing, 198*t*
Omeprazol, como causa de ginecomastia, 395
Oncogene *ret/PTC*, 318
Organização Mundial da Saúde, sistema de classificação de massa óssea para, 105
Organizações de cuidados dirigidos (MCOs). *Ver também* Organizações de manutenção da saúde (HMOs); Organizações fornecedoras preferidas (PPOs); Planos de pontos de serviço
atrasos de pagamento das, 505
comissão diretora das, 502
contratos com, 506, 507
decisão de se associar, 506
definição de, 501, 502
painel de fornecedores das, 501-502
práticas de faturamento nas, 504-505
práticas de pequenos grupos nas, 505-506
rastreamento de receita nas, 506
referências de subespecialistas nas, 501
relacionamento médico-paciente nas, 504
sinistros nas, 505, 506
tabelas de honorários nas, 506
Organizações provedoras preferidas (PPO), 501
diferenciadas das organizações de manutenção da saúde (HMOs), 502
tipo de política misturada das, 503
Orlistat (Xenical), 82, 84
Ornish, Dean, 82
Oscal, como tratamento da hipocalcemia, 152*t*
Osmolalidade
definição de, 208
do plasma (P_{osm}), 206
efeito na secreção do hormônio antidiurético, 209
fórmulas para, 208
na hiponatremia, 213
Osmolaridade, efetiva, 212
Osmorreceptores, 209
Osso
conteúdo de água no, 205
reabsorção de cálcio no, 129, 129*f*
troca de cálcio no, 125, 125*f*
Osteocalcina, como marcador do remodelamento ósseo, 95-96
Osteomalácia, **110-116**
anormalidades radiográficas associadas com, 114
características histológicas da, 114-115
causas da, 114
definição de, 110, 111-112, 114
tratamento para, 115
Osteonecrose, da mandíbula, 94, 120-121
Osteopenia, 93, 139
Osteoporose, **89-98**. *Ver também* Fraturas, risco relacionado com idade osteoporótica para, 468
definição de, 89
diagnóstico da, 90, 91

em homens, 96, 97, 380
fatores de risco para, 97q
prevenção e tratamento da, 95q, 97q
baseada em medida de massa óssea, 105-106
com agentes farmacológicos, 93
com combinação de terapia, 95, 96
com terapia hormonal, 94
não farmacológica, 91-92
relacionada com a síndrome de Cushing, 197, 198t
relacionada com deficiência de estrogênio, 402
relacionada com glicocorticoides, **99-101**
relacionada com prolactina, 182
Osteoporose circunscrita, 118
Ovários
ausência congênita dos, 370, 400t
destruição autoimune dos, 402
mudanças relacionadas com a menopausa nos, 424, 426
Overbeck, Carla, 531
Oxalato. *Ver também* Pedras nos rins; Hiperoxalúria
fontes de dieta do, 160t
Oxandrolona, 389
Óxido nítrico, na ereção do pênis, 385

P
Pacientes criticamente doentes, diagnóstico da insuficiência
adrenal em, 264-265
Pacientes em unidade de terapia intensiva, hipocalcemia
nos, 151
Pacientes hospitalizados, diabéticos, controle do diabetes e
hiperglicemia nos, 29, **41-47**
Palpitações
relacionadas com feocromocitoma, 251, 252f
relacionadas com hipoglicemia, 21t
Pamidronato (Aredia)
como tratamento da doença de Paget do osso, 120
como tratamento da hipercalcemia da malignidade,
146-147
como tratamento da hipercalcemia, 132t
como tratamento da osteoporose, 93
Pancreatite
como causa da hipocalcemia, 149
relacionada à hipertrigliceridemia, 70
Pan-hipopituitarismo, como causa da insuficiência adrenal,
261
Papaverina, como tratamento da disfunção erétil, 389
Papiledema, relacionado com hipocalcemia, 150-151
Paraganglioma, 251
Paratireoidectomia, 479
complicações da, 486
minimamente invasiva, 141, 484, 485
radioguiada, 484-485
subtotal, 486
total, 486
como tratamento do hiperparatireoidismo, 137, 142
Paratormônio
como profilaxia e tratamento da osteoporose, 93, 94
como tratamento da hipocalcemia, 150
diferenciado da proteína relacionada com paratormônio, 140

efeito no metabolismo do cálcio, 127
interação com
cálcio sérico, 128t, 148
calcitriol, 125
receptores de cálcio, 126
na hipercalcemia hipocalciúrica familiar, 131
na insuficiência renal, 137
no hiperparatireoidismo, 136, 137, 138t, 139, 140, 140t
no metabolismo da vitamina D, 125, 126f
recombinante, como tratamento da hipocalcemia, 152
Parto, recordes mundiais para, 534
Passagem placentária
de anticorpos relacionados com a tireoide, 330
de iodo, 330
de medicações, 331
do hormônio da tireoide, 330
do hormônio liberador de tireotropina, 330
Pediatras, como clínicos gerais, 501
Pedômetros, 85
Pedras nos rins, 154. *Ver também* Nefrolitíase
avaliação radiográfica das, 162
composição e frequência das, 154, 155f
definição, 154
diagnóstico das, 161
formação das, 155, 156, 157
inibidores e promotores das, 156
prevalência das, 157
recorde mundial para, 535
relacionadas com hiperparatireoidismo primário, 137
sintomas e sinais das, 160
tamanho das, 163, 164
tratamento para, 161, 161q, 162, 162t, 163, 164
Pedras renais. *Ver* Pedras nos rins
Pedras renais de ácido úrico, 155f, 159, 162
Pedras renais de estruvita, 155f, 162, 162t
Pegvisomant, como tratamento da acromegalia, 189
Pelagra, 454
Pele amarela, 460t, 464
Pele, 460t
conteúdo de água da, 205
perda de água corporal através da, 208
Pelo axilar, desenvolvimento de, 362, 364
Pelo pubiano, desenvolvimento do, 362, 363t, 364
na adrenarca precoce benigna, 365
Pelve, como local de metástase, 131
Penicilamina, como causa de ginecomastia, 395
Pênis
alargamento relacionado com testotoxicose do, 367
desenvolvimento puberal do, 363t
mecanismos de ereção do, 385, 386
Peptídeo natriurético atrial, 207
Peptídeo natriurético cerebral, 207
Peptídeo/proteína relacionada com o paratormônio, 130,
140, 140t
na hipercalcemia da malignidade, 145, 146
Peptídeo-1 tipo glucagon (GLP-1), 14, 15
Perda de peso
5-10%, benefícios na saúde da, 80, 82

cirurgia para. *Ver* Cirurgia bariátrica
em pacientes com apneia obstrutiva do sono, 516
não intencional, 468
no idoso, 470, 477
relacionada com insuficiência adrenal, 261-262
Perda de sal
cerebral, como causa de hiponatremia, 214*t*, 224-225
relacionada com hiperplasia adrenal congênita, 270, 280
Perda sensorial, relacionada com neuropatia diabética, 27
Período pós-parto
controle do diabetes gestacional durante, 62
doença de Grave durante, 335
galactorreia durante, 410
hemorragia durante, 169
hipertireoidismo durante, 334
tireoidite durante, 62, 290, 297, 298-299, 298*f*, 298*t*, 339, 340
tireotoxicose durante, 524-525
Perspiração. *Ver também* Diaforese
perda de água corporal através da, 208
Peso ao nascimento, o maior jamais registrado, 534
Peso, mudanças relacionadas com a idade no, 468
Pessoas famosas, com desordens endócrinas, **528-532**, 535
Pessoas idosas
atividade sexual nas, 385
câncer anaplástico da tireoide nas, 314
conteúdo corporal de água nas, 205
deficiência de vitamina D nas, 470
diabetes melito tipo 2 nas, 476-478
eliminação de urina nas, 142
hipoglicemia relacionada com sulfonilureia nas, 22
hipogonadismo primário nas, 379
hiponatremia nas, 223-224
ingestão recomendada de vitamina D nas, 470
insuficiência hipofisária nas, 169
padrões de sono nas, 509*f*, 510, 516
perda de peso nas, 468, 470
síndrome hiperglicêmica hiperosmolar nas, 19
terapia com hormônio de crescimento nas, 474-475
tireotoxicose apática nas, 342
Pettite, Andy, 239
PhosLo, como tratamento da hipocalcemia, 152*t*
Pigmeus, 533
Placas ateroscleróticas, 67, 69
Planos de pontos de serviço, 501, 502, 504
Plasma
concentração de potássio do (P_K), 208
concentração de sódio do (P_{Na})
faixas anormais das, 212
faixas normais da, 212
no metabolismo da água, 206, 219
relação com a água corporal total, 208
relação com a concentração plasmática de potássio (P_K), 208
osmolalidade do (P_{osm}), 206
Plasmocitoma, 178
Plicamicina
como tratamento da hipercalcemia, 132

como tratamento da hipercalcemia da malignidade, 146-147
Polidipsia, 522
relacionada com hiperglicemia, 17
relacionada com hiperparatiroidismo, 138*t*
relacionada com síndrome hiperglicêmica hiperosmolar, 20
Poliendocrinopatia-candidíase-distrofia ectodérmica autoimune, 445
Polineuropatia, simétrica distal, 26
Pólipos, colônicos, pontos na pele associados com, 185
Políticos, desordens endócrinas nos, 528
Poliúria, 522
causas da, 216
hipercalcemia, 124, 145
hiperglicemia, 17
hiperparatiroidismo, 138*t*
síndrome hiperglicêmica hiperosmolar, 20
definição de, 216
teste de deprivação de água na, 216-217, 217*t*
Potássio. *Ver também* Hipercalemia; Hipocalemia
como tratamento do diabetes insípido, 219
concentração plasmática de (P_K), 208
urinário, na terapia da hiponatremia, 220
como tratamento da cetoacidose diabética, 18, 19
"Potomania de cerveja", 223
Pramlintida (Symlin), 33
Pravastatina, 71
como causa de ginecomastia, 395
Prazosin, como tratamento do feocromocitoma maligno, 259
Precocidade sexual. *Ver* Puberdade precoce
Precursores do androgênio (pró-hormônios), 434-436, 435*t*
Pré-diabetes, 10*t*,61-62
Prednisona
como tratamento da hipercalcemia da malignidade, 146-147
como tratamento da hipercalcemia, 132*t*
como tratamento da hiperplasia adrenal congênita, 276
potência da, 266*t*
retirada da, 261
Pré-eclâmpsia
associada com a doença de Graves, 332
na mulher diabética, 51
Pré-gabalina, 27
Prejuízo cognitivo, relacionado à hipoglicemia, 22
Premarina, 427
Pressão intracraniana
aumento relacionado com hiponatremia na, 212
diminuição relacionada com hipernatremia na, 213
Pressão positiva contínua das vias aéreas (CPAP), 516
Pressão sanguínea. *Ver também* Hipertensão; Hipotensão
nos pacientes com feocromocitoma, 252
Pressão vascular efetiva (EVP), na hiponatremia, 208
Pressão vascular, na hiponatremia, 208
Prestadores de cuidados primários, 501
Primidona, como causa de hipocalcemia, 151
Produção de urina
em pacientes idosos, 223-224
limites normais da, 209

Programas de perda de peso, 80, 81
  para pacientes com diabetes gestacional, 61
Prolactina. *Ver também* Hiperprolactinemia
  como causa de disfunção gonadal, 181
  deficiência de, como causa da insuficiência hipofisária,
    167, 167*f*
  durante a gravidez, 412
  efeito na massa óssea, 182
  elevações relacionadas ao sono na, 510-511, 511*t*
  fatores que afetam a secreção de, 179-180, 179*f*
  na disfunção erétil, 388
  na galactorreia, 408
  na insuficiência renal, 409
  na lactação, 406, 407*f*, 411
  níveis séricos de
    anormal, 175, 180, 180*t*, 181
    normal, 175, 180
  no hipotireoidismo, 521-522
  ritmo circadiano na, 512
  variações fisiológicas na, 408
Prolactinoma, 400*t*, 525-526
  como causa de hirsutismo, 415, 416
  não tratado, 182
  tratamento para, 410
Propiltiouracil, 306
  como tratamento do hipertireoidismo fetal, 333
  como tratamento do hipertireoidismo, 285
  passagem transplacentária de, 331, 334
  uso durante gravidez ou amamentação, 333, 334, 335
Proporções eunucoides, 376
Propoxifeno, efeito na secreção do hormônio antidiurético,
  211t
Prostaciclina, efeito na secreção do hormônio antidiurético,
  211t
Prostaglandina E$_2$, efeito na secreção do hormônio antidiurético, *211t*
Proteína esteriogênica regulatória aguda (StAR), 270
Proteína p53, 318
Proteína, da dieta, como fator de risco para pedra nos rins,
  159-160
Proteínas de transporte, no metabolismo de lipoproteínas,
  66*t*
Proteínas G estimuladoras(Gs), 317
  subunidade α das, 291
Proto-oncogene *ras*, 317
Proto-oncogene RET, 442, 443, 527
Pseudofraturas, 114
Pseudo-hermafroditismo
  definição de, 381
  feminino, 272, 355*t*
  masculino, 273, 355*t*, 358, 376
    designação de sexo no, 360
Pseudo-hipoparatireoidismo, como causa de hipocalcemia,
  149, 149*t*
Pseudotumores secretores de hormônio estimulador da
  tireoide, 193
Psilose, celíaca, 11, 111, 403, 446
Psoríase, 466

Puberdade
  atrasada, 368, 373
    controle da, 373
    diagnóstico e avaliação da, 372, 373
    relacionada com síndrome de Klinefelter, 372
    relacionada com síndrome de Turner, 370
    terapia com esteroide anabólico-androgênico para,
      430, 431
  desordens da, **362-375**
  efeitos psicológicos na, 362
  estágios de desenvolvimento Tanner do, 363, 363*t*, 365
  estirão de crescimento durante, 362-363
  ginecomastia durante, 368
  idade de início da, 362, 399
    efeito no estilo de vida no, 373
    efeito nos hábitos corporais no, 373
  padrão feminino da, 362
  padrão masculino da, 362
  precoce
    achados clínicos na, 364
    definição de, 364
    dependente do hormônio liberador de gonadotropina
      (central), 365, 366, 368, 374
    diagnóstico da, 366
    em homens, 364, 365, 367, 366*t*, 368
    em mulheres, 364, 365, 366*t*, 522
    hipotireoidismo associado com, 367
    independente do hormônio liberador de gonadotropina
      (periférico), 365, 367
    periférica, 367
    relacionada ao excesso de estrogênio, 237
Pulmão
  conteúdo de água do, 205
  perda de água corporal no, 208
Quadril
  fraturas osteoporóticas no, 106
  medida de massa óssea no, 106, 108
Quedas
  como fator de risco de fratura osteoporótica, 89
  fatores de risco para, 91
  prevenção das, 97, 477
Queratopatia
  em banda, 138, 138*t*
  relacionada com a síndrome poliendócrina autoimune,
    445
Quiasma ótico, compressão relacionada com tumor hipofisário da, 174, 175, 175*f*
Quilomícrons, 65
Quimioterapia
  como causa da ginecomastia, 395
  como causa da hipocalcemia, 151

R
Radiocirurgia estereotácica, como tratamento de tumor
  secretor de hormônio de crescimento, 189
Radioiodo, passagem transplacentária de, 333
Radioterapia, para tumores hipofisários, 175-176
  para tumores secretores de hormônio de crescimento, 189

para tumores secretores de hormônio estimulante da tireoide, 192
para tumores secretores de prolactina, 183-184
Rainer, Adam, 533
Raios X, uso para interpretação do gráfico de crescimento, 229
Raloxifeno (Evista), 93, 143
Ranelato de estrôncio, 94
Ranitidina, como causa da ginecomastia, 395
Raquitismo, **110-116**
    anormalidades radiográficas associadas com, 114
    causas do, 114
    definição de, 110, 114
    dependente de vitamina D, 112
    hipofosfatêmico, 112-113
    tratamento para, 115
Razão aldosterona/renina, 247
Razão carboidrato-insulina (C:I), 34, 35
Razão cloreto:fosfato (Cl/PO4), no hiperparatireoidismo, 129, 137
Razão molar α/hormônio estimulador da tireoide, 192
Receptores de androgênio, localização dos, 429
Receptores de cálcio, 126-127
    inibição relacionada com lítio do, 134
Receptores de hormônio estimulador da tireoide,331
Receptores de vitamina D, 125-126
Receptores do hormônio luteinizante, 367
Redick, J.J., 528
5α-redutase, 351, 404, 414, 415, 416
    deficiência da, 356, 358-359
Regulação do peso, sistema melanocortina na, 79
Rehnquist, William, 531
Remodelamento ósseo, 92, 92*f*
    efeitos dos glicocorticoides no, 99, 99*f*
    marcadores para, 95-96
Renina, 207
Reprodução, assistida, necessidades de hormônio da tireoide durante a, 337
Reserpina, como causa de ginecomastia, 395
Resinas de ácidos biliares, 71, 72
Resistência à insulina
    avaliação da, 12
    como fator de risco da aterosclerose, 23
    definição de, 11
    durante a gravidez, 47, 62
    modelo de homeostasia da, 12
    relacionada com idade, 469
    relacionada com deprivação de sono, 515
    relacionada com diabetes melito gestacional, 59
    relacionada com diabetes melito, 11, 14
Respiração, perda de água corporal através da, 208
Respirações de Kussmaul, relacionadas com a cetoacidose diabética, 18
Restrição calórica, efeito na longevidade, 471, 477
Retardo do crescimento intrauterino (RCIU), 241
Retenção urinária, relacionada com coma mixedematoso, 322, 323*f*
Retinopatia, diabética, 24, 24*t*, 25
    durante a gravidez, 51

não proliferativa, 24*t*, *25*
pré-proliferativa, 24*t*
proliferativa, 24*t*, 25
Rifampicina, como causa de hipocalcemia, 151
Rim
    conteúdo de água do, 205
    manipulação de cálcio no, 156, 157
    manipulação de sal e água no, 205, 211
    receptores de cálcio no, 127
Risedronato (Actonel), 93, 100, 120
Risperidona
    como causa de galactorreia, 408
    como causa de ginecomastia, 395
Ritmo circadiano
    do cortisol, 512
    do hormônio de crescimento, 512
    do hormônio estimulador da tireoide, 343, 511-512
    dos esteroides gonadais, 511
    dos hormônios da hipófise anterior, 510, 511*t*
Rosuvastatina, 71
Rótulos alimentares, fatos nutricionais nos, 35*t*
Rousimoff, Andre "O gigante", 190, 529, 532
Rubeose (face vermelha), 460*t*
Rubor, facial, relacionado à síndrome carcinoide, 454, 454*t*, 455, 456*t*

S
Sal, iodado, 329
Salina
    como tratamento da hipercalcemia da malignidade, 146
    como tratamento da hipercalcemia, 132, 132*t*, 133*t*
    como tratamento da síndrome hiperglicêmica hiperosmolar, 20
    como tratamento de hiponatremia, 222-223
Santo, Ron, 530
Sarcoma
    metastático, 178
    relacionado com a doença de Paget do osso, 121-122
Sarcopenia, 468
Sardas, relacionadas com insuficiência adrenal, 261-262
Sateow, Hoo, 535
Scans da tireoide, 281, 305
    diferenciado dos testes de absorção de iodo, 285
Sear, Barry, 82
Secretagogos de insulina, 14
Sede
    defeitos na, 208
    estímulo para, 209
    papel do metabolismo da água, 209
Segredos, 100 Principais, **1-7**
Seguro de saúde, implicação para o cuidado da saúde, 504
Seio, esfenoide, compressão relacionada com tumor da tireoide do, 174, 175*f*
Sela túrcica
    aumentada, 169
    lesões/tumores não hipofisários da, 174
    vazia, 168-169, 369

Sensibilidade à insulina
durante a gravidez, 47, 48
relacionada ao diabetes melito, 14
Sensibilizadores da insulina, 14
como tratamento da insuficiência ovariana policística, 405, 420
Sensores de glicose, 34
inibidores de α-glicosidade, 11
Sibutramina, 82, 83, 84
Sinal de Chvostek, 149, 523
Sinal de Trousseau, 149, 523
Síndrome carcinoide, **454-459**, 493
definição de, 454
mediadores bioquímicos da, 454
Síndrome consumptiva, terapia com hormônio de crescimento para, 240, 241
Síndrome da amenorreia-galactorreia, 408
Síndrome da desmielinização, 223
Síndrome da imunodeficiência adquirida (AIDS), síndrome consumptiva da, 240
Síndrome da resistência à insulina. *Ver* Síndrome metabólica (síndrome X)
Síndrome da secreção inapropriada de hormônio antidiurético, 176, 214*t*, 215, 222
como causa de hiponatremia, 214*t*, 224-225
padrões de, 215
tratamento para, 215
Síndrome da sela vazia, 168-169, 369
Síndrome de Beckwith-Wiedman, 237-238
Síndrome de Conn, **245-250**, 257, 520
definição de, 245
diagnóstico da, 247
relacionada com carcinoma adrenocortical, 257
Síndrome de Crow-Fukase. *Ver* Síndrome POEMS
Síndrome de Cushing, **197-204**, 237, 379
achados clínicos na, 197, 198*t*, 204
causas da, 199*t*
câncer medular da tireoide, 315
carcinoma adrenocortical, 257
síndrome de McCune-Albright, 367
tumores carcinoides, 201, 455
tumores endócrinos pancreáticos, 452-453
tumores hipofisários, 198, 200, 201-202, 203, 204
cirurgia transesfenoidal para, 202-203
como causa da disfunção erétil, 386-387
como causa do hirsutismo, 415, 416, 418
definição da, 198
dependente de corticotropina, 198, 200, 201, 202*f*
diferenciado da síndrome de pseudo-Cushing, 200
exógena, 199
hiperpigmentação associada com, 198
iatrogênica, 276
independente de corticotropina, 198, 200, 202*f*, 203
relacionada com terapia com glicocorticoide, 267
subclínica, 488
testes diagnósticos para, 199, 200, 201*f*, 204
tratamento para, 268-269, 522
Síndrome de Down, como causa do crescimento anormal, 229

Síndrome de Klinefelter, 237-238, 368, 370, 372, 377-378, 521
como fator de risco do câncer de mama, 397
diagnóstico da, 381
Síndrome de Laurence-Moon-Bardet-Biedl, 369
Síndrome de Marfan, 237-238
Síndrome de Noonan, 229, 241, 370
Síndrome de Prader-Willi, 369
como causa de crescimento anormal, 229
tratamento com hormônio de crescimento para, 240
Síndrome de Reifenstein, 376
Síndrome de resistência ao androgênio, 356, 359, 376, 400
"Síndrome de retirada de esteroide", 268-269
Síndrome de Rokitansky, 374
Síndrome de Russell-Silver, 241
Síndrome de Sheehan, 168-169, 411, 412
Síndrome de Shwachman, 529
Síndrome de Sipple. *Ver* Síndromes neoplásicas endócrinas múltiplas, tipo 2A
Síndrome de Sjögren, 446
Síndrome de Soto, 237-238
Síndrome de Stickler, 237-238
Síndrome de Turner, 370, 371*t*, 372, 400, 402, 524
como causa de crescimento anormal, 229
terapia com esteroide anabólico-androgênico para, 430
terapia com hormônio de crescimento para, 236
Síndrome de von Hippel-Lindau, 255, 490
Síndrome de Werner. *Ver* Síndromes neoplásicas endócrinas múltiplas (NEM), tipo 1
Síndrome de Zollinger-Ellison, 451, 452
Síndrome do eutireoidiano doente, **325-327**, 524
Síndrome do excesso de aromatase, familiar, 529
Síndrome hiperglicêmica hiperosmolar (HHS), 17
achados laboratoriais na, 20
definição de, 19
fatores de risco para, 19
sinais e sintomas da, 20
tratamento para, 20-21
Síndrome metabólica (síndrome X)
definição de, 12, 67
em idosos, 469
Síndrome nefrótica, níveis de globulina ligante de hormônio sexual na, 377
Síndrome POEMS, 447, 448
Síndrome X. *Ver* Síndrome metabólica (síndrome X)
Síndrome/tríade de Carney, 187*t*, 255
Síndromes de microdeleção do cromossomo Y, 381, 383
Síndromes neoplásicas endócrinas múltiplas (MEN), 131, 251, **437-445**
associada com feocromocitoma, 255
como causa de hiperparatireoidismo, 486, 524
definição de, 437
tipo 1, 131, 437, 438
acromegalia associada com, 187*t*
caso mais antigo conhecido das, 535
fatores genéticos nas, 440
pesquisa para, 440, 441
tumores hipofisários associados com, 440, 525

tumores pancreáticos associados com, 438, 439, 492, 525
tipo 2A, 131, 437, 441, 442, 527
    câncer medular da tireoide associado com, 315, 441, 442, 527
    fatores genéticos nas, 442
    feocromocitoma associado com, 442, 527
    pesquisa para, 442
    tratamento para, 442
tipo 2B, 437, 443
    câncer medular da tireoide associado com, 315
Síndromes poliendócrinas autoimunes, **445-448**
    definição de, 445
    síndrome POEMS, 447, 448
    tipo 1, 445, 446, 447, 523
    tipo 2, 445, 446
Sinvastatina, 71, 73
Sistema da melanocortina, 79
Sitagliptina, 15
Sobrepeso. *Ver também* Obesidade
    definição de, 76
    prevalência de, 494
Sódio. *Ver também* Hipernatremia; Hiponatremia
    concentração plasmática de (P_{Na})
        faixas anormais de, 212
        faixas normais de, 212
        no metabolismo da água, 206, 219
        relação com água corporal total, 208
        relação com concentração plasmática de potássio (P_K), 208
    ingestão de, efeito no cálcio urinário, 157, 159
    urinário, na terapia da hiponatremia, 220
Soja, como tratamento dos fogachos/calorões, 427
Solução de Lugol, 482
    uso durante a gravidez, 334
Somatostatina, 239
Somatostatinoma, 449, 449*f*
    características do, 452
    relacionado com síndromes neoplásicas endócrinas múltiplas, 439
    tratamento para, 452
Sono
    envolvimento do sistema endócrino no, **508-519**
    estágios do, 508-509, 508*t*, 509-510, 509*f*
    mudanças relacionadas com a idade no, 510, 515-516
Stewart, Rod, 530, 532
Stratton, Charles Sherwood, 529
Substâncias de melhora da *performance. Ver* esteroides anabólicos/androgênicos
Subunidade alfa, 174
Subvirilização, homens, 353, 355*t*, 358
    designação de sexo na, 360
Suco de toranja, 159
Sulfonilureias
    como causa de hipoglicemia, 22
    como tratamento do diabetes melito, 14, 15*t*
    uso em pacientes grávidas, 49
    uso em pacientes hospitalizados, 42
Sulindac, como causa de ginecomastia, 395

Suplementação com ácido fólico, nas mulheres diabéticas, 50
Suplementação com cálcio
    como profilaxia da osteoporose, 91-92
    em pacientes com terapia com glicocorticoide, 100
Suplementação com hormônio liberador do hormônio de crescimento, 475
Supressão adrenal, 268
Syndrome de Kallmann (hipogonadismo hipogonadotrópico idiopático), 369, 399, 401, 525
Syndrome de McCune-Albright, 187*t*, 367

T
T3. *Ver* Tri-iodotironina
T4, *Ver* Tiroxina
Tabagismo
    como causa da disfunção erétil, 386
    como contraindicação à terapia com insulina inalada, 14
    durante a gravidez, 50
    efeito na idade de início da menopausa, 428
Tadalafil (Cialis), como tratamento da disfunção erétil, 386, 389, 390, 391
Talidomida, como causa de ginecomastia, 395
Tamoxifeno
    como tratamento da ginecomastia, 397
    como tratamento da síndrome de McCune-Albright, 367
Taquicardia, relacionada com tempestade da tireoide, 320, 320*f*, 322
Taxa de filtração glomerular (TFG)
    durante a gravidez, 329
    no hiperparatireoidismo, 142
    normal, 211
Taxa metabólica basal (TMB), 79
Tecido adiposo
    conteúdo de água do, 205
    distribuição do, 76
    mudanças relacionadas com a idade no, 469
Tecido paratireoide, autotransplante do, 486
Tecido testicular, intra-abdominal, 359
Técnicas de biologia molecular, para o diagnóstico da hiperplasia adrenal congênita, 274
Técnicas laparoscópicas
    na adrenalectomia, 489
    na cirurgia bariátrica, 495, 497
Tecoma, como causa de virilização, 417
Telangiectasia, do leito, 460*t*
Telarca, precoce, 364
    benigna, 364
Telopeptídeos, como marcadores do remodelamento ósseo, 95-96
Tempestade da tireoide, 320, 320f, 332
    condições que mimetizam, 322
    sistema de pontuação para os sintomas, 321t
    tratamento para, 322
Teofilina, como causa de ginecomastia, 395
Teoria da mudança, aplicada ao controle da obesidade, 80, 81
Terapia com fibrato
    em combinação com terapia com estatina, 72, 73
    para a hipertrigliceridemia, 72

Terapia com fluido
para a cetoacidose diabética, 18, 19
para a síndrome hiperglicêmica hiperosmolar, 20-21
Terapia com hormônio da tireoide
durante a gravidez, 336–337, 338
níveis séricos de hormônio estimulante da tireoide na, 279
nos idosos, 476
para depressão, 347–348
para desordens psiquiátricas, 349
para insuficiência hipofisária, 172
para puberdade precoce, 367
Terapia com hormônio de crescimento
aplicações da, 240, 241
descontinuação da, 235
doses terapêuticas da, 241
efeitos adversos da, 236, 242
em pacientes idosos, 474-475, 478
fontes de hormônio de crescimento para, 240
para a síndrome de Turner, 236, 524
para baixa estatura, 236
para o hipopituitarismo, 172-173
Terapia com insulina, 14
em combinação com pramlintida, 33
dosagens na, 45
após a alta hospitalar, 45
para diabetes gestacional, 60
em pacientes hospitalizados, 41-42, 44-45
para a síndrome hiperglicêmica hiperosmolar, 21
intravenosa
em pacientes em suporte nutricional, 45
em pacientes hospitalizados, 42-43, 44, 45
indicações para, 42
no tratamento do estado com fluido e volume, 221
taxa de infusão na, 43
durante a gravidez, 52-53, 55
"escala flutuante", 43
intensiva (basal-*bolus*), 13, 14, **31–41**
administração basal de insulina na, 32
administração em *bolus* da insulina, 32
cobertura de insulina basal *versus bolus* na, 32
componentes críticos da, 31
contagem de carboidrato com, 34
custo-benefício da, 13
definição da, 31
dosagens na, 44-45
farmacodinâmica da, 32*t*
fatores de correção (FC) na, 37, 38
nos pacientes hospitalizados, 44-45
razão carboidrato para insulina (C:I) na, 34, 35, 36*f*
para a cetoacidose diabética, 18, 19
Terapia com iodo não radiativo, uso durante a gravidez, 334
Terapia com radioiodo
amamentação como contraindicação para, 287, 336
como causa do hipotireoidismo, 290
complicações da, 312
efeito na oftalmopatia relacionada com síndrome de Graves, 287

nas mulheres em idade reprodutiva, 335
para câncer de tireoide, 311, 312
para câncer metastático, 312
para condições tireoidianas com bócio, 306
para hipertireoidismo, 285, 286-287
Terapia com testosterona
abuso da, 381
contraindicações para, 390
efeitos adversos da, 380, 382, 472
em idosos, 472, 477
irresponsividade à, 388
nas mulheres na menopausa, 427
para disfunção erétil, 389, 390*t*
para hipogonadismo, 380, 381-382, 383
para o retardo constitucional do crescimento, 233
Terapia de redução de lipídeos, 73. *Ver também* Inibidores de 3-hidroxi-3-metilglutaril coenzima A redutase
combinações de, 72
efeito no risco de doença da artéria coronariana, 72
em pacientes diabéticos, 28
Terapia de redução do colesterol. *Ver* Terapia de redução de lipídeos
Terapia de reposição de androgênios, para a mulher na pós-menopausa, 426
Terapia de reposição de estrogênio
como causa do câncer de mama, 427
como profilaxia e tratamento da osteoporose, 94
nas mulheres na menopausa, 425, 426, 427
alternativas à, 427
para os fogachos/calorões, 425, 426
"regimes de grife" na, 427
nas mulheres na menopausa, 473
para o hipogonadismo, 373
Terapia de reposição hormonal. *Ver também* Terapia de reposição de estrogênio
efeito no ganho de peso na pós-menopausa, 469
Terapia eletroconvulsiva, 345, 347-348
Terceiro espaçamento, 205
Teriparatida, 91, 94, 96, 100
Teste da glucola, 55, 56
Teste da metirapona, 263
Teste de absorção de iodo radioativo, (RAIU), 281, 281*t*
diferenciado de *scans* de tireoide, 285
Teste de anticorpo da tireoide, para o diagnóstico de hiperti-reoidismo, 284-285
Teste de cetona, para a cetoacidose diabética, 18
Teste de estimulação com hormônio liberador de gonadotro-pina, 366, 374
Teste de estimulação com pentagastrina, 315
Teste de estimulação da cosintropina, 263
baixa dose, 263-264
Teste de estimulação do hormônio adrenocorticotrópico, 263, 264, 418
baixa dose, 263-264
Testes de função da tireoide, 279–283. *Ver também scans* da tireoide
durante a gravidez, 328–329, 328t, 331
efeito de medicações psicotrópocas nos, 344t, 345

em pacientes agudamente doentes, 292
em pacientes psiquiátricos, 349
Teste de glicose plasmática no jejum (FPG), 10*t*
Teste de supressão da dexametazona, 199, 200, 201*f*, 488
  resultados falso-positivos no, 200
  baixa dose e alta dose, 200
Teste de supressão de clonidina, 253
Teste de tolerância à glicose, 50 g, 55, 56
Teste de tolerância à insulina, 263
Teste de tolerância oral à glicose (OGTT), 10*t*
  100 g, três horas, 56
  para o diagnóstico da diabetes gestacional, 55, 56, 56*t*, 62
Testes de restrição de água, 216-217, 217*t*, 522
Testículos
  alargamento dos
    durante a puberdade, 362, 363*t*, 373
    relacionado com hipotireoidismo, 367
    relacionado com testotoxicose, 367
  "desaparecimento", 370
  desenvolvimento embrionário dos, 352
  disgenesia dos, 370
  pequenos, 376
Testolactona
  como tratamento da hiperplasia adrenal congênita, 275
  como tratamento de ginecomastia, 397
Testosterona
  aumento relacionado com sono na, 510-511, 511*t*, 516
  biossíntese da
    defeitos na, 358
    via da, 358*f*
  como causa de hirsutismo, 417
  como fonte de esteroide anabólico/androgênico, 429
  diminuição relacionada com a idade, 379, 471, 477
  diminuição relacionada com apneia obstrutiva do sono na, 516-517, 517*t*
  diminuição relacionada com hipogonadismo na, 379
  durante a puberdade, 362
  produção e metabolismo de, 414*f*
  regulação da, 377
Testotoxicose, 368
Tetania, "cerebral", 150
Tiazolidinedionas
  como profilaxia do diabetes melito, 11
  como tratamento do diabetes melito, 14, 15*t*
  contraindicações para, 49, 476
  uso em pacientes hospitalizados, 42
Tiludronato (Skelid), como tratamento da doença de Paget do osso, 120
Tionamida, 333, 334
Tioridazina, efeito na secreção do hormônio antidiurético, *211t*
Tioureia, 306
Tireoglobulina, como marcador de câncer bem diferenciado da tireoide, 318
Tireoidectomia, 306
  baseada nos resultados da aspiração com agulha fina, 479
  como tratamento de câncer da tireoide, 480
  como tratamento de hipertireoidismo, 482

como tratamento de tumor secretor de hormônio estimulador da tireoide, 192-193
  complicações da, 482
  gravidez como contraindicação para, 338
  para câncer bem diferenciado da tireoide, 480
  próximo ao total, 479-480, 482, 483
  subtotal, 479-480, 482
  total, 479-480, 483
Tireoidite, **296-302**
  aguda, 296
  atrófica, 446
  autoimune, 297
  como causa da tireotoxicose, 287
  diagnóstico diferencial para, 296
  dolorosa, 299
  Hashimoto, 290, 297, 305, 345, 403
    associada com diabetes melito, 11
    relacionada com síndrome poliendócrina autoimune, 446
  induzida por destruição, 299-300
  induzida por fármaco, 300
  linfocítica crônica, 307, 310
  pós-parto, 290, 297, 298-299, 298*f*, 298*t*, 340
  Riedel, 300
  silenciosa, 520-521
  subaguda, 296-297, 297*f*, 298*f*, 299
  tipo 1, diferenciada do tipo 2, 300*t*
  tireotóxica, 300-301
Tireotoxicose
  diagnóstico diferencial de, 283, 520-521
  durante a gravidez, 287-288
  induzida por amiodarona, 525
  pós-parto, 524-525
  sinais clínicos e físicos da, 284
  subclínica, 283
  testes laboratoriais diagnósticos para, 284
  transitória gestacional, 331
    diferenciada da doença de Graves, 332
  uso de antidepressivo na, 346
  apática, 342
Tireotropina, 191
  deficiência de, como causa de insuficiência hipofisária, 167, 167*f*
  no hipotireoidismo, 170*f*, 171
Tireotropinoma, 191, 193
Tirogênio, 281
Tiroxina
  como tratamento da depressão, 346, 348, 349
  como tratamento de desordens psiquiátricas, 346, 348
  como tratamento de nódulo na tireoide, 306-307
  como tratamento do hipotireoidismo, 293
  em desordens psiquiátricas, 343, 349
  na depressão, 344
  na gravidez, 328, 329, 337
  na síndrome do eutireoidiano doente, 325-326
  na tempestade da tireoide, 320
  na tireoidite, 299
  no coma mixedematoso, 323
  no hipotireoidismo, 292

passagem transplacentária de, 330
relação com níveis de hormônio estimulador da tireoi-
de,191-192
Tolazamida, efeito na secreção do hormônio antidiurético, 210t
Tolbutamida, efeito na secreção do hormônio antidiurético,
    211t
Tomografia computadorizada (TC)
    adrenal
        de adenomas produtores de aldosterona, 247-248
        de tumores adrenais, 488
        para avaliação da insuficiência adrenal, 264
        "protocolo adrenal", 488
        da doença de Paget do osso, 118
        de tumores hipofisários, 175
        para avaliação do aldosteronismo primário, 247
        para localização do feocromocitoma, 254-255
        quantitativa, para medida de massa óssea, 102, 103t
Tomografia de emissão de pósitron (PET), fluorodeoxiglicose,
    da tireoide, 483
Tonicidade
    definição de, 330
    fórmulas para, 330
Topiramato, como tratamento de obesidade, 84
Torção testicular, 370
Transplante de rim, nas mulheres grávidas, 51
Tremor, relacionado com hipoglicemia, 21t
Tríade de Whipple, 21, 449
Tribo watusi (tutsi), 533
Triglicerídeos, 65
    aumento relacionado com menopausa nos, 425
    função e metabolismo dos, 66-67
    níveis séricos elevados dos, 67
Tri-iodotironina
    como tratamento da depressão, 343, 347-348
    como tratamento de desordens psiquiátricas, 346
    como tratamento de hipotireoidismo, 292, 293
    em desordens psiquiátricas, 343
    na gravidez, 328
    na síndrome do eutireoidiano doente, 325-326
    na tempestade da tireoide, 320
    no coma mixedematoso, 323
    supressão da, 285
Trimix, 389
Trombose
    arterial, 67
    relacionada com terapia de reposição de estrogênio, 424
Troyer, Vern, 529
Tumores. Ver também tipos específicos de tumores
    o maior já registrado, 534
Tumores adrenais, **257-260**, 488. Ver também Feocromo-
    citoma
    como causa da ginecomastia, 395
    como causa da produção excessiva de glicocorticoides, 198
Tumores carcinoides, 493
    bronquial, 493
        como causa da síndrome de Cushing, 201-202
    definição e classificação dos, 454
    gástrico, 493

gastrointestinal, 493, 494q
intestinal, 454-455
tireoide, 199t
Tumores da paratireoide
    como causa do hiperparatireoidismo primário, 486
    multiglandular, 486
    relacionados com hiperparatireoidismo, 141
Tumores de células da ilhota. Ver Tumores pancreáticos
    endócrinos
Tumores de células de ilhotas pancreáticas. Ver Tumores
    endócrinos pancreáticos
Tumores de células de Sertoli-Leydig, como causa de
    virilização, 417
Tumores de células do hilo, como causa da virilização, 417
Tumores de células-tronco, como causa da ginecomastia, 395
Tumores endócrinos pancreáticos, **449-453**, 491. Ver
    também Gastrinoma; insulinoma
    benigno, 449
    como causa da ginecomastia, 395
    como causa da síndrome de Cushing, 199t
    definição de, 449
    funcionante, 491-492
    imagem dos, 491
    localização dos, 493
    malignos, 449
    metástases hepáticas dos, 492
    ocorrência esporádica, 492
    relacionados com síndromes neoplásicas endócrinas
        múltiplas, 438, 439
Tumores gástricos, como causa de ginecomastia, 395
Tumores hipofisários secretores de glicoproteína, **191-197**
Tumores hipofisários secretores de hormônio de crescimen-
    to, 174, **185-190**
Tumores hipofisários secretores de prolactina, 174, 175,
    179-184, 379
    diferenças dos sexos nos, 181
    níveis séricos de prolactina nos, 180, 180t, 181, 182
    tratamento para, 182, 183-184
Tumores hipofisários. Ver também adenoma, ipófise
    causas dos, 195-196
    como causa da síndrome de Cushing, 198, 200, 201-202,
        203, 204
    como causa de amenorreia, 400-401
    deficiência de gonadotropina associada com, 171
    fora da sela túrcica, 174
    malignos, 195
    não funcionante, **174-178**, 174
    relacionados com síndromes neoplásicas endócrinas
        múltiplas, 440
    secreção de hormônio adrenocorticotrópico, 174
    secretores de glicoproteína, **191-197**
    secretores de gonadotropina, 174, 202
    secretores de hormônio estimulador da tireoide, 174
    secretores de prolactina, 174, 175, **179-184**, 379
        diferenças dos sexos nos, 181
        níveis séricos de prolactina nos, 180, 180t, 181, 182
        tratamento para, 182, 183-184
    secretores do hormônio do crescimento, 174, **185-190**

Tumores na célula de Leydig, 352
Tumores neuroendócrinos
  não pancreáticos. *Ver* Tumores carcinoides
  pancreático. *Ver* Tumores endócrinos pancreáticos
Tumores pancreáticos. *Ver também* Tumores endócrinos
  pancreáticos
  como causa de acromegalia ou gigantismo, 187
Tumores polipeptídicos pancreáticos (PPomas), 449, 452-453
Tumores produtores de estrogênio, 237
Tumores secretores de androgênio, 403
Tumores secretores de hormônio estimulador da tireoide,
  191, 192, 193*f*
  diferenciado de hiperplasia hipofisária, 194
Tumores secretores de polipeptídeo intestinal vasoativo
  (VIPomas), 449, 449*f*, 452
  relacionados com síndrome de neoplasia endócrina
    múltipla, 439
Tumores secretores do hormônio adrenocorticotrópico, 449,
  452-453, 522
Tumores secretores do hormônio liberador de corticotropina,
  449, 452-453
Tums, como tratamento da hipocalcemia, 152*t*
Tutancâmon, 529

U
Ultrassom
  de nódulos da tireoide, 316, 479, 483
  quantitativa, para medida de massa óssea, 102, 103*t*
Unhas amarelas, 460*t*
Unhas, amarelas, 460*t*
Urina
  amostra de 24 horas da, 142
    níveis de cortisol livre na, 175, 199, 200
  hipertônica ao plasma, 222
  pH da, relação com pedra renal, 159, 161
  taxa de excreção de cálcio em 24 horas na, 143
Urinálise, em pacientes com pedra renal, 161
Urodilatina, 207
Urolitíase, definição de, 154
Uso/abuso de álcool
  como causa da disfunção erétil, 386, 387
  como causa da ginecomastia, 395
  níveis do hormônio da tireoide no, 344
Útero, ausência congênita de, 400*t*

V
Vagina, ausência congênita de, 400*t*
Van der Meer-Timmerman, Annie, 535
Vandross, Luther, 531
Vardenafil (Levitra), como tratamento da disfunção erétil,
  386, 389, 390, 391
Vasodilatadores, papel na ereção peniana, 385
Vasopressina, 197
Velocidade de crescimento, 229
  anormal, 229
  durante o estirão puberal, 227
  normal, 227

Verapamil, como causa de ginecomastia, 395
Vertebroplastia, 96
Via da testosterona, 373, 389
Viagra (citrato de sildenafil), como tratamento da disfunção
  erétil, 386, 389, 390, 391
Villechaize, Herve, 528
Vimblastina, efeito na secreção do hormônio antidiurético, 211*t*
Vincristina, efeito na secreção do hormônio antidiurético, 211*t*
Virilização. *Ver também* Subvirilização
  avaliação de, 418-419
  definição de, 414
  diagnóstico de, 420q
  em homens, 351, 352, 352*f*
  em mulheres, 351, 353, 354-355, 356, 357
    atribuição de sexo na, 360
    relacionado com hiperplasia adrenal congênita, 368
  hirsutismo associado com, 417
  patogênese da, 417q
  relacionado com carcinoma adrenocortical, 257
  tratamento para, 420q
Vitamina D
  como profilaxia da osteoporose, 92
  determinantes anatômicos e fisiológicos de, 125
  efeito no metabolismo do cálcio, 127
  efeitos da, 125-126
  ingestão na dieta de, 92
    em idosos, 470
  interação com cálcio sérico, 148, 149
  metabolismo da, 110-111, 112*f*, 125, 126*f*, 149
Vitiligo, relacionado com síndrome poliendócrina autoimune,
  445, 446
Vocalistas, desordens endócrinas nos, 530
Volume extracelular (ECV)
  definição de, 207
  diminuído, como causa da hiponatremia, 211
  durante a gravidez, 225-226
  efeitos dos barorreceptores no, 208, 207*f*
  na secreção do hormônio antidiurético, 209
  na síndrome da secreção inapropriada do hormônio
    antidiurético, 215
Volume sanguíneo total (VST), 205, 206*f*
Vômitos
  como causa de hiponatremia, 214*t*
  relacionados com hipernatremia, 218*t*
  relacionados com tempestade da tireoide, 320, 320*f*

W
Wadlow, Robert, 533
Warren, Lavínia, 529
Winfield, Don, 535

X
Xantoma, dos tendões, 521
Xerose (pele seca), 464
Xi Shun, 533

Z
Zonas de Looser, 114

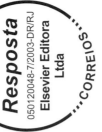

Cartão Resposta
050120048-7/2003-DR/RJ
Elsevier Editora Ltda
CORREIOS

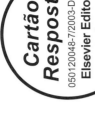

ELSEVIER

SAC | 0800 026 53 40
ELSEVIER | sac@elsevier.com.br

CARTÃO RESPOSTA

Não é necessário selar

O SELO SERÁ PAGO POR
Elsevier Editora Ltda

20299-999 - Rio de Janeiro - RJ

Acreditamos que sua resposta nos ajuda a aperfeiçoar continuamente nosso trabalho para atendê-lo(la) melhor e aos outros leitores.
Por favor, preencha o formulário abaixo e envie pelos correios.
Agradecemos sua colaboração.

Seu Nome: _____

Sexo: ☐ Feminino ☐ Masculino   CPF: _____

Endereço: _____

E-mail: _____

Curso ou Profissão: _____

Ano/Período em que estuda: _____

Livro adquirido e autor: _____

Como ficou conhecendo este livro?

☐ Mala direta   ☐ E-mail da Elsevier
☐ Recomendação de amigo   ☐ Anúncio (onde?) _____
☐ Recomendação de seu professor?
☐ Site (qual?) _____   ☐ Resenha jornal ou revista
☐ Evento (qual?) _____   ☐ Outro (qual?) _____

Onde costuma comprar livros?

☐ Internet (qual site?) _____
☐ Livrarias ☐ Feiras e eventos ☐ Mala direta

☐ Quero receber informações e ofertas especiais sobre livros da Elsevier e Parceiros

Qual(is) o(s) conteúdo(s) de seu interesse?

Jurídico - ☐ Livros Profissionais ☐ Livros Universitários ☐ OAB ☐ Teoria Geral e Filosofia do Direito

Educação & Referência - ☐ Comportamento ☐ Desenvolvimento Sustentável ☐ Dicionários e Enciclopédias ☐ Divulgação Científica ☐ Educação Familiar ☐ Finanças Pessoais ☐ Idiomas ☐ Interesse Geral ☐ Motivação ☐ Qualidade de Vida ☐ Sociedade e Política

Negócios - ☐ Administração/Gestão Empresarial ☐ Biografias ☐ Carreira e Liderança Empresariais ☐ E-Business ☐ Estratégia ☐ Light Business ☐ Marketing/Vendas ☐ RH/Gestão de Pessoas ☐ Tecnologia

Concursos - ☐ Administração Pública e Orçamento ☐ Ciências ☐ Contabilidade ☐ Dicas e Técnicas de Estudo ☐ Informática ☐ Jurídico Exatas ☐ Língua Estrangeira ☐ Língua Portuguesa ☐ Outros

Universitário - ☐ Administração ☐ Ciências Políticas ☐ Computação ☐ Comunicação ☐ Economia ☐ Engenharia ☐ Estatística ☐ Finanças ☐ Física ☐ História ☐ Psicologia ☐ Relações Internacionais ☐ Turismo

Áreas da Saúde - ☐ Anestesia ☐ Bioética ☐ Cardiologia ☐ Ciências Básicas ☐ Cirurgia ☐ Cirurgia Plástica ☐ Cirurgia Vascular e Endovascular ☐ Dermatologia ☐ Ecocardiologia ☐ Eletrocardiologia ☐ Emergência ☐ Enfermagem ☐ Fisioterapia ☐ Genética Médica ☐ Ginecologia e Obstetrícia ☐ Imunologia Clínica ☐ Medicina Baseada em Evidências ☐ Neurologia ☐ Odontologia ☐ Oftalmologia ☐ Ortopedia ☐ Pediatria ☐ Radiologia ☐ Terapia Intensiva ☐ Urologia ☐ Veterinária

Outras Áreas - _____

Tem algum comentário sobre este livro que deseja compartilhar conosco?

_____

* A informação que você está fornecendo será usada apenas pela Elsevier e não será vendida, alugada ou distribuída por terceiros sem permissão preliminar.
* Para obter mais informações sobre nossos catálogos e livros por favor acesse **www.elsevier.com.br** ou ligue para **0800 026 53 40**